Heinz Faulstich

Hungersterben in der Psychiatrie 1914–1949

Mit einer Topographie der NS-Psychiatrie

LAMBERTUS

Heinz Faulstich

Hungersterben in der Psychiatrie 1914–1949

Mit einer Topographie der NS-Psychiatrie

Lambertus

CIP-Titelaufnahme der Deutschen Bibliothek

Faulstich, Heinz:
Hungersterben in der Psychiatrie 1914–1949 : mit einer Topographie der NS-Psychiatrie / Heinz Faulstich. - Freiburg im Breisgau : Lambertus, 1998
ISBN 3-7841-0987-X

Karlstraße 40, 79104 Freiburg im Breisgau
www.lambertus.de, info@lambertus.de
Umschlaggestaltung: Grafikdesign Christa Berger, Solingen
Satz: textdesign, Martin Fischer, Reutlingen
Printed in Germany
ISBN 3-7841-0987-X

Inhalt

Dieses Buch ist allen Opfern des Hungersterbens
in der Psychiatrie gewidmet.

Vorwort

Das Thema des Hungersterbens in der Psychiatrie beschäftigt mich seit etwa 15 Jahren. Damals, Anfang der 80er Jahre, mußte ich bei der Verfolgung des Schicksals der Patienten der 1941 aufgelösten Heil- und Pflegeanstalt bei Konstanz feststellen, daß sie am Ende des Krieges zusammen mit Emmendinger Patienten auf drei süddeutsche Anstalten aufgeteilt wurden und in jeder dieser Anstalten viele der Patienten starben. Das Sterben in den Anstalten schien also ein allgemeines Phänomen zu sein. Erste Recherchen ergaben, daß das Thema noch weitgehend unbearbeitet war. Ich begann Material zu sammeln und veröffentlichte 1990 unter dem Titel „Neben dem Morden noch ein geplantes Hungersterben?" einen ersten, als Forschungsaufruf gedachten Aufsatz. 1994 wurden Erhebungsbogen an alle aus dieser Zeit noch existierenden Anstalten versandt und danach in intensiven, sich auf die gesamte, nun größer gewordene Republik erstreckenden Recherchen die Grundlagen für das vorliegende Buch erarbeitet.
Mein sehr peripher gelegener Wohnort Konstanz erwies sich bei den zahlreichen Archivreisen, die ich dazu unternehmen mußte, als außerordentlich ungünstig. Ich bin deshalb der Deutschen Forschungsgemeinschaft sehr dankbar, daß sie mich über die Universität Konstanz bei den Reisen des Jahres 1995 finanziell unterstützte. Die Nähe der hervorragend ausgestatteten Universitätsbibliothek war mir eine ebenso große Hilfe wie die fachhistorische Beratung durch Prof. Rainer Wirtz. Prof. Fred Rist, früher Konstanz, jetzt Münster, führte für mich wichtige korrelationsstatistische Untersuchungen durch. Prof. Lothar Burchardt verdanke ich eine kritische Durchsicht des Manuskripts über den Ersten Weltkrieg.
Ich habe noch vielen anderen für ihre Unterstützung zu danken, allen voran Ute Daub, die große Teile des Manuskriptes kritisch gegengelesen hat und mit der ich mich immer über auftauchende Probleme unterhalten konnte. Mit Götz Aly, der mich drei Tage in seinem Archiv arbeiten ließ, hatte ich aufschlußreiche Gespräche; Ernst Klee gab mir den wichtigen Hinweis auf den Schenck-Nachlaß im Bundesarchiv, und von Klaus Dörner erfuhr ich mehrfache Ermutigung, das Thema weiter zu bearbeiten. Ernst-Ludwig Siemen und Michael von Cranach stellten mir die Materialien für die im Entstehen begriffene Dokumentation über die bayerischen Bezirkskrankenhäuser in der Zeit des Nationalsozialismus zur Verfügung. Daraus und aus Unterlagen, die mir Bernd Walter über Westfalen zugänglich machte, gewann ich einen

Grundstock für meine Sammlung der Sterberaten in ihrer Entwicklung während der NS-Zeit. Wertvolle Unterstützung erhielt ich von Frau Dr. Vanja und Bettina Winter im Archiv des Landeswohlfahrtsverbandes Hessen und von der Archivberatungsstelle des Landschaftsverbandes Rheinland in Brauweiler. Mein Dank gilt weiterhin den vielen Kolleginnen und Kollegen aus dem „Arbeitskreis zur Erforschung der „Euthanasie" und der Zwangssterilisation", die mir bereitwillig zum Teil unveröffentlichte Manuskripte überließen oder Basisdaten zur Errechnung der Sterberaten mitteilten. Schließlich habe ich auch den Anstaltsdirektoren zu danken, die sich an meiner Datenerhebung von 1994 beteiligt haben, insbesondere jenen aus den „neuen" Bundesländern.
Mein besonderer Dank gilt schließlich Dietmar Messmer, der immer rasch zur Hilfe eilte, wenn es mit dem Computer Probleme gab. Besonders zu schätzen wußte ich die angenehme Zusammenarbeit mit dem Lambertus-Verlag, insbesondere mit meinem Lektor Ulrich Bröckling.

Einleitung

Forschungslage und Bedeutung des Themas

Der Schwerpunkt der Untersuchung liegt auf der NS-Zeit und hier insbesondere auf der Entwicklung des Sterbens in den zahlreichen deutschen Heil- und Pflegeanstalten während des Krieges von 1939 bis 1945. Darüber ist bisher noch außerordentlich wenig bekannt, wie eine ausschließlich auf das Hungersterben bezogene Durchsicht der sich nach dem Krieg nur zögernd, später aber geradezu stürmisch entfaltenden Literatur über NS-Psychiatrie und „Euthanasie" erkennen läßt.[1]

Die früheste, der Öffentlichkeit zugängliche Publikation muß die 1947 in Baden-Baden erschienene Schrift des französischen Sanitätsoffiziers *Robert Poitrot* „Die Ermordeten waren schuldig" gewesen sein. Was er vom Hungersterben berichtet, trägt noch deutlich den Charakter von Gerüchten, wie sie den vielen von ihm befragten deutschen Psychiatern der französischen Besatzungszone bekannt geworden waren. Man wußte etwas von „bestimmten Diätbehandlungen (...) welche den Kranken nach und nach zum Skelett abmagern ließen" und auch von Tod durch „Aushungern". Auch sollte es ein „neues Verfahren der Euthanasie" gegeben haben, welches „sich weniger brutal auswirke und nach einer langsam fortschreitenden „Erstarrung" durch „einfache Entziehung" von Vitaminen zur „Auflösung" führe".[2] All dies schien in weit entfernten Gegenden des Reichs geschehen zu sein. Konkret erfuhr Poitrot aus offiziellen amerikanischen Berichten, daß in Kaufbeuren durch Hungerkuren und Giftspritzen „noch bis zum 2. Juli 1945 (33 Tage nach der Besetzung !)" Menschen getötet wurden. Von

---

[1] Diese Rekapitulation muß sich naturgemäß an das Erscheinungsjahr als dem Zeitpunkt halten, zu dem die mitgeteilten Erkenntnisse sozusagen „öffentlich" wurden. Ein geradezu tragischer Fall ist in dieser Beziehung das bekannte Buch von Gerhardt Schmidt „Selektion in der Heilanstalt", welches – unmittelbar nach dem Krieg als „Tatortbuch" geschrieben – auf Wunsch prominenter Psychiater zu diesem Zeitpunkt, um „nicht noch mehr Öl ins Feuer zu gießen", nicht veröffentlicht werden sollte, als Habilitationsmanuskript später in Hamburg „verloren" ging und erst 1965 in einem Stuttgarter Verlag in kleiner Auflage erscheinen konnte. Mitscherlichs und Mielkes Bericht über den Nürnberger Ärzteprozeß erging es bekanntlich nicht viel besser: Er kam unter dem Titel „Medizin ohne Menschlichkeit" praktisch erst 1960 an die Öffentlichkeit, nachdem eine Auflage für die Westdeutsche Ärztekammer regelrecht „verschwunden" war.

[2] Poitrot 1947, 73/74; die Ereignisse in Kaufbeuren sind auf S. 100 festgehalten.

Hunger und Entbehrungen in den badischen und württembergischen Anstalten hatten die befragten Ärzte, die diese Zeit noch in unmittelbarer Erinnerung haben mußten, offenbar nur sehr allgemein berichtet. *Alice Platen-Hallermund*, die gemeinsam mit Alexander Mitscherlich und Fred Mielke den Nürnberger Ärzteprozeß beobachtet hatte, konnte ebenso wie diese aus dem Prozeß nichts Wesentliches über das Hungersterben berichten außer der interessanten Tatsache, daß in diesem Verfahren offenbar auch die Berichte von Pastor Braune über das frühe Hungersterben in den sächsischen Anstalten und von Gerhardt Schmidt über die Hungerhäuser von Eglfing-Haar als Dokumente der Anklage vorgelegen haben.[3] Nach Einsicht in die Akten der frühen hessischen „Euthanasie"-Prozesse hat Platen-Hallermund in ihrer separaten Veröffentlichung jedoch erstmals das massenhafte Töten in Hessen-Nassau genauer beschrieben, bei dem Hungerstationen und Tötungen durch Gifte nach dem Luminalschema von Nitsche eine wesentliche Rolle spielten. Wohl erstmalig in der (westdeutschen) Literatur wird von ihr auch die Anstalt Obrawalde erwähnt, wo nach der gleichen Methode getötet worden sei.[4]

1965 erschien dann endlich das von *Gerhard Schmidt* bereits zwanzig Jahre früher niedergeschriebene Buch über die Münchner Anstalt Eglfing-Haar. Das ausführliche Kapitel über die Eglfinger Hungerhäuser beginnt mit der erstmaligen vollständigen Wiedergabe des „bayerischen Hungererlasses", fährt mit der Beschreibung der von ihm und seinen Mitarbeitern untersuchten überlebenden „Hungerhäusler" fort und läßt diese schließlich selbst zu Wort kommen.[5]

Mit dem 1973 erschienenen Buch des DDR-Anwaltes *Friedrich Karl Kaul*[6] beginnt dann die Reihe der Autoren, die sich zum Thema Hungersterben auf bereits Veröffentlichtes stützten, Kaul beispielsweise zitiert den bayerischen Hungererlaß nach Schmidt. Bei den ausführlich referierten DDR-Prozessen wird die Aushungerung der Opfer als Teil der Tötungsprozedur nicht erwähnt, auch nicht im Zusammenhang mit Meseritz-Obrawalde.

Auch *Kurt Nowak* (1980) zitiert in dem sehr kurzen Abschnitt über die „wilde Euthanasie" nur Bekanntes, die wichtigsten Anmerkungen zum Hungersterben sind fast wörtlich von Poitrot übernommen.[7] Gegen

---

[3] Vgl. Platen-Hallermund 1948, 68f.
[4] ebd., 72.
[5] Schmidt 1965/1983; zum Hunger in den Anstalten vgl. S. 132–149.
[6] Kaul 1979; es handelt sich um die westdeutsche Ausgabe des 1973 in Berlin erschienenen Buches „Nazimordaktion T vier".
[7] Nowak 1980, 85.

das Zitieren ist natürlich nichts einzuwenden, vor allem dann, wenn es mit Angabe der Quelle erfolgt. Schwerpunkt und Bedeutung der zuletzt erwähnten Publikationen lagen ohnehin auf anderem Gebiet. Das Phänomen aber, daß über längere Zeit hinweg nur noch die wenigen bekannnten Tatsachen zitiert wurden, bedeutet in diesem Zusammenhang, daß es in der Zwischenzeit keine neuen Erkenntnisse zum Thema Hungersterben gab und sie wohl auch nicht gesucht wurden.
Ernst Klees „‚Euthanasie' im NS-Staat", 1983 erschienen und zum großen Teil auf der Auswertung der zum Heyde-Prozeß in Frankfurt zusammengezogenen Akten fast aller „Euthanasie"-Prozesse basierend, bringt solche neuen Erkenntnisse.[8] Ein Kapitel ist speziell „Nitsches Luminal-Schema und Hungerkost" als der gebräuchlichsten Mordmethode in den späten Kriegsjahren gewidmet. Neue Namen von Anstalten, die mit diesen Methoden „massenhaft" töteten, werden genannt „(Tiegenhof, Obrawalde, Hadamar, Eichberg, Klagenfurt, Sachsenberg, Großschweidnitz usw.)", das Luminalschema wird genauer beschrieben und Kaufbeuren mit seinem Direktor Faltlhauser ausführlich dargestellt. „E-Kost" (Kaufbeuren), „B-Kost" (Eichberg) und „Großschweidnitzer Vitaminkost" tauchen als Bezeichnung von Hungerkostformen erstmals auf. Wenn Klee aber schreibt, „zahlreiche Anstalten richten Hungerstationen ein oder verabreichen Hungerkost",[9] dann hätte man, weil sie nicht benannt werden, gerne mehr darüber gewußt. Immerhin werden im Text verstreut noch Weilmünster, Tiegenhof, Kulparkow, Zschadraß und Winnental als Anstalten genannt, in denen gehungert oder durch Aushungern getötet wurde. Auf die Situation in den vielen anderen Anstalten geht Klee nicht ein. Klees Buch spiegelt aufgrund seiner wichtigsten Quelle das Vorgehen der Justiz wider, die eben nicht auf allgemeine, NS-spezifische Veränderungen der Verhältnisse, wie etwa das generelle Ansteigen der Sterblichkeit in den Anstalten reagierte, sondern nur auf erkennbare gezielte Tötungshandlungen, die man an Personen festmachen konnte, um diese anklagen und eventuell verurteilen zu können.[10] In bezug auf das Hungersterben führte dies aber dazu, daß wieder nur Orte des Massensterbens, wie Hadamar, Kaufbeuren, Meseritz-Obrawalde und Großschweidnitz Ermittlungen auslösten, während das Geschehen in

---

[8] Klee 1983; das Kapitel über „die Tötungspraktiken nach dem Vergasungsstopp" findet sich auf den S. 429–438 der Taschenbuchausgabe.
[9] Ebd., 431.
[10] Aly (1985b) stellt am Ende seines Aufsatzes eindrücklich dar, wie schon bei der Vorbereitung der Nürnberger Prozesse und später auch bei Prozessen deutscher Gerichte „strafrechtlich irrelevantes" Aktenmaterial aussortiert und damit für die Forschung unzugänglich gemacht wurde.

den vielen anderen Anstalten, wo offenbar nicht vorsätzlich gemordet wurde, weiterhin unsichtbar blieb. In der historischen Aufarbeitung des Hungersterbens wiederholte sich also das gleiche wie in den meisten Aufarbeitungsversuchen der NS-Psychiatrie, daß „spektakuläre" Ereignisse wie Zwangssterilisation und „Aktion T4" das Elend in den Anstalten völlig verdeckten oder in den Hintergrund drängten. So blieb auch das „stille" Sterben in vielen psychiatrischen Einrichtungen unbemerkt.

In den ab Mitte der 80er Jahre rasch zunehmenden Publikationen blieb es im Grunde bei dieser Sachlage. Zwar tauchten noch neue Namen von „verdächtigen" oder nachweisbar mörderischen Anstalten – wie etwa Wehnen in Oldenburg[11] – auf, gründlichere Beschreibungen einzelner Anstalten wie beispielsweise über die Karl-Bonhoeffer-Heilstätten in Berlin[12] begannen auf die sich im Krieg zunehmend verschlechternden Lebensbedingungen der Patienten und die steigende Zahl der Sterbefälle hinzuweisen. *Dorothee Roer, Dieter Henkel* und Mitarbeiter, sowie *Horst Dickel* beschrieben andererseits erstmals präzise Anwendung und Auswirkungen des Hungers als Teil der Tötungsmethode in den beiden hessischen Mordanstalten Hadamar und Eichberg.

Die Entwicklung der Sterblichkeit in den meisten Anstalten blieb jedoch weiterhin unbeachtet. Statt dessen wurde im Zusammenhang mit den vor allem von *Götz Aly* vorangebrachten Versuchen, die Zeit nach der „Aktion T4" klarer zu strukturieren und das Handeln der maßgeblichen Akteure unter dem Einfluß der ungünstigen Kriegsentwicklung zu beschreiben,[13] darüber gestritten, ob die zweite Phase des Tötens einschließlich des Hungersterbens der „wilden Euthanasie" oder der „Aktion Brandt" zuzurechnen sei.[14]

Unter den mittlerweile zahlreichen Publikationen zur NS-Psychiatrie verdienen es einige wenige, im Zusammenhang mit dem Hungersterben besonders hervorgehoben zu werden: An erster Stelle sind es die Arbeiten von *Hans-Ludwig Siemen*, der sich in seiner leidenschaftlich-kritischen Analyse der Entwicklung der deutschen Psychiatrie seit dem Kaiserreich als erster Autor eingehender mit dem Hungersterben

---

[11] Erstmals bei Sueße/Meyer 1984, 449–462.

[12] Arbeitsgruppe zur Erforschung der Geschichte der Karl-Bonhoeffer-Nervenklinik (Hg.) 1988.

[13] Aly 1985a; 1985b.

[14] Schmuhl 1987/1992, 220ff. und 230ff. (in der 2.Aufl.), sowie in Anlehnung daran, aber auch teilweise kritischer Distanzierung Kaminsky 1995, 419–436. Gegen die von Schmuhl vorgenommene Wiedereinführung des Begriffes der „wilden Euthanasie" wendet sich Wunder 1992, 8–21. Sinngemäß wendet er sich auch gegen Kaminskys Auffassungen.

im Ersten Weltkrieg befaßt und die Zahl von rund 70.000 Opfern dieser Katastrophe in den deutschen Anstalten berechnet hat. Ebenso hat er als erster auf die Zunahme der Sterblichkeit in den deutschen Anstalten während der Jahre 1933–1939 hingewiesen und anhand der Erlanger Anstalt die absichtlich herbeigeführte Verschlechterung der Versorgungsbedingungen unter dem NS-Regime eingehend analysiert.

Als zweites sind die Arbeiten der Hamburger Autorengruppe um *Michael Wunder, Peter von Rönn und Harald Jenner* zu nennen, die in vorbildhafter Genauigkeit das Schicksal der zahlreichen aus Hamburg im Rahmen der Katastrophenschutzpolitik abtransportierten Patienten verfolgt und geklärt haben und dabei auf etliche, zum Teil noch unbekannte Aufnahmeanstalten stießen, in denen die Aushungerung der Deportierten eine wesentliche Rolle bei der Dezimierung der Neuankömmlinge gespielt zu haben scheint.

Wohl mit als Folge meines Forschungsaufrufs von 1990,[15] in welchem ich alle damals auffindbaren Hinweise auf das verbreitete Hungersterben gesammelt und anhand einer Tabelle über die Entwicklung der Sterberaten in vier Anstalten erste Vermutungen über ein „dreistufiges Hungersystem" im Verlauf des Krieges geäußert hatte, wurde das Problem des Hungersterbens danach in einigen Publikationen stärker beachtet. Besonders *Heike Bernhardt* hat in ihrer wichtigen Arbeit über die Anstaltspsychiatrie in Pommern[16] neben der ersten systematischen Darstellung der frühen Krankenmordaktion in dieser Provinz die zunehmende und schließlich erschreckend hohe Sterblichkeit in Ueckermünde sorgfältig beschrieben und die von ihr ermittelten Sterberaten meiner Tabelle angefügt. *Gerda Engelbracht* mit ihrem Buch über die Bremer Nervenklinik[17] und zuletzt *Ingo Harms*, der in seiner Arbeit über Wehnen zum ersten Mal das Wort „Hungertod" mit in den Titel aufnimmt,[18] folgten ihrem Beispiel.

Zusammenfassend kann festgestellt werden, daß das Thema des Hungersterbens in der „Euthanasie"-Literatur lange Zeit durch die großen, von den Nationalsozialisten an den psychisch Kranken begangenen Verbrechen völlig an den Rand gedrängt wurde und erst in den letzten Jahren allmählich die ihm zukommende Beachtung fand. Bereits aufgrund der Ergebnisse meiner ersten Recherchen gewann ich aber den

---

[15] Faulstich 1990b. Der Aufsatz wurde auf einer Tagung des Arbeitskreises zur Erforschung der Euthanasie anfangs der neunziger Jahre in Hadamar diskutiert und als Schlußkapitel meiner Arbeit über die badische Psychiatrie (Faulstich 1993a) in erweiterter Form angefügt.

[16] Bernhardt 1994; Sterberatentabelle dort auf S. 77.

[17] Engelbracht 1997.

[18] Harms 1997.

Eindruck, daß dem Hungersterben in den Anstalten als einer „stillen" Form der „Euthanasie" wahrscheinlich mehr Menschen zum Opfer gefallen sind als der berühmt-berüchtigten „Aktion T4". Die hiermit angedeuteten Dimensionen des Geschehens lassen die Bedeutung des Themas, speziell im Kontext der NS-Psychiatrie, erahnen.

Der Untersuchungszeitraum ist jedoch, wie sich aus dem Titel des Buches ergibt, weiter gespannt. Er umfaßt den Ersten Weltkrieg, dessen Nachkriegszeit und die „Blütezeit" der Weimarer Reformpsychiatrie sowie den „Absturz in die neue Armut" ab 1929. Ein wichtiger Abschnitt ist sodann der Entwicklung der NS-Psychiatrie in der Vorkriegszeit gewidmet, während sich das Schlußkapitel der Frage zuwendet, wie lange das 1945 kumulierende Hungersterben in der Nachkriegszeit anhielt. Zu jeder dieser in der deutschen Psychiatriegeschichte deutlich abgrenzbaren Perioden soll an dieser Stelle nicht noch einmal eine ausführliche, sondern nur eine kurze Literaturübersicht erstellt, aber auf Fragen hingewiesen werden, die noch ungeklärt sind:

Für die Zeit des Ersten Weltkriegs hat *Hans-Ludwig Siemen* zwar die Zahl der Hungertoten berechnet und die Verhältnisse in der Heil-und Pflegeanstalt Erlangen eindrücklich beschrieben, die dort zum Tod vieler Patienten führten.[19] Seinem sozialhistorischen und psychiatriekritischen Ansatz folgend, geht Siemen aber sofort zur Interpretation des Geschehens über, indem er das Massensterben als letzte Konsequenz der zunehmenden Ausgrenzung der Anstaltsinsassen aus der Gesellschaft begreift. Das ist ohne Zweifel richtig gesehen, nur erfährt man leider nichts über die ernährungswirtschaftlichen Hintergründe der Katastrophe in den Anstalten, die Teil eines Geschehens war, welches auch weite Teile der übrigen Bevölkerung betraf. Auch in der kürzlich veröffentlichten umfangreichen Studie zur Entwicklung der westfälischen Psychiatrie von *Bernd Walter*,[20] in der das Hungersterben im Ersten Weltkrieg ausführlich dargestellt wird, bleiben Fragen offen, wie zum Beispiel die, ob das Hungersterben in allen Regionen des Reiches in gleicher Intensität auftrat.

Die Zeit nach dem Ersten Weltkrieg wurde hinsichtlich des Hungersterbens meines Wissens noch nicht genauer untersucht. Zwar existieren eine ganze Reihe zeitgenössischer Aufsätze zu den bestehenden Versorgungsproblemen in den Anstalten, die jedoch nicht über vermehrte Todesfälle berichten. Hier stellt sich die Frage, wie lange die erhöhte Kriegssterblichkeit überhaupt anhielt und welche Folgen der

19. Siemen 1987, 29 f.
20 Walter 1996.

Zusammenbruch der Staatsfinanzen im Jahre 1923 auf die Anstaltsversorgung und das Sterben in den Anstalten hatte.
Daß sich die Weltwirtschaftskrise in Form massiver Sparmaßnahmen negativ auf den Standard der Anstaltsversorgung auswirkte, ist in der Literatur mittlerweile allgemein anerkannt. Ob dies auch Auswirkungen auf die Sterblichkeit hatte, wurde noch nicht untersucht.
Während die Verschlechterung der Lebensbedingungen in den Jahren 1933 bis 1939 als Folge der nationalsozialistischen Politik gegenüber rassisch und völkisch „Minderwertigen" essentieller Bestandteil aller Darstellungen der NS-Psychiatrie ist, bleiben die dafür vorgelegten „Belege" in der Regel vage und beschränken sich auf vorgefundene Einzeldaten und Zitate. Wie die „Aktion T4" für die Zeit des Krieges ist für die Vorkriegszeit die Zwangssterilisation in vielen Darstellungen der NS-Psychiatrie das beherrschende Thema. Von besonderem Interesse ist auch für diese Zeit die Frage nach regionalen Unterschieden in der Intensität des fortgesetzten, verschärften Sparens an der Psychiatrie.
Fragen, die das Hungersterben während des Zweiten Weltkrieges aufwirft, wurden bei der Durchsicht der vorhandenen Literatur bereits angedeutet. Hauptsächlich geht es darum, ob sich das zunehmende Hungersterben, wie in meinem Aufsatz von 1990 angenommen, aufgrund der Befunde in den jetzt genauer untersuchten Ländern und Provinzen als allgemeines Phänomen bestätigen läßt. Gleiches gilt für das von mir damals vermutete „dreistufige Hungersystem", dessen Hintergründe gegebenenfalls noch genauer zu klären wären. Dazu würden auch Antworten auf die Frage gehören, wie sich das Hungersterben ganz allgemein in die „Euthanasie"-Absichten des NS-Regimes gegenüber den psychisch Kranken einordnen läßt, speziell auch die Frage, welche Kranken von dem Hungersterben in erster Linie betroffen waren. Auch für die Kriegszeit wird nach regionalen Unterschieden zu fragen sein. Wenn möglich, sollte schließlich auch die Frage nach der Zahl der Opfer des Hungersterbens in den untersuchten staatlichen Anstalten wenigstens vorläufig beantwortet werden.
Für das Hungersterben nach dem Zweiten Weltkrieg existieren bis auf ein unveröffentlichtes Vortragsmanuskript von *Harald Jenner*[21] noch keine Einzel-, geschweige denn Übersichtsdarstellungen. Hier besteht dringender Forschungsbedarf, dem die vorliegende Arbeit zum ersten Mal zu entsprechen versucht.

[21] Jenner 1993.

Methoden und Quellen der Untersuchung

Vorbemerkung: Unter dem Untersuchungsgegenstand „Psychiatrie" wird hier die staatliche Anstaltspsychiatrie verstanden als der Ort, an dem in Deutschland ebenso wie in anderen Ländern seit dem 19. Jahrhundert die meisten Menschen mit schwereren psychischen Störungen behandelt wurden.

Wichtigste Voraussetzung für die Beantwortung der aufgeworfenen Fragen war die möglichst genaue Ermittlung der Sterberaten aufgrund der Zahl der Sterbefälle in den einzelnen staatlichen Heil-und Pflegeanstalten. Diese Zahlen ließen sich für den Ersten Weltkrieg und die nachfolgenden Friedensjahre zumeist aus Jahresberichten, regionalen und Reichsstatistiken erheben, für die Jahre des Zweiten Weltkriegs aber nur noch im Ausnahmefall. Für diese Zeit lagen glücklicherweise zu einigen Regionen bereits entsprechende Datensammlungen vor, und zwar, wie bereits erwähnt, in Bayern und Westfalen. Da die von mir durchgeführte Erhebung in den heute noch existierenden Anstalten über Anfangsbestände, Zahl der Zugänge und Sterbefälle – die von mir so genannten „Basisdaten" – in den Jahren 1935–1949 enttäuschend verlief, habe ich versucht, zusätzlich für möglichst viele Anstalten die genannten Daten durch Recherchen in Anstalts- und Staatsarchiven zu ermitteln, indem ich zentrale Statistiken sowie Aufnahme- und Sterbebücher als Quellen auswertete, in einem Fall sogar die Sterberegister eines Standesamtes. In den einzelnen Ländern war die Quellensituation sehr unterschiedlich, worauf am Anfang der meisten Länderbeschreibungen hingewiesen wird.
Aus den genannten „Basisdaten" wurden dann in der international üblichen Weise die Sterberaten der Anstalten für jedes einzelne Jahr errechnet, indem die Zahl der Sterbefälle der Summe aus Anfangsbestand und Zugängen („Gesamtpatientenzahl") gegenübergestellt wird, woraus sich als die eigentliche „Sterberate" ein Prozentwert ergibt.[22] Diese Sterberaten sind unerläßliches Kriterium für den Vergleich der Sterblichkeit in verschiedenen Anstalten. Sie ermöglichen darüber hinaus, die Entwicklung der Sterblichkeit in einzelnen Anstalten, einer ganzen Region oder auch für das gesamte frühere Reichsgebiet zu beschreiben.[23]

---

[22] Die Entwicklung des Begriffs der „Sterberate" und deren genaue Berechnung wird am Ende des Kapitels über den Ersten Weltkrieg erläutert (vgl. S. 59ff.).

[23] Bereits an dieser Stelle soll darauf aufmerksam gemacht werden, daß die in klassischer Manier errechnete Sterberate während des Zweiten Weltkrieges wegen der hohen Patientenfluktuation in den Anstalten in ihrer Aussagekraft beein-

Abgesehen davon, daß die endlose Aneinanderreihung von Zahlen und Tabellen ermüdend wäre, lag es auch im Interesse der Untersuchung selbst, zur Interpretation der ermittelten Daten und Sterberaten möglichst viele zusätzliche Informationen über die einzelnen Anstalten und Regionen zu sammeln und diese den Tabellen der Sterberaten voranzustellen oder anzuhängen. Daraus ergab sich die Notwendigkeit, möglichst alle vorliegenden Publikationen über Regionen und Anstalten beizuziehen.[24] Dazu gehörten insbesondere große Teile der Literatur über NS-Psychiatrie und „Euthanasie", aber auch abgelegene Dissertationen, Anstaltshistorien, Festschriften und „Chroniken". Ergänzend wurde in zentralen und Landesarchiven nach Hinweisen auf Besonderheiten der Psychiatriepolitik in den betreffenden Ländern und Provinzen gefahndet.
Im Zusammenhang mit dem Hauptthema des Buches waren Informationen über die Ernährungslage im allgemeinen und speziell im Bereich der Psychiatrie von besonderer Bedeutung. Da sowohl in der Literatur als auch in den eingesehenen Originalquellen bezüglich der Verhältnisse im Zweiten Weltkrieg nur extrem selten Kalorienzahlen genannt wurden, übernahmen die ebenfalls nur verstreut und für kleinere Zeiträume angegebenen „Verköstigungssätze", d.h. die pro Tag für die Verpflegung eines Patienten ausgegebenen Beträge,[25] die Funktion eines – allerdings ziemlich ungenauen – Indikators für Menge und Qualität der Ernährung.
Schließlich war auch die Literatur über das polykratische System und die Machtverschiebungen innerhalb des nationalsozialistischen Herrschaftsgefüges in ihrer Bedeutung für das Thema heranzuziehen. Als besonders wichtig erachtete ich es – in Fortschreibung einer älteren Studie[26] –, die Einflüsse des Kriegsgeschehens auf die Entwicklungen

---

trächtigt wird. Genaueres dazu ist im Exkurs über die Schwierigkeiten bei der Berechnung der Sterberaten in Zwischenanstalten (S. 259 f.) nachzulesen.

24 Diese sind als Quellenbeleg im Textzusammenhang jeweils angemerkt, außerdem im Literaturverzeichnis zusammenfassend aufgeführt.

25 In der Literatur und auch in zeitgenössischen Quellen werden dafür verschiedene Ausdrücke verwendet, unter anderem auch „Verpflegungssatz". Da hierdurch leicht Verwechslungen mit dem Begriff „Pflegesatz" als Bezeichnung für den Gesamtaufwand für Unterbringung, Betreuung, Verpflegung und Behandlung eines Patienten pro Tag auftreten können und tatsächlich in der Literatur auch immer wieder vorkommen, sollte man die reinen Verpflegungskosten entweder als „Verköstigungssatz" oder mit dem ebenfalls zeitgenössischen Begriff „Kostsatz" bezeichnen.

26 So wies ich als erster darauf hin, daß der Beginn der „Aktion T4" mit der Eröffnung der „Anstalt A" in Grafeneck im Zusammenhang mit der Feldzugsplanung gestanden haben muß, wofür ich in dieser Arbeit auch einen Beleg aus

in der Psychiatrie genauer zu betrachten, weshalb beispielsweise der Bombenkrieg als Auslöser der „Aktion Brandt" in Form eines Exkurses eine spezielle Darstellung erfährt.
Die an sich wünschenswerte Differenzierung zwischen männlichen und weiblichen Opfern des Hungersterbens war schon allein aufgrund der Quellensituation in den späteren Jahren des Zweiten Weltkriegs nicht möglich. Die einzige Statistik, die einen größeren Raum und Zeitabschnitt erfaßt und das Schicksal der Männer und Frauen getrennt darstellt, wurde nicht in Deutschland erstellt, sondern im Zusammenhang mit dem Hungersterben in den französischen Anstalten während des Zweiten Weltkrieges.[27] Aus Gründen des Sprachflusses wurde darauf verzichtet, jeweils männliche und weibliche Sprachform zu verwenden; mit „Patienten" und „Kranken" sind immer Frauen und Männer gemeint.
Abschließend scheinen mir zur Art der Darstellung der Untersuchungsergebnisse, insbesondere der Sterberaten und der zugrundeliegenden „Basisdaten" einige Bemerkungen angebracht zu sein: In den vorhandenen Darstellungen der Sterblichkeit in einzelnen Anstalten werden gerne Kurven oder Säulendiagramme verwendet. Diese sehen zwar gut aus, erfordern aber in der Regel doch ein genaueres Hinsehen auf die Bezugsskalen und lassen dann, wenn etwa Belegung, Zugänge und Sterbefälle getrennt und möglicherweise auch nur sehr grob gezeichnet sind, fast keine Rückschlüsse auf absolute Zahlen zu.[28] Die Zusammenfassung mehrerer Kurven in einer Graphik wirkt nach meinem Eindruck in der Regel eher verwirrend als erhellend, vor allem dann, wenn sich diese Kurven überschneiden.
Ich habe mich nach eingehender Auseinandersetzung mit dieser Frage gegen diese Darstellungsweise und für die Angabe von absoluten Zahlen entschieden und zwar aus folgenden Gründen: Als erstes sind diese Zahlen nachprüfbar und können deshalb aufgrund möglicher neuer Erkenntnisse korrigiert werden.[29] Zum zweiten – und das gilt besonders für die Verhältnisse im Zweiten Weltkrieg – kam ich bei manchen

---

zeitgenössischen Quellen vorlegen kann. (Siehe S. 267 Anm.) Vgl. auch Faulstich 1990a.

[27] Vgl. den Exkurs „L'éxtermination douce", S. 374 ff.

[28] Die ansonsten sehr verdienstvolle Arbeit von Gleinig/Gabrysch (1983) muß hier leider als abschreckendes Beispiel genannt werden.

[29] Ich muß aber darauf aufmerksam machen, daß in den Fällen, in denen mehrere Statistiken zur gleichen Anstalt vorlagen, diese in der Regel voneinander abwichen. Das beste Beispiel dafür ist Merxhausen. Geringfügige Abweichungen sind also bei verschiedenen Quellen beinahe zwangsläufig, wirken sich aber in der Regel auf die Sterberaten nicht sehr stark aus.

Anstalten bezüglich der Anfangsbelegung oder der Zugangszahl nicht ohne Schätzwerte aus, die in einer Zahlentabelle jeweils besonders gekennzeichnet werden können[30], was in einer Graphik nicht möglich ist. Schließlich bietet drittens die tabellarische Darstellung der Sterberaten mit den zugrundeliegenden Ausgangswerten bei Anstalten mit wenigen oder fehlenden Zusatzinformationen, wie etwa den in Ostdeutschland gelegenen, auch noch die Möglichkeit, anhand der Zahlenwerte wenigstens etwas von der Entwicklung dieser Anstalt zu erfahren. Die Zahlen werden dann selbst zu bedeutungsvollen Informationsträgern, indem etwa eine Überbelegung auf beengte Lebensverhältnisse oder der plötzliche Anstieg der Sterberate auf gravierende und vielleicht beabsichtigte Veränderungen in der Patientenversorgung mit entsprechenden Auswirkungen auf die Sterblichkeit hinweist.
Die so entwickelten Interpretationen haben natürlich zum großen Teil hypothetischen Charakter. Es würde mich freuen, wenn sie durch neue Forschungen korrigiert oder gar widerlegt werden könnten, so wie ich überhaupt mit der vorliegenden Arbeit, die sicher einige Irrtümer und Fehler[31] enthält, die Absicht verbinde, vermehrte Forschungsanstrengungen auf dem bisher vernachlässigten Gebiet des Hungersterbens in der Psychiatrie zu provozieren.

---

[30] Dabei bedeuten bei der Anfangsbelegung ein Stern (*) daß es zwar Bestandszahlen in zeitlicher Nähe, aber nicht exakt zum 1. Januar gibt, zwei Sterne (**), daß die Zahl aufgrund erkennbarer Trends in der Krankenbewegung oder bekannter Ereignisse wie etwa große T4- oder Evakuierungstransporte geschätzt wurden. Für die Zahl der Zugänge gilt das entsprechend. Die Zahl der Sterbefälle habe ich grundsätzlich nicht geschätzt (Ausnahme Weilmünster, was speziell begründet werden kann.).

[31] Im Rahmen der mehrjährigen Arbeit an diesem Buch mußten zehntausende von Rechenoperationen durchgeführt werden, wobei schon allein bei der Übertragung von Zahlen aus einer Quelle auf den Taschenrechner oder PC Fehler aufgetreten sein können. Wichtige Daten habe ich mehrfach kontrolliert, die Berechnung der Sterberaten mit dem Programm Excel 4 überprüft. Dennoch vorhandene Fehler bitte ich zu entschuldigen.

I. Das Hungersterben im Ersten Weltkrieg

Während des Ersten Weltkrieges sind in den psychiatrischen Anstalten Deutschlands ungefähr 70.000 Menschen an Hunger und Mangelversorgung zugrunde gegangen. Die Tatsache als solche ist weitgehend bekannt, zumal diese Zahl bei den Vorbereitungen für die „Aktion T4" im Zweiten Weltkrieg eine Rolle spielte. Ältere Teilnehmer an dieser Mordaktion haben sich nach Aussagen eines Zeitzeugen an das Hungersterben im Ersten Weltkrieg erinnert und auch daran, daß es ohne große Widerstände von Seiten der Anstaltspsychiatrie stattfinden konnte.
Die große Frage ist aber, ob dieses Massensterben die Beseitigung „unnützer Esser" zum Ziel hatte oder ob nicht auch andere Menschen betroffen waren und die allgemeine Ernährungslage in Deutschland während des Krieges dabei eine wesentliche Rolle spielte.

Die deutsche Ernährungslage im Ersten Weltkrieg

Ähnlich wie England und Frankreich trat das Deutsche Kaiserreich wirtschaftlich völlig unvorbereitet in den Krieg ein. In einer Art Vogel-Strauß-Politik hatte man zwar eine risikorciche Außenpolitik betrieben, jedoch die Augen vor den wirtschaftlichen Vorbereitungen für einen unter Umständen längeren Krieg verschlossen. Das hing zum einen damit zusammen, daß man fast allgemein von einem kurzen, höchstens einjährigen Krieg ausging, zum anderen hatten sich die verschiedenen Interessengruppen und politischen Instanzen gegenseitig blockiert.[1]
Skalweit schreibt über den Zustand bei Kriegsbeginn: „Weder war für den Krieg eine staatliche Vorratshaltung betrieben worden, noch gab es für die Organisation der Kriegsernährungswirtschaft einen wohlerwogenen Plan. Das einzige, woran man wohl gedacht hatte, war die Sicherstellung der Zufuhr von Milch und leicht verderblichen Lebensmitteln nach den großen Städten in den ersten Wochen der Verkehrssperre während der Mobilmachung. Im Übrigen hatte man sich darauf verlassen, daß die privatwirtschaftliche Vorratshaltung und die heimi-

[1] Vgl. Burchardt 1968. In dieser Darstellung werden die Vorkriegsdiskussionen einschließlich der Ansichten über die mögliche Kriegsdauer eingehend dargestellt.

sche Nahrungsmittelerzeugung ausreichen würden, um die Bevölkerung während eines Krieges, von dessen nur kurzer Dauer man fest überzeugt war, mit dem Nötigen zu versorgen."[2]
Man hatte sich mit den Berechnungen renommierter Ernährungswissenschaftler zufriedengegeben, daß Deutschland 90% seines Gesamtkalorienbedarfs selbst produzieren könne. Das schien vor allem für die beiden Hauptnahrungsmittel, Kartoffeln und Getreide, zuzutreffen. Übersehen wurde dabei, daß diesen Berechnungen lediglich Schätzungen zugrunde lagen, die von zu großen Anbauflächen und zu hohen Erträgen ausgingen und auch die notwendige Vorratshaltung für Saatgetreide vernachlässigt hatten. In Wirklichkeit kam mehr als ein Viertel des unmittelbar oder mittelbar für die Ernährung notwendigen Getreides aus dem Ausland; bei Fett waren es sogar zwei Fünftel des Bedarfs.[3]
Am fatalsten wirkte sich das weitgehende Ignorieren der Zusammenhänge zwischen der Produktion von Getreide und von tierischen Fetten aus. Vor allem die Stadtbevölkerung hatte sich mit zunehmendem Wohlstand an den regelmäßigen Genuß von Fleisch (vor allem von Schweinefleisch) gewöhnt, entsprechend groß waren die Viehbestände, für deren Aufzucht und Haltung große Mengen an Futtergetreide und Kartoffeln benötigt wurden. Als mit Kriegsbeginn die Einfuhr von Futtergetreide ausfiel, begannen die Bauern ihr Vieh mit Brotgetreide zu füttern, so daß sich bereits Ende 1914 die bestürzende Tatsache ergab, daß schon mehr als die Hälfte des Brotgetreides aufgebraucht war. Als Reaktion darauf beschlagnahmte die Regierung das noch Vorhandene und führte im Januar 1915 als erste Rationierungsmaßnahme Brotkarten ein, mit deren Hilfe pro Kopf und Woche 1.900 Gramm dieses Grundnahrungsmittels verteilt werden sollten. Gleichzeitig wurde zur Streckung der Vorräte die schärfere Ausmahlung der Körner und der Zusatz von Kartoffeln beim Backen des sogenannten „K-Brotes" angeordnet.
Obwohl die Reichsregierung solchen „zwangswirtschaftlichen Maßnahmen" äußerst skeptisch gegenüberstand – man wollte so wenig wie möglich in das Wirtschaftsgefüge eingreifen –, sollten dieser ersten Rationierung bald weitere folgen. Und immer erfolgten sie erst nach Auftreten einer akuten Mangelsituation, also reaktiv und nicht planerisch vorausschauend. So wurden im Oktober 1915 Kartoffeln, ferner Milch, Zucker und Fett rationiert, 1916 folgte die Bewirtschaf-

---

[2] Skalweit 1927, 5.
[3] Vgl. Burchardt 1974, 65ff.

tung von Eiern und Fleisch. Ende 1916 standen alle wichtigen Lebensmittel unter staatlicher Kontrolle.

> Ohne eine oberste Zentralbehörde mit Anordnungsgewalt für die Durchführung kriegswirtschaftlicher Aufgaben war diese Kontrolle allerdings wenig effizient. Weder konnten die Erzeuger ausreichend beaufsichtigt werden, die ihre Produkte in Erwartung von Preissteigerungen zurückhielten, noch die Händler, die die wenigen noch frei verfügbaren Restposten an Lebensmitteln mit großem Gewinn spekulativ hin- und herschoben. De facto waren zunächst die unteren Verwaltungsbehörden, vor allem die Kommunen, mit Kontrolle und Verteilung beauftragt, gerieten jedoch bald in gegenseitige Konkurrenz.[4]

Die mittlerweile als notwendig erkannte Errichtung einer zentralen Ernährungsbehörde geschah nur zögernd und krankte bis zuletzt daran, daß die wirtschaftliche Verwaltung in den Händen der deutschen Einzelstaaten lag – das Reichsamt des Innern konnte zwar Gesetze und Verordnungen ausarbeiten, über eine eigene Exekutive verfügte es jedoch nicht. Auch als im Mai 1916 unter dem Druck der immer schlechter werdenden Lebensmittelversorgung öffentlich ein „Lebensmitteldiktator" gefordert und mit dem Vorsitzenden des neugeschaffenen Kriegsernährungsamtes institutionalisiert wurde, blieben dessen Kompetenzen immer noch stark eingeschränkt. Aufgrund der zunehmend wirksamer werdenden Blockade durch die Kriegsgegner und wegen vorausgegangener falscher Weichenstellungen in der Ernährungswirtschaft, war ohnehin nur noch der Mangel zu verwalten. Zu den fatalsten Entscheidungen dieser Art gehörte das als „Schweinemord" bezeichnete Abschlachten eines großen Teiles des Schweinebestandes im Frühjahr 1915, welches zur Folge hatte, daß man später auf den Rinderbestand zurückgreifen mußte, was schließlich auch die Milchversorgung zusammenbrechen ließ. Das Abschlachten der Schweine führte zudem durch Verknappung zum Preisanstieg. Die daraufhin verfügte Festsetzung von Höchstpreisen für Schweinefleisch hatte dessen Verschwinden vom Markt zur Folge – bald darauf tauchte es auf dem schwarzen Markt wieder auf, wo nun weit überhöhte Preise bezahlt werden mußten. Dieser Prozeß wiederholte sich immer wieder.

Das Aushungern des Kriegsgegners durch Blockademaßnahmen wurde von beiden Seiten versucht. Wie zwei Gegner, die sich gegenseitig erwürgen wollen, versuchten Mittelmächte und Entente den Gegner von lebensnotwendigen Importen abzuschnüren. Die Deutschen woll-

---

[4] Das Beispiel einer relativ geglückten städtischen Ernährungspolitik zeigt Burchardt 1990, 30ff.

ten dies mit dem uneingeschränkten U-Boot-Krieg erreichen, der nach Anfangserfolgen zwar zunehmend an Wirkung verlor, aber wesentlich zum Kriegseintritt der Vereinigten Staaten beitrug.[5] Der Würgegriff der Gegenseite war anhaltender und wirkungsvoller: Rußland als wichtigster Getreidelieferant befand sich von vornherein auf ihrer Seite. Die wenigen „Neutralen", also vor allem Holland, Dänemark und die Schweiz als Milchlieferanten und Norwegen als Fischproduzent wurden von der Entente unter Druck gesetzt und durften fast nichts mehr liefern. Produkte aus Übersee wie Reis konnten ohnehin nicht mehr herantransportiert werden. 1916 erreichte die Hungerblokkade ihre volle Wirkung.[6]

> Die Zivilbevölkerung bekam die Folgen der verfehlten Ernährungspolitik und der Hungerblockade immer härter zu spüren: Durch das Verschwinden vieler Lebensmittel vom Markt entwickelte sich allmählich ein unansehnliches Einerlei, das aus suppenartigen Speisen oder Eintopfgerichten bestand und fast ebenso schwer verdaulich war wie das gestreckte Brot. Die Erfindung von Ersatzlebensmitteln verschaffte vielen Nahrungsmittelproduzenten hohe, nicht selten auch betrügerische Gewinne.[7]

Ein großes Problem stellte auch die Verteilung der immer knapper werdenden Lebensmittel dar. Das Militär und die Lebensmittelproduzenten sollten keinen Einschränkungen unterworfen werden. Die übrig bleibenden Lebensmittel sollten möglichst gerecht und mit nur wenigen Sonderregelungen an die Zivilbevölkerung verteilt werden. Man versuchte auch Versorgungspläne aufzustellen, für den Winter 1916/17 z.B. mit der Verteilung von 1985 Kalorien pro Kopf und Tag.[8] Trotzdem gab es je nach Wohnort, Einkommen und Lebenssituation erhebliche Unterschiede in der Nahrungsmittelversorgung: Menschen, die in kleineren Städten lebten, waren günstiger gestellt, denn sie konnten sich durch Hamsterfahrten aufs Land oder eigenen Gartenbau zusätzlich Lebensmittel verschaffen. Weitaus ungünstiger war

---

[5] Vgl. Koerner 1968, 90.
[6] Walter (1996) hat den Einfluß der Blockade auf die deutsche Nahrungsmittelversorgung während des Krieges weitgehend übersehen. Nur an einer Stelle (S. 157) spricht er von einem „Plan der Entente, durch Blockade und Aushungerung die Widerstandskraft des Deutschen Reiches zu brechen". Die „künstliche Verknappung von Lebensmitteln" durch „kriegswirtschaftliche Eingriffe" wird von ihm in Umkehrung der Kausalitäten als Vorbeugung vor den Auswirkungen der erwarteten Blockademaßnahmen angesehen.
[7] Unter anderem wurden 837 Arten von Wurstersatz, 849 Suppen, 22 Fleisch- und 19 Fischpuddings, 511 Kaffee-Ersatzstoffe und 287 Bier-Ersatzgetränke entwickelt und von einer Kontrollbehörde auch genehmigt.
[8] Rubner 1928b, 15.

die Situation der Großstadtbewohner, die mit den zugeteilten Rationen auskommen mußten, allenfalls ergänzt durch gelegentlich frei verkaufte Lebensmittel, wie z.B. Fisch, Gemüse oder Obst. Nach verschiedenen Schätzungen verschafften diese Zukäufe der Bevölkerung etwa 10–15 Prozent an zusätzlichen Kalorien. Schon beim Erwerb der zugeteilten Rationen, mehr aber noch bei den frei käuflichen Lebensmitteln spielte in Anbetracht der ständigen Preissteigerungen die finanzielle Situation der Betroffenen eine wichtige Rolle: Während eine fünfköpfige Familie 1914 noch 25 Mark für den Einkauf ihrer Lebensmittel benötigte, mußte sie im April 1916 bereits 51 Reichsmark dafür aufwenden.[9] Den gut verdienenden Rüstungsarbeitern bereitete diese Verdoppelung der Lebenshaltungskosten keine großen Schwierigkeiten, Beamten, Intellektuellen, alleinstehenden älteren Menschen und den Familien der Frontsoldaten, die von den unzureichenden Unterstützungsleistungen leben mußten, jedoch um so mehr. Die Lebensmittelverknappung führte also im Verein mit der Teuerung zu einer neuen, die herkömmlichen Klassenunterschiede weitgehend aufhebenden, sozialen Schichtung, die man als Ernährungshierarchie bezeichnen könnte und die etwa folgendermaßen aussah:

Ernährungshierarchie im Ersten Weltkrieg

Militär
Lebensmittelproduzenten und Lebensmittelhändler
Andere Produzenten mit der Möglichkeit von Kompensationsgeschäften
Begüterte mit Zugang zum Schwarzmarkt
Gutverdienende Rüstungsarbeiter mit Schwerarbeiter-Zulage
Bewohner kleiner Gemeinden mit Garten oder Kontakt zu Bauern

. . . .

Großstadtbewohner
Angestellte und Beamte, nichtorganisierte Arbeiter
Kleinrentner und Pensionäre
Familien von Frontsoldaten
Alleinstehende ältere Menschen
Bewohner von Heimen
Menschen in „totalen Institutionen"[10]

---

[9] Skalweit 1927, 133.

[10] Der von Goffman 1961 geprägte Begriff bezeichnet die Besonderheit von Lebens- und Wohnstätten von Menschen, die von der übrigen Gesellschaft abgeschnitten leben. Kennzeichnend sind der Verlust von allem Privaten, Persönlichen und Intimität, das Leben in ständiger Unterordnung mit Reglementierung des täglichen Lebens nach institutionseigenen Regeln. Beispiele dafür sind Kriegsgefangenenlager, Gefängnisse und psychiatrische Anstalten.

Die der oberen Hälfte dieser Hierarchie zugehörenden Gruppen konnten sich mehr oder weniger ausreichend ernähren, diejenigen in der unteren Hälfte waren fortdauernder und sich verschärfender Unterernährung ausgesetzt.

Der „Steckrübenwinter" 1916/1917

Nachdem schon in den beiden ersten Kriegsjahren eher mäßige Ernten eingefahren worden waren, brachte der Herbst 1916 zwar eine gute Futterernte, aber nur mittlere Mengen an Getreide und fast gar keine Kartoffeln. Ein extrem kalter und langanhaltender Winter zog herauf. Transportprobleme und Kohlemangel taten ein übriges, um der Bevölkerung den schlimmsten Kriegswinter zu bescheren. Wegen des Ersatzes von Kartoffeln durch Steckrüben ging er als „Steckrübenwinter" in die Geschichte ein. Gegenüber der vorgesehenen Menge von 1985 Kalorien standen im Durchschnitt nur noch 1336 Kalorien zur Verfügung, in manchen Städten sogar noch weniger: In der nachfolgenden Kurve hat Max Rubner[11] die Entwicklung der Kalorienzu-

Abb. 1: Kalorienzuteilung pro Kopf und Tag in Frankfurt a.M. 1915–1919 nach Rubner

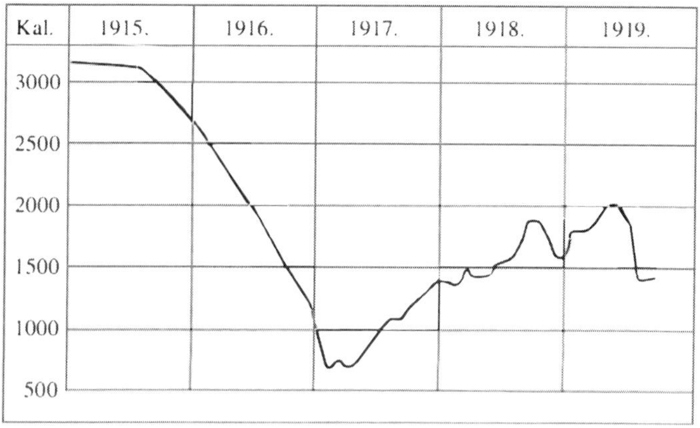

[11] Max Rubner, geb. 1854, war als Physiologe der wichtigste deutsche Ernährungswissenschaftler. Seine Arbeiten hatten großen Einfluß auf die Volksernährung.

teilung pro Kopf und Tag am Beispiel von Frankfurt am Main dargestellt.[12]
Die Graphik zeigt, daß der Winter 1916/17 den Tiefpunkt in der Ernährung der deutschen Zivilbevölkerung während des Ersten Weltkrieges darstellte. Mit weniger als 1.000 Kalorien pro Tag befand man sich weit unter den als normal angesehenen 2.800 Kalorien, d.h. im Bereich massiver Unterernährung mit der Möglichkeit schwerer gesundheitlicher Schäden bis hin zum Hungertod.
Schon vor Erreichen des Tiefpunktes in der Nahrungsmittelversorgung hatten viele Menschen an Gewicht verloren und an sich die ersten Auswirkungen der Unterernährung verspürt, wie z.B. das Nachlassen der Arbeitskraft, Mattigkeit und rasche Ermüdung. Kinder verloren die Lust zu spielen. Auffallend rasch verfielen alte Menschen. Ab 1916 wurde eine Zunahme von Magen- und Darmstörungen beobachtet, vor allem aber der Tuberkulose, die rasch und gefährlich verlief und häufig zum Tod führte. Während der Ernährungskrise des Winters 1916/17 starben vor allem Jugendliche und alte Menschen. Manche Altersheime starben vollständig aus.

> In einer statistischen Analyse der Geburts- und Sterblichkeitsverhältnisse während des Ersten Weltkrieges schreibt Roesle über den Winter 1916/17: „Als Zeitpunkt für den Eintritt der Wirkung der Hungersnot auf die Sterblichkeit kann man den Monat Dezember 1916 annehmen, da von diesem Monat an die Zahl der Sterbefälle andauernd höher war als in den entsprechenden Monaten der vorausgegangenen Kriegsjahre. Diese Wirkung wurde in den ersten drei Monaten des Jahres 1917 noch durch die damals herrschende außergewöhnliche Kälte und die zu gleicher Zeit beginnende Kohlennot in einem solchen Maße gesteigert, daß auf diese Zeit das Maximum der Zunahme der Sterbefälle bei der Zivilbevölkerung während des Krieges (...) entfiel."[13]

Nach dieser dramatischen Zuspitzung der Nahrungsmittelknappheit verbesserte sich, wie Rubners Kurve zeigt, die Ernährungslage wieder ein wenig, blieb jedoch bis über das Kriegsende hinaus noch im Bereich der Unterernährung. Auch die Verteilungsprobleme hielten an: In München konnten im Sommer 1917 immerhin 1.709 Kalorien, in Berlin aber nur 1.200 und in Hamburg 1.185 verteilt werden.
Die leichte Verbesserung in der Ernährung der Zivilbevölkerung im Sommer 1917 war u.a. darauf zurückzuführen, daß es im Anschluß an die Lebensmittelkürzungen des April 1917 zu den ersten großen Streiks gekommen war, die sich rasch auf fast alle Rüstungszentren ausbreiteten. Zusammen mit der an höchster Stelle ebenfalls registrier-

[12] Rubner 1928a, 72.
[13] Roesle 1928, 28.

ten zunehmenden Sterblichkeit in der Zivilbevölkerung führte dies zu einem Umdenken, so daß im Sommer 1917 der absolute Vorrang der Versorgung des Militärs vor der Zivilbevölkerung aufgehoben wurde und mehr Lebensmittel in den zivilen Sektor umgeleitet wurden. In der anhaltend ungünstigen Versorgungslage kam aber die Streikbewegung trotzdem nicht mehr zur Ruhe, sie erhielt zunehmend „politische Untertöne" und führte im November 1918 zur Revolution.[14]

Frühe Auswirkungen auf die Heil- und Pflegeanstalten.

Während man wenigstens in den großen Städten einige Vorräte für die Zeit der Mobilmachung bereitgestellt hatte, traf dies, wie der Jahresbericht von Direktor Leopold Oster aus der im Oktober 1913 eröffneten Heil- und Pflegeanstalt bei Konstanz zeigt, für diese und vermutlich auch für manche andere psychiatrische Anstalt nicht zu:

> „Die Schwierigkeiten in dieser Zeit waren für die hiesige Anstalt, die in den Anfangsverhältnissen stand, recht erheblich. (...) Einige Lebensmittel, wie Kaffee, Butter, Eier, Öle, Fette konnten von den Vertragslieferanten nicht geliefert werden, da die Anstalt wochenlang von jedem Bahnverkehr abgeschlossen war. Manchmal waren wir mehrere Tage ohne Postzustellung, auch war das Telefon nahezu 6 Wochen ganz gesperrt. Die Beschaffung der oben erwähnten Lebensmittel bot Anfangs einige Schwierigkeit und konnte vielfach nur zu erhöhten Preisen erfolgen. (...) Wir suchten gleich von Anfang an in der Verköstigung zu sparen, insbesondere mit Brot, verringerten das Gewicht der Wecke und Fleischportionen, führten einen zweiten fleischlosen Tag in der Woche ein, gaben den Kranken der ersten Verpflegungsklasse und dem Beamtenkosttisch einen Gang weniger, mußten aber Anfang September mit den Rationen für die Kranken III. Verpflegungsklasse wieder etwas in die Höhe gehen, da sehr viele (nahe an 70%), insbesondere die arbeitenden, an Gewicht abgenommen hatten. Nachdem einige Zughalte ermöglicht wurden, waren die Schwierigkeiten in der Verproviantierung der Anstalt beseitigt, allerdings konnten sie, da die Lieferanten die Erfüllung der noch bestehenden Verträge ablehnten, nur mit gesteigerten Aufwendungen geschehen."[15]

Die Versorgungsengpässe durch die Mobilmachung konnten also bald überwunden werden. Größere und anhaltendere „Schwierigkeiten im Betrieb" entstanden aber „durch das Einrücken von zahlreichem Personal zum Heeresdienst". Mitte August waren in Konstanz bereits ein Arzt und 44 (von 54) Wärtern eingezogen. „Nach und nach stellten wir 24 Aushilfs-

[14] Vgl. Burchardt 1974, 73.
[15] Jahresberichte der Großherzoglich Badischen Irren-Anstalten für die Jahre 1913 und 1914 (1915, 104).

wärter ein, doch hatten wir immer Schwierigkeiten, diese Zahl voll zu bekommen, besonders später, als immer mehr Leute eingezogen wurden, die Industrie sich wieder hob und sehr hohe Löhne draußen gezahlt wurden. (...) Natürlich war auch kaum einmal ein geschulter Wärter darunter, so daß auf sehr viele dieser Leute kein Verlaß in der Krankenpflege war."[16]

Das sind erste Hinweise darauf, daß ein Krieg in den Anstalten nicht nur die Versorgung mit Lebensmitteln erschwerte, sondern auch die Behandlung und Betreuung der Patienten. Fühlbarste Folge der schwierigen Personalverhältnisse war für diese eine deutliche Einschränkung der ohnehin kleinen Freiräume: Ganz allgemein wurden die sogenannten „freieren Verpflegungsformen"[17] reduziert, wozu die „Außenarbeit" gehörte. Zunächst versuchte man in Konstanz, eine Reihe von „zuverlässigen" Patienten ohne Überwachungspersonal zu Arbeiten im Gelände zu schicken. Nach anfänglich guten Erfahrungen kam es zu mehreren Fluchtversuchen, so daß man das Experiment aufgeben mußte. Da es an Begleitpersonal fehlte, sank der Prozentsatz der regelmäßig arbeitenden Männer innerhalb kurzer Zeit von 50% auf 28% ab. Vor allem auf der Männerseite, wo die größten Personalprobleme bestanden, wurde auch die personalintensive Behandlung mit Dauerbädern eingeschränkt. Dafür wurden mehr Beruhigungsmittel gegeben.
Die weitere Entwicklung in den ersten Kriegsjahren sei zunächst anhand einiger Jahresberichte der badischen Anstalten dargestellt[18]. Emmendingen, Pforzheim und Wiesloch hatten am frühesten und am stärksten unter den Auswirkungen des Krieges zu leiden:

Emmendingen
„Die ärztliche Versorgung unserer Kranken war natürlich durch das Fehlen von 4 Ärzten, die sich im Heeresdienste befinden, beeinträchtigt (...). Bei allen Erkrankungen machten sich die durch den Krieg verursachten Ernährungsschwierigkeiten doppelt fühlbar, und *in vielen Fällen stand der Arzt mit schmerzlicher Entsagung am Krankenbett.* (Hervorhebung, H.F.) Andere Krankheiten, Erschöpfungszustände, Blutkrankheiten waren wieder unmittelbar auf die mangelhafte Ernährung zurückzuführen, und konnten in vielen Fällen einfach nicht bekämpft werden, weil es nicht

---

[16] Ebd., 105.
[17] Der Begriff sollte den Unterschied zur „geschlossenen Verpflegungsform", also der geschlossenen Unterbringung, markieren.
[18] Baden pflegte die Jahresberichte der staatlichen Heil- und Pflegeanstalten und der beiden Irrenkliniken jeweils für zwei Jahre erstellen zu lassen und dann gemeinsam zu veröffentlichen. Die folgenden Zitate und die Zahlen für die nachfolgende Tabelle sind den „Jahresberichte(n) der Großherzoglich Badischen Irrenanstalten für die Jahre 1915 und 1916" (1919) entnommen.

möglich war, die geeignete Ernährung durchzuführen. Die Zahl der Todesfälle in den beiden Jahren beleuchtet diese Tatsache. Körperlich chronisch Kranke, Blutarme, Tuberkulöse, die wir in unserer Friedenswirtschaft über manches Jahr gut hinweggebracht hatten, ja vorübergehend als werktätige Glieder dem Leben draußen wiedergeben konnten, schwanden in der uns aufgezwungenen Kriegswirtschaft dahin. (...) Am meisten klagten die Kranken über die verminderten Brotanteile. Die Leistungen wurden geringer."

Pforzheim
In dieser ältesten, vom Anfang des 19. Jahrhunderts stammenden badischen Anstalt, die wegen ihrer hygienischen Mängel schon längst hätte aufgegeben werden sollen, wirkten sich die Einflüsse des Krieges besonders ungünstig aus:
„Die zunehmende Knappheit der Lebensmittel macht die Kranken fast durchweg unzufriedener und erregter als früher, wo aus dem vollen geschöpft werden konnte. Dazu kommt bei den Männern noch die Verkürzung in Zigarren und Tabak. (...) Leider übte die starke Herabsetzung der Lebensmittel an Menge und Nährwert auch zusehends eine immer schlimmere Wirkung auf das körperliche Befinden unserer Kranken aus. Eingehend und im Zusammenhang hierüber zu berichten, wird erst nach Ende des Krieges möglich sein. Hier wollen wir nur darauf hinweisen, daß nach der im Frühjahr 1915 nötig gewordenen erheblichen Herabsetzung in der Kost sich ein deutlicher Abstieg des Körpergewichts unserer Kranken zeigte. Nach einigen Monaten trat ein Stillstand ein, und die Kranken schienen sich auf die an Menge wie Beschaffenheit veränderte Kost eingestellt zu haben. Mit der nach einiger Zeit wieder nötig gewordenen Verminderung der Rationen begann jedoch ein weiteres Sinken des Körpergewichts bei den meisten Kranken sich zu zeigen. Sie bieten daher am Schlusse der Berichtszeit fast durchweg die Zeichen der Unterernährung. Die Folge davon ist neben der stärkeren Erregung und Gereiztheit der Kranken, denen es die krankhafte Einsichtslosigkeit unmöglich macht, sich mit Ergebung in die Sachlage zu fügen, eine sehr erhebliche Abnahme der Widerstandskraft gegen körperliche Erkrankungen und damit eine nicht leicht zu nehmende Zunahme der Sterblichkeit. So stieg gegenüber der allerdings ungewöhnlich niedrigen Zahl der Todesfälle des Jahres 1914 mit 47 – in den vorhergehenden 5 Jahren schwankt sie zwischen 61 und 67 im Jahr – die Sterblichkeit im Jahre 1915 auf 83 und im Jahre 1916 auf 112."

Wiesloch
„Die Berichtsjahre 1915/16 standen wie überall so auch hier in sämtlichen Betriebszweigen noch weit mehr als das Jahr 1914 unter den Zeichen des Weltkrieges und der dadurch verursachten Umwandlung aller Verhältnisse, insbesondere aber des Personalmangels, sowohl im Krankenpflegedienst als in den anderen Betrieben, und zweitens der Lebensmittelsnot. In beiderlei Hinsicht haben sich schwere Schäden eingestellt."

Zunächst geht Direktor Max Fischer ausführlich auf den Personalmangel ein: „Infolge der immer wieder stattfindenden neuen Einberufungen von Personal, die uns gerade die jüngeren und tüchtigen Kräfte raubten, (...) mußte die Qualität des Wärterpersonals im Durchschnitt mehr und mehr abnehmen und die Leistungen der geordneten Krankenpflege zum Nachteil der Kranken notleiden. (...) Das eingestellte Hilfspersonal hielt meist nicht lange aus, weil es entweder dem Dienst nicht gewachsen war (Kriegsinvalide), oder, was ihm leicht fiel, nach besser bezahlten Stellungen strebte. (...) Durch vermehrte Einstellung von weiblichem Personal auf den Männerabteilungen versuchte man eine Besserung der Lage herbeizuführen. Die Erfahrungen sind auch im ganzen genommen recht günstig; allerdings können diese Kräfte einmal immer nur mit Auswahl und zweitens nicht durch alle Abteilungen hin verwendet werden. (...) So ist die Lage des Krankenpflegedienstes von Jahr zu Jahr und von Monat zu Monat immer schwieriger geworden. Die Sicherung der nötigsten Pflege ist kaum mehr möglich; Mißstände dieser und jener Art beginnen sich einzuschleichen, ohne daß man eingreifen kann. Man ist vielmehr gezwungen weitgehende Nachsicht zu üben, beim guten Personal, weil es ohnehin überlastet ist, beim weniger guten, weil man es trotzdem nötig braucht, bei Bestrafung aber zu gewärtigen hat, daß es den Dienst einfach verläßt. (...) Auch die ärztliche Einzelbehandlung der Kranken kann natürlich nicht mehr mit dem Zeitaufwand und der eingehenden Sorgfalt erfolgen wie bei der doppelten Ärztezahl in Friedenszeiten, trotz aller Aufopferung der vorhandenen ärztlichen Kräfte, die insbesondere während der Ruhr- und Typhuszeiten, mit denen die Anstalt wiederholt heimgesucht war, beinahe das Unmögliche geleistet haben. (...)
Die zunehmende Beschränkung der Lebensmittel hat bei unseren Kranken zu sehr bedenklichen Folgen geführt. Die Bedürfnisse und Besonderheiten, die für die Ernährung der Kranken aus ihrer psychischen Veränderung sich herleiten, mußten teilweise oder ganz außer Acht bleiben. Auf das erhöhte Nahrungsbedürfnis mancher Krankenkategorien, auf die erschwerte Assimilierung der Nahrung bei anderen als z.B. auf Epileptiker, Unruhige, auf Nahrungsverweigerer, Katatoniker, Kachektische, Magen-, Darmkranke usw. konnte nicht mehr die Fürsorge im früheren Umfang verwendet werden, wo sie durch reichliche Zulagen und Kräftigungsmittel jeglicher Art oft lange erhalten und mit Glück über schwierige Krankheitszeiten und Schwächezustände hinübergebracht werden konnten. Auch für die vielen körperlich Erkrankten, ja selbst für chronisch und akut Schwerkranke war es kaum möglich, die für sie nötigen Diätverordnungen immer sicher zu stellen. Als Folge der nun allgemein eintretenden Gewichtsabnahme und Unterernährung sahen wir hauptsächlich auftreten: Herzmuskelveränderungen (Entartung, Verfettung, Schwund) und im Zusammenhang damit Oedeme der verschiedensten Körperteile (Beine, Gesicht, Unterleib). Die Tuberkulosefälle mehrten sich und verliefen rapid, nicht selten unter dem Bilde plötzlich einsetzender Miliartuberkulose. Auch die epidemisch auftretenden Krankheiten (Ruhr, Typhus) zeig-

ten einen ungünstigeren und verderblicheren Verlauf als sonst, da sie auf schon unterernährte und wenig widerstandsfähige Konstitutionen trafen. Eine Bestätigung dieses Rückgangs im Kräftezustand unserer Kranken und der dadurch für sie heraufbeschworenen Gefahren erkennen wir aus der Häufung der Todesfälle in den Kriegsjahren. Unter den Todesursachen treten hauptsächlich die Tuberkulose und die Herzerkrankungen hervor."

Eingehend beschreibt Direktor Fischer die Epidemien. So grassierte von September 1915 bis April 1916 eine Ruhr-Epidemie, in deren Verlauf 252 Personen, Patienten wie Pfleger, erkrankten. Unmittelbar anschließend entwickelte sich 1916 eine Typhus-Epidemie mit 107 Infizierten und 10 Todesopfern. Zeitweise mußte die Anstalt für Aufnahmen geschlossen werden. Trotz intensiver Beteiligung des Hygiene-Instituts der Universität Heidelberg an den bakteriologischen Untersuchungen konnte eine sichere Ursache der Epidemien nicht gefunden werden.[19]

Emmendingen, Pforzheim und Wiesloch berichten schon in diesem frühen Stadium des Krieges von einer Zunahme der Todesfälle. Um die Anstalten in dieser Hinsicht miteinander vergleichen und auch den Beginn der erhöhten Sterblichkeit feststellen zu können, sind in der nachfolgenden Tabelle die relevanten Zahlen aus den Jahresberichten zusammengestellt.

Die Tabelle zeigt zunächst den wichtigen Befund, daß selbst Anstalten in der gleichen Region sich schon in Friedenszeiten in ihrer Sterblichkeit unterscheiden und auch im Krieg sehr unterschiedlich von der einsetzenden Mangelsituation betroffen sein konnten: Schon die Ausgangssterblichkeit im Jahr 1914, die man noch mit der Friedenssterblichkeit gleichsetzen kann, weist beträchtliche Differenzen auf. Die Pforzheimer Anstalt liegt mit einer Sterberate von 7,5% weit über den anderen Anstalten, was zweifellos mit den schon erwähnten ungünstigen baulichen und hygienischen Verhältnissen zusammenhängt. Konstanz wiederum scheint von der ungünstigen Entwicklung im Krieg zunächst kaum betroffen, obwohl hier die meisten Pfleger eingezogen worden waren und der Gutshof sich erst im Aufbau befand. Der entscheidende Unterschied zu den anderen Anstalten bestand hier wohl darin, daß die erst zehn Monate vor Kriegsbeginn eröffnete Anstalt noch nicht voll belegt war. In den anderen Häusern war die schon seit der Jahrhundertwende und trotz des Neubaus

[19] Höchstwahrscheinlich handelte es sich bei den Durchfallerkrankungen nicht um bazilläre Infektionen, sondern um typische Begleiterscheinungen der schweren Unterernährung, die durch verminderte Magensaftproduktion und schlechte Verdaulichkeit der Kriegsnahrung entstehen (vgl. den Exkurs über Hungerkrankheiten, S. 50ff.).

Tab. 1: Gesamtpatientenzahl[20], Sterbefälle und Sterberaten in den *badischen Heil-und Pflegeanstalten* während der ersten drei Kriegsjahre

Anstalt	Gesamt-patientenzahl			Sterbefälle			davon an Tbc			Sterberaten in %		
	1914	1915	1916	1914	1915	1916	1914	1915	1916	1914	1915	1916
Konstanz	509	604	592	21	33	31	2	7	3	4,13	5,46	5,24
Illenau	1226	1161	1162	82	82	74	6	10	11	6,69	7,06	6,37
Emmen-dingen	1576	1754	1705	73	137	167	25	53	64	4,63	7,81	9,79
Wiesloch	1731	1808	1777	95	123	177	25	22	66	5,49	6,80	9,96
Pforzheim	638	626	666	48	83	112	14	16	37	7,52	13,62	16,82

zweier Anstalten bestehende Überfüllung zu einem Dauerzustand geworden.[21] Welche Bedeutung aber die ständige Überfüllung der Abteilungen zusammen mit der schlechteren pflegerischen Betreuung gerade bei der Ausbreitung von Infektionskrankheiten wie Tuberkulose, Ruhr und Typhus gewinnen mußte, ist vorstellbar.
Zu den Entwicklungen in Baden für die Zeit *vor* der eigentlichen Hungerkatastrophe des Jahres 1917 läßt sich folgendes sagen:

(1) Im Gegensatz zur Allgemeinbevölkerung begann die Sterblichkeit in allen Anstalten aufgrund von Unterernährung und komplizierenden Krankheiten schon ab 1915 anzusteigen. Fast alle Jahresberichte beklagen, daß man körperlich Kranken, aber auch Patienten, die aufgrund ihrer psychischen Verfassung Nahrungszulagen benötigt hätten, keine adäquate Diät verabreichen konnte.
(2) Besonders in den überfüllten Großanstalten kam es zu enormer Ausbreitung der Tuberkulose. Die verminderte körperliche Widerstandskraft führte zu ungünstigeren Krankheitsverläufen und begünstigte die Entstehung und Ausbreitung von Epidemien. Bereits 1916 wurden in Wiesloch Hungerödeme beobachtet, aber als Zeichen von Herzmuskelschwäche fehlgedeutet.

[20] Mit „Gesamtpatientenzahl" ist die Zahl aller in diesem Jahr behandelten Patienten gemeint, sie setzt sich aus dem Anfangsbestand und der Zahl der Zugänge zusammen. Der Begriff wird bei den meisten Tabellen angewandt.

[21] Trotz der Verlegung vieler Patienten in die neue Konstanzer Anstalt hatte Emmendingen zu Beginn des Jahres 1914 mit 1.263 Patienten bei 925 Planbetten und Wiesloch mit 1.294 Patienten bei 1.066 Planbetten immer noch eine erhebliche Überbelegung. Um dem chronischen Bettenmangel abzuhelfen und die veraltete Pforzheimer Anstalt auflösen zu können, wurde vor dem Krieg intensiv an der Planung einer „Mammutanstalt" mit 2.000 Betten bei Rastatt gearbeitet. Vgl. Faulstich 1993a, 19.

(3) Zwar nur von Pforzheim berichtet, aber wahrscheinlich generalisierbar, reagierten die Patienten auf den Hunger zunächst mit gesteigerter Erregung und Gereiztheit.
(4) Die massenhafte Rekrutierung des männlichen Personals zu Beginn und im weiteren Verlauf des Krieges führte zu einer erheblichen Beeinträchtigung der ärztlichen, vor allem aber der pflegerischen Betreuung der Patienten.[22] Daran konnte auch der Einsatz vieler ungelernter Hilfskräfte nichts ändern. Die sinkende Qualität der Krankenpflege wurde durch die hohe Personalfluktuation infolge Abwanderung des Hilfspersonals in die besser zahlende Industrie noch verstärkt.

In fast allen Jahresberichten wird vermerkt, daß man wegen der besonderen Zeitumstände nicht in allen Einzelheiten über die Entwicklungen berichten könne und diese erst nach dem Krieg zusammenhängend darstellen wolle. Tatsächlich war für alle Veröffentlichungen, die „dem Feind" wichtige Informationen liefern konnten, Zensur eingeführt. Wahrscheinlich deshalb wurde der Doppeljahresbericht 1915/16 auch erst 1919 veröffentlicht.
Aus dem selben Grund durften sich auch die Fachzeitschriften nur marginal mit den zunehmenden Problemen in den Anstalten beschäftigen. Während die großen wissenschaftlichen Blätter, wie beispielsweise die „Allgemeine Zeitschrift für Psychiatrie" (AZP) sich aus dem Thema ganz heraushielten, versuchte die mehr dem Tagesgeschehen verpflichtete „Psychiatrisch-Neurologische Wochenschrift" (PNW) lange Zeit, die Ernährungsprobleme zu bagatellisieren. So durfte der sächsische Medizinalrat Dr. Meltzer, anscheinend ein Vegetarier, Ende September 1914 angesichts von „Fleischnot" und „Fleischteuerung" den „Luxuskonsum von Fleisch" kritisch hinterfragen.[23]

Meltzer geht unter Berufung auf den amerikanischen Ernährungswissenschaftler Chittenden und andere Autoritäten vor und bezweifelt die Gültigkeit der Voitschen Zahlen, nach denen ein erwachsener, mittelkräftiger

---

[22] Hier muß auf eine Eigentümlichkeit der psychiatrischen Krankenpflege hingewiesen werden, die sich im Kriegsfall immer besonders verhängnisvoll auswirkte: Während in Allgemeinkrankenhäusern die Krankenpflege mit wenigen Ausnahmen traditionell von Frauen ausgeübt wurde und wird, herrschte in der Psychiatrie bis in die 70er Jahre dieses Jahrhunders hinein aus ebenso alter Tradition strenge Geschlechtertrennung auch beim Personal: Männliche Patienten durften nur von männlichem, weibliche nur von weiblichem Pflegepersonal betreut werden. Durch das Einrücken großer Teile des männlichen Personals einschließlich der Ärzte geriet im Kriegsfall die Versorgung der Patienten in den psychiatrischen Anstalten in der Regel in eine schwere Krise.
[23] PNW 1914/15, 263ff.

und 70 kg schwerer Arbeiter täglich 118g Eiweiß, 56 g Fett und 500 g Kohlehydrate benötige, ein Drittel des Eiweißbedarfs in Form von Fleisch.[24] Dagegen spreche – so Meltzer – die Ernährungsweise der armen Leute und der Bauern, die trotz geringen Fleischkonsums voll leistungsfähig seien, oder auch die Ernährungsweise der Japaner. Inzwischen sei es auch wissenschaftlich nachgewiesen, daß man mit 50–70g Eiweiß gut auskomme[25]. Selbst Rubner, Schüler Voits und derzeit maßgebender Ernährungsforscher, habe inzwischen zugegeben, daß Voits Eiweißwerte einen Sicherheitswert darstellen.
Meltzer empfiehlt generell die Einführung von mindestens zwei fleischfreien Tagen in der Woche, – damit sei in Anbetracht der Preissteigerungen auch der Etat zu entlasten. Darüber hinaus fordert er die Rückkehr zu Vollkornbrot, wie es in Form des Graham- oder Roggenschrotbrotes ja schon vorhanden, aber zugunsten des Weißbrotes weitgehend aufgegeben worden sei ... Ein neues Vollkornmehl erlaube nun die Herstellung eines den Magen nicht so belastenden Vollkornbrotes, das nicht nur billiger sei, sondern auch reicher an nahrhaften Bestandteilen. Im Grunde fordert Meltzer eine – auch aus heutiger Sicht – gesündere Ernährung. Die Entwicklung sollte seine wohlgemeinten Ratschläge bald gegenstandslos machen.

Wollte man so den aufkommenden Versorgungsschwierigkeiten noch eine positive Seite abgewinnen, so werden ab Juli 1915 zumindest indirekt aktuelle Probleme angesprochen:

Johannes Bresler, der Herausgeber der Psychiatrisch Neurologischen Wochenschrift beginnt eine über sieben Ausgaben laufende Fortsetzungsserie „Die neueste Literatur über Typhusbehandlung“, und in der Ausgabe vom 28. August 1915 wird ein Aufsatz aus der Berliner Klinischen Wochenschrift referiert: „Über Verdauungsbeschwerden nach dem Genuß von Kriegsbrot und ihre Behandlung.“ Als Hauptbeschwerden werden darin Durchfälle, Magenübersäuerung und abnorme Gasbildung genannt, die besonders bei notorischen Weißbrotessern aufträten und sich durch Gewöhnung und besseres Kauen wieder zurückbildeten.[26]

---

[24] Der Münchner Physiologe Carl von Voit (1831–1908) hatte 1881 dieses „Voitsche Kostmaß“ aufgestellt, das die Ernährungsgewohnheiten in Richtung erhöhten Fleischkonsums beeinflußt haben soll.
[25] Diese Zahl stammt von Chittenden, der mit einer Anzahl von Versuchspersonen Ernährungsexperimente unternommen hatte und dabei feststellte, daß diese mit weniger Kalorien und auch Eiweiß zwar zuerst etwas an Gewicht verloren, sich dann aber im Gewicht stabilisierten und leistungsfähiger als zuvor fühlten. In Europa übernahm der Däne Hindhede seine Position und stellte sich vehement gegen Rubner. Eine große Zahl von Medizinern und auch Politikern in Deutschland schloß sich diesen neuen Auffassungen an.
[26] PNW 1915/16, 122.

Auch in den teilweise abgedruckten Sammelberichten über die Heil- und Pflegeanstalten der Provinz Hannover oder des Rheinlandes sind Tendenzen erkennbar, die Entwicklungen zu verharmlosen. Immerhin werden Gewichtsabnahmen bei einzelnen Patienten eingeräumt. Die bayrische Anstalt Eglfing-Haar erklärt die höhere Zahl der Todesfälle des Jahres 1915 als „eine natürliche Folge der abnorm niederen Sterblichkeit im Vorjahre".[27] Indirekt räumt der Jahresbericht der Münchner Anstalt aber ein, daß man durch die allgemeine Verteuerung weniger Lebensmittel zu den knappen Rationen hinzukaufen konnte. Also mußte, wie bei den ärmeren Teilen der Zivilbevölkerung, auch noch aus finanziellen Gründen an der Kost gespart werden.

Selbst im Anzeigenteil der Wochenschrift wird der zunehmende Ernst der Lage sichtbar. So finden sich in Ausgabe 19 des Jahrgangs 1916/17 werbende Anzeigen für „beschlagnahmefreies Maismehl", Zitronen-Most, bezugsfreien Schmierseifen-Ersatz, Ersatzkaffee, Seifen-Ersatzpulver und diverse Fischkonserven. Mit besonderer Empfehlung für die fleischlosen Tage preist die Fischverwertungsgesellschaft K.Schönau & Co. aus Altona an der Elbe „geräucherte Fischwürste (reelles deutsches Fabrikat) als die einzig praktische Darreichungsform der überaus nährwertigen Seefischkost in der Massenverpflegung" an.

Am 20. Januar 1917, also zu der Zeit, als in den Anstalten das Massensterben schon begonnen hatte, eröffnete der inzwischen zum Sanitätsrat ernannte Dr. Bresler eine neue Fortsetzungsserie mit dem beziehungsreichen Titel „Ernährung. Übersicht über einige wichtige Arbeiten aus neuester Zeit".[28] Von insgesamt 80 Büchern, Zeitschriftenartikeln und Kochbüchern, die er zur Lektüre empfiehlt, stellt er einen kurz zuvor in der Berliner Klinischen Wochenschrift erschienenen Aufsatz des dänischen Ernährungsforschers Hindhede über „Die Ernährungsfrage" an den Anfang seines Sammelreferates, weil er diesen für „die verdienstvollste, (...) auch wissenschaftlich und praktisch am besten und sichersten begründete" Arbeit hält. Es mutet schon fast zynisch an, wenn sich Bresler in einer Zeit, da ohnehin nur noch geringe Mengen an Fleisch zur Verteilung kommen[29], dezidiert hinter die Forderung Hindhedes stellt, den Fleischkonsum einzuschränken.

Auch die von Sanitätsrat Dr. Kersting, Aachen, bereits im 23. Tausend herausgegebene, bei Massenbezug verbilligt erhältliche Schrift „*Deutschland fletschere!*" wird von Bresler für eine der wichtigsten Arbeiten in der Ernährungsfrage gehalten. „Fletschern (nach dem Amerikaner Horace

---

[27] PNW 1916/17, 311.
[28] PNW 1916/17, 341ff., 355ff, 369ff, 386ff und 399ff.
[29] Vgl. Rubner 1928b, 15.

Fletcher genannt) heißt, jeden Bissen so lange kauen, bis das Gekaute allmählich und fast unbemerkt ohne willkürliches oder merkliches Schlukken verschwindet. Dadurch wird Verdauung und Ausnutzung besser und zur auskömmlichen und kräftigen Ernährung bedarf es nur eines Drittels der bisherigen Nahrung und vor allem keines Fleisches." Die internationale Diskussion über Ernährungsfragen wird also auch von Bresler in Übereinstimmung mit der Kriegspropaganda dazu genutzt, den von allen verspürten gegenwärtigen Mangel als letztlich nicht gesundheitsgefährdend darzustellen. Das mochte für die Allgemeinbevölkerung noch hingehen, gegenüber den Insassen der Anstalten war sie blanker Hohn.

Die Hungerkatastrophe in den Anstalten

Folgende Faktoren ließen für die Patienten in den Heil- und Pflegeanstalten den heraufziehenden extremen Winter 1916/17 und die darauf folgende Zeit in besonderem Maße gefährlich werden:

(1) Sie gingen bereits „vorgeschädigt" in diese Versorgungskrise hinein, hatten erheblich an Gewicht verloren und an körperlicher Widerstandskraft eingebüßt.
(2) Das Absinken der täglichen Lebensmittelrationen auf Werte unter 1.000 Kalorien mußte sie als Insassen „totaler Institutionen" besonders hart treffen, da sie wegen ihrer Isolierung auf geschlossenen Abteilungen keine Möglichkeit hatten, sich auf dem freien Markt zusätzliche Kalorien zu besorgen.
(3) Die kriegsbedingte schwierige Finanzlage des Staates erlaubte keine Erhöhungen des Budgets der Anstalten, so daß aus finanziellen Gründen an den teureren Lebensmitteln gespart werden mußte. Aus den gleichen Gründen kam ein Zukauf von freien Lebensmitteln nicht in Betracht.
(4) Der Ersatz der Kartoffeln durch schwerverdauliche Steckrüben mußte von den Patienten, die nicht selten durch Magen-Darminfektionen und hungerbedingte Durchfallerkrankungen vorgeschädigt waren, besonders schlecht vertragen werden.
(5) Besonders fatal wirkte sich der geringe Gehalt der Nahrung an tierischem und pflanzlichem Eiweiß aus, da er die Entstehung des Hungerödems begünstigte.
(6) Der Kohlenmangel verhinderte die ausreichende Heizung der Krankengebäude und steigerte die Gefahr von Erkältungskrankheiten. Wegen der Heizungsprobleme legten viele Anstalten ihre Patienten in wenigen Krankengebäuden zusammen; diese Überbelegung leistete wiederum der Ausbreitung von Infektionen Vorschub.

(7) Unzureichende Krankenhaushygiene durch fehlende Reinigungsmittel, eingeschränkte Warmwasserversorgung und überfordertes Personal begünstigten Infektionen und Epidemien.
(8) Durch quantitativ und qualitativ verschlechterte ärztliche und besonders pflegerische Betreuung fehlte es auch an der notwendigen Aufsicht zur Erkennung der Frühsymptome von Krankheiten, für die vielleicht noch Behandlungsmöglichkeiten bestanden hätten.

Im Februar 1917, auf dem Höhepunkt der Versorgungskrise, erließ das Kriegsernährungsamt folgenden für die Patienten in der Psychiatrie verheerenden Beschluß: „Die Insassen der Anstalten für Geisteskranke und Sieche gelten hinsichtlich der Versorgung mit Lebensmitteln als der gesunden Bevölkerung gleichgestellt, mit Ausnahme derjenigen, die einer diätischen Behandlung bedürfen. Diese werden den Kranken in öffentlichen Krankenanstalten gleichgestellt."[30]
Was dieser Beschluß für die Bewohner psychiatrischer Anstalten bedeutete, wurde erst durch Veröffentlichungen in der Nachkriegszeit bekannt: So berichtet 1919 der Direktor der Berliner Irrenanstalt Buch, Dr. Richter, daß seinen Patienten, die noch im November 1915 täglich 90 g Wurst und 175 g Fleisch erhalten hatten, ab März 1917 *pro Woche* nur noch 250 g Fleisch zur Verfügung stand, daneben 3 Pfund Kartoffeln, 4 Pfund Kohlrüben, 1950 g Brot und 200 g Zucker. Richter beschreibt auch die Folgen:

> „Bis zum Jahre 1916 waren nun auch die Gesundheitsverhältnisse der Patienten trotz ihrer (...) stetigen Gewichtsverluste nicht ungünstig gewesen; da traten in der zweiten Hälfte des Jahres 1916 höhere Intermissionen der Monatsmortalitätskurve auf, die Kranken bekamen ein auffallend bleiches Aussehen, und mit dem Januar 1917 machte sich die Ödemkrankheit geltend, an welcher zeitweise zwischen 30 und 40 Patienten litten (...). Zu allem Unglück setzte im Januar 1917 eine Ruhrepidemie ein, die bis März anhielt, im April erlosch, aber von Mai bis November zum zweitenmal auftrat. Im August 1917 erreichte die Sterblichkeit mit 126 Personen (1698 Durchschnittsbelegung des August 1917) eine noch nie dagewesene Höhe. Die Ruhrepidemie war ihrer Intensität und Extensität nach keine milde, und sei hierbei nur erwähnt, daß gelegentlich einer Ruhrepidemie der Anstalt in den Jahren 1911/13 von 70 Erkrankten nur 4 starben. Im Verlaufe des Jahres 1917 starben in der 1.600-Bettenanstalt 762 Patienten!"[31]

Die Gewichtsverluste, die Richter fast beiläufig erwähnt, hatte er selbst durch regelmäßiges Wiegen exakt feststellen lassen: Das

[30] Richter 1919, 407 ff.
[31] Ebd., 412.

Abb. 2: Durchschnittsgewicht der Patienten in *Berlin-Buch*

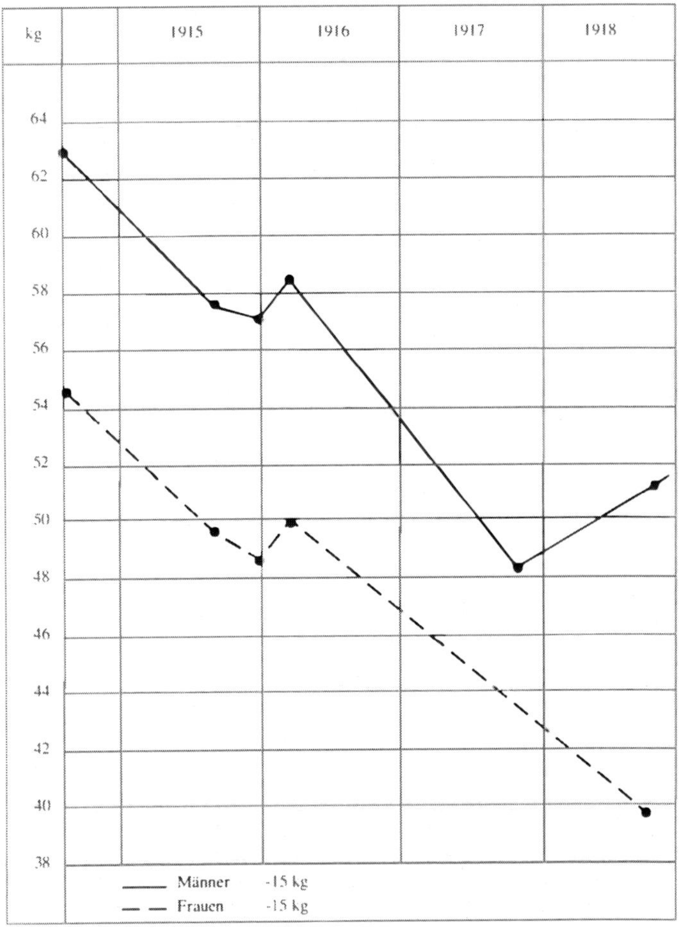

Durchschnittsgewicht der Männer war von 63,1 kg im August 1914 auf 48,1 kg im September 1917 gesunken, das der Frauen von 54,8 kg auf 39,7 kg. Graphisch dargestellt gleicht die Kurve der Durchschnittsgewichte der Berliner Patienten in auffallender Weise der Dar-

Abb. 3: Durchschnittsgewicht der Insassen eines Gefängnisses nach Rubner[32]

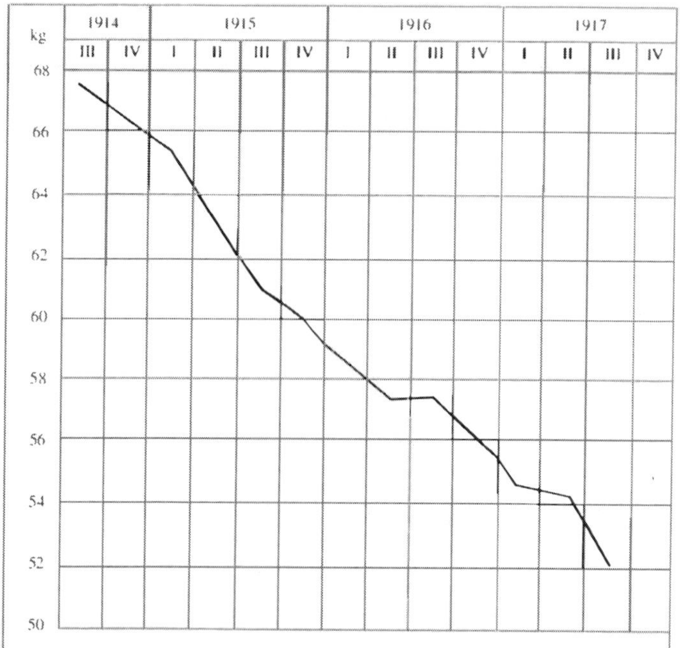

Abnahme von 67,5 kg auf 52,0 kg = 23%

stellung der Gewichtsverhältnisse von Gefängnisinsassen, den Bewohnern einer anderen „totalen Institution".

Auch im Gefängnis war das Durchschnittsgewicht auf Werte um die 50 kg abgefallen und der Tiefpunkt der Entwicklung erst im dritten Quartal des Jahres 1917 erreicht. Wohlgemerkt handelt es sich bei beiden Untersuchungen um Durchschnittswerte, die aufgrund regelmäßigen Wiegens einer großen Anzahl von Menschen – in Berlin handelte es sich um 1.600 Patienten! – ermittelt wurden. In Einzelfällen wurden noch extremere Gewichtsverluste festgestellt: In der hessischen Anstalt Herborn sah Becker Frauen auf 30 kg, in einzelnen Fällen sogar auf 25–26 kg abmagern.[33]

[32] Rubner 1928a, 73.
[33] Becker 1920, 1ff.

Löw veröffentlichte 1922 das Ergebnis von Gewichtsmessungen an 166 „ruhigen, chronisch geistes-kranken Fällen" der Anstalt Bedburg-Hau, deren Gewicht man auch schon in der Vorkriegszeit verfolgt hatte.[34] Er fand bei den im Jahr 1917 Verstorbenen drei typische Verläufe in den Gewichtskurven:

> *Typ 1:* „Das Körpergewicht, welches sich bislang ungefähr auf gleicher Höhe gehalten hatte, sinkt plötzlich in rapiden Gewichtsstürzen; auf dem tiefsten Punkt angelangt, tritt in der überwiegenden Mehrzahl der Fälle unmittelbar der Tod ein."
> In der Einzeldarstellung der Todesfälle dieser Gruppe werden Gewichtsverluste von bis zu 37% beschrieben, wobei diese innerhalb von 2–5 Monaten erfolgten, die in der Zeit der schlechten Ernährungsverhältnisse („Steckrübenzeit") lagen. Der Tod erfolgte „an Kriegsmarasmus[35] bei starken Ödemen". Löw weist speziell darauf hin, daß das Gewicht der Toten in der Regel nicht genau festgestellt werden konnte, „da ja das in dem Körper vorhandene Ödemwasser mitgewogen wurde".
> *Typ 2:* „... das Gewicht sinkt zunächst allmählich, aber unaufhaltsam abwärts, um dann plötzlich, ähnlich der vorigen Gruppe, rapidere Stürze zu machen. Auf dem niedrigsten Punkte angelangt, erfolgt der Tod. (...) Bemerkenswert ist, daß die allmähliche Gewichtsabnahme bei einem Teil der Kranken bereits in einer Zeit beginnt, da die Ernährungsverhältnisse noch hinreichende waren, während die Gewichtsstürze einsetzen, sobald die Ernährungsverhältnisse schlecht werden."
> Bei einem der Betroffenen sank das Gewicht innerhalb von 25 Monaten von 80 auf 37 kg ab, also ein Gewichtsverlust von 56%. In dieser Gruppe finden sich neben den „Kriegsmarantischen" einige Fälle von Tuberkulose.
> *Typ 3:* „In den Monaten Januar bis Juli 1915 beginnend, verläuft die Kurve (...) unaufhaltsam, ohne beträchtliche Stürze zu machen, bis zum Tode abwärts."
> Hinsichtlich der Todesursache – alle Patienten wurden einer Obduktion unterzogen – stellt Löw fest, daß es „sich um „Kriegsmarasmus" oder Tuberkulose, bzw. um Kombination von Marasmus und Tuberkulose" gehandelt habe.

Löw kommt zu dem Ergebnis, daß die allmähliche Gewichtsabnahme nach Typ 3 vorwiegend bei Patienten im mittleren Lebensalter zu finden war, die an Tuberkulose litten. Typ 1 hingegen trat vorwiegend bei vielen „älteren und ältesten Kranken" auf. Zur „Gruppe Marasmus" von Typ 1 gibt er eine eindrucksvolle Verlaufsschilderung:

---

[34] Löw 1922, 1ff.
[35] Der aus dem Griechischen stammende Begriff Marasmus bedeutet wörtlich „Schwachwerden". In der Medizin wird er zur Bezeichnung extremer Abmagerungszustände verwendet, die durch Krankheit oder Ernährungsprobleme entstanden sind.

„In dieser Gruppe sind diejenigen Gestorbenen zusammengestellt, *die wohl als reine Opfer der Kriegsverhältnisse, d.h. der mangelhaften Ernährung, aufzufassen sind.* Rufen wir uns nochmals ins Gedächtnis zurück, was wir bei den Kranken zu der fraglichen Zeit erlebten. Wir sahen, wie mit einer gewissen Wahllosigkeit bald der eine, bald der andere Kranke plötzlich körperlich versagte, seine bisherige Arbeit im Anstaltsbetriebe nicht mehr verrichten konnte, schließlich auf die Siechenabteilung mußte, aber auch trotz Bettruhe sich nicht erholte, ganz rapid, fast zusehends zurückging auf einen Ernährungszustand, wie man ihn sich schlimmer kaum vorstellen konnte, um dann recht bald, meist noch nachdem er mehr oder weniger starke Zeichen der ‚Ödemkrankheit' geboten hatte, an ‚Marasmus' zu sterben."[36]

Wegen der relativ kleinen Zahlenmenge ist Löws Untersuchung sicher nicht repräsentativ. Andererseits scheint Löw durch die Auswahl von Langzeitkranken und den Ausschluß von „Organikern" und „Unruhigen" (da bei diesen „noch andere Gründe für Gewichtsveränderungen in Betracht kommen" könnten), schließlich auch, wenn auch nicht ausdrücklich erwähnt, von Seuchenopfern, tatsächlich diejenigen Menschen erfaßt zu haben, bei denen neben der Tuberkulose die mangelhafte Ernährung zum Tod geführt hat. Ein weiterer Vorteil der Untersuchung liegt darin, daß alle Verstorbenen obduziert und somit die Diagnosen pathologisch-anatomisch verifiziert wurden.[37]

Der Steckrübenwinter 1916/17 und die sich daran anschließenden Monate bis in den Herbst hinein markieren den Höhepunkt des Hungersterbens in den Anstalten während des Ersten Weltkrieges. Daß auch der Sommer immer noch kritisch war, belegen Berichte aus Hamburg: Dort schrieb Prof. Neuberger, der Direktor von Langenhorn, am 5. Juni 1917 mit dem Vermerk „SOFORT, Eilt sehr" einen Brief an das Kriegsversorgungsamt:

„Seit Wochen sind wir ohne Zuweisung von Kartoffeln geblieben, sodaß wir unseren Kranken und Angestellten nur Dörrüben, Sauerrüben, vermengt mit etwas Mehl, geben konnten. Da auch weiterhin unsere dringenden Forderungen um Zuweisung von Hülsenfrüchten, Teigwaren usw. unberücksichtigt blieben, so mußten auch die Abend- und Diätsuppen nur aus Mehl hergestellt werden. Wir befinden uns heute tatsächlich vor einem Nichts (...). Die Erregung bei unseren Kranken und unserem Personal hat eine derartige Höhe erreicht, daß die baldige Zuteilung von Brot an die Anstalt gefordert werden muß."

---

[36] Löw 1922, 22.

[37] Die Gruppe 1 umfaßte zwölf Patienten, bei denen neunmal Ödeme festgestellt wurden. In Gruppe 2 hatten elf der neunzehn Patienten Ödeme und in Gruppe 3 zwei von vierzehn.

Als Todesursache wurde bei vielen Sterbefällen der Anstalt „Herzschwäche" angegeben, was eine Rückfrage des Medizinalamts auslöste, ob diese durch Unterernährung bedingt sei. Langenhorn antwortete:

> „Abgesehen davon, daß bei der mangelhaften Verpflegung und der durch sie bedingten geschwächten Körperkonstitution Patienten, die an Lungenaffektionen erkranken, leichter ihrer Krankheit und Paralytiker rascher dem organischen Hirnleiden erliegen, macht sich infolge der dürftigen Ernährungsverhältnisse ein stärkeres Aufflackern der Lungentuberkulose bemerkbar (...). Weiter treten bei älteren Pfleglingen, und namentlich bei geistig stumpfen an Dementia präcox leidenden Anstaltsinsassen oft die Erscheinungen des sogenannten Kriegsoedems auf. Die Kranken zeigen fahle Gesichtsfarbe bei leicht gedunsenem Aussehen und oedematöse Schwellung an den Beinen (...) ohne daß Erkrankungen des Herzens oder der Nieren nachzuweisen wären. Bei derartigen Fällen, die hier als durch Unterernährung bedingt aufgefaßt werden, haben wir als Todesursache Herzschwäche angegeben."[38]

Wie die Patienten das Hungern und das Dahinsterben vieler Leidensgenossen erlebt haben, ist meines Wissens nirgends eingehend dokumentiert oder von Betroffenen dargestellt worden. Selbst Beschreibungen ihres Verhaltens in dieser Situation sind, wie Bemerkungen über die „Erregtheit" der hungernden Patienten in Hamburg und Pforzheim, eher selten und manchmal nur indirekt zu erschließen. So zum Beispiel, wenn W.H. Becker in einem an die Adresse des Pflegepersonals gerichteten Aufsatz auf die Notwendigkeit der gerechten Nahrungsverteilung hinweist und dann fortfährt: „Weit mehr als sonst grassiert jetzt in den Abteilungen der Mundraub, den zu verhindern der Pfleger und die Pflegerin da ist."[39] An anderer Stelle erwähnt er, daß Patienten, „die sich in der Remission befanden oder gar der Heilung zuschritten (...) einen bulimischen Appetit" entwickelt hätten. Sie „suchten an sich zu raffen, was zu haben war, assen allen kaum geniessbaren Abfall, wie z.B. die Kartoffelschalen". Rubner erwähnt ähnliche Verhaltensweisen: „Wie die Ärzte berichteten, haben viele Kranke, um den quälenden Hunger zu stillen, dort, wo Gelegenheit dazu war, Kohlstrünke, Gemüseabfälle, Blätter gegessen. Sie flehten die Ärzte fußfällig um Nahrung an."[40]
Eine andere Reaktion war nach Becker die wahnhafte Verarbeitung des Hungerns, indem „Verfolgungsideen im Sinne des absichtlichen Verhungernlassens" entwickelt wurden. All dies waren quasi aktive

---

[38] Rönn 1993, 28f.
[39] Becker 1917, 171.
[40] Rubner 1928b, 82.

Formen der Auseinandersetzung mit dem Hunger: Sie entsprachen zum Teil den schon 1889 von Luciani beschriebenen Reaktionen auf Hunger wie Reizbarkeit und Zorneswallungen, denen er die Apathie des Verhungernden als das andere Verhaltensextrem gegenüberstellt.[41] Auch Liebers berichtet aus der Anstalt Leipzig-Dösen von dem „mürrischen, reizbaren und verdrossenen Wesen" der Hungernden: „Wohl aber fiel auf, daß die heftigen Erregungszustände, wie sie im Frieden oft zur Beobachtung kamen, viel weniger heftig und seltener in Erscheinung traten."[42] Ilberg meint wohl das Gleiche, wenn er schreibt, „die unruhigen Krankenabteilungen zeigten eine unheimliche Ruhe"[43]. Offensichtlich führt Hunger zunächst zu Unruhe und Erregung, die später, im Stadium der völligen Entkräftung, in Apathie übergeht.

Hungerkrankheiten

Georg Ilberg vergleicht in seiner 1922 erschienenen Arbeit über die Sterblichkeit in den sächsischen Anstalten die Todesursachen der vor und während des Krieges Verstorbenen in ihrer Häufigkeit:

> Krankheiten des Herzens und der Blutgefäße seien „mäßig erhöht", Magen- und Darmkatarrhe 1916 und 1917 häufiger vorgekommen, die Ruhrtodesfälle von 3% in Friedenszeiten auf 16% aller Todesfälle im Jahr 1915 angestiegen. „Bedeutend waren die Todesfälle an Kriegsödem, welche 1917: 9% und 1918: 7% betrugen. – Lungenkrankheiten außer Tuberkulose gingen während des Krieges zurück (...) In erschreckender Weise vermehrte sich aber in allen Anstalten die Zahl der Tuberkulösen. Die durchschnittliche Zahl der Tuberkulose-Todesfälle betrug vor dem Krieg 16,17%, im letzten Kriegsjahr erreichte die Zahl ihren höchsten Wert mit 41,2% aller Todesfälle."

Über andere Krankheiten, die mit dem Hungern einhergingen, heißt es dann weiter: „Viele körperliche Krankheiten, insbesondere Darmkatarrhe und Blutarmut, schwächten während der Kriegszeit die Geisteskranken. Hautkrankheiten, insbesondere Furunkulose und Skabies vermehrten sich infolge des Mangels an Seife und infolge Einschränkung

---

[41] Luciani, Fisiologia del digiuno (1889); zit. nach Hottinger et al. 1948.
[42] PNW 1920/21, 69.
[43] Ilberg 1922, 62. Georg Ilberg war lange Zeit Direktor der sächsischen Anstalt Sonnenstein und Herausgeber der Allgemeinen Zeitschrift für Psychiatrie. Während er im weiteren Text dieses Aufsatzes noch nationale Töne anschlägt, machte er sich im Zweiten Weltkrieg bei den Nazis durch einen kritischen Aufsatz über die Entwicklungen in der Psychiatrie unbeliebt.

der Bäder. Das Kriegsödem trat oft allein, oft in Verbindung mit Tuberkulose und mit Ruhr auf. (...) Viele ausgesprochene Ruhrfälle und viele ruhrverdächtige Erkrankungen entwickelten sich namentlich unter dem Einfluß der Kohlrübenernährung und besserten sich erst nach Änderung der Diät. (...) Interessant ist auch, daß sich die Knochenbrüche bei Geisteskranken im Verlauf des Krieges gegenüber früher vermehrten, was offenbar auch als Folge einer Ernährungsstörung aufzufassen ist."[44]

Die letztere Formulierung läßt vermuten, daß man etwas von inneren Zusammenhängen der so verschiedenartigen Störungen und Krankheiten ahnte. Aber ohne genauere Kenntnis der pathophysiologischen Mechanismen standen die Ärzte des Ersten Weltkriegs den Hungerkrankheiten und insbesondere ihrer schwersten Ausprägungsform, dem Hungerödem, verständnis- und hilflos gegenüber. Alle möglichen Ursachen der Ödementstehung wurden diskutiert, wie z.B. eine infektiös-toxische Genese oder ein Mangel an anorganischen Salzen oder an Vitaminen, schließlich auch eine Insuffizienz der endokrinen Drüsen, sei es eine Störung der Schilddrüsenfunktion oder der Hypophyse. Bei der Ernährung hielt man lange den Fettmangel für entscheidend.

Schittenhelm und Schlecht[45] wiesen als erste in ihren z.T. schon während des Krieges veröffentlichten Arbeiten auf den Eiweißmangel als Ursache für die Entstehung von Ödemen hin. Sie fanden bei Ödemkranken regelmäßig eine Erniedrigung des Serumeiweißspiegels, von der besonders die Fraktion der Albumine betroffen war. Es sollte aber noch lange dauern, bis sich ihre Erkenntnisse durchsetzten.[46]

---

[44] Ilberg 1922, 61f.

[45] Schittenhelm/Schlecht 1915; 1923.

[46] Die medizinische Wissenschaft setzte sich lange Zeit immer nur dann mit den Hungerkrankheiten auseinander, wenn dazu ein aktueller Anlaß bestand. Ab Mitte der zwanziger Jahre ließ das Forschungsinteresse erheblich nach, um nach dem Zweiten Weltkrieg wieder anzusteigen. Während des Zweiten Weltkrieges führte 1941 der Hamburger Internist Berning Versuche an sowjetischen Kriegsgefangen durch, um festzustellen, ob in erster Linie Eiweiß- oder Vitaminmangel zu Ödemen führt (vgl. Aly, in: Ebbinghaus et al. 1984, 184ff.). Anlaß für die internationale Nachkriegsforschung waren die Millionen am Rande des Hungertodes stehenden ehemaligen KZ-Insassen, Kriegsgefangenen und Zwangsarbeiter, die man nach der Niederwerfung des NS-Regimes vorfand. Die deutsche Forschung wurde speziell durch die Heimkehrer aus russischer Kriegsgefangenschaft aktiviert. Dabei ging es nicht zuletzt auch um die Feststellung von Spätschäden und Entschädigungsansprüchen aufgrund der jetzt als „Hungerdystrophie" bezeichneten Ödemkrankheit. Die Hungersnöte in aller Welt haben mittlerweile zu einer kontinuierlichen Forschung geführt, die vor allem von der WHO gefördert wird.

Exkurs: Hungerkrankheit und Hungerödem aus heutiger Sicht

Um ein besseres Verständnis der Auswirkungen des langanhaltenden Hungerns zu ermöglichen, sollen hier – der Zeit vorausgreifend – die wesentlichen Erkenntnisse der neueren Ernährungswissenschaft und Medizin über die Entstehung der Hungerkrankheit zusammengefaßt werden:[47]

Man geht heute davon aus, daß Hungerkrankheit durch eine über Monate anhaltende, sowohl quantitative wie qualitative Unter- und Fehlernährung entsteht. Eine besondere Rolle spielt dabei der Eiweißbedarf, den man jedoch nicht mehr so „statisch" sieht wie seinerzeit Voit, sondern abhängig von der Gesamtnahrungssituation. So könnten theoretisch 0,4–0,6 g Eiweiß pro kg Körpergewicht den Minimalbedarf abdecken, wenn alle anderen Nährsubstanzen in optimaler Menge zur Verfügung stehen[48] (gegenüber dem „Voit'schen Kostmaß" von 117 g Eiweiß für einen 70 kg schweren Mann wären das nur 28–42 Gramm). Das ist aber unter Hungerbedingungen in der Regel nicht der Fall, weshalb die WHO generell 0,75g Eiweiß pro kg Körpergewicht empfiehlt. Im Zusammenhang mit dieser komplexeren Sicht werden Hungerkrankheiten heute in der internationalen Literatur als „Protein-Calorie-Malnutrition" (PCM, zu deutsch Protein-Energie-Mangelsyndrome = PEM) bezeichnet, mit dem einen Extrem des reinen, durch Ödeme charakerisierten Eiweißmangels und dem anderen des extremen Kalorienmangels, den man „Marasmus" nennt. Mischzustände sind überwiegend.

Nach einer stoffwechselchemischen Definition beginnt Hunger dann, wenn der Körper anfängt, körpereigene Substanz abzubauen. Als erstes greift der Organismus auf seine Betriebsreserven, auf die Zucker- und Eiweißvorräte der Leber, auf seine Fettdepots im Unterhaut- und Bauchfellgewebe und auf die großen Eiweißbestände in der Körpermuskulatur zurück; bei fortdauerndem Mangel kommt es zum abgestuften Leistungs- und Substanzabbau der inneren Organe und Zellen. Zunächst aber werden die „Luxusfunktionen" gedrosselt oder ganz eingestellt. Das betrifft z.B. Monatsblutungen und andere Geschlechtsfunktionen, die Schweiß- und Talgausscheidungen der Haut[49] und die Mundspeichel-, Magen- und Darmsaftsekretion. Die Nieren scheiden große Mengen eines verdünnten Urins aus und leisten keine Konzentrationsarbeit mehr. Das Herz arbeitet langsam bei niedrigem Blutdruck. Gesamtstoffwechsel und damit der Sauerstoff- und Vitaminbedarf sind herabgesetzt. Auch die psychischen Leistungen sind gedrosselt, die Aufmerksamkeit nimmt ab, der Gedankengang ist träge, die Gefühlsreaktionen sind gedämpft oder erloschen, die Körperbewegungen langsam.

---

[47] Vgl. Hottinger et al. 1948; Dennig 1957; Whitney et al. 1987.

[48] Persönliche Mitteilung von Frau Dr. Schlettwein-Gsell, Ernährungswissenschaftlerin der Stiftung für experimentelle Alternsforschung, Basel.

[49] Dadurch erhöhte Gefahr des Eindringens von Bakterien, Pilzen und Parasiten und damit schwerer Allgemeininfektionen.

Das Gleichgewicht dieses Anpassungsstadiums, das man nach dem Zweiten Weltkrieg bei vielen unterernährten Rußlandheimkehrern fand und als „trockene, atrophische Hungerdystrophie" bezeichnete, ist äußerst labil und bricht bei den geringsten zusätzlichen Belastungen zusammen: Schwere körperliche Arbeit, zu der KZ-Insassen und Kriegsgefangene in der Regel gezwungen wurden, können ebenso wie interkurrente Infektionen, Darmerkrankungen oder auch nur tiefe Außentemperaturen zur Dekompensation führen: Es kommt zu einem überstürzten Eiweißabbau, der von Bansi, einem deutschen Kliniker als „Selbstkannibalismus" bezeichnet wurde. Das erste auf das Versagen der Anpassung hinweisende klinische Symptom ist oft das Auftreten von Ödemen, die sich im weiteren Verlauf zum Vollbild der „wassersüchtigen Hungerdystrophie" – im Ersten Weltkrieg „Ödemkrankheit" genannt – entwickeln können. Im äußeren Aspekt ist dabei der Kontrast zwischen walzenförmig angeschwollenen Füßen und Beinen und dem ausgemergelten Oberkörper mit vorstehenden Rippen, Schlüsselbeinen und Schulterblättern charakteristisch. Bei ausschließlicher Cellulose-Ernährung kann auch der Unterleib in Form des sogenannten „Kartoffel- oder Rübenbauches" aufgetrieben sein.
Hauptursache des Ödems ist die Hypoproteinämie. Sie entsteht durch die völlig unzureichende Nahrungsaufnahme, insbesondere durch das Fehlen der essentiellen Aminosäuren, wodurch die Leber zu wenig Plasmaeiweiß bilden kann. Bei der Differenzierung der verschiedenen Eiweißfraktionen des Blutes im Hungerzustand zeigt sich eine spezifische Verminderung der Serumalbumine. Da diese einen viermal stärkeren osmotischen Druck als die grobdispersen Globuline ausüben, glaubte man zunächst, hierin den entscheidenden Faktor für die Ödementstehung gefunden zu haben. (Nach der schon älteren Ödemtheorie von Starling tritt unter dem hydrostatischen Druck in den arteriellen Kapillaren Wasser ins Gewebe aus, das durch die osmotische Wirkung der Eiweißstoffe wieder in die Zirkulation zurückgeholt wird.) Bei der Untersuchung von abweichenden Fällen, in denen Hungerödeme ohne Hypoproteinämie und bei nahezu normalem kolloid-osmotischem Druck auftraten, stieß man auf weitere wichtige Faktoren der Ödementstehung, wie z.B. eine abnorme Durchlässigkeit der Kapillaren.
Dieser periphere oder celluläre Faktor scheint in der Ödementstehung ebenso wichtig zu sein wie der humorale Faktor der Hypoproteinämie. Unter anderem führt er auch zu Schäden an Herzmuskel, Nieren, Leber und am endokrinen Sytem, hier besonders an Hypophyse, Schilddrüse und Nebennieren. Als möglicherweise verstärkende, fakultative Faktoren wurden außerdem noch Hypovitaminosen und Mineralstoffwechselstörungen festgestellt. Nach heutiger Auffassung ist das Krankheitsbild des Hungerödems als eine komplexe humorale und celluläre Störung aufzufassen. Es kann zusätzlich durch Sekundärinfekte, wie Dysenterie, Paratyphus, Grippe, Flecktyphus und Tuberkulose modifiziert werden, je nach Durchseuchung mit Hautparasiten auch durch Hautaffektionen und schließlich durch Kälteschäden.

Das klinische Bild der Hungerkrankheit im engeren Sinne ist nach Hottinger et al. durch drei Hauptsymptome gekennzeichnet: „*Hungerödem, Anämie und Durchfälle*, denen sich eine Reihe mehr diskreter Veränderungen an sämtlichen Organen anschließt. In pathophysiologischer Beziehung ist das führende Symptom die *Hypoproteinämie*." An Komplikationen werden von Dennig infektiöse Erkrankungen, aber auch Störungen des Magen-Darm-Trakts genannt. „Durch den Säure- und Fermentmangel und die vorzugsweise gemüsehaltige Kost kommt es zur Gärungsdyspepsie. Hin und wieder schließen sich der Dyspepsie eine Enteritis und Kolitis an, die den Kranken durch Tenesmen quälen und dadurch den Verdacht auf das Vorliegen einer echten Ruhr erwecken." Mehrfach wurde auch eine Hungerosteoporose beschrieben. Dennig weist besonders darauf hin, daß bei fast allen Dystrophikern der Blutzucker erniedrigt ist, und er hält die schwere schleichende Hypoglykämie für eine „keineswegs seltene Todesursache. (…) Der Tod erfolgt bei den Ausgemergelten unter den verschiedensten Bildern. Manche sterben während des Schlafs, andere brechen bei den geringsten Belastungen zusammen, wie z.B. beim Stehen oder infolge eines geringen Katarrhs. Bei einigen Hungerkranken tritt, nachdem schon vorher Ergüsse in den Körperhöhlen bestanden haben, ein tödliches Lungenödem auf." Auch finale Krampfanfälle, die zum Tode führen, wurden beobachtet.[50]

Zur Häufigkeit von Hungerödemen gibt es unterschiedliche Angaben: Die Schweizer Autorengruppe fand sie bei schwerst Unterernährten fast stets, z.B. bei 80% der überlebenden Insassen des Lagers Dachau. Vorausgegangen waren in der Regel Gewichtsabnahmen von 30–40 Prozent.

Die Überlebensprognose von Kranken mit Hungerödem ist nach Dennig „abgesehen von schweren Komplikationen (…) nicht schlecht". Trotzdem sind aber z.B. 1945 von den 296 in Schweizer Hospitäler übernommenen Konzentrationlagerhäftlingen trotz moderner Therapie mit Infusionen, Spezialdiät, Vitaminzufuhr und optimaler Pflege und Unterbringung noch 35 verstorben, nicht wenige davon an einer Lungentuberkulose, die nach der ersten Erholung wieder aufflackerte. Bei nicht wenigen hungerkranken Kriegsgefangenen kam es nach dem Zweiten Weltkrieg zu hirnorganischen Dauerschäden.

Eine für das Verständnis der hohen Krankheitsanfälligkeit von Hungernden sehr wichtige Entdeckung machten amerikanische Ernährungswissenschaftler um die Zeit des Zweiten Weltkrieges: Vitamin A, das nur in Anwesenheit von Fett aus dem Verdauungskanal resorbiert werden kann, hat einen wesentlichen Einfluß auf die Stärkung des Immunsystems. Steht es dem Körper nicht oder nur in vermindertem Ausmaß zur Verfügung, ist die Abwehr von Infekten entscheidend geschwächt.[51]

---

[50] Wilke 1961, 792ff.

[51] Persönliche Mitteilung des Ernährungswissenschaftlers Prof. Brubacher, Basel, während eines von Prof. Mattmüller, Basel, veranstalteten sozialhistorischen Symposiums zum Thema „Hunger" in Stabio, Tessin. Vgl. auch Wissenschafts-

In diesem Zusammenhang spricht man inzwischen von einer ernährungsbedingten Immunschwäche (NAIDS = Nutritional-Acqired-Immuno-Deficiency-Syndrom), an der besonders in der „Dritten Welt" viele Kinder sterben.

In den psychiatrischen Anstalten standen in den beiden letzten Jahren des Ersten Weltkrieges weder die modernen Erkenntnisse noch die therapeutischen Bedingungen und Möglichkeiten zur Verfügung, wie sie hier nur angedeutet werden konnten. Im Gegenteil: Trotz leichter Besserung der Ernährungslage und vorübergehend vermehrter Fleischzuteilung im Sommer 1917 wurde weiter gehungert. In Rubners Kurve der in Frankfurt verteilten Lebensmittel blieb beispielsweise der Kalorienwert noch bis Mitte 1918 unter 1500 Kalorien, fiel nach weiterem Anstieg in den letzten Monaten des Jahres 1918 noch einmal steil ab und erreichte erst Mitte 1919 – allerdings nur für kurze Zeit – 2000 Kalorien. An anderen Orten mag dies anders gewesen sein, auf die großen regionalen Unterschiede wurde schon hingewiesen. Aufs Ganze gesehen blieb aber die Lebensmittelversorgung besonders in den Anstalten noch lange unter dem Notwendigen, wie auch Richters Bericht über die Berliner Anstalt Buch belegt:

„Von Anfang Juli 1918 ab bekamen die Patienten (687 M. + 848 F. = 1535 Personen) 160 l Milch pro Tag und nur noch – nominell! – 1 Pfund Kartoffeln pro Kopf und Woche, in Wirklichkeit gar keine, 14 Tage lang, bis zur neuen Kartoffelernte, ohne Ersatz; auf unsere Eingabe an die Einkaufskommission wegen der wieder zurückgegangenen Patientengewichte wurden uns 10 Doppelzentner Suppe Nr. 12, 3 Doppelzentner Kartoffelsuppe und 3 Doppelzentner Kriegssuppe überwiesen. (…) Von Mitte August bis Mitte Oktober 1918 sollte die bisherige Überweisung von Nährmitteln für die ‚gesunden' Insassen auf die Hälfte herabgesetzt und nur die Lieferung der Nährmittel für die ‚kranken' Insassen in der bisherigen Höhe weiter erfolgen; wir gaben jedoch bei der Verpflegungsstärke sämtliche Insassen als ‚krank' an."[52] Richter hatte wiederholt solche Eingaben gemacht – nicht selten mit Erfolg!

Zur Frage der Gegenwehr von Anstaltsdirektoren und Krankenhausträgern gegen die Minderversorgung ihrer Patienten veröffentlichte Walter 1996 aufschlußreiche Einzelheiten:
Danach stand die schwierige Versorgungslage in den Anstalten bereits im Mai 1916 auf der Tagesordnung einer außerordentlichen Konferenz der preußischen Landesdirektoren in Berlin, die Landeshauptleute wa-

beilage der Süddeutschen Zeitung vom 7. Mai 1997 mit einem Bericht über die Tagung der Deutschen Gesellschaft für Ernährung in Hohenheim zum Thema Ernährung und Immunsystem.

[52] Richter 1919, 413.

ren sich jedoch in der Behandlung der Problematik nicht einig. Während die einen wegen der „gefahrvollen Unterernährung" hauptsächlich um die Aufrechterhaltung der Ordnung in den Anstalten fürchteten und deshalb eine bessere Ernährung verlangten, wischten andere „Auflehnungen und Widersprüche der Anstaltsinsassen" als Reaktion auf den Hunger „mit einer Handbewegung vom Tisch (...). In solchen Fällen habe sich ‚ein kalter Wasserstrahl aus einem bereitzuhaltenden Schlauche als ein wirksames Unterdrückungsmittel' erwiesen." Die meisten Vertreter der preußischen Provinzen waren geneigt, „Einschränkungen in der Lebensmittelversorgung der Irrenanstalten hinzunehmen". Auch die vorher diskutierte Forderung an die Reichsregierung, wenigstens auf die „Beschlagnahme landwirtschaftlicher Produkte von anstaltseigenen Landgütern" zu verzichten, wurde offenbar nicht weitergeleitet, da kein gemeinsamer Beschluß zustande kam.[53]

Ähnlich wie Richter in Berlin ergriffen auch in Westfalen Anstaltsdirektoren die Initiative, indem sie – wie der Direktor von Eickelborn und die Leitung von Bethel – Bittbriefe an die für die Ernährung zuständigen Stellen richteten. Aus einer Nahrungsmittelsonderzuweisung des Kriegsernährungsamtes unter Verfügung der Oberpräsidenten erhielten sie dann – angesichts der Größe der Anstalten relativ geringe – einmalige Sonderzuteilungen an Haferprodukten.

Durch Vergleich der landwirtschaftlichen Nutzflächen der einzelnen Anstalten konnte Walter feststellen, daß die Sterberaten in jenen Anstalten am höchsten anstiegen, die wie Dortmund-Aplerbeck und Eikkelborn über keine oder nur geringe Selbstversorgungsmöglichkeiten verfügten.[54]

Noch ein letztes zu den Reaktionen übergeordneter Stellen: Im Dezember 1917 stellte der Reichsgesundheitsrat fest, daß die einfache Zuteilungsration als „Fristatzung" nicht einmal zur Erhaltung des Lebens ausreiche und forderte deshalb, „daß niemals Personen, denen eine freie Wahl der Nahrung nicht möglich ist, auf die einfache Ration gesetzt werden. Dies gilt namentlich von geschlossenen Anstalten (z.B. Gefangenenanstalten, Irrenanstalten)".[55] Eine bemerkenswerte Forderung, die jedoch zu spät kam und ohne Wirkung blieb.

Bei der auch 1918 noch unzureichenden Ernährung kann es nicht verwundern, daß weiterhin zahlreiche Patienten starben. In manchen Anstalten waren die Sterberaten nicht mehr so hoch wie 1917, in anderen hielten sie sich in fast gleicher Höhe.

---

53 Walter 1996, 161.

54 Ebd., 163.

55 Ebd., 158.

In Löws Gruppe von 166 chronisch Kranken starben 1918 noch einmal 28 Patienten, so daß Ende 1918 nur noch 83, also genau die Hälfte am Leben waren. Die Todesursache lautete 1918 in den meisten Fällen auf Tuberkulose. Einige der verstorbenen Patienten hatten unter den etwas verbesserten Ernährungsverhältnissen bereits wieder an Gewicht zugenommen. 27 Jahre später machten Schweizer Ärzte an den KZ-Insassen die selben Erfahrungen: Bei manchen Opfern der Unterernährung flackert der tuberkulöse Prozeß erst in der Rekonvaleszenz wieder auf und führt dann doch noch zum Tod. Im übrigen konnte auch Löw schon beobachten, daß sich Ödemkranke von ihrem schweren Krankheitszustand bei besserer Ernährung wieder erholten, jene mit dem beschriebenen akuten Gewichtssturz sogar relativ gut und rasch, jene mit langfristiger Gewichtsabnahme jedoch nur allmählich und mit anhaltendem Gewichtsdefizit.

Ab Herbst 1918 tauchte eine neue Gefahr auf: Die Influenza-Epidemie oder die „sogenannte spanische Grippe". Von Spanien kommend, hatte sie sich in wenigen Wochen über ganz Europa ausgebreitet und mit ihrem besonders bösartigen Verlauf im Juli 1918 auch Deutschland erreicht, in der ersten Attacke allerdings noch in abgeschwächter Form. Nach kurzer Pause schlug sie dann ab September erneut zu, jetzt in viel schwererer Form und mit oft tödlichem Ausgang. Betroffen waren hauptsächlich „kräftige Personen jugendlichen Alters und meist männlichen Geschlechts". Wegen der schweren Lungenentzündungen bezeichnete man die Grippe in Laienkreisen als „Lungenpest", und manche sprachen von der schwersten Epidemie, welche die Menschheit seit der Pest im Mittelalter heimgesucht habe.[56]
Nach englischen Berechnungen sollen allein in der Hauptperiode der weltweit grassierenden Epidemie sechs Millionen Todesfälle aufgetreten sein, in Deutschland waren es nach Roesle 246.000.[57] Wieviele Patienten in den psychiatrischen Anstalten von der Grippe hinweggerafft wurden, ist nicht bekannt. Nur aus Bedburg-Hau weiß man, daß dort im November und Dezember 1918 „im ganzen 66 Patienten" an Grippe verstorben sind, bei 327 Sterbefällen in diesem Jahr. „Auch das Pflegepersonal erkrankte fast durchgängig und mehrere Todesfälle waren zu beklagen."[58]

Die Zahl der Hungertoten im Ersten Weltkrieg

In einem von zahlreichen medizinischen Kapazitäten und Bürgermeistern deutscher Großstädte unterzeichneten Aufruf „An die medizini-

[56] Zuelzer 1919, 245.
[57] Roesle 1928, 25.
[58] PNW 1919/20, 312.

schen Fakultäten der Universitäten der neutralen Welt und an den Präsidenten Wilson" vom Frühjahr 1919, in welchem die sofortige Einstellung der Hungerblockade gefordert wird, heißt es unter anderem:

„Trotz des gegenseitigen Abkommens, alle Waffenhandlungen einzustellen, gebrauchen Deutschlands Feinde die Hungerblockade weiter, diese für Deutschland schärfste und härteste aller Waffen des Weltkrieges. Ja, sie haben dieselbe seit Abschluß des Waffenstillstandes noch verschärft. Sie hat nach Feststellung der ersten medizinischen Autoritäten Deutschlands 800.000 Menschen im Kriege das Leben gekostet. (...) Viele Millionen Städter leben seit Jahren von der Hälfte der lebensnotwendigen Kalorien und weniger. Mit ihrem erschöpften, aller Reserven beraubten Körper werden sie Todesopfer jeder Zufallskrankheit. Erschüttert, aber machtlos stehen Deutschlands Ärzte vor dieser furchtbaren Wirkung des Hungers."[59]

Es dürfte dies eine der ersten publizierten Zahlenangaben über das Ausmaß des Hungersterbens in Deutschland gewesen sein; in späteren Veröffentlichungen wird oft von einer Million und mehr Hungertoten gesprochen. Erst 1928 kommt Roesle aufgrund umfangreicher statistischer Analysen zu einer Korrektur dieser „bisher in Denkschriften und anderen Schriften viel zu hoch geschätzten" Zahl der Hungeropfer und beziffert sie – unter Ausschluß der Influenza-Todesfälle – auf 424.000. Diese Zahl stelle die „eigentliche Zunahme der Sterbefälle der Zivilbevölkerung während der Kriegszeit dar".[60] Wie hoch der Anteil von Insassen totaler Institutionen, insbesondere der Heil- und Pflegeanstalten an dieser Gesamtzahl gewesen ist, wird in seinen zahlreichen Statistiken nicht herausgearbeitet.
Erstaunlicher ist allerdings, daß auch von Seiten der Psychiatrie kein Versuch unternommen wurde, die Hunger-Tragödie in den Anstalten zusammenfassend zu beschreiben. Fast sieht es so aus, als ob ein Schleier des Vergessens darüber gebreitet werden sollte.

Eine andere Erklärung für die mangelnde Aufarbeitung könnte allerdings auch sein, daß die Anstaltspsychiater in den ersten Nachkriegsjahren vollkommen von den aktuellen Schwierigkeiten und ganz besonders von der Sorge um ihre eigene Existenz in Anspruch genommen waren: Der Zusammenbruch der staatlichen Autorität, an die sie sich immer eng angelehnt und mit der sie sich identifiziert hatten, verunsicherte sie zutiefst. Man wußte nicht, was von den „neuen Herren" zu erwarten sei, ob angesichts der Aufwertung des revoltierenden Pflegepersonals die „innere Rangordnung" innerhalb der Anstalten aufrechterhalten bleibe, ob Pensionen weitergezahlt würden etc ...

---

[59] Der Aufruf wurde von der „Deutschen Gesellschaft für staatsbürgerliche Erziehung" verfaßt und im ersten Heft des Jahrgangs 1919/20 der PNW abgedruckt.
[60] Roesle 1928, 28.

Aufrufe, sich deshalb ebenfalls gewerkschaftlich zu organisieren, füllten die Seiten des ersten Nachkriegsjahrgangs der Psychiatrisch Neurologischen Wochenschrift.

Wesentlicher Hintergrund dieser Existenzsorgen war allerdings auch die Reduzierung des Patientenbestandes in den Anstalten durch das Hungersterben, und in diesem Zusammenhang fand die abgelaufene Tragödie dann doch Eingang in die Diskussionen. Keiner artikulierte dies so deutlich wie der preußische Anstaltsarzt Knust in der Psychiatrisch Neurologischen Wochenschrift vom 26. April 1919. Unter der Überschrift „Wie können unsere Irrenanstalten verwertet werden?" beschreibt er die gegenwärtige Lage der Anstaltspsychiatrie und entwirft ein düsteres Zukunftsbild:

„Ein trauriges Opfer der *Unterernährung* ist ein großer Teil der *Geisteskranken* geworden. *Grippe* und *Tuberkulose* haben erschreckend unter ihnen aufgeräumt, so daß manchenorts nur noch die Hälfte des Bestandes des letzten Friedensjahres am Leben ist. Von den Überlebenden sind viele von der Tuberkulose ergriffen. Auch diese werden in Kürze dahinsiechen. Eine mir bekannte Anstalt hatte am 1. August 1914 1.137 Kranke. Am 1. März 1919 waren ihrer nur noch 547. In einer preußischen Provinz ist die Zahl der Geisteskranken Zeitungsberichten zufolge von 12.000 auf 5.400 gesunken. Ein ungefähres Bild des *Umfanges* der Krankenabnahme kann man sich machen, wenn man sich vergegenwärtigt, daß in *Deutschland* im Jahre 1911 in 187 *öffentlichen Anstalten* 102.300 und in 225 *Privatanstalten* 38.967, zusammen also 141.967 Kranke untergebracht waren. (...) Ein großer Teil dieser Anstalten liegt jetzt verödet da. Die Aussicht, daß sie sich in Kürze wieder füllen werden, ist sehr gering."[61] (Hervorhebungen im Original)

Auf die pessimistischen Zukunftsprognosen des Autors, die in der befürchteten Form nicht eintrafen, soll hier nicht weiter eingegangen werden. Wichtig ist in unserem Zusammenhang allein die Feststellung, daß unmittelbar nach dem Krieg offenbar niemand einen genauen Überblick über das Ausmaß des Sterbens in den Anstalten besaß, so daß man sich auf Zeitungsberichte und Informationen aus dem näheren Gesichtskreis berufen mußte, um die Lage beurteilen zu können. Für Knust sah es nach den ihm zur Verfügung stehenden Zahlen so aus, als ob die Hälfte der Anstaltsinsassen verstorben sei, und er zog daraus entsprechend dramatische Schlüsse. Zum Glück war aber die Sterblichkeit nicht überall so hoch, wie sie nach seinen Quellen erscheinen mußte. Das enthüllte sich aber erst nach und nach in den spärlichen Veröffentlichungen zum Thema.

---

[61] PNW 1919/20, 15.

Die früheste Publikation, die sich eingehend mit den Ernährungsproblemen im Krieg und ihren Folgen auseinandersetzte, war die Arbeit von Richter über die Verhältnisse in Berlin-Buch. Sie muß bereits um die Jahreswende 1918/19 abgefaßt worden sein, – die Daten enden mit Oktober 1918 – erschien aber erst Ende 1919 in der Allgemeinen Zeitschrift für Psychiatrie:

Tab. 2: Sterbefälle und Bezugsgrößen in der Anstalt *Berlin-Buch* nach Richter

	Vorkriegszeit	1914	1915	1916	1917
Sterbefälle in absol. Zahlen	rund 300	337	222	398	762
„in Prozent"		0,052	0,035	0,062	1,24
„tägl. Durchschnittsbelegzahl"		1769	1768	1769	1674

Im Frühjahr 1920 berichtete Liebers über Leipzig-Dösen. Nach allgemeinen Erörterungen über die Nahrungsmittelversorgung der Bevölkerung, den Ernährungsbedarf, die tatsächliche Ernährung der Kranken in seiner Anstalt und über deren Gewichtsentwicklung kommt Liebers schließlich auf die ernährungsbedingte Morbidität und Mortalität zu sprechen. Die Zunahme der Sterbefälle an Tuberkulose auf das Fünffache bringt er damit ebenso in Zusammenhang wie das gehäufte Auftreten der „bazillären" Ruhr und das schnelle Umsichgreifen der im Oktober 1918 aufgetretenen Grippeepidemie, an der 292 Patienten erkrankten und 16 verstarben. Die Zunahme der Mortalität beschreibt Liebers in drei Zahlenreihen:

Tab. 3: Sterbezahlen und Prozentwerte in *Leipzig-Dösen* nach Liebers[62]

	Vorkriegszeit	1914	1915	1916	1917	1918
Todesfälle	ca 160	233	307	463	520	357
in Prozent der Abgänge	25–30 v.H.	50,1	56,2	70,7	66	
in Proz. des Krankenbestandes	17,8	23,3	37,6	47,1	33,7	

Rubner veröffentlichte in seinen Studien über die Gesundheitsverhältnisse im Ersten Weltkrieg 1928 eine erste Tabelle, in der Anstalten aus verschiedenen Regionen untereinander und auch mit einem badischen Gefängnis verglichen werden. Die Entwicklung der Sterblichkeit wird in „von Hundert der Insassen", also in Prozentwerten angegeben.

Rubners Tabelle läßt erkennen, daß in den drei psychiatrischen Anstalten die Sterblichkeit schon im ersten Kriegsjahr anstieg und ihren

62 PNW 1920, 17ff. u. 67ff.

Tab. 4: Sterberaten in Prozent von drei Irrenanstalten und einem Gefängnis nach Rubner[63]

Jahr	Irrenanstalt H. (Bayern)	Irrenanstalt A. (Sachsen)	Irrenanstalt S. (Sachsen)	Gefängnis Pf. (Baden)
1912		4.1		
1913		4.5		
1914	9.3	5.3	8.4	
1915	15.4	8.2	13.2	
1916	19.1	14.0	20.5	
1917	50.7	40.5	53.5	43.5
1918	21.9	40.0	38.1	29.5
1919	9.8	33.2	19.1	15.6

Höhepunkt 1917 erreichte. Für das badische Gefängnis fehlen zwar die entsprechenden Vorlaufwerte, doch scheint auch hier 1917 den Höhepunkt zu markieren.

Zur Vergleichbarkeit der Sterblichkeit in den Anstalten

Es ist nicht möglich, die drei Tabellen miteinander zu vergleichen: Richter und Liebers nennen zwar die absolute Zahl der Sterbefälle, setzen sie aber in den Prozentberechnungen zu nicht genauer definierten Größen in Beziehung. Am verständlichsten ist Liebers Bezugsetzung zur Zahl der Abgänge, die eine wichtige Aussage darstellen kann und auch gelegentlich in der Literatur verwendet wird, sich jedoch nicht allgemein durchgesetzt hat. Was Liebers mit „Krankenbestand" meint, bleibt unklar. Handelt es sich um den Bestand zu Jahresbeginn oder den mittleren Krankenstand während des Jahres oder die „tägliche Durchschnittsbelegzahl", wie sie von Richter verwendet wird? Wie schließlich die Prozentangabe von Richter zustandekommt, bleibt unerfindlich. – Rubner teilt nur Prozentzahlen mit, die allerdings – und darauf kommt es ihm an – den charakteristischen Ablauf der Sterblichkeit zeigen. (Den hohen Prozentwerten nach zu schließen, liegt ihnen ebenfalls die Durchschnittsbelegung zugrunde[64], doch fehlt der entsprechende Hinweis.)

Daraus ergibt sich, daß bei einer vergleichenden Beschreibung des Hungersterbens in verschiedenen Einrichtungen und Regionen und zu unterschiedlichen Zeiten eine einheitliche Darstellung mit festen Bezugsgrößen und präzisen Begriffen unerläßlich ist. Anstelle der so ver-

[63] Rubner 1928a, 82.

[64] Bei Nichtberücksichtigung der Aufnahmen ist der Divisor (die Zahl der Patienten, durch welche die Zahl der Sterbefälle geteilt wird) wesentlich kleiner. Dadurch fällt die Sterberate höher aus.

schiedenartigen und dadurch verwirrenden Prozentberechnungen sollte eine nach einheitlichen Gesichtspunkten ermittelte *Sterberate* treten. Die Zahl der Sterbefälle ist Ausgangspunkt aller Prozentberechnungen. Sie ist in der Regel bekannt. Zu welcher Zahl von Patienten soll aber die Zahl der Sterbefälle in Beziehung gesetzt werden? In den gezeigten Tabellen wurde zumeist von Durchschnittsbelegungen ausgegangen, die wiederum unterschiedlich oder überhaupt nicht definiert waren. Was bei Durchschnittsbelegungen generell fehlt, ist die Berücksichtigung der im Laufe des Jahres zugegangenen Patienten, die zusammen mit dem Anfangsbestand erst die Gesamtzahl der im Laufe des Jahres behandelten Patienten ergibt. Da Sterbefälle sowohl unter den längerverweilenden als auch unter den neuaufgenommenen Patienten vorkommen, sollte diese Gesamtpatientenzahl die logische Bezugsgröße bei allen Prozentberechnungen sein.

Ein Blick in die psychiatrische Literatur zeigt, daß diese Berechnungsweise zwar schon existierte, sich aber offenbar noch nicht durchgesetzt hatte: F.W. Hagen stellte in seinen „Statistischen Untersuchungen über Geisteskrankheiten" aus dem Jahr 1876 subtile Überlegungen bezüglich der Errechnung von Sterberaten an, legte jedoch einen sehr umständlich zu berechnenden „durchschnittlichen Bestand" zugrunde[65]. Im Literaturheft der Allgemeinen Zeitschrift für Psychiatrie werden im Jahrgang 1900 in den Referaten der Jahresberichte erstmals die Sterbefälle in Relation zu „den Verpflegten" gesetzt, daneben aber auch zur Zahl der Abgänge oder des durchschnittlichen Bestandes. Ab dem Literaturheft der AZP von 1907 überwiegen Zahlenangaben „in Prozent der Gesamtverpflegten" oder des „Gesamtbestandes", und zwar nicht nur in Deutschland, sondern auch in Österreich, der Schweiz, in Großbritannien und in den USA.

Die erste Arbeit, welche die Anstaltssterblichkeit im Ersten Weltkrieg auf diese präzise Weise berechnet, stammt von dem Wiener Psychiater Wagner-Jauregg. In ihr wurde 1921 „die Krankenbewegung in den deutsch-österreichischen Irrenanstalten" seit Kriegsbeginn beschrieben.[66] In drei Tabellen stellt der Autor die für seine Berechnung der Sterberaten relevanten Zahlen vor. Es handelt sich dabei jeweils um die Summe aller in den deutsch-österreichischen Anstalten behandelten und verstorbenen Patienten, wobei Zugänge und Gesamtpatientenzahl mit altväterlich anmutenden Ausdrücken wie „Zuwächse" und „Verpflegstand" bezeichnet sind. Zur Illustration der Methode sollen die Zahlen vollständig wiedergegeben werden (vgl. Tab. 5).
Die Zahlen von Wagner-Jauregg enthüllen neben einer hohen Friedenssterblichkeit vor allem auch die erhebliche Verminderung des Patien-

[65] Hagen 1876.
[66] PNW 1920/21, 357ff. u. 373ff.

Tab. 5: Gesamtsterberaten mit exakten Bezugsgrößen für die *deutsch-österreichischen Anstalten* in den Jahren 1913–1919 nach Wagner-Jauregg

Jahr	„Krankenstand am Beginn der Jahre"	„Zuwächse"	„Verpflegstand"	Todesfälle	Sterberate
1913	11.199	5.685	16.884	1.518	8,99
1914	11.556	5.774	17.330	1.647	9,50
1915	11.637	6.448	18.085	2.336	12,91
1916	11.582	7.361	18.943	2.824	14,90
1917	11.554	5.917	17.471	4.664	26,69
1918	8.793	4.638	13.431	3.470	25,83
1919	6.681	4.349	11.030	1.793	16,25

tenbestandes durch das Hungersterben, der fast auf die Hälfte zurückgegangen war. Wagner-Jaureggs zusammenfassende Beschreibung des Hungersterbens könnte kaum prägnanter sein und besitzt auch für die deutschen Anstalten volle Gültigkeit:

„Die *Zahl der Todesfälle* nahm also schon vom ersten Kriegsjahre an zu, und im Jahre 1915 begann *jenes fürchterliche Sterben in den Irrenanstalten*, das im Jahre 1917 den Höhepunkt erreichte, indem die Zahl der Todesfälle das Dreifache der Zahl im letzten Friedensjahr erreichte. (...) Es war der Nahrungsmittelmangel, der Hunger, dem die Geisteskranken offenbar noch weniger als die übrige Bevölkerung widerstehen konnten, und der teils indirekt, auf dem Umwege über die Tuberkulose, teils direkt, durch Marasmus, zum Tode führte" (Hervorhebungen im Original).

Wagner-Jaureggs Arbeit ist auch wegen der angewandten Methode zur exakten Beschreibung der Sterblichkeit von besonderer Bedeutung. Weil sie Modellcharakter hat und generell dieser Arbeit zugrundegelegt werden wird, seien an dieser Stelle noch einmal ihre einzelnen Berechnungsschritte dargestellt:

Exakte Berechnung der Sterberate, dargestellt anhand der Zahlen von Wagner-Jauregg für das Jahr 1913:

1.Schritt: *Berechnung der „Gesamtpatientenzahl":*
Stand zu Jahresbeginn + Zahl der Zugänge = Gesamtpatientenzahl
11.199 + 5.685 = 16.884

2.Schritt: *Berechnung der Sterberate:*
Todesfälle x 100, geteilt durch Gesamtpatientenzahl = Sterberate
1518 x 100 = 151800/16884 = 8,99

Das erste Heft der Allgemeinen Zeitschrift für Psychiatrie des Jahres 1922 beschäftigte sich noch einmal – und zugleich zum letzten Mal – ausführlicher mit den Ereignissen während des Krieges. Neben der Arbeit von Löw enthält es den kurzen und sehr komprimierten Aufsatz von Ilberg über „Die Sterblichkeit der Geisteskranken in den sächsischen Anstalten während des Krieges“[67]. Ilberg berechnet die Sterberaten in der gleichen Weise wie Wagner-Jauregg, also unter Berücksichtigung der jährlichen Zugänge. Er geht aber noch einen wichtigen Schritt weiter, indem er von der jährlichen Zahl der Toten diejenigen abzieht, die „erfahrungsgemäß bei entsprechendem Bestand vor dem Krieg zu sterben pflegten“. Diese „Friedenssterblichkeit“ nimmt er entsprechend den Daten von 1910 bis 1913 mit durchschnittlich 6,3% an. Ilberg kommt so zu einer Zahl von Opfern, die aussschließlich den Auswirkungen des Krieges zuzuschreiben sind – er nennt diese *Kriegsopfer*.

Tab. 6: Sterberaten und „Kriegsopfer“ in den *sächsischen Anstalten* nach Ilberg

	1910–1913	1914	1915	1916	1917	1918	1919	1920
Sterberaten in %	6,3	8,3	11,7	15,9	30,4	26,0	16,0	8,8
„Kriegsopfer“			431	798	1.863	1 143	481	133

Nach Ilbergs Berechnungen sind in den Jahren 1915–1920 in den staatlichen Heil-und Pflegeanstalten Sachsens 4.849 Menschen mehr gestorben, als unter Friedensbedingungen zu erwarten gewesen wäre. Ilberg stellt auch die anderen psychiatrischen Einrichtungen Sachsens in ihren unterschiedlichen Entwicklungen dar:

> Die staatliche Pflegeanstalt Colditz hatte bei einer Friedenssterblichkeit von 3,46% im Jahr 1917 36,75% Todesfälle, die psychiatrische Abteilung der Strafanstalt Waldheim gegenüber 1,7% im Frieden als Maximum 11,27% im Jahr 1918. Bei der Epileptikeranstalt Hochweitzschen verhalten sich diese Werte wie 3,75 : 14,4, in der Leipziger Universitäts-Irrenklinik wie 5,24 zu 10,2%. Am auffälligsten sind sowohl die Gemeinsamkeiten als auch die Unterschiede zwischen den beiden städtischen Heil- und Pflegeanstalten Chemnitz und Dresden. Während beide sehr hohe, über 10% liegende Sterberaten im Frieden aufwiesen, stieg diese Rate in Chemnitz auf lediglich 16% und zwar bereits im Jahr 1915 an, während in Dresden das Maximum bezeichnenderweise im Jahr 1917 mit einer Sterberate von 25,6% erreicht wurde.

Zusammenfassend stellt Ilberg fest: „Addiert man die Zahl der Kriegsopfer, so ergibt sich die Summe von 7480 Geistes- und Nervenkranken, die in staatlichen und städtischen Anstalten Sachsens dem Krieg zum Opfer gefallen sind, und zwar, wie nochmals ausdrücklich her-

[67] Ilberg 1922, 62.

vorgehoben sei, sind von diesen 7480 abgerechnet alle diejenigen, die ohne Krieg erfahrungsgemäß gestorben wären."
Da genaue Daten vorliegen, kann man nach der Vorgehensweise Ilbergs auch für Österreich die Zahl der Kriegsopfer berechnen. Die Friedenssterblichkeit wird entsprechend dem Wert von 1913 mit 9 Prozent angenommen (frühere Zahlen liegen nicht vor):

Tab. 7: „Kriegsopfer" der *deutsch-österreichischen Anstalten* in der Berechnung nach Ilberg

Jahr	Gesamtpatientenzahl	Todesfälle	Todesfälle bei Sterberate von 9 Prozent	Differenz
1913	16.884	1.518	1.518	0
1914	17.330	1.647	1.559	88
1915	18.085	2.336	1.628	708
1916	18.943	2.824	1.705	1.119
1917	17.471	4.464	1.572	2.892
1918	13.431	3.470	1.209	2.261
1919	11.030	1.793	993	800
			Summe der Kriegsopfer	7.868

Die Zahl der Kriegsopfer in den deutsch-österreichischen Heil- und Pflegeanstalten betrug demnach 7.868 Menschen. Zählt man die 7.480 Kriegsopfer aus den sächsischen Anstalten hinzu, so ergibt sich allein für diese beiden Länder die erschreckende Zahl von über 15.000 Menschen, die in den psychiatrischen Anstalten dem Krieg zum Opfer fielen.
Die Gesamtzahl der Kriegsopfer in den deutschen Anstalten war lange unbekannt. Es blieb einem Psychiatriehistoriker der heutigen Generation, Hans Ludwig Siemen, vorbehalten, sie aus den Angaben der „Medizinalstatistischen Mitteilungen aus dem Reichsgesundheitsamt" nach der Methode Ilbergs zu ermitteln. Er faßt sein Ergebnis so zusammen: „Während des Ersten Weltkrieges (1914–1919) starben in den deutschen Anstalten 140.234 Menschen. Vergleicht man diese Zahl mit der durchschnittlichen Sterblichkeitsrate der Jahre 1911–1913 von 5,5%, so sind *71.786 Menschen* ‚zuviel' gestorben."[68]
In der psychiatrischen Literatur sind nach der 1922 erschienenen Arbeit von Ilberg keine Veröffentlichungen mehr festzustellen, die sich mit dem Hungersterben befassen. Im Lauf der zwanziger Jahre wurden aber in den Statistischen Handbüchern der einzelnen Länder und Provinzen des deutschen Reiches nach und nach die maßgeblichen Zahlen publiziert, die eine differenzierte Darstellung des Hungersterbens nach Ländern und Provinzen ermöglichen.

[68] Siemen 1987, 29.

Baden

Mangels geeigneter Zahlenangaben aus der Vorkriegszeit soll hier die Sterblichkeitsrate des Jahres 1914 als Wert der Friedenssterblichkeit angenommen werden. Er betrug als Durchschnitt der insgesamt 16 „Anstalten für Geisteskranke, Epileptiker, Idioten, Schwachsinnige, Nervenkranke und Alkoholiker" (darunter 4 „mit privatem Charakter"), wie sie in einer Statistik aus dem Jahre 1925 aufgeführt sind, 5,4 Prozent. Daraus ergibt sich folgende kriegsbedingte „Übersterblichkeit":

Tab. 8: Sterberaten und Kriegsopfer in *16 badischen Anstalten*[69]

Jahr	Gesamtpatientenzahl	Sterberate	Todesfälle	Todesfälle bei Sterberate 5,4 %	Differenz
1914	9.208	5,4	498	498	—
1915	8.287	7,6	630	447	183
1916	8.232	8,7	714	444	270
1917	7.999	**14,1**	1127	431	696
1918	7.537	11,4	857	406	451
				Zahl der Kriegsopfer	1.600

Württemberg

In den fünf Heil- und Pflegeanstalten waren bei Ausbruch des Krieges knapp über 5.000 Patienten untergebracht. Die durchschnittliche Sterberate in den Jahren 1910–1913 betrug 5,1 %.

Tab. 9: Sterberaten und Kriegsopfer in den *fünf staatlichen Heil-und Pflegeanstalten Württembergs*

Jahr	Gesamtpatientenzahl	Sterberate	Todesfälle	Todesfälle bei Sterberate 5,1 %	Kriegsopfer
1914	5253	5,1	272		
1915	5393	5,5	298	274	24
1916	5811	8,1	473	296	177
1917	5356	**12,0**	647	273	374
1918	4848	10,9	533	247	286
				Zahl der Kriegsopfer	861

Aufgrund der niedrigeren Sterblichkeit war in Württemberg die Zahl der Kriegsopfer deutlich geringer als in Baden und in den vorher genannten Ländern. Nach einer anderen Tabelle des „Statistischen Handbuchs für Württemberg", welche die Gesamtheit aller Irrenanstalten (1913 acht öffentliche und 23 private) erfaßt, sehen die Sterbe-

[69] Statistisches Jahrbuch für das Land Baden 1925, 149. Wie die Zahl von 16 Anstalten zusammenkommt, ist mir unerfindlich.

zahlen allerdings etwas anders aus (durchschnittliche Sterberate der letzten Friedensjahre 4,9%):

Tab. 10: Sterberaten und Kriegsopfer *aller württembergischen Irrenanstalten*[70]

Jahr	Gesamtpatientenzahl	Sterberate	Todesfälle	Sterbefälle bei Sterberate 4,9%	Kriegsopfer
1914	10.330	4,9	511	511	—
1915	9.664	6,1	591	474	117
1916	10.047	8,4	848	492	356
1917	9.954	**10,1**	1005	478	527
1918	9.779	9,9	972	479	493
				Zahl der Kriegsopfer	1.493

Im Vergleich zur vorangehenden Tabelle zeigt sich, daß mit der ausschließlichen Darstellung der Verhältnisse in den staatlichen Heil- und Pflegeanstalten möglicherweise nur etwa 60% der Kriegsopfer der Psychiatrie erfaßt werden, da psychiatrische Versorgung nicht nur in staatlichen Anstalten stattfindet. Eine große Zahl geistig Behinderter ist traditionell in kirchlichen Einrichtungen untergebracht. Zudem waren in der Zeit vor dem Ersten Weltkrieg zahlreiche psychiatrische Privatkliniken für die begüterten Bevölkerungsschichten entstanden. Wenngleich die Versorgung dort sicher besser war, entgingen auch diese Privatsanatorien, ebenso wie die kirchlichen Einrichtungen für geistig Behinderte, nicht der allgemeinen Not.

Bayern

Die bayerische Statistik erfaßt 30 „Anstalten für Geisteskranke, Epileptiker, Idioten, Schwachsinnige und Nervenkranke" (davon 24 in

Tab. 11: Sterberaten und Kriegsopfer in *30 öffentlichen und privaten Anstalten Bayerns*[71]

Jahr	Gesamtpatientenzahl	Sterberate	Sterbefälle	Sterbefälle bei 5,4%	Kriegsopfer
1914	19.850	5,7	1.132	1.072	60
1915	18.109	7,9	1.435	977	458
1916	18.614	8,8	1.635	1.005	630
1917	18.095	14,2	2.573	977	1596
1918	17.050	11,2	1.904	920	984
				Zahl der Kriegsopfer	3.728

70 Statistisches Handbuch für Württemberg 1923, 152.

71 Statistisches Jahrbuch für das Königreich (ab 14. Jg. den Freistaat) Bayern, 13.,14. und 15. Jg.

öffentlicher und 6 in privater Hand) mit rund 12.000 Betten. Die Sterberate betrug im Frieden (1911–1913) durchschnittlich 5,4 Prozent.

Preußen

Preußen war der größte Einzelstaat des deutschen Reiches. Mit 40 Millionen Einwohnern lebten dort nach der Volkszählung von 1910 fast zwei Drittel der deutschen Bevölkerung von knapp 65 Millionen. In den insgesamt 334 psychiatrischen Einrichtungen[72] – darunter 64 Provinzialanstalten – waren 1914 knapp 150.000 Patienten untergebracht. Im Durchschnitt der Jahre 1911–1913 betrug ihre „Friedenssterblichkeit" 5,8 Prozent.

Tab. 12: Sterberaten und Kriegsopfer in *334 preußischen Irrenanstalten und -abteilungen*

Jahr	Gesamtpatientenzahl	Sterberate	Todesfälle	Sterbefälle bei 5,8 %	Kriegsopfer
1914	149.699	6,6	9.880	8.683	1.197
1915	138.792	8,8	12.289	8.050	4.239
1916	138.160	11,2	15.410	8.013	7.397
1917	135.573	19,3	26.098	7.863	18.226
1918	116.166	15,5	18.003	6.737	11.266
				Zahl der Kriegsopfer	42.325

Leider werden in der preußischen Statistik nur Gesamtzahlen genannt, so daß regionale Unterschiede nicht in Erscheinung treten.[73] So ist es auch nicht möglich, die von Knust erwähnte Provinz zu benennen, die über die Hälfte ihrer Patienten verloren haben soll. Die gigantische Zahl von über 42.000 Kriegsopfern allein in Preußen kommt, wenn man die Zahlen aus Bayern, Sachsen, Baden und Württemberg hinzunimmt, nahe an die von Hans Ludwig Siemen errechnete Gesamtzahl der Kriegsopfer in den deutschen Anstalten heran. Sie wird sicher erreicht, vermutlich sogar überschritten, wenn noch die Daten

---

[72] Laut Anmerkung zur Tabelle im „Statistischen Jahrbuch für den preußischen Staat" sind nur die Anstalten „einschließlich der Abteilungen für Geisteskranke usw. in allgemeinen Heilanstalten und anderen Anstalten, aber ausschließlich der Privatanstalten mit 10 und weniger Betten" zahlenmäßig erfaßt.

[73] Vollständige Zahlen liegen mir nur für eine preußische Provinz, nämlich Westfalen mit seinen damals sieben Provinzialanstalten und rund 6.000 Patienten vor. Dort erreichte die Sterblichkeit erst 1918 mit einer Sterberate von 17,3 % ihren Höhepunkt. Die Zahl der Kriegsopfer von 1914–1918 betrug 2.248 Patienten. (Die zugrundeliegenden Daten wurden mir freundlicherweise von Bernd Walter vom Westfälischen Institut für Regionalgeschichte in Münster zur Verfügung gestellt.)

aus Hessen, Thüringen, Mecklenburg, etlichen Kleinstaaten und den beiden großen Hansestädten hinzukommen.
Abschließend werden die Sterberaten und Kriegsopfer der verschiedenen Länder des Deutschen Reiches, soweit sie bisher im einzelnen ermittelt werden konnten, in einer einzigen Tabelle zusammengefaßt. Diese zeigt erhebliche regionale Unterschiede auf. Österreich wird zum Vergleich mit angeführt und aus später noch zu erläuternden Gründen in die Addition der Kriegsopfer miteinbezogen.

Tab. 13: Sterberaten und Opfer des Ersten Weltkrieges in den psychiatrischen Einrichtungen von *fünf deutschen Ländern* und in den *deutsch-österreichischen Anstalten*

Bei der Zahl der Kriegsopfer bedeutet: * inklusive 1919, ** inklusive 1920.

Land	1914	1915	1916	1917	1918	Kriegsopfer
Württemberg	4,9	6,1	8,4	10,1	9,9	1.493
Baden	5,4	7,6	8,7	14,1	11,4	1.600
Bayern	5,7	7,9	8,8	14,2	11,2	3.728
Preußen	6,6	8,8	11,5	19,2	15,5	42.325
Sachsen	8,3	11,7	15,9	30,4	26,0	7.480 **
Österreich	9,5	12,9	14,9	26,6	25,8	7.868 *
					Summe der Kriegsopfer	64.494

Die Sterberaten lassen erkennen, daß Sachsen im Ersten Weltkrieg die höchste Sterblichkeit unter den anstaltsinternierten psychisch Kranken und geistig Behinderten hatte, danach folgt Österreich und Preußen. Die süddeutschen Anstalten, in denen bereits die Vorkriegssterblichkeit deutlich geringer war, kamen am besten durch den Krieg. Aufgrund seiner großen Bevölkerung hatte Preußen weitaus die meisten Kriegsopfer zu beklagen.

Zusammenfassung

Bei der Analyse der Hintergründe des Massensterbens in den psychiatrischen Anstalten während des Ersten Weltkrieges stellte sich heraus, daß dieses kein isoliertes Phänomen, sondern Teil einer allgemeinen Hungersnot infolge einer schlechten Ernährungspolitik und der alliierten „Hungerblockade" war. Neben bestimmten Bevölkerungsgruppen waren die Insassen „totaler Institutionen", die sich keine zusätzlichen Nahrungsmittel beschaffen konnten, am stärksten von dem verbreiteten Mangel betroffen. Leiter und Träger der psychiatrischen Anstalten taten aber nur in Ausnahmefällen etwas, um die Not ihrer

Patienten zu lindern – überwiegend scheint das Geschehen aus „patriotischen" Gründen in Kauf genommen worden zu sein. Die Sterblichkeit war in norddeutschen und vor allem in sächsischen Anstalten höher als in süddeutschen.

II. Anstaltspsychiatrie in Nachkriegszeit und Weimarer Republik

Das Hungern ist noch nicht zu Ende

Aus dem Aufruf an Präsident Wilson ging bereits hervor, daß die Hungerblockade nach dem Waffenstillstand anhielt; sie wurde erst nach Abschluß der Versailler Vertrages im Juli 1919 eingestellt. Schon aus diesem Grund mußte in den Großstädten und in den Anstalten weiter gehungert werden. Auch in der Revolutionszeit bis in den Mai 1920 war nicht zu erwarten, daß sich daran so schnell etwas ändern würde. Rubner gibt einen Überblick über die Ernährungs- und Gesundheitsverhältnisse in den Nachkriegsjahren:

> „Die Ernährung blieb mangelhaft nicht nur 1919, sondern weit darüber hinaus. So gleichen auch die Gesundheitsverhältnisse der beiden Jahre 1918 und 1919 so ziemlich den Vorjahren mit der einen Einschränkung, daß die fortschreitende Gewichtsabnahme zumeist mit Ende des Jahres 1918 im allgemeinen ihren Tiefstand erreicht zu haben scheint. Eine gelinde Besserung der Ernährungsverhältnisse, die aber keineswegs den Bedürfnissen gerecht wurde, setzte an manchen Orten um die Mitte, vielfach erst zu Ende 1919 ein. Sie beruht aber zumeist weniger auf der erhöhten Einfuhr nach Beendigung des Krieges von Mitte 1919 ab, als auf der Selbsthilfe der Massen, die, wenn auch unter großen Geldopfern, auf Schleichwegen ermöglicht wurde. Vielfach wurde beobachtet, daß ein Ausgleich der Körpergewichtsverluste auch Anfang des Jahres 1920 noch nicht erreicht worden war. Die Reichswehrsoldaten waren 1920 noch untergewichtig und ein Drittel der Untersuchten für den Militärdienst untauglich."[1]

Über die Folgezeit heißt es weiter: „Wenngleich schon eine größere Besserung der Gesundheitsverhältnisse im allgemeinen einsetzt, so können die Jahre 1922 und 1923 keineswegs vom sanitären Standpunkt aus als befriedigend bezeichnet werden. Da und dort tauchen nochmals Ödeme auf, ebenso wurde von zahlreichen Magenerkrankungen und Skorbutfällen berichtet; lange währte noch immer die Rekonvaleszenz bei schweren Erkrankungen. Die Klagen über Unreinlichkeit des Körpers und ihre Folgen waren noch häufig und bei dem Mangel an Wäsche und Seife und bei dem großen Ausfall an öffentlichen Badeanstalten (...) wohl begreiflich. Nach einer Feststellung vom Dezember 1922 war der Seifenkonsum noch immer im Sinken, was sich aus der Verarmung weiterer Volksschichten erklärt. – Mit August 1922 nahm die Säuglingssterblichkeit wieder zu.

---

[1] Rubner 1928a, 81.

Die Pflege der Säuglinge war aus Mangel an Wäsche kümmerlich; kam es doch vor, daß manche Mütter ihre Kinder in Papier wickelten, weil anderweitig sich Wäsche nicht beschaffen ließ. (...) Gelegentlich der Untersuchung der Kinder bei der Schulspeisung ergab sich, daß fast die Hälfte an Unterernährung litt; ein großer Teil hatte kaum das Nötigste an Leibwäsche.[2] (...) Für Kinder und Jugendliche fehlte es in den Großstädten noch immer an Milch. In Berlin konnten im Februar 1923 nur 400 000 Liter täglich geliefert werden, anstatt 1,4 Millionen Liter als normalem Bedarf."

Die Tuberkulose ließ für das Jahr 1922 kein Absinken, sondern im Gegenteil eine Zunahme erkennen: „In den Städten mit mehr als 100 000 Einwohnern starben 1921 22 438 Personen, 1923 26.125 Personen an Tuberkulose. (...) Also ein Zuwachs von rund 16 v.H gegenüber 1921."[3]
Diese Zunahme der Tuberkulose wird von Rubner vor allem auf die Verarmung des Mittelstandes zurückgeführt. Sie hatte schon während des Krieges begonnen, indem einerseits Beamten- und Angestelltengehälter wesentlich langsamer stiegen als die Lebenshaltungskosten, während sich andererseits gerade der Mittelstand stärker als die Arbeiterschaft zur Zeichnung von Kriegsanleihen und anderen wirtschaftlichen Opfern verpflichtet fühlte.[4] Schon im Krieg, aber vor allem in der Nachkriegszeit wurden die kleinen und mittleren Vermögen durch die Inflation völlig aufgezehrt. Die Mittel zum Ankauf von Nahrungsmitteln wurden dadurch immer knapper.
Wenn im Krieg die Blockade die Hauptursache des Hungerns war, so scheint es in der Nachkriegszeit die Armut gewesen zu sein. Es stellt sich die Frage, ob das auch auf die Anstalten zutrifft, wobei von vornherein unterstellt wird, daß in diesem Fall nicht die private Armut, sondern die Armut des Staates zur Auswirkung kommen müßte.
Wenn man den zeitgenössischen Veröffentlichungen zur Frage der Patientenversorgung in den psychiatrischen Anstalten Glauben schenken darf, dann scheint an der „Ernährungsfront" zunächst eine gewisse Entspannung eingetreten zu sein. Eine Untersuchungskommission des badischen Landtags, die im Spätsommer 1919 die „staatlichen Zwangs- Heil- und Pflegeanstalten" bereiste, stellte in ihrem – allerdings recht schönfärberischen – Bericht über die Anstalt bei Konstanz

[2] Der hier angesprochene Wäschemangel ist auf den Zusammenbruch der Textilindustrie während des Krieges zurückzuführen. Der Rohstoffmangel (Baumwolle) führte zu exorbitanten Preissteigerungen (vgl. Burchardt 1974, 70).
[3] Rubner 1928, 86.
[4] Vgl. Burchardt 1974, 82ff. Die Lebenshaltungskosten während des Krieges stiegen allgemein um 150%, in Berlin sogar um 175%.

fest: „Das Essen wurde gekostet und für gut und schmackhaft befunden; auch bei den Insassen wurden keine Klagen über die Kost laut." Gerade wegen der verharmlosenden Tendenz, die im Bericht des Abgeordneten Fehn vorherrschte, wirkt es um so alarmierender, wenn es zum Schluß heißt: „Es herrscht Heizungsnot. Der normale Bedarf (an Kohlen für den Winter, H.F.) ist 50.000 Ztr. Der jetzige Vorrat reicht bis 1. November."[5]

Tatsächlich war im Winter 1919/20 der Kohlenmangel, der durch Transportprobleme, Reparationen und den Verlust der oberschlesischen Kohlenreviere bedingt war, in den Anstalten offensichtlich das gravierendste Problem. Aus diesem Grund richtete Johannes Bresler „im Hinblick auf die bestehende und vermutlich sich noch steigernde Kohlennot" für die PNW eine Rundfrage an alle Anstalten, wie die Versorgungslage sei, ob und bis zu wieviel Grad Celsius die Schlafsäle geheizt „und welche Maßnahmen sonst mit Rücksicht auf die Kohlennot und gegen Erkältung getroffen" würden. Die Antworten von 67 Anstaltsleitern trafen überraschend prompt ein und wurden in den Februarheften des Jahres 1920 in der PNW veröffentlicht.[6] Bis auf Dortmund-Aplerbeck, das seinen Kohlebedarf aus einer nahegelegenen Zeche decken und mit eigenen Fuhrwerken heranschaffen konnte, litten praktisch alle Anstalten in mehr oder minder starkem Ausmaß unter dem Mangel an Kohle und auch an elektrischer Energie. Sogar das Burghölzli aus Zürich meldete, daß die Schlafräume seit Kriegsbeginn nicht mehr geheizt würden, fügte aber hinzu, das sei „nicht nur kein Schaden, sondern nach unserer Überzeugung ein hygienischer Nutzen". In Deutschland, so stellte sich heraus, hatte man aber ganz andere Sorgen als die Beheizung der Schlafsäle. Hier ging es oft darum, ob man überhaupt heizen, Warmwasser zubereiten, therapeutische und Reinigungsbäder verabreichen, waschen und kochen konnte:

> *Warstein* berichtete: „An der hiesigen Anstalt ist während des letzten Winters infolge der knappen und unregelmäßigen Kohlenversorgung wiederholt längere Zeit gar nicht geheizt worden und zwar in der Zeit vom 1. bis 30. Oktober, vom 4. bis 10. Dezember 1919 und 7. bis 15. Januar 1920. Während dieser Zeit, während welcher die Temperatur in den Schlaf- und Tagesräumen bis auf + 1° C herunterging, wurden die Kranken im Bett belassen." In *Hamburg-Langenhorn* konnte die Zentralheizung immerhin noch von 8–11 Uhr vormittags und 3–7 Uhr nachmittags betrieben werden. Viele andere Anstalten aber, wie z.B. *Erlangen*, stellten ihre Zentral-

[5] Vgl. Faulstich 1993a, 80.
[6] PNW 1919/20, 348ff. u. 358ff.

heizung überhaupt ab, weil sie zu „unwirtschaftlich" arbeite. Statt dessen hatte man bereits im Herbst 1918 in den Tagräumen und Wachsälen eiserne Öfen aufgestellt – das Problem existierte ja schon seit Kriegszeiten. Direktor Kolb hatte den gesamten Energieverbrauch durch zahlreiche Vorschriften auf das genaueste geregelt: Warmwasser floß nur zu bestimmten Zeiten. Kranke und Personal durften nur alle 14 Tage bei einem Wasserstand von höchstens 30cm in den Wannen baden, der Wechsel der Wäsche war nur alle 14 Tage erlaubt. In mittelgroßen Räumen (bis 30 qm) sollten höchstens zwei Glühbirnen brennen, „Lichtschluß" war generell um 10 Uhr. Ein eigens ernannter „Kohlenkontrolleur" hatte die Einhaltung der Energiesparvorschriften zu überwachen. Diesen war als eindringliche Warnung der Satz vorangestellt: „Höchste Sparsamkeit mit Kohle, Holz, Licht, Gas und warmem Wasser ist notwendig, wenn wir nicht im Winter erfrieren wollen."
Das Heizen mit Öfen in sogenannten „Wärmstuben" war in vielen Anstalten üblich; als Brennstoffe dienten neben der knappen Kohle vor allem Holz und Torf. Zur Einsparung elektrischer Energie griffen einzelne Anstalten wieder auf Karbidlampen zurück. Wegen der Kälte in den Schlafräumen erhielten die Patienten zusätzliche Decken. In *Emmendingen*, wo die Zentralheizung ganz abgeschaltet war, wärmte man die Betten mit Wärmflaschen, in *Blankenhain* (Thür.) mit „Wärmsteinen" vor. Falls Nachtwachen in den Schlafsälen erforderlich waren, sollten sie sich mit Decken einhüllen. In *Weinsberg* verteilte man „Militärmäntel zum Dienst in den Häusern während des Winters". Was schließlich das Kochen anbetraf, so sahen sich manche Anstalten gezwungen, wieder Feldkessel einzusetzen. Das Waschen geschah nicht mehr mit Dampfwaschkesseln, sondern von Hand. Da infolge des Hungersterbens viele Betten leer standen, wurde auch dies zur Energieeinsparung genutzt, indem man die Patienten in wenigen Häusern konzentrierte.

Das Heizungsproblem hielt noch mehrere Jahre an und wurde durch die französische Rheinlandbesetzung noch verschärft. Als der Winter 1923/24 kam, sah sich Baden genötigt, „angesichts der dringlichen Notwendigkeit, den Anstaltsbetrieb vor Eintritt der kalten Jahreszeit noch in diesem Jahr wirksam einzuschränken", kurzfristig über die Hälfte der Konstanzer Patienten nach Emmendingen zu verlegen. Die zurückbleibenden 192 Patienten wurden in zwei großen, leichter heizbaren Häusern zusammengefaßt.
War es bei den Kohlen noch der aus verschiedenen Gründen eingetretene objektive Mangel, so trat der aus der Verarmung des Staates resultierende Zwang zum Sparen bald in allen Bereichen staatlicher Verwaltung in den Vordergrund: Die Psychiatrie war davon besonders betroffen, denn der Anstaltsbetrieb hatte sich durch die Inflation, aber auch durch die Personalvermehrung als Folge der Arbeitszeitverkürzungen erheblich verteuert.

Hans Roemer, damals noch Oberarzt an der Anstalt bei Konstanz, später badischer Referent für das Irrenwesen und einer der wichtigen Psychiatriereformer der zwanziger Jahre, rechnete auf der südwestdeutschen Psychiaterversammlung im November 1920 seinen Kollegen vor, daß sich der Staatszuschuß für eine badische Anstalt mit 300 Kranken im kommenden Rechnungsjahr voraussichtlich auf 9–10.000 Mark pro Kopf, mithin auf 3 Millionen Mark für die gesamte Anstalt belaufen werde. „Das wäre das 29fache der Vorkriegszeit!" Er fuhr fort: „An erster Stelle steht das zwingende Gebot der Sparsamkeit in volks- wie privatwirtschaftlicher Hinsicht. Ein verarmtes Staatswesen kann sich eine Irrenanstaltsfürsorge, wie sie sich in den meisten Gebieten Deutschlands vor dem Kriege in breiter Ausdehnung entwickelt hatte, nicht mehr leisten."[7] Kolb, einer der anderen großen Reformer, blies in das gleiche Horn: „... nur äußerste Sparsamkeit wird gestatten, die Irrenfürsorge Deutschlands vor einem Zurücksinken auf den Stand vor 50 Jahren vielleicht zu bewahren". Vorsorglich fügt er gleich hinzu: „Es ist mit Nachdruck darauf hinzuarbeiten, daß die Sparsamkeit tunlichst wenig auf Kosten der Kranken geübt wird."[8] Daß die Vordenker kommender Reformen mit zu den ersten gehörten, die auf den Zwang zum Sparen hinwiesen, hängt nicht nur damit zusammen, daß sie – im Gegensatz zu vielen ihrer Kollegen – über den Tag hinaus dachten, sondern auch bereits Vorschläge hatten, wie dem mit Sicherheit zu erwartenden erneuten Anstieg der Aufnahme- und Belegungszahlen zu begegnen sei. Um deren Dringlichkeit zu beweisen, war der Hinweis auf die leeren Kassen zweckmäßig. Man konnte ja nicht mehr wie vor dem Weltkrieg ständig neue Anstalten bauen, sondern mußte sich Gedanken um den rascheren Abfluß der Patienten machen. Unter dem Einfluß Bleulers setzte sich daher Roemer besonders stark für die „Frühentlassung" der Schizophrenen ein, die nach wie vor das Gros der Anstaltsinsassen ausmachten und früher oft lebenslänglich verwahrt wurden. Während Roemer anfänglich noch die Familienpflege als Möglichkeit sah, die Patienten aus der „geschlossenen" Anstaltsfürsorge herauszubringen, schloß er sich bald den Vorschlägen Kolbs für eine „offene" Fürsorge an, bei der die Patienten nach Hause entlassen, aber weiterhin von Anstaltsärzten betreut wurden. Beide Vorschläge liefen auf eine Verbilligung der Patientenversorgung hinaus, nur konnte die offene Fürsorge in wesentlich größerem Umfang realisiert werden als die Familienpflege und damit die Anstalten stärker entlasten.[9]

In seinem Referat, das Gustav Kolb Ende Mai 1920 auf der Hamburger Tagung des Deutschen Vereins für Psychiatrie hielt, faßte er in 36 Punkten die seiner Ansicht nach dringlichsten Veränderungen zusam-

[7] PNW 1920/21, 343.
[8] PNW 1920/21, 158.
[9] Vgl. Faulstich 1993a, 92f.

men.[10] Diese reichten über die Organisation der Arbeitszeitverkürzung, die Konsequenzen aus der bevorstehenden Änderung des Strafgesetzbuches, die neuen Aufgaben der Irrenfürsorge und die Folgen des „wirtschaftlichen Tiefstandes" (in der auch die oben erwähnten Energiespar-Bestimmungen enthalten sind) bis hin zu „besonderen Maßnahmen zum Wohle der Kranken". Der letzte Punkt führt zur aktuellen Situation in den Anstalten zurück.
In Anbetracht der offenbar weiterbestehenden ungünstigen Ernährungslage empfiehlt Kolb unter anderem die fortlaufende Kontrolle des Körpergewichts der Patienten, die strenge Maßregelung von Beamten und Angestellten, die sich an Lebensmitteln und Heizmaterial vergreifen und den Zukauf oder die Pacht von Grundstücken zur Sicherstellung der Selbstversorgung. Aufschlußreich ist die dringende Empfehlung, dem arbeitenden Kranken einen Arbeitslohn zuzugestehen, der es ihm ermöglichen soll, sich die zusätzlichen Lebensmittel einzukaufen, „deren er je nach der Schwere seiner Arbeit bedarf". Auch sei die Verbesserung der Ernährung durch Lebensmittelsendungen der Angehörigen auf jede Weise zu verbessern. Besondere Maßnahmen seien schließlich wegen der Zunahme der Tuberkulose, von Haut- und Geschlechtskrankheiten und wegen der Flecktyphusgefahr gegen die zunehmende Verlausung erforderlich. Kolbs Empfehlungen halten also präzise jene Sorgen fest, die in den Anstalten zu Beginn der zwanziger Jahre immer noch bestanden.
Von dem ehemaligen Direktor der elsässischen Anstalt Rufach, Adolf Groß, der aus dem nun französischen Elsaß ausgewiesen worden und jetzt als Oberarzt in Konstanz tätig war, stammt eine im Herbst 1920 niedergeschriebene anschauliche Schilderung der Lebens- und Ernährungssituation, in der auch der allgegenwärtige Zwang zum Sparen erkennbar wird:

> Zwar könne man jetzt im Gegensatz zu den Kriegszeiten „die Kranken wieder einigermaßen ausreichend ernähren oder wenigstens sättigen", aber der Mangel sei immer noch evident:
> „Früher gab es täglich Fleisch, oft mehrmals täglich für die besseren Klassen; für die arbeitenden Kranken Wurst- oder Käsebeilagen zu Frühstück oder Abendessen; fleischfreie Tage waren eine seltene Ausnahme. Jetzt ist Fleischkost selten, fast nur noch ein Sonntagsvergnügen, die fleischlosen

[10] PNW 1920/21, 133ff., 149ff. u. 163ff. Gustav Kolb entwickelte ab 1908 in Kutzenberg die „Offene Fürsorge" und führte sie ab 1911 in Erlangen weiter. Sein „Erlanger Modell" machte Schule. Das gemeinsam mit Hans Roemer und Valentin Faltlhauser herausgegebenen Buch „Die Offene Fürsorge in der Psychiatrie und ihren Grenzgebieten" (Berlin 1927) wurde zum Standardwerk der Reformpsychiatrie in den zwanziger Jahren.

Tage sind die Regel geworden. Früher gab es Brot nach Belieben (in Rufach täglich 500 g im Durchschnitt), jetzt 200–250 g eines Brotes aus gestrecktem Mehl. Das geht aber alles noch, wenn genügend Kartoffeln da sind und das Manko an Quantität und Qualität der Gesamternährung durch reichlichen Kartoffelzusatz zum Gemüse ausgeglichen werden kann. Vorübergehender Mangel an Kartoffeln führt zu katastrophalen Zuständen. Was wir an der Kartoffel haben, haben wir erst jetzt so recht gemerkt. (...)
Ähnlich wie mit der Ernährung steht es mit der Heizung, Beleuchtung, Bettung, Kleidung, Reinigung der Kranken. Diese Anforderungen verschlingen Unsummen gegenüber früher, und trotzdem kämpfen wir einen schweren und nicht immer erfolgreichen Kampf gegen ungenügend beheizte und beleuchtete Räume, wir können Kleidung und Leibwäsche unserer Kranken nicht in dem wünschenswerten Zustand erhalten, die Bettwäsche nicht immer so erneuern, als es bei den vielfach zur Unsauberkeit neigenden Kranken erforderlich wäre, denn es muß an Seife gespart werden, und auch die Darreichung von Bädern und gar die Durchführung der für die Behandlung unruhiger und siecher Kranken so wertvollen Bäder stößt oft auf unüberwindbare Hindernisse. Nur mit Mühe und manchem notgedrungenen Verzicht auf therapeutische Wirkungsmöglichkeiten gelingt es, die im Budget für Arzneien verfügbare Summe, trotz Erhöhung, mit den Anforderungen der Krankenbehandlung in Einklang zu bringen. (...)
Bei der Beheizung haben wir es im Winter 1919/20 ja schaudernd erlebt, was Frieren heißt, und bei den unmäßigen Kohlenforderungen unserer Feinde, zumal nach erfolgter Absperrung des Ruhrgebietes und bei dem Verluste eines großen Teils des oberschlesischen Kohlenreviers an Polen, können jederzeit die Kohlennöte in ihrer krassesten Form sich wieder einstellen."[11]

Ähnlich wie Kolbs Vorschlag zur Entlohnung arbeitender Patienten macht eine „therapeutische Empfehlung" von Groß schlaglichtartig die Situation deutlich: „Man kombiniere (...) Bettbehandlung mit Gartenarbeit, indem man die Kranken vormittags arbeiten und nachmittags ruhen läßt." Die Bettbehandlung sollte der Schonung der Kräfte der noch immer hungernden Patienten dienen, die Gartenarbeit den „wirtschaftlichen" Gesichtspunkten des Anstaltsbetriebs.
Mit der Beschleunigung der Inflation wurde auch die Anstaltsernährung zu einem wichtigen Kostenfaktor, mit der Folge, daß bei der Beschaffung zunehmend auf den Preis geachtet werden mußte; eine ähnliche Entwicklung hatte es schon während des Krieges gegeben. Bresler führte deshalb im April 1922 wieder eine Rundfrage durch, in der u.a. nach dem Ernährungszustand der Patienten gefragt wurde.

---

[11] AZP 79 (1923), 60ff.

Die wichtigste Frage war jedoch: „Wie wird der Teuerung und dem Mangel begegnet?" Der Veröffentlichung des Umfrageergebnisses wurde von ihm bezeichnenderweise eine „Nähr-Geldwert-Tabelle der Lebensmittel" beigefügt[12].
Von 56 speziell angeschriebenen Anstalten antworteten nur dreizehn. Sie wurden nicht namentlich genannt, sondern mit römischen Ziffern bezeichnet. Ein Rückschluß auf die Region, aus der die Anstalt berichtete, ist nur in einem Falle möglich, nämlich bei Anstalt IX, die erwähnt, daß durch regelmäßigen Austausch der Speisepläne „die ostpreußischen Anstalten in der Lage (seien), ihre Kost nach Art, Menge und Preis zu vergleichen, so daß Gelegenheit zum Ausgleich gegeben ist". Man half sich dort also gegenseitig, ein eher unübliches Verhalten zwischen Anstalten, die sonst eher jeden eigenen Vorteil ängstlich zu hüten pflegten.

Diese ostpreußische Anstalt schien auch sonst vorbildlich zu sein: Sie führte als einzige noch regelmäßige Kalorienberechnungen durch und konnte so feststellen, daß man mit 3.223 Kalorien pro Tag besser lag als mit 2.999 vor dem Krieg. „Im allgemeinen haben die Durchschnittsgewichte, die während des Krieges und in der Nachkriegszeit stark gesunken waren, den Friedensstand wieder erreicht." (Dies wird nur von etwa der Hälfte der antwortenden Anstalten berichtet) In der ostpreußischen Anstalt legte man anscheinend auch besonderen Wert auf die Zufuhr von tierischem Eiweiß. Das geschah einerseits durch erhebliche Zuteilungen an Magermilch – auf 800 Kranke 500 Liter täglich – und häufige Fischmahlzeiten, beides sicher ein Vorzug der Region mit ihrer ausgedehnten Viehhaltung und dem nahen Meer. Wie überall wird über Brotknappheit geklagt, zum Frühstück gebe es deshalb viermal in der Woche eine Haferflocken-Morgensuppe statt Brot und Kaffee. Für die Kost mußten im Februar 1922 täglich 7,93 Mark aufgewandt werden.

Die Anstalt VI berichtet: „Als es in der zweiten Hälfte von 1919 endlich möglich wurde, wieder eine bessere und vor allem fettreichere Kost zu geben, nahmen die Köpergewichte auffallend zu, die Sterblichkeit ab. Das Jahr 1921 ist für uns wieder etwas ungünstiger geworden, infolge der erheblichen Preissteigerungen. Die Oberbehörden haben unter dem Druck der Verhältnisse Überschreitungen verboten, aber mit den bewilligten Sätzen ist es auch hier ausgeschlossen, eine ausreichende Ernährung zu beschaffen und so sind Überschreitungen eben nicht zu vermeiden." (Jetzt, wo patriotische Gründe weggefallen waren, wurde man offenbar mutiger gegenüber der Obrigkeit!) „Es betragen hier zurzeit die bewilligten Kostsätze für die obere Klasse

[12] PNW 1922/23, 8ff., 26f., 48ff. und 139ff.

8,50 M, für die untere Klasse 6,50 M. Der Durchschnittswert der Rohmaterialien stellte sich im Dezember 1921 für die obere Klasse auf 9,87 M, für die untere Klasse auf 6,91 M." Während hier also die vorgesetzten Dienststellen darauf drängten, das festgelegte Budget einzuhalten, akzeptierten sie in den meisten anderen Anstalten die Erhöhung des Pflegesatzes – so in Anstalt VIII, die dies ausdrücklich erwähnt: „Der anhaltenden, fast unerträglichen Teuerung wird durch Erhöhung der Verpfleg- und Plansätze begegnet, auch haben nicht zu vermeidende Überschreitungen der Plansätze bisher ministerielle Genehmigung gefunden."

Das häufigste Rezept gegen die Teuerung war das Einsparen von kostenintensiven Nahrungsmitteln wie Fleisch und Butter, was zwangsläufig und wie schon im Krieg zu einer „Vereinfachung des Kostzettels" führte. Als besonders ärgerlich wurde die Beschränkung der Brotrationen empfunden. Dazu Anstalt VI: „Die zur Zeit noch festgesetzte Brotmenge ist ohne Zweifel auch für unsere Kranken zu klein. Es fehlt ihnen oft das Sättigungsgefühl, das ehedem mit einem Stück Brot leicht erreicht wurde." Die Patienten fühlten also den Hunger und in manchen Anstalten beklagten sie sich auch, vor allem über die zu kleine Brotration!

In der Anstalt XIII herrschten offensichtlich die schlechtesten Bedingungen: Hier ergab eine Berechnung des Nährwerts im Januar 1922, daß mit 2.457 Kalorien weniger ausgegeben werden konnte, als es den erforderlichen Mindestsätzen entsprach. Beim Wiegen „ergibt sich, daß noch nicht 50 v.H. der Männer das Gewicht von 1918 erreicht bzw. überschritten haben, bei den Frauen ist die Prozentzahl wesentlich höher. Ungünstiger liegen die Verhältnisse noch beim Vergleich der Gewichtszahlen von 1914 und 1922."

In seinem abschließenden Kommentar interpretiert Bresler die geringe Zahl von Antworten auf seine Rundfrage dahingehend, daß vielleicht „der schmerzliche Gedanke, durch eine Umfrage könne doch nichts geändert werden, von einer Beantwortung abgehalten hat; vielleicht auch die Sorge, daß wir doch wieder schlimmeren Zeiten entgegengehen". In einem für ihn geradezu revolutionären Vorschlag empfiehlt er, die Angehörigen über die Ernährung in der Anstalt zu informieren, „es wird dadurch leichter Verständnis für die Notlage und Bewilligung der erforderlichen Mittel erreicht". In diesem Zusammenhang holt er zu einer ressentimentgeladenen Kritik an den bestehenden Verhältnissen aus:

> „Gerade, da in manchen und nicht bloß ‚wohlhabenden' sondern auch „arbeitenden" Kreisen ein geradezu herausfordernder Luxus getrieben wird – man staunt, welche Menschen heute in Seide herumlaufen, die –

wie lächerlich – nicht einmal ordentlich lesen und schreiben, nicht einmal richtig sprechen können, und wie sie in leiblichen Genüssen schlemmen –, soll es die Öffentlichkeit wissen, daß es noch Orte gibt, wo Not herrscht und daß Luxus heute im Deutschen Reiche ein nationales Verbrechen ist."

Obwohl sich die Ernährungsverhältnisse in manchen Belangen fast wieder kriegsähnlichen Zuständen näherten, ist merkwürdigerweise fast nichts über eine Zunahme der Sterblichkeit zu erfahren. Eine Ausnahme bildet die oberschwäbische Anstalt Weissenau, deren Geschichte Tilman Steinert erforscht hat. In seiner Studie heißt es über die Nachkriegszeit:

„Von einem Ende der Kriegsfolgen konnte jedoch noch keineswegs die Rede sein, die Ernährung blieb weiterhin schlecht, von der bereits 1914 geforderten ‚schleunigsten und gründlichsten' Abhilfe für die unzureichenden personellen, baulichen und hygienischen Verhältnisse war in den Anfangsjahren der Weimarer Republik wenig zu bemerken. Im Gegenteil, die wirtschaftliche Baisse vor und um die Währungsreform wirkte sich auf die Anstalt so verheerend aus, daß nach kurzzeitiger Besserung sowohl die Gesamtsterblichkeit als auch die Tbc-Sterblichkeit bis 1923 wieder die Gipfelwerte von 1917/18 erreichten."[13]

Bei dieser Aussage sind allerdings einige Besonderheiten dieser Anstalt zu berücksichtigen: Sie beherbergte während des Krieges ein größeres Lazarett für geisteskranke Soldaten, die vermutlich Militärverpflegung bekamen. Außerdem konnte die hauseigene Landwirtschaft die Anstalt so gut versorgen, daß die Sterberate auch 1917 nicht über 11,6% anstieg, also auf einen im Vergleich zu anderen Ländern recht niedrigen Wert. Nachdem die Sterberate 1921 auf 7,5% gesunken war, stieg sie 1923 wieder auf 11,3% an, und zwar bei einem sehr hohen Prozentsatz von Tuberkulose-Todesfällen, besonders bei Frauen. Ursache hierfür scheint die sehr ungünstige räumliche Unterbringung der Frauen „in 4 übergroßen Abteilungen" mit schlechten Lichtverhältnissen und fehlender Absonderungmöglichkeit für offen Tuberkulöse gewesen zu sein.

In Weissenau waren also besondere Bedingungen vorhanden, die zumindest teilweise zu der erheblichen Zunahme der Sterblichkeit im Jahr 1923 beitrugen. Solche ungünstigen Bedingungen baulicher und hygienischer Art gab es aber auch in anderen Anstalten, ich erinnere nur an Pforzheim, wo schon im Frieden die Sterblichkeit höher war als in den anderen badischen Anstalten. Es könnte also durchaus sein, daß die im Zusammenhang mit der Inflation sich wieder verschlechternden Lebensbedingungen vor allem in Anstalten mit besonders ungünstigen Bedingungen die Sterblichkeit erhöhten. In Breslers Umfrage

[13] Steinert 1885, 76.

fällt auch eine Anstalt (Nr. XIII) aus dem allgemeinen Durchschnitt heraus.
In einer Statistik, die eine große Zahl von Anstalten mit unterschiedlicher Entwicklung umfaßt, müßten sich diese lokal unterschiedlichen Versorgungsmöglichkeiten in einer leichten Erhöhung der Gesamtsterberate auswirken, und genau dies zeigt die Entwicklung der Sterberaten in den Gesamtstatistiken einiger Länder:

Tab. 14: Die Entwicklung der Sterberaten in *27 württembergischen, 31 bayerischen und durchschnittlich 280 preußischen Anstalten* zwischen 1919 und 1926[14] (Tiefpunkt und Wiederanstieg der Sterberaten zwischen 1920 und 1924 sind durch Fettdruck hervorgehoben)

Land	Anstalten	1919	1920	1921	1922	1923	1924	1925	1926
Württemberg	27	6,9	6,1	**4,9**	5,4	**6,6**	4,9	4,0	4,2
Preußen	(280)[15]		9,8	6,6	**5,6**	6,4	**7,3**	5,8	5,0
Bayern	31	8,0	5,9	**5,3**	5,5	**6,1**	5,4	5,0	4,5

Nach einer günstigen Entwicklung bis 1921 bzw. 1922 steigen die Sterberaten in den drei Ländern noch einmal an, in Preußen ist diese Entwicklung auffälligerweise um ein Jahr verschoben. Die inflationsbedingte Versorgungskrise führte also zwei bis drei Jahre nach dem Ende des Krieges noch einmal zur Erhöhung der Sterblichkeit in den deutschen Anstalten. Erst danach kam es, wie die Sterberaten deutlich zeigen, zu einer „Normalisierung".

Nachkriegsreaktionen deutscher Psychiater auf das Hungersterben im Krieg

Der Emmendinger Direktor Karl Haardt hatte angesichts des Sterbens seiner Patienten infolge der Ernährungsschwierigkeiten einen Satz geschrieben, dessen Bedeutung sich erst nach einigem Nachdenken enthüllt: „(...) *und in vielen Fällen stand der Arzt mit schmerzlicher*

---

[14] Statistisches Handbuch für Württemberg, 23. u. 24. Ausg. Stuttgart 1923 u. 1928; Statistisches Jahrbuch für den preußischen Staat, Bde 15–23, Berlin 1918ff.; Statistisches Jahrbuch für das Königreich Bayern, 16., 17. u. 18. Jg. München 1924–28.

[15] Die Zahl der „Irren-und Nervenheilanstalten" nahm in Preußen von 367 im Jahr 1913 auf 303 in 1919 und dann weiter auf 247 im Jahr 1924 ab. Geschlossen wurden vor allem Privatkliniken infolge der Verarmung des Mittelstandes. Da sich die Zahl von Jahr zu Jahr änderte, wird in der Tabelle nur die durchschnittliche Zahl der im fraglichen Zeitraum bestehenden Kliniken angegeben.

Entsagung am Krankenbett"[16]. Man fragt sich unwillkürlich, wessen da entsagt wird. Handelt es sich vielleicht darum, daß man den Patienten schon hätte besser ernähren können, wenn man nur gekonnt, gewollt oder gedurft hätte? Sich in das Denken eines patriotischen Psychiaters hineinversetzend, liest man weiter: „Ist dies zu verantworten, in Anbetracht der heroischen Anstrengungen, die das Vaterland zur Erringung des Sieges unternimmt und wo es darauf ankommt, alle ‚gesunden' Kräfte zu bündeln und ihnen vorrangig die wenigen noch vorhandenen Lebensmittel zukommen zu lassen?" War das Ganze also eine Art von Opfergang, bei dem das Leben der Patienten auf dem „Altar des Vaterlandes" dargebracht wurde, um anderen, für das Vaterland wichtigeren, weil leistungsfähigeren Menschen das Überleben zu ermöglichen? Waren das die Hintergründe der „schmerzlichen Entsagung"?
Ilbergs Reflexionen am Ende seines Berichts über das Hungersterben in Sachsen gehen in eine ähnliche Richtung:

> „Überblickt man die erhöhte Sterblichkeit der Geisteskranken in den Irrenanstalten während des Krieges, so sind die großen Todesopfer, die unsere unschuldigen Kranken darbringen mußten, selbstverständlich schmerzlich zu bedauern. Unruhige und aufgeregte Geisteskranke verbrauchen in Friedensverhältnissen häufig mehr Nahrungsmittel als Gesunde. Viele Gesunde konnten sich in der Freiheit immer noch diese oder jene Extraernährung verschaffen, bei den in der Anstalt Internierten war dies höchstens in beschränktem Umfang der Fall. *Jedenfalls war es nicht möglich und nicht berechtigt, den Geisteskranken mehr Nahrungsmittel zu geben als den Gesunden*"[17] (Hervorhebung H.F.).

Welch merkwürdige, um nicht zu sagen groteske Argumentation: Ilberg bescheinigt den Geisteskranken, daß sie an und für sich mehr Lebensmittel benötigten als Gesunde, dann bestätigt er auch noch, daß Gesunde sich zusätzliche Lebensmittel verschaffen konnten, was bei den Internierten nicht möglich sei, um schließlich festzustellen, daß es nicht zu rechtfertigen gewesen sei, ihnen mehr Nahrungsmittel zu geben als den Gesunden. Das heißt aber nach den vorausgegangen Sätzen nichts anderes, als daß es nicht gerechtfertigt gewesen sei, ihnen genau soviel wie den Gesunden zu geben, daß man sie also hungern und sterben lassen mußte! Das „schmerzliche Bedauern" der „großen Todesopfer" im Einleitungssatz – ohnehin wie eine routine-

---

[16] Jahresberichte der Großherzoglich Badischen Irrenanstalten für die Jahre 1915 und 1916 (1919).
[17] Ilberg, 63.

mäßig vorgebrachte Beileidsbezeugung wirkend – bekommt so einen heuchlerischen Unterton. Was hat außerdem die Betonung der Unschuld der Kranken in diesem Zusammenhang zu bedeuten? Liegt hier etwa eine Verschiebung von Schuld vor, die man vielleicht bei sich selbst empfindet? Die Frage nach der Schuld an dieser Tragödie muß Ilberg beschäftigt haben. Schließlich findet er doch noch den wahren Schuldigen: „Jedenfalls dürfen sich unsere Feinde die Abtötung so vieler wehrloser Menschen durch die Blockade nicht als Heldentat anrechnen!"

Im Mai 1920 fand der Vorsitzende des Deutschen Vereins für Psychiatrie, Karl Bonhoeffer,[18] in seiner Rede zur Eröffnung des ersten Nachkriegskongresses in Hamburg zu dem Geschehen der vergangenen Jahre die folgenden Worte:

> „Fast könnte es scheinen, als ob wir in einer Zeit der Wandlung des Humanitätsbegriffes stünden. Ich meine nur das, daß wir unter den schweren Erlebnissen des Krieges das einzelne Menschenleben anders zu werten genötigt wurden als vordem und daß wir in den Hungerjahren des Krieges uns damit abfinden mußten, zuzusehen, daß unsere Kranken in den Anstalten in Massen an Unterernährung dahinstarben, und dies fast gutzuheißen in dem Gedanken, daß durch diese Opfer vielleicht Gesunden das Leben erhalten bleiben könnte. In der Betonung dieses Rechts auf Selbsterhaltung, wie sie eine Zeit der Not mit sich bringt, liegt die Gefahr der Überspannung, die Gefahr, daß der Gedanke der opfermütigen Unterordnung der Gesunden unter die Bedürfnisse der Hilflosen und Kranken, wie er der wahren Krankenpflege zugrundeliegt, gegenüber den Lebensansprüchen der Gesunden an Kraft verliert."[19]

„Fast gutzuheißen" sind die entscheidenden Worte, die den Konflikt widerspiegeln, in welchem sich die Psychiater anscheinend während des Krieges befanden – wenn es für sie denn einen solchen gab. Jedenfalls ist nichts von einem Protest der maßgeblichen Standesvertretungen wie dem Deutschen Verein für Psychiatrie gegen die Beschlüsse des Kriegsernährungsamtes bekannt. Einzelne Anstaltsdirektoren, wie Richter in Berlin-Buch und der Direktor von Eickelborn scheinen sich aufgelehnt und die für die Lebensmittelzuteilung zuständigen Behörden mit Eingaben überschüttet zu haben. Aber das Gros der Anstaltsleiter einschließlich der Beamten des Krankenhausträgers ließ allem Anschein nach aus den erörterten Gründen den Dingen ihren Lauf.

---

[18] Karl Bonhoeffer, (1868–1948) machte sich durch die Beschreibung des sog. „exogenen Reaktionstyps" einen wissenschaftlichen Namen und war lange Zeit Inhaber des Berliner Lehrstuhls.

[19] Abdruck der Rede in AZP 76 (1920), 597.

Durch den Krieg in Gang gekommen, nahm das Nachdenken über den Lebenswert der Geisteskranken in der Not der Nachkriegszeit seinen Fortgang und bekam nun neue, sozialdarwinistische, völkische und ökonomische Akzente. Gleichsam die Gedanken Bonhöffers fortspinnend, schrieb Emil Kraepelin in seinen „Psychiatrischen Randbemerkungen zur Zeitgeschichte":

> „Aber auch die menschenfreundlichen Bestrebungen, überall die Schwachen zu stützen, den Elenden, Siechen und Verkommenen zu helfen, wirken nachdrücklich einer zielbewußten Züchtung der Tüchtigen entgegen: sie beladen die Schultern der Leistungsfähigen, auf denen unsere Zukunftshoffnung beruht, mit wachsenden Lasten, unter denen ihre Kräfte schließlich erlahmen müssen. Da wir in der Welt nicht alleinstehen, sondern dem schärfsten Wettbewerbe anderer Völker ausgesetzt sind, dürfen wir diese Belastung nicht schrankenlos, sondern nur soweit ausdehnen, wie wir sie ohne Schädigung unserer Selbstbehauptung ertragen können. Das klingt hart, ist aber eine bittere Notwendigkeit, wenn nicht die guten Bestandteile unseres Volkes durch die Minderwertigen zugrunde gerichtet werden sollen."[20]

Von hier aus ist es nicht weit bis zu dem vielzitierten Satz aus dem 1920 erschienenen Buch des Juristen Karl Binding und des Freiburger Psychiaters Alfred Hoche über „Die Freigabe der Vernichtung lebensunwerten Lebens":

> „Denkt man sich gleichzeitig ein Schlachtfeld bedeckt mit Tausenden toter Jugend, (...) und stellt man in Gedanken unsere Idioteninstitute mit ihrer Sorgfalt für ihre lebenden Insassen daneben – und man ist auf das tiefste erschüttert von diesem grellen Mißklang zwischen der Opferung des teuersten Gutes der Menschheit im größten Maßstabe auf der einen und der größten Pflege nicht nur absolut wertloser, sondern negativ zu wertender Existenzen auf der anderen Seite."

Hoche fügt diesem noch weitere Überlegungen hinzu, welche die aktuelle Situation des Staates und der Psychiatrie in der unmittelbaren Nachkriegszeit widerspiegeln:

> „Die Frage, ob der für diese Kategorien von Ballastexistenzen notwendige Aufwand nach allen Richtungen hin gerechtfertigt sei, war in den verflossenen Zeiten des Wohlstandes nicht dringend; jetzt ist es anders gewor-

---

[20] Kraepelin zit. n. Siemen 1987, 32. Kraepelin war der wohl wichtigste deutsche Psychiater um die Jahrhundertwende. Seine neuartige Systematik der psychischen Störungen gewann internationale Geltung, die bis heute anhält. Bezüglich der Therapiemöglichkeiten bei der „Dementia praecox" (später Schizophrenie genannt) äußerst pessimistisch, sprach er sich frühzeitig für eugenische Maßnahmen aus.

den, und wir müssen uns ernstlich mit ihr beschäftigen. (...) Unsere deutsche Aufgabe wird für lange Zeit sein: eine bis zum höchsten gesteigerte Zusammenfassung aller Möglichkeiten. (...) Der Erfüllung dieser Aufgabe steht das moderne Bestreben entgegen, möglichst auch die Schwächlinge aller Sorten zu erhalten, allen, auch den zwar nicht geistig toten, aber doch ihrer Organisation nach minderwertigen Elementen Pflege und Schutz angedeihen zu lassen."[21]

Siemen formulierte treffend, was sich aus diesen Äußerungen im Zusammenhang mit dem Hungersterben ergibt: „Es scheint in der Psychiatrie nach dem Ersten Weltkrieg weitgehend Konsens gewesen zu sein, daß es Situationen gibt, in denen das Wohl und Wehe der Starken das Lebensrecht der Schwachen außer Kraft setzt." Zu diesen Situationen zählten sowohl der Krieg als auch die Nachkriegszeit.
Wohin diese Gedankengänge in nicht allzu ferner Zukunft führen sollten, ist bekannt. Als es im Oktober 1939 bei einer Konferenz in Berlin darum ging, die Zahl der „Lebensunwerten" in den Anstalten festzulegen, die in den Vergasungsanstalten der Aktion T4 ermordet werden sollten, kam man auf etwa 65–70.000 „nutzlose Esser", die keine produktive Arbeit mehr leisten konnten. Ältere Teilnehmer dieser Konferenz, wie Prof. Nitsche aus Sachsen erinnerten sich dabei an die Zahl der Hungertoten des Ersten Weltkrieges und auch daran, daß diese ohne größeren Protest von Seiten der Anstaltspsychiatrie „geopfert" worden waren. Österreich gehörte 1939 zum Reich; deshalb konnten, wie oben geschehen, die Hungertoten dieses Landes ohne weiteres mitgezählt werden.

1924 bis 1930 – ein kurzes Zwischenhoch in der Anstaltspsychiatrie

Durch die Währungsumstellung im November 1923 und hohe ausländische Kredite begann sich die Wirtschaft wieder zu beleben. Drastische Personalkürzungen hatten den Anstaltsbetrieb wesentlich verbilligt und das Reichsfürsorgegesetz von 1924 zu einer wesentlichen finanziellen Entlastung der Angehörigen geführt. Diese und andere Faktoren führten in kurzer Zeit zu einer rapiden Zunahme der Aufnahmezahlen und Belegung in den Anstalten. Nach Siemen stieg die Zahl der behandelten Patienten von 185.000 im Jahr 1923 auf rund 300.000 Menschen im Jahr 1929 an.

[21] Zitate entn. Klee 1986, 21 u. 24.

Da eine Ausweitung der Bettenkapazitäten durch Anstaltsneubauten wegen der Verarmung des Staates nicht in Frage kam, konnten sich die Reformvorschläge von Kolb und Roemer – Frühentlassung und Aussenfürsorge – der Not gehorchend jetzt durchsetzen, allerdings nicht in allen Anstalten.[22] Die „Familienpflege"[23] als eine weitere Möglichkeit der Versorgung chronischer Patienten außerhalb der Anstalten blühte wieder auf. Auch die andere bedeutende Reform der Anstaltspsychiatrie in den zwanziger Jahren, die „aktivere Therapie" von Hermann Simon[24] fand viele Anhänger, in Konstanz erhielt sie durch Thumm einen ausgeprägten rehabilitativen Charakter.[25] Durch maximalen Einsatz der Patienten in der Arbeitstherapie hatte sie einen nicht unwillkommenen kostensparenden Effekt. Das alles waren vielversprechende Entwicklungen, auch wenn sie nicht frei von inneren Widersprüchen blieben.[26]

Eine nicht unwichtige Frage ist hierbei, wie sich die Sterberaten unter Friedensbedingungen und bei nun offenbar ausreichender Ernährung entwickelten:

---

[22] Selbst Roemer, der für die badischen Anstalten zuständige Referent im Innenministeriun, hatte Mühe, die Direktoren von der Notwendigkeit dieser Reformen zu überzeugen. Bis zum Ende der 20er Jahre hatte etwa die Hälfte der deutschen Anstalten eine Außenfürsorge aufgebaut. Insofern dürfte die von Siemen festgestellte Verkürzung der Verweildauer in dieser Zeit weniger als Zeichen einer größeren Effektivität der Reformpsychiatrie zu interpretieren sein, denn als Ausdruck der Notwendigkeit, akut Erkrankte wegen des Platzmangels früher zu entlassen als vorher üblich. In den Zeiten der Hochkonjunktur nach dem Zweiten Weltkrieg spielte sich, wie der Autor als Arzt einer Aufnahmeabteilung selbst erlebte, in den Anstalten Vergleichbares ab: Man schickte jeden Patienten wieder nach Hause, sobald er nur einigermaßen stabilisiert war, um Platz für die Neuzugänge zu schaffen.

[23] Gegen Ende des 19. Jahrhunderts begann man in Deutschland – ebenfalls wegen der zunehmenden Überfüllung der Anstalten – nach dem Vorbild der belgischen Irrenkolonien in Geel arbeitsfähige „Chronische" in Pflegefamilien zu vermitteln, welche für die Pflege eine geringe Entschädigung erhielten.

[24] Die von Hermann Simon in Gütersloh entwickelte „aktivere Therapie" ist weit mehr als eine differenzierte Arbeitstherapie, als welche sie häufig verkannt wird. Im Grunde handelt es sich um ein System verhaltenstherapeutischer Maßnahmen. Vgl. Faulstich 1993a, 122 ff.

[25] Vgl. ebd., 112 ff. zum Aufbau der Außenfürsorge in Baden.

[26] Diese Widersprüche werden von Siemen 1987, 59 ff. herausgearbeitet. Siemen spricht von einer „neuen Blüte des Anstaltswesens" und einer „Leistungssteigerung" der Anstalten.

Tab. 15: Entwicklung der Sterberaten zwischen 1924 und 1929 in *Bayern und Preußen sowie in drei einzelnen Anstalten*[27]

Land	1924	1925	1926	1927	1928	1929
Bayern	5,4	5,0	4,5	4,6	4,5	4,7
Preußen	5,8	5,0	4,7	4,7	4,6	4,8
Anstalt	1924	1925	1926	1927	1928	1929
Erlangen[28]	5,8	5,2	4,6	5,1	5,0	5,0
Lüneburg[29]	8,9	9,0	7,0	7,7	7,4	6,3
Konstanz[30]	4,6	2,6	3,0	3,5	2,5	2,0

Die Gesamtsterberaten von weniger als fünf Prozent in den zahlreichen Anstalten der beiden großen Länder Bayern und Preußen geben offensichtlich ein Maß für die durchschnittliche Sterblichkeit in psychiatrischen Einrichtungen im Frieden, ein Maß, das für die Beurteilung kommender Entwicklungen von Bedeutung sein wird. Zu berücksichtigen ist dabei aber, daß diese Großstatistiken auch die Einrichtungen für geistig Behinderte berücksichtigen, die wegen ihrer jüngeren Klientel schon immer eine niedrigere Sterberate aufwiesen.

Die Sterberaten der einzelnen Anstalten – je einer bayrischen, einer preußischen und einer badischen – zeigen als erstes das zu erwartende Phänomen erheblicher Abweichungen von einem durchschnittlichen Mittelwert. Nur die Erlanger Zahlen stimmen mit den bayrischen Durchschnittswerten einigermaßen überein, Lüneburg liegt dagegen deutlich über denjenigen von Preußen. Die Ursachen der höheren Sterblichkeit in dieser modernen preußischen Anstalt – sie war erst 1901 eröffnet worden – sind nicht bekannt. Für die auffallend niedrigen Sterberaten von Konstanz könnte die dort in vorbildlicher Weise praktizierte „aktivere Therapie" nach Simon verantwortlich sein, deren Kennzeichen unter anderem war, daß über 95 % der Patienten in irgendeiner Form arbeitstherapeutisch

[27] Die Quellen für die Zahlen von Bayern und Preußen sind die selben wie zu Tab. 16. In Bayern (Stat. Jahrbuch, Jg. 18 u. 19) stieg die Zahl der erfaßten Anstalten in diesem Zeitraum von 32 auf 35, ihre Belegung zu Jahresbeginn von 18.600 auf 28.000. In Preußen wurden 1924 insgesamt 247 Anstalten mit einer Gesamtpatientenzahl von 125.600 erfaßt, 1929 266 Anstalten mit 191.700 Gesamtpatienten.

[28] Diese Daten verdanke ich Hans-Ludwig Siemen.

[29] Niedersächsisches Hauptstaatsarchiv Hannover Nds. 721 Hannover Acc 61/81 Sonderheft Lüneburg. Auch in Lüneburg stieg von 1924–1929 die Belegung von 495 auf 1.045 an, die Zahl der Zugänge jedoch nur von 368 auf 431.

[30] Die zugrunde liegenden Daten stammen aus der Akte 235/4840 des Generallandesarchivs (GLA) Karlsruhe. Die Anstalt bei Konstanz hatte zu Beginn des Jahres 1924 224 Patienten und im Laufe des Jahres 278 Zugänge. 1929 waren zu Jahresbeginn 619 Patienten anwesend, 678 gingen zu.

eingesetzt und auf jede mögliche Weise angeregt und aktiviert wurden. Wie sich belegen läßt [31], wurde diese aktivere Therapie im September 1925 eingeführt und bis zu den ersten Auswirkungen der Weltwirtschaftskrise durchgehalten, also genau in der Zeit mit den besonders niedrigen Sterberaten. Merkwürdigerweise ist aber ein solcher Effekt in Simons Anstalt in Gütersloh nicht nachzuweisen. Dort lagen die Sterberaten in den zwanziger Jahren meist über sechs Prozent.[32] Es müssen also noch andere Faktoren wirksam sein.

Die Tabelle endet nicht ohne Grund mit dem Jahr 1929: In Bayern kam man 1931, als die Auswirkungen der Weltwirtschaftskrise mit voller Wucht das Land erfaßten und im Staatsdienst erneut ein massiver Stellenabbau stattfand, nicht dazu, die Daten für 1930 zu sammeln und zu verarbeiten. Auch in Preußen wurde nur die Zahl der Verpflegten erfaßt, nicht jedoch die der Verstorbenen. Die zur Verfügung stehenden Daten für die nächsten drei Jahre sind zu lückenhaft, um die Tabelle fortzuschreiben.
Eigentlich unerwartet in dieser Zeit scheinbar allgemeiner wirtschaftlicher Prosperität begann in Bayern jedoch bereits 1927, lange vor der Wirtschaftskrise, eine neue Spardiskussion. Hinweise auf die Ursachen dieses alarmierenden Vorganges geben die in der Deutschen Zeitschrift für Wohlfahrtspflege bereits 1926 veröffentlichten Klagen eines Wiesbadener Stadtrates über die „zunehmende Belastung des Sozialstaates".[33] Danach kam es im Beginn des „Aufschwungs" offenbar doch zu erheblichen wirtschaftlichen Problemen, die aufgrund der neuen Wohlfahrtsgesetze zu einer erheblichen Mehrbelastung der Gemeinden führten. Während im April 1925 nach einer Umfrage des deutschen Städtetages in den Großstädten nur 4,25 % der Einwohner von den Gemeinden Fürsorge- und Erwerbslosenunterstützung erhielten, waren es im Dezember des gleichen Jahres bereits 16 Prozent. Der folgende Satz aus dieser Klageschrift erinnert stark an die gegenwärtige Situation der Gemeinden:

„Wenn der Wohlfahrtsetat allein derartige Summen verschlingt, so ist die Frage berechtigt, ob das, was übrig bleibt, genügt, um alle anderen städtischen Aufgaben auch nur im bescheidenen Maße erfüllen zu können."[34]

[31] Vgl. Faulstich 1993a, 123ff.
[32] Statistisches Amt der Provinzialverwaltung in Münster 1951.
[33] Sperling zit. n. Longerich 1992, 284ff. Für den Hinweis auf dieses Buch danke ich Armin Trus.
[34] Ebd., 287.

Abb. 4: Ausgaben des *Provinzialverbandes Westfalen* für ausgewählte Zweige der Wohlfahrts- und Gesundheitspflege nach Walter[35]

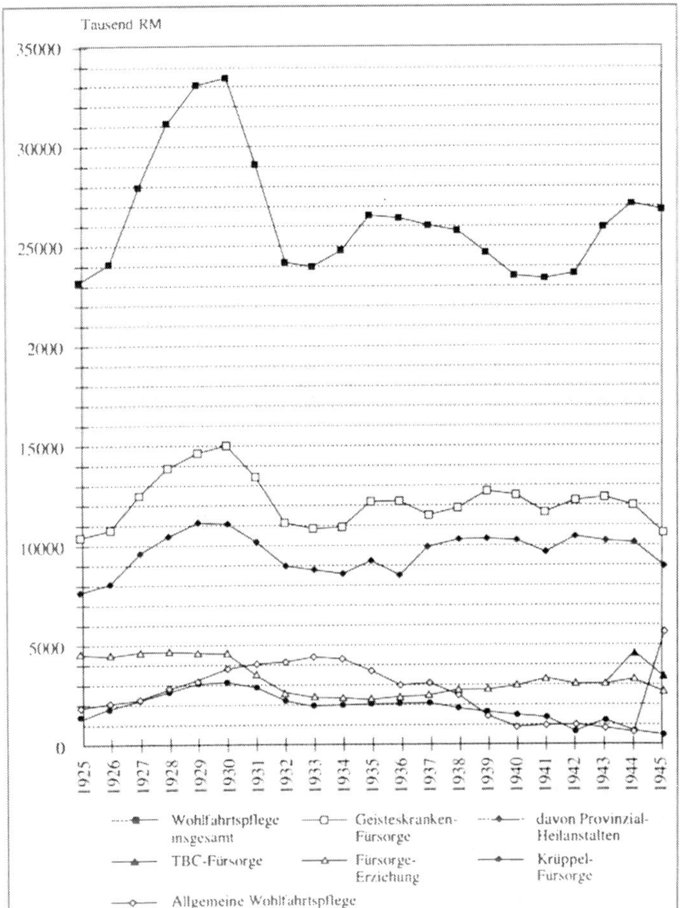

[35] Vgl. Walter 1996, 335. Für die freundliche Genehmigung zur Wiedergabe danke ich dem Autor.

Der Wiesbadener Stadtrat hoffte, daß sich alles doch noch zum Guten wenden werde und damit die Gemeinden entlastet würden. In einem von Bernd Walter vorgelegten Diagramm über die Ausgaben des Provinzialverbandes Westfalen für die Wohlfahrtspflege von 1925 bis 1945 (s. S. 87) ist jedoch deutlich zu erkennen, daß es von 1925 bis 1929 einen kontinuierlichen und erheblichen Anstieg der Kosten gab, der auch für die Geisteskrankenfürsorge und die Provinzialanstalten galt. Verantwortlich für den Anstieg der Kosten in diesem Sektor dürfte in erster Linie die starke Vermehrung der in den Anstalten zu versorgenden Patienten gewesen sein. Im Anfangsbestand der öffentlichen Anstalten Bayerns hatte sich eine Zunahme der Kranken von 9.811 im Jahr 1923 auf 11.723 im Jahr 1927 ergeben, mit weiterhin steigender Tendenz. Dementsprechend nahmen beispielsweise die Aufwendungen des Landesfürsorgeverbands Unterfranken in den Jahren 1927 und 1928 um jeweils 200.000 RM zu. „In dieser Situation eröffnete das Bayer. Staatsministerium des Inneren 1927 die Diskussionen über Sparmaßnahmen in der Geisteskrankenfürsorge mit dem Vorschlag, eine Trennung der Heil- und Pflegeanstalten vorzunehmen und eine zentrale bayerische Pflegeanstalt zu schaffen."[36] Dieser Vorschlag wurde von den Kreisen als den Trägern der psychiatrischen Versorgung und auch von den Anstaltsdirektoren einmütig, wenn auch aus unterschiedlichen Gründen abgelehnt. Als Kompromiß wurde schließlich die Unterstützung caritativer Träger bei der Einrichtung von Pflegeplätzen und der Fürsorgeverbände für die Förderung der Heim- und Familienpflege vereinbart. Den Erfolg dieser Maßnahmen wollte man abwarten.

Absturz in neue Armut

Die Weltwirtschaftskrise, die mit dem „Schwarzen Freitag" an der New Yorker Börse Ende Oktober 1929 ihren Anfang nahm, wirkte sich nicht erst 1931 auf die deutschen Staatsfinanzen aus, sondern bereits im Lauf des Jahres 1930. Das kann insofern nicht verwundern, als die bescheidene Wirtschaftsblüte, die Deutschland zwischen 1924 und 1929 erlebte, vorwiegend auf amerikanischen Krediten beruhte. Diese Kredite blieben jetzt aus, zudem wurden kurzfristige Gelder gekündigt und nach Amerika zurückgeholt. Brünings Deflationspolitik tat ein übriges zur Verschärfung der finanziellen und dann auch politischen Krise.[37]

---

[36] Posamentier 1994, 11. Das Manuskript ist Teil einer geplanten Dokumentation über die bayerischen Bezirkskrankenhäuser in der NS-Zeit und zeichnet sich durch eine besonders eingehende Darstellung der wirtschaftlichen Aspekte aus.
[37] Vgl. Haffner 1989, 192 ff. zur wirtschaftlichen Entwicklung am Ende der Weimarer Republik.

Wie immer, wenn der Staat in finanzielle Schwierigkeiten geriet, war auch jetzt die Psychiatrie frühzeitig betroffen: ab 1930 mußte eisern gespart werden. Posamentier dokumentierte die Entwicklungen in Bayern:

> Bereits im November dieses Jahres beschäftigte sich der bayrische Kreistag mit Sparmaßnahmen beim Pflegepersonal durch Erhöhung der Dienstzeit und Herabsetzung der Pfleger-Patientenquote. Im April 1931 setzte das Staatsministerum eine Aufsichtskommission ein, um den Sparwillen der Anstalten zu stärken. In Lohr wurde am 1.11.1931 der Pflegesatz von 3,60 auf 3,40 RM gesenkt und zwar hauptsächlich durch Reduktion des Verköstigungssatzes von 1,06 RM auf 93 Pfennige. Durch die Reichsnotverordnung vom 1.2.1932 wurden allgemein die Gehälter des Pflegepersonals gekürzt, was in Lohr Einsparungen in Höhe von 6.250 RM erbrachte. Doch all dies reichte nicht aus: Nachdem im veranschlagten Budget des Kreises Unterfranken für 1933 ein Fehlbetrag von 500.000 Mark drohte, mußte im April 1932 der Pflegesatz von 3,40 auf 3,20 RM und der Verköstigungssatz auf 85 Pfennig gesenkt werden. Während man die erste Reduktion der Verpflegungskosten noch durch die gesunkenen Preise auffangen zu können hoffte, ging dies jetzt nicht mehr: Die Portionen wurden kleiner.

Eine Denkschrift des Bayerischen Staatsministerium vom 18. Mai 1932 schlug die Verlagerung der Fürsorgelasten von den Landes- auf die Bezirks- und Ortsfürsorgeverbände vor, wogegen sich heftiger Widerstand erhob. Denn auch diesen drohte durch die Minderung der Steuereinnahmen von 24,3 Millionen auf 18 Millionen im Jahr 1932 Zahlungsunfähigkeit. In den immer heftiger werdenden Diskussionen auf verschiedenen Ebenen wurden alle möglichen Rezepte zur Minderung der Fürsorgelasten diskutiert, wie die Verhinderung von Aufnahmen durch Beschränkung auf Gemeingefährliche, Kontingentierung der Patientenzahl, Einrichtung einer zentralen Pflegeanstalt, Reduktion des Pflegepersonals – und immer wieder die Herabsetzung der Sätze für Pflege und Verköstigung.
Vergleichbare Diskussionen wurden in allen Ländern und Provinzen geführt. Ihre Auswirkungen sind auch in Baden an der Entwicklung des Pflegeaufwandes der Anstalten und der gezahlten Pflegesätze ablesbar (vgl. Abb. 5, S. 90).
In der Kurve ist erkennbar, daß der Aufwand pro Krankenverpflegungstag mit 5,49 Reichsmark 1928 einen Höhepunkt erreicht hatte, um ab 1929 abzusinken bis auf 3,31 RM im Gesamtergebnis des Jahres 1932. Die Graphik enthüllt aber noch ein anderes wichtiges Faktum: Die von den Fürsorgeverbänden und anderen Kostenträgern gezahlten Pflegesätze deckten bis dahin bei weitem nicht die tatsächlichen Ko-

Abb. 5: Durchschnittlicher Aufwand pro Krankenverpflegungstag und Entwicklung der Pflegesätze in der Badischen Heil- und Pflegeanstalt bei *Konstanz* 1928–1936

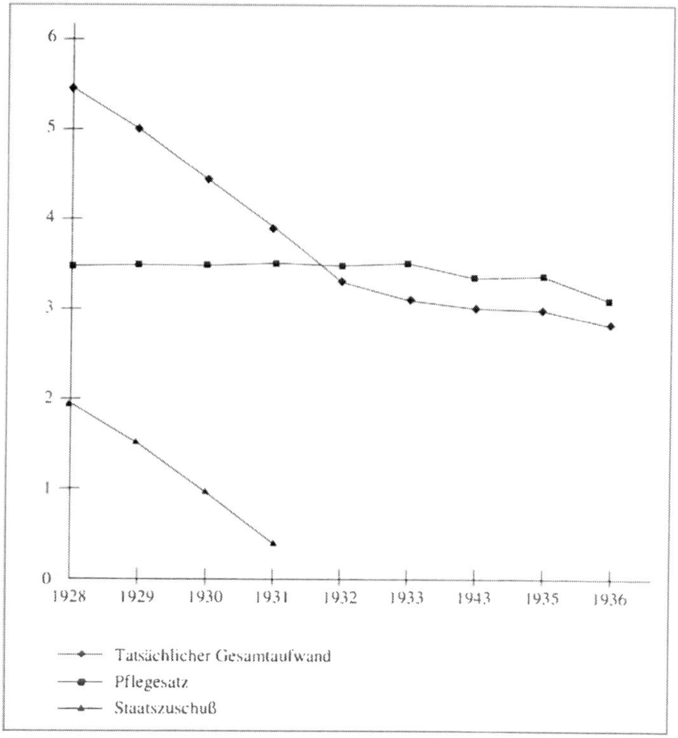

sten. Dieser „ungedeckte Aufwand", der nach Siebert im „Heilbetrieb allein je Kopf und Tag" 1,20 RM ausmachte, wurde aus alter Tradition vom Staat übernommen, was bei annähernd 4.000 Patienten in den badischen Anstalten noch 1930 einen Staatszuschuß von 1,1 Millionen erforderte.

Andererseits gerieten aber auch die Kostenträger in zunehmende finanzielle Bedrängnis, vor allem Gemeinden und Fürsorgeverbände,

die in der schweren Wirtschaftskrise die wachsende Zahl von Armen und Arbeitlosen zu unterstützen hatten. Eine Erhöhung der Pflegesätze kam daher nicht in Frage. Einvernehmliches Ziel aller Sparkommissionen, die in vielen deutschen Ländern eingesetzt wurden, war es daher, im Bereich der psychiatrischen Versorgung den Pflegeaufwand auf ein Maß zu senken, welches Staatszuschüsse nicht mehr nötig machte, ja vielleicht sogar den Pflegesatz senken ließ.
Um nicht wieder von staatlichen Anordnungen und Sparbeschlüssen überrascht zu werden, die jeglichen Sachverstandes entbehrten, machten sich auch die Psychiater zunehmend Gedanken über Möglichkeiten der Verbilligung der Irrenfürsorge, was sich in einer Reihe von Veröffentlichungen niederschlug.[38] Im Mai 1931 stellte der Deutsche Verein für Psychiatrie zwei Preisaufgaben, von denen die eine lautete: „Kann die Versorgung der Geisteskranken billiger gestaltet werden und wie?"
Den mit 600,– RM dotierten ersten Preis errang E. Bratz, Direktor der Berlin-Wittenauer Heilstätten.[39] Seine Arbeit ist nicht nur deshalb von Bedeutung, weil sie sich kritisch mit Sparvorschlägen von seiten der Verwaltungen – u.a. auch des Reichssparkommissars – auseinandersetzt, sondern auch wegen der Diskussion einer Reihe von strukturellen Veränderungen, die in der zukünftigen Entwicklung eine wichtige Rolle spielen sollten. Außerdem enthält sie das Ergebnis einer Umfrage in den preußischen Provinzen über die bereits getroffenen Sparmaßnahmen.

---

[38] Die Diskussion der Sparmaßnahmen kam nur zögerlich in Gang. So tauchen in der PNW erst 1931 entsprechende Beiträge auf, wie die von Friedländer: „Neue Wege der Irrenfürsorge?"; Carriere: „Sparmaßnahmen und Anstaltsniveau"; Bresler: „Sparsamkeit in der Irrenanstalt" (H. 27, Juli 1931). Andere Aufsätze sind bemüht, den Spareffekt moderner und älterer Entlassungsformen nachzuweisen und gegen ihren Abbau zu argumentieren: Knab: „Ein Beitrag zum Problem der Familienpflege als billigste Versorgungsart chronisch Geisteskranker und asozialer psychischer Grenzzustände" (H. 39, Sept. 1931); Kolb zur Offenen Fürsorge: „Was wir in der Anstalt Erlangen erreicht haben." (H. 48, Nov. 1931); später dann Knab: „Plädoyer zugunsten der Familienpflege." (H. 18, April 1932); Repkewitz: „Die Offene Geisteskrankenfürsorge im Rahmen der Sparmaßnahmen." (H. 36, Sept. 1932); Bufe: „Zur Krise der Familienpflege"; Berg: Zur Krise der Offenen Fürsorge" (H. 45, Nov. 1932); schließlich Enge: „Fehlschlüsse und Irrtümer bei Sparmaßnahmen." (H. 47, Nov. 1932). Die Diskussion der Sparmaßnahmen in den Berufsverbänden wie dem Deutschen Verein für Psychiatrie (H. 23, Juni 1932) und dem Reichsverband beamteter deutscher Psychiater (H. 44, Okt 1932) wird ausführlich referiert.
[39] AZP 98 (1932), 1ff.

In einem historischen Vorspann weist Bratz darauf hin, daß bereits das Massensterben in den Anstalten während des Krieges und der Abbau von Personal in den Inflationsjahren erhebliche Einsparungen in der Irrenfürsorge erbracht hätten, die man nicht vergessen dürfe. Bei der jetzigen zweiten „Sparwelle", die aus der „Not der öffentlichen Kassen" resultiere, könne man sich aus „vaterländischen Gründen" der Diskussion der Vorschläge der Sparkommissäre nicht entziehen, die seit einem ersten Gutachten für Hessen im Jahr 1929 entwickelt worden waren.
Bezüglich der Sachausgaben macht er viele Vorschläge, die stark an diejenigen der unmittelbaren Nachkriegszeit erinnern: Einsparungen bei Heizung und Beleuchtung durch Ausgabe zusätzlicher Decken oder längeres Schlafenlassen der Patienten. Neu ist, daß die Kranken ihre eigene und keine Anstaltskleidung mehr tragen sollten.
In der Beköstigung sieht Bratz noch „erhebliche Sparmöglichkeiten", wobei er daran erinnert, daß „in weiten Kreisen der Bevölkerung die gesamte Lebenshaltung sich verschlechtert hat. (...) Unsere Chronisch-Kranken (...) brauchen im allgemeinen in der Anstalt keine bessere Kost zu erhalten, als sie zu Hause gewöhnt waren" Warum nur die chronisch Kranken, möchte man da fragen? Bedenken müssen auch die Empfehlungen hervorrufen, die Kranken monatlich zu wiegen und das Durchschnittsgewicht „nicht wesentlich sinken zu lassen".
Alle Sparkommissare waren sich darin einig, daß als wichtigste Sparmaßnahme der Zugang zu den Irrenanstalten erschwert und der Abgang erleichtert werden müsse. Vom ersteren rät Bratz dringend ab. In Übereinstimmung mit dem Gutachten des Sparkommissars Dr. Holm über die Anstalt Lüneburg sieht er einen *größeren Spareffekt in erhöhter Anstaltsausnutzung durch stärkere Anstaltsbelegung*. Auch in der Frage der Entlassung stimmt Bratz mit den Ansichten des Reichssparkommissars überein, namentlich was die Frühentlassung der Schizophrenen betrifft. Entlassung in die eigene Familie, notfalls mit Unterstützung durch die Außenfürsorge sei das erstrebenswerte Ziel. Sei dieses nicht erreichbar, komme an zweiter Stelle „die Verlegung aus der Irrenanstalt in die billigeren, aber doch zu Buche schlagenden Verpflegungsformen, erstens in die Familienpflege, zweitens in Pflegeheime, drittens in billigere Anstalten" in Frage.
Von der Verlegung chronischer Patienten in „*billigere Pflegeanstalten*" hält Bratz aber absolut nichts. Natürlich sei kein Zweifel, daß in den caritativen Anstalten „fromme Schwestern billiger arbeiten" als staatliches Personal im Achtstundentag, aber „Pflegeanstalten mit einseitigem Krankenmaterial (bedeuten) eine schwere Gefahr für die Fortbildung der Ärzte und Pfleger, auch für die Behandlung der Kranken, also letzten Endes ohne die nötigen Gegenmaßnahmen kein weises Sparen, sondern eine Kapital-Fehlinvestierung"[40] (Hervorhebungen H.F.).

---

[40] Auch Prof. E. Friedländer, Lippe, der zweite Preisträger, wandte sich gegen abgelegene, billigere Pflegeanstalten und empfahl statt dessen „die Einrichtung

Abschließend stellt Bratz die Frage, was „das Hinausdrängen der Geisteskranken aus der Anstalt" letzten Endes wirtschaftlich bedeute. Wegen der „außerhalb der Anstalten erzeugten Nachkommenschaft" könne sich langfristig gesehen der wirtschaftliche Effekt durchaus ins Gegenteil verkehren, indem die aus der „fortpflanzungsverhindernden Anstalt (Entlassenen) ungezählte neue Seelisch-Abnorme liefern". In Übereinstimmung mit der Mehrzahl seiner Fachkollegen, darunter auch vieler Vertreter der Frühentlassung und der Offenen Fürsorge, kommt Bratz zu der Überzeugung, daß nichts anderes als die Sterilisierung der „erblich Schizophrenen" und Schwachsinnigen vor der Entlassung übrig bleibe.

Bratz' Arbeit wurde deshalb ausführlicher referiert, weil sie weitgehend die Ansichten der offiziellen deutschen Psychiatrie zu Beginn der dreißiger Jahre widerspiegelt. Man kann nicht sagen, daß diese offizielle Meinung ausgesprochen patientenfeindlich war, geht es doch nach einem der einleitenden Sätze von Bratz darum, „an der Stelle zu sparen, welche gleiche oder geringere Leistungen nur mit höheren Ausgaben vollbringt." Was an seinen Ausführungen wieder, wie schon bei den Stellungnahmen zum Hungersterben im Ersten Weltkrieg und in den Reformdiskussionen zu Beginn der zwanziger Jahre[41], auffällt, sind seine Prioritäten. So, wenn er schreibt, die Psychiater dürften sich der Diskussion der gemachten Sparvorschläge „in vaterländischem und unserer Kranken Interesse nicht entziehen". Oder wenn er bei der Ablehnung der billigeren Pflegeanstalten zuerst von der „schweren Gefahr für die Fortbildung der Ärzte" spricht und dann erst „auch für die Behandlung der Kranken" hinzufügt. Sein Entwurf einer modernen und sparsamen „Neuro-Psychiatrie" läuft ohnehin auf eine Allmachtsstellung des Anstaltsdirektors hinaus, der beim Aufnahmeverfahren, in den Sparmaßnahmen der Anstalt selbst, als auch in den nachstationären Einrichtungen, wie Familienpflege, Außenfürsorge, Pflegeheim und eventuell in den integrierten verbilligten Pflegeabteilungen allgegenwärtig sein und das letzte Wort haben soll.

Verkürzt heißt das nichts anderes, als daß zuerst das Vaterland, dann das Interesse des eigenen Standes und ganz zuletzt der Patient kommt. Auf diese Rangfolge zielt auch Siemens Bemerkung, auch in der Reformpsychiatrie der Weimarer Republik habe sich eine „Loyalität der Psychiater gegenüber den zu Behandelnden" nicht gebildet: „Auch in ihrer Blütezeit, als ein Eingehen auf die Interessen der Betroffenen

billiger arbeitender Abteilungen im Rahmen der bestehenden Anstalten". Friedländers Arbeit ist abgedruckt in PNW 34 (1932), 373 ff.

[41] Vgl. die Ausführungen Roemers in diesen Diskussionen, s. Faulstich 1993a, 91 und 120.

eher möglich war, stand die Loyalität zum Staat und zur zugewiesenen gesellschaftlichen Funktion absolut im Vordergrund."[42]

Viele von Bratz' Vorschlägen für das Sparen *in* den Anstalten waren, wie die preußische Umfrage zeigte, Anfang 1932 bereits realisiert. In Posen-Westpreußen hatte man den Beköstigungssatz von 85 auf 75 Pfennige gesenkt, in Oberschlesien gar von 0,75 auf 0,55 RM. An vielen Orten waren zusätzliche fleischfreie Tage eingeführt, der Kaffee durch Kaffee-Ersatz und die Butter durch Margarine ersetzt worden. In Berlin hatte man die „Mittel für Beköstigung gegenüber den Sätzen von 1930 um 35–40% gesenkt". Ähnliches galt für die Pflegesätze insgesamt; Nassau meldete beispielsweise „die mehrfache Senkung der Pflegekosten seit April 1930".

Welche Folgen die rigorosen Sparmaßnahmen für den Personalbestand und die davon abhängigen Therapiemaßnahmen in einer zuvor als mustergültig angesehenen Reformanstalt hatten, schildert Thumm in seinem Jahresbericht über die Konstanzer Anstalt im Jahr 1931:

> „Die durch den wirtschaftlichen Zusammenbruch in den Sommermonaten bedingte Gefährdung des Staatshaushalts führte im Herbst zu tief einschneidenden Spar- und Abbaumaßnahmen. Neben Aufhebung der offenen Fürsorge und des Unterrichts für das Pflegepersonal mußten ein Arzt und die ärztliche Schreibhilfe abgebaut, 15 Pflegepersonen und 5 Wirtschaftsarbeiter eingespart, beim Pflegepersonal grundsätzlich die frühere Arbeitszeit von 60 Wochenstunden wieder hergestellt werden. (...) Der Abbau im ärztlichen Dienst und in den Wirtschaftsbetrieben traf die hiesige Anstalt besonders hart, weil sie nach dem letzten großen Spezialabbau des Jahres 1923/24 trotz ständig wachsender Krankenzahl ihren Personalstand nicht entsprechend erhöht hatte. Die Zahl der Arbeitskräfte in den Wirtschaftsbetrieben war infolge von Ausdehnung der Krankenbeschäftigung im Rahmen aktiverer Behandlung während der verflossenen Jahre besonders niedrig gehalten worden. Nun wurde der erneute Abbau umso härter fühlbar. Dies umso mehr, als andererseits die arbeitsfähigen Kranken in immer größerer Zahl an die Kreispflegeanstalten verloren gingen. (...) Bezüglich der Beschäftigungsbehandlung der Kranken zwang die wirtschaftliche Not (...) zur Aufgabe mehrerer nützlicher Beschäftigungsweisen. (...) Auf der Frauenseite machte der Fortfall der Wagengruppen, teils durch sanitäre Maßnahmen teils auch – im letzten Jahresdrittel – durch Personalmangel veranlaßt, sich nachteilig fühlbar; es entfiel damit die einzige Beschäftigungsmöglichkeit für eine größere Zahl stumpfer, untätiger und ungeordneter Kranker. Die verringerte Möglichkeit, sie ins Freie zu bringen, wirkte sich übrigens auch in einer merklichen Zunahme der Tuberkulosefälle aus."[43]

---

[42] Siemen 1987, 111.
[43] Archiv PLK Reichenau, Jahresbericht 1931, 16.

Thumms Bericht zeigt, daß sich die staatlichen Instanzen keinen Deut um das von Bratz erstrebte Ziel einer modernen und dabei sparsamen Neuro-Psychiatrie kümmerten. Dies gilt weniger für das anstaltsinterne Sparen – hier war man in der Tat für manchen seiner Vorschläge dankbar – sondern vor allem für das, was er über die optimale Regelung von Aufnahmen und Entlassungen gesagt hatte. So berichtete Wiehl auf der Jahresversammlung des Deutschen Vereins für Psychiatrie im Mai 1932, daß die Fürsorgeverbände in der Rheinprovinz „sparen, indem sie die Aufnahmen hemmen und die Kranken aus den Anstalten herausholen; die Offene Fürsorge war daher nicht mehr nötig, und die Provinzialverwaltung setzte die Mittel dafür ab."[44] Auch in Baden wurde die offene Fürsorge eingestellt. In der preußischen Provinz Sachsen sperrte man die Ausgaben für „freiwillige Aufgaben", womit vermutlich ebenfalls die Außenfürsorge gemeint war. Einzig Ostpreußen führte als rühmliche Ausnahme zum Zweck der Erleichterung von Entlassungen die Offene Fürsorge neu ein und erweiterte die Familienpflege.

Die Verlegung in „billigere" Einrichtungen war trotz aller Vorbehalte gang und gäbe: Ostpreußen gab „sieche Kranke" an Privatanstalten ab. Berlin verlegte Alkoholiker „in nicht psychiatrische Anstalten mit billigerem Betrieb" und brachte psychisch Kranke (bei gleichzeitiger Herabsetzung der Pflegesätze) verstärkt in Pflegeheimen unter. In Baden gingen, wie Thumm schreibt, die arbeitsfähigen Kranken in immer größerer Zahl an die Kreispflegeanstalten „verloren". Die badischen Kreispflegeanstalten erhoben einen Verpflegungssatz von 1,50 RM, waren also um die Hälfte billiger. In Sachsen wurden vom 1. Januar 1930 bis zum 31. Dezember 1936 „im Ganzen 2.160 Kranke in nichtpsychiatrische" Anstalten übergeführt.[45] Schleswig-Holstein ging besonders raffiniert vor: Einerseits wurden billigere Privatanstalten zur Aufnahme von Leichtkranken erweitert, andererseits „bei sinkendem Krankenbestande Vollbelegung der provinzeigenen Anstalten durch Entleerung der teuersten Privatanstalten erreicht".

Die Beispiele zeigen, daß jede Provinz anders verfuhr, überall jedoch das Sparen über die Notwendigkeit einer adäquaten Patientenversorgung gesetzt wurde. Während sich einige Provinzen mit einer deutlichen Reduktion der Staatszuschüsse zufrieden gaben, hatte Baden mit seiner besonders rigorosen Sparpolitik bereits anfangs der dreißiger Jahre – betriebswirtschaftlich gesehen – den „Idealzustand" erreicht:

[44] PNW 34 (1932), 287.

[45] Jahresbericht 1936 der Heilanstalt Sonnenstein, Stadtarchiv Leipzig, Bestand BKH Dösen Nr. 63.

Das Wirtschaftsergebnis der Anstalt bei Konstanz wies 1931 zum ersten Mal einen Überschuß in Höhe von 18.950,– RM aus, der an die Staatskasse abzuführen war. Während das Land 1924 noch 2,40 RM pro Tag und Patient zuschießen mußte, im Jahr 1930 immerhin noch 31 Pfennige, wurden jetzt über den Pflegesatz pro Tag und Patient 9 Pfennige mehr eingenommen als ausgegeben. Wiesloch und Emmendingen zogen 1932 nach.[46]
Wie in der Psychiatrie üblich, wurden die Patienten zu diesen Entwicklungen, die auf eine massive Verschlechterung ihrer Lebens- und Behandlungsbedingungen hinausliefen, nicht gefragt. Sie konnten sich, wie Bresler zynisch bemerkte, auch nicht zur Wehr setzen:

> „Selbstverständlich müssen trotzdem alle Möglichkeiten des Sparens in den Anstalten (...) geschaffen und ausgenützt werden, und das geschieht (...) umso leichter, als die Geisteskrankenschaft selbst nicht eine Organisation ist, die durch Streik, Beschlüsse u. dgl. sich dagegen wehren kann, und nie so unvernünftig war, sich dagegen zu wehren. Wir haben das in der Kriegszeit erlebt, wo in manchen Anstalten fast die Hälfte der Geisteskranken, durchschnittlich ein Drittel, an Unterernährung zugrunde gegangen, also glatt und geräuschlos verhungert ist."[47]

Nach all dem stellt sich die Frage, ob die allgemeine Verschlechterung der Lebensbedingungen in den Anstalten auch zu einer Erhöhung der Sterblichkeit geführt hat. Die statistischen Befunde sind nicht einheitlich. In Preußen und Bayern fielen aus den genannten Gründen die statistischen Zählungen für das Jahr 1930 aus, so daß größere Überblicke fehlen. Von 1931 bis 1933 findet man aber in Bayern Sterberaten, die weiterhin unter 5 Prozent bleiben, also keine Veränderung gegenüber der vorangegangenen Zeit aufweisen. Anders scheint es in Preußen zu sein, wo die Sterberaten von 1926 bis 1929 zwischen 4,6 und 4,8% schwanken. Hier zeigt sich 1931 erstmals seit fünf Jahren wieder eine Sterberate von mehr als fünf Prozent, nämlich genau 5,5%. Eine Steigerung der Sterberate um 0,8% Prozent bei rund 145.000 Patienten bedeutet eine Zunahme der Todesfälle um rund 1.000 Menschen. Auch 1932 starben noch 5,3 Prozent der behandelten Patienten.
Bei der Fortschreibung der Sterberaten der in Tab. 15 aufgeführten Anstalten zeigt sich das gleiche uneinheitliche Bild.
Erlangen bleibt praktisch auf dem Niveau der Vorjahre und zeigt ab 1932 sogar einen deutlichen Rückgang. Lüneburg weist 1931 noch einmal eine Sterberate von über 7%, danach nimmt die Sterblichkeit

46 Quellen s. Diagramm über die Entwicklung der Pflegesätze in Baden, S. 90.
47 PNW 37 (1935), 417.

Tab. 16: Entwicklung der Sterberaten von *Erlangen, Lüneburg und Konstanz* 1930–1934

Anstalt	1930	1931	1932	1933	1934
Erlangen	4,5	5,1	3,5	3,4	3,3
Lüneburg	6,4	7,3	6,3	5,9	6,4
Konstanz	4,0	3,3	3,8	3,4	3,6

ebenfalls weiter ab. In Konstanz steigt sie von 2% im Jahr 1929 auf 4% im Jahr 1930, um dann auf Werte zurückzugehen, die dennoch deutlich über jenen der Jahre 1925–1929 liegen. Hier könnte man am ehesten von einer signifikanten Steigerung sprechen; Thumm sprach deshalb von einer „merklichen Zunahme der Tuberkulosefälle", nachdem seine aktivere Therapie den Sparmaßnahmen weitgehend zum Opfer gefallen war.

Insgesamt kann man von einer leichten Zunahme der Sterblichkeit sprechen, die allerdings von Land zu Land und von Anstalt zu Anstalt unterschiedlich und offenbar eher kurzfristig war. Nach einer gewissen Desorganisation und vielleicht auch Resignation, die sich in den Anstalten als Folge der einschneidenden Sparmaßnahmen insbesondere beim Personal breitgemacht hatte, scheint man sich an die neuen Bedingungen angepaßt und den Betrieb wieder in den Griff bekommen zu haben. Anscheinend entwickelten sich allmählich auch Widerstände gegen das Sparen in allen Bereichen, wie aus einem Aufsatz von Enge, Lübeck-Strecknitz, über „Fehlschlüsse und Irrtümer bei Sparmaßnahmen" vom November 1932 hervorgeht; ergänzend heißt es dort: „Kürzlich las ich in der ‚Anstaltsumschau' (...), daß das Hauptgesundheitsamt Berlin den Beschluß gefaßt hat, mit den Sparmaßnahmen bei den Berliner Krankenhäusern in absehbarer Zeit Schluß zu machen."[48]

In einem der letzten Hefte der Psychiatrisch-Neurologischen Wochenschrift des Jahres 1932 ist ein Aufsatz des Direktors der sächsischen „Idiotenanstalt" Großhennersdorf, Dr. Meltzer, zum Thema „Die Frage des unwerten Lebens (Vita non iam vitalis) und die Jetztzeit" wiedergegeben:[49]

> „Das uralte, in Zeiten der Not immer wieder aus der Versenkung auftauchende Problem war in den letzten Jahren etwas zur Ruhe gekommen. Aber die Frage tritt heute schärfer denn je, bestimmte Antwort heischend an uns heran, genau wie damals in den Jahren der Lebensmittelknappheit im Krieg und in der ersten Nachkriegszeit." Der Aufsatz beruhte auf

[48] PNW 34 (1932), 572.
[49] Ebd., 584ff.

einem Vortrag, den Meltzer im Juni des gleichen Jahres im Anschluß an eine Führung von Ärzten und Mitgliedern der Eugenischen Sektion der Naturforscher-Gesellschaft durch seine Anstalt gehalten hatte. Aus alter Erfahrung wußte er, was in den Köpfen von Laien und auch bei seinen Kollegen angesichts des erschütternden Elends, das ihnen begegnete, vor sich ging. „... und mancher wird sich gesagt haben, daß hier doch eine Freigabe der Vernichtung solchen Lebens das Rationellste wäre, also genau so wie sie der bekannte Strafrechtsjurist K. Binding in seiner im Jahr 1920 erschienenen Broschüre ‚Die Freigabe der Vernichtung lebensunwerten Lebens' gefordert hat." Meltzer, der sich schon wiederholt und immer eindeutig ablehnend mit dieser Schrift auseinandergesetzt hatte, hielt vor seinen Kollegen unter Berufung auf zahlreiche Philosophen, Dichter und Juristen ein leidenschaftliches Plädoyer für das Lebensrecht seiner Patienten und bezweifelte auch, daß ihre Vernichtung, die als Mord gelten müsse, in irgendeiner Weise die Staatsfinanzen entlasten würde.

Möglicherweise war sein Aufsatz eine Reaktion auf eine andere Publikation, die kurz zuvor erschienen war und die gegenteilige Auffassung vertrat. Ihr Autor war der Erlanger Privatdozent Berthold Kihn, der über „Die Ausschaltung der Minderwertigen aus der Gesellschaft" gesprochen hatte.[50] Mit eindeutiger Tendenz bediente sich Kihn darin einer Argumentationsweise, die bald Schule machen sollte:

> „Sonach scheint keine andere Möglichkeit zu bestehen, als die radikaleren Vorgehens gegen die Minderwertigen. Ein solches scheint darin begründet, daß die Jetztzeit mit ihren schweren wirtschaftlichen Krisen unnötige Ausgaben der öffentlichen Hand von selbst verbietet. Und zu den unnötigen Ausgaben kann man die Forterhaltung aller Ballastexistenzen (*Hoche*) aus öffentlichen Mitteln zählen. Die Belastung des Staates, die sich aus der Pflege von Geisteskranken und Schwachsinnigen ergibt, ist nicht gering. Man wird z.B. zur Zeit als jährlichen Aufwand für die Pflege eines Idioten die Summe von 1500 Mark in Ansatz bringen müssen. In Anstaltspflege befinden sich im deutschen Reiche ca. 30 000 idiotische Kranke. Sonach ergibt sich für die Idioten allein ein Kostenaufwand von jährlich 45 Millionen Mark. (...) Die Kostenaufwendungen für die geistig Kranken sind wesentlich höher. (...) Ich schätze sie auf 150 Millionen im Jahr. Das läßt die Überlegung gerechtfertigt erscheinen, ob nicht durch Preisgabe lebensunwerten Lebens unser Volk von einem großen Teil solcher Ballastexistenzen befreit werden könnte."

Fast bedauernd fügt Kihn hinzu, daß die Schwierigkeiten der praktischen Durchführung „außerordentlich groß" seien, weshalb die Reali-

[50] AZP 98 (1932), 387 ff. Berthold Kihn übernahm später die Thüringer Anstalt Stadtroda und danach den Lehrstuhl in Jena. Er gehörte zu den ersten T4-Gutachtern. Nach dem Krieg war Kihn Direktor einer Privatklinik in Erlangen und hielt Vorlesungen.

sierung seiner Forderung noch in weiter Ferne liege. Die Nationalsozialisten, die vor den Toren der Macht standen und ähnlich dachten, hörten solche Forderungen aus psychiatrischen Kreisen zweifellos gern. Wenige Jahre später machten sie Kihn zu einem der ersten Gutachter in der „Aktion T4".

Zusammenfassung

Infolge des Hungersterbens standen nach dem Krieg viele Anstaltsbetten leer. Gerüchte gingen um, daß in manchen Anstalten und Provinzen die Hälfte der Patienten gestorben seien. Viele Psychiater reagierten darauf und auf die veränderten Obrigkeitsverhältnisse mit Existenz- und Zukunftssorgen. Die Auseinandersetzung mit dem Hungersterben während des Krieges fand nur zögernd statt. Niemand machte sich Vorwürfe. Das Massensterben schien dadurch gerechtfertigt, daß „es nicht möglich und nicht berechtigt (war), den Geisteskranken mehr Nahrungsmittel zu geben als den Gesunden" (Ilberg).
Die gegenüber der Vorkriegszeit erhöhte Sterblichkeit hielt in den Anstalten noch über mehrere Jahre an. Da der verarmte Staat mit den ständig steigenden Lebensmittelpreisen nicht Schritt halten konnte, kam es zu erneuten Einschränkungen in der Ernährung. Darüber hinaus verhinderte der Kohlemangel die ausreichende Beheizung der Krankengebäude, so daß die unterernährten Patienten auch froren. In der Inflation kam es aufgrund des völligen Zusammenbruchs der Staatsfinanzen zwischen 1922 und 1924 zu einem erneuten Anstieg der Sterblichkeit.
Erst in der kurzen Phase der wirtschaftlichen Erholung zwischen 1925 und 1930 gingen die Sterberaten in fast allen Regionen – nicht aber in allen Anstalten – auf Werte um oder unter 5 % zurück.
Verbesserungen in der Sozialgesetzgebung, aber auch andere Faktoren führten in dieser Zeit zu einem erheblichen Anstieg der Anstaltsbelegung und damit zu erhöhten Staatsausgaben. Deshalb begannen die ersten Spardiskussionen schon lange vor der Wirtschaftskrise, die ab 1931 zu massiven Kürzungen an Personal und Sachmitteln führte. Auswirkungen auf die Sterblichkeit sind zu diesem Zeitpunkt nicht mit Sicherheit feststellbar. In den Spardiskussionen tauchten – wie zu Beginn der zwanziger Jahre – wieder Vorschläge auf, sich der „Ballastexistenzen" zu entledigen.

III. Nationalsozialistische Psychiatrie

Fortsetzung des Sparkurses aus anderen Gründen und mit anderen Mitteln

In einer Anstaltshistorie wird lapidar festgestellt, daß sich in der NS-Zeit zunächst nichts wesentliches an der Versorgung der Anstaltspatienten geändert habe: alle schmerzhaften Einschnitte in die Anstaltsbudgets seien schon vor Beginn der neuen Ära durchgeführt worden. Nach dem bisher Dargestellten scheint der Autor hinsichtlich der finanziellen Bedingungen beinahe recht zu haben – aber eben nur beinahe: Mit dem neuen Regime trat eine qualitative Änderung in der Psychiatriepolitik ein, die weit über das kostenmäßig Erfaßbare hinausging.

Die Einstellung des Staates zu psychisch Kranken war eine andere geworden: Ihre Versorgung war nicht nur, wie zuletzt in der Weimarer Republik, eine lästige, weil kostspielige Pflicht – bereits die Existenz der Geisteskranken wurde zur „Gefahr für die rassische und biologische Entwicklung des Volkes" erklärt. Rassismus, Eugenik und Bevölkerungspolitik erhielten den Rang einer Staatsdoktrin, und eine radikale Kehrtwendung in der Fürsorgepolitik wurde vollzogen, die nun hauptsächlich für die Förderung der „gesunden Anteile des Volkskörpers" sorgen sollte.[1]

Nachdem der Weimarer Staat die dazu notwendigen grausamen finanziellen Schritte bereits gegangen war, konnte man sich nun dem vorrangigen Ziel der völkischen Erneuerung widmen. Das Gesetz zu Verhütung erbkranken Nachwuchses, aufgrund der Vorarbeiten des Preußischen Landesgesundheitsrates schon im Juli 1933 beschlossen und zu Beginn des Jahres 1934 in Kraft tretend, war in der Radikalität seiner Durchführung erster Ausdruck der psychiatriefeindlichen Gesinnung des neuen Staates.[2]

---

[1] Vgl. Schmuhl 1993, 113.

[2] Unabhängig von den neuen politischen Machthabern war die Sterilisation der Geisteskranken schon länger von führenden Psychiatern wie Kraepelin, Gaupp, Forel und Bleuler gefordert worden, nicht zuletzt weil es in der Erforschung der Ursachen und damit auch in der Behandlung der wichtigsten psychischen Krankheit, der Schizophrenie, keine erkennbaren Fortschritte gab. („Aktivere Therapie" und Frühentlassung mit Außenfürsorge wurden entsprechend den allgemeinen Vorstellungen von einer hirnorganischen Grundlage nicht als „kausale Therapie" angesehen.) Dementsprechend gerieten auch die Reformpsychiater der

Doch blieb auch das Thema der Kostenverringerung für die Pflege der Geisteskranken weiter aktuell, nur wurde es in anderer Form und an anderer Stelle diskutiert. In den Fachzeitschriften liest man ab 1933 nichts mehr darüber, auch nicht in der PNW (dafür finden sich einige Ergebenheitsadressen des Herausgebers). In der Fachliteratur wie auf psychiatrischen Kongressen waren die Eugenik und das allseits begrüßte Sterilisationsgesetz die dominierenden Themen dieser Jahre. Die Forderung, an der Anstaltsversorgung noch mehr zu sparen, tauchte vor allem in der Propagandaoffensive auf, mit der das erbbiologische Denken nach Goebbels „in das Bewußtsein jedes einzelnen eingehämmert" werden sollte. Rechnungen, wie sie bereits Kihn angestellt hatte, finden sich zunehmend häufiger, zuerst noch in reinen Nazi-Publikationen, später sogar in Schulbüchern. So wurde 1933 in „Volk und Rasse" der Aufwand für die Versorgung von Verbrechern, Geisteskranken und Krüppeln mit den Mitteln verglichen, die Arbeiter, Angestellte und Beamte zur Verfügung hätten, um ihren Lebensunterhalt zu bestreiten.[3] Auf dem Nürnberger Reichsparteitag 1934 rechnete Reichsärzteführer Wagner den aufmarschierten Parteigenossen vor, die wirtschaftliche Belastung durch „Erbkranke" betrage pro Jahr 1,2 Milliarden Mark.[4] 1936 griff er am gleichen Ort das Thema noch einmal auf und sprach von einer nicht zu rechtfertigenden Verschwendung gegenüber dem erbgesunden Volksteil. Im gleichen Jahr ging das Thema unter der Überschrift „Rassenpflege" als Rechenaufgabe in das Mathematiklehrbuch für Quarta bis Untersekunda von Dorner ein:

> „1. Nach verschiedenen Berechnungen wendet der Staat jährlich für einen Geisteskranken 1500 RM, einen Hilfsschüler 300 RM, einen Volksschüler 100 RM, einen Schüler auf mittleren und höheren Schulen etwa 250 RM auf. – Stelle die Beträge durch Streifen (Geldrollen) bildlich dar. 2. Ein Geisteskranker verursacht etwa 4 RM, ein Krüppel 5,50 RM, ein Verbre-

zwanziger Jahre zunehmend unter Druck, weil sie, so der Vorwurf, mit der Frühentlassung Schizophrener der „Züchtung der Psychose" Vorschub leisteten. Nur so ist es zu verstehen, daß man unter den Befürwortern und Propagandisten des neuen Gesetzes auch Reformer wie Roemer und Faltlhauser wiederfindet (vgl. Faulstich 1993a, 176f.). Sie hatten dann auch nichts dagegen, daß das Gesetz mit Zwang verbunden war und die Außenfürsorge, soweit sie überhaupt noch bestand, in ein Instrument zur Erfassung und Kontrolle der „Erbkranken" umfunktioniert wurde. In ihrer Eigenschaft als Experten für „Erbkrankheiten" ließen sich Universitäts- wie Anstaltspsychiater auch voll in das rassenhygienische Programm der Nationalsozialisten integrieren – der Anfang vom Ende einer humanen Psychiatrie.

[3] Vgl. Projektgruppe „Volk und Gesundheit" (Hg.) 1982, 189.

[4] Zit. n. Nowak 1984, 72.

cher 3,50 RM tägliche Anstaltskosten. In vielen Fällen hat ein Beamter täglich höchstens 4 RM, ein Angestellter kaum 3 RM, ein ungelernter Arbeiter kaum 2 RM auf den Kopf der Familie. a) Stelle diese Zahlen bildlich dar. – Nach vorsichtigen Schätzungen sind in Deutschland 300.000 Geisteskranke, Epileptiker usw. in Anstaltspflege. b) Was kosten diese jährlich bei einem Satz von 4 RM? – c) Wieviele Ehestandsdarlehen zu je 1000 RM könnten von diesem Geld jährlich ausgegeben werden?"

Mit welcher Absicht die Kosten für die Versorgung der „Minderwertigen" in die Öffentlichkeit gezerrt und mit den Einkünften „Gesunder" verglichen wurde, ist klar: Es sollte Stimmung gegen die Geisteskranken gemacht werden. 1936 konnte das noch bedeuten, es sei auf keinen Fall gerechtfertigt, die Ausgaben entsprechend dem wirtschaftlichen Aufschwung wieder anzuheben. Für später aber war Schlimmeres zu befürchten. Wenn bei den zahlreichen Führungen, die in allen Anstalten des Reichsgebiets zur Demonstration der „Folgen schlechter Erbanlagen" stattfanden, von Teilnehmern danach gefragt wurde, warum man diese Ballastexistenzen denn noch am Leben erhalte, galt der Zweck der Schulung als erreicht.[5]

Im Gegensatz zur Auffassung des eingangs zitierten Autors wurde aber auch in der beginnenden NS-Zeit weiterhin energisch gespart – gezwungenermaßen, da das Zwangssterilisationsgesetz die Anstaltsfürsorge zunächst einmal erheblich verteuerte. Die Standardrezepte der Weimarer Sparkommissare, Verringerung der Aufnahmen und Vermehrung der Entlassungen, waren überholt. Da die „frei lebenden Erbkranken" als die größte Gefahr für die Volksgesundheit angesehen wurden, mußten die Befürworter des Gesetzes – fast alles Psychiater – um jeden froh sein, der in die Anstalt kam, weil man dann die Möglichkeit erhielt, ihn zu sterilisieren. Am meisten schlug der enorme Belegungsanstieg von 1934 zu Buche, der durch die erheblichen Anfangsschwierigkeiten in der Durchführung des Gesetzes[6] entstand und dazu führte, daß Massen von Patienten in den Anstalten auf die Sterilisation zu warten hatten, ehe sie nach erfolgter „Unfruchtbarma-

[5] Ebd., 75.

[6] Der Standardkommentar zum Gesetz von Gütt/Rüdin/Ruttke wurde erst verspätet ausgeliefert, so daß ein schon seit langem angekündigter Einführungslehrgang für die Anstaltsleiter mehrfach verschoben werden mußte und erst Mitte Januar 1934 stattfinden konnte. Auch die „Verordnung zur Durchführung des Gesetzes zur Verhütung erbkranken Nachwuchses" erschien erst am 5. Dezember 1933, so daß die Länder die notwendigen Verordnungen zur Einrichtung von Erbgesundheitsgerichten erst verspätet erlassen konnten. Die zur Durchführung des Eingriffes ermächtigten Krankenhäuser wurden in Baden erst am 20. Februar 1934 benannt.

chung" nach Hause durften. Besonders eifrige Psychiater hielten in manchen Anstalten Patienten schon lange vor Inkrafttreten des Gesetzes für die spätere Sterilisierung zurück.[7]
Diese Entwicklungen und auch die darauf folgenden Reaktionen der jetzt für die Psychiatrie Verantwortlichen sind in Baden besonders gut erkennbar: Die Belegung der Anstalten war infolge der Wirtschaftskrise 1932 zum ersten Mal leicht rückläufig, von 1933 an nahm sie aber wieder zu. Geradezu dramatisch war die Entwicklung in den ersten fünf Monaten nach Inkrafttreten des Sterilisationsgesetzes. Von 3.999 Patienten, die sich am 1. Januar 1934 in den vier staatlichen Heil- und Pflegeanstalten befanden, stieg die Belegung bis zum 1. Mai auf 4.501, also um 502 Patienten an. Die Lösung des Problems der Überfüllung, die der neue Innenminister zusammen mit seinem Sonderkommissar für das Gesundheitswesen Dr. Pakheiser[8] fand, lag ganz im Sinne der neuen Machthaber. Den Vorschlag von „Billiganstalten" durch die Sparkommissare der Weimarer Zeit aufgreifend, richtete man in einem offiziell dem Verfall preisgegebenen Rastatter Festungsgebäude innerhalb weniger Monate und mit geringstem Aufwand eine Sparanstalt für „abgelaufene Fälle" ein.[9]
In verschiedenen Erlassen wurden die Anstaltsleiter ausdrücklich auf die neuen Aufgaben hingewiesen, die den Anstalten durch das „Gesetz zur Verhütung erbkranken Nachwuchses", das „Gesetz gegen gefährliche Gewohnheitsverbrecher" und die „Maßnahmen zur Sicherung und Besserung" entstehen würden, darüber hinaus wolle man ihnen „die Eigenschaft als Heilanstalt sichern". Die so geschmeichelten Heilanstalten sollten alle diejenigen Kranken nach Rastatt überführen, „die nach Art ihres Leidens keiner psychiatrischen Behandlung mehr zugänglich sind, (...) zuerst ruhige, geordnete Kranke, sodann halb ruhige, die keiner Wartung auf einer Wachabteilung bedürfen; zuletzt Sieche und in beschränkter Zahl auch unreinliche, ruhige Kranke". „Im Hinblick auf die geringe Zahl der Pflegekräfte" sollten auch noch einige „mehr oder weniger arbeitsfähige Kranke" mitgegeben werden.

---

[7] In dem besonders tragischen Fall eines Patienten aus der Illenau führte diese Zurückhaltung und die spätere Weigerung, sich sterilisieren zu lassen, dazu, daß er schließlich in der Gaskammer von Grafeneck ermordet wurde (vgl. Faulstich 1993a, 250).

[8] Pakheiser, ein Facharzt für Haut- und Geschlechtskrankheiten, war ein fanatischer Nazi und unter anderem für die besonders strenge Durchführung des Sterilisationsgesetzes in Baden verantwortlich. Später machte er unter Himmler Karriere.

[9] Mit Ausnahme von besonders gekennzeichneten Zitaten folge ich der Darstellung von Peschke 1992.

Die äußeren Bedingungen, unter denen die Menschen in Rastatt leben mußten, sprachen allen baulichen Fortschritten der Psychiatrie in den letzten hundert Jahren Hohn, indem sie eher den längst überwunden geglaubten Zucht- und Tollhäusern vom Anfang des 19. Jahrhunderts glichen. Nur die Geschlechtertrennung war wegen der Fortpflanzungsgefahr strikt gewahrt: In der einen Hälfte des langen Gebäudes waren die Männer, in der anderen die Frauen untergebracht. Zimmer oder Tagsäle gab es nicht, nur gewölbte Kasematten mit winzigen Fenstern, in denen 16–17 Betten standen. Da die Patienten wegen des knappen Personals nur stundenweise und nach Geschlechtern getrennt in den Garten gelassen wurden, „fluteten" sie ständig auf den 140 Meter langen Korridoren hin und her.
An Pflegepersonal waren für die auf 600 Patienten ausgelegte und bald voll belegte Anstalt 15 Schwestern und ebenso viele Pfleger vorgesehen, d.h. ein Verhältnis von 1:20. Es gab nur einen Arzt, den Direktor Dr. Josef Schreck. Von ihm, der später zu trauriger Berühmtheit gelangen sollte[10] und der während seiner langjährigen Tätigkeit auf der Illenau als „gütiger, väterlicher Arzt" beschrieben worden war, sind Berichte erhalten, die das Ausmaß seiner Verbitterung aber auch seiner Verrohung angesichts der gegebenen Verhältnisse erkennen lassen. So äußerte er über die von den anderen Anstalten entgegen allen Anweisungen verlegten z.T. sehr schwierigen Patienten, sie seien „fast nur Ausschuß". Tätliche Angriffe auf Pflegepersonal und den Arzt waren offenbar an der Tagesordnung. Wohl auch deshalb heißt es im Jahresbericht 1937: „Im Hinblick auf die vielen unruhigen Kranken und die gedrängten Platzverhältnisse werden Sulfonal, Trional, Veronal und Paraldehydmixtur in rauhen Mengen verbraucht".

Welche Auswirkungen eine derartig spartanische Unterbringung und minimale Betreuung auf die Patienten haben mußte, hat Schreck hier nur angedeutet, der Wieslocher Direktor Dr. Wilhelm Möckel[11] aber im Jahresbericht 1933 in seinen Bemerkungen über das „Frauenheim Mingolsheim" genauer beschrieben. Bei dem „Frauenheim Mingolsheim" handelte es sich um eine Dépendance der Klinik, die 1930 wegen der Überfüllung in Wiesloch im Arbeitshaus Kislau eingerichtet worden war; nach Möckel war es die „wohl erste geschlossene staatliche Pflegeanstalt":

---

[10] Schreck wurde 1940 Gutachter der „T4"-Zentrale, später richtete er in Wiesloch eine Kinderfachabteilung ein. Im Freiburger „Euthanasie"-Prozeß wurde er als Hauptangeklagter zu lebenslänglicher Freiheitsstrafe verurteilt, nach wenigen Jahren jedoch begnadigt.

[11] Möckel war aus offensichtlich politischen Gründen 1933 zum Direktor ernannt worden und führte seine Anstalt im „nationalsozialistischen Geiste" bis 1945. Danach wurde er auf Anweisung der amerikanischen Besatzungsmacht entlassen.

„Es hatte sich dort eine wesentliche Einsparung dadurch ergeben, daß auf den Höchstsatz von 80 Kranken nur 6 Pflegerinnen kamen. (...) Bei diesem geringen Pflegerinnenstand konnte begreiflicherweise die Beschäftigungstherapie nicht so aktiv durchgeführt werden, wie sonst üblich. Und als Folge davon war zu bemerken, daß bei den Kranken sich verhältnismäßig schnell ein geistiger Rückgang einstellte. Dies dürfte der Beobachtung entsprechen, die schon mancher Anstaltsarzt machte, wenn er die eine oder andere frühere Patientin in der Kreispflegeanstalt wiedersah und sie in relativ kurzer Zeit psychisch wesentlich defekter geworden fand."[12]

In einem Schreiben an eine Parteidienststelle erwähnt der Rastätter Direktor Schreck später, daß „die hiesige Pflegeanstalt dem Herrn Minister den Beweis erbringen soll, daß sich der Betrieb einer Anstalt auch mit erheblich reduziertem Personal aufrecht erhalten läßt" – den Beweis hat er erbracht. Da Rastatt bis zum 31. März 1936 noch den gleichen Pflegesatz wie die anderen Anstalten berechnen durfte, konnte die Sparanstalt bis dahin aufgrund der geringen Betriebskosten einen Gewinn von einer halben Million erzielen, der auch hier in die Staatskasse floß. Erst danach wurde der Pflegesatz auf 1,60 RM reduziert, womit man immer noch gut auskam.
Eine mit solchen Absichten eingerichtete Sparanstalt und die darin erkennbare Tendenz zum forcierten Sparen an der Psychiatrie hatte natürlich auch ihre Rückwirkungen auf den Betrieb der anderen badischen Anstalten. Fast gleichzeitig mit der Eröffnung von Rastatt reduzierte das badische Innenministerium am 22.5.1934 den Pfleger/Patientenschlüssel, der 1930 noch 1:4 betragen hatte, auf 1:5,5. In der Erläuterung zu einer im Juli 1934 durchgeführten Novellierung des „Badischen Irrenfürsorgegesetzes" wird in der Kommentierung eines bestimmten Paragraphen festgestellt, daß „auf das Ganze gesehen, die Heil- und Pflegeanstalten heute und in Zukunft keine Zuschußbetriebe mehr darstellen"[13]. Wie bereits ausgeführt, hatten die badischen Heil- und Pflegeanstalten infolge der Sparmaßnahmen zu Beginn der dreißiger Jahre diese Forderung bereits 1932 erfüllt.

Auch die Sachausgaben wurden, wie die Jahresberichte der badischen Anstalten über die Jahre 1933 und 1934 zeigen, immer neuen Prüfungen auf ihre Notwendigkeit unterzogen. Sparvorschläge im technischen Betrieb

[12] Jahresbericht der Heil- und Pflegeanstalt Wiesloch 1933. Die Frauenabteilung Mingolsheim mußte 1933 geschlossen werden, da dort ein Konzentrationslager für „politische Schutzhäftlinge" eingerichtet wurde.
[13] Schreiben des badischen Innenministers Nr. 64 753 vom 20. Juli 1934 an die Herren Bezirksärzte betr. „Vollzug des Irrenfürsorgegesetzes, hier Änderung der Vollzugsverordnung."

und in der Landwirtschaft sind dort auf Heller und Pfennig durchgerechnet. Die Anstalten wetteiferten geradezu in der Einsparung teurer Medikamente und ihrem Ersatz durch den Anbau von Heilpflanzen oder andere selbst herzustellende Mittel. Natürlich wurde auch an der Verpflegung gespart: Selbst wenn man die für die Allgemeinbevölkerung seit 1929 um 21 % gesunkenen Lebenshaltungskosten berücksichtigt[14], kann ein Aufwand von 45 Pfennigen für die Verpflegung pro Kopf und Tag, wie er im Jahresbericht der Konstanzer Anstalt für 1933 ausgewiesen ist, nur durch intensive Einsparungen erklärt werden. Als Resultat ihrer Anstrengungen konnte die Anstalt ihren Gesamtaufwand pro Krankenverpflegungstag von 1933 auf 1934 noch einmal um 10 Pfennige, nämlich von 3,09 RM auf 2,99 RM senken und damit einen Überschuß von 51 Pfennigen erzielen. Der Überschuß von 141.089,– RM ging wieder an die Staatskasse. Jetzt konnte die Karlsruher Regierung endlich auch den Pflegesatz reduzieren, ohne die Notwendigkeit von neuerlichen Zuschüssen befürchten zu müssen: Ende 1934 wurde er für die dritte Klasse von 3,50 auf 3,35 RM und ab 31. März 1936 auf 3,05 RM gesenkt.

Seit ihren Anfängen war in Deutschland die psychiatrische Versorgung Sache der Länder, was zu erheblichen Unterschieden im Standard des angestrebten und realisierten Ausbaus der Versorgung führte. In Baden etwa entstanden die großen Anstalten alle als Neubauten, während das sparsame Württemberg mit Ausnahme des Neubaus in Weinsberg alle seine Anstalten in „adaptierten" alten Klöstern und Schlössern unterbrachte. In der Wirtschaftskrise der frühen dreißiger Jahre war Baden andererseits zu besonders frühen und harten Sparmaßnahmen gezwungen, da es als Grenzland vom Zusammenbruch der Wirtschaft viel stärker betroffen war als Württemberg mit seiner ausgeglicheneren Sozialstruktur.[15] Die Frage war, ob diese regionalen Unterschiede im NS-Regime fortbestehen oder ob und in welcher Form die in der Ideologie des neuen Staates verankerte ausgesprochen psychiatriefeindliche Politik jetzt zentral gesteuert werden würde – eine Frage, die noch kaum erforscht ist.
Die in den preußischen Provinzen zu Oberpräsidenten ernannten Gauleiter hatten ebenso wie die Reichsstatthalter in den anderen Ländern zwar zunächst sehr viel Macht, mußten diese jedoch ab 1934 im Prozeß der „Verreichlichung" an die zur Reichsverwaltung ausgebaute preußischen Ministerialbürokratie abgeben. Die politischen und verfassungsmäßigen Grundlagen des deutschen Föderalismus waren schon Anfang 1934 beseitigt. In einer an Hitler adressierten Denkschrift des thüringischen Gauleiters und Reichsstatthalters Sauckel

---

[14] Erbe 1958, 10 u. 85.
[15] Vgl. Sauer 1988, 29.

„über die Verlagerung der Zuständigkeiten und der Verantwortlichkeit von den bisherigen Ländern, bzw. Außeninstanzen nach den Berliner Ministerialverwaltungen ..." vom Januar 1936, welche die Sorge um den zunehmenden Machtverlust der Gauleiter zum Inhalt hatte, stellt er unter anderem fest, daß die „Landesgesetzgebung im Zuge des Neubaues des Reiches im wesentlichen erloschen ist".[16] In dem wachsenden Dualismus zwischen Partei und Staat sollte sich nach den Vorstellungen Hitlers die Partei mit der Rolle einer „Schule der Nation" begnügen und durch Propaganda auf die Stimmung der Bevölkerung einwirken. Auch diese Aufgaben wurden den Gauleitern zum Teil von zentralen Organisationen wie dem Reichspropagandaministerium unter Goebbels streitig gemacht. Die schon vor der Machtübernahme in den Gaustäben begründeten Ämter, die sämtliche Bereiche des gesellschaftlichen Lebens kontrollieren sollten, machten sich im Zuge der zunehmenden Bürokratisierung des NSDAP weitgehend selbständig; dazu zählten auch die Ämter für Volksgesundheit und Volkswohlfahrt sowie der Beauftragte für Rassenpolitik. Neben einflußreichen Ämtern wie dem Schulungsamt oder Presseamt galten sie machtpolitisch jedoch als unbedeutend. Ihr Einfluß auf die Entwicklung der psychiatrischen Versorgung ist noch weitgehend ungeklärt.
Die Durchführung des „Gesetzes zur Verhütung erbkranken Nachwuchses" könnte eine erste Antwort auf die Frage nach dem Maß zentraler Steuerung geben. Zwar handelte es sich um ein Reichsgesetz, aber die Durchführung hing in starkem Maße davon ab, inwieweit sich die regionalen Machthaber, also die Gauleiter, Innenminister, Medizinaldezernenten und auch die Justiz dafür engagierten. Die badischen Protagonisten, Pflaumer und Pakheiser, führten das Gesetz mit besonderer Härte durch und ‚verhalfen' so Baden in kurzer Zeit reichsweit zu einem ‚Spitzenplatz' neben Hamburg und Thüringen in der Zahl der gestellten Anträge und durchgeführten Sterilisationen. Es war Innenminister Pflaumer, der im April 1934 in Berlin auf den beschleunigten Erlaß des bereits angekündigten Gesetzes zur Vereinheitlichung des Gesundheitswesens drängte, mittels dessen die Gesundheitsämter mit ihren erbbiologischen Abteilungen eingerichtet werden sollten. Auch Württemberg hatte in der Person des Dr. Eugen Stähle seit 1933 einen „alten Kämpfer" als „Staatskommissar für das Gesundheitswesen" im Amt, das Sterilisationsgesetz wurde aber deutlich toleranter durchgeführt, was sich an der gegenüber Baden geringeren Zahl durchgeführter Sterilisationen erkennen läßt. Die Führung in Berlin konnte also keine einheitliche Durchführung ihres Gesetzes durchsetzen, ein erster

[16] Vgl. Hüttenberger 1969, 113f.

Hinweis darauf, daß die Ausgestaltung der psychiatrischen Versorgung im nationalsozialistischen Sinne – zumindest vorerst – Sache der Länder blieb. Mit Hilfe des Gesetzes zur Wiederherstellung des Berufsbeamtentums hatte man dort aber die Schlüsselpositionen mit Anhängern der neuen Anschauungen besetzt und damit gleichgeschaltet.

Der Deutsche Gemeindetag und seine Wirtschaftsprüfer

Wie es scheint, wurde die zentrale Steuerung abseits der sichtbaren Machtapparate auf öffentlich kaum bekannten Wegen angestrebt: Außer in den Diskussinen der Psychiatrie-Dezernenten vor allem in Form von Wirtschaftlichkeitsprüfungen durch Experten des Gemeindetags und durch den Reichsrechnungshof.

> Der Deutsche Gemeindetag war mit Gesetz vom 15.12.1933 durch Zwangsvereinigung aller bis dahin bestehenden Zusammenschlüsse von Verwaltungsgremien begründet worden.[17] Er unterhielt einige Fachausschüsse, unter anderem eine Arbeitsgemeinschaft der Anstaltsdezernenten der Provinzen und Länder des Deutschen Reiches. Dieses Gremium, das ebenfalls bereits eine längere Tradition hatte, tagte einmal jährlich.[18] Zwar „nur" beratende Instanz, entwickelte sich die Dezernentenkonferenz aber, wie der verantwortliche „Hauptreferent" Zengerling anläßlich der 25jährigen Jubiläumssitzung 1937 in München mit Stolz vermerkte, zu einer „einflußreichen Ruferin", die schon manche Änderungen durchgesetzt habe. Aus Zengerlings freudiger Mitteilung, daß für diese Tagung „alle außerpreußischen Länder" zugesagt hätten, kann man schließen, daß die Dezernentenkonferenz bis dahin offenbar vorwiegend eine Einrichtung zur Koordination der preußischen Provinzen war und die anderen Länder eher freiwillig und unregelmäßig teilgenommen hatten.

Von besonderer Bedeutung war das Grundsatzreferat, das der Hannoveraner Landesrat Georg Andreae[19] anläßlich der Tagung der Arbeits-

---

[17] Es handelte sich um den Deutschen Städtetag, den Reichsstädtebund, den Deutschen Landkreistag, den Deutschen Landgemeindetag, den Preußischen Landgemeindetag und den Verband der preußischen Provinzen. Diesen kommunalen Spitzenverbänden, die teils um die Jahrhundertwende, teils in den zwanziger Jahren entstanden waren, hatte man mitgeteilt, daß die NSDAP allein den Deutschen Gemeindetag als korporative Vertretung aller Gemeinden anerkennen werde. Der Verband sollte laut Gesetz der „Beratung und Vermittlung des Erfahrungsaustauschs" dienen, aber kein Initiativrecht erhalten. (BA-K Findbuch Bd.I Geschichte des Deutschen Gemeindetages.)

[18] Die Arbeitsgemeinschaft hatte ihren Vorläufer in der Dezernentenkonferenz der deutschen Irrenanstaltsverwaltungen und tagte 1937 zum 25. Mal.

[19] Landesrat Dr.Georg Andreae, geb. 1888, war seit 1926 in der Provinzialverwaltung Hannover Dezernent für das Landesfürsorgewesen und die Kriegsbe-

gemeinschaft der Anstaltsdezernenten am 9. und 10. Oktober 1936 in Düsseldorf hielt und dessen Thema die Frage war: „Entspricht die heutige Geisteskrankenfürsorge in den Heil- und Pflegeanstalten den nationalsozialistischen Grundsätzen?". Grundlage des Referats war die Denkschrift der Landeshauptleute über die provinzielle Selbstverwaltung, für welche die Provinz Hannover den Abschnitt „Volksfürsorge" zu bearbeiten hatte.[20] Im Folgenden wird daraus zitiert. Andreae beleuchtet zunächst die in der geschichtlichen Entwicklung feststellbaren Motive für die Geisteskrankenfürsorge, das seit dem Mittelalter angewandte christliche Motiv, das polizeiliche aus der Zeit des Absolutismus, das humanitäre der Aufklärung und schließlich die Idee des Wohlfahrtstaates. Diese Motive habe der Nationalsozialismus bei Machtübernahme vorgefunden. Demgegenüber lägen „die Gedankengrundlagen des Nationalsozialismus in der Volksfürsorge" klar zutage:

> „a) *Volksgemeinschaft als Schicksalsgemeinschaft des ganzen Volkes*, (...) Hieraus ergibt sich: Jeder Volksgenosse, der an dieser Volksgemeinschaft zum Wohl der Volksgemeinschaft arbeitet, ist wertvoll und muß von ihr, wenn er hilfsbedürftig wird, unterhalten werden.
> b) *Der Nationalsozialismus erstrebt den Aufbau eines erbgesunden Volkes*
> Unterschied gegenüber der Idee der Humanität und Christentums: deutliche Herabsetzung asozialer und minderwertiger Persönlichkeiten im Masse der Fürsorge gegenüber Personen, die für den Volksaufbau wertvoll sind.
> c) *Ablehnung der Idee des Wohlfahrtsstaates*
> Jeder Volksgenosse muß der Volksgemeinschaft, die für ihn etwas leistet, seinerseits soviel geben wie er kann.
> d) *Dankbarkeit des nat.-soz. Staates* gegenüber denen, die früher für den Aufbau der Volksgemeinschaft wertvolle Dienste geleistet haben ..." (Hervorhebungen im Original).

Entscheidend sei nun, „*inwieweit die Geisteskranken für den Aufbau der nationalsozialistischen Volksgemeinschaft in vollem Maße, teilweise oder gar nicht in Frage kommen. Je weniger gemeinschaftsfähig sie erscheinen, umso fragwürdiger muß es sein, ob die Arbeit an ihnen als nationalsozialistische Aufgabe angesprochen werden kann oder nicht*" (Hervorhebung H.F.).

---

schädigtenfürsorge, ab 1934 auch für die Heil- und Pflegeanstalten. Am 1.Mai 1933 trat er in die NSDAP ein und wurde förderndes Mitglied der SS (vgl. Sueße/ Meyer 1988).

[20] Das Protokoll dieser Sitzung konnte ich erstmals bei Bernd Walter im Westfälischen Institut für Regionalgeschichte in Münster einsehen und freundlicherweise auch kopieren, fand es aber danach an verschiedenen Orten wieder, so in Lohr und im Bundesarchiv in Koblenz im Bestand des Deutschen Gemeindetages BA-K R 36/1845.

Andreae teilte die in den Anstalten befindlichen Kranken entsprechend diesen Kriterien ein und machte auch Angaben über deren vermutliche Zahl und die therapeutisch sinnvollen Anstrengungen: *Heilbare* Kranke – davon gebe es im Durchschnitt der zwölf preußischen Provinzen etwa 18 % – seien so zu behandeln wie andere Kranke auch, an der Therapie dürfe nicht gespart werden.
Ein großer Teil der Kranken sei nicht voll heilbar, aber „*wesentlich besserungfähig*": diese könnten Monate bis Jahre draußen in der Volksgemeinschaft leben. „Ziel der Anstaltsfürsorge ist hier Wiederherstellung teilweiser Gemeinschaftsfähigkeit außerhalb der Anstalten."
Auch bei den „*Unheilbaren*" – Andreae gibt hierzu einen Prozentsatz von 70% an – seien noch nationalsozialistische Aufgaben erkennbar, wie z.B. das Fernhalten gemeinschaftsstörender Elemente von der Volksgemeinschaft. Bei „einem recht erheblichen Teil der unheilbar Geisteskranken muß auch der Gedanke der Dankbarkeit für früher geleistete Dienste" ein Rolle spielen. Im übrigen sei bei dieser Gruppe der nationalsozialistische Grundsatz anzuwenden, daß, „wer nehmen will, auch nach Kräften geben muß", was zum Beispiel „Pflichtarbeit" bedeute und nicht nur Arbeit als Therapie.

> „Schließlich *bleibt aber noch ein kleiner Rest von Kranken, die gänzlich unheilbar, gemeinschafts- und arbeitsunfähig sind, mit denen nichts anzufangen ist und die nur gefüttert und bewahrt werden können. (...) Hier wird vielfach die Forderung aufgeworfen, gänzlich unwertes Leben zu vernichten (...).* In Hannover hat ein Bezirksfürsorgeverband uns allen Ernstes angesonnen, eine Kranke, die mit der Sonde gefüttert werden musste, lieber verhungern zu lassen. Meines Erachtens handelt es sich hier um eine Frage von grundsätzlicher Bedeutung, deren Lösung gerade wegen der widerstrebenden religiösen Anschauungen dem nationalsozialistischen Gesetzgeber überlassen werden muß und die zu beantworten ich mich hier nicht unterfangen möchte. *Nach dem zurzeit geltenden Gesetz dürfen wir zweifellos niemand vorsätzlich oder fahrlässig töten.* Insbesondere kann ich in der Unterhaltung der vollidiotischen Kinder keine nationalsozialistische Aufgabe mehr erkennen. Daraus folgt, dass die Fürsorge für diese Personen in einfachster Weise zu erfolgen hat. Sie sind zur Überlassung an die caritative Fürsorge besonders geeignet. Hier ist das Gebiet, auf dem die Gedanken der Humanität und der Nächstenliebe noch kräftig fortwirken und mindestens für eine Übergangszeit noch berücksichtigt werden müssen" (Hervorhebungen H.F.).

Habe man drei Jahre zuvor noch mit Recht behauptet, daß angesichts von Millionen Erwerbslosen für den Gesunden, Gemeinschaftsfähigen weniger getan würde als für den Geisteskranken, so habe sich dieses Bild „gänzlich geändert". In den Anstalten werde heute „durchgängig" nach den aufgestellten Grundsätzen gearbeitet. „Die Aufwendungen sind gegenüber der Zeit vor der Machtübernahme wesentlich zurückgegangen. Die Selbstkosten in den Provinzialanstalten liegen heute etwa bei 2.60 RM durchschnittlich. (...) Dabei besteht mehr als die Hälfte der Aufwendungen (53%) in Personalkosten, kommt also Personenkreisen, die voll gemeinschaftsfähig sind, zugute. Nur 19% werden durch Verpflegung in Anspruch genommen, und mit dem Rest von 28% sind alle anderen Bedürfnisse einschließlich des Schuldendienstes zu befriedigen. Da die Speisungssätze der niedrigsten Klasse in den Provinzial-Heilanstalten täglich nur noch 0.46 RM betragen, (...) so ist eine wesentliche Herabsetzung dieser Kosten nicht mehr möglich, ja man muß fragen, ob die Verpflegungssätze für die heilbaren Kranken ausreichend sind."

In der lebhaften Diskussion des Vortrags nahm der niederschlesische Dezernent Matthias zur „Vernichtung lebensunwerten Lebens" eine ähnliche Haltung ein wie Andreae:
„Die Frage (kann) nur von den verantwortlichen Leitern und Führern des Volkes gelöst werden." Im übrigen habe auch der nationalsozialistische Staat die Verpflichtung „in irgend einer Weise für die Geisteskranken zu sorgen". Dr. Ast, Oberbayern begrüßte die Ausführungen des Berichterstatters „besonders dankbar (...) weil sie geeignet sind, der Überspitzung der Propaganda gegen die Erbkrankheiten entgegenzuwirken, die nicht selten in den Fehler verfällt, daß man die Anstalten nur noch als möglichst bald dem Abbau zuzuführende wertlose Ballastexistenzen hinstellt."

Wenn aufgrund der Diskussion des Referats der Eindruck entstehen konnte, man sei mit dem Erreichten im wesentlichen zufrieden und sehe keine weiteren Möglichkeiten mehr für größere Einsparungen, dann wurde dies durch den nachfolgenden Bericht von Landesamtmann Rücker, Nassau, wieder in Frage gestellt. Sein Bericht sollte der „abschließenden Erörterung des Einheits-Haushaltsplanes für die Heil- und Pfleganstalten" dienen, einer Forderung, die der Bezirksverband Nassau bereits in der Sitzung der Arbeitsgemeinschaft im November 1934 in Berlin erhoben hatte und die jedes Jahr erneut auf die Tagesordnung gekommen war. Nachdem scheinbar jede Provinz an die Grenzen ihrer Sparmöglichkeiten geraten war, sollte der Vergleich mit anderen Provinzen über deren Haushaltspläne „Anregungen von außen" erbringen. Dies sei aber nur über einen einheitlichen Haushaltsplan möglich.

Trotz allen Werbens von Seiten des Referenten konnte der nassauische Vorschlag nicht abschließend beraten werden. Länder und Provinzen waren nicht geneigt, von ihrem traditionellen Berechnungswesen abzugehen. Hinter der Abneigung stand sicher auch folgender Gedanke: Wenn schon der Einheitshaushaltsplan eine bessere Überwachung der Wirtschaftsführung in den einzelnen Anstalten ermöglichen sollte, dann war er genau so gut geeignet, das Haushaltsgebaren der einzelnen Länder und Provinzen besser zu überwachen und auf eine einheitliche Linie zu bringen. Das aber widersprach der in manchen Bereichen immer noch ängstlich gehüteten Souveränität der Länder. Entsprechende Vorbehalte waren anscheinend bereits auf früheren Sitzungen der Dezernentenkonferenz vorgebracht worden. Nur so ist zu verstehen, daß Rückert am Ende seines Sachstandberichts ausdrücklich versicherte, „daß die Befürchtungen, daß bei Einführung des neuen Schemas der Eigenart der einzelnen Provinzen, bzw. Anstalten kein Spielraum gegeben sei, bestimmt unbegründet sind ..."

Trotzdem ging das Projekt schließlich sang- und klanglos unter, wie aus Zengerlings Mitteilung anläßlich der Sitzung in Berlin-Buch im Oktober 1938 hervorgeht: Der „Einheitshaushaltsplan ist wohl nicht zu verwirklichen."[21]
Vielleicht als Ersatz für die fehlgeschlagene hessische Initiative verschickte Zengerling ab 1936 in unregelmäßigen Abständen Übersichten über die „Pflegekosten in den Heil- und Pflegeanstalten" an alle Länder und Provinzen des deutschen Reiches,[22] die enorme Unterschiede in der Höhe der Pflegesätze und darüber hinaus erhebliche Abweichungen in Berechnung und Erhebung der Pflegegebühren aufzeigten: So verlangten mehrere preußische Provinzen beispielsweise von den Fürsorgebehörden nur „Individualkosten", die als Selbstkosten ohne die „Generalkosten" definiert waren. Diese Individualkosten betrugen 1936 in Berlin, Brandenburg, Pommern und Schleswig-Holstein jeweils 1,80 RM, in Hannover 1,85, in Westfalen aber nur 1,50 RM. Oberschlesien verlangte für jeden „hilfsbedürftigen Geisteskranken" 3,– RM täglich, der Bezirksfürsorgeverband hatte davon aber nur 50% als „Reglementskosten" zu tragen. Daneben taucht in den Meldungen der Länderbehörden auch der Begriff der „Anstaltskosten" auf, wobei die angegebenen Kosten gelegentlich, aber nicht immer, mit dem Selbstkostensatz der III. Klasse identisch sind. Nicht nur die Beträge, auch die Begriffe waren also von Provinz zu Provinz und von Land zu Land unterschiedlich.
Die Übersichten wurden von Zengerling aber nicht nur an Landesbehörden und Provinzialverwaltungen versandt, sondern auch an die Landesdienststellen des Gemeindetags, welche sie, wie 1938 in Thüringen geschehen, an die Bezirksfürsorgeverbände weitergaben. Prompt machten diese unter Hinweis auf die in anderen Ländern deutlich niedrigeren Pflegesätze eine Eingabe beim Reichsstatthalter mit

[21] Archiv des LWV Hessen 1/100, Bd. II, 28.
[22] Gesammelt im Bestand des Deutscher Gemeindetages BA-K R 36/1845.

der Bitte, auf eine Senkung hinzuwirken. Die von Staatsrat Astel inspirierte Antwort war unter Hinweis auf die besonderen, mit anderen Ländern nicht vergleichbaren Verhältnisse in den thüringischen Landesheilanstalten negativ: Früher habe es einen getrennten Pflegesatz von 2,40 RM für Leichtkranke und von 4,20 RM für Schwerkranke gegeben. Inzwischen seien alle Leichtkranken in billigere Einrichtungen abgezogen worden, so daß sich nur noch Schwerkranke in den Landesanstalten befänden, die einen höheren Aufwand erforderten. Ähnlich reagierte Württemberg, wo man explizit auf die Unvergleichbarkeit des Anstaltswesens in verschiedenen Ländern hinwies und betonte, solche Vergleiche könnten nur zu „falschen Schlüssen" führen.

Was Hessen-Nassau mit seinem Vorstoß vergeblich zu erreichen versucht hatte, wurde schon seit längerem auf direktere und wahrscheinlich wirkungsvollere Weise durch die Wirtschaftsprüfungsgesellschaft „Wirtschaftsberatung Deutscher Gemeinden AG" mit Sitz in Berlin, Tiergartenstraße 8, angestrebt. Unter der Leitung des Wirtschaftsberaters Bankdirektor i.R. Ruegenberg hatte sie ein Expertenteam zusammengestellt, welches „durch kurz aufeinander folgende intensive Prüfungen zahlreicher Anstalten mit ständig verfeinerten Methoden (...) auf dem Wege des Betriebsvergleichs Anregungen für eine wirtschaftlichere Gestaltung der Geisteskrankenpflege" gab. Der entscheidende Unterschied zu den „Empfehlungen" der Dezernentenkonferenz und den Rundschreiben des Hauptreferenten Zengerling bestand darin, daß die Prüfungskommission im Auftrag der Provinzialverwaltungen tätig wurde und ihre „Anregungen" daher mit größerer Wahrscheinlichkeit auch umgesetzt wurden. Die Ziele der Organisations- und Wirtschaftlichkeitsprüfungen, die „bald nach der Machtübernahme (...) in einer großen Zahl von provinziellen Heil- und Pflegeanstalten" begannen, waren von der neuen Weltanschauung geprägt:

> „Die (...) geänderte Einstellung des Staates zu den Fragen der öffentlichen Gesundheitsfürsorge machte u.a. auch Untersuchungen darüber notwendig, ob die Handhabung der Fürsorge für Geisteskranke und damit die Kosten für ihre Unterbringung und Behandlung noch den veränderten Verhältnissen entsprechen und ob und an welchen Stellen Einsparungen zwecks Freistellung von Mitteln für andere vordringliche Aufgaben im Bereich des Gesundheitswesens möglich sind."[23]

Nach Sorau und Hildesheim wurden 1934 sämtliche sieben Anstalten der Rheinprovinz geprüft, wobei der Hauptakzent auf der Untersuchung des Raumbedarfs lag. Fast überall konnte eine „Mehrbe-

---

[23] Bock 1942.

legungsfähigkeit von etwa 20% nachgewiesen werden", die durch Verringerung der dem einzelnen Patienten zugestandenen Quadratmeterfläche erreicht werden sollte. Allein dadurch sei bei „optimaler" Belegung der Tagessatz um 10% zu senken. Während sich der Nachfolger Ruegenbergs[24], Direktor Bock, in seinem 1938 abgeschlossenen Bericht über die von 1934 bis 1937 gesammelten Erfahrungen beim Pflegepersonal nicht auf „feste Kennzahlen, beispielsweise von 1 Pfleger für 7 Kranke" wegen der Verschiedenheit der jeweiligen Anforderungen festlegen wollte, hielt er bei der ärztlichen Besetzung einen Arzt auf 300 Kranke (Bestand plus Aufnahmen) für ausreichend. Neben der Rheinprovinz ließ nur noch Hessen-Nassau alle vorhandenen Anstalten überprüfen.[25] In anderen Provinzen, wie beispielsweise Ostpreußen, Brandenburg und Westfalen, wurde jeweils nur eine Anstalt untersucht und die gewonnenen Erkenntnisse vermutlich auf die anderen übertragen. Daß die nicht geringen Kosten einer Wirtschaftlichkeitsprüfung bei dieser Beschränkung des Untersuchungsauftrags eine Rolle spielten, kann daraus geschlossen werden, daß Sachsen zwar Interesse bekundete, wegen fehlender Mittel aber absagen mußte. Im Volksstaat Hessen hielt man die von Zengerling persönlich empfohlene Wirtschaftlichkeitsprüfung für unnötig, „da die Berechnung der Pflegegeldsätze derart genau, einwandfrei und sachverständig erfolge, dass sich eine Nachprüfung von dritter Seite vollständig erübrige". Im gleichen Schreiben wird aber auch erwähnt, „dass die Hessische Regierung auf Drängen der NSDAP wiederholt eine Ermäßigung" der Pflegesätze durchgeführt habe.[26]
Auch das Instrument der Wirtschaftlichkeitsprüfungen ließ sich also nicht überall durchsetzen. Aus einer Bilanz der Expertengruppe vom November 1937 ergibt sich aber immerhin, daß bis dahin 48 preußische Anstalten geprüft worden waren, darunter 34 „provinzielle Heil- und Pflegeanstalten".

Hessen-Nassau als Modellregion der NS-Psychiatrie?

Das Besondere dieser Region hat Horst Dickel 1988 beschrieben:

> „Im Gesamtrahmen der nationalsozialistischen ‚Gesundheitspolitik' spielte vor allem die ehemalige Provinz Hessen-Nassau mit den beiden

[24] Weil Ruegenberg auch als Immobilienmakler aufgetreten war, hatte man ihm im Dezember 1937 gekündigt.
[25] Gesammelt in: BA-K R 36/1824.
[26] Ebd., Aktennotiz v. 7.8.1935.

Regierungsbezirken Wiesbaden und Kassel eine wichtige Vorreiterrolle. Die bedeutendsten Impulse gingen hierbei von der Verwaltung des Bezirkskommunalverbandes Wiesbaden aus. Am 1.7.1934 wurde auf Initiative von Landeshauptmann Traupel im Wiesbadener Landesamt ein Amt für Erb- und Rassenpflege eingerichtet, dem später noch weitere „gesundheitspolitische" Ämter der NSDAP (...) angeschlossen wurden. (...) Es war vorbildlich für das ganze Reich; sein Leiter, Wilhelm Stemmler, war zugleich Vorsitzender der erbbiologischen Kommission des Deutschen Gemeindetages."[27]

Als Traupel anläßlich der geplanten Übernahme konfessioneller Anstalten im Wiesbadener Landeshaus mit dem Präsidenten des Central-Ausschusses der Inneren Mission, Pastor Constantin Frick, ein längeres Gespräch führte, erwähnte er, „jeder der Landeshauptleute hätte einen Arbeitszweig beispielhaft in Bearbeitung genommen, seine Provinz habe sich die Anstaltsfürsorge ausgesucht".[28]
Daß Hessen-Nassau und hier speziell der Regierungsbezirk Wiesbaden als das nassauische Kernland sich ausgerechnet die „Anstaltspflege" als Arbeitsgebiet aussuchte, könnte damit zusammenhängen, daß diese Region eine Hochburg der SS mit einer außerordentlichen Konzentration von Rassefanatikern unter den leitenden Medizinalbeamten war[29] und 45% der „Geistig-Gebrechlichen" in privaten, d.h. vorwiegend konfessionellen Anstalten untergebracht waren.[30]
Wie in den Ausführungen des Landesamtmanns Rücker auf der vorangegangenen Tagung der Anstaltsdezernenten in Düsseldorf sichtbar wurde, war man in Hessen-Nassau mit den erreichten Einsparungen noch keineswegs zufrieden. Nach ihrem Selbstverständnis als Modellregion für sparsamste NS-Psychiatrie wollte Nassau den anderen Provinzen und Ländern zeigen, wo und wie noch intensiver gespart werden kann und beauftrage deshalb den frisch ernannten Landesverwaltungsrat Fritz Bernotat[31], auf der nächsten Tagung der Arbeits-

---

[27] Dickel 1988, 7.
[28] Zit. n. Klee 1996, 424.
[29] Siehe dazu S. 541f.
[30] Aufstellung aus dem Jahr 1933 in BA-K R 36/1771. Nur das Rheinland hatte einen noch höheren Anteil an konfessionellen Einrichtungen.
[31] Fritz Bernotat, geb. 1890 in Holzeck (Ostpreußen), ging nach der Volksschule in den Verwaltungsdienst. 1922 kam er zum Bezirksverband Wiesbaden, wo er vom Assistenten zum Landesverwaltungsrat aufstieg. Förderlich war ihm dabei seine Mitgliedschaft in der NSDAP seit 1928 und in der SS seit 1932. Ab 1.4.1937 war er als Dezernent verantwortlich für die nassauischen Anstalten Eichberg, Hadamar, Herborn und Weilmünster. Offenbar verfügte Bernotat über beste Beziehungen zu Gauleiter Jakob Sprenger (vgl. LWV Hessen (Hg.) 1991, 92 u. 171).

gemeinschaft im September 1937 in München ein Referat über „Sparmaßnahmen in den Heil- und Pflegeanstalten" zu halten.[32]
Der politische Eifer des Verwaltungsbeamten ist schon daran erkennbar, daß er mit einem Führerzitat begann: „ All unsere Arbeit hat dem deutschen Volke zu dienen." Danach führte er seinen Zuhörern vor, was man in Nassau bereits erreicht habe und noch zu erreichen gedenke. Unverhohlen, zum Teil geradezu vorwurfsvoll, empfahl er den Zuhörern die Nachahmung:

„Was dient dem deutschen Volke? Alles das, was ihm die Möglichkeit gibt, als ein Volk gesunder starker Menschen die Zukunft für unabsehbare Generationen sicherzustellen. Hieraus allein haben wir den Schluß zu ziehen, daß die Aufwendungen für Erbkranke, Asoziale so niedrig zu halten sind wie nur irgend möglich, dagegen müssen wir uns der gesunden Menschen, insbesondere unserer Jugend, weit mehr annehmen, als dies in den Zeiten des vergangenen Liberalismus geschehen ist."
In Nassau, wo man der Frage der wirtschaftlichen Belegung der Anstalten schon seit Frühjahr 1933 „ständig besondere Aufmerksamkeit" gewidmet habe, seien seitdem Heime für Geisteskranke, Fürsorgezöglinge und eine Landesblindenschule aufgelöst worden, um in ihnen Einrichtungen zu schaffen, „die der Erziehung unserer Jugend dienen". Andererseits sei die Anstalt Weilmünster im Oktober 1933 wieder als Irrenanstalt in Betrieb genommen worden, nachdem sich ergeben hatte, daß dort die Unterbringung von Geisteskranken und Geistesschwachen „mit den geringsten Aufwendungen" möglich sei. Konkret hieß das, daß man „mit veralteten Anschauungen über ‚höchste Belegung' brach und statt der 1000 Kranken, für die diese Anstalt vorgesehen war, „heute fast 1500 Kranke" untergebracht habe:
„Trotzdem eine Vermehrung des Personals nur in ganz bescheidenem Umfang stattfand, haben sich aus der erheblich höheren Belegung bisher keinerlei Schwierigkeiten ergeben."
Auch in den anderen Anstalten des Bezirks habe sich die Belegung durch „Zurücknahme der Kranken aus fast allen Heimpflegestellen" erhöht. Nachdem Bernotat die massive Überbelegung zum wirtschaftlich erstrebenswerten Normalfall erklärt hatte, schlug er vor, auch bei den Personalkosten mit „althergebrachten Gewohnheiten aufzuräumen". Er habe festgestellt, daß es noch Heil- und Pflegeanstalten mit einer Arzt/Patientenrelation von 1:125 und einem Pflegerschlüssel von 1:4,5 gebe. Das sei „heute einfach untragbar und (...) nicht zu verantworten". Auch dieser Frage habe man in Nassau seit der Machtübernahme „besondere Aufmerksamkeit" gewidmet und inzwischen erreicht, daß ein Arzt jetzt 300 Patienten zu betreuen habe und eine Pflegeperson für neun bis zehn Pati-

[32] Protokoll im Archiv des LWV Hessen in Kassel Nr. 1/100, Bd. I. Es ist bereits im Konjunktiv geschrieben, weshalb auch die Zitate im Konjunktiv erscheinen.

enten zuständig sei. Der „Zugang von Kranken aus Privatanstalten" habe diese Entwicklung, wie er einräumen müsse, natürlich beschleunigt.
Bei den Sachkosten ist Bernotats Patentrezept eine beim Wirtschaftsdezernat angesiedelte „Zentrale Einkaufsstelle", die den preisgünstigeren Einkauf von Einrichtungsgegenständen, Wäsche und Nahrungsmitteln für alle Anstalten ermögliche. Als einschneidende Maßnahme wurde dabei verfügt, für Patienten in der Regel nur noch Strohsäcke anstelle der teureren Roßhaarmatratzen bereitzuhalten. Die vorhandenen Matratzen gingen an Kinderheime. Bei der Beköstigung „ist selbstverständlich, daß die Kranken ausreichend ernährt werden müssen", aber nur „in einfachster Form". In Nassau sei jetzt ein Beköstigungssatz von durchschnittlich 0,46 RM erreicht.
In den angegliederten landwirtschaftlichen Betrieben werde die Vollversorgung mit Fleisch angestrebt. Für die Anstaltsinsassen wird nur noch Magermilch verwendet, überschüssige Mengen von Sahne und Butter werden an Kinderheime abgegeben. Dem durch die stärkere Belegung entstandenen größeren Bedarf an gärtnerischen Erzeugnissen habe man durch Umwandlung von Parkgelände in Gartenland Rechnung getragen.
Als Resultat dieser Sparmaßnahmen konnte man laut Bernotat den Verpflegungssatz für Geisteskranke in der letzten Verpflegungsklasse von 2,80 RM im Jahr 1933 auf 2,50 RM im Jahr 1935 senken. Mit den eingenommenen Pflegegeldern wurden aber auch 1 Million RM der am 1. April 1933 vorhandenen Schuldenlast von rund 1,5 Millionen RM abgebaut. Bis zum 1. April 1939, so Bernotat weiter, werde durch die Pflegegelder die gesamte Schuld getilgt sein, so daß man dann den Pflegesatz auf 2,– bis 2,10 RM pro Kopf und Tag senken könne.
In den Vorschlägen sind unschwer die Anregungen der Ruegenberg-Kommission wiederzuerkennen, von Bernotat jedoch, wie am Ausmaß der Überbelegung in Weilmünster und in den Relationen für das Pflegepersonal erkennbar, noch um etliches verschärft.
Aus dem Protokoll der Sitzung ist nicht abzulesen, was die Anwesenden über diese brutalen Sparvorschläge dachten, die alles bisher Gesagte in den Schatten stellten. Der Ablauf der Diskussion gibt jedoch Hinweise auf vorsichtig geäußerte Ablehnung. Am deutlichsten wurde der Delegierte von Schleswig-Holstein, Dr. Straub, der darauf hinwies, daß „auch die Geisteskranken zur Volksgemeinschaft gehörten". Der Ausdruck asozial sei für sie „nicht angebracht." Die Verhältniszahl von 1:10 beim Pflegepersonal sei in der Regel nicht tragbar, da sich dann keine wirksame Therapie mehr durchführen lasse: „Auch bei rücksichtsloser Herabdrückung der Verhältniszahl könne sie nur etwa 1:7 (8) ausmachen. Bei weiterer Herabdrückung leide die Güte der Behandlung und steige damit die Zahl der Verpflegungstage." Andererseits hätten einige Provinzen bereits einen Verköstigungssatz von 0,42 RM erreicht. Bei Anschaffungen sei auf die Dauer das billigste nicht immer das beste. – Dr. Fischer, Westfalen äußerte beschwichtigend, daß doch eigentlich alle Provinzen im Sinn der nationalsozialistischen Sparpolitik vorgegangen seien und den Pflegesatz ge-

senkt hätten. Matthias, Niederschlesien, versuchte Bernotat noch zu übertrumpfen, indem er von einem Selbstkostensatz von 2,60 RM bei einem Verköstigungssatz von „etatmäßig" 0,45 RM, „istmäßig" jedoch zwischen 0,39 bis 0,43 RM berichtete.
Nach Matthias ergriff Landesrat Schlemmer, Hessen-Nassau, das Wort für einen längeren Diskussionsbeitrag, der eine ähnliche Gesinnung wie Bernotat erkennen ließ und wohl auch als Unterstützung für dessen radikale Forderungen gedacht war.
Schlemmer betonte die gesetzliche Zuständigkeit der Landesfürsorgeverbände in der Planung des Anstaltswesens. Bei der Machtübernahme habe man „eine starke Verschiebung zugunsten der privaten Anstalten" vorgefunden, wobei das „weltanschauliche" Motiv der Träger der Privatanstalten klar erkennbar sei, „mit den Pfleglingen deren ganze Familienkomplexe (zu erfassen) und in ihre seelische und geistige Abhängigkeit" zu bringen. Das habe zu einer „Inflation des Anstaltsraumes geführt". In Wahrung des gesetzlichen Auftrages des Anstaltsplanung habe sich daher die Notwendigkeit ergeben, „eine Reihe von Anstalten auszuschalten".
Im Weiteren wandte sich Schlemmer der Geisteskrankenfürsorge zu:
„Gewiss handelt es sich auch bei den Kranken der Heil- und Pflegeanstalten um Volksgenossen, aber doch um solche besonderer Art. Der erbgesunde Fürsorgezögling trage andere Werte in sich als der unheilbare Anstaltszögling. Diese Unterscheidung sei maßgeblich für die Festlegung des Existenzminimums der Betreuten und des sonstigen Aufwandes."
Schlemmer sah dabei besonders die Rolle des Arztes in einem neuen Licht: „Dem Arzt müsse (angesichts der vielen Unheilbaren, H.F.) ermöglicht werden, sein Ideal, zu heilen, aufrecht zu erhalten. Sei es da nicht besser, wenn der Arzt 300 Pfleglinge betreue und sich aus diesen jene aussuche, aus denen noch etwas zu machen sei, während er die anderen ihrem unausweichlichen Schicksal überläßt." Bei den unheilbaren Geisteskranken „habe sich die Tätigkeit des Arztes auf Zahnziehen, Untersuchung auf Infektionskrankheiten und ähnliches zu beschränken".
Auch über diesen Vortrag wurde lebhaft diskutiert: Nitsche, zu dieser Zeit bereits wichtiger Psychiatriefunktionär und gemeinsam mit Roemer als Delegierter des Deutschen Ausschusses für psychische Hygiene eingeladen, begrüßte die Ausführungen von Schlemmer „als außerordentlich wertvoll, wenn er auch in vielen Punkten als Arzt widersprechen müsse". Er räumte aber ein, daß „vielen Kranken die Fähigkeit zu irgendwie höheren Genüssen (fehle). Das sei wie für die Unterhaltung auch für die Kostgewährung bedeutsam. Allerdings seien die Fragen nicht so einfach zu entscheiden." Mehrere Dezernenten bezweifelten, daß die „Rückziehung der Kranken aus den Privatanstalten" das optimale Sparrezept sei. Andreae bezeichnete als „durchgreifendste Sparmassnahme" vielmehr einen Pflegesatz, der eine Behandlung der Kranken ermögliche, die zu möglichst vielen Entlassungen führe. Oberschlesien z.B. habe die höchsten Pflegesätze und die wenigsten Pflegefälle. Matthias wies darauf hin, daß die Privatanstalten in der Regel „mit viel Material belegt seien, das

viel pflegerische Betreuung brauche." Deshalb sei bei der Rückziehung Vorsicht geboten. Bessel wandte ein, in Ostpreußen werde nach wie vor das Ziel verfolgt, die Zahl der Kranken möglichst zu verringern „und einen Teil der bisherigen Anstalten frei zu machen zu anderweitiger Verwendung". Der stellvertretende Kreistagspräsident Gaun berichtet aus Oberbayern, daß man dort frei werdende Kreisanstalten mit „Schwachsinnigen und Blöden" belege bei einem Pflegesatz von 1,50 RM, aber wesentlich geringeren Selbstkosten. Dabei würden in der Pflege auch Ordensangehörige eingesetzt, was aber ohne weiteres geschehen könne, „weil bei den in Frage stehenden Kranken weltanschauliche Beeinflussung vollkommen ausscheide".

Die Diskussionen machen deutlich, daß in den einzelnen Ländern und Provinzen völlig unterschiedliche Konzepte für die möglichst billige Versorgung der Geisteskranken bestanden: Während Hessen-Nassau nur an Sparen und an die Verwahrung der in wenigen Anstalten konzentrierten Patienten mit geringstem Aufwand dachte, sahen andere immer noch die beste Sparmethode in der durch Therapie erreichbaren Entlassung möglichst vieler Patienten, in der Schließung von Anstalten, ja sogar in der Verlegung pflegeintensiver Patienten in caritative Einrichtungen.
Später als im Regierungsbezirk Wiesbaden, wo man die Anstalten zwischen 1934 und 1936 auf ihre Wirtschaftlichkeit überprüft hatte, wurde die Kommission auf Anordnung des Oberpräsidenten 1937 auch in der kurhessischen Heilanstalt Merxhausen bei Kassel tätig. Vom 8.–15.6.1937 inspizierte eine vierköpfige Expertengruppe die Anstalt bis in den letzten Winkel, sprach mit allen Verantwortlichen einschließlich des Pflegepersonals, sah alle vorhandenen Unterlagen durch und erstattete am 2. September ihren 92seitigen Bericht.[33]

Die ersten zehn Seiten befassen sich, wie nicht anders zu erwarten, mit „Krankenstand und Belegungspolitik". Vieles klingt vertraut, so, wenn es heißt, wegen der Unterbelegung der staatlichen Anstalten sollten die 700 Patienten der Privatanstalten dorthin überführt werden. Überhaupt müsse die „planwirtschaftliche Lenkung des Krankenbestandes" in der Hand des Anstaltsdezernenten liegen. Die privaten Anstalten müßten der Aufsicht des Landeshauptmanns unterstellt werden (was in Nassau bereits in großem Stil praktiziert wurde). Zur Entlastung der Anstalten müsse die „Familienpflege in wesentlich weiterem Umfang als bisher" ausgebaut werden, wobei man nach Möglichkeit stets zwei Kranke in die selbe Pflegestelle geben soll. Nur einer von ihnen brauche arbeitswillig sein, er werde den

---

[33] Der Bericht wurde mir freundlicherweise von Direktor Kunze, Merxhausen, zur Verfügung gestellt. Er wird im dortigen Archiv des LWV unter 17/139 verwahrt.

anderen schon mitziehen. Ganz offen räumen die Prüfer ein, daß sie grundsätzlich eine Spezialisierung der Anstalten in Heilanstalten für „Heilinge" und Pflegeanstalten für „Pfleglinge" befürworteten, was auch mit der „neuzeitlichen Einstellung der Volksgemeinschaft zu der Höhe der Aufwendungen für erbbiologisch minderwertige Menschen" übereinstimme. Wegen der schon bestehenden Aufteilung in Anstalten für Frauen (Merxhausen) und Männer (Haina) sei dies in Hessen aber im Moment schwer durchführbar. Wegen der dreimal höheren Zahl von Aufnahmen biete sich auf jeden Fall Marburg als Heilanstalt an. Andererseits wisse man aus anderen Provinzen, daß sich alte Klöster ganz besonders zur Einrichtung von Dauerpflegeanstalten für solche Patienten eigneten, bei denen keine Aussicht auf Heilung mehr bestehe und Aufwendungen ärztlicher und therapeutischer Art überflüssig seien. Am besten werde die Belegungspolitik der hessischen und nassauischen Anstalten nach einheitlichen Gesichtspunkten gestaltet.
In diese Richtung geht auch der Vorschlag, ähnlich wie in Weilmünster die Belegungskapazität von Merxhausen zu vergrößern. Nach eingehender Inspektion der Abteilungen wird vorgeschlagen, in fast allen Häusern die Belegung zu erhöhen, nur in einem, in dem arbeitende Patienten „mustergültig untergebracht" seien, solle man sie so belassen. Lediglich auf einer Abteilung wird Überbelegung konstatiert. Abschließend heißt es: „Als Ergebnis unserer Untersuchung können wir feststellen, daß in der Anstalt ohne jegliche Schwierigkeiten *insgesamt 1.192 Betten oder*, wenn man damit rechnet, daß Haus I mit 55 Kranken belegt werden kann, *insgesamt 1.214 Betten* aufgestellt werden können" (Hervorhebungen im Original). Eine Jahresdurchschnittsbelegung von 1.100 Kranken sei anzustreben.

Die Ratschläge wurden offenbar befolgt: 1939 erreichte die auf 800 Betten ausgelegte Anstalt eine Belegung von 1.172 Patienten. Der sich unmittelbar an das Kapitel „Raumbedarf" anschließende kleine Absatz ist enthüllend: „Die in der Anstalt vorhandenen Betten sind im allgemeinen reichlich groß (1 × 2,10 m); sie sollten bei Verschleiß *durch kleinere Betten ersetzt* werden. Für neuen Krankenzuwachs hat man bereits billige, übereinander stellbare Feldbettstellen mit Strohsäcken beschafft." Offenbar wurden hier die Doppelstockbetten der späten Kriegsjahre bereits vorausgeplant.
Genauso, wie für die Patienten vermeintlich ausreichende Quadrat- oder Kubikmeter berechnet wurden, erfuhr auch der ärztliche Dienst eine subtile Analyse. So seien für eine Patientenaufnahme 6–7 Stunden zu veranschlagen, für die Betreuung von Pflegeabteilungen 7–9 ½ Stunden, was für letztere einen Arzt auf 350–400 Patienten ausreichend erscheinen lasse. Diese Zahlen waren zum Zeitpunkt der Prüfung bereits erreicht: Nach einer beigefügten Tabelle stand Merxhausen im Vergleich zu 15 deutschen Anstalten mit 1:343 schon recht

„günstig" da, nur die Rheinprovinz lag im Durchschnitt aller Anstalten mit 1:348 noch darüber, während eine Anstalt in Pommern mit einem Schlüssel von 1:200 noch „rückständig" erschien. Ähnlich „gut" schnitt Merxhausen beim Pflegepersonal ab: Mit einer „Verhältniszahl von 1 Pflegekraft auf 8,3 Kranke" lag sie in unmittelbarer Nähe der angestrebten Kennzahl von 1:9.

Lobend wird erwähnt, daß man in Merxhausen schon immer großen Wert auf die Beschäftigung der Patienten gelegt habe. Dann folgt ein infamer Vorschlag: *„Nach unseren Erfahrungen ist es zweckmäßig, allen Insassen, die nicht produktiv beschäftigt werden, eine sehr einfache Beköstigung, insbesondere mit verringerten Fleisch- und Fettportionen, zu geben. Für die Beschäftigten kann man mehr aufwenden und hierdurch einen therapeutischen Anreiz schaffen"* (Hervorhebung H.F.).

Kritik wird daran geübt, daß für die Krankenbeköstigung in Merxhausen „zuviel ausgegeben worden ist". Man könne mit dem vorgeschlagenen Verköstigungssatz von 49 Pfennigen auskommen. Der sehr geringe Aufwand pro Krankenverpflegungstag von 2,05 RM im Jahr 1935 und 1,94 RM im Jahr 1936 wird verständlicherweise nicht gerügt. Wenn noch, wie vorgeschlagen, 250 Kranke hinzukämen und rund 90.000 Pflegetage mehr geleistet würden, könne man einen Satz von 1,70 RM erreichen. Der Schluß des Berichtes demonstriert jedoch Zufriedenheit mit dem bereits Erreichten: „Zusammenfassend ist zu sagen, daß die Anstalt wirtschaftlich geführt wird."

Es könnte gut sein, daß es die Kritik an der angeblich zu teuren Krankenbeköstigung in Merxhausen war, die den Oberpräsidenten des Bezirksverbandes Hessen-Kassel veranlaßte, am 25. November 1937 vor den Wirtschaftsbeamten und den Leitern der Gutsbetriebe in Haina ein Referat über Beköstigungsfragen und Sparmaßnahmen in den Anstalten zu halten.[34] In der Einleitung werden die bekannten Argumente für die Sparpolitik wiederholt:

> „Die dem deutschen Reich durch die Betreuung der Asozialen und Erbuntüchtigen entstehenden Kosten belaufen sich jährlich noch auf viele 100 Millionen. Wenn auch der nationalsozialistische Staat alles tut, um das deutsche Volk erbreiner zu gestalten, so bleibt immerhin jetzt und für die Zukunft noch ein Heer von Menschen zu betreuen, das selbst nichts Aktives für die deutsche Volksgemeinschaft zu leisten vermag, diese vielmehr durch die entstehenden Pflege- und Betreuungskosten ganz empfindlich belastet. Andererseits erwachsen dem Staat heute durch die Pflege der Jugend und des gesunden Menschen soviel neue Aufgaben und Ver-

---

[34] Archiv LWV Hessen, Bestand 17/133.

pflichtungen, daß hierfür gar nicht genug Mittel freigemacht werden können."

Nach Erwähnung der bereits eingeleiteten Schritte zur Konzentration von „Schwachsinnigen und Geisteskranken" in den staatlichen Anstalten und der Senkung der Lebenshaltungskosten in denselben kommt der Referent zu seinem eigentlichen Anliegen: Im Rahmen des Vierjahresplans gehe es um nichts geringeres als die ernährungswirtschaftliche Autarkie der Anstalten:

„Wir müssen unbedingt bald dahin kommen, daß unsere großen Güter nicht nur die eigenen Anstalten, (...) sondern auch diejenigen unserer Anstalten, die über keine landwirtschaftlichen und Gärtnereibetriebe verfügen, *das ganze Jahr hindurch* mit den wichtigsten Lebensmitteln, wie Brotgetreide, Kartoffeln, Gemüse, Fleisch, Fett, Eier, Milch, Butter, Quark, Hülsenfrüchte, Obst, Haferflocken usw. beliefern, sodaß die Anstalten in diesen Produkten den allgemeinen Lebensmittelmarkt nicht mehr belasten."

Diese Forderung war neu. Bis dahin galt zwar die Regel, möglichst viel selbst zu produzieren; die Unabhängigkeit vom Lebensmittelmarkt war aber noch nie verlangt worden. In der „Erzeugungsschlacht des deutschen Volkes", wie der der Kriegsvorbereitung dienende Vierjahresplan mit NS-spezifischem Pathos bald genannt wurde, sollten jetzt die psychiatrischen Anstalten – und das heißt vor allem die Patienten – für ihre Versorgung selbst sorgen. Dabei schreckte man auch vor einer Umstellung der Ernährung nicht zurück: „Es steht fest, daß der Bedarf an pflanzlichen Nahrungsmitteln aus eigener Erzeugung gedeckt werden kann und muß. Deshalb müssen diese Nahrungsmittel bei der Ernährung unserer Anstaltsinsassen die Hauptrolle spielen." Der Autor ist offenbar ein Freund des „Gemüses mit seinen reichen Ernährungswerten". Weil diesem bisher nicht genügend Beachtung geschenkt worden sei, stellt er fest, daß dem Anbau von Gemüse und Kartoffeln „überhaupt keine Grenzen gesetzt" seien:

„Die Anstalten müssen angesichts des uns zur Verfügung stehenden Gemüsereichtums dazu übergehen, täglich 2-mal Gemüse zu geben und zwar das ganze Jahr hindurch. Leute zum Gemüseputzen sind überall genügend vorhanden. (...) Wenn wir den Gemüsereichtum unserer Anstalten richtig ausnützen, dann wird sich das nicht nur auf die Höhe der Speisungskosten auswirken, wir sparen dann auch große Mengen anderer Lebensmittel, wie z.B. Teigwaren und Hülsenfrüchte, welch letztere noch zum großen Teil aus dem Ausland bezogen werden müssen und die, abgesehen davon, daß sie unsere Devisenbilanz belasten, dem Markt für die Allgemeinheit erhalten bleiben sollen." Mit Gemüsekost könne selbst Brot eingespart werden, „weil wir mit dem Brotgetreide in Deutschland sehr sparsam umgehen müssen". Dem Obstbau sei ebenfalls besondere

Beachtung zu schenken. Des weiteren ist „die Tierhaltung so zu steigern, daß unsere Anstalten vom Fleisch- und Fettmarkt unabhängig werden". Die Schweine solle man „gut ausmästen, denn nur die schweren Tiere liefern das nötige Fett, das wichtiger im Anstaltshaushalt ist, als das Fleisch." Besondere Kriterien gelten für das Rindvieh: „Vorzügliche Milchleistung bei schönem Körperbau." Die Vollmilch muß vollständig zur Verbutterung gelangen, die Butterverwendung in den Anstaltsküchen sei aber auf das Äußerste einzuschränken: „Dafür ist sie zu teuer." Als Brotaufstrich komme sie höchstens für das Personal in Frage. „Wenn man sich die Speisezettel mancher Anstalten näher betrachtet, dann muß man mit Erstaunen feststellen, daß darin immer noch Leckerbissen auftauchen, die angesichts des Lebensstandards schwerarbeitender, gesunder Volksgenossen nicht zu verantworten sind. Butter als Brotaufstrich, Schinken, Brötchen zum Kaffee und derlei Sachen kommen für die Bespeisung der Anstaltsinsassen nicht in Frage."

Am Ende des Abschnitts über die Ernährung heißt es lapidar: „Es wird jetzt schon darauf hingewiesen, daß im nächstjährigen Etat ein höherer Durchschnittsatz als 45–47 Pfg. in der Normalklasse der Heilanstalten nicht zugebilligt werden kann." Andere Sparmöglichkeiten werden in der generellen Verwendung von Strohsäcken anstelle der Matratzen, in Einsparungen bei Beleuchtung und Heizung („Die Temperatur darf 18° nicht übersteigen"), gemeinsamen Badetagen, Brause- statt von Wannenbädern sowie sparsamstem Verbrauch von Reinigungsmitteln gesehen. Schließlich wird noch eine Verhältniszahl für das Pflegepersonal genannt, die über alles bisherige hinausgeht: 1:11 bei Männern und 1:10 bei Frauen.
Die Frage drängt sich auf, was diese Sparmaßnahmen gerade im Ernährungssektor bezwecken sollten. Ging es noch immer nur um Kostenersparnis, oder war schon die stillschweigende Beseitigung der ungeliebten „unnützen Esser" durch schleichenden Nahrungsentzug beabsichtigt?
Das Ergebnis einer weiteren „Besprechung der Anstaltsbeamten" in der Landesarbeitsanstalt Breitenau am 2. September 1938[35] wirkt da nur vordergründig beruhigend, wenn gesagt wird, „dass die Verpflegung ausreichend sein muß". Die Kost müsse ausreichend Kalorien, Eiweiß, Wasser und Salze, Vitamine und Zellulose enthalten, gut schmecken, die Tätigkeit des Magens anregen und sättigend sein.
„In den Heil- und Pflegeanstalten mit gemischter Belegung kommt man, wie jahrelang durchgeführte Prüfungen von Simon ergeben haben, mit etwa 2 700 Kalorien aus. Geht man unter diese Zahl herab,

[35] Ebd., Niederschrift über die Besprechung der Anstaltsbeamten am 2.9.1938 in Breitenau.

kommt es zu dauernden Gewichtsabnahmen." Die Bedeutung des Eiweißes wird durch den Hinweis hervorgehoben, daß „in der Inflationszeit mit ihrer mangelhaften Ernährung mit Eiweiss" die Zahl der Todesfälle an Tuberkulose gestiegen sei. 80 Gramm vorwiegend tierisches Eiweiß sei der tägliche Bedarf des Menschen, egal ob er schwer arbeite oder im Bett liege. Neben der Erfüllung der physiologischen Grundbedürfnisse müsse die Ernährung aber auch möglichst billig sein:

„Das Rückgrat der Bespeisung in den Anstalten müssen sein die Kartoffeln, das Brot und das Gemüse, durch diese ersten beiden Nahrungsmittel wird den Kranken billig eine größere Menge Kalorien zugeführt."

Ähnlich wie in Breslers Veröffentlichung im Inflationsjahr 1922 wird dem Besprechungsprotokoll von 1938 eine „Nähr-Geldwert-Tabelle" beigefügt. Während es aber damals wegen der galoppierenden Inflation bei leeren Anstaltskassen darum ging, die Patienten so billig wie möglich zu ernähren, war jetzt das Ziel, an den „Erbkranken" zu sparen und das Eingesparte den „Erbgesunden" zufließen zu lassen.

Einige Beispiele aus der sechsseitigen Tabelle (s. nächste Seite) zeigen, daß es sehr schwierig gewesen sein muß, mit 46 Pfennigen pro Tag die Patienten nicht nur billig, sondern auch ausreichend zu ernähren.

Anhand solcher Tabellen konnten Verwaltungsleiter und Köche feststellen, mit welchen Lebensmitteln sie am günstigsten wirtschaften konnten. Sie machen auch klar, weshalb Butter für die Patienten nicht mehr in Frage kam: Mit rund 130 Gramm pro Tag wäre der Kostsatz bereits überschritten. Margarine, die nur ein Drittel kostete, tat es genau so gut. Bei dem aus achtzigprozentig ausgemahlenem Mehl hergestellten Roggenbrot ist der Unterschied zum Weißbrot noch krasser: Zwölf statt 58 Pfennig für 1000 Kalorien! Mit 500 Gramm Roggenbrot pro Tag ließen sich immerhin schon 1260 Kalorien zuführen, mit 500 g Kartoffeln weitere 450 Kalorien. Diese beiden Lebensmittel sollten das „Rückgrat" der Ernährung sein – allerdings wären damit nur 37,5 g Eiweiß zugeführt. Von den eiweißarmen Gemüsen, der dritten Säule der Ernährung, war kein Ausgleich zu erwarten. Als Eiweißträger mußte daher hauptsächlich das gegenüber den anderen Fleischsorten immer noch billige und im eigenen Hause produzierte Schweinefleisch oder auch der im Binnenland wenig beliebte Seefisch herhalten.

Konkrete Beschreibungen der Kost in den hessischen Sparanstalten, etwa in Form von Speiseplänen, waren nach Schmidt-v. Blittersdorf in den nassauischen Verwaltungsakten nicht zu finden.[36] Hingegen gab

[36] Schmidt- v. Blittersdorf 1986, 77f. Daraus auch die folgenden Zitate. Zur Kartoffelzuteilung ist nicht vermerkt, aus welchem Jahr der Aktenvermerk stammt.

Tab. 17: „Geld-Nährwert-Tabelle" 1938. Eiweiß- und Kaloriengehalt verschiedener Nahrungsmittel, sowie Preise für 100 Gramm und 1000 Kalorien. Zum Vergleich sind auch die Preise von einigen „teuren" Lebensmitteln, wie z.B. Butter, gekochtem Schinken und Weißbrot angegeben.[37]

Lebensmittel	g Eiweiß pro 100g	Kalorien pro 100g	Preis in RM für 100g	Preis in RM für 1000 kal
Schweinefleisch	15,0	387 (fett)	0,16	0,41
Schinken, gekocht	24,0	250	0,36	1,44
Blutwurst	20,0	193	0,16	0,82
Leberwurst	14,0	280	0,16	0,57
Kochwurst	20,3	334	0,18	0,54
Butter	—	744	0,32	0,43
Margarine	—	750	0,11	0,15
Vollmilch	3,1	65	0,02	0,40
Magermilch	3,5	40	0,01	0,30
Tilsiter Käse	24	345	0,19	0,57
Limburger	25	390	0,09	0,25
Hering, gesalzen	20	244	0,05	0,20
Weizenmehl	9,0	340	0,03	0,10
Roggenmehl	8,0	350	0,01	0,03
Weissbrot	8,0	242	0,14	0,58
Roggenbrot 80 %	6,0	246	0,03	0,12
Kartoffeln	1,5	90	0,006	0,07
Weißkohl	1,0	18	0,007	0,39
Karotten	1,0	33	0,01	0,30
Steckrüben	0,5	18	0,007	0,39
Rote Beete	1,0	27	0,008	0,30
Endiviensalat	1,5	15	0,008	0,53
Äpfel, geschält	0,5	57	0,02	0,35

es einige Hinweise auf Details. Aus Verwaltungsakten der Anstalt Eichberg ist zum Beispiel zu erfahren, daß man von einem Pro Kopf Verbrauch von 4–5 Zentnern Kartoffeln pro Jahr ausging. Wenn man den höheren Wert zugrunde legt, dann wären dies 750 g Kartoffeln pro Tag, entsprechend 675 Kalorien. Dieser „an sich hohe Jahresverbrauch" wird damit begründet, daß „die Ausgabe einer ausreichenden

[37] Die Originaltabelle enthielt die Eiweiß-, Kohlenhydrat- und Fettwerte, sowie die Preise für ein Kilogramm und für 1000 Kalorien von rund 180 Lebensmitteln. Die kg-Preise sind auf 100g umgerechnet. Die Preise selbst sind nicht genauer definiert. Sehr wahrscheinlich handelt es sich um Großhandelspreise, wie sie z.B. auch die „Zentrale Einkaufsstelle" erzielen konnte. Bei Eigenprodukten der Anstalten wurden nach einem Hinweis von Bernotat in den Haushaltsplänen „der Durchschnitt der Großhandelspreise mit einem Abzug von 15 %" zugrunde gelegt.

Menge Kartoffeln an die Patienten für die Anstalten bedeutend billiger sei, als jedes andere Nahrungsmittel".

Unter dem Titel „Beköstigung, Bekleidung und Wäsche in der Landesheilanstalt" hatte sich übrigens bereits 1936 der Landesamtmann K. Kühne aus Haina, offenbar der Verwaltungsleiter der Anstalt, in der PNW öffentlich zu Wort gemeldet.[38] Der Verfasser weist sich als genauer Kenner der Ernährungslehre aus, indem er empfiehlt, reichlich Vitamine in Form von Obst und Gemüse zu geben, „ab und zu Berechnungen der verausgabten Lebensmittel bezüglich ihres Gehalts an Wärmeeinheiten anzustellen" und daneben auch „regelmäßige Gewichtskontrollen" durchzuführen, um sich vor „Überraschungen" zu schützen. Speziell die Margarine, „ein sonst vollwertiges Fett" bedürfe unbedingt der „Beigabe von frischem Gemüse und Früchten". Im übrigen könne nach den modernen Erkenntnissen der Ernährungslehre und mit Rücksicht auf die Einfuhrschwierigkeiten „die allgemein übliche Verbrauchsquote an Fett unbedenklich zugunsten eines Mehrverbrauchs an Kohlehydraten vermindert" werden. Diese stünden innerhalb des Reichsgebietes in ausreichendem Maße zur Verfügung. Zur Verminderung des Importes allzugroßer Mengen an tierischem Eiweiß empfehle sich die häufigere Verabreichung von Seefisch, womit die Anstalten zugleich die deutsche Hochseefischerei, die „einer ganzen Anzahl von Volksgenossen Arbeit und Brot gebe", unterstützen würden. (Aus „volkswirtschaftlichem Interesse" mußte deshalb in Eichberg zweimal in der Woche Fisch zubereitet werden, und zwar für Patienten wie Personal. Als sich 1937 immer mehr Bedienstete an den Fischtagen abmeldeten und das Verpflegungsgeld auszahlen ließen, wurden sie von Bernotat gerügt: „Dieses Verhalten steht in krassem Gegensatz zu den Anordnungen des Führers und stellt eine Sabotage der im Interesse der Volksernährung angeordneten Maßnahmen dar." Die Patienten hatten zu essen, was auf den Tisch kam.)

Auch Kühne ging offenbar von einer kalorisch ausreichenden Ernährung aus, bei der es nicht zu Gewichtsabnahmen kommen sollte, was ihm aber trotz der empfohlenen regelmäßigen Gewichtskontrollen selbst in der eigenen Anstalt nicht gelang: Nach den Feststellungen von Beate Winter sank das Durchschnittsgewicht der fast ausschließlich männlichen Patienten in Haina von 62,52 kg im Januar 1937 auf 58,60 kg zum Ende des Jahres 1938 ab.[39]
Zum Thema Bekleidung stellte Kühne fest, diese sei ebenso wie die Wäscheversorgung „augenblicklich für die nationale Wirtschaft ein schwerwiegendes Problem". Berichte aus den nassauischen Anstalten

---

[38] PNW 1936, 529–533, – der einzige Beitrag in der PNW der Vorkriegsjahre, der die Sparmaßnahmen direkt anspricht.
[39] LWV Kassel, Dezernat 10104.916 HA:304.

werden konkreter und zeigen das Ausmaß der Misere: So nahm bei einer Besprechung im September 1936 Landesamtmann Rücker in Anbetracht der Knappheit von Schuhwerk und Kleidung Stellung zu den „schwebenden Beschaffungsfragen": Leider sei der Versuch, von Arbeitsdienst und Militärverwaltung „getragene Kleidungsstücke u.s.w." zu übernehmen, fehlgeschlagen, so daß der dringende Bedarf an Winterkleidung unter „Ausschöpfung aller Einsparungsmöglichkeiten" gegen niedrigstes Gebot anzuschaffen sei. Herborn berichtete um die gleiche Zeit über günstige Erfahrungen „mit der Verwendung von Fußlappen für arbeitende Kranke".
Kurhessen, so könnte man abschließend zu den Bemühungen um eine modellhaft sparsame NS-Psychiatrie in der Provinz Hessen-Nassau sagen, hat sich allem Anschein nach besonders um die Verbilligung der Kost und anderer Dinge des täglichen Bedarfs bemüht, während Nassau unter Bernotat offenbar den Belegungsfragen besondere Aufmerksamkeit widmete. Ob diese Arbeitsteilung beabsichtigt war, läßt sich in den zur Verfügung stehenden Quellen nicht erkennen.

Personalrelationen und Verköstigungssätze in den anderen Ländern und Provinzen

> Bisher war in der Beschreibung der Entwicklung zur nationalsozialistischen Psychiatrie außer von Baden, einem meiner bisherigen Forschungsschwerpunkte, hauptsächlich von Hessen-Nassau die Rede. Das liegt daran, daß die preußische Provinz Hessen-Nassau besonders gut erforscht ist, daß in den Frankfurter „Euthanasie"-Verfahren viel Material zutage gefördert wurde, schließlich auch, daß der Landeswohlfahrtsverband als heutiger Träger der psychiatrischen Krankenhäuser in Kassel ein gutes zentrales Archivs aufgebaut hat, von dem ich profitieren konnte.

So bedeutsam die Rolle der Provinz Hessen-Nassau auch einzuschätzen ist, so birgt deren ausführliche Darstellung doch auch die Gefahr der Einseitigkeit, welche die Realitäten in anderen Ländern und Provinzen zu wenig berücksichtigt. In den Diskussionen der Dezernentenkonferenzen klang bereits an, daß man zwar auch dort eine möglichst sparsame Psychiatrie anstrebte, aber ganz andere Vorstellungen darüber hatte, wie man dieses Ziel erreichen könne. Die aufgeführten Fakten ließen darüber hinaus erhebliche Unterschiede in Personalrelationen sowie Pflege- und Verköstigungssätzen erkennen.
Um feststellen zu können, wie in den anderen Ländern und Provinzen gearbeitet wurde, habe ich auch aus anderen Regionen soviel Material zu den fraglichen Entwicklungen zusammengetragen wie nur irgend-

wie möglich. Die Sekundärliteratur läßt einen dabei, wie schon in der Einleitung erwähnt, leider weitgehend im Stich.
Wie mehrfach erwähnt, wurde in zeitgenössischen Publikationen über die in den Anstalten weiterlaufenden und sich verschärfenden Sparmaßnahmen fast nichts berichtet. Erst recht fehlen zusammenfassende Darstellungen über die Entwicklungen in den Ländern und für das gesamte Reichsgebiet. Für die Jahreswende 1936/37 existiert allerdings eine querschnittartige Zustandsbeschreibung der gesamten deutschen Anstaltspsychiatrie, die zwar fast ausschließlich Zahlen liefert, aber doch einige Rückschlüsse zuläßt. Sie enthält sich wohlweislich jeglichen Kommentars. Zu Beginn des Jahres 1937 stellte Georg Ilberg zum letzten Mal das seit 1865 in unregelmäßigen Abständen erscheinende, von Heinrich Laehr begründete „Verzeichnis der Heil- und Pflegeanstalten in Deutschland, der Schweiz und den deutschen Ländern Österreichs" zusammen. In diesem Verzeichnis, das im Lauf der Jahrzehnte immer umfangreicher wurde und auch die Einrichtungen für „Nervenkranke, Schwachsinnige, Epileptische, Trunksüchtige u.s.w." erfaßte, sind 1937 alle Anstalten mit ihrem Patientenbestand vom 1.1.1937, den Zu- und Abgängen und Todesfällen des vorangegangen Jahres sowie die Zahl der zu diesem Zeitpunkt tätigen Ärzte und Pflegepersonen beschrieben.
Ich habe daraus die Angaben über die 110 staatlichen Heil- und Pflegeanstalten mit mehr als 250 Betten extrahiert und die in Verhältniszahlen umgerechneten Personalangaben in den nachfolgenden Tabellen zusammengefaßt:

Tab. 18: Auszug spezieller Daten aus den „Verzeichnissen der Heil- und Pflegeanstalten in Deutschland" von 1928 und 1937 von Laehr, inklusive der Sterberaten von 1936[40]

(In der Spalte „Plätze" ist die Erhöhung von 1928 auf 1937 besonders gekennzeichnet: + bedeutet eine Erhöhung von 1–100 Plätzen, ++ von 101 bis 200 und +++ von 201 um 300 und mehr Plätze. Beim Pflegepersonal sind Werte ab 1:7 mit einem, von 1:8 mit zwei, von 1:9 mit drei und von 1:10 und darüber mit vier + Zeichen besonders hervorgehoben. Überbelegungen gegenüber der für 1937 angegebenen Platzzahl sind durch Fettdruck markiert.)

Land/ Anstalt	„Plätze" 1928	1937	Belegung 1.1.1937	Zugänge 1936	Pat. auf 1 Pflegekraft	Sterberate 1936
PREUSSEN						
Stadt Berlin						
Buch	2.264	2.700+++	2.609	2.071	3,9	7,8
Herzberge	1.606	1.840+++	1.790	2.048	4,6	8,2
Wuhlgarten	1.560	1.616+	1.616	575	5,0	4,2
Wittenau	1.600	1.995+++	**2.111**	2.082	3,9	7,7

[40] AZP 106 (1937), 1–164.

Land/ Anstalt	„Plätze" 1928	1937	Belegung 1.1.1937	Zugänge 1936	Pat. auf 1 Pflege-kraft	Sterbe-rate 1936
Provinz Brandenburg						
Eberswalde	1.375	1.350	**1.408**	499	4,8	7,0
Görden	2.159	2.220+	2.094	375	4,9	5,7
Landsberg	1.320	1.410+	1.327	377	5,0	6,0
Lübben	998	1.035+	1.020	256	6,1	7,7
Neuruppin	1.975	1.997+	1.971	584	5,4	5,7
Sorau	1.250	1.399+	1.374	478	5,8	6,1
Teupitz	1.691	1.754+	1.657	253	5,7	5,5
Potsdam	1.134	1.159+	1.107	637	8,2++	
Provinz Pommern						
Lauenburg	935	1.057+	983	431	**7,7+**	6,9
Stralsund	1.130	1.217+	1.101	417	6,7	6,7
Treptow a.d.R.	850	1.095+++	949	455	7,6+	4,9
Ueckermünde	759	843+	832	301	6,8	7,3
Provinz Ostpreußen						
Allenberg	1.200	1.381++	1.257	438	6,6	5,8
Kortau	1.100	1.400+++	**1.435**	433	6,2	5,2
Tapiau	1.137	1.292++	1.235	1053	5,5	6,5
Grenzmark Posen-Westpreußen						
Meseritz-Obrawalde	650	800++	777	279	6,7	4,7
Provinz Niederschlesien						
Brieg	465	484+	479	176	6,3	5,2
Bunzlau	1.100	1.359+++	1.198	382	7,7+	4,7
Freiburg	665	660	650	293	6,3	4,1
Leubus	1.330	1.380+	**1.433**	309	6,4	2,7
Lüben	1.150	1.264++	1.083	334	7,3+	7,9
Plagwitz	740	885+	883	400	6,7	7,2
Provinz Oberschlesien						
Tost	627	648+	598	351	5,3	3,7
Provinz Sachsen						
Alt-Scherbitz	1.350	1.350	**1.362**	557	5,3	6,9
Nietleben	1.000	595	575	31	5,4	3,8
Pfafferode	1.200	1.200	**1.270**	466	6,2	7,8
Uchtspringe	1.162	k.A.	1.256	357	5,6	6,8
Jerichow	600	890++	**915**	188	k.A.	5,8
Neuhaldensleben	1.020	908	584	5,8	9,0	
Provinz Schleswig-Holstein						
Neustadt	1.153	1.393++	**1.451**	554	6,3	7,4
Schleswig	1.295	1.678+++	1.573	651	6,1	6,8
Provinz Hannover						
Göttingen	597	706++	688	478	5,9	5,9
Hildesheim	993	1.184++	1.113	507	8,1++	6,1
Lüneburg	1.200	1.246+	1.089	393	7,2+	6,8
Osnabrück	428	675++	606	298	8,1++	3,3

Land/ Anstalt	„Plätze" 1928	„Plätze" 1937	Belegung 1.1.1937	Zugänge 1936	Pat. auf 1 Pflegekraft	Sterberate 1936
Langenhagen	874	902+	846	647	6,9	k.A.
Wunstorf	240	k.A.	695	unklare Angaben		5,0
Provinz Hessen-Nassau						
a) Regierungsbezirk Kassel						
Marburg	400	600++	575	424	5,7	8,0
Haina	829	850+	835	103	9,0+++	3,2
Merxhausen	835	885+	875	138	8,1++	4,8
b) Regierungsbezirk Wiesbaden						
Weilmünster		1.250	1.133	k.A.	10,8++++	6,0
Eichberg	725	850++	**920**	293	9,3+++	5,1
Hadamar	281	365+	357	382	9,9+++	5,3
Herborn	830	1.150+++	1.050	383	9,1+++	3,9
Provinz Westfalen						
Aplerbeck	k.A.	1.027	1.022	446	6,1	6,3
Gütersloh	1.000	1.550+++	1.545	494	9,0+++	5,6
Lengerich	781	1.030+++	**1.072**	255	7,7+	5,7
Marsberg	638	819++	791	318	7,0+	3,9
Münster	798	966++	**976**	531	6,1	4,3
Warstein	1.413	1.844+++	1.684	723	8,7++	4,7
Eickelborn	1.470	1.658++	1.647	443	8,1++	3,7
Rheinprovinz						
Andernach	650	1.410+++	1.373	712	9,6+++	6,5
Bedburg-Hau	2.800	3.450+++	**3.511**	1.008	9,3+++	6,2
Bonn	940	1.080++	**1.100**	990	k.A.	6,5
Düren	700	1.750+++	1.535	831	9,7+++	5,9
Düsseldorf-Grafenberg	885	1.115+++	1.029	1.638	k.A.	6,7
Galkhausen	1.000	1.236+++	1.148	903	7,8+	k.A
Merzig	810	860+	866	404	6,0	4,2
Süchteln	1.100	1.285++	**1.515**	1.053	8,8++	6,8
BAYERN						
Eglfing-Haar	2.256	2.782+++	2.680	788	6,4	4,6
Gabersee	753	967+++	907	435	6,5	4,0
Mainkofen	382	800+++	783	394	7,0+	k.A.
Kaufbeuren	750	1.137+++	1.118	461	6,0	3,7
Günzburg	460	560+	516	173	5,8	3,5
Regensburg	1.000	950	900	401	6,4	5,1
Bayreuth	550	640+	637	226	5,8	4,7
Kutzenberg	600	660+	**750**	159	13,4++++	4,5
Erlangen	845	1.000++	**1.026**	785	5,2	4,7
Ansbach	1.013	1.149++	1.117	177	5,6	4,7
Lohr	518	715++	655	160	6,5	5,1
Werneck	700	816+	**858**	264	6,0	5,7
Frankenthal	k.A.	k.A.	874	409	6,7	7,5
Klingenmünster	900	1.150++	1.078	303	6,8	3,9
SACHSEN						
Arnsdorf	1.512	1.661++	**1.745**	622	5,3	4,1
Leipzig-Dösen	1.150	1.280++	**1.566**	485	5,4	6,3

Land/ Anstalt	„Plätze" 1928	1937	Belegung 1.1.1937	Zugänge 1936	Pat. auf 1 Pflege-kraft	Sterbe-rate 1936
Großschweidnitz	734	875++	**882**	356	4,8	5,3
Hubertusburg	1.316	1.509++	1.502	545	4,9	4,6
Sonnenstein	700	850++	784	350	7,9++	5,9
Untergöltzsch	642	900+++	881	367	7,1++	5,8
Hochweitzschen	822	800	**850**	369	6,5	6,5
Waldheim	250	235	220	113	3,7	1,6
Zschadraß	950	1.200+++	1.163	464	6,4	4,4
WÜRTTEMBERG						
Schussenried	500	600+	588	141	6,1	3,1
Weinsberg	620	684+	**744**	223	5,3	6,0
Weissenau	730	980+++	907	265	5,7	5,0
Winnental	600	642+	**674**	163	5,4	3,5
Zwiefalten	576	657+	599	250	6,2	4,6
BADEN						
Emmendingen	1.300	1.300	1.264	480	5,5	2,9
Illenau	720	750+	641	811	5,4	5,2
Konstanz	595	825+++	743	450	5,5	5,0
Wiesloch	1.041	1.041	**1.523**	757	5,4	4,0
Rastatt		600	477	166	17,6++++	4,1
HESSEN						
Alzey	600	600	592	250	4,1	2,9
Goddelau	1.100	1.100	986	331	4,9	3,1
Heppenheim	400	400	398	146	4,3	5,3
Gießen	506	538+	492	183	4,3	5,0
MECKLENBURG-SCHWERIN						
Rostock	420	420	389	1235	4,3	6,9
Sachsenberg	700	700	647	429	5,0	6,2
OLDENBURG						
Wehnen	450	507+	**760**	303	7,8+	10,6
THÜRINGEN						
Blankenhain	530	510	445	53	4,0	2,4
Hildburghausen	850	850	664	214	4,8	4,6
Stadtroda	560	670++	547	1.457	5,8	7,5
ANHALT						
Bernburg	420	500+	486	220	5,9	6,3
Hoym	500	600+	560	k.A.	13,0+++	13,2
BRAUNSCHWEIG						
Königslutter	616	680+	682	285	5,5	10,0
LIPPE						
Lindenhaus	498	546+	529	135	5,1	4,4
HAMBURG						
Friedrichsberg	1.902	2.528+++	2.349	1.005	4,8	4,3

Land/ Anstalt	„Plätze" 1928	1937	Belegung 1.1.1937	Zugänge 1936	Pat. auf 1 Pflegekraft	Sterberate 1936
BREMEN						
Staatl. Anst. Bremen	780	870+	839	768	5,6	7,4
LÜBECK						
Strecknitz	386	860	704	424	6,1	8,7

Dieses Verzeichnis stellt die letzte zusammenfassende Beschreibung der Anstaltspsychiatrie des Deutschen Reiches in den Grenzen von 1937 dar und ermöglicht einen Überblick über das Anstaltswesen in den einzelnen Provinzen und Ländern.[41] Dabei vermitteln die Belegungszahlen einen Eindruck von der Größe der Anstalten, und an den Zugangszahlen wird der jährliche „Durchgang" ablesbar. Die Auswahl der anderen Daten aus dem Verzeichnis erfolgte unter der Fragestellung, wie weit 1937 in den einzelnen Regionen die in den Spardiskussionen immer wieder geforderte höhere Belegung und Verringerung des Personals realisiert worden war. Damit sollte auch die Frage zu klären sein, ob es neben Hessen-Nassau noch andere Provinzen und Länder gab, in denen besonders intensiv gespart wurde.

Die Vermutung, daß die verstärkte Belegung aus dem Verhältnis der Belegungszahl vom 1.1.1937 zu den angebotenen „Plätzen" zu ersehen sein müßte, ergab zwar einige Überbelegungen – sie sind in der Tabelle fett markiert – aber das Ergebnis war nicht besonders aussagekräftig. Erst der Vergleich mit der im Anstaltsverzeichnis von 1928 angegebenen Zahl von Plätzen zeigte das ganze Ausmaß der Steigerung der Belegungsfähigkeit der Anstalten: Insgesamt sind 1937 gegenüber 1928 rund 20.000 Plätze mehr ausgewiesen. Das wirft die Frage auf, wann genau diese zusätzlichen Plätze eingerichtet wurden, vor oder nach 1933? Mit einer gewissen Wahrscheinlichkeit hat man wegen der „Aufnahmeschwemme" in der zweiten Hälfte der zwanziger Jahre und der daraus resultierenden Überfüllung die Anstalten schon damals dichter belegt. Außerdem gehörte „die bessere Ausnutzung des Anstaltsraums" schon zu den Sparvorschlägen der Weimarer Zeit. Auch Bratz hatte sich in seiner preisgekrönten Arbeit dafür ausgesprochen.

Zur Klärung dieser Frage halfen die durch Quellen belegbaren Entwicklungen in der Rheinprovinz weiter, jener Region, die sich in der Tabelle durch besonders viele Pluszeichen heraushebt, weil sie die Zahl ihrer Anstaltsplätze um 27% erhöht hatte. Wie berichtet, hatte dort die Prüfungskommission des Gemeindetages 1934 bei der Unter-

[41] Zur geographischen Lage der Länder und Anstalten vgl. Abb. 11, S. 411.

suchung der Anstalten auf Rationalisierungsmöglichkeiten eine durchschnittliche „Mehrbelegungsfähigkeit von etwa 20%" festgestellt. Dieser Vorschlag wurde offensichtlich befolgt: Nach einem Bericht des Landeshauptmanns Haake aus dem Jahr 1937 hat sich die „stärkere Ausnutzung des in den Provinzial-Heil- und Pflegeanstalten vorhandenen Raumes durch Höherbelegung" als „wirtschaftlich besonders günstig" erwiesen und wesentlich zur Senkung der Pflegesätze beigetragen.[42]

In der Rheinprovinz muß also davon ausgegangen werden, daß die Erhöhung der Platzzahl zum größten Teil in der NS-Zeit stattgefunden hat. In den anderen Provinzen war es vermutlich ähnlich. Angesichts dieser Entwicklungen ist auch zu berücksichtigen, daß es einen wesentlichen Unterschied darstellt, ob man eine Abteilung oder auch eine ganze Anstalt in Zeiten großen Aufnahmedrucks vorübergehend oder auch für längere Zeit überbelegt – dies war vor der Jahrhundertwende in vielen Anstalten der Fall – oder ob man diesen Zustand per Verwaltungsakt durch Festlegung einer höheren Platzzahl zum Dauerzustand erklärt. Letzteres war den neuen Machthabern eher zuzutrauen als ihren Vorgängern.

Die Reduzierung des *ärztlichen Personals* geht aus den Angaben im „Laehr" nicht so deutlich hervor, wie erwartet. Das könnte damit zusammenhängen, daß 1937 in etlichen Provinzen zusätzliche Arztstellen für die erbbiologische Bestandsaufnahme eingerichtet wurden, die im Verzeichnis nicht besonders ausgewiesen sind. Die von Bernotat und der Ruegenberg-Kommission geforderte Herabsetzung auf 1:300 wird nur in Gütersloh und annähernd in Merxhausen erreicht, in den beiden Pflegeanstalten Rastatt und Hoym weit überschritten.

Wie schon aufgeführt, hatte der Dezernent von Schleswig-Holstein, Dr. Straub, beim *Pflegepersonal* das Verhältnis von 1:7 als die äußerste Grenze bezeichnet, bis zu der noch ein ausreichende Betreuung der Patienten gewährleistet sei. Hessen-Nassau war diejenige Provinz, in welcher diese Richtzahl am stärksten und – mit der Ausnahme von Marburg – in allen Anstalten unterschritten wurde. Auch Westfalen und die Rheinprovinz fallen durch ungünstige Relationen auf.

Die Darstellung der Durchschnittswerte der Personalrelationen macht die unterschiedliche Intensität der Sparmaßnahmen in den einzelnen Regionen deutlicher, als es die große Übersicht vermochte, und sie zeigt vor allem, wo am meisten gespart wurde: Sieben preußische Provinzen stehen sowohl beim Pflegepersonal als auch bei den Ärzten am unteren Ende der Skala. Darin kommt die besonders intensive

[42] Die Rheinprovinz 13 (1937), 382–383.

Tab. 19: Durchschnitt der Personalrelationen in Ländern und Provinzen Anfang 1937[43]

Region	Pfleger-Patientenrelation	Region	Arzt-Patientenrelation
Berlin	4,3	Mecklenburg	105
Volksstaat Hessen	4,4	Thüringen	114
Mecklenburg	4,7	Braunschweig	114 E
Hamburg-Langenhorn	4,8	VS-Hessen	117
Thüringen	4,9	Baden	136
Baden	5,5	Sachsen	141
Württemberg	5,7	Lübeck	143 E
Brandenburg	5,7	Bremen	145 E
Provinz Sachsen	5,7	Württemberg	152
Sachsen	5,8	Berlin	155
Ostpreußen	6,1	Brandenburg	159
Schleswig-Holstein	6,2	Provinz Sachsen	161
Bayern	6,7	Hannover	162
Niederschlesien	6,8	Ostpreußen	163
Pommern	7,2	Rheinprovinz	172
Hannover	7,2	Niederschlesien	173
Westfalen	7,5	Pommern	180
Hessen-Kassel	7,6	Hessen-Kassel	188
Rheinprovinz	8,5	Westfalen	189
Hessen-Wiesbaden	9,8	Hessen-Wiesbaden	197

Sparpolitik dieses Landes zum Ausdruck, die sich bereits in der frühen Einsetzung der Sparkommissionen manifestiert hatte. Daß der hessische Regierungsbezirk Wiesbaden in beiden Kategorien am schlechtesten da steht, ist bezeichnend für das besondere ‚Engagement' der dortigen Machthaber.

Eine weitere zeitgenössische Quelle ermöglicht auch einen Vergleich der Verköstigungssätze in fast allen Ländern und Provinzen. Es handelt sich um das vom Deutschen Gemeindetag zusammengestellte „Ergebnis der Betriebsstatistik der provinziellen Heil- und Pflegeanstalten".[44] Der Vergleich ergibt auch hier wieder erhebliche Unterschiede zwischen den Regionen, ja sogar zwischen einzelnen Anstalten innerhalb

[43] Angegeben ist der Durchschnitt der in den betreffenden Regionen für die einzelnen Anstalten angegebenen Werte. Weil hauptsächlich die großen Heil- und Pflegeanstalten in ihrer Versorgungsqualität beurteilt werden sollten, ist in Baden die Pflegeanstalt Rastatt nicht berücksichtigt. Wenn es sich bei Kleinstaaten wie Braunschweig, Lübeck und Bremen um jeweils nur eine Anstalt handelt, ist dies durch ein E vermerkt. Die Übersicht ist nicht vollständig.

[44] Ein gravierendes Manko der Zusammenstellung liegt darin, daß in dem fast 40 Seiten umfassenden Zahlenwerk nirgendwo der Zeitraum exakt benannt wird, für den die Statistik gilt. Es ist lediglich erwähnt, daß sie auf „Rundschreiben vom 28. Juni 1936" erstellt wurde. Ich danke Herrn Posamentier für die zeitweilige Überlassung dieser Akte.

Tab. 20: Rangliste der Höhe der durchschnittlichen Verköstigungssätze in den Ländern und Provinzen in Pfennigen um 1936

Maximal- und Minimalwert bezeichnen die zur benannten Region gehörenden Anstalten mit den höchsten und den niedrigsten Verköstigungssätzen.[45]

Land/Provinz	Durchschnitt	Maximalwert	Minimalwert
Württemberg	69,0 (?)	Schussenried 69,0	
Sachsen	65,0		
Bayern	60,4	Bayreuth 69,0	Mainkofen 47,8
Berlin	55,0	Herzberge 56,1	Buch 54,3
Prov. Sachsen	52,4	Nietleben 57,4	Neuhaldensleben 47,0
Hessen-Kassel	52,1	Marburg 55,5	Haina 47,0
Baden	51,9	Konstanz 58,0	Rastatt 45,2
Posen-Westpreußen	48,0	Meseritz 48,0	
Hessen-Wiesbaden	47,4	Herborn 49,5	Weilmünster 44,0
Rheinprovinz	47,2	Andernach 50,8	Galkhausen 43,5
Ostpreußen	46,7	Kortau 52,3	Riesenburg 43,9
Hannover	46,6	Langenhagen 50,0	Göttingen 44,6
Schleswig-Holstein	45,5	Schleswig 46,8	Neustadt 44,1
Oldenburg	45,5	Wehnen 45,5	
Brandenburg	45,0	Potsdam 51,9	Neuruppin 41,8
Niederschlesien	44,7	Leubus 48,5	Lüben 41,6
Pommern	44,6	Treptow 48,2	Lauenburg 38,6
Westfalen	42,5	Niedermarsberg 44,4	Gütersloh 40,7

einer Region. Den niedrigsten Durchschnittswert weist mit 42,5 Pfennigen Westfalen auf, den niedrigsten Wert für eine einzelne Anstalt Lauenburg in Pommern mit 38,6 Pfennigen. Hessen-Nassau liegt trotz der Sparmaßnahmen gerade auf diesem Sektor unter den preußischen Provinzen sogar noch im oberen Bereich, alle anderen – mit Ausnahme von Berlin und der Provinz Sachsen – liegen darunter. Ein wichtiger Befund dieser vergleichenden Aufstellung ist die zu dieser Zeit offenbar noch recht gute Ernährung der Patienten in Württemberg, Sachsen und Bayern.

Insgesamt liegen die Kostsätze höher, als es nach den Referaten und Diskussionen in der Dezernentenkonferenz zu erwarten gewesen wäre. Das könnte darauf beruhen, daß häufig bei verschiedenen Anlässen unterschiedliche Angaben gemacht wurden, was im einzelnen aber nicht überprüft werden kann.

[45] Württemberg hat an dieser Umfrage nicht teilgenommen. Es wurde deshalb der einzige bekannte Verköstigungssatz einer württembergischen Anstalt (Schussenried) aus dieser Zeit eingefügt, der, wie die Schwankungen in den anderen Regionen zeigen, möglicherweise besonders gut ist und deshalb als Maximalwert eingestuft wurde. Sachsen machte zu den Verköstigungssätzen keine Angaben. Aufgeführt ist deshalb der 1933 vom Ministerium festgesetzte Höchstwert der Ausgaben für die Verpflegung. Wie in der vorangegangenen Tabelle stehen die günstigen Werte im oberen, die ungünstigen im unteren Teil der Aufstellung.

Eine andere – oder zusätzliche – Erklärung ergibt sich daraus, daß die Lebensmittelpreise angestiegen waren. Die Hintergründe dieser und anderer Preissteigerungen soll der folgende Exkurs über die Entwicklung der allgemeinen volkswirtschaftliche Lage in der Zeit von 1933 bis 1939 beleuchten.

Wirtschaftliche Entwicklung und Versorgungslage in der Vorkriegszeit

Als Hitler die Macht übernahm, war die Talsohle der schweren wirtschaftlichen Rezession bereits durchschritten, und es zeigten sich erste Zeichen einer beginnenden Konsolidierung, allerdings auf niedrigem Niveau. Löhne und Gehälter waren gegenüber 1930 um 21 % gesunken,[46] der Lebenskostenindex lag um den gleichen Prozentsatz niedriger als 1928. Während auf diese Weise auch die Ausgaben des Staates vermindert worden waren, verschafften die von der Brüning-Regierung eingeführten neuen Steuern und Steuererhöhungen dem Staat neue Einnahmen, die von den Nationalsozialisten dazu verwendet wurden, die Wirtschaft anzukurbeln. Die öffentlichen Investitionen flossen zunächst in den Verkehr, ab 1934 aber zunehmend und schließlich in gigantischem Ausmaß in die Rüstung. Im Herbst 1936 wurde Vollbeschäftigung erreicht, etwas später überschritt der Lebensstandard der Beschäftigten das Niveau von 1928.
Um den mit der Konjunkturentwicklung verbunden Preisanstieg in Grenzen zu halten, wurden rigide Kontrollen eingeführt. Aus politischen Gründen ließ man einzig die landwirtschaftlichen Preise in den ersten beiden Jahren um 25 % ansteigen: „Die finanzielle Lage der Landwirtschaft sollte verbessert werden, einerseits, weil die Bauern im Rahmen der nationalsozialistischen Ideologie eine besonders wichtige Rolle spielten, andererseits, weil dies im Interesse der autarkistischen ‚Erzeugungsschlacht' für wünschenswert gehalten wurde."[47] Der im November 1936 verfügte generelle Preisstopp fror dann auch die landwirtschaftlichen Preise ein. Ein schon seit 1933 bestehender allgemeiner Lohnstopp sollte das Ansteigen der Nachfrage verhindern, wurde aber infolge des zunehmenden Facharbeitermangels von Unternehmerseite in Form von „Locklöhnen" und Zuschlägen unterlaufen. (Die Diskrepanz zwischen den Löhnen der im Staatsdienst und in der Wirtschaft Beschäftigten machte sich in den Anstalten bemerkbar durch ein Abwandern von Pflegekräften in die Industrie und die zunehmende Schwierigkeit, neues Pflegepersonal zu gewinnen.)
Die im „Vierjahresplan" von 1936 kodifizierte Autarkiepolitik strebte im Rahmen der Kriegsvorbereitungen eine weitgehende Unabhängigkeit vom Ausland an. In seiner Denkschrift zum Vierjahresplan hatte Hitler klar formuliert: „Ich stelle damit folgende Aufgabe: I. Die deutsche Armee muß in 4 Jahren einsatzfähig sein. II. Die deutsche Wirtschaft muß in 4 Jahren kriegsfähig sein." Dementsprechend wurde der Außenhandel

---

[46] Erbe 1958, 19. Auch die folgenden Zahlenangaben stammen von diesem Autor.
[47] Ebd., 84.

umstrukturiert. Ausreichende Devisen standen nur noch für kriegswichtige Rohstoffe wie Eisenerz etc. zur Verfügung, während die Lebensmitteleinfuhr drastisch reduziert wurde. Die Einfuhr von Getreide verminderte sich gegenüber 1928 um ein Viertel, die von Ölfrüchten um ein Drittel.

Den Anstieg der Ernährungskosten und die Entwicklung anderer Lebenskosten zwischen 1928 und 1938 zeigt die folgende Graphik:

Abb. 6: Einzelkomponenten der Lebenskosten 1928–1938 nach Erbe[48] (1928 = 100)

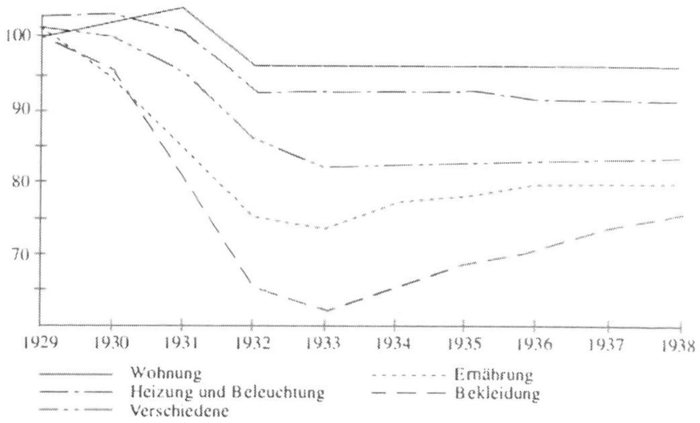

Wie der Vergleich zwischen Konstanz und Hadamar zeigt, reagierten die Anstalten auf die Preissteigerungen unterschiedlich:

Tab. 21: Anpassung der Kostsätze an die steigenden Lebensmittelpreise in Reichsmark

Anstalt	1933	1934	1935	1936	1937	1938
Konstanz	0,45	0,50	k.A.	0,52	0,57	0,56
Hadamar	k.A.	0,50	0,46	0,47	0,44	0,44

Während Konstanz den Verköstigungssatz anhob, wurde er von Hadamar ausgerechnet in dieser Zeit – 1935 – auch noch gesenkt, nur 1936 erfolgte eine geringfügige Anpassung.
Trotz aller Widersprüche und Unsicherheiten in den Daten erschien es mir wenigstens einen Versuch wert, nach Zusammenhängen zwischen der Höhe der Sterblichkeit im Jahr 1936 und der Intensität der Spar-

[48] Ebd., 86.

maßnahmen in den einzelnen Ländern und Provinzen zu fahnden (vgl. dazu auch Tab. 62), und zwar unter der speziellen Fragestellung, welche der Maßnahmen die fatalsten Folgen hatte.[49]

> Fred Rist
> *Korrelationsstatistische Zusammenhänge zwischen Sparmaßnahmen und Sterblichkeit*
>
> Für insgesamt 113 psychiatrische Anstalten waren die folgenden Angaben, allerdings nicht vollständig, vorhanden: Bettenzahl, Belegung, Zugänge, Arzt-/Patientenschlüssel, Pflegepersonal-/Patientenschlüssel, Verköstigungssatz und Sterblichkeit. Für 82 Krankenhäuser waren diese Daten vollständig. Für diese 82 Krankenhäuser wurde mit Hilfe einer stufenweisen Regression bestimmt, welche Variablen die Sterblichkeit statistisch erklären können. Die numerische Abhängigkeit der Belegungszahlen und der Zugangszahlen von der Bettenzahl wurde dadurch beseitigt, daß Belegung und Zugänge durch die Zahl der Betten geteilt wurden.
> Von den Einzelvariablen korrelierte „Zugänge" am höchsten mit r = .40 mit der Sterblichkeit[50], gefolgt vom „Verköstigungssatz" mit r = .28. Sowohl die Zahl der Betten wie die der Belegung korrelierten mit r = .20 mit der Sterblichkeit. Diese Zusammenhänge sind sämtlich mindestens auf dem 5%-Niveau signifikant. Keinerlei Zusammenhang mit der Sterblichkeit weisen der Arzt/Patient-Schlüssel und der Pfleger/Patient-Schlüssel auf.
> Werden alle Variablen in einer schrittweisen Regression einbezogen, so tragen lediglich „Zugänge" und „Verköstigungssatz" zur Erklärung der Sterblichkeit signifikant bei. Der multiple Korrelationskoeffizient steigt durch die gleichzeitige Einbeziehung beider Variablen auf r = .49, gegenüber r =.40 bei alleiniger Verwendung der Variablen „Zugänge". Beide Variablen haben also signifikanten Einfluß auf die Entwicklung der Sterblichkeit in einer Einrichtung.

Daß die Sterblichkeit in signifikanter Weise mit dem Verköstigungssatz zusammenhängt, ist ein wichtiger Befund, vor allem auch im Hinblick auf zukünftige Entwicklungen. Überraschen muß andererseits, daß kein Zusammenhang mit der ärztlichen und pflegerischen Versorgung, soweit sich diese in Zahlen ausdrücken läßt, gefunden werden kann. Der Zusammenhang mit den Zugangszahlen ist ohne detaillierte Vergleichsuntersuchungen nicht ohne weiteres zu interpretieren. Konkret fallen aber am Anfang der großen Anstalts-Tabelle die Verhältnis-

[49] Prof. Fred Rist, Universität Münster, hat die entsprechenden Korrelationsberechnungen durchgeführt, wofür ich ihm herzlich danke.
[50] Der r -Koeffizient bezeichnet die Stärke des Zusammenhangs zwischen den Variablen, bei 1. wäre ein absolut signifikanter Zusammenhang gegeben. Werte darunter schränken den Zusammenhang ein.

se in Berlin auf, wo drei der vier großen Anstalten mehr als 2.000 Zugänge und gleichzeitig hohe Sterberaten hatten, während Wuhlgarten mit nur rund 600 Zugängen die niedrigste Sterberate aufweist. Möglicherweise könnte es in dieser Großstadt schon vor dem Krieg so gewesen sein, daß verwirrte, ältere Menschen ohne genauere Abklärung der Diagnose in die Psychiatrie „abgeschoben" wurden, auch wenn andere Ursachen für die Verwirrtheit vorlagen (z.B. Nierenversagen). Ebenso kommen soziale Ursachen für eine Psychiatrisierung in einer Großstadt eher in Frage.

Zusammenfassung

Nach Vorstellung der Sparvorschläge, wie sie in der Dezernentenkonferenz beim Deutschen Gemeindetag und durch dessen Wirtschaftlichkeitsprüfer entwickelt und in Hessen-Nassau noch weiter verschärft worden waren, zeigte der Überblick über die Anstaltsversorgung im gesamten Reichsgebiet, daß sich neben Hessen-Nassau auch noch andere preußische Provinzen wie Westfalen, Pommern, Hannover und die Rheinprovinz in der Realisierung der verordneten Sparmaßnahmen hervortaten. Bei korrelationsstatistischer Überprüfung steht neben der Zugangszahl die Höhe des Verköstigungssatzes in signifikantem Zusammenhang mit der Sterblichkeit.

Regionale Entwicklungen unter besonderer Berücksichtigung der Sterblichkeit.

Aufgrund der unterschiedlich intensiven Sparmaßnahmen in den einzelnen Regionen des Reiches erscheint es zweckmäßig, die Entwicklung der Anstaltspsychiatrie in der NS-Zeit nach Ländern und Provinzen getrennt darzustellen und mit vorhandenem und neu erschlossenem Quellenmaterial anzureichern. Dabei soll, dem Hauptthema des Buches entsprechend, wieder die Frage nach der Sterblichkeit in den psychiatrischen Anstalten in den Vordergrund rücken.
Hans-Ludwig Siemen hat schon 1987 festgestellt, daß die Sterberate in den Anstalten des Reichsgebietes von 5,0% im Jahr 1933 auf 6,6% im Jahr 1939 angestiegen ist.[51] Angesichts der regionalen Unterschiede in der Versorgung drängt sich jedoch die Frage auf, wie sich diese

[51] Siemen 1987, 148.

Gesamtzunahme auf die einzelnen Regionen verteilt. Die Sterberaten von 1936, wie sie in der großen Anstaltstabelle (vgl. S. 129ff.) angegeben sind, stellen aber nur einen Querschnittsbefund zu einem bestimmten Zeitpunkt dar. Ziel der Untersuchung mußte es also sein, möglichst viele vollständige Tabellen der Sterberaten einzelner Anstalten über die Vorkriegszeit und dann auch über die Kriegszeit zu erstellen und zu vergleichen. Wegen der ungünstigen Forschungslage erwies sich diese Aufgabe aber als der schwierigste Teil der gesamten Untersuchung.

Nachdem ich im August 1990 einen Aufruf zur Beachtung und Erforschung des Hungersterbens in den Anstalten veröffentlicht hatte[52], erhoffte ich von einer vier Jahre später durchgeführten Umfrage an alle damals und auch heute noch existierenden Anstalten auf deutschem Gebiet, daß wenigstens eine gewisse Aufgeschlossenheit für das Thema entstanden und vielleicht auch in dem einen oder anderen Anstaltsarchiv nach den für die Berechnung von Sterblichkeitsraten erforderlichen Unterlagen, wie Aufnahme-, Entlassungs- und Sterbebüchern gefahndet worden sei. Um die angeschriebenen Einrichtungen nicht zu sehr zu belasten, bat ich lediglich um die Mitteilung der erforderlichen Zahlen, nämlich Patientenbestand zu Jahresbeginn und die Zahl der Aufnahmen und Sterbefälle im darauffolgenden Jahr und zwar für den Zeitraum von 1935–1949. Der Erfolg der Umfrage war enttäuschend: Von neunzig angeschriebenen Anstalten antworteten nur neunundzwanzig. Noch weniger Anstalten – es waren fast nur solche, die sich mit ihrer Geschichte in der NS-Zeit auseinandergesetzt hatten – konnten die gewünschten Daten liefern. Daraufhin blieb nichts anderes übrig, als persönlich in den Archiven der Länder und einzelner Anstalten zu recherchieren. Zum Glück existierten in einigen Ländern, so in Westfalen, Hannover und Bayern, einschlägige Datensammlungen, oder, wie in Baden und Sachsen, entsprechende Akten der Ministerien, auf die ich zurückgreifen konnte.

Die folgende detaillierte Darstellung der Länder und Provinzen weicht in der Reihenfolge von dem von Laehr vorgegebenen und in der großen Tabelle der Anstalten verwendeten Schema ab. Vom Süden ausgehend, beschreibe ich zunächst die Verhältnisse in Bayern, Württemberg und Baden, gehe danach über den Volksstaat Hessen und die Rheinprovinz zu den nord- und ostdeutschen Provinzen über und stelle erst zum Schluß die sich von Sachsen nach Hessen-Nassau erstrekkenden „mitteldeutschen“ Länder mit ihren Anstalten dar, die in der späten NS-Psychiatrie eine besondere Rolle spielen sollten.

52 Faulstich 1990b.

Bayern

Nach Preußen war Bayern das größte Land des Deutschen Reiches. Als administrative Besonderheit waren hier die Anstalten der Verwaltung der „Kreise", der heutigen Bezirke unterstellt, die Verantwortung also „gemeindenäher" etabliert. Es ist nicht auszuschließen, daß diese dezentrale Struktur zu den gegenüber anderen Ländern etwas besseren finanziellen Rahmenbedingungen für die Anstalten beitrug:

Tab. 22: Entwicklung der Pflegesätze in *fünf bayrischen Anstalten* von 1933–1939

Anstalt	1933	1934	1935	1936	1937	1938	1939
Bayreuth	3,00	3,00	3,00	3,00	3,00	3,00	3,00
Eglfing-Haar	3,60	3,20	3,20	3,20	3,00	3,00	3,00
Gabersee	3,00	2,75	2,75	2,69	2,69	2,69	2,69
Erlangen	3,20	3,00	3,00	3,00	3,00	3,00	3,00
Werneck		3,00	2,70	2,70	2,70	2,70	2,70

Die Pflegesätze differieren von Kreis zu Kreis und selbst innerhalb einzelner Kreise, wie z.B. in Oberbayern, dem die Anstalten Eglfing-Haar und Gabersee zugehören. Möglicherweise sind dabei die höheren Löhne in der Großstadt von Bedeutung. Trotzdem fällt auf, daß Gabersee und auch Werneck ab 1938 einen deutlich niedrigeren Pflegesatz aufweisen als den sonst offensichtlich angestrebten Einheitssatz von 3,00 RM.

Angesichts der im Vergleich zu anderen Ländern doch recht günstigen Pflege- und auch Verköstigungssätze kommt der Entwicklung der Sterberaten in diesem Land besondere Bedeutung zu. Durch die günstige Quellenlage ist es für Bayern möglich, die Sterberaten der meisten Anstalten in der Vorkriegszeit zu beschreiben.[53]

---

[53] Von neun der heute 14 bayrischen Bezirkskrankenhäusern liegen aufgrund der Recherchen einer von Cranach und Siemen ins Leben gerufenen Arbeitsgruppe zur Dokumentation der bayerischen Psychiatrie in der NS-Zeit mehr oder minder ausführliche Berichte vor. Ich danke nochmals H.L. Siemen für die Überlassung der gesammelten Materialien. Neun Krankenhäuser haben für die Vorkriegszeit genaue Daten angegeben, bzw. auch die Sterberaten errechnet. Um der geplanten Publikation der bayrischen Arbeitsgruppe nicht vorzugreifen, werden im folgenden nur diejenigen Daten verwandt, die für das engere Thema des Hungersterbens relevant sind. Die Quelle wird im folgenden als „Bayrische Materialien" zitiert. Die mittlerweile rheinland-pfälzische Anstalt Klingenmünster (heute Landeck) beteiligt sich nicht an der bayrischen Arbeitsgruppe. Die Sterberaten von 1938 und 1939 sind der Arbeit von Arnold (1970) entnommen.

Tab. 23: Sterberaten in *zehn bayrischen Heil- und Pflegeanstalten* von 1934–1939

Anstalt	1934	1935	1936	1937	1938	1939
Kaufbeuren	3,5	**6,8**	3,7	4,7	4,6	4,1
Eglfing-Haar	3,9	4,5	4,6	4,6	**4,8**	5,7
Gabersee		3,2	4,0	**4,8**	4,6	4,2
Regensburg		4,0	**5,1**	3,8	4,2	5,1
Ansbach	4,3	**5,0**	4,7	4,0	3,9	4,3
Erlangen	3,3	4,3	4,7	3,9	**5,0**	6,9
Bayreuth	3,3	2,5	**4,7**	3,7	3,2	7,2
Werneck	3,3	3,6	**5,7**	5,2	4,9	5,2
Lohr	2,8	4,0	**5,1**	3,8	4,2	5,2
Klingenmünster (Pfalz)					5,0	3,0
Durchschnitt	3,5	4,2	**4,7**	4,3	4,4	5,1

Wenn man von 1939 absieht, liegen die (fett markierten) Höhepunkte der Sterblichkeit auffälligerweise eher in der Mitte als gegen Ende der dreißiger Jahre. Drei Anstalten (Bayreuth, Werneck und Lohr) haben ihren Sterblichkeitsgipfel – immer ohne Berücksichtigung von 1939 – im Jahr 1936, Kaufbeuren bereits 1935. Nur Eglfing-Haar und mit Einschränkungen auch Erlangen zeigen einen kontinuierlichen Anstieg der Sterberaten. Ohne genaue Kenntnis der lokalen Entwicklungen können diese Befunde nicht interpretiert werden. Allenfalls sind nur Mutmaßungen möglich, wie zum Beispiel diejenige, daß die im Rahmen des Vierjahresplans wieder intensivierte und nun vor allem landwirtschaftliche Arbeitstherapie sich auf die körperliche Gesundheit der Patienten günstig ausgewirkt haben könnte. Dazu sind aus Bayreuth für diese Zeit die Prozentzahlen der beschäftigten Patienten bekannt:

Tab. 24: Prozentsatz der beschäftigen Patienten in *Bayreuth*

Jahr	1932	1933	1934	1935	1936	1937	1938	1939
Beschäftigte Patienten (in %)	71	64	58	51	48	46	51	49

Die Aufstellung zeigt, wie sich die Personalkürzungen der frühen dreißiger Jahre auf den Beschäftigungsgrad der Patienten auswirkten. Sie zeigt auch einen leichten Wiederanstieg des Prozentsatzes in 1938. Aufs Ganze gesehen reicht das aber wohl nicht aus, um den Rückgang der Sterblichkeit in dieser Anstalt nach 1936 zu erklären.

Mit einer Sterberate von 6,8 Prozent im Jahr 1935 hatte Kaufbeuren die höchste Sterblichkeit der Vorkriegszeit in einer bayrischen Anstalt. Der in der PNW veröffentlichte Jahresbericht über dieses Jahr[54]

[54] PNW 1937, 303–306.

gibt über die Ursachen keine Auskunft. Zwar erwähnt der Autor Faltlhauser im Zusammenhang mit der Belegung „die etwas höhere Sterbeziffer in diesem Jahr", doch erst im Bericht über 1936 erfährt man Genaueres.
Da Kaufbeuren mit seinem Direktor Valentin Faltlhauser in der NS-Psychiatrie, namentlich was das Hungersterben anbetrifft, eine besondere Rolle spielen sollte, lohnt es sich, auf seinen Werdegang und den Extrakt aus seinem Jahresbericht 1935 etwas genauer einzugehen.
Faltlhauser zählte zu den wichtigen Psychiatriereformern der zwanziger Jahre: zusammen mit Kolb und Roemer hatte er das Standardwerk über die „offene Fürsorge" veröffentlicht.[55] Ähnlich wie Roemer war er mittlerweile zu einem prominenten Befürworter des Sterilisationsgesetzes geworden. Während aber Roemer – obwohl seit Mai 1933 Parteimitglied – immer eine gewisse Distanz zur Partei hielt, engagierte sich Falthauser politisch wesentlich stärker. So erwähnt er z.B. im Jahresbericht 1935 nicht ohne Genugtuung, daß er ebenso wie sein hauptamtlicher „Fürsorgearzt" Dr. Pfannmüller, später Direktor von Eglfing-Haar, „als Gauredner des Rassepolitischen Amtes der NSDAP bestätigt" worden sei.
Als Faltlhauser 1929 die Leitung der Anstalt in Kaufbeuren übernahm, war diese in vielen Belangen rückständig. In kurzer Zeit führte er die Neuerungen der zwanziger Jahre – Außenfürsorge und „aktivere Therapie" nach Simon – ein, in der Folgezeit entwickelte er einen auffälligen therapeutischen Aktivismus, um nicht zu sagen Aktionismus. Fast scheint es, als ob er alle neuen therapeutischen Ideen, die auf den Markt kamen, in seine Klinik übernommen hätte, wobei man als positiven Aspekt noch annehmen kann, daß er sie auf ihren Wert überprüfen wollte. Zuweilen war das nicht ohne Risiko: Mindestens drei, wenn nicht gar vier der 63 Todesfälle des Jahres 1935 gingen auf Kosten solcher Therapieversuche. Im Jahresbericht heißt es dazu: „3 schizophrene junge Mädchen, bei denen ein Behandlungsversuch mit Pyrifer gemacht worden war, gingen an einer akuten tödlichen Katatonie zugrunde. (…) Eine mit Pyrifer behandelte Kranke starb an einer interkurrenten septischen Erkrankung, die mit der Pyriferbehandlung nichts zu tun hatte."
Hintergrund seines therapeutischen Aktivismus war der von Faltlhauser selbst formulierte Gedanke: „Gerade die prognostisch oft so aussichtslos erscheinenden Psychosen zwingen den verantwortungsbewußten Arzt, alles zu versuchen, was auch nur irgendwie Erfolg zu versprechen scheint." Er wollte kein verwahrender, sondern ein aktiv

[55] Roemer/Kolb/Faltlhauser 1927.

handelnder und heilender Psychiater sein. Wie Ulrich Pötzl dazu mit Recht bemerkt, konnte eine solche Einstellung sich zu einer „später fatal auswirkenden Selektionsdynamik“ mit der Unterscheidung zwischen Heilbaren und Unheilbaren entwickeln.[56]
Es lag in der Konsequenz dieses aktiv therapeutischen Selbstverständnisses, daß sich Faltlhauser im Jahresbericht 1935 energisch gegen weitere Sparmaßnahmen und insbesondere Personaleinsparungen wandte:

> „In den letzten Jahren sind, soweit irgend möglich, namhafte Einsparungen erzielt worden. Die Verpflegsätze konnten bedeutend gesenkt werden. Dabei muß hervorgehoben werden, daß in Schwaben diese Senkung und sparsame Wirtschaft bereits lange vor der Zeit Platz gegriffen hat, bevor andere Bezirke überhaupt daran dachten. Die einzige Etatposition, an der alle einschneidenderen Versuche einer Zurückschraubung scheiterten, waren die Ausgaben für das Pflegepersonal. (...) Es ist ohnedies (durch erhöhten Patientendurchgang, H.F.) bereits ein fühlbarer Abbau des Pflegepersonals eingetreten; wenn wir die heute noch immer gültige Ministerialformel anwenden, so errechnet sich eine Pflegerquote von 6,7, eine Zahl, die sich ohnedies der Forderung 1:7 annähert. (...) Wenn die Kranken weniger überwacht und vor allem infolge Personalmangels weniger beschäftigt werden können, werden sich unaufhaltsam wieder die Verhältnisse alter Irrenanstalten einstellen. Reißer, Zerstörer, Schmierer, Gewalttätige werden wieder an der Tagesordnung sein. Was auf der einen Seite gespart wird, muß auf der anderen Seite doppelt ausgegeben werden: dabei wird nicht beachtet die ungeheure Schädigung der Kranken, die bei diesem Rückfall in glücklich überwundene Zeiten einer vorsintflutlichen Behandlung der Geisteskrankheiten eintreten würde. Infolge der schlechteren Behandlungsmöglichkeit würden auch die Entlassungsziffern zweifellos sinken. Alles in allem: ein weiterer Abbau von Personal ist unmöglich.“

Einige andere Details des Jahresberichts sind ebenfalls erwähnenswert: So wurde der Verpflegungssatz für die Kranken in der III. Klasse, deren Anstaltskosten von „deutschen Fürsorgeverbänden, Wohltätigkeitsanstalten und öffentliche Kassen“ getragen wurden, ab 1.1.1936 auf 2,80 RM gesenkt. Krankenkassen hatten ab dem gleichen Datum 3,40 RM und Selbstzahler 3,– RM zu zahlen. Die Pflegerquote in der Hauptanstalt Kaufbeuren betrug 1:6, in der „Nebenanstalt“ Irsee 1:6,5. „Die Beschäftigungsquote betrug: in der Hauptanstalt bei den Männern 90,1 v.H., bei den Frauen 84,7 v.H.; in der Nebenanstalt Irsee einschl. Bickenried bei den Männern 78,0 v.H., bei den Frauen 80,0 v.H.“ Die Auswirkungen der geringeren Pflegerausstattung sind hier deutlich sichtbar, auch wenn man davon ausgehen muß, daß in Irsee, das an einer Stelle auch als „Pflegean-

[56] Vgl. Poetzl o.O., o.J.

stalt" bezeichnet wird, wohl mehr Chronische und „Sieche" behandelt wurden. Merkwürdig mutet es an, daß bei allem therapeutischem Aktivismur – Kaufbeuren führte 1936 als erste bayerische Anstalt auch die Insulinbehandlung ein – noch insgesamt 817 „feuchte Einpackungen" angewendet wurden.

Im Zusammenhang mit der Tabelle über die Entwicklung der Pflegesätze während der Vorkriegszeit war vermutet worden, daß Gabersee und Werneck möglicherweise als billigere „Pflegeanstalten" dienen sollten. In bezug auf *Gabersee* wird dies im vorliegenden Bericht aus den „Bayrischen Materialien" wenigstens zum Teil bestätigt. Danach gab es dort ab 1. Januar 1934 eine eigene Station für „Pflegefälle" des Landesfürsorgeverbands mit lediglich 1,80 RM als Pflegesatz. Zur späteren Entwicklung der in den zwanziger Jahren wegen ihrer mustergültigen Durchführung von „Simon'scher Arbeitstherapie", Familienpflege und Außenfürsorge bekannten Anstalt heißt es: „In der nationalsozialistischen Ära verfiel die Simon'sche Arbeitstherapie aufgrund der Verschlechterung des Personalstands und der zur Verfügung stehenden finanziellen Mittel mehr und mehr. (...) Die Karrengruppen erreichen eine groteske Stärke bis über 30 Patienten."

Mit 1:6,3 bei den Männern und 1:6,9 bei den Frauen war die Pflegerquote deutlich geringer als in Kaufbeuren. Ende 1937 sank sie auf 1:6,9 bei den Männern und 1:7,5 bei den Frauen weiter ab; Ende 1939, also nach Kriegsbeginn, sogar auf 1:9,6 bzw. 1: 8,4. Obwohl Gabersee 1936 noch 66,6 Pfennige für die Verpflegung der Patienten pro Tag ausgeben konnte, war das Durchschnittsgewicht der Männer von 64,5 kg im Vorjahr auf 62,6 kg gefallen. Wegen dieser Tendenz zur Gewichtsabnahme bei den Männern wurden die Tagesrationen der Frauen ab 1936 zu deren Gunsten gekürzt. Männer wie Frauen konnten in den nächsten Jahren ihr Gewicht halten.

Die in der bayrischen Pfalz gelegene Anstalt *Klingenmünster* machte in der Vorkriegszeit weniger durch therapeutische als durch politische Aktivitäten von sich reden: Eine Gruppe „alter Kämpfer" im Pflege- und Verwaltungspersonal, zu denen sich nach der Machtübernahme unter anderen auch der stellvertretende Direktor Dr. Edenhofer gesellte, betrieb eine systematische Kampagne gegen den konservativen, deutschnational eingestellten Direktor Dr. Josef Klüber, die in einem nächtlichen Überfall auf dessen Wohnhaus gipfelte, wobei die SA-Schläger den Direktor aus dem Bett zerrten und verprügelten. Klüber, der sich lange gegen die Politisierung seiner Anstalt gewehrt hatte, verließ kurz darauf resigniert seinen Posten und starb wenige Monate später. Unter seinem Nachfolger Edenhofer entwickelte sich die Anstalt zu einer „Hochburg des Nationalsozialismus", in der man u.a.

auch die „Entfernung“ der jüdischen Patienten verlangte, nachdem man sie vorher schon seit längerem schlecht behandelt und auch geschlagen hatte.[57]

Württemberg

Ähnlich wie in Hessen-Nassau erklangen 1933 auch in Württemberg polemische Töne gegenüber der Geisteskrankenfürsorge. Ein Beamter des Finanzministeriums legte im August des Jahres eine Denkschrift vor, in der u.a. folgendes zu lesen war:

> „Für die Heilanstalten in Württemberg werden Summen ausgegeben, die in gar keinem Verhältnis zum Zweck und Sinn der Anstalten stehen. Man hat den Eindruck, daß hier das persönliche Interesse, hauptsächlich der Ärzteschaft, weit mehr in den Vordergrund gerückt wird als das Interesse der Allgemeinheit. Die Psychiatrie als solche steckt noch vollständig in den Kinderschuhen und es dürfte schwer sein, auch nur einen Fall nachzuweisen, in welchem es den Ärzten gelungen wäre, einen Geisteskranken gesund zu machen.“[58]

Die Vorschläge dieses Psychiatriekritikers liefen, wie nicht anders zu erwarten, darauf hinaus, die Heilanstalten zu reinen „Bewahranstalten“ herunterzustufen, Ärzte und Pflegepersonal einzusparen, die Verpflegungskosten für die Patienten zu senken und vor allem die Ausgaben für ihre kulturelle Betreuung auf zwei Drittel zusammenzustreichen, „da unter diesem Titel die allerunnötigsten Ausgaben gemacht“ würden wie „Fastnachtsunterhaltungen, Tanzstunden, Künstlerkonzerte für die Kranken“ oder die Austeilung von „Schnupftabak“. Walter Wuttke, dem ich den Hinweis auf diese Denkschrift verdanke, konnte anhand der Haushaltspläne der württembergischen Anstalten feststellen, daß „dieses Programm zwar nicht in vollem Umfang und in allen Einzelheiten, aber im Prinzip zur Durchführung kam“. So seien trotz höherer Belegung die Arztstellen nicht vermehrt worden, und beim Pflegepersonal habe man die teuren Beamtenstellen abgebaut. „Die Aufwendungen für die Ernährung und die ‚geistige Pflege‘ der Kranken sinken in dieser Zeit real.“[59]

---

[57] Vgl. Scherer/Linde/Paul: Die Heil- und Pflegeanstalt Klingenmünster (1933–1945) Vorgelegen hat mir ein 1997 zur Veröffentlichung vorgesehenes Manuskript, für dessen Überlassung ich Karl Scherer zu besonderem Dank verpflichtet bin. Die Recherchen konnten nach seiner Mitteilung nur unter größten Schwierigkeiten durchgeführt werden.

[58] Zit. n. Wuttke 1988, 211ff.

[59] Ebd., 230.

Aus der württembergischen Anstalt *Schussenried* ist umfangreiches Zahlenmaterial über die Vorkriegszeit, einschließlich der letzten Weimarer Jahre, erhalten geblieben.[60] Es soll in eigener Zusammenstellung in Form einer Tabelle demonstriert werden, die in der linken Hälfte den täglichen Durchschnittsaufwand (Selbstkosten), in der rechten die Belegung und die Personalrelationen aufzeigt:

Tab. 25: Selbstkosten pro Tag und Patient in Reichsmark, sowie Belegung und Personalrelationen in der württembergischen Anstalt *Schussenried* von 1930 bis 1940 (wichtige Veränderungen sind hervorgehoben)

	Personal ausgaben	Verköstigung	sächl. Ausg.	Gesamtausg.	Belegung 1. Januar	1 Arzt auf Pat.	1 Pfl. auf Pat.
1930	1,51	0,85	0,60	2,97	560	140	6,1
1931	1,36	0,73	0,47	2,56	553	138	6,2
1932	**1,21**	0,65	0,42	2,28	579	145	6,3
1933	1,21	0,64	0,36	2,22	567	142	6,4
1934	**1,14**	0,66	0,47	2,27	576	144	6,7
1935	1,16	0,65	0,47	2,27	595	149	6,6
1936	1,21	0,69	0,44	2,35	591	148	6,2
1937	1,25	0,66	0,42	2,34	588	147	5,7
1938	1,30	0,66	0,44	2,41	604	121	5,9
1939	1,41	**0,57**	**0,39**	2,38	617	154	**7,1**
1940	1,69	**0,48**	0,46	2,65	747	**189**	7,1

Nach einer drastischen Reduktion der Personalkosten bis 1934 stiegen sie dann allmählich wieder an. 1936 wurde sogar mehr Pflegepersonal eingestellt, so daß sich die Pfleger/Patientenrelation verbesserte. Wohl wegen der Einstellung zusätzlichen Hilfspersonals – Beamte im Kriegsdienst mußten ja weiter bezahlt werden – erhöhten sich die Personalkosten weiter. Die Gesamtkosten entwickelten sich entsprechend. Die im Vergleich zu den meisten deutschen Anstalten relativ hohen Ausgaben für Verköstigung stiegen Mitte der dreißiger Jahre wegen der Teuerung der Lebensmittel leicht an. Bei ihnen bringt erst der Kriegsbeginn drastische Reduktionen. Die ärztlichen Betreuung entwickelte sich, wie von Wuttke beschrieben: Die vier vorhandenen Ärzte mußten immer mehr Patienten betreuen. Nur 1938 stand zusätzlich ein fünfter Arzt zur Verfügung, was die Arzt/Patientenrelation allerdings nur scheinbar verbesserte: Nach May sollten in allen württembergischen Anstalten zu dieser Zeit zwei zusätzliche Arztstellen

[60] Die vom Ökonomieverwalter 1949 zusammengestellte „Übersicht über den tägl. Durchschnittsaufwand für einen Kranken der 3. Klasse in den Rechnungsjahren 1924–1940" wurde mir freundlicherweise von Johannes May zur Verfügung gestellt.

eingerichtet werden, um die Sterilisationsverfahren und wohl auch die erbbiologische Bestandsaufnahme zu beschleunigen.[61]
In *Weinsberg* kamen in den ersten Jahren nach 1933 durchschnittlich 5,7 Patienten auf einen Pfleger. Dort brachte die Einstellung von zusätzlichem Personal sogar eine Verbesserung auf 1:5,0. Bei den Schwestern war die Relation mit 1:4,5 von 1936–1938 noch günstiger. 1939 hatten die Pfleger 6,5, die Schwestern 5,5 Patienten zu betreuen.[62] In *Weissenau* lagen die Verhältnisse ähnlich. Die Arzt/Patientenrelation verbesserte sich dort von 1 : 185,5 im Jahr 1934 auf 1:158 im Jahr 1938, die Pfleger/Patientenrelation betrug 1933–34 um 1:6; weitere Angaben liegen nicht vor.[63]

Tab. 26: Sterberaten an *vier württembergischen Anstalten* zwischen 1934 und 1939

Anstalt	1934	1935	1936	1937	1938	1939
Schussenried	4,1	3,8	3,1	2,4	4,0	4,0
Weinsberg		4,1	**6,0**	4,3	4,3	5,7
Zwiefalten		3,3	**4,6**	3,4	4,0	4,7
Weissenau		4,3	**5,0**	3,7	3,8	3,7
Durchschnitt		3,9	**4,7**	3,5	4,0	4,5

Bei insgesamt niedrigen Sterberaten in der Vorkriegszeit kommt es wie in Bayern auch hier 1936 zu einem Sterblichkeitsgipfel.

Baden

Die in den ersten drei Jahren des Nationalsozialismus in Baden durchgeführten Veränderungen wurden weiter oben als Beispiel für den psychiatriefeindlichen Geist des neuen Regimes eingehend dargestellt. An die Einstellung aller Staatszuschüsse zu den Betriebskosten, die Reduzierung des Pflegerschlüssels von 1:4 auf 1:5,5 und an die sukzessive Senkung der von den Kostenträgern zu zahlenden Pflegesätze braucht deshalb nur kurz erinnert zu werden, vor allem auch an die Einrichtung der „Sparanstalt" Rastatt, die mit einem Arzt auf 500 Patienten und einer Pfleger/Patientenrelation von 1:20 selbst die Forderungen Bernotats in den Schatten stellte. Während die für das ganze Land verbindlichen Pflegesätze nach der Senkung auf 3,05 RM im Jahr 1936 bis zum Kriegsbeginn konstant blieben, erfolgte 1939 noch

[61] May 1991, 46.
[62] Willis 1978, 23. Personaldaten aus Gleinig/Gabrysch 1983, 10 u. 12.
[63] Steinert 1985, 39.

einmal eine markante Kürzung der Ausgaben für die tägliche Verpflegung von 56 auf 46 Pfennige.
Anhand der vorliegenden Jahresberichte aus Emmendingen und der Anstalt bei Konstanz (Reichenau) sollen die weiteren Entwicklungen bis zum Kriegsbeginn in der gleichen Art wie bei Schussenried demonstriert werden.[64] Bei den Kosten handelt es sich um die im „Wirtschaftsergebnis" am Schluß jedes Jahresberichts ausgewiesenen Kosten pro Patient und Tag.

Tab. 27: Selbstkosten pro Patient und Tag, sowie Personalrelationen in der badischen Heil- und Pflegeanstalt bei *Konstanz* 1933/34 und 1936–39 in Reichsmark

	Personal ausgaben	Verkösti- gung	Gesamt- aufwand	Belegung 1. Januar	1 Arzt auf Pat	1 Pfl. auf Pat.	1 Schw Pat.innen
1933	1,89	0,45	3,08	605	131	5,05	5,54
1934	1,86	0,50	2,94	655	131	5,21	5,27
1936	1,76	0,51	2,79	664	133	6,05	5,60
1937	1,67	0,56	2,87	664	106	5,52	5,76
1938	1,70	0,56	2,88	772	102	5,14	5,89
1939	1,74	**0,46**	2,71	880	110	5,72	6,94

Die Verschlechterung ging schleichend vor sich und ist am deutlichsten am Gesamtaufwand erkennbar. Dennoch ist auch an dieser badischen Anstalt 1937 eine Verbesserung der Personalsituation zu konstatieren, die aber beim Pflegepersonal bald wieder durch steigende Belegung wettgemacht wird, während die zusätzlich bewilligten Arztstellen ausreichen. Am auffälligsten ist die markante Reduktion des Verköstigungsbetrages im Jahr 1939. Durch den ständig sinkenden Gesamtaufwand bei nur langsam herabgesetzten Pflegesätzen warf die Anstalt Jahr für Jahr erhebliche „Reingewinne" ab, 1939 zum Beispiel 158.196, 78 RM.
Emmendingen war seit seiner Gründung im Jahr 1889 Übernahmeanstalt für chronische Patienten aus den Heilanstalten, vor allem aus der Universitätsklinik Freiburg und der Illenau. Erst 1934 erhielt das Haus als angeblich letzte deutsche Anstalt das Privileg eines eigenen Aufnahmebezirks.

[64] Aus der Anstalt bei Konstanz lagen die Jahresberichte 1933, 1934 u. 1936–1939 vor, aus Emmendingen nur für 1933, 1934 u. 1936, 1937. Für die Überlassung der letzteren danke ich der Emmendinger Krankenhausleitung und insbesondere Gabriel Richter sehr herzlich.

Tab. 28: Selbstkosten pro Patient und Tag und Personalrelationen in *Emmendingen*

	Personal ausgaben	Verköstigung	Gesamt-aufwand	Belegung 1. Januar	1 Arzt auf Pat.	1 Pfl. auf Pat.	1 Schw. auf Pat.innen
1933	1.92	0.55	3.05	1253	157	4.2	5.6
1934	1.95	0.57	3.11	1266	141	4.9	5.7
1936	1.89	0.53	2.93	1228	123	4.7	5.5
1937	1.79	0.54	2.88	1264	126	4.9	5.4

Trotz der Zubilligung des Aufnahmeprivilegs galt Emmendingen eher als Pflegeanstalt für „Chronische". Das drückt sich gegenüber der „Heil- und Pflegeanstalt" Reichenau fast nur in der schlechteren Arzt/Patienten-Relation aus. Beim Krankenpflegepersonal sind die Verhältniszahlen erstaunlicherweise günstiger als auf der Reichenau und bei den Pflegern sogar besser als der vorgeschriebene Personalschlüssel von 1:5.5. Dies kann eine Konzession an die Anstalt wegen der Überalterung des männlichen Personals sein, die zu hohen Krankheitsausfällen führte. Faltlhauser hatte sich in Kaufbeuren über das gleiche Phänomen und die dadurch bedingten hohen Personalkosten beklagt, und auch die Illenau, die noch höhere Personalkosten hatte, führte das hohe Alter ihrer Beamten als Begründung an. Nach der Illenau war Emmendingen die am teuersten arbeitende badische Anstalt, was Direktor Matthes immer wieder zu ausführlichen rechnerischen Nachweisen seiner Sparbemühungen veranlaßte.[65] Nach Reichenau und Wiesloch erzielte auch Emmendingen 1933 schließlich Überschüsse.

Tab. 29: Sterberaten in den *badischen Anstalten* von 1933 bis 1939[66]

Anstalt	1934	1935	1936	1937	1938	1939
Emmendingen	2.2	3.8	2.9	4.0	4.0	**7.4**
Reichenau	3.6	2.8	**5.0**	3.2	3.5	**5.0**
Wiesloch		5.0	4.0	4.4	5.0	**5.2**
Illenau		4.8	**5.2**	4.8	5.0	**6.6**
Rastatt		3.9	4.1	**6.6**	5.6	4.2
Durchschnitt	2.9	4.1	4.2	4.6	4.6	**5.7**

Obwohl Emmendingen immer wieder kleinere Ruhr- und Typhusepidemien überstehen mußte, die auch zu Konflikten mit der Nachbargemeinde führten, hatte die Anstalt nach einer Bemerkung im Jahresbericht 1934 in diesem Jahr die niedrigste Sterberate ihrer 45jährigen

[65] Vgl. Faulstich 1993a, 167.
[66] Errechnet aus den statistischen Angaben in GLA 235/4840.

Geschichte. Danach stieg diese wieder kontinuierlich an. Reichenau und Illenau wiesen 1935 einen Sterblichkeitsgipfel auf, Rastatt 1936. Der Durchschnitt der Sterberaten zeigt einen kontinuierlichen Anstieg, mit einem auffälligen „Sprung" von über einem Prozent von 1938 auf 1939.

Der deutliche Anstieg der Sterberaten von 1938 auf 1939, in abgeschwächter Form auch in Bayern und Württemberg zu beobachten, soll im folgenden genauer betrachtet werden. Daß der Kriegsbeginn dabei eine Rolle spielte, steht außer Frage, offen ist allerdings, in welcher Form dies geschah.

> Die Tatsache, daß in Schussenried und in der Anstalt bei Konstanz der Verköstigungssatz im Jahr 1939 gegenüber dem Vorjahr um 12 bzw. 11 Pfennige gesenkt worden war, gab mir Rätsel auf. Galt das nun, sozusagen dem Krieg vorauseilend, schon für das gesamte Jahr oder die restlichen 4 Monate des Jahres 1939? Bei diesem Stand meiner Überlegungen entdeckte ich fast zufällig, daß der Abschnitt über die Wirtschaftsergebnisse nicht, wie der sonstige Inhalt der badischen Jahresberichte dem kalendarischen, sondern dem „Rechnungsjahr" folgt, also im Grunde dem preußischen Wirtschaftsjahr vom 1. April – 31. März.

Das „Rechnungsjahr 1939/40" bestand somit aus nur fünf Monaten Friedenszeit und sieben Monaten Kriegszeit. Die ab Kriegsausbruch pro Tag und Patient ausgegebene Kost muß somit noch wesentlich weniger gekostet haben als die in Konstanz ausgewiesenen 46 Pfennige. Über die Zahl der Pflegetage läßt sich dieser *Kriegskostsatz* ungefähr ermitteln.[67] Er muß bei etwa 39 Pfennigen gelegen haben.

Während Kuhn in seinem Konstanzer Jahresbericht über 1939 mit keinem Wort auf diese dramatischen Entwicklungen in der Ernährung der Patienten eingeht, beschrieb Roemer aus der Illenau wenigstens die technische Durchführung: „Durch größtmögliche Vereinfachung des Kostzettels wurde der Satz für die Beköstigung von RM –.64 auf RM –.48 für den Verpflegungstag gesenkt; legt man der Berechnung nur den Satz für die 3. Klasse zugrunde, so beläuft sich der Betrag auf RM –.43."

Für 39 oder noch weniger Pfennige konnten die Konstanzer Patienten offenbar nicht mehr ausreichend ernährt werden. Während die mei-

---

[67] Unter der Annahme, daß pro Monat etwa die gleiche Zahl an Verpflegungstagen anfiel, waren in den fünf Monaten bis Kriegsbeginn bei einem Verköstigungssatz von 56 Pfennigen bereits 70.760 RM der Jahresgesamtaufwendungen für Verpflegung in Höhe von 142.792 RM verbraucht. Für die folgenden sieben Kriegsmonate mit 180.082 Pflegetagen wurden demnach nur 70.760 RM ausgegeben, was einem Verköstigungssatz von 39 Pfennigen entspricht.

sten darauf mit Gewichtsabnahme reagiert haben werden, dürften vor allem die Gebrechlicheren die abrupte Reduzierung der Kost nicht überlebt haben. Hierin lag mit Sicherheit die Ursache für die Zunahme der Todesfälle nach Kriegsbeginn, die in der erhöhten Sterberate von 1939 zum Ausdruck kommt. Von September 1939 bis Ende März 1940 starben in der Anstalt bei Konstanz 51 Patienten gegenüber 28 im gleichen Zeitraum des vorangegangenen Winters.

Volksstaat Hessen[68]

Im Gegensatz zu Hessen-Nassau ist die Zeit des Nationalsozialismus für die Anstalten dieser Region mit wenigen Ausnahmen noch kaum bearbeitet, was damit zusammenhängt, daß in den Einrichtungen von Hessen-Nassau – man denke nur an Hadamar, Eichberg und Weilmünster – sehr viel Schlimmeres geschah.[69]
Der Volksstaat Hessen verfügte über vier Landes-Heil- und Pflegeanstalten für psychisch Kranke, die mit ihren Daten für 1936 anhand der Angaben im Laehr'schen Verzeichnis vorgestellt werden sollen:

Tab. 30: Die Anstalten des *Volksstaates Hessen* im Jahr 1936

Anstalt	Plätze	Patientenstand am 1. Januar	Zugänge	Gesamtpatientenzahl	Sterbefälle	Sterberate
Alzey	650	561	256	817	22	2,7
Gießen	538	482	183	665	33	5,0
Goddelau	1100	952	331	1283	40	3,1
Heppenheim	400	399	146	545	29	5,3
Summe:	2688	2394		Durchschnitt:		4,0

[68] Hessen-Darmstadt war von 1918 bis 1945 Freistaat. Dieser „Volksstaat Hessen" hatte 1939 knapp 1,5 Millionen Einwohner und bestand aus den Provinzen Oberhessen, Rheinhessen und Starkenburg. 1945 ging er unter Abgabe von Gebieten an Rheinland-Pfalz mit Hessen-Kassel im Land Hessen auf.
[69] Der Landeswohlfahrtsverband Hessen als Träger aller psychiatrischen Krankenhäuser versucht diesen Rückstand in den südlichen Landesteilen dadurch aufzuholen, daß die noch vor Ort verwahrten Unterlagen in das Archiv des LWV in Kassel überführt und damit der Forschung besser zugänglich werden. Vorliegende Literatur: LWV Hessen (Hg.) 1993. Über Goddelau liegt eine Dissertation von Isidor Kaminer vor. Heinemeyer/Pünder (Hg.) (1983) beschäftigen sich in ihrem Buch über „450 Jahre Psychiatrie in Hessen" vorwiegend mit der älteren Psychiatrie und hier natürlich auch mit dem „Philippshospital" in Goddelau.

Bis auf Heppenheim hatten alle Anstalten noch Betten frei, was der Grund dafür gewesen sein mag, daß die Bettenzahl seit 1928 nicht erhöht worden war. Erstaunlicherweise blieb der Pflegesatz in Heppenheim – wie vermutlich auch in den anderen südhessischen Anstalten – bis 1941 mit 3,50 RM konstant, wobei allerdings berücksichtigt werden muß, daß dieser Betrag nicht den tatsächlichen Aufwendungen entsprach. Wie andernorts wurden auch in Heppenheim Überschüsse erzielt, 1937 beispielsweise 70.000,– RM, die der Staatskasse zuflossen. Bei Annahme einer Durchschnittsbelegung von 400 Patienten errechnet sich ein tatsächlicher Aufwand pro Kopf und Tag in Heppenheim von 3,02 RM für 1937, also deutlich mehr als in Hessen-Nassau. Immerhin konnten in Heppenheim die Patienten 1937 noch auf Roßhaarmatratzen schlafen und mußten nicht, wie ihre Leidensgenossen in Nassau mit Strohsäcken vorlieb nehmen. Das alles erweckt den Eindruck, als ob man in diesem Land an der Verschärfung des Sparens nicht interessiert gewesen sei.
Die Verhältnisse sollten sich erst ändern, als das benachbarte Hessen-Nassau über den Gauleiter und seinen Psychiatriedezernenten Bernotat zunehmend Einfluß auf den Volksstaat gewann. Winter beschrieb 1993 die weiteren Entwicklungen: „1938, etwa zwei Jahre später als in der Provinz Hessen-Nassau, begannen die Wirtschaftlichkeitsprüfungen in den Anstalten des Freistaates Hessen mit dem Ziel, Kosten in den Heil-, Pflege-, Fürsorge- und Altenheimen zu sparen. Gießen stellte z.B. im März 1938 Vorerhebungen über eventuelle Pfle(ge)-geldherabsetzung an".[70]
Im gleichen Jahr begann man auch mit einer gezielten Überbelegungspolitik, was den Anstalten in einem „vertraulichen" Schreiben des Reichsstatthalters mitgeteilt wurde. Jugendliche in Fürsorgeerziehung, Psychiatriepatienten und -patientinnen und Altersheiminsassen (Sieche), die sich in Häusern der Provinz Hessen-Nassau oder in konfessionellen Einrichtungen befanden und deren Pflegekosten ganz oder teilweise von hessischen Bezirksfürsorgeverbänden oder Gemeinden getragen wurden, sollten in die staatlichen Anstalten des Landes verlegt werden. Eine entsprechende Vermehrung des Pflegepersonals fand nicht statt, vielmehr wurde anfangs 1939 angeordnet, das Personal – von der bis dahin vergleichsweise günstigen Relation von 1:4,3 – auf ein Verhältnis von 1:6 zu reduzieren, um die Personalkosten zu verringern. Dem „überzähligen" Personal – mit Ausnahme der „Altparteigenossen" – sollte gekündigt werden.

[70] Winter 1993, 63ff.

Die Auswirkungen dieser Maßnahmen auf Heppenheim, insbesondere der gezielten Überbelegung, können in Zahlen gefaßt werden: Waren bisher zwischen 140 bis 150 Zugänge pro Jahr zu verzeichnen, so stiegen sie 1939 schlagartig auf 429 an. Es handelte sich um 16 Frauen, die aus Weilmünster „zurückgeholt" wurden, um zwei Transporte mit 75 Jugendlichen aus den konfessionellen Nieder-Ramstädter Anstalten und 30 Jugendliche aus dem Heil- und Erziehungsheim Idstein im Taunus. Dazu kamen nicht wenige Insassen von Altersheimen. Die bisher vorgesehenen 400 „Anstaltsplätze" reichten jetzt natürlich nicht mehr aus, auch nicht ihre formale Erhöhung auf 450. Die Belegung stieg von 433 Patienten am 1. Januar 1939 auf 660 am Ende des Jahres an. Zeitweise befanden sich über 700 Menschen in der Anstalt. Eine der Folgen war das Ansteigen der Sterblichkeit.
Statt wie vorher durchschnittlich 30 Patienten pro Jahr, starben 1939 über 60 Menschen. Die Sterberate entwickelte sich wegen der nun größeren Patientenzahl nicht ganz so dramatisch. In Gießen, das der gleichen Überbelegungspolitik unterworfen war, sind ähnliche Folgen erkennbar. In diese Zahlen gehen allerdings auch die Auswirkungen des beginnenden Krieges ein.

Tab. 31: Sterberaten der Anstalten im *Volksstaat Hessen* von 1935 bis 1939[71]

Sterberaten	1935	1936	1937	1938	1939
Alzey	3,1	2,7	3,9	4,4	5,0
Giessen	5,4 *	5,0	5,3	6,8	8,1
Goddelau	3,8	3,1	4,5	4,3	5,0
Heppenheim	4,1	5,3	8,0	5,2	7,2
Durchschnitt	4,1	4,0	5,4	5,2	6,3

Wieder ist ein Sterblichkeitsanstieg ab 1937 zu beobachten. Die Hintergründe der hohen Heppenheimer Sterberate von 8,0 in diesem Jahr sind nicht bekannt.

Rheinprovinz

Vorbemerkung zur Quellenlage: Im Anschluß an mein Referat über das Hungersterben anläßlich des Symposions in Hadamar im Herbst 1993 wurde ich von der Archivberatungsstelle des Landschaftsverbandes Rheinland (ALVR) gefragt, ob ich für eine vorgesehene Publikation einen Beitrag zu diesem Thema über das Rheinland schreiben könne. Daraufhin besuchte ich als erstes die Archivberatungsstelle in Brauweiler, die selbst über ein bedeutendes Archiv verfügt. Dort stellte sich heraus, daß wesent-

[71] Die Zahlen verdanke ich Peter Eller und Bernhard Rosenkötter.

liche Akten des Provinzialverbandes nicht mehr vorhanden sind.[72] Mein Anfang 1994 an alle Anstalten versandter Erhebungsbogen fand im Rheinland keine große Resonanz. Manche Einrichtungen antworteten überhaupt nicht, andere hatten keine entsprechenden Unterlagen mehr, ein Krankenhaus-Archiv war vom Pilz befallen und deshalb nicht betretbar. Lediglich der ärztliche Leiter von Langenfeld (früher Galkhausen), Herr Dr. Leipert stellte mir seine teilweise bereits ausgearbeiteten Unterlagen zur Verfügung. Vorübergehend sah es so aus, als ob ich nur von einer der sieben Provinzialanstalten die benötigten Daten erhalten könne. Aus diesem Grund war mir der Hinweis von Herrn Dr. Schaffer von der ALVR auf die Stiftung Tannenhof in Remscheid wichtig, um wenigstens noch ein weiteres, wenn auch privates Krankenhaus im Rheinland erfassen zu können. Herr Pfarrer Wolff machte mir dort sein Archiv zugänglich und übergab mir wichtige Daten aus den Jahresberichten. Auf diese Weise konnten wenigstens die Sterberaten von Galkhausen und Remscheid ermittelt werden. In der Dissertation von Kuhn fanden sich die Basisdaten über Düsseldorf-Grafenberg[73] und in der Arbeit von Arnold die Sterberaten von Andernach. Schließlich leitete mir Chefarzt Dr. Pöppe die Zahlen von Süchteln zu.

In der Tabelle werden die bis jetzt ermittelbaren Vorkriegs-Sterberaten von rheinischen Anstalten vorgestellt. Wichtige Einrichtungen wie Bonn, Düren und Bedburg-Hau fehlen noch immer.

Tab. 32: Sterberaten von sieben staatlichen und einer evangelischen Anstalt in der *Rheinprovinz* in den Jahren 1935–1939[74]

Anstalt	1935	1936	1937	1938	1939
Andernach	5,7		6,9	6,5	9,6
Bedburg-Hau		6,2			
Bonn		6,5			
Düren		5,9			
Düsseldorf-Grafenberg	5,9	6,7	6,3	7,5	10,0
Galkhausen	8,4			12,7	14,0
Süchteln			7,1	3,4	8,1
Tannenhof Remscheid	5,9	7,3	7,7	7,9	9,9
Durchschnitt	6,5	6,6	7,0	7,5	10,3

[72] In dem Abschnitt „Schriftgutverluste" im Rahmen der „Bestandsgeschichte und -beschreibung" des Findbuches der ALVR wird detailliert beschrieben, daß 1959 „insgesamt 866 für die Rheinische Psychiatrie einschlägige Akten vernichtet" wurden, darunter so wichtige Akten wie die über die Konferenzen der Anstaltsdezernenten und die Überführung in auswärtige Anstalten (Landschaftsverband Rheinland: Psychiatrie und Erweiterte Armenpflege. Archivalien der Referate IIA und IID der Rheinischen Provinzialverwaltung 1826–1955. 2. Auflage 1995, S. XIII).

[73] Kuhn 1977.

[74] Die Herkunft der Zahlen ist aus den Vorbemerkungen zur Quellenlage ersicht-

Fast noch schwieriger als die Beschaffung der Ausgangsdaten zur Berechnung der Sterberaten war deren Interpretation: Auffällig ist, daß alle Sterberaten über 5 % liegen. In den bisher beschriebenen vier süddeutschen Ländern kam das nur ausnahmsweise vor; im Durchschnitt lagen die Sterberaten dort weit unter den in der Literatur häufig als Obergrenze der „Friedenssterblichkeit" genannten 5 %. Besonders die hohen Sterberaten von Galkhausen erschienen mir unerklärlich. Da im Laehr'schen Verzeichnis von 1937 von dieser Anstalt keine Sterbefälle angegeben worden waren, schaute ich in der Ausgabe von 1928 nach und mußte zu meiner Überraschung feststellen, daß nicht nur in Galkhausen, sondern in allen rheinischen Provinzialanstalten 1927 noch eine auffallend hohe Sterblichkeit bestand, obwohl die Statistik des Deutschen Reiches 1926 für die 58 psychiatrischen Einrichtungen der Rheinprovinz eine Gesamtsterberate von 4 % ausgewiesen hatte. In den Akten der ALVR fand sich dann eine aufschlußreiche Aufstellung:[75]

Tab. 33: Zusammenstellung über die Entwicklung der Sterberaten in den *rheinischen Provinzialanstalten* von 1927 bis 1934[76] (tiefste Sterberaten hervorgehoben)

Anstalt	1927	1928	1929	1930	1931	1932	1933	1934	kumulativ
Andernach	7,0	8,2	6,2	4,6	4,5	5,1	**4,1**	5,0	44,7
Bedburg-Hau	6,8	6,5	5,4	**5,0**	5,5	6,0	8,2	7,4	
Bonn	8,0	10,0	8,0	**6,6**	8,0	7,5	6,7	6,9	61,7
Düren	7,2	9,6	**5,1**	7,3	5,4	7,3	6,2	7,1	
Galkhausen	8,2	8,2	9,8	8,7	8,0	9,4	10,0	**7,8**	70,1
Grafenberg	9,4	8,4	6,1	5,9	5,1	**5,0**	5,9	6,5	
Süchteln	5,6	6,4	5,8	6,2	**5,0**	6,0	5,9	5,4	
Durchschnitt	7,5	8,2	6,6	6,3	**5,9**	6,6	6,7	6,6	

Die Zusammenstellung läßt drei Aussagen zu: (1) Die Sterblichkeit lag in den rheinischen Provinzialanstalten durchgehend höher als in den süddeutschen. (2) Die durchschnittlichen Sterberaten der sieben Anstalten entwickeln sich in charakteristischer Weise: Eine Periode der

lich. Die Daten für 1936 sind Laehrs Verzeichnis entnommen, in welchem allerdings die Angaben der Todesfälle für Galkhausen fehlen.

[75] ALVR, Nr. 14856.

[76] Die angegebenen Prozentzahlen sind im Original auf zwei Stellen hinter dem Komma ausgerechnet, werden hier aber der besseren Übersicht wegen auf eine Stelle ab- oder aufgerundet. Wie in allen preußischen Verwaltungssachen bezieht man sich auf das Wirtschaftsjahr, das vom 1. April der Hauptjahres bis zum 31. März des folgenden Jahres läuft. Im Original ist dies durch Doppelzahlen wie z.B. „1927/28" ausgedrückt, hier aber der Einfachheit halber weggelassen.

allmählichen Erholung geht 1932 im Zusammenhang mit der Weltwirtschaftskrise zu Ende und es kommt zum Wiederansteigen der Sterbefälle. (3) Galkhausen wies im gesamten Zeitraum die höchste Sterblichkeit auf, was unter anderem an den kumulierten Sterberaten ablesbar ist. Die Ursache könnten Spezialstationen für Tuberkulöse oder Typhusdauerausscheider sein. Genaues ist aber nicht bekannt. Was die insgesamt erhöhte Sterblichkeit auch noch in den späten zwanziger Jahren anbetrifft, so könnte sie mit den wirtschaftlichen Folgen der Rheinlandbesetzung zu tun haben.
Gleichwohl ist aus der vorangestellten und sich leider nur auf fünf Anstalten stützenden Tabelle ein weiterer Anstieg der Sterberaten im Lauf der dreißiger Jahre zu erkennen. Auch die Interpretation dieses Sachverhaltes ist nicht einfach. Obwohl die Archivberatungsstelle Rheinland in Form der Veröffentlichung von vier großen Publikationen zur NS-Psychiatrie[77] bemerkenswerte Akzente gesetzt hat, ist daraus nur wenig über die wirtschaftliche Lage der Anstaltspsychiatrie in den dreißiger Jahren zu erfahren. In der Arbeit von Hendrik Graf über die Situation der Patienten und des Pflegepersonals in der NS-Zeit findet sich allerdings eine erste wichtige Spur in Form eines Zitats aus dem Jahresbericht der Provinzialverwaltung von 1935:

> „Niemand kann sich der Erkenntnis verschließen, daß die ungeheure Last, welche die Versorgung einer so großen Zahl geisteskranker und geistesschwacher Menschen für die rhein. Bevölkerung darstellt, auf das Mindestmaß herunterzudrücken ist, welches überhaupt im Erreichbaren liegt. Die Provinzialverwaltung hat auch im Berichtsjahr den Weg eiserner Sparsamkeit auf dem Gebiet der Geisteskrankenfürsorge beschritten. Wenn es gelang, ab 1. Oktober 1934 den Pflegesatz für die aufgrund der Fürsorgegesetzgebung in den Prov. Heil- und Pflegeanstalten untergebrachten Kranken von 2,60 Mark auf 2,50 Mark/Tag zu senken, so ist dies bereits ein bemerkenswerter Erfolg. In den Privatanstalten liegt der Pflegesatz heute (1935) im Durchschnitt bei 1,70 RM."[78]

Graf fügt dem noch hinzu, daß der Tagesverpflegungssatz in den Anstalten 0,47 RM betrug und ab 1936 ein fleischloser Tag pro Woche eingeführt wurde.
Acht Jahre nach Graf geht Kaminsky, der sich als Historiker besonders mit den rheinischen Einrichtungen der Inneren Mission in der NS-Zeit beschäftigt hat, noch einmal auf die wirtschaftlichen Proble-

[77] Landschaftsverband Rheinland Archivberatungsstelle (Hg.) 1987, 1989, 1991 u. 1995.
[78] Graf 1987, Bd. 1, 46. Der Jahresbericht war veröffentlicht in: Die Rheinprovinz 11 (1935), 332.

me ein und gibt zunächst wichtige Hinweise auf das Verhältnis zwischen staatlicher und konfessioneller Wohlfahrtspflege, welche im Rheinland aus alter Tradition eine besondere Rolle in der psychiatrischen Versorgung spielte.[79] Danach habe es auf Seiten der Provinzialverwaltung eine „gewisse Geneigtheit" gegeben, die evangelischen Anstalten, wie zum Beispiel den Tannenhof in Remscheid zu erhalten, allerdings mit der Auflage, daß diese die „einfache Bewahrung und Versorgung der Unheilbaren unter menschenwürdigen, aber ganz bescheidenen Verhältnissen" zu erfüllen hätten, während sich die Provinzialanstalten mehr mit den „Heilbaren" befassen sollten.[80] Dafür erhielten letztere den höheren Pflegesatz.
Andere Hinweise sprechen dafür, daß man die privaten und konfessionellen Anstalten nicht nur duldete, sondern im Rahmen der Sparpolitik konsequent für die billigere Versorgung der chronisch Kranken in Anspruch nahm. So jedenfalls lautet der Kommentar zu einer Aufstellung über „Die Bestandsbewegung in der Geisteskrankenfürsorge im Rheinland", die 1962 vom Landschaftsverband Rheinland veröffentlicht wurde. Aus der bis in das Jahr 1894 zurückreichenden Tabelle werden hier die Zahlen von 1933 bis 1939 wiedergegeben:

Tab. 34: „Bestandsbewegung in der Geisteskrankenfürsorge im Rheinland" 1933–1939[81]

Jahr	Provinzialanstalten	„fremde" Einrichtungen zusammen	Aufnahmen zusammen	Gesamtbestand
1933	9313	10.592	5187	19.905
1934	9660	11.046	5628	20.706
1935	9900	11.123	5017	21.023
1936	9592	10.020	5249	19.612
1937	9500	10.899	5827	20.399
1938	9750	10.994	5642	20.734
1939	7813	12.862	5348	20.675

Im Kommentar heißt es dazu: „Die Jahre zwischen 1925 und 1941 waren vor allem gekennzeichnet durch eine verstärkte Unterbringung der psychisch Kranken in caritativen und privaten Anstalten. 1935 wurden in diesen Häusern 11.123 Kranke im Jahresdurchschnitt verpflegt; nur 9.900 waren in den Provinzialanstalten untergebracht. Für diese Verlagerung waren wirtschaftliche Gesichtspunkte maßgebend:

[79] Das Rheinland war die preußische Provinz mit der höchsten Zahl an konfessionellen Einrichtungen. Das geht auch aus der folgenden Tabelle hervor.
[80] Kaminsky 1995a, 90f.
[81] Zahlen und Kommentar aus: Landschaftsverband Rheinland (Hg.) 1962.

der Pflegesatz in den caritativen Anstalten lag erheblich unter dem Selbstkostensatz in den Provinzialeinrichtungen."

Vielleicht machte es sich der Kommentator etwas zu einfach, wenn er alle Verlegungen nur unter Kostengesichtspunkten sah. Die Verschiebungen der Jahre 1934/35 haben sicher mehr mit dem „Sterilisationsstau" in den Anstalten zu tun, der zu vermehrten Verlegungen Anlaß gab. Beim Anstieg der Belegung in den „anderen Einrichtungen" um fast 900 Patienten im Jahr 1937 wird der billigere Pflegesatz aber tatsächlich der Hauptgrund gewesen sein. Was die – wahrscheinlich kriegsbedingte – Verschiebung von fast 2000 Patienten im Wirtschaftsjahr 1939/40 zu bedeuten hat, ist nicht sicher. Ich vermute, daß sie mit der Einrichtung von Lazaretten in den Provinzialanstalten zusammenhängt. Die privaten und caritativen Anstalten hatten also auch noch die Funktion von „Überlaufbecken" für die Provinzialanstalten, wenn es dort aus bestimmten Gründen zu eng wurde.

Zurück zu den Pflegekosten: Nach Kaminsky rühmte sich die rheinische Provinzialverwaltung 1937 damit, „trotz gewisser Erhöhungen der Lebenshaltungskosten und der steuerlichen Auflagen ohne Steigerung der Durchschnittsaufwendungen für den Kranken auszukommen und Pflegekostenerhöhung zu vermeiden"; 1938 wurden die Pflegesätze sogar noch „um eine kleine Spanne gesenkt". Kaminskys Schlußfolgerung, der Übergang von der „Fürsorgepflicht für den Einzelnen zur aufbauenden Volkspflege" habe sich zwar auch im Rheinland, aber „nicht in der Schärfe wie in anderen Landesteilen wie Hessen oder Sachsen" vollzogen[82], ist zu bezweifeln: Zwar wurde in Hessen-Nassau ein Pfennig weniger für die Verköstigung ausgegeben, der Pflegesatz lag dort mit 2,50 RM aber genau so niedrig wie in der Rheinprovinz. In Sachsen wurden die Patienten 1937 noch für 60 Pfennige pro Tag verpflegt bei einem Pflegesatz von über drei Mark. Berücksichtigt man die bis dato bekannten Daten über die Rheinprovinz, wie jene im Merxhausen-Gutachten (nicht nachvollziehbare) mit 1:348 besonders ungünstige Arzt/Patienten-Relation und das nach dem Laehr'schen Verzeichnis mit durchschnittlich 1:9 ebenso schlechte Pfleger/Patienten-Verhältnis, dann ist doch auf extreme Sparmaßnahmen in der Rheinprovinz zu schließen, die sich durchaus mit Hessen-Nassau vergleichen lassen.
Für diese Einschätzung existieren zeitgenössische Belege: Ein offenbar von Landeshauptmann Haake verfaßter und 1937 in „Die Rheinprovinz – Amtliches Organ des Landeshauptmanns" veröffentlichter Rückblick auf die ersten vier Jahre seines Wirkens enthält nach der

[82] Kaminsky 1995a, 91.

Feststellung, daß das Fürsorgewesen für Geisteskranke „in sehr kurzer Zeit (...) mit nationalsozialistischen Grundsätzen" durchdrungen worden sei, noch zusätzliche Informationen:

> „In *wirtschaftlicher Hinsicht* standen die Heil- und Pflegeanstalten während der letzten Jahre im Zeichen einer sorgfältig angesetzten und systematisch durchgeführten *Sparsamkeit*. Hierbei konnte die Provinzialverwaltung neben ihren eigenen Überlegungen die wertvollen Erfahrungen einsetzen, zu welchen eine im Jahr 1934/35 in sämtlichen Provinzial-Heil- und Pflegeanstalten und einem Teil der Privatanstalten vorgenommene umfassende *Wirtschaftlichkeits- und Organisationsprüfung* führte.
> Wirtschaftlich besonders günstig war im Zuge der zur Erhöhung der Wirtschaftlichkeit der Anstalten durchgeführten Maßnahmen eine stärkere Ausnutzung des in den Provinzial-Heil- und Pflegeanstalten vorhandenen Raumes durch Höherbelegung ohne wesentliche Steigerung der Generalkosten und ohne allzu große Personalvermehrung. Eine eingehende und sorgfältige Überprüfung der Aufwendungen für die individuellen Bedürfnisse der Kranken, selbstverständlich unter besonderer Berücksichtigung der oben bereits im Grundsätzlichen gekennzeichneten Differenzierung zwischen den Aufwendungen für heilbare und nicht heilbare Kranke, führte zu weiteren beträchtlichen Einsparungen"[83] (Hervorhebungen im Original).

Wie bereits mitgeteilt, war die Rheinprovinz nach einer Aufstellung des Deutschen Gemeindetages eine der ersten preußischen Provinzen, die Wirtschaftlichkeitsprüfungen durch die „Wirtschaftsberatung Deutscher Gemeinden AG" durchführen ließ, und die einzige Provinz, die schon 1934 alle ihre Anstalten einer solchen Prüfung unterworfen hatte.[84] Hessen-Nassau war erst 1936 so weit. Aus den Äußerungen des Landeshauptmanns ist überdies zu entnehmen, daß die Rheinprovinz die erste Region des Reiches war, in welcher in der NS-Zeit „Höherbelegung" als eine Methode zur Steigerung der Wirtschaftlichkeit eingesetzt wurde. Die meisten der seit 1927 zusätzlich aufgestellten 3000 Krankenbetten dürften erst nach 1933 eingeschoben worden sein.

Laut Wirtschaftsbericht der Provinzialanstalt *Bedburg-Hau* von 1934/35 wurde im Anschluß an den Besuch der Prüfungskommission „ein Haus auf der Männerseite M.9 (...) bis auf weiteres von Kranken geräumt" und dafür die anderen Abteilungen dichter belegt. Nach dem

---

[83] ALVR Nr. 14865 Blatt 214–225. Es handelt sich dabei offenbar um den Entwurf für den Artikel in der „Rheinprovinz", 13 (1937), 382–383, aus dem Kaminsky ebenfalls zitiert.

[84] BA-K R 36/1824 Schreiben Ruegenbergs vom 7.9.1936, in welchem er sich über die mangelnde Kooperation von seiten der Provinzialverwaltungen beklagt.

angeschlossenen „Jahresbericht der Verwaltung" experimentierte man in Bedburg-Hau auch mit der *Ernährung*, nachdem der „Aufwand für Beköstigung, der im Vorjahre 48 Pfg. betragen hatte (...) für zu hoch gehalten" worden war:

> „Es wurde deshalb versuchsweise für 45 Pfg. beköstigt. Die plötzliche Verschlechterung der Qualität des Essens wurde aber von den Kranken mit deutlichen Gewichtsverlusten quittiert. Ein weiteres Ansteigen der Lebensmittelpreise machte dann die Einhaltung des 45 Pfg. Satzes unmöglich. (...) Während die Gewichtsverluste bei den Männern langsam aufgefangen werden konnten, blieben sie bei den Frauen bis zum Jahresende bestehen. Durch besondere Zulage zum Frauenessen und Verabfolgung größerer Mengen Milch ist im April und Mai auch hier eine kleine Zunahme erreicht worden. Die Beköstigung wurde (...) in der Hauptsache mit Gemüse und Kartoffeln besorgt. Hülsenfrüchte, Dörrobst u.a.m. wurden nur in ganz geringem Umfang verabreicht, da dieselben in der Hauptsache aus dem Ausland eingeführt werden."[85]

Dies alles geschah wohlgemerkt bereits 1934. Was man in Bedburg-Hau nicht geschafft hatte, gelang offenbar in Galkhausen: Dort kam man 1934/35 bei einem „Beköstigungssatz nach Haushaltsplan" von 0,52 RM, „in Wirklichkeit" mit 0,439 RM aus und hielt dies auch 1935/36 durch. Die tatsächlichen Kosten pro Patient und Tag betrugen im erstgenannten Wirtschaftsjahr 2,27 RM, so daß ein Überschuß von 175.832 RM erwirtschaftet werden konnte.
Nach dem Gesagten ist davon auszugehen, daß die Rheinprovinz als eine der ersten Regionen des Reiches zu gelten hat, die eine von „nationalsozialistischen Grundsätzen" durchdrungene Psychiatrie in besonders gründlicher Weise praktizierte.

Westfalen

In Westfalen bestehen die Probleme nicht, wie sie sich für die Rheinprovinz aufgrund der erhöhten „Grundsterblichkeit" ergeben haben. Zählt man die Sterberaten der sieben westfälischen Provinzialanstalten 1926–1930 zusammen, errechnet sich ein Gesamtdurchschnitt von 4,9 Prozent.[86] Andererseits gehörte Westfalen zu den vier preußischen Provinzen, die am härtesten sparten.

---

[85] ALVR Nr. 14856, Blatt 277.
[86] Berechnet nach: Statistisches Amt der Provinzialverwaltung in Münster (Hg.) 1951, Tab. 3; daraus auch die weiteren Zahlen.

Von den Parametern, die als Maßstab für die Qualität der Patientenversorgung gelten können, stehen in dieser Provinz ausnahmsweise Zahlen über den Gesamtaufwand für alle Anstalten und die Personalrelationen zur Verfügung. Sie sind in der folgenden Tabelle mit der Zahl aller Patienten in den sieben Anstalten zusammengefaßt; für 1939 fehlen die Angaben zum Personal.

Tab. 35: Gesamtaufwand und daraus errechneter täglicher Aufwand[87] für die Patienten der *westfälischen Provinzialanstalten* von 1933–1939, dazu Personal-Relationen

Jahr	Bestand Jahresbeginn	Aufwendungen gesamt in Mio RM	Aufwendungen pro Tag/Pat in RM	Anzahl der Kranken auf 1 Arzt	Anzahl der Kranken auf 1 Pfleger
1933	**8.933**	8.639	2.64	226,4	7,81
1934	9.053	8.516	2,58	**243,0**	7,87
1935	9.005	**9.152**	**2,75**	**216,0**	7,58
1936	9.216	**8.423**	**2,43**	226,2	7,64
1937	9.797	9.829	2,63	224,0	7,67
1938	10.651	10.189	2,62	216,0	7,96
1939	**10.633**	10.205	2,66	—	—

In der ersten Spalte (Bestand) erkennt man, daß sich 1939 rund 1.700 Patienten mehr in Anstaltsbehandlung befunden haben als 1933. Das ist nicht nur auf vermehrte Aufnahmen oder auch Dauerunterbringungen wie bei den Sicherungsverwahrten zurückzuführen, sondern auch auf größere Verlegungsaktionen. Wie Walter mitteilt, wurden „bis Ende 1936 und im Laufe des Jahres 1937 ca. 800 Patienten aus Privatanstalten in die Provinzialanstalten überführt, zu deren Unterbringung teilweise die Aufstellung von Doppelbetten notwendig"[88] war. Westfalen folgte also offenbar den Vorschlägen der Wirtschaftsprüfer, welche um diese Zeit auch westfälische Anstalten im Hinblick auf die bessere Ausnützung des vorhandenen Platzes untersuchten. Die Aufstellung von doppelstöckigen Betten geht in die gleiche Rich-

[87] Die täglichen Aufwendungen für die Unterbringung eines Patienten wurden von mir ermittelt, indem ich zunächst den „mittleren Patientenbestand" pro Jahr errechnete: In Jahren, in denen die Belegung zunahm, lag dieser mittlere Bestand höher, in Jahren mit Rückgang der Belegung niedriger als der in der Tabelle angegebene „Anfangsbestand" (um die Tabelle nicht zu unübersichtlich zu machen, wurde auf die Wiedergabe des Mittelwertes verzichtet). Die Gesamtaufwendungen für die Provinzialanstalten wurden sodann durch die Zahl der Patienten geteilt, was den Jahresaufwand und den täglichen Aufwand pro Patient ergab. Walter gelangt durch Verwendung der Gesamtpatientenzahl zu etwas anderen Ergebnissen.

[88] Walter 1987, 130.

tung. Da 1936 zusätzlich die Gesamtaufwendungen gekürzt wurden, kam es zu einer massiven Senkung der täglichen Unterbringungskosten pro Patient und Tag, die in den Folgejahren allerdings aus unbekannten Gründen wieder teilweise rückgängig gemacht wurde. Bleibt zu klären, wie sich diese Sparmaßnahmen auf die Sterblichkeit auswirkten:

Tab. 36: Sterberaten in den *westfälischen Provinzialanstalten* 1934–1939

Anstalt	1934	1935	1936	1937	1938	1939
Marsberg	3,7	4,6	3,9	**7,2**	4,6	4,9
Lengerich	4,8	4,8	5,7	**6,3**	4,4	5,5
Münster	4,1	4,9	4,3	3,7	**5,3**	4,4
Eickelborn	4,1	3,5	3,7	3,5	4,4	**5,2**
Aplerbeck	**6,6**	5,1	6,3	5,5	6,0	6,3
Warstein	4,7	4,8	4,7	5,8	6,0	**7,0**
Gütersloh	**7,4**	7,2	5,6	3,3	4,6	6,3
Durchschnitt	4,5	5,0	4,9	5,0	5,0	**5,7**

Ohne genaue Kenntnis der örtlichen Gegebenheiten in den einzelnen Anstalten sind die manchmal geradezu gegenläufigen Entwicklungen nicht interpretierbar (aus der Einzelstatistik über Gütersloh ist beispielsweise zu entnehmen, daß diese Anstalt zwischen 1930 und 1933 jeweils nur etwa 70 Sterbefälle pro Jahr hatte, in den beiden folgenden Jahren aber jeweils über 130. Die Gründe dafür sind in der Statistik nicht genannt). Leider gibt auch Walters Studie über die westfälische Psychiatrie in der NS-Zeit darüber keinen Aufschluß.
Gegenüber dem eingangs mitgeteilten Durchschnitt aller Sterberaten von 4,9% zwischen 1926 und 1930 ist – bis auf den kriegsbedingten Anstieg von 1939 – keine wesentliche Veränderung festzustellen. Das strenge Sparen schlägt sich in den Sterberaten also nicht nieder, auch nicht die zunehmende Verschlechterung der Lebensbedingungen, die in den bisher untersuchten Regionen fast regelmäßig zu einem leichten Anstieg der Sterberaten geführt hatten. Wenigstens teilweise könnte diese auffällige Entwicklung damit zusammenhängen, daß – wie in Tab. 35 erkennbar – 1936 zunächst die Gesamtaufwendungen drastisch reduziert, 1937 jedoch wieder angehoben wurden.

Niedersachsen (Provinz Hannover und die Länder Oldenburg und Braunschweig)

Die preußische Provinz Hannover und die beiden Länder Braunschweig und Oldenburg werden hier unter dem Namen des Landes zusammengefaßt, in welchem sie 1946 durch Verordnung der britischen Militärregierung aufgingen. Damit soll nicht nur dem Umstand Rechnung getragen werden, daß die einschlägigen Akten heute weitgehend im Hauptstaatsarchiv Hannover vereinigt sind, sondern vor allem der Tatsache, daß der in den Akten namentlich nicht erwähnte Oberstaatsanwalt beim Landgericht Hannover meines Wissens der einzige Ermittler in einem der frühen „Euthanasie"-Verfahren war, der sich explizit um die Entwicklung der Sterblichkeit in den Anstalten während der NS-Zeit gekümmert und entsprechende Erhebungen angestellt hat. Ähnlich wie die zeitgeschichtliche „Euthanasie"-Forschung war auch die Justiz hauptsächlich an der Aufklärung der großen Mordaktionen interessiert. Nur in Verfahren gegen Anstaltsleiter, in deren Häusern das Sterben auch nach der Aktion T4 unübersehbar war, wie in Großschweidnitz, Eichberg und Kaufbeuren, wurde neben den aktiven Mordmethoden wie der Verabreichung von Medikamenten auch das Problem der Ernährung angesprochen. In dem 1948 in Hannover unter dem Aktenzeichen 2 Js 201/48 eingeleiteten Verfahren gegen Gessner, Andreae und Fröhlich als Angehörige der mittleren Verwaltungsinstanz – es endete im Juli 1950 mit einem Freispruch – versandte die Staatsanwaltschaft im April 1948 an die Direktoren aller niedersächsischen Heil- und Pflegeanstalten einen umfangreichen Fragebogen. Unter Ziffer 3a sollte „die Sterblichkeit der Anstaltsinsassen im Vergleich zu der Belegung" gemeldet werden, und zwar jährlich mit „Bestand, Zugängen, Abgängen und Todesfällen in %. Um einen Überblick über einen größeren Zeitraum und Vergleichsmöglichkeiten zu gewinnen, bitte ich nach Möglichkeit diese Übersicht über einen längeren Zeitraum zu erstatten, evtl. auch über den 1. Weltkrieg hinaus." Unter Ziffer 3b sollten auch die „Gründe für eine Erhöhung der Sterblichkeit während des Krieges" genannt werden.[89]

Als erstes ist daran zu erinnern, daß in der Provinz Hannover seit 1934 Landesrat Dr. Georg Andreae als juristischer Dezernent für die Verwaltung der Heil- und Pflegeanstalten zuständig war – eben jener Andreae, der im Oktober 1936 anläßlich der Düsseldorfer Konferenz der Anstaltsdezernenten das Referat über die Grundsätze nationalsozialistischer Psychiatrie gehalten hatte. Wenngleich er ein Jahr später vor dem gleichen Gremium gegen die noch weiterreichenden Sparvorschläge Bernotats Einwendungen erhob, so erscheinen seine 1936 mitgeteilten Haushaltszahlen, die wohl hauptsächlich aus der Provinz Hannover stammten, bedenklich genug. Die Selbstkosten lagen bei 2,60 und die „Speisungskosten" bei 0,46 RM. Auch die aus Laehrs Anstaltsübersicht herausgerechneten Personalzahlen waren zumin-

[89] Die in der Regel weit zurückreichenden Sterblichkeitsstatistiken sind in den Sonderheften der einzelnen Anstalten verwahrt, die gesamten Prozeßakten finden sich unter der Signatur „Bestand Nds 721 Acc 61/81" im Hauptstaatsarchiv Hannover. Zum Prozeß selbst vgl. Sueße/Meyer 1988.

dest in Hildesheim, Osnabrück und Lüneburg mit Werten von 7–8 Patienten auf eine Pflegeperson nicht gerade günstig.

Andreae scheint sich des öfteren bei Prof. Ewald,[90] dem Direktor der gleichzeitig als Universitätsklinik dienenden Landes-Heil- und Pflegeanstalt Göttingen Rat eingeholt zu haben. Schon vor seinem Referat hatte er am 27. Mai 1936 an Ewald unter dem Betreff „Behandlung unheilbarer Geisteskranker" brieflich drei Fragen gestellt: (1) Ob man zwischen heilbaren und unheilbaren Geisteskranken unterscheiden könne, (2) ob für Unheilbare eine einfachere Unterbringung in einer anderen Anstalt zweckmäßig sei und (3) ob dafür auch Altersheime und Armenhäuser in Frage kämen.[91] Ewald antwortete ausweichend: Unter seinen rund 700 Patienten seien nur „ca. 8 % leergebrannte Existenzen" und für „eine schlechtere Fürsorge" eigneten sich nur etwa 70 Patienten, so daß sich die Frage stelle, ob sich der Aufwand lohne. Nach Bernotats ein Jahr später gehaltenem Referat schickte Andreae an Ewald einen Auszug aus dem Tagungsprotokoll, in welchem es um die ausschließliche Verwendung von Magermilch geht, und im August 1938 fragte er ihn nach der Verwendung von Strohsäcken. Ewald hielt nicht viel von diesen Vorschlägen. Es bleibt aber unklar, welche Schlüsse Andreae aus den Äußerungen seines psychiatrischen Beraters gezogen hat.

Angesichts des sehr niedrigen Beköstigungssatzes in den hannoveranischen Anstalten ist eine Besonderheit dieser Provinz hervorzuheben: Gegen einen Zuschlag von 50 Pfennigen oder mehr pro Tag konnten Patienten bereits ab 1936 und bis in den Krieg hinein eine „bessere Verpflegung" erhalten. In Laehrs Anstaltsverzeichnis ist das für Hildesheim wie folgt notiert: „Kostverbesserung kann gegen entsprechende Bezahlung gewährt werden (B-Kost 50 Pfg., A-Kost 1,50)". Ähnliche Zuschläge wurden auch für therapeutische Maßnahmen wie „Insulin- u. Krampfbehandlung" (tägl. 2,–RM) und Malariabehandlung (tägl. 0,50 RM) erhoben.[92] Es stellt sich allerdings die Frage, wer diese zusätzlichen Forderungen bezahlen konnte.

---

[90] Gottfried Ewald, 1888 in Leipzig geboren, kam über den Greifswalder Lehrstuhl 1935 an die Universitätsklinik Göttingen, der er bis zu seiner Emeritierung 1956 vorstand. 1940 lehnte er es anläßlich einer Versammlung von Lehrstuhlinhabern und Anstaltsdirektoren in Berlin offen ab, sich als Gutachter an der „Aktion T4" zu beteiligen. Die Ablehnungsgründe legte er anschließend in einer Denkschrift nieder, die er u.a. Conti und Heyde übergab.

[91] HStA Hannover, Hann 155 Göttingen Acc 58/83 Nr. 8.

[92] BA – All. Proc. 7 FC 1805 Roll 10/0891.

Tab. 37: Sterberaten[93] in *fünf Anstalten der Provinzialverwaltung Hannover, je einer Anstalt in Oldenburg (Wehnen) und Braunschweig (Königslutter) sowie zwei Privatanstalten*[94]

Anstalt	1934	1935	1936	1937	1938	1939
Göttingen		**5,0**	5,9	**8,5**	8,1	**9,4**
Hildesheim			6,1	6,7	6,5	**8,9**
Lüneburg	6,4	6,1	6,8	6,9	6,3	**8,1**
Osnabrück		4,8	3,3	3,2	4,6	**5,9**
Wunstorf		5,6	5,0	**6,3**	5,7	**10,4**
Durchschnitt		**5,4**	5,4	**6,3**	6,2	**8,5**
Wehnen		7,5	**10,6**	9,4	9,3	10,1
Königslutter			**10,0**	10,5	11,6	12,3
Ilten	2,4	3,9	3,1	4,3	4,2	4,5
Rotenburg	4,1	3,5	5,4	1,7	3,4	5,6

Bei den fünf Provinzialanstalten fällt zunächst auf, daß die Sterberaten von vornherein recht hoch liegen. Osnabrück hebt sich davon vorteilhaft ab, während Lüneburg negativ herausragt. Ob dabei eine Rolle spielte, daß der schon lange in der Anstalt tätige und 1936 zum Direktor ernannte Dr. Bräuner „Beauftragter für das Rassepolitische Amt in Lüneburg-Stadt" war, der „Euthanasie" nach eigenem Bekunden „nicht gerade ablehnend" gegenüberstand und später eine Kinderfachabteilung in seiner Anstalt einrichten ließ, muß offenbleiben.[95] Bei den anderen Anstalten fällt eine durchgehende Verschlechterung im Jahr 1937 auf, die insbesondere in der durchschnittlichen Sterberate erkennbar wird. Die zweite Stufe der Verschlechterung fällt mit dem Kriegsbeginn zusammen.

Die Sterberaten von Wehnen und Königslutter sind schon ab 1936 außergewöhnlich hoch. Bei der oldenburgischen Anstalt kennt man zumindest teilweise die Hintergründe:[96] Nachdem sich die 500-Bettenanstalt in der Wirtschaftskrise bis auf 267 Patienten geleert hatte

[93] Die von der Staatsanwaltschaft erbetenen statistischen Daten wurden von den Anstalten mit unterschiedlicher Sorgfalt erhoben und setzen in verschiedenen Jahren ein, daher die Lücken in der Tabelle. Der Direktor von Osnabrück teilte die Daten nur in fünfjährigen Abständen mit, so daß die fehlenden Zahlen von mir vor Ort erhoben werden mußten. Herrn Direktor Weig bin ich für seine Unterstützung sehr zu Dank verpflichtet.

[94] In der Wahrendorf'schen Privatklinik Ilten bei Hannover waren ebenso wie in den Rotenburger Anstalten der Inneren Mission aufgrund langfristiger Verträge auch Kranke der Provinzialverwaltung untergebracht, in Ilten z.B. etwa 300 (vgl. Sueße 1984, 311).

[95] Vgl. Sueße/Meyer 1984, 271 u. 353.

[96] Vgl. zum folgenden Harms 1996a; zur Überbelegung 27f.

– die Kostenträger hatten ihre Pflegebefohlenen in billigere Einrichtungen verlegt – begann ab 1933 eine „Auffüllaktion" durch Zurückholung aller in anderen Einrichtungen auf Kosten des Landesfürsorgeverbandes untergebrachten Patienten. Innerhalb von zweieinhalb Jahren wurde die Belegung um fast das Dreifache auf über 700 gesteigert, und diese Überbelegung hielt bis in den Krieg hinein an. Außerdem wurde die ärztliche Versorgung sehr knapp gehalten. Noch 1942 klagte der Leiter der Planungskommission, Dr. Becker, angesichts des baulich verwahrlosten Zustandes der Anstalt: „Es rächt sich hier in Oldenburg, daß man den Tagessatz auf RM 1,85 (im Gegensatz zum benachbarten Langenhorn-Hamburg = RM 5,—) viel zu weit heruntergesetzt hat und so seit Jahren baulich das Haus hat völlig verkommen lassen".[97] Der niedrige Pflegesatz hat sich zweifellos auch auf Menge und Qualität der Ernährung ausgewirkt. Der Verköstigungssatz lag 1939 bei 43 Pfennigen.[98] Bereits 1937 wies der Verwaltungsleiter Siems darauf hin, daß die enorme Überbelegung die Ausbreitung von Infektionskrankheiten begünstige.
Über Königslutter sind keine Einzelheiten bekannt, welche die hohen Sterberaten erklären könnten.

Bremen[99]

Nach der Machtübernahme erfolgte in Bremen der Umbau des Gesundheitswesens „eifrig, fast überstürzt".[100] Im Herbst 1933 stieg Dr. Brauneck, Chirurg und Arzt der SA-Gruppe Nordsee zum Präsidenten der neugeschaffenen „Behörde für das Gesundheitswesen" auf. Das Sterilisationsgesetz wurde energisch in Angriff genommen, wobei man das Inkrafttreten des Gesetzes erst gar nicht abwartete.[101]
Auch in der als „rote Hochburg" verschrieenen bremischen Heil- und Pflegeanstalt wurde durchgegriffen: Obwohl Direktor Dr. Walter öffentlich für die Zwangssterilisation von „Erbkranken" eintrat und dem Erbgesundheitsgericht angehörte, versetzte man ihn wegen wegen „politischer Unzuverlässigkeit" aufgrund des Gesetzes zur Wiederherstellung des Berufsbeamtentums im Februar 1934 in den vorzeitigen Ruhestand. Ab Juli 1933 wurden nicht weniger als 29 Pfleger entlassen, die meisten wegen früherer Zugehörigkeit zur SPD. Im Mai

---

97 BA R 96 I/16 (vgl. auch Aly et al. (Hg) 1985b, 18 ff.).
98 Vgl. Harms 1996a, 120.
99 Die folgende Darstellung lehnt sich eng an Engelbracht 1997 an.
100 Ebd., 43.
101 Vgl. Güse/Schmacke 1984.

1934 wurde der „alte Kämpfer" und Sanitätsstandartenführer Theodor Steinmeyer, bis dahin Oberarzt in Wehnen, in das Amt des Direktors der Bremer Anstalt berufen.

Im Gegensatz zu seinem Vorgänger war Steinmeyer wenig qualifiziert: Nach einem viermonatigen Psychiatriepraktikum in Kaufbeuren hatte er sich 1929 in Wehnen beworben und wurde dort bereits ein Jahr später zum Oberarzt ernannt.[102] Daß man ihm die Leitung von Bremen anvertraute, war eindeutig politisch begründet. Die Durchführung des Sterilisationsgesetzes lag bei ihm „in guten Händen", 1936 richtete er in der Klinik eine eigene erbbiologische Abteilung ein. Ehemaligen Schwestern und Pflegern blieb er als „netter und feierfreudiger Mensch" in Erinnerung. Diesen Eindruck hinterließ er dann auch später bei seinen Gutachterkollegen in der Tötungs-Organisation „T4", mit deren Kommissionen er durchs Land zog. In seiner Kinderfachabteilung in Niedermarsberg und am Ende des Krieges als Direktor von Pfafferode stellte er sich in den Dienst des nationalsozialistischen Tötungsprogramms.

Steinmeyers Karriere verlief geradlinig vom eifrigen Sterilisierer im Dienste der „Aufartung des Volkes" zum Helfershelfer und schließlich zum Vollstrecker der Vernichtung „lebensunwerten Lebens". Nach der Aussage einer Zeitzeugin soll Steinmeyer „fachlich große Defizite" aufgewiesen und die Bremer Anstalt „abgewirtschaftet" haben. Das würde zum Bild eines nationalsozialistischen Karrieristen und auch zur relativ hohen Sterblichkeit in der von ihm geleiteten Anstalt passen:

Tab. 38: Ausgangszahlen und Sterberaten der *Bremer Nervenklinik* 1935–1939 (* = geschätzte Zahl)[103]

Jahr	Anfangs-bestand	Zugänge	Gesamt-patienten-zahl	Sterbefälle	Sterberate
1935	800*	966	1766	100	5,7
1936	812	776	1588	117	7,4
1937	837	853	1690	133	7,9
1938	882	852	1734	134	7,7
1939	851	944	1795	157	8,7

Belegung und Sterbefälle steigen kontinuierlich an. Der Anstieg der Sterberate um fast zwei Prozent von 1935 auf 1936 erinnert an die Verhältnisse in Wehnen und hat möglicherweise die gleichen Ursa-

102 Vgl. Harms 1996a, 47 f.

103 Die Sterberaten wurden aufgrund der mir von Gerda Engelbracht übermittelten Angaben errechnet. Sie weichen leicht von den Sterberaten ab, die bei Engelbracht 1997, 151 erscheinen.

chen. Überhaupt ist die Sterblichkeit ab 1936 trotz relativ günstiger Ärzte- und Pfleger/Patienten-Relationen (vgl. Tab. 18) recht hoch. Über die Ernährung der Patienten in dieser Zeit ist nichts bekannt, auch nichts über die finanziellen Verhältnisse.

Hamburg[104]

Die Hansestädte hatten ihre eigenen Gauleiter, eigene Fürsorge- oder Wohlfahrtsverbände und – in unterschiedlichem Ausmaß – auch eine eigene Psychiatriepolitik. Besonders Hamburg zeichnete sich durch eigenwillige Lösungen aus, die Peter von Rönn ausführlich beschreibt:[105]
Wie in vielen anderen Ländern hatte man auch in Hamburg 1929 wegen der „ungeheuren" Fürsorgelasten angefangen, massiv zu sparen. Bereits 1931 war Langenhorn, die 1893 neben Friedrichsberg als „agrikole Kolonie" konzipierte Pflegeanstalt, nach Absenkung des Gesamtaufwands pro Pflegetag von 7,20 auf 4,81 RM kein Zuschußbetrieb mehr.[106] Der 1933 von 5,80 auf 5,– RM gesenkte, immer noch recht hohe Pflegesatz wurde merkwürdigerweise auf Jahre hinaus beibehalten, was den Druck in Richtung auf andere Lösungen verstärkt haben muß. Pläne zur Auflösung von Friedrichsberg waren schon in der Weimarer Zeit entstanden, kamen aber nicht voran, da in Langenhorn umfangreiche Neubauten zur Aufnahme aller Hamburger Geisteskranken hätten errichtet werden müssen. Die unter dem Reichsstatthalter Karl Kaufmann mit energischen Nationalsozialisten neu besetzten Verwaltungsspitzen (einschließlich des Langenhorner Verwaltungsleiters Gerhard Hanko) griffen 1934 den alten „Friedrichsberg-Langenhornplan" wieder auf, einerseits um „die Staatsanstalt Friedrichsberg mit ihren schönen Parkanlagen künftig nicht geisteskranken Menschen zur Verfügung zu halten", andererseits aus Ersparnisgründen. In Langenhorn sollten jetzt nur noch Barackensiedlungen zur Aufnahme der chronisch Kranken errichtet werden, während Friedrichsberg mit 300 psychiatrischen Betten die Rolle einer zentra-

104 Zur Quellenlage: Für Hamburg wurde das Schicksal der Psychiatrie-Patienten in der NS-Zeit am besten erforscht. Das ist nicht zuletzt das Verdienst der Arbeitsgruppe um Michael Wunder, Ingrid Genkel, Harald Jenner sowie Uwe Lohalm und Peter von Rönn. Angemerkt sei ferner Roth (Hg.) 1984.

105 Von Rönn: Die Entwicklung der Anstalt Langenhorn in der Zeit des Nationalsozialismus, in: Böhme/Lohalm (Hg.) 1993, 27–61. Die ausgezeichnete Darstellung kann hier nur in den wichtigsten, unser Thema berührenden Punkten wiedergegeben werden.

106 Kreßin 1950, 74.

len Aufnahmeklinik für Hamburg übernehmen und gleichzeitig als Behandlungszentrum für heilbare Fälle dienen sollte.
Durch Platzangebote von seiten auswärtiger Pflegeeinrichtungen „sah die Gesundheitsbehörde nun die Chance, auch noch die für Langenhorn vorgesehenen Baracken einzusparen und durch Verlegung von Geisteskranken nach Anscharhöhe, Eichenkamp und Alsterdorf die Pflegekosten weiter zu senken"[107]. Dort hatte man den Pflegesatz für Hamburger Kranke auf 2,50 RM festgesetzt. Als im Sommer 1935 auch noch die evangelische Anstalt Rickling 180 Plätze für ruhige Patienten anbot, entwickelte sich eine umfangreiche Verlegungsaktion:

> „In einem monströsen Ringtausch zwischen Friedrichsberg, Langenhorn, den Versorgungsheimen und Umlandanstalten waren in mehr als 60 Transporten 1.800 Geisteskranke hin- und hergeschoben worden. Dabei störte nicht, daß die Sterblichkeitsziffer der Friedrichsberger Patienten um 30% höher lag als im Jahr zuvor, im Gegenteil, die wesentlich verschlechterte Versorgungslage der meisten betroffenen Kranken war ja Programm, und was schließlich allein zählte, war die Einsparung von jährlich 1,2 Millionen RM an Verpflegungskosten. Sie „ergibt sich aus den wesentlich geringer gewordenen Verpflegungssätzen, welche das Fürsorgewesen an die Wohlfahrtsanstalten und die Privatanstalten zu zahlen hat" . (...) Rund 1.350 Patienten waren aus Friedrichsberg verlegt worden, etwa genau so viele fanden sich nun in billigen Abschiebeanstalten wieder und waren im Wortsinn „marginalisiert": rund 500 in Versorgungsheimen, etwa 270 in Alsterdorf, 180 in Rickling, je 100 in Eichenkamp und Anscharhöhe, zusätzliche 150 in Strecknitz. Die Anstalt Langenhorn selbst, die nun „zur letzten Aufnahmestation „ für „nichtbehandlungswürdige" Geisteskranke in Hamburg wurde, hatte 696 Geisteskranke aus Friedrichsberg aufgenommen und 446 an andere Anstalten abgegeben. Weitere Bauten konnten dennoch entfallen, man hatte die Unterbringung zusätzlicher Patienten durch engere Belegung erreicht.[108]

Diese Hamburger Radikallösung enthält Elemente sowohl des badischen wie auch des nassauischen Modells: Von ersterem die Herausnahme der „nichtbehandlungswürdigen" Patienten aus der teuren Heil- und Pflegeanstalt in billige, hier bereits vorhandene Pflegeanstalten, von letzterem die Räumung einer schönen Anstaltsanlage zugunsten nichtgeisteskranker „Volksgenossen" und auch die engere Belegung. Neu ist die Trennung in eine Aufnahmeklinik mit Selektionsfunktion und Behandlungsauftrag für die „Heilbaren" auf der ei-

---

[107] Von Rönn 1993, 47.
[108] Ebd., 48. Das Zitat im Zitat wie auch die Zahlen entstammen den Akten „Der Friedrichsberg-Langenhorner Plan" im Staatsarchiv Hamburg.

nen und die innerstädtische Pflegeanstalt für „Unheilbare" auf der anderen Seite.

Die „Neugestaltung des Hamburger Irrenwesens" stand nach einem Ausspruch des Leiters der Gesundheitsbehörde Friedrich Ofterdinger unter der Losung, das Notwendige zu erhalten, aber den Luxus zu beseitigen. Die angestrebte „spartanische Einfachheit" sollte auch für die Verpflegung gelten. Hanko hatte in Langenhorn schon 1934 entsprechende Sparmaßnahmen eingeleitet: „Um die Kosten für Nahrungsmittel zu senken, wurden Beilagen gekürzt, Nachtische und Vorsuppen teilweise gestrichen, wesentlich häufiger Eintopf statt Braten und Gemüse ausgegeben und der Sonntagskuchen weggelassen. Darüber hinaus sollte die Beilage häufig durch Gemüse aus der eigenen Landwirtschaft ersetzt werden."[109] Aufgrund der Verknappung beschlossen die Stationen, die Essensrationen selektiv zu verteilen, d.h. „die Portionen je nach Eigenart der Patienten (guter Arbeiter, stärkerer Esser) größer und kleiner zu verabfolgen". Auch an Arbeitszulagen und an Bekleidung wurde gespart. Die reinen Verpflegungskosten ließen sich so von 0,60 RM im Jahr 1933 auf 0,49 RM im Jahr 1938 senken, gleichzeitig ging der Gesamtaufwand pro Tag und Patient von 4,53 auf 3,75 RM zurück – entsprechend groß waren bei dem gleichbleibenden Pflegesatz die Überschüsse.

Kann man auch hier wieder Ähnlichkeiten mit Hessen-Nassau erkennen, so werden diese noch deutlicher, wenn man von Bestrebungen erfährt, „den Lebensmittel- und sonstigen Bedarf der Anstalt möglichst weitgehend mit den Kräften der Kranken zu schaffen". Die „Selbsterhaltung durch Eigenerzeugung" sollte durch die begonnene maximale Intensivierung der Arbeitstherapie erreicht werden. Als 1937 durch zahlreiche Eingemeindungen „Groß-Hamburg" entstand und Langenhorn dadurch restlos überfordert war, erwarb man 1938 das 75 km östlich von Hamburg in Mecklenburg gelegene Gut Düssin, das 4000 Morgen umfaßte und im Herbst 1939 bereits 220 Patienten beschäftigte. Die Phantasien Hankos, der sich inzwischen mit hochfliegenden Plänen zur Reorganisation des gesamten deutschen Irrenwesens beschäftigte (Mammutanstalten mit 4000 Patienten auf dem Lande mit einem Morgen Grundfläche pro Patient) gingen denn auch dahin, alle Langenhorner Patienten dorthin zu verlegen. So weit kam es aber nicht mehr.

Die nur lückenhaft feststellbaren Sterbezahlen sollen hier in etwas anderer Anordnung wiedergegeben werden:

---

[109] Ebd., 50.

Tab. 39: Gesamtpatientenzahl, Sterbefälle und Sterberaten in *Langenhorn* 1936, 1937 und 1939[110]

Jahr	Gesamtpatientenzahl	Sterbefälle	Sterberate
1936	3.211	139	4.3
1937	3.259	126	3.8
1939	4.675	268	5.7

In Anbetracht der psychiatriefeindlichen Politik des Hamburger Senats sind die Sterberaten auffallend niedrig. In diesem Zusammenhang ist aber an den hohen Pflegesatz zu erinnern, auch wenn der tatsächliche Aufwand allmählich abgesenkt wurde. 1937 lag er aber immer noch bei 3,82 RM, wovon 2,74 RM auf den Personalaufwand und 1,08 Mark auf die „sächlichen", darunter die Verpflegungsausgaben entfielen. Der hohe Personalaufwand hängt einerseits sicher mit den in großstädtischen Anstalten höheren Personaltarifen zusammen, andererseits aber auch mit der außerordentlich günstigen, andernorts kaum noch anzutreffende Pfleger/Patienten-Relation von 1:4,8.

Die wahren Opfer der radikalen Hamburger Psychiatriepolitik dürften die in die Umlandanstalten verlegten Patienten gewesen sein. Über ihr Schicksal ist jedoch, mit Ausnahme der nach Lübeck-Strecknitz und Rickling Verlegten, wenig bekannt.

Lübeck

In der Aufzählung der Abschiebeorte für die Hamburger Patienten fiel ohne nähere Erläuterung auch der Name der Anstalt in Strecknitz. Es handelt sich um die 1912 eröffnete, mit großem Aufwand erbaute und betriebene Heilanstalt Lübeck-Strecknitz.

Verbindungen zu Hamburg bestanden schon seit längerem: Bei der am Ende der zwanziger Jahre allgemeinen Überfüllung der Anstalten schloß Hamburg 1928 einen Vertrag mit der Lippischen Anstalt Lindenhaus über die Unterbringung von 65 Hamburgern. Als auch diese Entlastung nicht mehr ausreichte, traten die Hamburger an den Lübecker Senat heran und

[110] Daß diese Tabelle so wenige Zahlen enthält, hängt mit der einzigen kleinen Schwäche der ansonsten sehr genauen und intensiven Hamburger Erforschung der NS-Psychiatrie zusammen: Sterberaten aus der Vorkriegszeit wurden nie ermittelt. Deshalb mußten die Ausgangsdaten aus verschiedenen Quellen zusammengesucht werden: Die Rate von 1936 wurde aus den Angaben bei Laehr errechnet, die Rate von 1937 ergab sich aus der Zusammenstellung von Kreßin 1950, 35, die Sterberate für 1939 aus Wunder 1992a, 44.

vereinbarten die Unterbringung von 200 Patienten. Die Hamburgische Bürgerschaft bewilligte noch im gleichen Jahr 2,6 Millionen RM für den Ausbau der Anstalt Strecknitz. In deutlichem Kontrast zu den älteren, sehr geräumigen Krankenbauten entstanden die spartanisch gestalteten „Hamburger Häuser" mit riesigen Wachsälen. Im Oktober 1930 wurden 278 Patienten aus Hamburg nach Strecknitz verlegt; die Kapazität wurde später auf 400 Betten ausgeweitet.

Aufgrund der genauen Untersuchung von Regina Marien-Lunderup[111] kann auch die Frage beantwortet werden, welche Patienten von Langenhorn in die Provinz verschubt wurden und – im Umkehrschluß – welche in Hamburg bleiben durften:

Von 305 namentlich bekannten Patienten, die von 1930 bis Kriegsbeginn nach Strecknitz verlegt wurden, fand man noch 143 Krankengeschichten. Aus diesen ließ sich die Tendenz erkennen, einerseits vorwiegend nicht arbeitende, schwer zu pflegende Patienten (z.B. „Querulant, stört beim Essen, beschwert sich oft") und andererseits nicht arbeitende Patienten mit hohem Pflegeaufwand (z.B. „unsauber, schmiert mit Kot, muß völlig versorgt werden, Endzustand") aus Langenhorn abzuschieben. Knapp 60% der 143 Kranken erfüllten diese Kriterien, denn die Anstaltsleitung reklamierte im Mai 1934 in Langenhorn, man möge doch nicht nur schwerkranke Patienten nach Strecknitz verlegen. Erschütternd und erschreckend zugleich ist die Aussage einer Strecknitzer Pflegerin über die angelieferten Patienten: „Das waren verwilderte Zellenpatienten. Sie wurden eingenäht hergebracht, in Wolldecken eingenäht, ein ganzer Bus voll eingenähter Patienten. (...) Wir haben uns gesagt, was Hamburg uns da schickt, das waren keine Menschen mehr, die waren so vertiert, wie Tiere eben. Mit der Zeit wurden sie anders, zivilisierter."[112]

Die Intensität des Kontakts zu Angehörigen scheint bei der Verlegung bzw. Nichtverlegung keine Rolle gespielt zu haben, und nur 20 Prozent der Verlegten konnten als arbeitsfähig gelten. Das läßt den Schluß zu, daß man in Langenhorn ruhige, einfach zu pflegende und arbeitsfähige Patienten zurückbehielt. Bei 80 der insgesamt 533 von Langenhorn nach Strecknitz verlegten Patienten konnte diese Anstalt

---

[111] Marien-Lunderup 1993, 233–258.

[112] Aus der älteren Literatur ist bekannt, daß Patienten, die wegen irgendwann einmal vorhandener Aggressivität unter Umständen jahrelang in Zellen gehalten wurden, dort durch soziale und sensorische Deprivation regelrecht „vertierten", ein Zustand, den man vornehmer als „Zellenartefakt" zu umschreiben pflegte. (Offenbar gab es in Langenhorn noch größere „Zellentrakte") Durch intensive Zuwendung sind solche Zustände in der Regel wieder rückgängig zu machen. – Die Transportmethode des „Einnähens" ist mir noch nirgends in der psychiatriehistorischen Literatur begegnet. Sie offenbart erschreckend rohe Umgangsformen.

als Todesort festgestellt werden. 26 von ihnen starben vor Ausbruch des Krieges. Eine genaue, jährliche Statistik ließ sich nicht erstellen. Von der Gesamtanstalt war wegen der fehlenden Ausgangszahlen ebenfalls keine Sterberate zu ermitteln
Daß Lübeck sich auf diese Vereinbarung mit Hamburg überhaupt einließ, hatte aller Wahrscheinlichkeit nach ökonomische Gründe: Hamburg zahlte auch an Lübeck seine hohen Pflegesätze, und „je mehr Patienten aus Langenhorn nach Strecknitz verlegt wurden, desto größer war der Gewinn für Lübeck." Abschließend sei noch vermerkt, daß Lübeck durch das „Groß-Hamburg-Gesetz" 1937 an Preußen fiel und von da an nur noch ein Stadtkreis in Schleswig-Holstein war.

Schleswig-Holstein

Nach Harald Jenner, dem besten Kenner der Psychiatriegeschichte dieser Region, bestand in Schleswig-Holstein im Gegensatz zu anderen Provinzialverwaltungen „kein Interesse daran, sich durch besondere Aktivitäten im Bereich der Psychiatrie und des Anstaltswesens zu profilieren".[113] Dennoch scheint sich die dortige Psychiatrie-Politik, ob abgestimmt oder nicht, gut mit der Hamburger ergänzt zu haben: Im Gegensatz zu Hamburg holte man in Schleswig-Holstein nach nassauischem Muster die Patienten aus den Privatanstalten in die vorhandenen großen Anstalten hinein und schuf so den Platz, den später die Hamburger in Anspruch nahmen. In dieser Überbelegungspolitik darf der Einfluß der Ruegenberg-Kommission vermutet werden, die 1935 zwei der drei Provinzialanstalten überprüft hatte.[114] Aus dem großen Anstaltsverzeichnis geht hervor, daß Neustadt seine „Plätze" um rund 200, Schleswig sogar um mehr als 300 vermehrt hatte, um diese Patienten unterbringen zu können.
Während sich für die 1400-Bettenanstalt Neustadt anhand des Laehr'schen Verzeichnisses nur für das Jahr 1936 eine Sterberate von 7,2 Prozent errechnen läßt, stehen für das noch größere Schleswig-Stadtfeld fortlaufende Zahlen zur Verfügung.

---

[113] Jenner 1996, 5.
[114] BA-K, R 36/1824. Welche Anstalten es genau waren, geht aus der Übersicht nicht hervor. Wahrscheinlich sind es Schleswig-Stadtfeld und Neustadt gewesen. Die dritte Landesanstalt, die Jugendpsychiatrie in Schleswig-Hesterberg, dürfte für die Prüfer nicht so interessant gewesen sein, weil sie viel kleiner war.

Tab. 40: Sterblichkeit in der Anstalt *Schleswig-Stadtfeld* von 1935–1939[115]

Jahr	Anfangsbestand	Zugänge	Gesamtpatientenzahl	Sterbefälle	Sterberate
1935	1.746	691	2.437	132	5.4
1936	1.813	637	2.450	170	6.9
1937	1.893	561	2.454	151	6.5
1938	1.956	509	2.465	192	7.8
1939	1.850*	387	2.237	170	7.6

Über die Gründe für die relativ hohe Sterblichkeit können wegen der ungünstigen Quellenlage – am Ende des Krieges wurden viele Akten vernichtet – keine sicheren Aussagen gemacht werden.[116] Aus den sehr kurz gehaltenen Visitationsberichten von Prof. Sterz von der Universitätsnervenklinik Kiel geht für 1937 lediglich hervor, daß die Betten „sehr eng gestellt" waren, was auf die Realisierung der bereits erwähnten Überbelegungspolitik hinweist. Zur die Ernährung heißt es 1938 knapp: „Die Verpflegung entspricht den zu stellenden Anforderungen."[117]

Mecklenburg

Vorbemerkung zur Quellenlage: Bei der Beschreibung der Situation in den alten nord- und ostdeutschen preußischen Provinzen stellt sich in besonderem Maße das Problem noch nicht erschlossener oder nicht mehr vorhandener Quellen. War es schon in einzelnen westdeutschen Regionen, wie zum Beispiel der bayerischen Pfalz, dem Rheinland und auch in Schleswig-Holstein aus unterschiedlichen Gründen schwierig, an Quellen heranzukommen, so wird im Nordosten und Osten die Quellenerschließung zusätzlich dadurch erschwert, daß viele Anstalten, wie jene im früheren Pommern, Ostpreußen und Oberschlesien, nicht mehr auf deutschem Gebiet liegen, daß die Anstalten und ihre Archive stärker als im Westen unter Kriegseinwirkungen gelitten haben, viele in den Staatsarchiven lagernden Quellen in den Zeiten der DDR nicht zugänglich waren und daher nicht erschlossen werden konnten, schließlich auch, daß die „Euthana-

[115] Bis auf die Angaben zu 1939 entn. Jenner 1995, 125. Der Anfangsbestand von 1939 wurde von mir geschätzt, die Sterbezahlen ermittelte ich aus den Sterbebüchern des Standesamtes Schleswig.

[116] Im Landesarchiv Schleswig hat sich nur ein kleiner Bestand „Provinzialverwaltung" erhalten, was zum Teil auf die schweren Bombardierungen von Kiel, zum Teil aber auch auf vorsätzliche Aktenvernichtung am Ende des Krieges zurückzuführen ist. Nach SL (Schleswig-Holsteinisches Landesarchiv) Nr. 761/10390 wurden u.a. die Akten über die Verlegungen 1945 auf Anordnung des Landeshauptmanns alle vernichtet.

[117] SL Nr. 309/35215.

sie"-Forschung in der ehemaligen DDR erst sehr spät und vor allem durch das Wirken von Achim Thom mit seinem Leipziger medizinhistorischen Karl-Sudhoff-Institut in Gang kam. Thom hat mehrere wichtige Arbeiten verfaßt und in den letzten Jahren viele anstaltshistorische Studien angeregt, deren Ergebnisse leider noch nicht alle vorliegen. Betonen möchte ich die im Vergleich zu westdeutschen Anstaltsdirektoren sehr viel höhere Bereitschaft der Kollegen in den neuen Bundesländern, sich an meiner Erhebung zu beteiligen.[118]

In der ehemaligen Psychiatrischen und Nervenklinik sowie Heil- und Pflegeanstalt *Rostock-Gelsheim* fehlen leider Aufnahmebücher und Sterberegister der Jahre 1935–37 und 1939, so daß über die Vorkriegszeit wenige Informationen vorliegen. Unter Berücksichtigung der von Laehr festgehaltenen Daten über das Jahr 1936 läßt sich aber feststellen, daß trotz günstiger Personalverhältnisse die Sterberaten mit 7,0% im Jahr 1936 und 8,0% im Jahr 1938 recht hoch waren. Woran dies lag, kann wegen fehlender Informationen nicht gesagt werden.
Das gleiche gilt für die zweite Mecklenburgische Heil- und Pflegeanstalt *Sachsenberg* bei Schwerin, für die nur die Laehr'schen Zahlen zur Verfügung stehen. Dort lag die Sterberate 1936 bei 6,2 Prozent. Zu dieser Zeit war bereits ein Dr. Leu als Anstaltsarzt tätig, der nach und nach den hauptamtlichen Direktor Dr. Johannes Fischer an die Seite gedrängt und später eigenmächtig „Euthanasie" betrieben haben soll.

Pommern

Daß über diese Provinz mehr Informationen vorliegen, ist vor allem der aus dem Karl-Sudhoff-Institut in Leipzig hervorgegangenen ausgezeichneten Dissertation von Heike Bernhardt[119] zu verdanken, die nicht nur die Geschichte von Ueckermünde gründlich beschreibt und dabei – was die Ausnahme ist – auch die Sterblichkeit berücksichtigt, sondern auch das Schicksal der anderen Anstalten Pommerns würdigt.

Das Hungersterben während des Ersten Weltkrieges forderte in Pommern viele Todesopfer; in Ueckermünde war 1919 die Zahl der Patienten gegenüber der Vorkriegszeit auf die Hälfte reduziert. Auch hier stiegen die Aufnahmen in der zweiten Hälfte der zwanziger Jahre wieder so stark an, daß man bei einer Zusammenkunft der Verantwortlichen 1928 über „Mittel und Wege (nachdachte) um die von Jahr zu Jahr gestiegenen Ausgaben in der Geisteskrankenfürsorge herabzumindern und den Bau einer neuen

[118] Ein gutes Beispiel dafür ist der fast vollständig ausgefüllte Erhebungsbogen über die Rostocker Klinik Gelsheim, der mir freundlicherweise von Prof. K. Ernst zurückgesandt wurde.
[119] Bernhardt 1992.

Anstalt zu vermeiden".[120] Zunächst wurde die Einführung der Offenen Fürsorge beschlossen, bald jedoch auch andere Sparmaßnahmen, so daß sich der Pro-Kopf-Zuschuß für Kranke des Provinzialverbandes von 430 RM im Jahr 1929 auf 239 RM im Jahr 1931 senken ließ. Eine der Folgen der Sparmaßnahmen war, daß sich der 1930 noch als „gut" bezeichnete Ernährungszustand der Patienten 1931 nur noch mit „durchaus befriedigend" umschreiben ließ.

Die Machtübernahme der Nationalsozialisten warf alle Pläne, die Zahl der Anstaltsinsassen zu verringern, über den Haufen. Die Jahre 1933 und 1934 brachten aufgrund des Zwangssterilisationsgesetzes eine erhebliche Zunahme der Aufnahmen und der zu versorgenden Patienten. Im Bericht zu den Haushaltsplänen heißt es dazu: „ Die Zunahme des am Schlusse des Berichtsjahres in den Anstalten verbliebenen Krankenbestandes ist darauf zurückzuführen, daß entlassungsfähige Erbkranke in den Anstalten zurückgehalten werden mußten, bis das nach dem Gesetz zur Verhütung erbkranken Nachwuchses vorgeschriebene Verfahren beendet und die Sterilisation durchgeführt wurde. Das Verfahren erlitt anfangs durch seine Neuheit und die große Zahl der Fälle eine Verzögerung ..." In Ueckermünde, wo man schon seit 1899 eine vorbildliche Familienpflege entwickelt hatte, mußten auch die Familienpfleglinge für einige Zeit wieder in die Anstalt zurück. Erst 1935 begann sich die Lage wieder zu entspannen. Nach Laehr befanden sich am 1. Januar 1936 in den vier großen Anstalten rund 3.600 Patienten. In der folgenden Tabelle wird gezeigt, wie sich diese Patienten auf die einzelnen Anstalten verteilten und wie sich dort die Personalrelationen und die Sterberaten im Jahr 1936 darstellten.

Tab. 41: Anfangsbestand und Zugänge, Personal/Patienten-Relationen und Sterberaten an den *vier pommerschen Provinzialanstalten* im Jahr 1936

Anstalt	Patientenzahl am 1.1.1936	Zugänge 1936	Patienten auf 1 Arzt	Pat. pro Pflegekraft	Sterberate
Lauenburg	855	431	132	7,7	6,9
Stralsund	993	417	203	6,7	6,7
Treptow/Rega	940	455	219	7,6	4,9
Ueckermünde	818	301	169	6,8	7,3

Über die finanzielle Situation in Ueckermünde teilt Bernhard nur den Pflegesatz in Höhe von 2,50 RM im Jahr 1936 mit. Der Beköstigungssatz dürfte laut Tabelle 20 in der Nähe des niedrigen Durchschnitts von 44,6 Pfg. für Pommern gelegen haben. Insgesamt waren die Le-

[120] Ebd., 5.

bensbedingungen für die Patienten jedenfalls recht ungünstig, worauf auch die hohen Sterberaten der anderen Anstalten hinweisen.
Die Entwicklung der Anstalten in Lauenburg und Treptow an der Rega kann nicht weiter verfolgt werden, da sie heute zu Polen gehören. In der Anstalt Stralsund, die 1939 geschlossen wurde, sind keine Unterlagen mehr vorhanden. Zum Glück aber konnten von Bernhardt in Ueckermünde wichtige und vermutlich für Pommern repräsentative Einzelheiten der Vorkriegsentwicklung herausgearbeitet werden. So verschlechterte sich die von Laehr berichtete Pfleger/Patientenrelation von 6,8 im Jahr 1936 auf 8,5 im Jahr 1937, möglicherweise eine Folge der Zuverlegungen, die ohne Personalvermehrungen zu bewältigen waren. Ähnlich wie in Hessen-Nassau waren sie dadurch begründet, daß in Pommern Kranke des Provinzialverbandes aus den konfessionellen in die eigenen Anstalten zurückholt wurden; allein 1936 handelte es sich um 360 Patienten. Für Ueckermünde, das 1936 mit 843 Plätzen ausgewiesen war, bedeutete die zusätzliche Aufnahme von mehr als 100 Patienten zweifellos eine Überbelegung, die vermutlich auch für die in diesem Jahr besonders hohe Sterberate verantwortlich ist.[121] Zur nachfolgenden Tabelle konnten leider einige Zahlen nicht ermittelt werden.

Tab. 42: Behandelte Patienten, Sterbefälle und Sterberaten in *Ueckermünde*

Jahr	Patientenstand am 1. Januar	Zugänge	Gesamtpatientenzahl	Sterbefälle	Sterberate
1935	866	230	1.096	71	6,5
1936	898	**322**	1.220	**99**	**8,1**
1937	922	176	1.089	58	5,3
1938	916	185	1.101	?	?
1939	?	**441**	?	**101**	?

Die vermehrten Zugänge als vermutliche Ursache der erhöhten Sterblichkeit im Jahr 1936 wurde bereits erwähnt. Für 1939 deuten sich anhand der beiden bekannten Zahlen ähnliche Zusammenhänge an. Sicher spielten auch die drastischen Verschlechterungen infolge des Kriegsbeginns für das Ansteigen der Sterblichkeit eine Rolle, die Zu-

[121] In der nachfolgenden Tabelle gehe ich von den Zahlen aus, die Bernhardt aus den Haushaltszahlen der Provinzialverwaltung und den Ueckermünder Aufnahme- und Sterbebüchern gewonnen hat. Danach waren es gegenüber den Angaben bei Laehr 1936 nicht 301, sondern 322 Zugänge und 99 statt der von Laehr angegebenen 82 Todesfälle. Die Sterberate ist entsprechend höher. Auch die Personalzahlen stimmen nicht überein. Auf solche Widersprüche bin ich im Laufe meiner Recherchen immer wieder gestoßen.

verlegung von mehr als 200 Patienten dürfte jedoch eine erhebliche zusätzliche Belastung gewesen sein. Die barbarische Mordaktion, die sich bald nach Kriegsbeginn in Pommern abspielte, wird weiter unten ausführlich dargestellt.

Ostpreußen

Aus dieser östlichsten Provinz des Reiches stehen außer den Datensammlungen des Gemeindetags nur jene Informationen zur Verfügung, die 1937 von den Anstaltsleitungen an Ilberg weitergegeben wurden. Sie werden hier durch die Sterberaten ergänzt, die sich daraus berechnen ließen.

Tab. 43: Basisdaten und Sterberaten an den *drei ostpreußischen Anstalten* im Jahr 1936

Anstalt	Patientenstand am 1. Januar	Zugänge	Gesamtpatientenzahl	Sterbefälle	Sterberate
Allenberg	1.257	438	1.695	98	5,8
Kortau	1.435	433	1.868	98	5,2
Tapiau	1.305	505	1.810	118	6,5

In Ostpreußen war 1935 nur eine Anstalt auf Wirtschaftlichkeit überprüft worden, aber alle hatten ihre Belegungsfähigkeit deutlich erhöht. Mit einem Verköstigungssatz von 52,3 Pfennigen stand Kortau um 1936 günstig da, Allenberg und Tapiau mit rund 45 Pfennigen deutlich schlechter. Allenberg und Kortau betrieben auch 1937 noch Familienpflege, bei Tapiau ist eine solche merkwürdigerweise nicht erwähnt. Allerdings war Knab, ein bedeutender Förderer dieser Betreuungsform, inzwischen ausgeschieden. Die Personalrelationen von rund 1:6 liegen vergleichsweise günstig. Fazit: In Ostpreußen wurde zwar auch gespart, aber doch nicht so hart wie anderen Provinzen.

Berlin

Ähnlich wie in Hamburg wurde auch in Berlin durch gesetzliche Maßnahmen eine Großregion, also „Groß-Berlin" geschaffen, wodurch die städtischen Anstalten für wesentlich mehr Patienten aus dem vergrößerten Einzugsgebiet zuständig wurden. Das geschah jedoch nicht in der NS-Zeit, sondern bereits 1920. „Um für diesen Bedarf die Bettenkapazität zu vergrößern, erhielt die Stadt Berlin für 5.000 Betten der Brandenburgischen Provinzialanstalten ein Belegungs-

recht."[122] Welche Patienten in diese oft weit entfernten Umlandanstalten verlegt wurden, dürfte klar sein: Es waren wieder die „Unheilbaren", d.h. die chronisch Kranken, die man um diese Zeit noch auf Dauer zu verwahren pflegte.
Die folgende Tabelle zeigt, daß auch und gerade in den dreißiger Jahren von dieser Vereinbarung mit dem Provinzialverband Brandenburg ausgiebig Gebrauch gemacht wurde. Das Schicksal der Berliner Patienten muß also ähnlich wie in Hamburg nicht nur in der Stadt selbst, sondern auch in den Anstalten des Umlandes verfolgt werden.

Tab. 44: Berliner Patienten in *Berliner und Brandenburgischen Anstalten*[123]

Jahr	Patienten in Berliner Anstalten	Berliner in Brandenburgischen Anstalten
1932	8.548	5.575
1933	8.762	5.554
1934	9.155	5.780
1935	9.228	5.890
1936	9.737	5.989
1937	10.206	5.527
1938	10.843	5.452
1939	9.204	5.300
1940	6.400	5.700
1941	3.525	4.900
1942	2.780	3.736
1943	2.100	2.599
1944	2.038	1.526
1945	1.807	772
1946 (Okt.)	2.042	548

Der „Sterilisationsstau" von 1934 führte zu einem Belegungsanstieg, sowohl in den Berliner als auch in den Brandenburgischen Anstalten. Auffällig ist aber der Rückgang der Belegung in den Brandenburger Anstalten von 1936 auf 1937, während gleichzeitig die Berliner Anstalten rund 500 Patienten mehr aufwiesen. Die Erklärung: Der Oberpräsident von Brandenburg hatte vor Ende des Wirtschaftsjahres 1936/37 verfügt, das Kontingent an Berliner Patienten ab dem 1.4. 1937 auf 5.500 zu reduzieren. Daraufhin legten die Brandenburger Anstalten fast 500 Patienten nach Berlin zurück.[124]

Noch nicht vollständig zu interpretieren ist der dramatische Rückgang der Berliner Patientenzahlen im Jahr 1939. Bei der Statistik ist allerdings unklar, ob die Zahlen den Zustand zu Beginn oder am Ende des Wirtschafts-

[122] Damm/Emmerich 1988, 34. Auf diese Arbeit wird im folgenden immer wieder zurückgegriffen.
[123] Diese Aufstellung wurde mir freundlicherweise von Norbert Emmerich überlassen.
[124] Brandenburgisches Landeshauptarchiv Rep. 55c Neuruppin Nr. 71, Blatt 186.

jahres beschreiben. Selbst wenn man von Letzterem ausgeht und damit bereits die ersten Auswirkungen der „Aktion" sichtbar würden, reicht dies als Erklärung nicht aus: Nach der monatlichen Aufstellung der „Desinfektionszahlen" in der Hartheim Statistik waren nämlich bis Ende März 1940 erst 600 Patienten in der Vergasungsanstalt Brandenburg ermordet worden. Der Rückgang beträgt aber mehr als 1.600 Patienten. Dies führt zu der Vermutung, daß bereits 1939 eine große Zahl Berliner Patienten in außerbrandenburgische, wahrscheinlich pommersche Anstalten verlegt wurden. Von Wittenau ist dazu bekannt, daß 1939 „fünf Transporte mit jeweils zwischen 10 und 30 Patienten" nach Meseritz-Obrawalde in Bewegung gesetzt wurden.[125]

Die nachfolgende Tabelle (basierend auf Laehrs Zahlen) zeigt den Umfang der Versorgungsaufgaben der vier großen Berliner Anstalten und die Sterblichkeit im Jahr 1936:

Tab. 45: Belegungs- und Sterblichkeitszahlen der *vier großen Berliner Anstalten* im Jahr 1936 nach Laehr (Die Zahlen aus Wuhlgarten gelten für 1935.)

Anstalt	Patientenstand am 1. Januar	Zugänge	Gesamtpatientenzahl	Sterbefälle	Sterberate
Buch	2.720	2.071	4.791	376	7,9
Herzberge	1.805	2.046	3.851	312	8,1
Wittenau	1.758	2.082	3.840	297	7,7
Wuhlgarten[126]	1.616	575	2.191	89	4,1

Die mit Ausnahme von Wuhlgarten um 8 % schwankende Sterblichkeit in den Berliner Anstalten bereits im Jahr 1936 ist auch in Anbetracht der günstigen Personalrelationen und Verköstigungssätze erschreckend hoch. Über die Gründe ist nichts bekannt, außer daß angeblich alle Direktoren der Berliner Anstalten frühzeitig, d.h. schon ab 1939 in die Vorbereitungen zur Ermordung der psychisch Kranken einbezogen waren. Gesichert ist dies für Dr. Bender, Direktor von Berlin-Buch und für Dr. Waetzold, Chef der Wittenauer Heilstätten. Ähnlich wie bei Steinmeyer und Mennecke hatte auch Waetzold in erster Linie seine nationalsozialistische Gesinnung in dieses Amt getragen:

Nach Norbert Emmerich ließ sich „aus seiner Laufbahn und seinen Veröffentlichungen vor 1933 (...) nicht ablesen, was ihn dazu prädestinierte.

---

[125] Härtel 1988,194.

[126] Für Laehrs Übersicht wurden die hier wiedergegebenen Zahlen von 1935 gemeldet. Das Patientenkollektiv setzte sich aus „1378 Epileptikern und Geisteskranken", 210 männlichen „Hospitaliten" und 28 tuberkulösen Männern zusammen. Die Anstalt hatte offenbar mehr Verwahrungscharakter und einen geringen Durchgang, was zumindest teilweise die geringere Sterblichkeit erklärt.

Leiter der größten und ältesten psychiatrischen Klinik der Reichshauptstadt zu werden".[127] Auffälliger ist schon, daß er an seiner Arbeitsstelle, dem sozialdemokratisch geprägten Hauptgesundheitsamt, zwischen 1930 und 1933 zunehmend in Schwierigkeiten geriet, so daß er sich um seine Versetzung bemühte. In die Partei trat er 1933 ein. Durch eine progrediente Augenerkrankung zunehmend behindert, wurde der Einfluß seiner zweiten Frau, die ebenfalls als Ärztin an der Klinik arbeitete und eine überzeugte Nationalsozialistin war, immer größer. Nach Zeitzeugen soll sie allmählich die führende Rolle übernommen haben. Aber auch sein eigenes Denken wurde radikaler: Das Zwangssterilisationsgesetz führte er in seinem Haus rigoros durch und 1937 veröffentlichte er zusammen mit dem Juristen Fritz Reuter das Buch „Aufartung durch Ausmerzung. Sterilisation und Kastration im Kampf gegen Erbkrankheit und Verbrechen". Unter den zahlreichen Ärzten, die an der Klinik tätig waren, tauchen Namen auf, die in den späteren Vernichtungsaktionen Bedeutung erlangen sollten: Dr. Pohlisch als „T4"-Gutachter, Dr. Irmfried Eberl als Leiter der Tötungsanstalt Brandenburg und Dr. Heyde als erster medizinischer Leiter der „Aktion T4".

Mit der Aufzählung der Ärzte, die an den Wittenauer Heilstätten tätig waren und im Rahmen der „Euthanasie"-Aktionen Karriere machten, soll darauf hingewiesen werden, daß es hier viele Vertreter der NS-Ideologie gegeben haben muß, welche die Sorge um den einzelnen Kranken zugunsten der „Erbgesundheit des deutschen Volkes" zurückstellten. Dies konnte zu einer Form von Vernachlässigung der „anvertrauten Patienten" führen, die sich durch Vorenthaltung medizinischer und menschlicher Aufmerksamkeit und Zuwendung zusammen mit ihrer Ausstrahlung auf das Pflegepersonal letztlich auch in einer erhöhten Sterblichkeit niederschlug.

Tab. 46: Entwicklung von Belegung und Sterblichkeit an den *Wittenauer Heilstätten* 1934–1939

Jahr	Patientenstand am 1. Januar	Zugänge	Gesamtpatientenzahl	Sterbefälle	Sterberate
1934	1.819	1.858	3.677	264	7,2
1935	1.678	2.071	3.749	273	7,3
1936	1.758	2.082	3.840	297	7,7
1937	1.783	2.058	3.841	270	7,0
1938	1.768	2.128	3.869	244	6,3
1939	1.858	2.135	3.993	361	9,0

Von einer Zunahme der Sterblichkeit in der Vorkriegszeit kann man aber im Gegensatz zu vielen anderen Anstalten nicht sprechen. Allerdings ist das Sterblichkeitsniveau durchgehend relativ hoch. Bei Auf-

[127] Emmerich 1988, 77–92; daraus auch die folgenden Zitate. Hier S. 79.

führung der Sterbefälle in absoluten Zahlen zeigt sich, daß die Zunahme der Sterberate von 6,3% in 1938 auf 9,0% im folgenden Jahr 117 zusätzlichen Sterbefällen entspricht.
Ein bisher nur aus Berlin-Wittenau berichtetes Phänomen bedarf der besonderen Erwähnung: Gemeint ist die hohe Vorkriegssterblichkeit unter den jüdischen Patienten, von denen es entsprechend dem hohen Anteil an der Berliner Bevölkerung auch in der Anstalt mehr gegeben hat als an anderen Orten. Gemessen an der allgemeinen Sterblichkeit in der Anstalt war nach den Feststellungen der Berliner Autorengruppe „der Prozentsatz der in Wittenau ums Leben gekommenen jüdischen Patienten schon ab 1933 erschreckend hoch: von 1933 bis 1939 waren es knapp ein Viertel, von 1939 an sogar knapp ein Drittel der jüdischen Kranken, die den Aufenthalt in Wittenau nicht überlebten".[128] Nach Marianne Hühn, die dem Schicksal der jüdischen Patienten nachgegangen ist, sprach aus den Eintragungen in die Krankengeschichten jüdischer Patienten der blanke Rassismus der behandelnden Ärzte.[129] Auch das Krankenpflegepersonal war verhetzt: Schwester Frieda Liechtenstein, die vorher schon an verschiedenen Krankenhäusern untragbar geworden und 1937 nach Wittenau versetzt worden war, sagte in einer Vernehmung nach dem Krieg aus, es sei ihr schwergefallen, „die Juden so zu behandeln wie Volksgenossen". In dieser von feindseligen Gefühlen beeinflußten Behandlung der zu „Staatsfeinden" erklärten jüdischen Patienten wird das deutlich, was im Zusammenhang mit der Anhäufung überzeugter Nationalsozialisten in dieser Anstalt und deren ungünstiger Auswirkung auf die Behandlung aller Patienten bereits angedeutet wurde.
Im übrigen ist bis heute noch nicht untersucht und wohl auch nicht mehr zu klären, welche Rückwirkungen die im Zusammenhang mit dem Zwangssterilisationsgesetz entfachte Propaganda gegen die psychisch Kranken, an der sich die Anstaltsärzte mit ihren erbbiologischen Demonstrationen lebhaft beteiligten, auf deren therapeutische Einstellung und das untergebene Pflegepersonal gehabt hat.

Auch auf Seiten der Pflegekräfte gab es „Vernichtungskarrieren": Die gerade erwähnte Schwester Frieda Liechtenberg wurde 1940 – unter Fortzahlung ihrer Bezüge durch die Wittenauer Anstalten – nach Hadamar versetzt. Gleiches geschah mit „mindestens vier Wittenauer Krankenschwestern".[130] Unter dem männlichen Personal der „Stiftung Anstalts-

[128] Arbeitsgruppe zur Erforschung der Geschichte der Karl-Bonhoeffer-Nervenklinik (Hg.) 1988, 185.
[129] Ebd., 126.
[130] Ebd., 78.

pflege" und der „Gekrat", die als Transportleiter, Begleitpersonal und „Brenner" die Ermordung der psychisch Kranken durchführten, fanden sich ebenfalls auffallend viele ehemalige Pfleger aus Berliner Anstalten.

Brandenburg

Die Sparmaßnahmen in Brandenburg lassen sich anhand des relativ umfangreichen Bestandes „Neuruppin" im Brandenburger Landeshauptarchiv zu Potsdam ziemlich gut beschreiben.[131] Manche Spuren führen dabei in die Weimarer Zeit zurück, wie z.B. die Akten bezüglich „Anfragen von Kreisen wegen Entlassung".[132]

> Genau wie die Gemeinden in Baden wurden in Brandenburg die Kreise, die 30 Prozent der Unterbringungskosten zu tragen hatten, in ihrer Finanznot ab 1930 immer wieder mit Namenslisten und der dringlichen Anfrage bei den Anstaltsleitungen vorstellig, ob wirklich alle diese Patienten noch weiter stationär behandelt werden müßten. Der Kreis Beeskow-Sterkow bot 1935 sogar an, eine eigene Familienpflege zu organisieren. Um die gleiche Zeit empfahl der Oberpräsident den Anstaltsdirektoren „Sieche", also vorwiegend körperlich Kranke, in billigere Hospitäler zu verlegen.

Waren dies noch relativ harmlose, nicht das gesamte Versorgungssystem berührende Sparvorschläge, so ging Landesrat Fink in einem Referat zum Thema „Wie wird sich die Zahl der anstaltspflegebedürftigen Geisteskranken in den nächsten Jahren voraussichtlich gestalten?", das er im Oktober 1936 auf der Düsseldorfer Sitzung der Anstaltsdezernenten beim Deutschen Gemeindetag hielt, wesentlich weiter:[133]

> Nachdem er schon in der Einleitung aufgrund einer Rundfrage festgestellt hatte, daß in fast allen preußischen Provinzen die Zahl der Kranken zugenommen habe und eine weitere Zunahme erwartet werde, kam er auf die daraus resultierenden Probleme zu sprechen. Als Gründe für die Zunahme der Hospitalisierungen war ihm von den Provinzialverwaltungen neben der Zunahme und Überalterung der Bevölkerung auch ein zeitspezi-

[131] Der Bestand über die brandenburgischen Anstalten ist hauptsächlich im Repertorium 55c des Potsdamer Archivs zusammengefaßt und enthält überwiegend Akten von Neuruppin, dagegen nur wenige über die anderen Landesanstalten. Leider sind in den zahlreichen Akten keine durchlaufenden Statistiken zu finden.

[132] Landeshauptarchiv Brandenburg Rep 55c Neuruppin Nr. 75.

[133] Archiv LWV Hessen 1/100 Bd.I. Niederschrift über die Verhandlungen der Arbeitsgemeinschaft der Anstaltsdezernenten beim Deutschen Gemeindetag am 9. u. 10. Oktober 1936 in Düsseldorf. Schreibweise und Unterstreichungen sind aus dem Protokoll übernommen.

fisches Moment genannt worden: Daß nämlich „die zunehmende Betonung der Pflege und Förderung des Gesunden, Wertvollen und des Abstoßens des Kranken und Unwertigen in den Familien und überhaupt dazu führt, die Kranken fremder und von der Volksgemeinschaft abgesonderter Fürsorge zu überlassen".
Um dem drohenden Platzmangel in den Anstalten und der Zunahme der Kosten zu begegnen, empfahl Fink zunächst die Standardrezepte der zwanziger Jahre: „eine gut ausgebaute Außenfürsorge neben intensivster Familienpflege". Dann aber wurde er deutlicher: „Wir müssen die Bezirksfürsorgeverbände und die Anstaltsärzte daran gewöhnen, wenn nötig, durch drastische Mittel, sich weniger charitativ als wirtschaftlich einzustellen." Dazu gehöre auch eine rigorose Entlassungspraxis: „Die Verwaltung ist der Überzeugung, daß bei Anstalten von über 1000 kranken Insassen sich sicher sofort 30 Entlassungsfähige finden lassen, wenn wir alle charitativen Regungen und Gefühle ausschalten. Wir haben 8 Anstalten, das macht, wenn durchgeführt, 240 freie Plätze, die dringend nötig sind." Auch intern könne gespart werden, wenn man die „nur pflegebedürftigen Kranken (in) gewissermaßen anders geartete(n) Sonderanstalten" zusammenfasse: „Diese Pflegeanstalten oder -abteilungen brauchen keine Ärzte und nur das notwendigste Pflegepersonal sowie eine Verpflegung und Unterbringung, die – ich möchte es mal ganz kurz und krass sagen – gerade ausreicht, *das nackte Leben auf bescheidenste Weise zu fristen.* Das muß zu erheblichen Verbilligungen führen" (Unterstreichung im Original, Hervorhebung von mir, H.F.).

Hier erinnert Fink stark an den fanatischen Kollegen Bernotat in Nassau, und auch sein Hauptargument für das Sparen klingt ähnlich: „In Brandenburg werden für Chausseebauten 1.000.000 RM mehr gebraucht, dazu die höheren Kosten für Geisteskranke infolge Zunahme um rd. 500 000 RM. Da ist mir bereits als Dezernenten für das Landesjugendamt die Kürzung freiwilliger Mittel, z.B. für Jugendherbergsverbandszwecke, Begabten-, Kinderreichenförderung usw. in Aussicht gestellt; also alles Aufgaben im Sinne eines guten Volksaufbaues!"
Wegen der nachfolgenden Veränderungen soll an dieser Stelle eine Übersicht über das psychiatrische Versorgungssystem in Brandenburg im Jahr 1936 eingeschoben werden. Sie stützt sich auf die von Ilberg gesammelten Zahlen (s. Tab. 47).
Drei Anstalten weichen deutlich vom Durchschnittswert ab: Wittstock war Pflege- und Siechenanstalt mit nur zwei Ärzten und 96 Pflegepersonen für rund 550 Patienten, also einem Pflegerschlüssel von 1:5,7. Verpflegt wurde dort für 42,6 Pfennige am Tag, in Lübben für 43,7. Über diese Anstalt sind keine weiteren Einzelheiten bekannt. Die niedrige Sterberate von Potsdam hängt sicher mit der Tatsache zusammen, daß hier in erster Linie jugendliche „Schwachsinnige"

Tab. 47: Die Anstalten des Provinzialverbandes *Brandenburg* im Jahr 1936

Anstalt	Eröffnung	Patientenstand am 1. Januar	Zugänge	Gesamtpatientenzahl	Sterbefälle	Sterberate
Eberswalde	1865	1.407	469	1.906	132	6,9
Görden	1914	2.016	375	2.391	136	5,7
Landsberg	1888	1.314	377	1.691	101	6,0
Lübben	1905	1.143	334	1.477	114	**7,7**
Neuruppin	1897	1.929	325	2.254	128	5,7
Sorau	1812	1.364	478	1.842	112	6,1
Teupitz	1908	1.673	253	1.926	106	5,5
Potsdam	1886	994	637	1.631	43	2,6
Wittstock	1898	553	166	791	61	**8,5**

behandelt und erzogen wurden. Daneben gab es eine „Krankenabteilung" von unbekannter Größe.

Von 1936 bis 1938 muß es in Brandenburg zu einer „weitgehenden Umstrukturierung der 8 brandenburgischen Landesanstalten im Rahmen der Neugestaltung des Anstaltswesen durch den Provinzialverband"[134], gekommen sein, von der ich in den Potsdamer Akten außer einem Faszikel über die Auflösung der Landesanstalt Potsdam allerdings nur wenige Spuren fand. Ob die Umstrukturierung den Vorstellungen von Fink folgte, kann daher nicht sicher gesagt werden. Es fällt aber auf, daß die Landespflegeanstalt Wittstock nach einer eigenen Statistik ab 1936 verstärkt mit Pflegefällen belegt wurde.[135] Auf jeden Fall haben 1938 umfangreiche Patientenverschiebungen stattgefunden, wie u.a. aus einem Schreiben des Landesrates Baumann vom 3.1.1939 hervorgeht, mit dem er auf Sparvorschläge des Neuruppiner Direktors Dr. Meyer reagierte.[136] Baumann hält „den jetzigen Zeitpunkt für die Einführung derartiger Sparmaßnahmen" bei mehreren Anstalten „für recht ungünstig, da durch die Enger-, Um-, und Neubelegung, hauptsächlich in Görden, Landsberg und Sorau sehr schwierige Verhältnisse entstanden sind." Die unter ihrem Leiter Dr. Hans Heinze bereits bekannt gewordene jugendpsychiatrische Abteilung in Potsdam war mit über 1.000 Patienten geschlossen nach Brandenburg-Görden umgezogen. Heinze übernahm dort am 15. November 1938 die Leitung der gesamten Anstalt.

[134] Knaape 1990b.

[135] Rep 55c Wittstock Nr. 55. Die darin enthaltenen Zahlen (272 Patienten am 1.1.1936) stehen aber im Widerspruch zu den Angaben von Laehr, der für den 1.1.1936 bereits 553 anwesende Patienten, darunter 210 ‚sieche' Männer und Frauen angibt. Während sich in der Wittstocker Statistik die Sterblichkeit mit 11,1 % errechnet, liegt sie bei Lahr um 8,5 %.

[136] Rep 55c Neuruppin Nr. 64 Bl. 286.

Die Sparvorschläge von Direktor Dr. Meyer waren von einer Wirtschaftlichkeitsprüfung angeregt worden, die Landesverwaltungsrat Barth im Sommer 1937 in Neuruppin durchgeführt hatte. Wie er am 21.1.1938 dem Oberpräsidenten berichtete, habe er daraufhin die Belegungsdichte überprüft und festgestellt, daß auf der Frauenseite durch engeres Zusammenrücken noch 177 zusätzliche Betten aufgestellt und damit die Belegung der Frauenabteilung von 938 auf 1.074 gesteigert werden könnte. „Auf der Männerseite liegen die Verhältnisse nicht so günstig", hier seien, nachdem im Vorjahr schon 32 Betten aufgestellt wurden, nur 57 neue Plätze zu schaffen. „Um die Wirtschaftlichkeit der Anstalt zu erhöhen, schlage ich deshalb vor, dass erstmal 80 Berliner Frauen (…) nach hierher überführt werden."[137] Der Oberpräsident war von solchen Überlegungen offenbar angetan, denn bereits am 7. März 1938 legte er eine Aktennotiz an:

„Ich erwäge eine *wesentlich* dichtere Belegung der Brandenburgischen Provinzialanstalten im allgemeinen Rahmen der bestehenden Krankenabteilungen …" (Hervorhebung im Original).

Die Anstalten sollten in einem vorbereiteten Fragebogen über ihre Raumverhältnisse berichten und dabei „die vorläufig noch bestehenden Polizeivorschriften über die Belegung (…) außer Betracht" lassen. Als Meyer berichtete, daß „durch organisatorische Maßnahmen auf der Männerseite eine wesentliche Einsparung von Pflegern möglich geworden" sei, forderte ihn der Oberpräsident im November des gleichen Jahres auf, sich zu einer Reihe von diesbezüglichen Fragen zu äußern. Er möchte die gemachten Erfahrungen „auch für die übrigen Pflege- und Landesanstalten verwerten". Meyer legte ihm zwei Wochen später einen achtseitigen Schriftsatz vor, der wiederum Bernotats Gedankengut erkennen läßt. So schreibt er: „Nur die voll belegte Anstalt arbeitet wirtschaftlich. Falls frische Aufnahmen ausbleiben, muß es Sache der Verwaltung sein, für Zuführungen aus Berliner Anstalten zu sorgen; evtl. könnte man auch daran gehen, von einer kleineren Anstalt die Kranken allmählich fortzuziehen, so daß diese dann geschlossen werden kann." Ausführlich beschreibt er im Folgenden, wie er durch „die richtige Einteilung des Krankengutes auf den verschiedensten Stationen" und durch „elastischen Pflegereinsatz" zu der Einsparung von 35,3 Pflegerstellen kam. Bei der Benennung eines so erreichbaren und für die Verwaltung kostengünstigeren Pflegerschlüssels hielt sich Meyer doch zurück, indem er lediglich 1:5,8 statt des bisher gültigen 1:5,2 für möglich hielt, bei den Frauen 1:6,3 (an anderer Stelle hatte er noch von 1:7 gesprochen).

Größere Wirtschaftlichkeit durch Steigerung der Belegung bis hin zur eindeutigen Überbelegung bei gleichzeitiger Nichtvermehrung des

[137] Ebd., Bl. 275.

Pflegepersonals scheint also in Brandenburg ähnlich wie in Hessen-Nassau das entscheidende Sparkonzept gewesen zu sein. Der für die Anstalten zuständige Landesrat Baumann hielt dies aber in Anbetracht der schwierigen Lage mancher Anstalten noch nicht für überall realisierbar. Auch gegen die Überbetonung der Arbeitstherapie gegenüber neueren und wirksamen Verfahren äußerte er Bedenken. Meyers Vorschläge zur Personalverminderung dürften also in der Vorkriegszeit nicht überall Realität geworden sein, während Überbelegung gängige Praxis war. So beherbergte Neuruppin am Ende des Jahres 1938 bereits 2.265 Patienten (darunter 1.339 Berliner) und am 1. April 1940 in seiner neuen Funktion als Sammelanstalt für die Tötungsanstalt Brandenburg gar 4.197 Menschen, darunter fast 3.000 Berliner.[138] Auswirkungen dieser Überbelegungspolitik auf die Sterblichkeit sind anzunehmen, mangels geeigneter Statistiken jedoch nicht belegbar.

Schlesien

Die beiden traditionsreichen preußischen Provinzen Ober- und Niederschlesien sollen hier zusammenfassend behandelt werden, einerseits weil sie schon ab 1933 einen gemeinsamen Oberpräsidenten hatten und 1938 vereinigt wurden, andererseits weil kaum statistisches Material über sie vorliegt. Wie schon bei anderen Provinzen muß man in dieser Situation dankbar sein, daß Ilberg 1937 das alte Laehr'sche Verzeichnis auf den aktuellen Stand gebracht hat und damit wenigstens ein querschnittartiges Bild der psychiatrischen Versorgung in diesen ehemals deutschen Gebieten zur Verfügung steht.

Tab. 48: Anstaltsplätze, Belegung, Zugänge und Sterbefälle 1936 in den *schlesischen Anstalten*

Anstalt	Plätze	Patientenstand am 1. Januar	Zugänge	Gesamtpatientenzahl	Sterbefälle	Sterberate
Brieg	484	479	176	655	34	5,2
Bunzlau	1.359	1.263	382	1.645	78	4,7
Freiburg	660	644	293	937	38	4,1
Leubus	1.380	1.377	309	1.686	45	2,7
Lüben	1.264	1.103	334	1.437	114	7,9
Plagwitz	885	810	400	1.210	87	7,2
Tost (OS)	648	600	351	951	35	3,7
Summe	6680	6276			/Durchschnitt:	5,1

[138] Ebd.

Vor allem Lüben und Plagwitz ragen durch hohe Sterberaten heraus. In beiden Anstalten war nach der Wirtschaftlichkeitsprüfung von 1935 die Belegung erhöht worden. Der Pfleger/Patientenschlüssel war in Lüben mit 1:7,3 recht ungünstig, während andererseits Plagwitz mit 41,5 Pfennigen den niedrigsten Verköstigungssatz aller niederschlesischen Anstalten hatte. Erstaunlich wenige Todesfälle sind in Leubus zu registrieren, eine Anstalt, die wenigstens teilweise in einem alten Zisterzienserkloster untergebracht war. Umgekehrt handelte es sich bei Lüben um einen Anstaltsneubau vom Anfang des Jahrhunderts.

Auch die von dem Psychiatriedezernenten Dr. Matthias auf der Dezernenten-Konferenz von 1937 mitgeteilten niedrigen Selbstkosten von 2,60 RM helfen bei der Aufklärung nicht weiter, denn sie betrafen ja alle Anstalten in gleicher Weise. (Nach einer späteren Zusammenstellung der Pflegesätze für das Reichsgesundheitsamt hatte Niederschlesien schon 1933 einen Pflegesatz von 2,72 RM, der 1936 auf 2,60 RM gesenkt wurde, während Oberschlesien nur von 3,10 (1933) auf 3,00 RM (1936) reduzierte. Bei der Vereinigung wurde der oberschlesische Pflegesatz übernommen.[139] Die Frage nach der Ursache der unterschiedlichen Sterblichkeit muß also offen bleiben.

Ebenso bleibt unklar, warum 1935 eine ganze Anstalt mit rund 550 Betten aufgegeben wurde. Nach der obigen Tabelle standen zwar zu Beginn des Jahres 1936 immer noch 404 der 6.680 „Planbetten" leer, was jedoch für die psychiatrische Versorgung einer Provinz mit rund 4,6 Millionen Menschen und in Anbetracht immer möglicher Belegungsschwankungen keine große Reserve darstellt. Eine hohe Belegung und auch eine mögliche Überbelegung wurden also bewußt in Kauf genommen. Nach den bekannten Rezepten wäre dies eine ebenso gute Möglichkeit zu Einsparungen wie die Schließung einer Anstalt. In Schlesien machte man offenbar beides.

Die im Zusammenhang mit der Verlegung von Nietleben stehende Auflösung der Provinzial-Heil- und Pflegeanstalt Kreuzburg hatte insofern eine pikante Note, als Johannes Bresler, der Herausgeber der Psychiatrisch Neurologischen Wochenschrift, bis zu seiner Pensionierung im Jahr 1931 Direktor dieser Anstalt war und auch noch 1937 das im gleichen Ort gelegene Marienheim für „nerven- und gemütskranke Frauen" mit 37 Betten leitete. In seiner Zeitschrift erschien aber kein Wort über die Auflösung von Kreuzburg, und selbst in der Mitteilung über Nietleben wird die Verlegung vieler Patienten nach Kreuzburg nicht erwähnt. Statt dessen schrieb Bresler im April 1935 einen Artikel, in welchem er die hohe wissenschaftliche Tradition „alter Anstalten" beschwor und davor warnte,

[139] Schreiben des Oberpräsidenten von Schlesien mit Sitz in Breslau vom 6.11. 1940 (Archiv von Götz Aly).

solche Anstalten aufzulösen. Da sich das Sterilisationsgesetz nicht so schnell auswirken werde, „daß man in den nächsten 15 oder 20 Jahren auf einige Anstalten wird verzichten können", bedeute die „vorzeitige Auflösung" sogenannter „alter" Anstalten, daß man in einigen Jahren „viele Millionen Mark" für einen Neubau opfern müsse.

Sachsen

Dank der Arbeiten von Achim Thom und seinen Schülern ist Sachsen hinsichtlich der Psychiatriegeschichte das am besten erforschte Land der früheren DDR.[140] In seinem Aufsatz über die „Kriegsopfer der Psychiatrie" gibt Thom auch eine komprimierte Darstellung der Vorkriegspsychiatrie in Sachsen, in der alle wesentlichen Entwicklungstendenzen der NS-Psychiatrie klar herausgearbeitet sind:[141]

> „Im Mittelpunkt der nationalsozialistischen Gesundheitspolitik standen optimale Leistungsfähigkeit und ‚erbgesunde' Reproduktion der ‚Volksgemeinschaft'. Diese Zielsetzung schlug sich in der Psychiatrie ebenso nieder wie in anderen Bereichen der Medizin; eine Besonderheit bestand allerdings darin, daß die Psychiatriepatienten zu einem ganz erheblichen Teil als potentielle Gefährdung des angestrebten Ziels angesehen wurden. Anfänge der verschärften repressiven Verwahrung, der Einschränkung von Fürsorgeaufwendungen und der systematischen Unterbindung der Fortpflanzungsmöglichkeiten zeigten sich bereits 1933. (…) Dies schloß jedoch auch weiterhin die Behandlung von als heilbar angesehenen Erkrankungen nicht aus. Vielmehr wandte sich die Psychiatrie sogar verstärkt neuen Therapieverfahren zu (…). Gravierende Verschlechterungen der Lage der psychiatrischen Anstaltspatienten setzten mit der wirtschaftspolitischen Umorientierung seit 1936 ein und verschärften sich dann unter den Bedingungen des Krieges rasch."

In seiner Darstellung der Situation im Jahr 1938 weist Thom auf das relativ dichte Netz psychiatrischer Versorgungseinrichtungen hin, „dessen Grundstruktur von 10 größeren, zu Beginn des 20. Jahrhunderts entstandenen Landesheil- und Pflegeanstalten geprägt war". Daneben bestanden noch eine Reihe städtischer und Universitätskliniken, drei große Einrichtungen für schwachsinnige Kinder und Jugendliche, sowie weitere zehn kleine private oder caritative Anstalten. Die großen Anstalten mit ihren 9.625 Behandlungsplätzen waren 1938 mit 10.097 Patienten, von denen 53% dem schizophrenen Formenkreis zuzuordnen waren, überbelegt, was zu

---

[140] Vgl. Thom/Caregorodcev (Hg.) 1989. Weitere Studien s. Lit.-Verzeichnis. Die Arbeiten der Schüler und Doktoranden am Karl-Sudhoff-Institut in Leipzig werden im Zusammenhang mit ihrem konkreten Thema benannt und sind in der Regel als „Med. Diss. Leipzig" erkennbar. Ich danke Prof. Thom für viele wertvolle Hinweise.

[141] Thom 1991, 202ff.

Unzulänglichkeiten in der Behandlung führte. Diese wurde auch durch Einsparungen im Arzneibereich und die seit 1933 abgesunkene Qualifikation des Pflegepersonals beeinträchtigt. Wie Thom anhand von Zitaten aus Jahresberichten belegen kann, wurden in einzelnen Häusern auch Cardiazolschocks zur Ruhigstellung von Patienten benutzt.

Die Intensivierung der Arbeitstherapie im Rahmen des Vierjahresplans ab 1936 traf mit Bestrebungen zusammen, die wirtschaftliche Leistungsfähigkeit der Anstalten zu erhöhen, gleichzeitig aber auch ihren Betrieb zu verbilligen: „Widersprüchlich und problematisch bleibt diese Entwicklung insofern, als primär ökonomische Nutzeffekte angestrebt wurden und dadurch die Selektion schärfere Formen annahm – wer zu den meist einfachen Arbeitsleistungen nicht mehr fähig war, wurde den „Siechen" zugeordnet und der Minimalfürsorge ausgesetzt, (...) die schärfere Ausgrenzung der Problemgruppe der nicht mehr arbeitsfähigen Patienten hatte begonnen."[142] Zu der „Minimalfürsorge" konnte in Sachsen auch gehören, daß hinfällige bzw. als „niedergeführt"[143] bezeichnete Patienten eine breiförmige „Sonderkost" bekamen.
Ehe ich auf diese sächsische Besonderheit genauer eingehe, möchte ich anhand des Verzeichnisses von Laehr und statistischer Angaben in Dresdner Akten[144] einen Überblick über das sächsische Anstaltswesen im Jahr 1936 geben, in welchem die von Thom berücksichtigte Anstalt Colditz fehlt, die erst 1938 wieder eröffnet wurde.
Der Eindruck einer noch im Bereich der „Friedenswerte" liegenden durchschnittlichen Sterberate wird allein durch die niedrige Sterberate von Waldheim bewirkt (diese Anstalt beherbergte wohl eher jüngere „kriminelle Geisteskranke"). Läßt man sie beiseite, kommt man auf einen Durchschnittswert von 5,4 %, was bereits eine leicht erhöhte Sterblichkeit andeutet. Die höchste Sterberate ist mit 6,5 % in Hochweitzschen feststellbar, danach folgt Dösen mit 6,3 %.
Wie berichtet, hatte Sachsen aus Kostengründen von einer Wirtschaftlichkeitsprüfung seiner Anstalten abgesehen. Trotzdem war die Belegungsfähigkeit von Hubertusburg, Untergöltzsch und Zschadraß zum Teil erheblich gesteigert worden. Auch insgesamt waren die Anstalten überbelegt, was allerdings vorwiegend auf Leipzig-Dösen mit

---

[142] Thom 1991, 207.
[143] Dieser offenbar nur in Sachsen verwendete Begriff soll nach der Aussage eines pensionierten sächsischen Anstaltsleiters das gleiche bedeuten, wie der gebräuchlichere Begriff „tiefstehend" im Sinne eines auf wenige Bedürfnisse und Funktionen reduzierten Daseins. Der Wortbildung nach deutet er aber eher daraufhin, daß dabei ein aktives Vorgehen im Spiele war.
[144] Sächs. HStA Dresden Min. d. Inn. 16800.

Tab. 49: Anstaltsplätze, Belegung, Zugänge und Sterbefälle in den *sächsischen Anstalten* 1936

Anstalt	Plätze	Patientenstand am 1. Januar	Zugänge	Gesamtpatientenzahl	Sterbefälle	Sterberate
Arnsdorf	1.596	1.678	622	2.300	94	4,1
Groß-schweidnitz	875	896	356	1.252	66	5,3
Hoch-weitzschen	880	853	369	1.222	79	6,5
Hubertusburg	1.509	1.424	545	1.969	90	4,6
Leipzig-Dösen	1.180	1.515	485	2.000	126	6,3
Sonnenstein	850	762	350	1.112	66	5,9
Untergöltzsch	900	878	367	1.245	72	5,8
Waldheim	235	214	219	433	7	1,6
Zschadraß	1.200	1.084	464	1.548	68	4,4
Summe	9.225	9.304			Durchschnitt:	4,9

seinen 1.515 Patienten zurückzuführen ist. Nach Laehr hatte diese Anstalt 1.180 planmäßige Plätze, wobei man von einer „Höchstbelegung“ mit 1.280 Patienten ausging. Daneben sind 286 „außerplanmäßige Plätze“ angegeben, die nicht genauer erläutert werden. Mit Werten über 1:7 lag der Personalschlüssel in Sonnenstein und Untergöltzsch über dem von 1:5,3 in den anderen Anstalten.

Nicht in der Tabelle aufgeführt ist die zeitweise auch als „Städtische Heil- und Pflegeanstalt Dresden“ firmierende Psychiatrische und Nervenklinik des Stadtkrankenhauses Dresden-Löbtauerstraße. Wegen ihrer extrem hohen Sterblichkeit soll sie hier trotzdem erwähnt werden. Nach Laehr war das Haus 1936 zu Jahresbeginn mit 752 Patienten belegt und schleuste im Lauf des Jahres fast 4.000 Patienten durch. Von den insgesamt 4.694 behandelten Patienten starben nicht weniger als 1.064, was einer Sterberate von 22,6 Prozent entspricht. Die Selbstdarstellung der Klinik bei Laehr enthält eine Reihe verwirrender Informationen: So wird eine Gesamtzahl von 1070 Plätzen angegeben, während nur 752 belegt waren, andererseits wird auch noch eine „Klinik für chronisch-körperlich u. Nervenkranke mit Heimabteilung“ dazu gezählt, was die Differenz der Zahlen erklären könnte. Trotzdem heißt es abschließend: „Die Klinik kommt nicht für Verwahrung, sondern nur für Heilbehandlung in Frage.“ Was stimmt nun? Es würde sich lohnen, die Verhältnisse in diesem Haus, in welchem auch 1927 die Sterberate mit 13,4% schon sehr hoch lag, einmal genauer zu untersuchen.

Der Sonnensteiner Jahresbericht von 1936, aus dem im Folgenden ausführlicher zitiert werden soll, ist von besonderem Interesse, nicht nur, weil darin kritisch auf die sächsische Psychiatriepolitik der vergangen Jahre eingegangen wird, sondern auch, weil er aus der Feder von Paul Nitsche stammt, einem der wichtigsten Exponenten der späten NS-Psychiatrie.

Hermann Paul Nitsche, geboren 1876 in Colditz als Sohn eines Irrenarztes, war 1936 bereits ein wichtiger Psychiatriefunktionär: Von 1932 bis 1936 hatte er im Auftrag des Vereins für Deutsche Psychiatrie die Irrenstatistik weitergeführt, nachdem das Reichsgesundheitsamt diese aus Geldmangel eingestellt hatte. 1933 trat er in den Herausgeberstab der Zeitschrift für psychische Hygiene ein, dem Organ des „Deutschen Verbands für psychische Hygiene und Rassenhygiene", der unter Rüdin zu einer Keimzelle der NS-Psychiatrie wurde. Auf der ersten Versammlung der zwangsvereinigten Gesellschaft Deutscher Neurologen und Psychiater 1935 in Dresden wurde Nitsche von deren Präsidenten „Reichsleiter" Rüdin als Reichsgeschäftsführer eingeführt.[145] Ab 1938 findet man ihn im Herausgeberstab der Allgemeinen Zeitschrift für Psychiatrie. Über seinen psychiatrischen Werdegang berichtet er selbst: „Nach Abschluß meiner Studien habe ich mich der Irrenpflege gewidmet. Nach der Assistentenzeit bin ich tätig gewesen von 1908–1913 in der 2. psychiatrischen Abteilung der Heil- und Pflegeanstalt Dresden, von 1913 bis 1918 als stellvertretender Direktor der Anstalt Sonnenstein, vom Frühjahr 1918 bis 1928 als Direktor der Landesheilanstalt Leipzig-Dösen, von da an bis Ende 1939 als Direktor der Landesanstalt Sonnenstein und gleichzeitig als psychiatrischer Referent in der Medizinal-Abtlg. des Minist. des Innern in Dresden, was meine Tätigkeit wöchentlich in der Regel 1 Tag in Anspruch nahm."[146]

Im Jahresbericht 1936 geht Nitsche ausführlich auf eine schon seit längerem in Sachsen praktizierte Sparmaßnahme ein und beschreibt auch deren Folgen:

„Seit Jahren wird alljährlich der größte Wert auf Überführung von noch nicht entlassungsfähigen Kranken in nichtpsychiatrische Anstalten gelegt. (…) Es handelt sich hierbei einmal um Verminderung von fast ausschließlich aus öffentlichen Mitteln zu bestreitenden Pflegekosten. Weiter aber konnten auch nur durch diese seit 1930 von allen sächsischen Landesheil- und Pflegeanstalten mehr oder weniger durchgeführte Maßregel diese Anstalten aufnahmefähig bleiben. Bedenkt man, daß in der Zeit vom 1. Januar 1930 bis 31. Dezember 1936 aus unseren sächsischen Irrenanstalten im Ganzen 2160 Kranke in nichtpsychiatrische übergeführt wurden, so kann man abschätzen, wie hoch sich die Ersparnis an Verpfleggeld und durch Vermeidung von baulichen Herrichtungen beläuft." Die Verlegungen entsprächen auch der neuerdings vom Reichsrechnungshof geforderten engeren Begrenzung des Begriffes der Anstaltsbedürftigkeit. „Der unleugbar (…) sparenden Wirkung solcher engeren Umgrenzung der Indikation für die psychiatrische Anstaltsbehandlung stehen

[145] AZP 104 (1936), 142.
[146] BA-Potsdam DP 3 (Nitsche Prozeßakten) Bd. 1.

indessen leider ungünstige Rückwirkungen auf den inneren Betrieb der Heil- und Pflegeanstalten gegenüber." Nitsche zitiert dann ausführlich, was er schon 1932 zu diesem Problem gesagt habe: Die Krankenbeschäftigung würde erschwert, bisher von Kranken geleistete Arbeit müsse wieder an bezahlte Kräfte übertragen werden. Zwar sei es gelungen, den Beschäftigungsbetrieb durch Hinzuziehung „schwerer Kranker" aufrecht zu erhalten, das stelle aber erhöhte Anforderungen an das Pflegepersonal. Durch die Abschiebung der ruhigeren und die Anhäufung schwieriger Patienten hätten sich aber auch die Verhältnisse auf den Abteilungen verschlechtert. „Dies alles läßt sich natürlich bei der großen Wirtschaftsnot unseres Volkes nicht ändern, sondern muß in Kauf genommen werden." Gegenüber den Zuständen im Jahr 1932 hätten sich, so fährt Nitsche zur aktuellen Lage im Jahr 1936 fort, „die Verhältnisse nicht gebessert, sondern nur weiter verschlimmert. (...) Zunächst kann aber doch festgestellt werden, daß es wenigstens gelungen ist, die wirtschaftliche Auswertung der Krankenbeschäftigung, ihren Nutzeffekt also, einigermaßen auf dem früheren Stand zu halten. (...) Freilich wird überall mit schwerer niedergeführten Kranken gearbeitet, die dafür in erhöhter Zahl herangezogen werden." Die Arbeiten in Nähstube, Wäschereibetrieb und in Kanzleien, aber auch die Hausarbeit müsse aber wieder vermehrt vom Personal verrichtet werden. „Die Hauptschwierigkeit liegt, wie immer wieder hervorgehoben werden muß, darin, daß die schwer zu behandelnden, zu Unordnung und Unruhe neigenden und geistig niedergeführten Kranken sich in allen Abteilungen immer mehr anhäufen. (...) Die Fälle von Gewalttätigkeiten gegen des Pflegepersonal und Verletzungen desselben haben sich wieder erheblich vermehrt. Es muß oft wieder mehr mit Beruhigungsmitteln und vor allen Dingen mit der so außerordentlich zweischneidigen Maßnahme der Isolierung gearbeitet werden. (...) Die tägliche Arbeit von Ärzten und Personal ist so mit der Zeit nicht nur viel schwieriger, sondern auch viel unerfreulicher und undankbarer geworden (...) und es verdienen die Leistungen und die Opferbereitschaft der Ärzte, aber auch besonders von einer Anzahl Schwestern und von einigen Pflegern ganz besondere Anerkennung. (...) Manchmal hört man Reden wie: bei ‚Minderwertigen' komme es ja nicht so darauf an. Gewiß muß alles getan werden, um die leider so hohen Kosten der Irrenpflege zu senken und auf das unbedingt notwendige Maß zu beschränken. Andererseits verlangt aber die Bevölkerung und verlangen die Aufsichtsbehörden der Anstalten, daß Kranke menschenwürdig und gut behandelt werden, wie es sich ja von selbst versteht. Wie sollen aber Ärzte und Anstaltsleiter auf unreife Elemente im Personal in dieser Hinsicht pflichtgemäß einwirken, wenn diesen solche Dinge draußen gesagt werden? Leider muß man sagen, daß nach ärztlicher Beobachtung die Einstellung namentlich mancher jungen Pfleger zum Dienste gelegentlich den Verdacht erweckt, als stünden sie unter dem Einfluß solcher Gedankengänge."[147]

[147] Der Bericht ist der Sammlung von Jahresberichten des Bezirkskrankenhauses

An diesem Bericht sind zunächst einmal die Hinweise auf die in Sachsen in großem Stil praktizierte Sparmaßnahme der Verlegung von Patienten in billigere Anstalten wichtig, vor allem aber die Feststellungen bezüglich der sinkenden Arbeitsmoral von Teilen des Pflegepersonals als Folge der Propaganda gegen die „Minderwertigen".

Andererseits ist diesen Ausführungen von Nitsche zu entnehmen, daß er eigentlich eine humane, den Forderungen der aktiveren Therapie nach Simon entsprechende Behandlung seiner Patienten wünschte. Das kann man auch der regelmäßigen Rubrik „Geistige Anregung im Sinne aktiver Psychotherapie" in seinen Jahresberichten entnehmen, in der über „rhythmische Turn- und Ordnungsübungen" und Geographie-Unterricht bei ausgewählten Kranken – „meist ältere Fälle von Schizophrenie" – berichtet wird, ferner über Theater- und Kinoaufführungen, Lichtbildvorträge und Tanzveranstaltungen, wobei aus Sparsamkeitsgründen die Musik allerdings zumeist aus dem Lautsprecher kam. Aber die Patienten, die für eine solche aktivere Therapie in Frage kamen, wurden immer weniger. Dafür häuften sich die störenden, unruhigen und „niedergeführten Elemente" in seiner Anstalt, für die er, wie man seinen Beschreibungen entnehmen kann, deutlich weniger Sympathie empfand. In seiner Loyalität zum Staat nahm Nitsche die Sparmaßnahmen als unausweichlich hin, beklagte jedoch gleichzeitig diese Entwicklungen und geriet so in einen Konflikt, der möglicherweise die spätere Lösung des „Heilens und Vernichtens" vorprogrammierte.

Die sächsische „Sonderkost"

Wie aus der Dösener Sammlung der Jahresberichte sächsischer Anstalten hervorgeht, wurde die „Sonderkost" zuerst 1936 in der von Nitsche geleiteten Anstalt Sonnenstein eingeführt. Im Jahresbericht wird sie unter der Rubrik „Beköstigung" mit wenigen harmlos klingenden Sätzen erwähnt:

> „Trotzdem auch im Berichtsjahre die Preise für Fleisch und Wurstwaren hoch waren, konnte eine Überschreitung der Kostsätze vermieden werden. Es wurde für 160 Männer und Frauen eine Sonderkost eingerichtet, in deren Rahmen entsprechend den Bedürfnissen der Kranken Breikost einen besonderen Raum einnahm. Diese Kost hat sich aufgrund der fortlaufenden Überwachung des Gesundheitszustandes der Kranken als durchaus ausreichend erwiesen."

Dösen entnommen, die jetzt im Stadtarchiv Leipzig als „Bestand BKH Dösen" verwahrt wird. Die Sonnensteiner Jahresberichte tragen die Nummer 63.

Genauere Begründungen werden zunächst nicht gegeben. Aus dem letzten Satz kann man schließen, daß diese „Sonderkost" offenbar weniger Kalorien enthielt als die Normalkost, jedoch immer noch ausreichend war, während der erste Satz erkennen läßt, daß es darum ging, die bewilligten Ausgaben für die Krankenernährung nicht zu überschreiten. Im Jahresbericht 1938 wird dies offen ausgesprochen: „Die für etwa 180 Kranke der unteren Klasse bereits in den Vorjahren eingeführte Sonderkost brachte in diesem Jahr eine Ersparnis von etwa 2500 RM. (...) Eine weitere Verbilligung des Kostaufwandes um rund 2100 RM konnte durch die Verwendung von 1260 kg Sojabohnenmehl[148] erzielt werden."

> In Sachsen bestanden offenbar strenge Kostenvorschriften für die Krankenernährung. Am 20.1.1933 war verfügt worden, daß für die untere Verpflegungsklasse pro Tag nicht mehr als 0,65 RM, für Tuberkulöse 1,40 RM ausgegeben werden durfte; dies seien Höchstgrenzen, die unterschritten, auf keinen Fall aber überschritten werden dürften. Mit dem entschuldigenden Hinweis auf Preissteigerungen meldete das Krankenstift Zwikkau am 20.4.1934 trotzdem einen „Mehraufwand" von 2.500 RM. Der Sonnenstein kam 1934 hingegen noch mit 61 Pfennigen aus, während 1935 schon 64 Pfennige benötigt wurden.[149]

Die für die Anstalten schwierige Lage mit Preissteigerungen auf der einen und strenger Ausgabenkontrolle auf der anderen Seite scheint das wesentliche Motiv für die Einführung der Sonderkost gewesen sein.

1938 kam es zu einer einschneidenden Veränderung, als der Erlaß des Innenministeriums vom 21. Dezember 1937 Nr. Ib:63718 folgendes verfügte:

> „In außersächsischen Heil- und Pflegeanstalten werden für die Kost der unteren Verpflegabteilung zum Teil nur 39 Rpf. für den Kopf und Tag aufgewendet. Ich habe festgestellt, daß dies nicht nur an den billigeren Einkaufspreisen liegt, sondern mit daran, daß dort auch die Kost einfacher gehalten ist. So gibt es mehr fleischlose Tage, das Machselfleisch wird in geringeren Mengen zugefügt, es werden abends mehr Suppen ausgespeist usw. Eine solche Einschränkung muß auch in den sächsischen Landesanstalten möglich sein.
> Ich setzte deshalb den Tageskostsatz für die untere Verpflegabteilung *vom 1. Januar 1938* ab auf täglich
>
> –,60 RM

[148] In Zeiten der Not wie in und nach dem ersten Weltkrieg wurde immer wieder auf Sojaprodukte als billige Eiweißträger zurückgegriffen.

[149] Sächs. HStA Dresden, Min. d. Inn. Nr. 16830 „Tageskostsätze". Daraus auch die folgenden Informationen und Zitate.

herab. Der Betrag ist unter keinen Umständen zu überschreiten.
Ich erwarte, daß trotzdem die Kost schmackhaft und abwechslungsreich bleibt."

Woher die entscheidenden Hinweise kamen, ist anhand eines kurzen und undatierten Vermerks in der gleichen Akte festzustellen: Danach hatte der Regierungsamtmann Krießig schon seit einiger Zeit mit der hessischen Anstalt Haina und dem niederschlesischen Leubus korrespondiert: „Es wurde dabei festgestellt, daß die Kost in den erstgenannten Anstalten weit geringer als in den sächsischen Anstalten ist und daß auch zum Teil weit niedrigere Einkaufspreise gezahlt wurden."
Ein Verköstigungssatz von 60 Pfennigen ist für das Jahr 1938 relativ günstig. Nur Bayern gab noch soviel pro Tag für die Ernährung seiner Patienten aus, während Baden schon bei 56 Pfennigen angekommen war und die Rheinprovinz, Niedersachsen, Hamburg, Hessen und Niederschlesien ihre Tageskostsätze bereits auf Werte unter 50 Pfennigen gedrückt hatten. Daß die Lebensmittelpreise in Sachsen insgesamt wesentlich höher lagen, ist schwer vorstellbar.[150] Lag es also, wie Kießig andeutet, an einer schlechten Einkaufspolitik, daß man in Sachsen so viel mehr Geld benötigte? Fest steht, daß in Sachsen auch schon vor 1938 erheblich gespart wurde, was auch daraus hervorgeht, daß nach der Verordnung vom 4.8.1937 – Xc:63105 – Sojamehl als Fleisch-, Milch- und Ei-Ersatz verwendet werden sollte und tatsächlich auch in großen Mengen verbraucht wurde. Andererseits scheint es aber auch für die „unteren Klassen" noch Lebensmittel gegeben zu haben, deren Ausgabe in Hessen schon längst verboten war, wie beispielsweise Vollmilch, Teigwaren und Butter. Für letztere wurde Margarine ausgegeben, und in Dösen fanden anstelle von Fleisch- „vermehrte Fischausspeisungen" statt.
Als nächster Schritt in der Eskalation der Sparmaßnahmen auf dem Ernährungssektor wurde die Senkung des Verköstigungssatzes mit der Sonnensteiner Sonderkost verbunden:

„Um mit den für die Beköstigung zur Verfügung stehenden Haushaltsmitteln auszukommen," heißt es in einem Erlaß vom 13. April 1938, „hat die Landesanstalt Sonnenstein eine Sonderkost für Verpflegte unterer Klasse eingerichtet, mit der sie gute Erfahrungen gemacht hat. Für diese Sonderkost werden von den Ärzten in der Hauptsache die Verpflegten ausge-

[150] In Abhängigkeit vom „Marktort" schwankten die Lebensmittelpreise in geringem Maße: So kosteten im Durchschnitt des Jahres 1941 50 kg „gelbfleischige Speisekartoffeln" in Berlin 3,02, in Magdeburg 3,06 und in München, Karlsruhe und Wien 3,19 RM. (vgl. Statistisches Reichsamt (Hg.) Vierteljahreshefte zur Statistik des Deutschen Reiches, Berlin, 51 (1942), H. 1, S. I. 57.

sucht, denen die Wertung des Essens voll und ganz oder zum großen Teil abgeht. Die Verbilligung der Kost wird dadurch erreicht, daß diese Verpflegten weniger Fleisch, keinen Braten und kein Kompott – höchstens an Sonn- und Feiertagen – bekommen. Zur Abendkost wurden zunächst ausschließlich Suppen ausgespeist, das hat sich aber nicht bewährt, da infolge des starken Verbrauchs der Wäsche durch Bettnässen die Ersparnis wieder aufgewogen wurde. Es werden deshalb (... teilweise unleserlich: H.F.) billige Beköstigungsgegenstände gegeben. Diese Maßnahme erscheint mir auch für die übrigen Landes-Heil- und Pflegeanstalten sehr zweckmäßig. Ich ordne deshalb an, daß künftig ebenfalls, so weit wie nur irgend möglich, für die oben bezeichneten Verpflegten diese Sonderkost eingeführt wird. Über die damit gemachten Erfahrungen ist mir Ende Oktober 1938 zu berichten."

Großschweidnitz wartete den Termin erst gar nicht ab, sondern teilte bereits am 19. April – offenbar telefonisch – mit, daß es „die angeordnete Sonderkost schon seit einigen Monaten eingeführt" habe. Laut Aktenvermerk wurde als Breikost „ausgespeist: Bohnengemüse-Kartoffeln, Makkaroni mit Tomatentunke, w. Bohnen und Speck, Spinat mit Kartoffeln, Nudeln m. Speck, Quark u. Kartoffeln, Linsen m. Speck, Gräupchen m. Möhren u. Fleischresten, Haferflockenbrei m. Zucker u. Zimt. Teiln. 200 Pers. – keine Klagen, keine nachteilige Auswirkung – Verbilligung der Kost eingetreten." Die auf Anfang Oktober angeforderten Berichte aus den anderen Anstalten haben sich nicht erhalten. Dafür gehen fast alle Jahresberichte über 1938 auf die neue Kostform ein.

So berichtet die Anstalt *Hochweitzschen*: „Die Verabfolgung einer Sonderform für bettlägerige und psychisch ganz stumpfe Kranke wurde hier so gehandhabt, daß Zutaten wie Gurken, Kompott und anderes weggelassen wurden. Anstelle von Fleisch und Wurst wurden Breie gegeben. Die Sonderkost in dieser Form hat außerdem noch den Vorzug, daß das Pflegepersonal die Möglichkeit hat, die Kost dem jeweiligen Zustand des Kranken anzupassen. Sie wurde an etwa 160 Kranke verabfolgt. Das Durchschnittsgewicht der Kranken hat sich gegenüber früher nicht nennenswert geändert. 1938 betrug es 61 Kilo für den Mann und 53,5 Kilo für die Frau (1937 waren es 62 und 54 Kilo). Diese geringen Schwankungen gestatten noch keine Rückschlüsse."[151]
Großschweidnitz: „Die für etwa 200 Personen täglich ausgegebene Breikost war bei aller Einfachheit schmackhaft und sättigend, sodaß Gewichtsverluste von Patienten nicht grundsätzlich eintraten. Sonntags erhalten die Patienten der Breikost die volle Fleischportion der unteren Klasse."[152]

---

[151] Stadtarchiv Leipzig, Bestand Dösen, Nr. 65. Jahresberichte Hochweitzschen 1938 u. 1939.
[152] StA Leipzig, Best. Dösen Nr. 58.

Zschadraß: „Die Verspeisung von Suppenkosten als Mittags- und Abendkosten an etwa 300 Verpflegte ab August 1938, die Mitverwendung von Konsummargarine aus den Reichsverbilligungsscheinen anstelle von Butter als Brotaufstrichmittel, die Verspeisung von Dosenwurst, Quark und Magermilch hat wesentlich zur Erreichung des niedrigeren Kostsatzes für die untere Klasse beigetragen. Weiter ist Sojamehl in der Menge von 2200 kg als Sonder- und Abendkost, Fleisch-, Milch- Eiersatz und weiter als Suppenkost für die gesamte untere Klasse für die Verbilligung und die Ernährungswirtschaft nur von Vorteil für die Erstellung der billigen Kost gewesen. Für die Brotbereitung hat für den Bedarf der oberen Kostklasse Roggenmehl der Type 1150 und für die untere Kostklasse der Type 1370 (höchste Ausmahlung)" gedient. – Zschadraß, das muß hinzugefügt werden, war 1938 mit 55,9 Pfennigen für die durchschnittlich 1123,4 Kostteilnehmer der unteren Klasse ausgekommen, während der Kostsatz von 1,00 RM für 124 Teilnehmer der oberen Kostklasse um 0,2 Pfennige überschritten wurde."[153]

Colditz war offenbar als reine „Idiotenanstalt" wiedereröffnet worden und erhielt von vornherein nur 54 Pfennige pro Kopf und Tag für die Verpflegung. Der Anstaltsleiter und sein Ökonom scheinen kräftig gespart zu haben, denn sie kamen, wie sich am Ende des Jahres herausstellte, mit rund 49 Pfennigen aus. „Mit den zugeteilten Mitteln ist nur durch Beschränkung der Tagesrationen und der mengenmäßigen Zuteilung einzelner Beköstigungsgegenstände, so z.B. von Fleisch, Butter, Wurst usw. und durch Einführung einer Suppenkost für ungefähr 180 Kranke auszukommen gewesen." Als „besonderer Übelstand" wird im Jahresbericht bezeichnet, „daß die Idioten durch die ungünstigen räumlichen Verhältnisse (...) wenig an die frische Luft kommen können. Es hat sich auch herausgestellt, daß von den zur Zeit bisher erfolgten Todesfällen bezw. Sektionen 16 schwerste tuberkulöse Veränderungen der Lungen gezeigt haben. (...) *Selbstverständlich ist diese negative Auslese unter den Idioten durch die Tuberkulose an und für sich, da es sich doch um lebensunwertes Leben handelt, nicht zu bedauern.* Man muß aber auch an das gesunde Pflegepersonal denken und diese ganzen Fragen von diesem Gesichtspunkt aus betrachten und regeln"[154] (Hervorhebung H.F.).

Die Kombination von minderwertiger Ernährung und schlechter Unterbringung hatte also in Colditz bereits 1938 tödliche Auswirkungen. Vom Anstaltsleiter werden diese nicht bedauert, wegen der Gefahren für das Pflegepersonal wünscht er sich aber anscheinend eine andere „Regelung" des Problems der Beseitigung von „lebensunwertem Leben".

---

[153] StA Leipzig, Best. Dösen, Nr. 61, Jahresberichte Zschadraß für 1938,1939 u. 1940.

[154] StA Leipzig, Best. Dösen, Nr. 57, Jahresbericht Colditz 1938.

Diese Einstellung wurde von seinen Kollegen offenbar nicht geteilt: Sie fügten sich zwar in das Unvermeidliche der angeordneten und als staatspolitisch notwendig erachteten Kostensenkungen, beobachteten aber andererseits mit einer gewissen Aufmerksamkeit, ob die Einschränkungen in der Ernährung zu gesundheitlichen Schäden bei ihren Patienten führten. Das schien vorläufig noch nicht der Fall zu sein. Insofern muß man wohl davon ausgehen, daß die Sonderkost in Sachsen wie schon bei ihrer Einführung in Sonnenstein den Zweck verfolgte, mit den noch relativ hohen, aber dennoch nur knapp ausreichenden Kostsätzen auszukommen. Das Verhungernlassen der Patienten war allem Anschein nach vor dem Krieg noch kein erklärtes Ziel.

Die folgende Tabelle über die Entwicklung der Sterberaten an sächsischen Anstalten ist leider etwas lückenhaft, da in der Dösener Sammlung etliche Jahresberichte fehlen:

Tab. 50: Sterberaten in *sieben sächsischen Anstalten* von 1935 bis 1939[155]

Anstalt	1935	1936	1937	1938	1939
Arnsdorf	4,3*	4,1	4,1*	4,7	9,2
Großschweidnitz	—	5,3	—	—	10,5
Hochweitzschen	—	6,5	—	5,8	7,9
Leipzig-Dösen	—	6,1	7,5	7,0	7,0
Sonnenstein	—	5,9	—	6,2	7,5
Untergöltzsch	4,7*	5,8	8,7*	8,5	9,4
Zschadraß	4,4*	4,4	4,4*	4,4	7,1
Durchschnitt	4,5	5,4	6,2	6,1	8,4

Die Entwicklung der Sterberaten in den einzelnen Anstalten ist völlig verschieden: Während Arnsdorf und Zschadraß durchgehend auffallend niedrige Sterberaten aufweisen, steigen diese in Leipzig-Dösen und noch mehr in Untergöltzsch bereits 1937 erheblich an. Worauf

[155] Die nachfolgende Tabelle weist in größerem Umfang Zahlen auf, die mit einem Stern versehen sind. Während sich die Zahl der Todesfälle und der Zugänge häufig aus den in den Anstalten verwahrten Aufnahme- und Sterbebüchern ermitteln läßt, ist die Höhe der Belegung, also der Patientenbestand zu Jahresbeginn meist unbekannt. Während für mich die genaue Zahl der Sterbefälle in jedem Fall unabdingbar war, habe ich mir, um überhaupt eine Aussage machen zu können, beim Anfangsbestand und den Zugängen gelegentlich mit Schätzungen ausgeholfen, wenn Belegungs- und Zugangszahlen aus dem Verlauf des Jahres bekannt waren oder ein eindeutiger Trend erkennbar war. Ein Stern hinter der angegebenen Sterberate soll in diesen Fällen darauf hinweisen, daß eine der Ausgangszahlen auf diese Weise geschätzt wurde. Leichte Abweichungen von den tatsächlichen Verhältnissen sind in diesen Fällen nicht auszuschließen.

dies zurückzuführen ist, kann nicht gesagt werden. Auf den Sterblichkeitsanstieg des Jahres 1939 wird im Kapitel über die Anstalten im Zweiten Weltkrieg noch ausführlich einzugehen sein.

Anhalt

Dieser kleine Freistaat mit seiner Hauptstadt Dessau und nur 430.000 Einwohnern konnte auch in der NS-Zeit eine gewisse Selbständigkeit bewahren, unterstand aber mit Braunschweig einem gemeinsamen Reichsstatthalter. Die psychiatrische Versorgung war durch zwei Einrichtungen gewährleistet, die Landes-Heil- und Pflegeanstalt Bernburg und eine Pflegeanstalt in Hoym, die auch 1938 noch die altertümliche Bezeichnung „Landes-Siechenanstalt" führte.
Die Magisterarbeit von Dietmar Schulze über Bernburg gibt eine Reihe wichtiger Informationen.[156] So wurden die Sterilisationen von Professor Heyse, der die Anstalt seit 1921 leitete, 1924 eine „freie Aufnahmestation" eingerichtet und ab 1927 nach Erlanger Vorbild eine Außenfürsorge aufgebaut hatte, im Vergleich zu anderen deutschen Anstalten weniger hart durchgeführt. 1938 trat Prof. Willi Enke,[157] Kretschmer-Schüler aus Marburg, die Nachfolge an und entwickelte die erwähnte Aufnahmestation im gleichen Jahr zur „Anhaltischen Nervenklinik" weiter. Zunächst firmierte sie allerdings noch bescheidener als offene „Heilstätte für Nervenkranke", die sich „sowohl der Behandlung von neurologischen Fällen und psychisch-nervösen Störungen jeder Art wie der Beobachtung von nervenärztlichen Begutachtungsfällen" widmen wollte. Die Einrichtung der „Nervenklinik" spricht für ein bestimmtes therapeutisches Programm, das offenbar auch von der Landesverwaltung befürwortet und mit dem vergleichsweise üppigen Pflegesatz von 4,– RM honoriert wurde.

Aus der von Schulze ausgearbeiteten Tabelle der Aufnahmediagnosen ergibt sich eine bemerkenswerte Änderung der Aufnahmepraxis: Die Schizophrenen, bis dahin prozentual bei den Aufnahmen fast immer führend, fielen jetzt hinter den „psychischen Störungen des höheren Lebensalters" und „abnormen Reaktionen" auf den dritten Platz zurück. Während die

---

[156] Schulze 1993. Die Ergebnisse dieser Arbeit werden vom Autor selbst als vorläufig bezeichnet, jedoch sind wichtige Daten enthalten, die u.a. auch die Sterblichkeit für die Vorkriegszeit berechnen lassen. Für 1936 ergeben sich dabei Unterschiede zu Laehrs Verzeichnis, dessen Zahlen ich – da sie von der Anstalt selbst geliefert wurden – für authentischer halte.

[157] Vgl. Klee 1986, 171 ff. Enke leitete die Klinik bis 1945, kam dann in amerikanische Internierungshaft und leitete ab 1950 die evangelische Anstalt Hephata bei Treysa.

Zunahme der Alterskranken einem allgemeinen Trend entsprach, diese wohl auch nicht von der neuen Klinik profitierten, kann die vermehrte Aufnahme von Patienten mit abnormen Reaktionen eindeutig mit der neuen Einrichtung in Zusammenhang gebracht werden. In absoluten Zahlen ausgedrückt, kamen 1938 insgesamt 37 Patienten mit einer abnormen Reaktion zur Aufnahme, gegenüber 15 im Vorjahr. Umgekehrt trugen 1938 nur 7,7% der Aufnahmen die Diagnose Schizophrenie gegenüber 16,4% im Jahr 1937. Diese Verhältnisse sind auch in den folgenden Jahren zu beobachten.

Die neuen Patienten zogen zweifellos Nutzen aus der psychotherapeutischen Schulung des Anstaltsleiters, aber was geschah mit den Schizophrenen? Offenbar wurden nur noch solche aufgenommen, die Aussicht auf Heilung oder wesentliche Besserung versprachen, also „frische Fälle" und akutere Verlaufsformen. Sie kamen in den Genuß der neuen „aktiven" Heilmethoden wie Cardiazolkrampf- und Insulinbehandlung, wie der Verwaltungsbericht 1939/40 ausweist, mit offenbar recht guten Erfolgen:[158] Von 69 Behandelten „konnten 17 Kranke als arbeitsfähig und 6 als gebessert beurlaubt werden". Diejenigen Patienten, die zur Aufnahme angemeldet wurden und prognostisch weniger günstig erschienen, wurden wahrscheinlich auf die Siechenanstalt Hoym verwiesen. Auch den „Unheilbaren", die schon in der Anstalt waren, scheint es schlechter gegangen zu sein: In der Statistik der Todesursachen wird ab 1937 zunehmend häufig „Marasmus" genannt.
Die gesamte Entwicklung in Bernburg weist Tendenzen auf, wie sie für die NS-Psychiatrie nach den Vorstellungen Carl Schneiders typisch waren: Intensivster therapeutischer Einsatz für die Heilbaren und Vernachlässigung, später Vernichtung der Unheilbaren. Dies sollte in Bernburg konkrete Formen annehmen.

Tab. 51: Gesamtpatientenzahl, Todesfälle und Sterberaten in *Bernburg* von 1935 bis 1939

Jahr	Patientenstand am 1. Januar	Zugänge	Gesamtpatientenzahl	Sterbefälle	Sterberate
1935	516	132	648	38	5,9
1936	451	220	671	42	6,3
1937	486	122	608	43	7,1
1938	510*	182	692	46	6,6
1939	535*	253	788	67	8,5

[158] Schulze 1993, 24.

Die für maximal 530 Patienten bestimmte Landes-Siechenanstalt *Hoym* war ab 1935 ständig überbelegt. Eine Personalvermehrung fand aber nicht statt. Praktisch die gleiche Zahl von Pflegekräften hatte 1937 90 Patienten mehr zu versorgen; der extrem niedrige Pfleger/Patientenschlüssel von 1:12,2 wurde in der großen Anstaltstabelle bereits erwähnt. Sabine Schnierer konnte anhand der Wirtschaftsberichte die in die NS-Zeit fallenden Veränderungen herausarbeiten.

Bei einem Anstieg der Belegung um 10,5% zwischen 1934 und 1938 stieg der Beköstigungsaufwand trotz der inzwischen eingetretenen Preissteigerungen nur um 8% an, während der Aufwand für Bekleidung und Wäsche sogar um 15% zurückging. Ähnlich wie von badischen Anstalten berichtet, erwirtschaftete die Anstalt bereits 1934 infolge der drastischen Sparmaßnahmen in der Weltwirtschaftskrise erhebliche Überschüsse, die auch nach mehrfacher Senkung des Pflegesatzes – von 3,00 RM seit 1930 (für Selbstzahler in der 3. Verpflegungsklasse) auf 2,80 RM im Jahr 1936 und 2,70 RM im Jahr 1938 – mit 51.000 RM im letztgenannten Jahr immer noch beträchtlich waren. Dabei handelt es sich wohlgemerkt um den Pflegesatz für Selbstzahler. Für die vom Fürsorgeverband untergebrachten „Insassen der verbilligten III. Verpflegungsklasse" wurden nur noch 1,50 RM bezahlt.[159] Es ist wohl kein Zufall, daß sowohl 1928 als auch 1937 für das Anstaltsverzeichnis keine Angaben zur Zahl der Todesfälle gemacht wurden. Sabine Schnierer konnte sie aus den vorhandenen Unterlagen dennoch ermitteln:

Tab. 52: Gesamtpatientenzahl, Sterbefälle und Sterberaten in der Siechenanstalt *Hoym* 1935–1939[160]

Jahr	Patientenstand am 1. Januar	Zugänge	Gesamtpatientenzahl	Sterbefälle	Sterberate
1935	540	99	639	64	10.0
1936	554	134	688	91	13.2
1937	553	124	677	79	11.7
1938	564	162	726	107	14.7
1939	598	143	741	116	15.6

Die Patienten von Hoym waren nach Schnierer „meist alte, nicht mehr therapierbare Schizophrene u.a. unheilbar Kranke". Ende der dreißiger Jahre, als Prof. Enke bereits die ärztliche Leitung mit übernommen hatte, habe sich Hoym zum Sammelbecken des „therapieresistenten

[159] Schnierer 1996, 68.

[160] Die zugrunde liegenden Zahlen wurden mir von Sabine Schnierer freundlicherweise schon vor Abschluß ihrer Dissertation zur Verfügung gestellt. Sie sind dort in etwas veränderter Form auf S. 58, 69 u. 201 dargestellt.

Abfalls" in der Region entwickelt.[161] Die hohe Sterblichkeit wird von der Autorin als ein „Hungersterben" schon vor dem Krieg aufgrund der katastrophalen Verhältnisse in der Anstalt interpretiert.[162]

Provinz Sachsen[163]

In dieser Provinz geschah 1935 Merkwürdiges: Eine ganze Provinzialanstalt wurde aufgelöst und ein großer Teil der Patienten mitsamt Personal in die ebenfalls aufgelöste Provinzialanstalt einer benachbarten Provinz verlegt.

Es handelte sich um die psychiatriehistorisch berühmte Anstalt Nietleben bei Halle, die 1844 nach den Plänen von Heinrich Damerow als zweite „relativ verbundene Heil- und Pflegeanstalt" kurz nach der von Roller 1842 in Baden eröffneten Musteranstalt Illenau als Neubau errichtet worden war. Nach einer kurzen Notiz in der PNW vom 17. August 1935 wurde die Landesheilanstalt Nietleben zum Ende Juni aufgelöst und die Insassen je nach Unterbringungsmöglichkeit auf andere Heilanstalten verteilt.[164] In Laehrs Verzeichnis erfährt man Genaueres: „Die Landesheilanstalt Nietleben bei Halle a.d. Saale wurde vom Reich für heereswichtige Zwecke übernommen und nach fast 100jährigem Bestehen bis zum 1. Juli 1935 geräumt. Ein Teil der Kranken konnte in andere Anstalten innerhalb der Provinz untergebracht werden. 590 Kranke mit den dazu gehörigen Ärzten nebst Pflege- und sonstigem Wirtschaftspersonal wurden in die von der Oberschlesischen Provinzialverwaltung geräumte und der Provinz Sachsen zur Verfügung gestellte Landesheilanstalt Kreuzburg O.-S. übergeführt. (Wird nach neueren Nachrichten wieder aufgelöst)."[165] Dies geschah offenbar Ende 1937, denn am 7.Oktober dieses und am 14. Januar des folgenden Jahres trafen drei Transporte mit zusammen 270 Patienten in Uchtspringe ein.[166] Was mit den anderen Patienten geschah, ist unbekannt.

Was immer die „heereswichtigen" Gründe gewesen sein mögen, die mitten im Frieden zur Beschlagnahme einer voll funktionsfähigen und

---

[161] Ebd., 200.

[162] Ebd., 69.

[163] Die preußische Provinz wurde 1816 aus preußischen und ehemals sächsischen und kurmainzischen Gebieten gebildet. Sie bestand aus den Regierungsbezirken Magdeburg, Merseburg und Erfurt und hatte rund 3,4 Millionen Einwohner. Erfurt kam 1944 zu Thüringen. Die danach selbständigen Provinzen Magdeburg und Halle-Merseburg wurden 1945 mit dem Land Anhalt zur Provinz Sachsen-Anhalt vereinigt. – Entsprechend finden sich heute Akten über die psychiatrischen Anstalten in Magdeburg, Merseburg und Gotha.

[164] PNW 37 (1935), Nr. 33, 396.

[165] AZP 106 (1937), 64.

[166] Roer 1992, 15–37.

für die Versorgung der nahen Großstadt Halle unentbehrlichen Heil- und Pflegeanstalt geführt haben – das Vorgehen der Provinzialverwaltung deutet darauf hin, daß ihr am Wohl der psychisch Kranken wenig gelegen war.
Nach Dorothee Roer wurden bis Ende 1938 in der Provinz „mindestens zwei weitere staatliche Einrichtungen geschlossen: die Landesheil- und Pflegeanstalt Weißenfels und das Landeswaisenheim Langendorf", an konfessionellen Anstalten auch das evangelische St. Johannesstift Ershausen.

Tab. 53: Gesamtpatientenzahl, Todesfälle und Sterberaten in den *Anstalten der Provinz Sachsen* 1936

Anstalt	Patientenstand am 1. Januar	Zugänge	Gesamtpatientenzahl	Todesfälle	Sterberate
Altscherbitz	1.370	557	1.927	133	6,9
Nietleben	570	31	601	23	3,8
Pfafferode	1.267	466	1.733	135	7,8
Uchtspringe	1.256	357	1.631	109	6,7
Jerichow	720	188	908	53	5,8
Neuhaldensleben	831	584	1.415	127	9,0
Weißenfels	84	46	130	0	

Altscherbitz, Pfafferode und Jerichow waren überbelegt. Rund 200 „Freie Betten" waren nur noch in Neuhaldensleben vorhanden. In Anbetracht dieser günstigen Belegungssituation in Neuhaldensleben, der ebenfalls guten Personalverhältnisse und der Tatsache, daß diese Anstalt erst 1929 eröffnet worden war, muß die sehr hohe Sterberate verwundern. Die nach Kreuzburg in Oberschlesien verlegten Patienten scheinen es, nimmt man die Sterberaten als Kriterium, nicht allzu schlecht getroffen zu haben.
Wie schon in der Übersichtstabelle fallen auch in Tab. 54 (s. folgende Seite) wieder recht hohe Sterberaten auf, die – mit kleinen Schwankungen in Altscherbitz und Uchtspringe – kontinuierlich und von 1938 auf 1939 sprunghaft stiegen. Die Ursachen dieser Entwicklung können, da zentrale Anordnungen nicht erhalten sind, wieder nur anhand von Daten aus einzelnen Anstalten andeutungsweise erfaßt werden:

So berichtet Roer aus Uchtspringe, daß sich dort die „ohnehin miserablen Lebensbedingungen" zwischen 1936 und 1938 „rapide" verschlechterten, und sie belegt dies auch mit Zahlen: Vom Rechnungsjahr 1933/34 bis 1938/39 stieg die durchschnittliche Belegung von 1.339 auf 1.637. Der Pflegerinnen-Schlüssel ging in der gleichen Zeit von 5,27 auf 8,50 für die Frauen und der Pfleger-Schlüssel für die Männer von 4,89 auf 7,46 zu-

Tab. 54: Entwicklung der Sterberaten in *drei Anstalten der Provinz Sachsen* von 1935–1939

Anstalt	1935	1936	1937	1938	1939
Altscherbitz[167]	6,1*	6,9	6,7	8,4	11,8
Uchtspringe[168]	6,7	7,8	4,5	8,8	
Pfafferode[169]	7,8*	8,8	9,1*	9,3*	13,5*
Durchschnitt	6,9	7,5	7,9	7,4	11,4

rück. Der Beköstigungsaufwand wurde von 54 Pfennigen im Rechnungsjahr 36/36 auf 46 Pfennige im Jahr 38/39 gesenkt.

Im „Revisionsbericht" einer Kommission, die Pfafferode besucht hatte, werden am 23.10.1936 1.199 Patienten festgestellt und die Verpflegungskosten in der 2. Klasse mit 3,20 RM und bei „Hilfsbedürftigen" mit 1,75 RM festgehalten.[170] In Jerichow betrug der Pflegesatz am 16.3.1939 nur noch 3,– RM und der Verköstigungssatz pro Tag 0,45 RM. Die Überbelegung hatte noch zugenommen: Statt der im Haushaltsplan vorgesehenen 660 waren jetzt 813 Patienten in der Anstalt untergebracht. Landesrat Dr. Gangnagel, Merseburg, und Prof. Fünfgeld, Magdeburg, schlossen ihren amtsärztlichen Besichtigungsbericht über diese Anstalt mit folgendem Gesamturteil: „Einwandfreie Anstalt, sehr starke Belegung". Sie empfehlen u.a. „daß zwischen den einzelnen Betten ein Gang bleibt". Zur Verpflegung heißt es: „Die Ernährung erscheint noch ausreichend, doch dürften alle Einschränkungen erfolgt sein, die noch eben tragbar sind."[171]

[167] Für 1935 werden Aufnahme- und Sterbezahlen aus der Diss. von Schreiber/Heilek mitgeteilt, dort jedoch keinerlei Belegungszahlen (Med. Diss. Leipzig 1990) . Ich habe daher die Laehr'sche Belegungszahl für 1936 zugrunde gelegt (wäre die tatsächliche Belegung um 40–50 Patienten geringer, dann würde die Sterberate auf 6,2% steigen). Die Sterberaten für 1937–1939 sind aufgrund genauer Angaben der Anstalt für die „Krankenanstaltsstatistik des deutschen Reiches" errechnet. LA Magdeburg Rep C 20 I, Ib Nr. 4024, Bd. 3.

[168] Ausgangsdaten 1936 in Laehr (1937), 1937–1939 LA Magdeburg, Rep C 20 I, Ib, Nr. 4024, Bd. 3.

[169] Zahlen für 1936 nach Laehr. Die Zahl der Zugänge und Sterbefälle in Pfafferode von 1935–1949 wurde mir freundlicherweise von Dr. Walther vom Landesfachkrankenhaus Mühlhausen zur Verfügung gestellt. Belegung 1935 und 1938 jener von Laehr für 1936 gleichgesetzt. Belegung 1939 geschätzt aufgrund eines Hinweises, daß am 4.10.1939 1291 Patienten anwesend waren. Hauptstaatsarchiv Weimar, Außenstelle Gotha: Bestand Regierung Erfurt Nr. 21000.

[170] Hauptstaatsarchiv Weimar, Außenstelle Gotha: Bestand Regierung Erfurt Nr. 21000.

[171] LA Magd. Rep. 281g No 314, Bl. 47 u. 48.

Offenbar war ein Zustand der Minimalversorgung erreicht, der nicht mehr unterschritten werden konnte.
Diese Fakten, zusammen mit den steigenden Sterberaten, bestätigen den Verdacht auf eine Psychiatrie-Politik, die der großen Tradition dieser Provinz und vor allem den Interessen der in ihren Anstalten untergebrachten Patienten zuwiderlief. Nietleben (1844) war, wie schon erwähnt, eine der ersten modernen Heil- und Pflegeanstalten, Altscherbitz (1876) unter Paetz das für lange Zeit gültige Modell einer „agrikolen Kolonie", Uchtspringe (1894) unter Alt schließlich ein Vorbild für die Familienpflege. Der frühere humane und innovative Geist war offenbar nationalsozialistischem Rassen-, Kosten- und Nützlichkeitsdenken gewichen.

Thüringen

In diesem kleinen Land mit rund 1,6 Millionen Einwohnern war Staatsrat Prof. Karl Astel, ein höherer SS-Führer, für die Psychiatrie zuständig. Seiner Initiative ist es zu „verdanken", daß sich Thüringen in der Durchführung des Gesetzes zur Verhinderung erbkranken Nachwuchses hervortat und gemeinsam mit Baden und Hamburg um den „Spitzenplatz" in der Zahl der durchgeführten Sterilisationen wetteiferte.[172]
Die ärztlichen Leiter der drei Landesheilanstalten scheinen aber, wie aus einem Brief des Direktors von Blankenhain vom 19. Oktober 1935 hervorgeht, zunächst die gleichen Sorgen gehabt zu haben wie ihre sächsischen Kollegen. Halbwegs gebesserte Kranke mußten schon seit Jahren möglichst frühzeitig in die billigeren Pflegeheime verlegt werden.

> Dr. Hellbach beklagte sich ähnlich wie Nitsche mit beredten Worten und guten Argumenten darüber, daß sich die Landesanstalten „immer mehr mit chronisch erregten und unsozialen Kranken gefüllt (haben), die große Ansprüche an Aufsicht und Pflege stellen, während sich früher gerade die Vermischung mit leichteren und ruhigeren Kranken günstig auf die Durchführung von Ordnung und Beschäftigung als den Hauptmitteln zur Besserung der Pfleglinge auswirkte." Wenn man ihm jetzt auch noch die letzten arbeitsfähigen Kranken wegnehme, dann müsse mehr teures Personal eingestellt werden und die Klinik könne nicht mehr wirtschaftlich arbeiten:
> „Die hiesige Anstalt erspart nach gemachten Aufstellungen jährlich mindestens 50 000 RM durch Beschäftigung der Patienten mit den verschiedensten Arbeiten, Anfertigungen, Ausbesserungen in Haus, Werkstätten,

[172] Bock 1986, 247.

Garten und Feld." Er könne auch nicht unterlassen, „darauf hinzuweisen, daß der Aufwand für 1 Verpflegungstag pro Kopf seit mehreren Jahren fast gleichbleibend 3,28 RM beträgt, während der Verpflegungssatz tgl. 4,20 RM ist. Die Anstalt spart mit anderen Worten täglich pro Kopf 0,92 RM. Auf diese Weise konnte sie in den letzten Jahren Beträge von rd. 150.000 RM im Jahr an die Staatskasse abführen, wo sie für andere Zwecke verwendet werden."
Nach solch aufmüpfigen Reden durfte natürlich der Kotau nicht fehlen: „Es ist völlig klar, daß die Kosten für die Irrenfürsorge nach Möglichkeit niedrig gehalten werden müssen. Wir haben uns hier auch ständig bemüht, dem zu entsprechen. Die Ausgaben sind immer weiter gedrosselt worden, es wird hier mit den einfachsten Mitteln gearbeitet. Die Verpflegung reicht gerade aus, dass die Kranken, die doch zum Teil körperlich arbeiten, gerade auf dem Gewicht gehalten werden."[173]

Hellbachs Brief war die Reaktion auf eine Rundfrage des Ministeriums vom 8. Oktober 1935, in dem die Anstaltsleiter aufgefordert worden waren, die Aufnahmen des Jahres 1934 und die chronisch Kranken nach verschiedenen Kategorien einzuteilen und zahlenmäßig aufzuführen. Hinter diesen Fragen standen Überlegungen des Innenministeriums zu einer Reform des „Irrenwesens", wie aus einem Aktenvermerk von 31. Juli 1935 hervorgeht:

„Das thüringische Irrenwesen soll umgestaltet werden. Der beabsichtigten Neuregelung liegt der Gedanke zugrunde, eine größere Einfachheit und zeitgemäßere Sparsamkeit in der Bewahrung der Geisteskranken eintreten zu lassen. (...) Es ist für Thüringen in Aussicht genommen, die Geisteskranken nach dem Grad ihrer Erkrankung (unheilbar, Aussicht auf Heilung, Erholungsbedürftige) in räumlich getrennten Anstalten unterzubringen. Soweit die unheilbar Kranken in Frage kommen, sollen die Unkosten durch Sicherstellung einer reinen Verwahrung auf ein Mindestmaß herabgesetzt werden. Dagegen soll durch eine Trennung der Geisteskranken nach den vorerwähnten Gesichtspunkten für die Gruppe der heilbaren und erholungsbedürftigen Geisteskranken eine erhöhte ärztliche und sonstige Fürsorge erreicht werden."[174]

Da bekannt geworden war, daß in Hamburg ein ähnliches „Reformwerk" bereits eingeleitet sei, hatte sich eine Kommission dorthin begeben, war aber vom Augenschein enttäuscht, insbesondere von dem hohen Pflegesatz von 5,– RM in „Langshorn". Die Alsterdorfer Anstalten, die überhaupt einen sehr guten Eindruck hinterließen, konnten ihnen mit dem Pflegesatz von 2,50 RM eher als Vorbild dienen.

---

[173] HStA Weimar, Thür. Minist. d. I. E -1072/1.
[174] HStA Weimar, M.d.I. E-1072. Darin auch der Bericht über die Reise nach Hamburg.

Ob das Vorhaben des Innenministeriums realisiert wurde, muß mangels entsprechender Dokumente offen gelassen werden. In der Laehr'schen Anstaltsübersicht fällt aber auf, daß sowohl Blankenhain als auch Stadtroda 1936 entgegen den allgemeinen Tendenzen mehr Abgänge als Zugänge hatten, was auf Verlegungen hinweisen könnte. Die dort genannten Zahlen sind zusammen mit den anderen Basisdaten in der folgenden Tabelle aufgeführt:

Tab. 55: Basisdaten und Abgangszahlen der *drei thüringischen Landesanstalten* 1936

Anstalt	Plätze	Patientenstand am 1. Januar	Zugänge	Abgänge	Sterbefälle	Sterberate
Blankenhain	510	455	45	55	12	2,4
Hildburghausen	850	607	160	103	35	4,6
Stadtroda	670	604	1457	1514	155	7,5

Wie vor allem die Zugangszahlen erkennen lassen, hatten die drei Landesanstalten offenbar völlig verschiedene Versorgungsaufgaben. *Blankenhain* sollte eigentlich Aufnahmeanstalt für den Stadtkreis Weimar sein. Von dort wurden aber fast alle Erkrankungsfälle in die Psychiatrische und Nervenklinik Jena geschickt (2151 Aufnahmen), die nach Hellbachs Bericht nur diejenigen Kranken nach Blankenhain weiter verlegte, deren „Heilung längere Zeit beansprucht oder prognostisch ungünstig" waren. Blankenhain war also mehr oder weniger eine „Übernahmeanstalt" alten Stils. Die Sterberate ist mit 2,4 % auffallend gering. *Hildburghausen* hatte den südlichen Teil Thüringens als klassische Heil- und Pflegeanstalt zu versorgen.[175]
Stadtroda war, bedingt durch seine komplizierte Geschichte, ein Krankenhauskomplex eigener Art.[176] Das Laehr-Verzeichnis von 1938 beschreibt die Einrichtung als „Thüring. Landesheilanstalten (Krankenhaus, Abt. für Geisteskranke, Beobachtungsheim, asoziale Abteilungen)". In der Antwort auf die oben erwähnte Umfrage wer-

[175] Vgl. Auert 1991. Die NS-Zeit ist in dieser Schrift leider völlig ausgespart.
[176] Bedingt durch die kleinstaatlichen Verhältnisse hatte die Anstalt immer gleichzeitig mehrere Funktionen wahrzunehmen: 1848 als „Genesungshaus" für Geistes- und Körperkranke eröffnet, wurde 1886 auch die „Blödenanstalt Martinshaus" angeschlossen. Aus dieser entwickelte sich nach dem Ersten Weltkrieg ein Erziehungsheim mit angeschlossener Beobachtungsabteilung, die zeitweise mehr Pfleglinge aufwies, als Geisteskranke in der Anstalt waren. 1934 kam noch eine Abteilung für Tuberkulosekranke hinzu. Seit 1926 wurde in enger Verbindung mit der Uni-Klinik Jena auch Forschung betrieben (vgl. Buchda 1948).

den die zahlreichen Aufnahmen des Jahres 1934 wie folgt aufgeschlüsselt:

> 286 Geisteskranke, 111 Zöglinge für die Beobachtungsstation für Kinder und Jugendliche, 643 Zugänge im Krankenhaus (Nervenabteilung) und zwar „überwiegend psychiatrische und neurologische Beobachtungs- und Behandlungsfälle" sowie eine nicht bezifferte Anzahl von Aufnahmen in den „Asozialenabteilungen". Aus früheren Jahren befanden sich insgesamt 363 psychiatrische Patienten im Hause, darunter 164 „ruhige, chronische Kranke". Bei den „Asozialen" handelte es sich um Tuberkulöse, die sich nicht an die gesundheitspolizeilichen Vorschriften (wie regelmäßige Kontrollen etc.) hielten.

Seit 1936 war Prof. Berthold Kihn Direktor in Stadtroda, jener Psychiater, der schon 1932 in einem Aufsatz über „Die Ausschaltung der Minderwertigen aus der Gesellschaft" unverhohlen deren Beseitigung gefordert hatte. In Stadtroda kursierte während seiner Amtszeit das Gerücht, in der Abteilung 14 sei eine Anzahl erwachsener geistig Behinderter durch Medikamente vergiftet worden. Im Oktober 1938 übernahm Kihn den freigewordenen Lehrstuhl in Jena, sein Nachfolger wurde Dr. med. habil. Dr. phil. Gerhard Kloos.[177]
Über die weitere Entwicklung der thüringischen Anstalten in der Vorkriegszeit ist lediglich bekannt, daß der Pflegesatz 1936 auf 3,60 RM herabgesetzt wurde.[178] In den Weimarer Akten[179] sind an verschiedenen Stellen für Blankenhain zwar Zugangszahlen, aus Hildburghausen und Stadtroda zusätzlich auch Hinweise auf die Belegung in den einzelnen Jahren zu finden, nirgends jedoch Angaben über die Sterbefälle, so daß sich die Entwicklung der Sterberaten nicht beschreiben läßt.[180] Daß die Sterblichkeit aber vor allem in Stadtroda zunahm, geht aus einem Schreiben des dortigen Kirchenvorstands an das Thüringische Ministerium des Inneren vom 18. Januar 1938 hervor:

> „Die wachsende Inanspruchnahme des hiesigen, der Kirchgemeinde Stadtroda gehörenden St. Jakobsfriedhofes für Beerdigungen aus den hiesigen Thür. Landesheilanstalten nötigt den Kirchenvorstand, schon jetzt Maßnahmen zu treffen, um auch für die kommenden Jahre Raum zu haben für Beerdigungen aus besagter Anstalt.

---

[177] Zu Kloos s. Masuhr/Aly 1985, 81–106. Der Hinweis auf die Gerüchte um Kihn findet sich dort auf S. 98.

[178] M. d. Inn. E 1072/1.

[179] M. d. Inn. E 1074, E 1113 u. E 6718.

[180] Auf Anregung von Chefarzt Amlacher sind in dem jetzigen Landesfachkrankenhaus für Psychiatrie und Neurologie Stadtroda Forschungen über die NS-Zeit in Gang gekommen.

Er sieht sich daher zu der Frage veranlaßt, „ob für die kommenden 10 Jahre die Belegung der Abteilung für Asozial-Tuberkulöse in demselben Umfang wie bisher in Aussicht genommen ist (...)."
Die Steigerung der Inanspruchnahme des St. Jakobsfriedhofs seit Einrichtung dieser Abteilung wird mit einer Tabelle belegt: Danach fanden zwischen 1927 und 1934 jährlich zwischen 13 und 28 Beerdigungen statt, 1935 aber 53, 1936 sogar 72 und 1937 wieder 64: „Der Durchschnitt der Inanspruchnahme von Gräbern seitens der Landesheilanstalten in den letzten drei Jahren d.h. seit Belegung derselben mit Tuberkulösen ist um das Dreifache gegen den Durchschnitt der Jahre 1927–1929 gestiegen."[181]

Jahre später stellte Kloos in einem Aufsatz über die „Zwangsunterbringung von rücksichtlosen Offentuberkulösen" eines der Prinzipien nationalsozialistischen Umgangs mit diesen nicht gemeinschaftsfähigen Schwerkranken so dar: „Es wird überhaupt nichts getan, was den schicksalsmäßigen Ablauf ihres Lungenleidens entscheidend beeinflussen und ihr für die Volksgemeinschaft offenbar unnützes Leben verlängern könnte." Kihn, unter dem das Sterben begann, wird genau so gedacht haben.[182]

Hessen-Nassau

Am Ende des Rundgangs durch die deutsche Psychiatrie in der Zeit vor dem Zweiten Weltkrieg kehren wir in jene preußische Provinz zurück, von der die radikalsten Vorschläge für eine nationalsozialistische Reform der Irrenfürsorge ausgegangen waren. Nachdem aus verschiedenen Anstalten bereits Einzelbefunde mitgeteilt wurden, geht es jetzt mehr um die Entwicklung im Ablauf der Jahre und um einen Gesamtüberblick. Weil die „Fürsorge für das Irrenwesen" in Hessen-Nassau nicht der Provinz, sondern den Regierungsbezirken oblag und diese offenbar getrennte Wege gingen, soll mit der Vorstellung der „kurhessischen" Anstalten nach den Angaben bei Laehr begonnen werden.

Regierungsbezirk Kassel

Die im Vergleich zu anderen preußischen Provinzen relativ niedrigen Sterberaten von Haina und Merxhausen scheinen auf günstige personelle wie finanzielle Verhältnisse hinzuweisen. Wie aber aus dem im Juni 1937 erstatteten Bericht der Prüfungskommission über die An-

[181] M. d. Inn. E 1111.
[182] Zit. n. Masuhr/Aly 1985, 89. Der erwähnte Aufsatz erschien 1942 im Deutschen Tuberkulose-Blatt, Bd. 16, 222–229 u. 242–246.

Tab. 56: Die Heil- und Pflegeanstalten des *Regierungsbezirks Kassel* im Jahr 1936

Anstalt	Plätze	Patientenstand am 1. Januar	Zugänge	Gesamtpatientenzahl	Sterbefälle	Sterberate
Haina	850	857	103	960	32	3,2
Merxhausen	885	879	138	1017	49	4,8
Marburg	600	557	424	981	78	8,0

stalt Merxhausen hervorgeht, waren bis zu diesem Zeitpunkt bereits erhebliche Sparmaßnahmen durchgeführt worden: Die Arzt/Patienten-Relation lag bei 1:343, und das zahlenmäßige Verhältnis von Pflegern zu Kranken betrug 1:8,3. Wann und in welchen Schritten diese Reduzierungen vollzogen worden waren, ist nicht bekannt. Bei den „Speisekosten pro Tag" weiß man jedoch Genaueres, da sie in einer „Anlage C" zu den Jahresberichten festgehalten wurden.[183] Hier ergibt sich auch die Möglichkeit, zwischen den beiden Regierungsbezirken Vergleiche anzustellen.

Tab. 57: „Speisekosten pro Tag" in *Merxhausen* und *Hadamar* von 1934 bis1939 in RM

	Jahr	Merxhausen	Hadamar
Speisekosten pro Tag	1934	0,54 RM	0,5
	1935	0,54	0,46
	1936	0,45	0,47
	1937	0,49	0,44
	1938	0,39	0,44
	1939	0,31	0,40 (Juli 39)

Während Hadamar die Speisekosten bereits 1935 drastisch senkte, danach aber relativ konstant hielt, erfolgte die erste massive Kürzung in Kurhessen erst 1936; dieser folgten aber noch weitere in den Jahren 1938 und 1939. Nach einem Vermerk in den Akten von Haina änderte man im Laufe des Jahres 1938 die Kost der Kranken „im Sinne der ausgegebenen Ernährungsrichtlinien".[184] Diese Kostreduzierung ging nun allerdings eindeutig auf Kosten der Gesundheit der Patienten: In

[183] Archiv des LWV Hessen in Merxhausen Nr. 17/178. Für die freundliche Unterstützung meiner Archivarbeiten danke ich Prof. Kunze.

[184] Dabei handelte es sich offensichtlich um die Richtlinien, die der Oberpräsident des Bezirksverbandes Hessen- Kassel am 25. November 1937 in seiner Ansprache vor den Wirtschaftsbeamten der Anstalten verkündet hatte und die auch zur Herausgabe der „Geld-Nährwert-Tabelle" führten. (Vgl. S. 122ff.).

Haina hatte das Durchschnittsgewicht einer Gruppe von Kranken – es handelte sich offenbar um geistig Behinderte – schon 1937 um etwa ein Kilogramm auf 61.4 kg abgenommen, im Lauf des Jahres 1938 ging es dann auf 58,6, also um fast 3 Kilogramm zurück.[185]
Das war aber noch nicht alles, was man den kurhessischen Patienten zuzumuten gedachte. Die Prüfungskommission hatte außerdem festgestellt, daß man in Merxhausen zu großzügig mit dem vorhandenen Raum umging. Auffallend rasch nach der Überreichung des Spargutachtens begannen im Juli 1937 unter Traupels Leitung jene Verlegungsaktion aus kirchlichen Einrichtungen, die Ernst Klee als „Euthanasie-Transporte vor der Euthanasie" bezeichnet hat.[186] Zwar erfolgten diese Verlegungen, wie bereits dargelegt, primär aus wirtschaftlichen Gründen, andererseits kann aber nicht bezweifelt werden, daß die zwangsweise verlegten Menschen in den kommenden Vernichtungsaktionen dem staatlichen Zugriff wesentlich mehr ausgesetzt waren, als sie es in ihren ursprünglichen Anstalten gewesen wären. Am 22. Juli 1937 verlegten die maßgeblichen Instanzen aus dem St. Antoniusheim in Fulda 23 Frauen nach Merxhausen und 26 Männer nach Haina. Mindestens vier weitere Transporte erfolgten 1938 aus Bethel und Hephata, auch hierbei kamen die Frauen nach Merxhausen und die Männer nach Haina.[187] Insgesamt wurden wahrscheinlich 385 Patienten verlegt, die meisten waren Männer. Die Belegung von Haina stieg deshalb rasch an: Von 824 Patienten zu Jahresbeginn 1937 auf 1.016 Anfang 1939. In Merxhausen nahm die Belegung in der gleichen Zeit von 848 auf 908, in Marburg von 588 auf 670 Patienten zu.
In allen Anstalten war damit die vorgesehene Steigerung der Belegung verwirklicht. Zusammen mit der Reduzierung des Personals und der Kürzung der Lebensmittelrationen entstand für die auf engstem Raum zusammengepferchten Patienten eine unerträgliche Situation. Selbst in den Jahresberichten, die sich aus bekannten Gründen mit Klagen zurückhielten, kamen die Probleme nun zunehmend offener zur Sprache:

> In *Marburg*, das seine Patienten im Rechnungsjahr 1936/37 immerhin noch für 0,52 RM ernähren konnte, wurde eine „außerordentliche Häu-

---

[185] Zit. aus Materialien von Bettina Winter, für deren Überlassung ich danke.
[186] Klee 1983, 66ff.: vgl. auch Klüppel 1984.
[187] Aus alter Tradition war Haina für Männer und Merxhausen nur für Frauen bestimmt. In Merxhausen befand sich aber doch eine kleine Gruppe von Männern zur Durchführung landwirtschaftlicher Arbeiten, während umgekehrt seit 1937 in Haina 40 Frauen Hausarbeit verrichteten.

fung von neuen tuberkulösen Erkrankungen oder von Exacerbationen früherer Infekte" festgestellt. 1937/38 heißt es im Jahresbericht: „Der allgemeine Gesundheitszustand der Kranken war im Berichtsjahr sehr ungünstig, hauptsächlich durch ausgebreitete Seuchen auf der Frauenseite." Gemeint war damit die anhaltend hohe Zahl von Tuberkulosefällen, aber auch ruhrähnliche Darmerkrankungen und eine kleine Diphtherie-Epidemie: *„Die Ursache für das Ansteigen der Tuberkulose-Morbidität und Sterblichkeit muss (...) in der Unzulänglichkeit der Ernährung (zu wenig Kalorien überhaupt, speziell Mangel an Eiweiß) gesucht werden."*[188] 1938/39 waren bei einem Verköstigungssatz von 0,44 RM die Verhältnisse nicht schlechter, aber auch nicht besser. Wieder mußte man 13 neue Tuberkulosefälle feststellen. (Hervorhebung H.F.)

Haina klagte 1939 vor allem über den Mangel an Pflegepersonal – die Zahl der „unsauberen" Patienten nehme zu.

Merxhausen stellte im Jahresbericht fest: „Während früher bis zu 90% der Patienten beschäftigt werden konnten, sank die Prozentzahl im Berichtszeitraum auf 65–70%." Verantwortlich gemacht wurde dafür der Mangel an Pflegepersonal und Rohmaterial.

Abschließend wird die Entwicklung der Sterberaten in den drei kurhessischen Anstalten ab 1935 dargestellt:

Tab. 58: Sterberaten in *Haina, Merxhausen* und *Marburg* 1935–1939[189]

Anstalt	1935	1936	1937	1938	1939
Haina	3,6	3,3	4,1	3,6	5,4
Merxhausen	—	5,2	5,1	9,4	8,6
Marburg	7,0	7,6	9,3	7,6	10,2
Durchschnitt	5,3	5,4	6,2	6,9	8,1

[188] LWV-Archiv Kassel Bestand Oberpräsident Kassel Nr. 1/272.

[189] Die Ausgangsdaten waren schwierig zu beschaffen: Für Haina fand ich Zahlen im Archiv des LKH Haina IV/Gefach 3 P118. Eine weitgehend komplette Liste aus dem Material von Bettina Winter geht vom Rechnungsjahr aus. Die Marburger Daten sind dem LWV Archiv in Kassel, Bestand Marburg entnommen. Bei Merxhausen entstand eine einzigartige Situation insofern, als sich für die Vorkriegszeit drei verschiedene Quellen für die „Gesamtpatientenzahl" und zwei Aufstellungen über die Sterbefälle vorfanden: „Reichsstatistik" in LWV Archiv 17/292 und 297, eine anstaltsinterne Statistik, in welcher von „Kranke im Ganzen" gesprochen wird, sowie eine Liste, die sich bis in die Nachkriegszeit erstreckt und für ein Treffen der Psychiatriedezernenten 1950 angefertigt wurde (LWV 17/297). Da alle Aufstellungen einschließlich der Sterbezahlen leicht voneinander abweichen, lassen sich sechs verschiedene Sterberaten errechnen, die einschließlich 1938 nur in den Stellen hinter dem Komma voneinander abweichen, ab 1939 aber um bis zu 4 Prozentpunkte. Hier habe ich den zweitniedrigsten Wert genommen, der höchste liegt bei 11,86. Klüppel (1983, 347) kommt zu wesentlich höheren Zahlen, da er die Sterbezahlen zur Durchschnittsbelegung in Beziehung setzt.

Angesichts dessen, was über die drakonischen Sparmaßnahmen in Hessen-Nassau bisher gesagt wurde, erscheinen die Sterberaten, speziell von Haina, erstaunlich niedrig. Merxhausen hat offenbar stärker unter den Sparmaßnahmen gelitten, hier ist 1938 ein sprunghafter Anstieg zu verzeichnen, der mit dem Gutachten von 1937 und den neuen Ernährungsrichtlinien zusammenzuhängen scheint. Der in Marburg schon 1937 zu beobachtende Anstieg der Sterberaten (über ein vorher schon hohes Niveau) hängt mit den von Direktor Langelüddeke berichteten „Seuchen auf der Frauenseite" zusammen und wird von ihm selbst ausdrücklich mit der schlechten Ernährung in Zusammenhang gebracht. Warum die einzelnen Anstalten so verschieden betroffen waren, kann ich nicht erklären, höchstens die Vermutung aussprechen, daß die reine „Männeranstalt" Haina eine bessere landwirtschaftliche Eigenversorgung hatte, welche eine Aufbesserung der zugebilligten schmalen Kost gestattete.

Regierungsbezirk Wiesbaden

Eine Zusammenstellung der Anstalten nach Laehr soll als erstes den unmittelbaren Einflußbereich der Wiesbadener Psychiatrieverwaltung dokumentieren:

Tab. 59: Anstalten des *Regierungsbezirks Wiesbaden* im Jahr 1936

Anstalt	Plätze	Patientenstand am 1. Januar	Zugänge	Gesamtpatientenzahl	Sterbefälle	Sterberate
Eichberg	850	840	293	1133	58	5,1
Hadamar	365	285	382	587	31	5,3
Herborn	1150	892	383	1275	48	3,8
Weilmünster	1250	534	810	1344	80	**6,0**
Summen:	3615	2551			Durchschnitt:	5,0

Die Tabelle zeigt einen Zwischenstand in der Reorganisation des nassauischen Anstaltswesens. Ein Jahr später sah durch zahlreiche Zugänge alles schon ganz anders aus: Zu Beginn des Jahres 1937 war Eichberg mit 920 Patienten bereits über-, Hadamar mit 365 Patienten vollbelegt. Herborn beherbergte jetzt 1.129 Menschen und Weilmünster 1.237. Das heißt nichts anderes, als daß die Gesamtbelegung innerhalb eines Jahres um 1.100 Menschen auf 3651 zugenommen hatte. Die gezielte Voll- und Überbelegung wurde also in Nassau bereits im Jahr 1936 vollzogen, ein Jahr früher als in Kurhessen.

Dennoch bleiben hinsichtlich der schon lange vorgesehenen „planmäßigen Bewirtschaftung des Anstaltsraumes" einige Fragen offen. Nach Bernotat hat man der Frage der wirtschaftlichen Nutzung der Anstalten in Nassau schon seit Frühjahr 1933 „besondere Aufmerksamkeit" gewidmet und im Oktober 1933 die Anstalt Weilmünster mit ihren 1.000 Plätzen „wieder ihrer ursprünglichen Zweckbestimmung als Irrenanstalt zugeführt"[190]. Wieso war sie dann Anfang des Jahres 1936 erst mit 534 Patienten belegt? Anscheinend ging alles doch viel langsamer und schwieriger, als man sich ursprünglich vorgestellt hatte. Bernotat deutete dies in seinem Referat auch an, wenn er von „gewissen Schwierigkeiten" sprach. Mit den früh geräumten Einrichtungen, wie dem Heim für Geisteskranke „Steinmühle" in Waldmannshausen (1933), einem Heim für schulentlassene weibliche Fürsorgezöglinge, der Landesblindenschule in Wiesbaden und einem Taubstummeninstitut, konnte er die durch Weilmünster noch vermehrten Anstaltsplätze nicht füllen. Auch die Zurückholung der „Heimpfleglinge" in die Anstalten – diese Fürsorgeform war besonders in Hadamar üblich[191] – half da nicht weiter.

Das neue Nassauer Konzept arbeitete offensichtlich in den beiden ersten Jahren hochgradig unwirtschaftlich. Da etwas geschehen mußte, begann 1936 der Angriff auf die kirchlichen Einrichtungen. Wie die „Haushaltspläne der Landesheilanstalten Eichberg, Hadamar, Herborn und Weilmünster für das Rechnungsjahr 1937" ausweisen, kam der Belegungsschub von 1936 „durch die Aufnahme von 861 Kranken aus den privaten Anstalten in Hadamar, Montabaur und Waldbreitbach" zustande.[192] Zur weiteren Entwicklung schreibt Ernst Klee: „Ein be-

---

[190] Nach Laehr (1907) war die Anstalt 1897 mit 600 Plätzen eröffnet und 1905 auf 1000 Plätze ausgebaut worden. Nach dem Ersten Weltkrieg wurde sie geschlossen und in einer Kindersanatorium umgewandelt.

[191] Vgl. Schmidt-v. Blittersdorf/Debus/Kalkowsky, in: Roer/Henkel (Hg.) 1986. Zu Heimpflege s. S. 71.

[192] LWV-Archiv Merxhausen, S. 26 des Haushaltsplans. Es handelte sich offenbar um folgende Einrichtungen: Die „St. Josefs-Anstalt für männliche Schwachsinnige, Epileptiker und Geisteskranke" in Hadamar, die 280 Plätze hatte, mußte 1936 mit 210 „Abgängen" einen großen Teil ihrer Patienten abgeben. Zum 1.1.1937 wurden bei Laehr nur noch 50 Patienten gemeldet. In Montabaur im Westerwald existierten 1928 noch zwei Pflegeeinrichtungen: Das „Caritashaus zur Pflege von männlichen Geistesschwachen, Idioten und Epileptikern" mit 425 Patienten und das St. Vincenzhaus der Barmherzigen Brüder für nicht bildungsfähige Schwachsinnige, das erst am 2.2.1928 mit 100 Betten eröffnet worden war. Beide Häuser sind im Anstaltsverzeichnis von 1937 nicht mehr erwähnt. In Waldbreitbach, Kreis Neuwied (Rheinprovinz!) sind 1928 drei Einrichtungen für psychisch Kranke und geistig Behinderte verzeichnet: Das Marienhaus, das Antoniushaus und das St. Josefshaus. 1938 bestand nur noch das Marienhaus (für weibliche Gemütskranke). Das St.Josefshaus für männliche Geistesschwache hatte am 1.1.1927 immerhin 509 Bewohner. Vgl. auch Schmidt-v. Blittersdorf 1986, 71.

drohliches Ausmaß nehmen die Transporte im Jahr 1937 an. In diesem Jahr müssen neun katholische Heime ihre geisteskranken und 15 katholische Einrichtungen ihre körperbehinderten Insassen verlegen lassen. Die Häuser werden teils enteignet, teils anderen Verwendungszwecken zugeführt."[193]

Die in Waldbreitbach eingeführte Praxis, auch Patienten aus anderen Provinzen in nassauische Anstalten hereinzunehmen, nur um diese wirtschaftlich maximal ausnutzen zu können, wurde in großem Stil fortgeführt. Dr. Altvater, in den dreißiger Jahren Oberarzt in Herborn, sagte dazu später aus: „So nahm er (gemeint ist Landesrat Bernotat, H.F.) schon lange vor Kriegsausbruch zahlreiche Kranke aus fremden Provinzialverbänden in unsere ohnedies gut belegten Anstalten auf und zwar aus rein finanziellen Gründen, da die anderen Provinzialverbände für ihre Kranken gut bezahlten."[194]

Größere kirchliche Einrichtungen wie Scheuern (800 Plätze) oder Hephata in Treysa (520 Plätze), die man nicht so ohne weiteres schlucken konnte, wurden dem „Führerprinzip" unterworfen und dem Landeshauptmann unterstellt, nachdem vorher mit der Herausnahme der Pfleglinge gedroht worden war, deren Pflegekosten der Landesfürsorgeverband bezahlte.[195] Am 8. September 1937 beauftragte Landeshauptmann Traupel den SS-Obergruppenführer und Landesverwaltungsrat Bernotat in Scheuern mit der Führung des Vorstandsvorsitzes.
Die zunehmende Überbelegung der nassauischen Anstalten im Vergleich mit den „Planbetten" zeigt die folgende Tabelle:

Tab. 60: Zunahme der Belegung der *nassauischen Anstalten*

Die Prozentzahlen beziehen sich auf die im Laehr-Verzeichnis angegebenen Planbetten.

	Eichberg	Hadamar	Herborn	Weilmünster	Summe	Prozent
Planbetten	850	365	1150	1250	3615	
Belegung 1.1.						
1936	840	285	892	534	2551	– 29 %
1937	920	365	1129	1237	3651	+ 1 %
1938	959	465	1259	1529	4212	+ 17 %
1939	1191	635	1287	1501	4622	+ 28 %

193 Klee 1983, 66.
194 Zit. n. Schmidt-v. Blittersdorf 1986, 72.
195 Vgl. dazu neben Klee und Klüppel auch: Heilerziehungs- und Pflegeheime Scheuern (Hg.) o. J., 27 ff.

Innerhalb von drei Jahren hatte sich im Regierungsbezirk Wiesbaden also eine 29prozentige Unterbelegung in eine 28prozentige Überbelegung verwandelt.
Während man sich im Regierungsbezirk Kassel zunächst vorwiegend mit dem Problem der möglichst billigen Ernährung der Kranken beschäftigte und erst später die „engere Belegung" in Angriff nahm, scheint der Regierungsbezirk Wiesbaden sich vorwiegend um die Belegungsfrage gekümmert zu haben und darin reichsweit führend gewesen zu sein. Auch in anderen preußischen Provinzen, wie beispielsweise in Westfalen wurden nach 1936 kirchliche Einrichtungen aufgelöst oder ihrer Patienten „beraubt" – mit der selben wirtschaftlichen Begründung[196] – allem Anschein nach aber nirgends in diesem Ausmaß und mit dieser Konsequenz und Härte.
Auch in anderen Bereichen wurde gespart; der Rückgang des Verköstigungssatzes in Hadamar wurde im Vergleich mit Merxhausen bereits dargestellt.[197] Zur Ausdünnung des Pflegepersonals und der ärztlichen Versorgung bediente sich Bernotat der Methode, trotz steigender Belegung keine Stellenvermehrungen vorzunehmen. Kam es tatsächlich zu Neueinstellungen als Ersatz für Ausgeschiedene, dann hatten Parteigenossen und alte Kämpfer, auch wenn sie nicht qualifiziert waren, den Vorrang.[198] In Eichberg wurde dieses Prinzip sogar bei der Neubesetzung des Direktorpostens angewandt, nachdem Direktor Hinsen Anfang des Jahres 1938 zurückgetreten war. Nach Dickel war „Hinsens Rücktritt motiviert durch die offensichtliche Begünstigung der Person Menneckes seitens des Landeshauses".[199]
Friedrich Mennecke, dessen früher Parteieintritt bereits erwähnt wurde, war zu diesem Zeitpunkt 33 Jahre alt und hatte erst zweieinhalb

---

[196] Vgl. Klee 1983, 67.
[197] Vgl. auch Schmidt-v. Blittersdorf 1986, 74.
[198] Nach Sandner hatten alle ab 1933 eingestellte Pfleger – bis auf zwei – keinerlei berufliche Qualifikation und Vorerfahrung, dafür waren die meisten schon vor 1933 in die Partei eingetreten, neun Pfleger waren Mitglieder der SS. Die „Politisierung der Krankenpflege" ging sogar so weit, daß Bernotat den Vorsitz der Prüfungskommission bei Abschluß der Krankenpflegeausbildung übernahm und hauptsächlich politische Fragen an die Prüflinge stellte. Bernotat war häufig in Weilmünster, zumal er in der Nähe ein „Jagdschlößchen" besaß, wo er sich auch häufig mit dem Verwaltungsleiter traf. Diese und zahlreiche andere, gut belegte Details zur Geschichte von Weilmünster sind dem Aufsatz von Peter Sandner über „Die Landesheilanstalt Weilmünster im Nationalsozialismus" zu entnehmen, der mir leider erst kurz vor Abschluß des Manuskripts zugänglich wurde. Für die Überlassung des anscheinend noch unveröffentlichten Textes danke ich Peter Sandner.
[199] Vgl. Dickel 1988, 16f.

Jahre Psychiatrie-Erfahrung, stand also noch mitten in der Facharztausbildung. An der Klinik waren zwei Oberärzte von fast doppeltem Alter und mit großer klinischer Erfahrung tätig, denen er am 1.2.1938 unter gleichzeitiger Ernennung zum Oberarzt als kommissarischer Direktor vor die Nase gesetzt wurde. Die treibende Kraft hinter dem Ganzen war Bernotat, wie Landesrat Kranzbühler am 17. Sept. 1946 im Rahmen der Ermittlungen zum Eichberg-Prozeß aussagte:

„Auch mein Einfluß als Personaldezernent war hinsichtlich der Landesheilanstalten durch L R. Bernotat weitgehend eingeschränkt, da er auch insoweit nach eigenem Ermessen und Belieben schaltete. Ich habe daher insbesondere auch meine Bedenken gegen die Ernennung von Dr. Mennecke zum Leiter der Anstalt Eichberg bei Bernotat nicht durchsetzen können, obwohl Dr. Mennecke ersichtlich für diese Stelle noch zu jung und noch zu kurz in der Psychiatrie tätig war."

Horst Dickel führt den raschen Aufstieg Menneckes weniger auf seine Parteimitgliedschaft als auf „seine Bereitschaft zu einer Radikalisierung der ‚Ausmerze'-Politik" zurück, was als erstes die Übernahme der rigorosen Sparvorstellungen von Bernotat bedeuten mußte". Dafür gibt es einen makabren Beleg:

Am 10.5.1938, also nur wenige Monate nach seiner Ernennung zum kommissarischen Direktor, schrieb Mennecke aufgrund einer Rückfrage des Sanatoriumsbesitzers Dr. Wolf in Katzenelnbogen einen Brief an den Direktor des Anatomischen Instituts der Universität Marburg, in welchem er zunächst anfragt, ob das Institut weiterhin daran interessiert sei, die Leichen verstorbener Patienten aus diesem Heim- und Familienpflegegebiet „kostenlos" abzuholen, was bis dahin offensichtlich üblich war. Kosteneinsparungen witternd, erweitert Mennecke das Angebot: „Sollten Sie auch für Ihre Zwecke Leichen aus der hiesigen Anstalt (...) abholen können, so wäre ich für eine diesbezügliche Bestätigung dankbar." Am Schluß des Briefes läßt er die Katze aus dem Sack: „Ich bitte auch um Mitteilung, ob es Ihnen möglich ist, für den Erwerb der Leichen eine angemessene Entschädigung an die Anstalt zu zahlen." Mennecke wollte also die Leichen nicht nur kostenlos ‚entsorgen', sondern regelrecht verkaufen. In der postwendenden Antwort zeigte sich das Institut dankbar für das Angebot, auch Leichen aus Eichberg übernehmen zu dürfen, „da die Zahl der Studierenden der Medizin in Marburg erfreulicher Weise zugenommen hat" und Mangel an Leichen bestehe: „Das Anatomische Institut übernimmt sämtliche Unkosten eines solchen Leichentransportes. Eine eigentliche Entschädigung – im Sinne eines Ankaufes von Leichen – kann dagegen das Institut nicht entrichten."[200]

[200] Hauptstaatsarchiv Wiesbaden, Bestand Eichberg (430/1) Nr. 12530.

Neben der exzessiven Überbelegung war eine weitere nassauische Spezialität der Ersatz der allgemein üblichen Roßhaarmatratzen durch (natürlich billigere) Strohsäcke ab Herbst 1936, und zwar nicht nur bei Neuanschaffungen, sondern in Form eines regelrechten Umtausches. Die gebrauchten Matratzen wurden nach einer „Aufarbeitung" ganz im Sinne der naussauischen Ideologie, daß man mehr für den erbgesunden Nachwuchs tun müsse, an Kinderheime abgegeben.
Kritik an dieser Sparmaßnahme kam von dem Direktor der Frankfurter Nervenklinik Prof. Karl Kleist,[201] der in der üblichen jährlichen Inspektion zusammen mit einem Amtsarzt alle Anstalten besichtigte und darüber Bericht erstattete[202]. 1938 stellte er fest: „Die Lagerung der Kranken auf Strohsäcken kann höchstens für Kranke befürwortet werden, die in den Außenbetrieben der Anstalten arbeiten und keiner regelmäßigen ärztlichen Behandlung bedürfen. In Eichberg haben wir aber Strohsäcke auch auf den Wachabteilungen angetroffen, und es ist zu befürchten, daß sie immer größeren Eingang finden. (…) Strohsäkke sind und bleiben ein Notbehelf und leisten der Unsauberkeit und der Ausbreitung ansteckender Krankheiten Vorschub."[203] Auch in anderen Anstalten hatte Kleist Kritisches anzumerken, z.B. in Weilmünster, daß „viele bettlägerige Schwachsinnige keine Hemden anhatten". Im Besichtigungsbericht der Heil- und Pflegeanstalt Herborn vom 24. März 1938 holt Kleist zu einer grundsätzlichen Kritik an der in Nassau betriebenen Psychiatrie-Politik aus:

> „Es erscheint uns – auch im Hinblick auf die anderen Anstalten des Bezirks – notwendig, auf ein bei Nichtärzten mögliches Mißverständnis der neuen erbgesundheitlichen Bestrebungen hinzuweisen, daß man die Begriffe Geisteskrankheit, Erbkrankheit, Unheilbarkeit und ‚unnütze Last für die Volksgemeinschaft' mehr oder weniger gleichsetzt und daraus das Recht ableitet, jede Art von Aufwendungen für Geisteskranke auf das Äußerste herabzusetzen. Es gibt aber außer Erbkrankheiten zahlreiche erworbene und heilbare, bzw. besserungsfähige Geisteskrankheiten, z.B.

---

[201] Kleist, geb. 1879 im Elsaß, Schüler von Wernecke, wurde nach vorübergehender Tätigkeit in Rostock 1920 Ordinarius in Frankfurt, wo er bis zu seiner Emeritierung blieb. Schon allein wegen seiner Anschauung, daß viele Psychosen organisch begründet seien, geriet er in Gegensatz zur politisch genehmeren Theorie der erblichen Genese.
[202] Nach Platen-Hallermund (1948, 42) soll Kleist diese Inspektionen bis 1933 regelmäßig durchgeführt haben, danach aber nicht mehr dazu aufgefordert worden sein, weshalb er 1938 selbst darauf bestand. In diesem äußerst verdienstvollen frühen Bericht wurden neben den Nürnberger Ärzteprozessen auch die Erkenntnisse der ersten „Euthanasie"-Prozesse in Hessen eingearbeitet.
[203] Zit. n. Schmidt-v. Blittersdorf 1986, 76.

Progressive Paralyse, Hirnentzündung, Begleitpsychosen körperlicher Erkrankungen bei Hochdruckkrankheiten u.a. Auch sind nicht alle Erbkrankheiten unheilbar und ihre Träger unnütz. Denn Manisch-Depressive und Epileptiker unterscheiden sich oft genug in der von Krankheitsanfällen freien Zeit nicht oder nur wenig von Gesunden. Gerade Manisch-Depressive können in gesunden Zeiten hochwertige Leistungen vollbringen. Auch unter den Schizophrenen gibt es eine nicht geringe Zahl, deren Krankheit in Schüben und mit jahrelangen Stillständen verläuft, sodaß auch solche Kranke in guten Zeiten brauchbare Volksgenossen sein können. Schlechte Behandlung, ungenügende Pflege und Ernährung läßt manchen Heilbaren und Besserungsfähigen zugrunde gehen und schädigt dadurch Volkskraft und Volksvermögen. Größere Aufwendungen dagegen, durch die wirksame Behandlungen möglich werden – ich denke an die Insulin- und Cardiazolbehandlungen der Schizophrenen – retten viele vor dem geistigen Verfall, erhalten seine Kraft dem Volke mehr oder weniger und ersparen – auf lange Sicht betrachtet – all das Geld, das für jahrzehntelange Anstaltsverpflegung solcher chronisch Verblödenden sonst aufgewendet werden muß. Kurz gesagt: Was ich hier heute ausgebe, spare ich morgen und übermorgen. Aber auch diejenigen, die nicht mehr gerettet werden können, haben, solange es noch kein Gesetz ‚zur Vernichtung unwerten Lebens' gibt, das Recht auf eine ihr Dasein erhaltende und freundlich gestaltete Fürsorge. Auch die Aufwendungen für diese Unglücklichen dürfen nicht unter eine erträgliche Grenze sinken."[204]

Diese mutigen Äußerungen Kleists zielten, daran kann kein Zweifel sein, auf den „Nichtarzt" Bernotat und dessen ebenfalls nichtärztliche Vorgesetzten. Kleist hatte zwar nur seine Pflicht erfüllt, auf Mißstände in den Anstalten hinzuweisen, daß er aber gleich die gesamte Psychiatrie-Politik als Mißstand anprangerte, mußte in den Augen seiner Auftraggeber als Unverschämtheit ersten Ranges gelten. Die Kritik schlug hohe Wellen. Anhand von zwei aktenmäßig dokumentierten Vorgängen lassen sich die Reaktionen und „Gegenmaßnahmen" in etwa rekonstruieren:

Am 26. April 1939 besuchte eine „Spezialkommission" die nassauischen Anstalten und auch sie erstattete einen Bericht. Gleich zu Beginn legt dieser offen, wer sich in Wiesbaden betroffen fühlte: „Die Besichtigungsprotokolle des Prof. Kleist, der als Universitätsprofessor und Direktor einer erstklassigen Klinik zu hohe Ansprüche stellt, haben den Wider-

---

[204] Den Text verdanke ich dem jetzigen Direktor von Herborn, Dr. Haedke. Er teilte mir außerdem mit, daß Herborn auf einer Gedenktafel ausdrücklich der Opfer der Mangelversorgung gedenke. Darauf heißt es u.a.: „Von 1937 bis 1945 starben viele Patientinnen und Patienten, weil die Ernährung und Unterbringung absichtlich drastisch verschlechtert wurde." Es dürfte dies die einzige offizielle Erinnerung an die Hungertoten sein.

spruch des Landeshauptmanns und insbesondere des Landesrats Bernotat hervorgerufen." Sodann ist von einer Verfügung des Landeshauptmanns „betr. Besichtigung der Landesheilanstalten vom 18.August 1938" die Rede, in welcher dieser offenbar weitere Inspektionen verboten hatte.[205] Damit brachte er aber den Regierungspräsidenten von Wiesbaden gegen sich auf, dem kraft seines Amtes die Staatsaufsicht über die gesundheitlichen Verhältnisse in den Krankenanstalten oblag. Er scheint sich an höherer Stelle über diese Verfügung beschwert zu haben: In den Besprechungen am Rande des Besuchs der Sonderkommission mußte Bernotat jedenfalls eine Erklärung abgeben, daß es dem Landeshauptmann ferngelegen habe, „die Aufsichtsbefugnis des Regierungspräsidenten bzw. der Gesundheitsämter zu beschränken." Dem Regierungspräsidenten scheint aber auch anderes an der Psychiatriepolitik in seinem Regierungsbezirk nicht gefallen zu haben, wobei offen bleiben muß, ob er dies schon in seinem Beschwerdebrief geäußert hatte oder erst in den Besprechungen mit der Sonderkommission. Die Sache ging jedenfalls bis nach Berlin.

Die „im Auftrag des Herrn Reichsministers des Innern" angereiste Kommission sollte „die Verhältnisse in den Anstalten im Regierungsbezirk Wiesbaden" überprüfen und bestand aus den Ministerialräten Linden und Lehmkuhl vom Reichsinnenministerium, dem Oberscharführer Trenz vom SD-Hauptamt und Prof. Carl Schneider[206] aus Heidelberg. An der Zusammensetzung der Kommission fällt vor allem die Teilnahme des SS-Oberscharführers aus dem SD Hauptamt auf. Hatten die SS-Leute Traupel und Bernotat sich Unterstützung beim SS-Hauptamt geholt? (Wenn man unterstellt, daß auch Linden wahrscheinlich einen SS-Rang innehatte und davon ausgeht, daß Prof. Schneider für den SD gearbeitet haben soll, dann erscheint die Kommission fast wie eine Delegation der SS !) Wie aus dem elfseitigen Bericht – „Aktenzeichen: Zu IV g 1194/39 II" – hervorgeht, nahm auch Bernotat an der Rundreise und an „zahlreichen Besprechungen während, zwischen und nach den Besichtigungen" teil. Auch die Gegenseite wurde gehört, indem am 1. März ein Gespräch von Linden und Lehmkuhl mit dem Regierungspräsidenten v. Pfeffer und – unter Hinzuziehung von Trenz – mit dem Medizinaldezernenten der Regie-

[205] Der genaue Inhalt dieser Verfügung ist nicht bekannt, da nur wenige Akten des Regierungspräsidiums und des Landeshauptmanns erhalten geblieben sind. Besonders aus dem Verwaltungsbereich von Bernotat findet sich im Hessischen Hauptstaatsarchiv in Wiesbaden kein einziges Dokument.

[206] Nachdem Carl Schneider 1933 aufgrund massiven politischen Drucks den berühmten Heidelberger Lehrstuhl übernommen hatte, entwickelte er sich mit seiner Konzeption des Heilens und Vernichtens zum Chefideologen der NS-Psychiatrie. 1945 nahm er sich in der Haft das Leben. Zu seiner Berufung vgl. Faulstich 1993a, 147.

rung in Wiesbaden, Oberregierungs- und Medizinalrat Dr. Schrader stattfand.[207]
In nur zwei Tagen besuchte die Kommission neben Eichberg, Hadamar, Herborn und Weilmünster auch noch diejenigen Einrichtungen, die „Privatanstalten unter dem Einfluß des Landeshauptmanns sind", also das Kindererholungsheim Aulhausen, die Heilerziehungsanstalt Kalmenhof in Idstein und die Heilerziehungs- und Pflegeanstalt Scheuern, ferner noch die konfessionelle Anstalt St. Valentinushaus in Kiedrich: Sie hatte also schon von den zurückzulegenden Entfernungen her ein enormes Programm zu bewältigen, das zweifellos kein genaueres Hinsehen erlaubte. Der Bericht ist dementsprechend oberflächlich und schönfärberisch. Überall wurden angeblich zufriedene und gut oder zumindest ausreichend ernährte Patienten vorgefunden, auch konnte keine Überbelegung der Anstalten festgestellt werden.

Einer der Kritikpunkte des Regierungspräsidenten scheinen nun auch die Strohsäcke gewesen zu sein, denn darauf wird im Bericht mehrfach eingegangen. In der abschließenden Zusammenfassung heißt es dazu: „Zu der strittigen Frage der Benutzung von Strohsäcken ist zu sagen, daß es sich hier um einen Versuch handelt, der nicht ohne weiteres als abwegig zu bezeichnen ist. Inwieweit eine Ersparnis eintritt, kann wohl erst nach einiger Zeit gesagt werden." Im übrigen wurde in altbewährter Manier darauf hingewiesen, daß auch noch viele gesunde Volksgenossen auf Strohsäcken schlafen müßten. Nur in Eichberg nahm die Kommission Anstoß daran, daß auch Tuberkulöse auf Strohsäcken lagen, und zwar wegen der möglichen „Gesundheitsgefährdung des Personals" beim Aufschütteln derselben. In der gleichen Anstalt mißfiel auch die Unterbringung einer „geringen Zahl von gemeingefährlichen Kranken in einem kellergeschoßartigen Raum". Man regte an, diejenigen, die „nicht im eigentlichen Sinne geisteskrank" seien, also Psychopathen, sexuell Perverse etc. doch „einem Konzentrationslager (evtl. Dachau) zuzuweisen". In Weilmünster gefiel hingegen, daß „die Juden in einer getrennten Abteilung untergebracht sind".
Ein weiterer Kritikpunkt des Regierungspräsidenten v. Pfeffer scheint die Entleerung der Privatanstalten gewesen zu sein. In der abschließenden Stellungnahme versuchte man das Problem zu entschärfen, indem behauptet wird, die Kommission habe den Eindruck gewonnen, „daß wesentliche sachliche Gegensätze zwischen dem Regierungspräsidenten und dem Landeshauptmann bezüglich der gegenüber der konfessionellen Anstalten einzuschlagenden Richtung nicht bestehen". Der Landeshauptmann wolle diese Anstalten nur rascher „in seinen Besitz bringen, während der Regierungspräsident langsamer vorgehen will". Die Bedenken des Regierungspräsidenten werden aber nicht geteilt: „Es ist durchaus

[207] LWV-Archiv Kassel Nr. 1/276, Blatt 40–50.

zu billigen, wenn der Landeshauptmann Kranke aus den konfessionellen Anstalten entfernt, um die freien Plätze seiner eigenen Anstalten möglichst restlos auszunutzen. Es ist anzuerkennen, wenn er hierdurch und durch die Vermeidung von überflüssigem Luxus es erreicht hat, daß der Pflegesatz auf ein Minimum herabgesetzt werden konnte." Die Kommission stehe nämlich auf dem Standpunkt, „daß die Geisteskranken einen Anspruch auf Pflege und Wartung nur insoweit haben, wie erforderlich ist, um nicht durch die Entstehung vorzeitigen Siechtums der Volksgemeinschaft noch höhere Kosten, als ohnehin vorauszusehen ist, zu verursachen".

In einigen kleineren Punkten gab man dem Regierungspräsidenten nach, so z.B. in seiner Kritik daran, daß in Scheuern ein süchtiger Arzt beschäftigt werde. In den entscheidenden Punkten aber wurde die Politik des Landeshauptmanns und seines Satrapen Bernotat bestätigt, was wohl auch das Ziel war, das die Kommission sich vorgenommen hatte.

In vielen Details des Berichts spürt man die Handschrift Carl Schneiders, beispielsweise wenn in fast allen Anstalten gerügt wird, daß die Arbeitstherapie nicht genügend ausgebaut sei. Auch seine guten psychiatriehistorischen Kenntnisse werden sichtbar, wenn er schreibt: „Die geschichtliche Entwicklung hat daher zur Trennung der Siechenanstalten und reinen Pflegeanstalten von den eigentlichen Heilanstalten wenigstens in einem gewissen Umfang zurückgeführt." Hundert Jahre zuvor hatte man deren Vereinigung für einen großen Fortschritt gehalten, jetzt sollte das Rad aus durchsichtigen Gründen wieder zurückgedreht werden.

Im letzten Satz des Besichtigungsberichts wird vorgeschlagen, in der regulären Besichtigungskommission Prof. Kleist durch Prof. Schneider zu ersetzen. Das löste einen weiteren Streit aus, der aber eher im Hintergrund ablief und ein Stück des mittlerweile perfekten Überwachungsstaates erkennen läßt: In einem Schreiben des Oberpräsidenten von Hessen-Nassau an die Verwaltung des Provinzialverbandes in Kassel vom 5. März 1940 wird zunächst noch einmal bestätigt, daß im Bericht vom 26. April 1939 angeregt worden sei, in der Besichtigungskommission für den Regierungsbezirk Wiesbaden Professor Dr. Kleist durch Prof. Schneider, Heidelberg, zu ersetzen.[208] Der Regierungspräsident von Wiesbaden habe aber dagegen Bedenken geäu-

[208] In Abweichung von Platen-Hallermund heißt es hier, daß Kleist im November 1935 vom Regierungspräsidenten von Wiesbaden und im Einvernehmen mit dem Bezirksverband Nassau als Sachverständiger in der Besuchskommission vorgeschlagen und im April 1936 dazu ernannt worden sei.

ßert, weil Prof. Kleist, „ein weit über die Grenzen Deutschlands hinaus anerkannter Gelehrter und Forscher", seit Jahren „erhebliche wissenschaftliche Differenzen" mit Prof. Schneider habe und sich „verletzt fühlen würde" wenn man Schneider vorzöge. Das solle man nach Möglichkeit vermeiden. Da ohnehin eine einheitliche Verwaltung der beiden Bezirksverbände angestrebt werde, biete es sich an, für das ganze Gebiet Prof. Kretschmer aus Marburg als Sachverständigen zu berufen, der dann auch Prof. Ewald aus Göttingen zu ersetzen habe.
Durch die Erfahrungen mit Kleist gewitzter geworden, rief Landesrat Schlemmer im März 1940 den Sicherheitsdienst der SS in Person des Landesoberverwaltungsrates und SS-Obersturmführers Dr. Sommer (Anschrift: „Bad Wildungen, Hotel zur Post") zu Hilfe und zwar mit der Frage, ob die Marburger Ärzte bekannt seien und ob sie auch „die erforderliche nationalsozialistische Einstellung mitbringen" würden.

„Der hierseits abgelehnte Prof. Dr. Kleist in Frankfurt/M hat das ganze Problem von *rein* medizinischem Standpunkt aus betrachtet." (Hervorhebung im Original) Sommer gab wunschgemäß postwendend Bescheid, allerdings nicht an Schlemmer, sondern „wegen der SD-mäßigen Vertraulichkeit der Auskunft" direkt an den „lieben Oberführer" Landeshauptmann Traupel.
Prof. Kleist durch Prof. Kretschmer zu ersetzen – so seine Auskunft – „hieße aller Voraussicht nach die Schwierigkeiten in der Besichtigungkommission nur vergrößern". Sein wissenschaftliches System widerspräche den nationalsozialistischen Grundeinsichten, „weil Kr. im kranken Menschen den Regelfall u. im gesunden Menschen den an den Idealfall der Gesundheit nur angenäherten Ausnahmefall sieht. (...) Hinzu kommt bei K. eine grundsätzliche Ablehnung des Nationalsozialismus, aus der er selbst bei Sitzungen keinen Hehl machte. So gab er in einem wiss. Gremium z.B. wörtlich das Urteil ab: „N.N. ist ein ausgezeichneter Mensch, *obwohl* er Parteigenosse ist." Man habe K. „von ns-Seite" unbehelligt gelassen, weil er sehr zurückgezogen lebe und „nicht als böswillig und gefährlich gilt".
Im Juni 1940 wurde auch Ewald vom Sicherheitsdienst des Reichsführers-SS überprüft. Wegen der Eilbedürftigkeit legte man eine Beurteilung aus dem Jahre 1938 vor, die Ewald als politisch „indifferent" bezeichnete. Im allgemeinen sei er aber zuverlässig und habe sich stets bereit gefunden, SA- und SS-Einheiten durch seine Anstalt zu führen „und in ausführlichen Darlegungen aus der Praxis die wichtigsten Geisteskrankheiten und ihre volkspolitischen Gefahren zu demonstrieren".[209] Zu einer Entscheidung in der Frage des psychiatrischen Sachverständigen in der

[209] Der gesamte Schriftwechsel findet sich im Archiv des LWV Kassel, Akte Nr. 1/276.

Besichtigungskommission scheint es nicht mehr gekommen zu sein. Die Anstaltsrevisionen wurden vermutlich eingestellt.

Zum Schluß des Abschnitts über die Entwicklung der Psychiatrie in Hessen-Nassau bleibt noch die Entwicklung der Sterberaten zu klären:

Tab. 61: Vorkriegssterblichkeit in den *Anstalten des Regierungsbezirks Wiesbaden*[210]

Anstalt	1935	1936	1937	1938	1939
Eichberg	6,1	5,1	7,5	4,8	6,6
Hadamar	—	4,6	4,1	4,8	4,1
Herborn	6,2	3,2	6,0	5,3	6,8
Weilmünster	—	6,0	—	—	—
Durchschnitt	6,1	4,7	5,9	5,0	5,8

Wie in Kurhessen bleiben auch in Nassau die durchschnittlichen Sterberaten trotz aller Sparmaßnahmen erstaunlich niedrig. In Hadamar, das durchgehend die niedrigsten Sterberaten aufweist, mag dies auch damit zusammenhängen, daß sich diese Anstalt im Sinne der angestrebten Autarkie der Anstalten mit Milch, Fleisch und Gemüse zu 100 Prozent aus den eigenen landwirtschaftlichen Betrieben versorgen konnte und bei den Kartoffeln immerhin noch zu 33% des Bedarfs. Ähnliches gilt übrigens auch für die kurhessische Anstalt Haina.

Zusammenfassungen und Vergleiche

Vorbemerkung: Obwohl die Darstellung der psychiatrischen Versorgung in den Ländern und Provinzen unter dem NS-Regime während der Vor-

210 Quellen: Die Zahlen von Eichberg sind dem Wiesbadener Aktenbestand 430/1 Nr. 12376 entnommen, für Hadamar der Statistik am Ende des Hadamar-Buches von Roer/Henkel, dazu kommen jeweils Laehrs Zahlen für 1936. Für Herborn hat sich eine Aufstellung über die Krankenbewegungen von 1911–1960 erhalten, die mir dankenswerter Weise Dr. Haedke zur Verfügung stellte. Zu Weilmünster gibt es aus der Vorkriegszeit außer den Angaben im Laehr keine genauen Zahlen. Fred-Helmut Müller hat zwar im Auftrag des LWV die im Kasseler Archiv verwahrten Aufnahmebücher ab 1937 ausgewertet und u.a. auch Sterbezahlen ermittelt, konnte jedoch mangels geeigneter Unterlagen keine Aussagen über die Patienten machen, die seit 1933 aufgenommen worden waren. Immerhin geht aus seinen Grafiken hervor, daß von den ab 20.10.1937 aufgenommenen Patienten 1938 etwa 40 und 1939 ungefähr 100 starben. Sterberaten lassen sich damit aber nicht errechnen.

kriegszeit relativ breit geraten ist, kann sie doch keineswegs Anspruch auf Vollständigkeit erheben. Zu groß sind die Lücken sowohl in den erhaltenen Quellen als auch in ihrer Erschließung. Dem Text haftet dadurch eine gewisse Zufälligkeit an, daß ich auf das angewiesen war, was bisher veröffentlicht ist und was ich – in der Regel unter großem Zeitdruck – in den Archiven finden konnte. Im Grunde läuft dies auf die Forderung hinaus, nicht nur dem Hungersterben sondern auch den Veränderungen in der Patientenversorgung in den einzelnen Regionen während der Vorkriegszeit mehr Beachtung zu schenken.

Eine der Fragen, die zu Beginn des Kapitels über die NS-Psychiatrie in der Vorkriegszeit gestellt wurden, die Frage nämlich, ob auch im Bereich der Psychiatrie Bestrebungen erkennbar sind, möglichst Vieles möglichst rasch zu vereinheitlichen und zu zentralisieren, muß nach dem Vorgefundenen verneint werden. Das Scheitern des nassauischen Vorstoßes in Richtung auf einen Einheitshaushaltsplan macht dies exemplarisch sichtbar.
Die Meinung des ungenannten Autors aber, daß aufgrund der intensiven Sparmaßnahmen in den letzten Jahren der Weimarer Republik sich in der frühen NS-Zeit zunächst nicht wesentliches an der Patientenversorgung geändert habe, konnte zunächst anhand der Entwicklungen in Baden, dann aber auch aufgrund der in den Ländern und Provinzen vorgefundenen Entwicklungen eindeutig widerlegt werden. Zur Verdeutlichung dieser Feststellung sollen die in den einzelnen Regionen erhobenen Befunde im Folgenden noch einmal zusammengefaßt werden:

Bayern	Relativ hohe, nur langsam abgesenkte Pflege- und Verköstigungssätze; Personalabbau; drei Anstalten haben niedrigeren Pflegesatz (Pflegeabteilungen); Sterblichkeitsgipfel z.T. schon 1936, insgesamt kein deutlicher Anstieg; Sterberaten bleiben unter 5%.
Württemberg	Relativ konstanter Ernährungs- und Gesamtaufwand; Anpassung an steigende Lebensmittelpreise; Sterblichkeitsgipfel 1935; Personalverbesserungen 1936; Sterberaten im Durchschnitt unter 5%.
Baden	Sparanstalt Rastatt 1934; durch hochgehaltene Pflegesätze (3,50–3,05 RM) konstant Überschüsse;

	Personalvermehrung 1937; Sterberate im Durchschnitt unter 4,6%.
Volksstaat Hessen	Bis einschließlich 1937 relativ gute Versorgung; ab 1938 Zurückholung von Patienten aus Privatanstalten; Überbelegungspolitik; ab 1939 Personalreduktion; 1936 Durchschnittssterberate der vier Anstalten mit 4,0% sehr niedrig.
Rheinprovinz	Früh einsetzende Wirtschaftlichkeitsprüfungen mit nachfolgender Überbelegung; Pflegesatz bereits 1934 bei 2,50 RM, Verköstigung bei 0,47 RM; besonders ungünstige Arzt- und Pfleger/Patienten-Relationen; Sterberaten ab 1935 über 5% und ständig steigend.
Westfalen	Niedriger Aufwand, ungünstige Personalschlüssel; Zurückholung von Patienten aus konfessionellen Anstalten ab 1936; Überbelegung, z.T. „Doppelbetten"; durchschnittliche Sterberaten der sieben Anstalten konstant um 5%;
Hannover	Bereits 1936 Verköstigungssatz von 0,46 und Gesamtaufwand von 2,60 RM; Zusatzkost gegen Extrabezahlung; ungünstige Personalschlüssel; deutlich erhöhte und steigende Sterberaten.
Hamburg	Gleichbleibend hoher Pflegesatz von 5,– RM ermöglicht große Überschüsse; Friedrichsberg wird Heil-, Langenhorn Pflegeanstalt; Chronischkranke werden im billige Umlandanstalten verlegt; Überbelegung; Langenhorn soll sich selbst ernähren; relativ niedrige Sterberaten in Langenhorn.
Lübeck	Aus finanziellen Gründen Übernahme von Hamburger Patienten; keine Daten zur Sterblichkeit verfügbar.
Bremen	Unter Direktor Steinmeyer ab 1936 Sterberaten über 7%.

Schleswig-Holstein	Übernahme von Hamburger Patienten; Zurückholung von Patienten aus Privatanstalten; Überbelegungspolitik; in Stadtfeld erhöhte und weiter steigende Sterblichkeit ab 1936.
Mecklenburg	Hohe Sterblichkeit in Rostock 1936 (wenige Informationen verfügbar).
Pommern	Ungünstige Personalrelationen; Zurückholung von Patienten aus konfessionellen Anstalten; Überbelegung; deutlich erhöhte Sterblichkeit schon 1936.
Ostpreußen	Tendenzen zur Überbelegung; Mit 1:6 noch günstige Personalrelationen; Sterblichkeit über 5%.
Berlin	Rund 9.000 eigene Betten und Belegungsrecht für 5.500 Betten in Brandenburg, die 1936 alle überbelegt sind; in drei psychiatrischen Anstalten bereits 1936 Sterberaten um 8%; in Wittenau besonders hohe Sterblichkeit bei jüdischen Patienten; 1939 Verlegungen nach Meseritz-Obrawalde.
Brandenburg	1936–1938 Umgestaltung des Anstaltswesens mit vielen Patientenverschiebungen: „Nur pflegebedürftige Patienten" sollen in „Sonderanstalten" (Wittstock?) verlegt werden (Realisierung der Planungen weitgehend unklar); ab 1938 „wesentlich dichtere Belegung", d.h. Überbelegung geplant; Durchschnitt der Sterberaten von neun Anstalten 1936 um 6% (weitere Entwicklung der Sterblichkeit mangels Daten nicht beschreibbar).
Provinz Sachsen	1936 Auflösung, bzw. Verlegung von Nietleben nach Kreuzburg/Schlesien; Überbelegungspolitik; Verköstigung in Jerichow 1939 für 0,45 RM; deutlich erhöhte und sich steigernde Sterberaten.
Anhalt	Bernburg wird Heilanstalt, Hoym Pflegeanstalt für Unheilbare; in Hoym sehr schlechte ärztliche und pflegerische Versorgung und extrem hohe Sterberate (ab 1935 immer über 10%).

Schlesien	1935 Auflösung der Anstalt Kreuzburg, statt dessen Nietleben eingezogen; Tendenzen zu Überbelegung; 1936 durchschnittliche Sterberate der sieben Anstalten 5,1 %.
Sachsen	Bis Mitte der dreißiger Jahre Verlegung der „gebesserten Unheilbaren" in billigere, auch konfessionelle Einrichtungen; trotz relativ gutem Verköstigungssatz 1936 aus Sparsamkeitsgründen Einführung der Breikost in Sonnenstein; Überbelegung ab 1936; ab 1938 Breikost für „Niedergeführte" in allen Anstalten vorgeschrieben; viele Tuberkuloseerkrankungen in Colditz; 1936 erhöhte, dann leicht und 1939 dramatisch steigende Sterberaten.
Thüringen	Gebesserte, aber nicht entlaßfähige Patienten in Privatanstalten; absichtlich hochgehaltener Pflegesatz (3,50 RM) ermöglicht Überschüsse; 1935 „Umgestaltung des Irrenwesens" mit Sparanstalten für „Unheilbare" geplant; 1936 völlig unterschiedliche Sterberaten der drei Landesanstalten; Zunahme der Sterbefälle bei „asozialen" Tuberkulösen in Stadtroda.
Hessen-Kassel	Besondere Bemühungen um billige, aber ausreichende Kost durch „Ernährungsrichtlinien" (Kostsatz 1938: 0,39 RM); Wirtschaftlichkeitsprüfung in Merxhausen 1937 empfiehlt engere Belegung, d.h. Überbelegung sowie Personalreduktion; ab 1937 Rückholung der Patienten aus kirchlichen Einrichtungen; Marburg beklagt schon 1937 zahlreiche Tuberkuloseerkrankungen durch unzureichende Ernährung, insbesondere Eiweißmangel; Sterblichkeit in Haina niedrig, in Merxhausen ansteigend, in Marburg hoch.
Hessen-Wiesbaden	1934 Sparanstalt Weilmünster wiedereröffnet; ab 1936 große Rückholaktion aus kirchlichen Einrichtungen; Überbelegungspolitik;

ab 1936 in zwei Jahren von 29 % Unterbelegung zu 28 % Überbelegung;
intensives Sparen in allen Bereichen, z.B. ab 1936 Strohsäcke statt Roßhaarmatratzen;
trotz allem bleiben die Sterberaten der 4 Anstalten nur mäßig erhöht!

Einige der in diesen Zusammenfassungen noch nicht erwähnten *Einzelbefunde* sollen – auch wegen ihrer möglichen modellhaften Bedeutung für die weitere Entwicklung – herausgehoben werden: So war die *schlechtere Ernährung von Nichtarbeitenden* in Hamburg anscheinend bereits ab Mitte der dreißiger Jahre üblich; in Merxhausen wurde sie 1937 von den Wirtschaftsprüfern empfohlen. In der gleichen Anstalt gab es 1937 – wie auch in Westfalen – bereits *Doppelstockbetten*. Von einer anderen Kommission, der auch Carl Schneider angehörte, wurde 1939 in Eichberg empfohlen, *„psychopathische Kriminelle einem Konzentrationslager zuzuweisen"*.
In der gerafften Übersicht über die Befunde in den verschiedenen Regionen wurde immer wieder auf die Höhe der Sterblichkeit hingewiesen. Die Unterschiede, die darin bereits sichtbar wurden, werden in der folgenden Tabelle verdeutlicht, indem die einzelnen Länder und Provinzen in der Reihenfolge der Höhe ihrer durchschnittlichen Sterblichkeit im Jahr 1936, also in einer Art Rangliste, aufgereiht werden. Bei einigen Regionen ist es auch möglich, die weitere Entwicklung durch Daten aus dem Jahr 1938 zu ergänzen (vgl. Tab. 62).
In der Rangliste ergeben sich für 1938 folgende Verschiebungen: Mit einer durchschnittlichen Sterberate von 4,0 ist Württemberg das Land mit der niedrigsten Sterblichkeit. Es folgen Bayern (4,4), Baden (4,6), Westfalen (5,0), Hessen-Wiesbaden (5,0), Volksstaat Hessen (6,0), Sachsen (6,1), Hannover (6,2), Bremen (6,3), Hessen-Kassel (6,9), Provinz Sachsen (7,4), Rheinprovinz (7,5), Schleswig-Holstein (8,4), Anhalt (9,0), Oldenburg-Wehnen (9,3) und Braunschweig-Königslutter (11,6). An der Tabelle ist bemerkenswert, daß sowohl 1936 als auch 1938 süddeutsche Länder die niedrigsten Sterberaten aufweisen! In Württemberg und Bayern waren sie gegenüber 1936 sogar leicht rückläufig, während in Baden ein mäßiger, im Volksstaat Hessen ein stärkerer Anstieg festzustellen ist. Bei all diesen Ländern war bis über die Mitte der dreißiger Jahre hinaus ein relativ hohes Versorgungsniveau festzustellen. In Südhessen hatten 1938 intensivere Sparmaßnahmen eingesetzt, was den Sterblichkeitsanstieg erklären kann. Ab Platz 8 bis 19 der Rangliste findet man – mit Ausnahme des Landes Sachsen – ausschließlich preußische Provinzen, Berlin folgt auf Rang 21. In fast allen preußischen Provinzen ist – soweit für beide Jahre

Tab. 62: Rangliste der Sterblichkeit in den Ländern und Provinzen im Jahr 1936 sowie Fortschreibung der Sterberaten in das Jahr 1938 (allerdings ohne Rangliste).

Linke Hälfte: Länder und Provinzen dargestellt in der Reihenfolge der Höhe der durchschnittlichen Sterblichkeit in ihren Anstalten im Jahr 1936. In der rechten Hälfte der Tabelle ist die durchschnittliche Sterblichkeit von 1938 in denjenigen Ländern angegeben, für die entsprechende Daten vorlagen. Die Zahl der Anstalten, die berücksichtigt werden konnten, ist jeweils in Klammern vermerkt.

Land/Provinz	Anstalten	Sterberaten 1936	Anstalten	Sterberaten 1938
1. Volksstaat Hessen	(4)	4,0	(2)	5,2
2. Baden	(5)	4,2	(5)	4,6
3. Hamburg (Langenhorn)	(1)	4,3		
4. Württemberg	(4)	4,6	(4)	4,0
5. Bayern	(9)	4,7	(9)	4,4
6. Thüringen	(3)	4,8		
7. Westfalen	(7)	4,9	(7)	5,0
8. Hessen-Wiesbaden	(4)	5,0	(3)	5,0
9. Schlesien	(7)	5,1		
10. Hessen-Kassel	(3)	5,4	(3)	6,9
11. Hannover	(5)	5,4	(5)	6,2
12. Sachsen	(8)	5,4	(6)	6,1
13. Ostpreußen	(3)	5,8		
14. Brandenburg	(9)	6,1		
15. Pommern	(4)	6,5		
16. Mecklenburg	(2)	6,6		
17. Provinz Sachsen	(6)	6,6	(3)	7,4
18. Rheinprovinz	(8)	6,6	(5)	7,5
19. Schleswig-Holstein	(2)	7,2	(1)	8,4
20. Bremen	(1)	7,4	(1)	7,7
21. Berlin	(3)	7,9	(1)	6,3
22. Anhalt	(2)	9,8	(2)	9,0
23. Braunschw. (Königsl.)	(1)	10,0	(1)	11,6
24. Oldenburg (Wehnen)	(1)	10,6	(1)	9,3
1936: 102 Anstalten	6,2 % als Durchschnitt aller Sterberaten			
1938: 59 Anstalten	6,7 % als Durchschnitt aller Sterberaten			

Zahlen vorlagen – von 1936 auf 1938 ein deutlicher Anstieg der Sterberaten festzustellen. Am Ende der Tabelle finden sich kleine Länder mit wenigen Anstalten oder auch nur einer einzigen, in denen angesichts der hohen Sterberaten jeweils Sonderentwicklungen angenommen werden müssen, die im ausführlichen Text so weit wie möglich beschrieben sind.

Vor der zusammenfassenden Würdigung der Ergebnisse sollen im Hinblick auf notwendige weitere Forschungen zwei Begriffe noch einmal genauer beleuchtet werden, die in der Beurteilung der Qualität der Patientenversorgung eine große Rolle spielen, in vielen Untersuchungen und auch bei Vergleichen gerne herangezogen werden und oft als absolute Größen angesehen werden:

Pflegesatz
Bei diesem von den Kostenträgern (Selbstzahler, Krankenkassen, Fürsorgeverbände) pro Verpflegungstag erhobenen Betrag handelte es sich früher – im Gegensatz zu heute – nur um eine scheinbar vollständige Entschädigung für erbrachte Leistungen des Krankenhauses. In der alten Psychiatrie war es als wesentlicher Bestandteil der staatlichen Irren*fürsorge* üblich, daß Länder oder Provinzen und Kreise erhebliche Zuschüsse zu den Behandlungskosten leisteten. Erst in der Weltwirtschaftskrise am Ende der Weimarer Zeit führten die harten Sparmaßnahmen dazu, daß die Pflegesätze in vielen Anstalten kostendeckend wurden. In Baden, wie wahrscheinlich auch in allen anderen Regionen, wurde dies von den neuen Machthabern für alle Anstalten bindend vorgeschrieben.
Die in der NS-Zeit durch fortgesetzte Sparmaßnahmen erzielten Einsparungen wurden in der Regel nicht sofort, in manchen Ländern sogar überhaupt nicht durch Herabsetzung des Pflegesatzes an die Kostenträger weitergegeben. Vielmehr heimste der Krankenhausträger, wie in Baden, Hamburg und Thüringen belegbar, die oft erheblichen Überschüsse zur Aufbesserung der Staatskasse ein. Wohin diese Gelder gingen, kann nur vermutet werden. Wahrscheinlich setzte man sie für die „Erbgesunden" ein, in Nassau besonders für die Jugendfürsorge.
Die Angaben über die Höhe der – politisch festgesetzten – Pflegesätze spiegeln also nicht unbedingt die Qualität der Versorgung wider. Diese ist eher am sogenannten „tatsächlichen Aufwand" feststellbar, der in der Regel in den Berichten über die erzielten „Wirtschaftsergebnisse" am Ende der Jahresberichte, manchmal auch als „Ist-Ergebnis" zurückliegender Jahre in den Haushaltsplänen der Länder auftaucht. Zur Illustration werden in der folgenden Tabelle Pflegesätze und tatsächlicher Aufwand in drei Ländern gegenübergestellt. Leider waren die Daten nicht vollständig zu ermitteln.

Tab. 63: Pflegesatz und tatsächlicher Aufwand in drei Ländern (in RM)

Land	1933	1934	1935	1936	1937	1938	1939
Hamburg	5,–	5,–	5,–	5,–	5,–	5,–	5,–
Tatsächl. Aufwand	4,53	3,82	3,75				
Thüringen	4,20	4,20	4,20	3,60	3,60	3,60	3,60
Tatsächl. Aufwand				3,28			
Baden	3,50	3,35	3,35	3,05	3,05	3,05	3,05
Tatsächl. Aufwand (Konstanz)	3,28	2,75		2,38	2,49	2,26	2,30

In Hamburg hielt man den Pflegesatz konstant in der gleichen Höhe; der tatsächliche Aufwand ging aber im Laufe der Jahre erheblich zurück. Thüringen und Baden senkten ihre Pflegesätze, Baden sogar mehrfach. Wie die „Wirtschaftsergebnisse" der Anstalt bei Konstanz zeigen, blieb man trotzdem ständig unter den Kosten des Pflegesatzes und konnte erhebliche Überschüsse an die Staatskasse überweisen. 1939 waren dies allein in Konstanz über 200.000 Reichsmark.

Verköstigungssatz
Mit diesem Begriff sollten die täglichen Kosten für die Ernährung eines Patienten bezeichnet werden. Er ist zwar etwas umständlich, führt aber nicht zu Verwechslungen mit dem zeitgenössisch häufig verwendeten Begriff der „Verpflegungskosten", der in der Regel den Pflegesatz meint. Wenn im Vorausgegangenen von den Kosten der Ernährung die Rede war, handelte es sich wohl zumeist um tatsächliche Aufwendungen, aber auch hier sind zuweilen Differenzierungen notwendig:
Wenn beispielsweise in Sachsen von 1933 bis 1937 ein Verköstigungssatz von 65 Pfennigen festgelegt war, handelte es sich nicht um tatsächliche Aufwendungen, sondern um einen angeordneten Höchstbetrag, der auf keinen Fall überschritten werden durfte. Der Unterschreitung waren jedoch keine Grenzen gesetzt. Es handelte sich also um Haushaltsvorgaben, die von den einzelnen Anstalten entweder voll ausgenutzt oder aber im Vollzug des allgemeinen Spargebotes unterschritten wurden.
Im nassauischen Haushaltsplan für das Rechnungsjahr 1937 ist für die Beköstigung der Kranken in der II. Klasse der Anstalten Eichberg, Hadamar, Herborn und Weilmünster ein Betrag von 0,48 RM vorgesehen, dem in Hadamar 1937 tatsächliche Aufwendungen von 44,6 Pfennigen gegenüberstehen. Um das gleiche Problem handelt es sich, wenn der Vertreter von Niederschlesien, Dr. Matthias, auf der Dezernentenkonferenz von 1937 davon sprach, daß in seinem Verantwortungsbereich der Verköstigungssatz „etatmäßig" 0,45 RM betrage, „istmäßig" jedoch nur 0,39–0,43 Reichsmark.
Schließlich bleibt die Frage, was die angegeben Verköstigungssätze alles beinhalten. In seinem Vortrag über „Sparmaßnahmen in den Heil- und Pflegeanstalten" mußte Bernotat einräumen: „Ich weiß wohl, daß die Aufwendungen der einzelnen Anstalten je Kopf und Tag für Beköstigung nicht ohne weiteres miteinander verglichen werden können, weil die Größe der landwirtschaftlichen Betriebe, die Art der Verrechnung der im eigenen Betrieb gewonnenen Erzeugnisse, die getrennte Verrechnung der Zulagen usw. von wesentlicher Bedeutung für die Berechnung des Verköstigungssatzes sind." In dem durchschnittlichen Betrag von 0,46 RM für die nassauischen Anstalten seien „sämtliche Ausgaben für Sonderkost, Zulagen für arbeitende Kranke usw" enthalten. Die eigenen landwirtschaftlichen Erzeugnisse würden zum Durchschnitt der Großhandelspreise abzüglich 15% verrechnet.
Wie die Pflegesätze können also auch die Verköstigungssätze nicht als problemlos vergleichbare Größen angesehen werden. Solange man die genauen Berechnungsgrundlagen nicht kennt, sind Vergleiche nur innerhalb ein- und derselben Region möglich.

Gesamtergebnisse

Das wichtigste Untersuchungsergebnis der Entwicklung der psychiatrischen Versorgung in den einzelnen Ländern und Provinzen in der

Vorkriegszeit ist zunächst, daß auch nach den drastischen Einschnitten in der Endphase der Weimarer Republik weiterhin intensiv an den Kosten der Geisteskrankenfürsorge gespart wurde. Nach den neuen rassehygienischen Prioritäten und den stereotypen, propagandistischen Behauptungen über die „ungeheuren Fürsorgelasten" war dies auch nicht anders zu erwarten. Neu ist allerdings die Erkenntnis, daß die geforderten Sparmaßnahmen in den einzelnen Regionen unterschiedlich intensiv ausgeführt wurden und zu verschiedenen Zeitpunkten einsetzten. Darin kommen zweifellos Einflüsse regionaler Machthaber und auch die unterschiedliche Durchdringung der Verwaltungsebenen von der neuen Ideologie zum Ausdruck, wie es in ähnlicher Weise bei der Durchsetzung des Zwangssterilisationsgesetzes zu beobachten war.

In der zuletzt diskutierten Rangliste der Sterblichkeit in den verschiedenen Regionen wurde ein auffälliges Nord-Südgefälle deutlich. Es deckt sich weitgehend mit den Unterschieden in den Ranglisten der Personalrelationen und Verköstigungssätze in den entsprechenden Ländern, also mit der Intensität der durchgeführten Sparmaßnahmen. Daß die Sterblichkeit in den west-, nord- und ostdeutschen Anstalten durchwegs höher lag als in den süddeutschen, dürfte mit den Aktivitäten der vom Deutschen Gemeindetag eingesetzten Kommission zur Überprüfung der Wirtschaftlichkeit der Anstalten zusammenhängen, die im Auftrag der Provinzialverwaltungen fast ausschließlich und besonders frühzeitig in Preußen tätig wurde. Ihre Sparvorschläge, die vor allem auf „bessere Nutzung des Anstaltsraumes" durch Überbelegung hinausliefen, zusätzlich auf Reduzierung des Personals und der für die Ernährung der Patienten auszugebenden Mittel, wurden in vielen preußischen Provinzen umgesetzt, am konsequentesten vielleicht in der mit allen ihren Anstalten als erste Region vollständig durchgeprüften Rheinprovinz, danach in Hessen-Nassau. Neben den anderen preußischen Provinzen übernahmen später auch außerpreußische Länder Teile des Forderungskatalogs als Richtschnur für die vielerorts geplante Reorganisation des Anstaltswesens.

Zwar wurde auch in Bayern, Baden und Württemberg gespart, im Gegensatz zu den preußischen Provinzen jedoch für lange Zeit ein relativ hohes Verköstigungsniveau beibehalten. Das galt sogar für Sachsen, wo man aber 1938 mit der Ausdehnung der Verabreichung von Breikost für „Niedergeführte" auf alle Anstalten eine fatale Änderung der Ernährungspolitik einleitete. Die von der Sparkommission favorisierte Überbelegung als Mittel zur Kostensenkung wurde in vielen Provinzen, besonders aber im Rheinland, Hessen-Nassau, Brandenburg und Anhalt verwirklicht. Man erreichte sie haupt-

sächlich durch die Zurücknahme jener Patienten, die auf Kosten der Landesfürsorgeverbände in Privatanstalten untergebracht waren. „Sparanstalten" im Sinne einer gezielten Minderversorgung von chronisch Kranken durch Konzentration in Billiganstalten existierten in Baden und Anhalt; vermutlich gab es sie auch noch in anderen Regionen. Sachsen und Thüringen verlegten ihre gebesserten chronisch Kranken in Altersheime und ähnliche – billigere – Einrichtungen. Die Verlegung der chronisch Kranken in Umlandanstalten wie z.B. in Hamburg und Berlin stellt eine besondere Variante dieser Form der Kosteneinsparung dar.
Mit den beschriebenen Maßnahmen versuchte man unter anderem auch, der durch den „Sterilisationsstau" und die zunehmende gesellschaftliche Ausgrenzung der „Minderwertigen" wieder ansteigenden Anstaltsbelegung mit entsprechend höheren Folgekosten zu begegnen. Leidtragende dieser Entwicklungen waren vor allem die chronisch Kranken mit hoher Pflegebedürftigkeit, aber geringer oder fehlender Arbeitsleistung. Diese konnten auch nicht mehr von der Intensivierung der Arbeitstherapie im Rahmen des Vierjahresplans profitieren. Wegen des vorangegangenen Personalabbaus konnten nicht mehr alle, d.h. auch die leistungsunfähigen Patienten gefördert werden. Charakteristisch für diese neue Art einer selektierenden Arbeitstherapie ist der Ausspruch des Direktors der badischen „Sparanstalt" Dr. Josef Schreck, er sehe nicht ein, warum ein Karren von zehn Patienten gezogen werden sollte, wenn zwei dies genau so gut könnten.
Neben dem Nord-Südgefälle fand sich in der Rangliste der Anstaltssterblichkeit in den Ländern ein weiterer überraschender Befund: Ausgerechnet der Regierungsbezirk Wiesbaden der Provinz Hessen-Nassau, der sich in den Spardiskussionen mit radikalen Forderungen besonders hervorgetan und diese auch zum größten Teil durchgeführt hatte, lag 1936 und sogar 1938 mit der durchschnittlichen Sterblichkeit seiner Anstalten noch im Bereich der „normalen" Friedenssterblichkeit! Dafür gibt es nur zwei alternative Erklärungsversuche: Entweder haben, was nie ganz auszuschließen ist, die Vertreter von Hessen-Nassau in den Spardiskussionen maßlos übertrieben, oder aber sie haben im internen Betrieb mit den Einsparungen genau an jener Grenze Halt gemacht, von der an eine auffällige Steigerung der Sterblichkeit aufgetreten wäre. Vieles spricht für die zweite Annahme: So wiesen die benachbarten nordhessischen Experten für billigste Ernährung immer wieder darauf hin, daß die Kost „ausreichend" sein müsse und laufende Gewichtskontrollen zweckmäßig seien, um sich vor „Überraschungen" zu schützen. Der brandenburgische Landesrat

Fink wurde 1937 noch deutlicher, als er sagte, die „nur Pflegebedürftigen" seien so zu versorgen, daß es „gerade ausreicht, das nackte Leben auf bescheidenste Weise zu fristen". Es scheint also in der Vorkriegszeit noch nicht intendiert gewesen zu sein – und das deckt sich mit Hitlers bekannter Äußerung zur „Euthanasie"-Frage, er wolle diese erst im Krieg aufgreifen – Geisteskranke in größerem Ausmaß zu beseitigen, auch nicht durch die Schaffung extremer Mangelbedingungen. Der Wiesbadener Landesrat Rückert, der mit Bernotat eng zusammengearbeitet hatte, äußerte nach 1945, daß vor dem Zweiten Weltkrieg „noch keine Rede davon war, Kranke zu töten".[211]
Achim Thom sieht die Vorkriegsentwicklung ähnlich, wenn er schreibt: „Schließlich führte die Sparpolitik des faschistischen Staates (...) zur fortwährenden Beschränkung der für die psychiatrische Betreuungspraxis verfügbaren Mittel mit dem Resultat der vor allem ab 1937 einsetzenden Tendenz zur Herabdrückung des Niveaus der Lebenssicherung der Anstaltspatienten auf ein gerade noch das Überleben sicherndes Minimum."[212]
Andererseits ist eine solche untere Grenze der Minimalfürsorge in der Praxis schwer einzuhalten. Bestimmte Einstellungen von Anstaltsdirektoren – wie beispielsweise bei jenem von Colditz – vorausgesetzt, kann es leicht zu Grenzüberschreitungen kommen. In Marburg waren es hingegen die vorgesetzten Dienststellen, die Direktor Langelüddeke nicht gestatteten, seine Kranken trotz seiner eindringlichen Hinweise auf Unterernährung und Eiweißmangel besser zu ernähren. In beiden Fällen war es jeweils die Zunahme der Tuberkulose, die zur erhöhten Sterblichkeit führte. Über eine Zunahme der Tuberkulose wird auch aus badischen und württembergischen Anstalten berichtet, obwohl dort die Ernährung in der Vorkriegszeit noch günstiger war.[213] Hier spielten wohl andere Komponenten der Sparpsychiatrie, wie dichtere Belegung, mangelnde pflegerische Betreuung und fehlender Aufenthalt in der frischen Luft, eine infektions- und krankheitsfördernde Rolle; unter Umständen wurde den Pflegefällen auch nur eine reduzierte Kost zugebilligt. Arnold bringt die Zusammenhänge zwischen Hunger und Tuberkulose auf den Punkt: „Hungernde Menschen sind in extrem hohem Maße der Tuberkulose ausgeliefert und Tuberkulosekranke, die chronisch hungern, dem baldigen Tode."[214] Es würde sich

[211] Zit. n. Schmidt-v. Blittersdorf 1986, 74.
[212] Thom 1989, 139.
[213] Vgl. Steiner 1985, 79; sowie Faulstich 1990b, 160.
[214] Vgl. Arnold 1970, 205.

lohnen, die Zunahme der Vorkriegssterblichkeit unter dem Gesichtspunkt der Tuberkulosesterblichkeit genauer zu untersuchen.
In der vorangegangenen Darstellung der Vorkriegspsychiatrie, die sich auf die Intensität der Sparbemühungen in den verschiedenen Regionen sowie die zunehmende Mangelversorgung und ihre Auswirkungen auf das Hungersterben konzentrierte, sind wichtige Änderungen in der deutschen Psychiatrie im Verlauf der zweiten Hälfte der dreißiger Jahre zweifellos zu kurz gekommen. Gemeint sind die von vielen Psychiatern als großer Fortschritt gefeierten neuen Therapiemethoden wie Insulin-, Cardiazol- und Elektroschock, die eine rasche Besserung des Krankheitszustandes, wenn nicht gar die „Heilung" des Patienten versprachen. Auch die Arbeitstherapie in ihrer neuen Form, die vor allem die Ernährungsautarkie der Anstalten fördern sollte, konnte nur kurz gestreift werden. Nimmt man diese „Fortschritte" hinzu, traten in der Vorkriegspsychiatrie allmählich die Konturen einer dreistufigen NS-Psychiatrie zu Tage, die weitgehend den von Landesrat Andreae 1936 in Düsseldorf entwickelten Forderungen an eine nationalsozialistische Psychiatrie entsprechen:

(1) Eine Psychiatrie für Akutkranke: Hier war der Einsatz aller modernen (und auch teuren) Heilmittel vorgesehen, um die Störung möglichst rasch zu beseitigen und den Kranken nach vollzogener Sterilisation bald wieder dem Arbeitsmarkt zur Verfügung zu stellen.
(2) Eine Psychiatrie für arbeitsfähige chronisch Kranke: Sie sollten in sparsamst ausgestatteten Anstalten mit gut ausgebauter Arbeitstherapie jene Arbeiten verrichten, die – nach Carl Schneider – „noch nicht oder nicht mehr rentabel sind"[215] oder der möglichst weitgehenden Selbstversorgung ihrer Anstalt dienten.
(3) Eine Psychiatrie für arbeitsunfähige, pflegebedürftige chronisch Kranke: Sie waren auf billigste Weise zu verwahren, da sie nach nationalsozialistischen Gedankengut „Ballastexistenzen" waren. Weitere Schritte in Richtung einer Überprüfung des „Lebenswertes", darunter auch die Schaffung gesetzlicher Grundlagen für die Beendigung ihres „lebensunwerten Lebens" blieben vorbehalten.

Am Schluß seiner kurzen Ausführungen über die wirtschaftliche Entwicklung des Versorgungssystems unter rassehygienischen Grundsätzen kommt Walter in seiner Westfalen-Studie zu ähnlichen Aussagen: Die Hauptbetroffenen der „rigorosen Sparpolitik" waren nach seinen Untersuchungen nicht die Akutkranken, die in der Regel nach intensiver Therapie bald wieder entlassen wurden, sondern die chronisch

[215] Vgl. Schneider 1939, 411 sowie Faulstich 1993a, 175.

Kranken. Sie „entwickelten sich in Anbetracht der bei Langzeitpatienten versagenden Therapiebemühungen der Anstaltspsychiatrie zum Berechnungsfaktor betriebswirtschaftlicher Überlegungen. (…) Mit Blick auf das Gesamtkonzept ist (…) zu sagen, daß die Forcierung der therapeutischen Aktivitäten und der hohe Rang der auf die Arbeitsfähigkeit der Patienten gestützten wirtschaftlichen Arbeitsweise der Anstalten zwangsläufig (…) die Unheilbaren, Nicht-Arbeitsfähigen ausgrenzen und an den Rand der „Volksgemeinschaft" drängen mußte. Insofern ist die Entwicklung in den Jahren bis 1939 von der „Euthanasie"-Aktion nicht zu trennen."[216]

[216] Walter 1996, 624 ff.

IV. Krieg nach außen, Krieg nach innen

„Normale" und vorsätzlich verschärfte Auswirkungen des Kriegsbeginns.

Auch im Zweiten Weltkrieg führte der Beginn des Krieges zu einschneidenden Veränderungen im Betrieb der Heil-und Pflegeanstalten, nur gingen diese Veränderungen jetzt von einem sehr viel niedrigeren und selbst schon kritischen Versorgungsniveau aus. Drückte sich schon in der Vorkriegszeit in dieser „Niederführung" vieler, vor allem chronisch psychisch Kranker auf das Existenzminimum die menschenverachtende Politik des neuen Staates aus, so war für den Fall des Krieges noch Schlimmeres zu befürchten. Tatsächlich begann im September 1939 nicht nur der Krieg nach außen, sondern, nach einer Formulierung Klaus Dörners, auch ein „Krieg nach innen", der sich letztlich gegen alle als „Gemeinschaftsunfähige", „Minderwertige" und besonders gegen die als „unnütze Esser" Eingestuften in den Anstalten richtete.

Viele Folgen dieses Krieges gegen die psychisch Kranken sind bekannt, vor allem die des unmittelbar nach Kriegsbeginn organisierten und fast zwei Jahre dauernden „Vernichtungsfeldzugs" in Form des industriell betriebenen Massenmordes in der sogenannten „Aktion T4". Das Thema ist vielfach beschrieben, weshalb ich mich darauf beschränken werde, einige neue Erkenntnisse mitzuteilen, die sich im Rahmen dieser Arbeit ergeben haben. Dazu gehören die bisher kaum beschriebenen Vorkommnisse in den Zwischenanstalten sowie die „Sonderaktionen" in bestimmten Regionen.

Wie schon beim Ersten Weltkrieg soll aber zunächst in einem kurzen Exkurs die ernährungswirtschaftliche Lage des nationalsozialistischen Deutschland bei Beginn des Krieges dargestellt werden, einschließlich der von den Machthabern ergriffenen Maßnahmen zur Verhütung ähnlicher Entwicklungen wie 1914 bis 1918.[1]

Exkurs: Die allgemeine Ernährungslage in den ersten Kriegsjahren

Hitler und seine Generale hatten aus dem Ersten Weltkrieg gelernt, daß man der Ernährung und Versorgung der Zivilbevölkerung in einem zukünftigen Krieg mehr Beachtung schenken müsse. Im Reichswehr-

[1] Ich stütze mich dabei wieder auf die vergleichende Arbeit von Burchardt (1974) über die Kriegswirtschaft in den beiden Weltkriegen.

ministerium hatten schon Mitte der zwanziger Jahre entsprechende Überlegungen eingesetzt. Mit seinem 1936 verkündeten Vierjahresplan wollte Hitler erreichen, Deutschland von Rohstoff- und insbesondere von Lebensmitteleinfuhren weitgehend unabhängig zu machen und ab 1940 kriegsbereit zu sein. Im Dezember 1939 verfügte das Reich neben riesigen Rohstofflagern „über eine Getreidereserve von gut 6 Millionen Tonnen, die bei zentraler Bewirtschaftung ceteris paribus den Importbedarf von etwa 3 Jahren ausgleichen konnte. Diese Reserven wurden ebenso wie die Ernte 1939 vom ersten Kriegstag an rationiert."[2] Vorsichtshalber, oder weil man der großspurig verkündeten Ernährungsautarkie doch nicht ganz traute, wurde die dem Normalverbraucher zustehende Kalorienmenge schon im ersten Kriegsjahr von den rund 3.000 „Friedens"-Kalorien auf 2.435 Kalorien gesenkt. Man ging dabei absichtlich auf so tiefe Werte herunter, um nicht später noch einmal – die Stimmung beeinträchtigende – Rationskürzungen durchführen zu müssen. Aber mit den zugeteilten Mengen ließ sich noch leben, vor allem, wenn man sich auf dem freien Markt noch etwas hinzukaufen konnte.
Auch andere Bereiche, die im Ersten Weltkrieg vernachlässigt worden waren und zu den schweren Belastungen der Bevölkerung beigetragen hatten, wurden nun besser geregelt. An die Stelle der damals verordneten Höchstpreise für Lebensmittel trat ein absoluter Preis- und Lohnstopp, der sich als äußerst wirksam erwies und sowohl Schwarzhandel wie Spekulationsgeschäfte lange Zeit effektiv verhinderte. Während im Ersten Weltkrieg die Angehörigen von Frontsoldaten mit äußerst niedrigen Geldbeträgen unterstützt wurden, die nicht einmal die Lebenshaltungskosten deckten, erhielten sie jetzt reichliche Unterstützungszahlungen, so daß die Frauen zu Hause bleiben konnten und nicht gezwungen waren, außer Haus erwerbstätig zu sein. Wie Albert Speer, der als Rüstungsminister lange vergeblich um die Erhöhung der Rüstungsproduktion gekämpft hatte, sich später erinnerte, ließ Hitler „in privaten Gesprächen (...) oft durchblicken, daß man nach der Erfahrung von 1918 nicht vorsichtig genug sein könne" und daher der zivilen Versorgung mit Konsumgütern und der Unterstützung der Familien einberufener Soldaten besondere Aufmerksamkeit widmen müsse.[3] Im Gegensatz zu England, wo man zu Lasten der Zivilbevölkerung den zivilen Sektor der Produktion rasch heruntergefahren hatte, blieb dieser in Deutschland noch lange in großem Umfang bestehen, wurde allerdings zum großen Teil ins besetzte Ausland, insbesondere nach Frankreich verlagert.
Die Nahrungsmittelproduktion war im Ersten Weltkrieg nicht nur wegen der schlechten Ernten, sondern auch wegen des Mangels an Düngemitteln und Landarbeitern zusammengebrochen. Für die Düngemittel war jetzt vorgesorgt, die Landarbeit wurde von polnischen und französischen Kriegsgefangenen und Zwangsarbeitern verrichtet. Damit begann die

---

[2] Ebd., 74.
[3] Ebd., 93.

Ausbeutung der unterworfenen Völker und der besetzten Gebiete, die ab 1942 gigantische Ausmaße annehmen sollte.

Der entscheidende Mann für alle Ernährungsfragen einschließlich der Ausbeutung der besetzten Gebiete, eine Art von „Ernährungsdiktator" (Aly) also, war der Staatssekretär im Reichsministerium für Ernährung und Landwirtschaft, Herbert Backe, einer der „Vordenker der Vernichtung", die Götz Aly und Susanne Heim beschrieben haben.[4] Backe sorgte gleich zu Beginn des Krieges für eine genaue und äußerst differenzierte Zuteilung der Lebensmittel.

Im Rahmen von „Kriegssparmaßnahmen" ordnete darüber hinaus der Finanzminister drastische Haushaltskürzungen an.

Für die Krankenernährung hatte der Chefarzt des Krankenhauses München-Schwabing, Ernst-Günther Schenck[5] im Auftrag der Reichsärztekammer und des Hauptamtes für Volksgesundheit der NSDAP ein umfangreiches Kompendium über die Grundlagen und Vorschriften ausgearbeitet, das einige Monate nach Kriegsbeginn an alle Ärzte verteilt wurde. Diese hatten über die Gewährung der begehrten „Zulagen" zu entscheiden. In der über 100 Seiten starken Broschüre kommen psychische Krankheiten nicht vor, mit Ausnahme eines kurzen Absatzes über „Neurasthenie, Neurose, Nervenschwäche, Psycholabilität usw.", – gerade aus diesen Kreisen würden besonders viele Anträge auf Krankenzulagen gestellt, deren Gewährung aber auf keinen Fall in Frage komme.

Die Lebensmittelversorgung der Krankenanstalten wurde reichseinheitlich mit Erlaß des Reichsernährungsministeriums vom 15. Februar 1940 (II/Ib–150) geregelt: Nachdem darin die Zuschläge für Patienten der Allgemeinkrankenhäuser, Tuberkulose-Heilstätten, Kinderkrankenhäuser und Entbindungsanstalten genau festgelegt wurden, heißt es in Absatz III: „Sonderzuschläge kommen nicht in Betracht für a) sonstige Fachanstalten, b) Krüppelheilanstalten, c) Anstalten für chronisch Kranke und Sieche, d) Heil- und Pflegeanstalten für Geisteskranke, Epileptiker usw., e) Anstalten für Schwachsinnige, f) Krankenabteilungen in Gefangenenanstalten." Wie im Ersten Weltkrieg waren die Insassen totaler Institutio-

[4] Aly/Heim 1993.

[5] Schenck wurde 1904 als Sohn eines Privatdozenten in Marburg geboren, studierte Medizin und Chemie in Münster, Freiburg und Heidelberg, promovierte 1927 als Dr. phil. nat. in Heidelberg und arbeitete dort für einige Zeit am Eiweißforschungsinstitut. 1938 wurde er, obwohl angeblich noch kein Parteimitglied, als Referent für Ernährungsfragen an das Hauptamt für Volksgesundheit der NSDAP in München berufen. Im September 1939 holte ihn die Reichsärztekammer zum Aufbau der Abteilung „Krankenernährung im Kriege" nach Berlin, wo er u.a. Verbindungsmann des Reichsgesundheitsführers Conti zum „Reichsministerium für Ernährung und Landwirtschaft" sowie zum Innen- und Arbeitsministerium war. 1940 gab Schenck im Reichsgesundheitsverlag Berlin die „Grundlagen und Vorschriften für die Regelung der Krankenernährung im Kriege" heraus, die in mehreren Auflagen erschien. Daraus (S. 40–65) ist auch die nachfolgende „Regelung der Ernährung in Krankenanstalten" entnommen.

nen also wieder der Allgemeinbevölkerung gleichgestellt, mit den schon von damals bekannten fatalen Folgen.

Neben den Vorgängen um die „Aktion T4" fanden andere Entwicklungen kaum Beachtung. Die Aufmerksamkeit der Historiker und „Euthanasie"-Forscher war so stark darauf fokussiert, daß man selbst in Zeitdokumenten, die auch andere Bedrohungen beschrieben, immer nur das rezipierte, was sich auf den bevorstehenden oder bereits praktizierten Massenmord bezog. Überlesen – oder zumindest nicht zum Anlaß weiterer Forschungen genommen – wurden Äußerungen wie der Eingangssatz des häufig zitierten Berichts von Pfarrer Schlaich aus Stetten im Remstal, den dieser nach dem Krieg über die damaligen Ereignisse verfaßte:

„Als dann in den letzten Jahren vor 1939 der Ausbruch des Krieges in immer greifbarere Nähe rückte, wurde uns bekannt, daß im Reichsinnenministerium erwogen würde, im *Kriegsfall* die Insassen der Heil- und Pflegeanstalten für *Geisteskranke, Epileptische und Schwachsinnige auf eine stark verkürzte Lebensmittelration zu setzen.* (Hervorhebung im Original, H.F.) Auf den Einwand, daß dies bedeuten würde, unsere Kranken dem langsamen, aber sicheren Hungertode auszuliefern, wurde denn auch zum ersten Mal vorsichtig vorgefühlt, wie sich die Innere Mission dazu stellte, wenn der Staat die Vernichtung bestimmter Kategorien von Kranken im Krieg unter der Voraussetzung in Erwägung zöge, daß infolge Versiegens der Einfuhr die Lebensmittel nicht mehr zur Ernährung der gesamten Bevölkerung ausreichten."[6]

Ohne Zweifel ging es den Nazis bei diesen Sondierungen in erster Linie um ein offenbar für möglich gehaltenes Stillhalten der Kirchen bei der vorgesehenen Aktion. Die Ankündigung aber, daß in den Anstalten bei Kriegsausbruch wahrscheinlich drastische Lebensmittelkürzungen zu erwarten seien, mußte für einen Anstaltsleiter in der gegebenen Situation genauso bedrohlich erscheinen, da einerseits die Erinnerungen an den Ersten Weltkrieg noch sehr lebendig waren, andererseits die angedeuteten Vernichtungsmaßnahmen jegliche Vorstellungskraft überstiegen.
Zwar berichtet Pfarrer Schlaich nur von Erwägungen des Reichsinnenministeriums; aber allein die Tatsache, daß fast alle bisher vorgelegten Sterblichkeitstabellen für das Jahr 1939 einen auffälligen Anstieg der Sterberaten zeigten, lassen erkennen, daß es nicht bei der Erwägung geblieben ist. Neben der Kürzung der Finanzmittel mußte die Gleichstellung der Anstaltsinsassen mit der Zivilbevölkerung wie im Ersten Weltkrieg zu einer erheblichen Benachteiligung führen.

[6] Schlaich 1947, 79, zit. n. Klee 1985, 11.

Wie noch zu zeigen sein wird, gingen jedoch manche Länder und Provinzen weit über diese allgemeine Kürzung hinaus.
Neben der deutlichen Verschlechterung der Ernährung mußten sich mit Beginn des Krieges vor allem Personalreduktion und Überbelegung nachteilig auf die Versorgung der Kranken auswirken:
Die *Personalreduktion* hängt in erster Linie mit der Rekrutierung aller kriegsverwendungsfähigen Männer zusammen, also von Ärzten, Pflegern und auch Angehörigen des Wirtschaftspersonals.
Bei der geringen Zahl von Ärzten, die nach Realisierung aller Sparmaßnahmen der Vorkriegszeit in den Anstalten noch tätig waren, riß der Weggang auch nur weniger Mitarbeiter zum Militär gewaltige Lücken, so daß in manchen Anstalten nur noch wenige Ärzte für die Betreuung von bis zu 1.000 Patienten zur Verfügung standen. Das ließ nur noch eine Notfallversorgung, aber keine Therapie mehr zu.
Noch schlimmer waren die Auswirkungen der Personalreduktion beim Pflegepersonal. Als Nitsche im Sommer 1939 die sächsischen Anstaltsleiter darauf einschwor, im bevorstehenden Krieg „zu stärkerer Anwendung von Narkotika" zu greifen, war seine Begründung: „Mir war gesagt worden, daß das geschulte Personal bei weitem nicht in dem Maße wie im 1. Weltkrieg zurückgestellt werden könnte."[7]
Einige Zahlen sollen die Ausdünnung des Personals verdeutlichen: Im bayrischen Gabersee ging die Pflegerquote bei den Männern von 1:6,9 in 1937 auf 1:9,6 Ende 1939 zurück, bei den Frauen von 1:7,5 auf 1:8,4. Schussenried hatte einen Rückgang der Gesamtquote von 5,9 in 1938 auf 7,1 im Jahr 1939 und schließlich auf 9,5 am Ende des Jahres 1942 zu verzeichnen. In Ueckermünde ging der Pflegerschlüssel von 8,5 im Jahr 1939 auf 10,1 im Jahr 1941 zurück. Aus Haina werden in den späteren Kriegsjahren Relationen von 1:13 berichtet.

In diesem Zusammenhang ist der Hinweis wichtig, daß diese Verhältniszahlen abstrakte Größen darstellen. Sie werden errechnet, indem man die Gesamtzahl der vorhandenen Pflegekräfte der Gesamtzahl der Patienten gegenüberstellt. Oberschwestern oder „Pflegesekretäre" oder auch zur Arbeitstherapie oder in die Gewerke abgestellte Pfleger werden in der Regel mitgezählt, obwohl sie nicht mehr direkt für die Betreuung der Patienten auf der Station zur Verfügung stehen. Entscheidend für die zahlenmäßige Präsenz von Pflegern oder Schwestern auf einer Station ist aber der Schichtdienst, der der Tatsache Rechnung trägt, daß die Patienten rund um die Uhr betreut werden müssen. Heutzutage ist das Personal auf einer Station zumeist in drei, allerdings unterschiedlich stark besetzte Schichten eingeteilt, damals gab es aufgrund der längeren Arbeitszeiten mindestens zwei, also eine Tag- und eine Nachtschicht. Letztere scheint in

[7] Aussage Nitsches vom 25.3.1946 vor dem Ermittlungsrichter. BA-P, DP 3, Bd. 1.

der Zeit vor der Behandlung mit Psychopharmaka stärker besetzt gewesen zu sein. Wenn also beispielsweise in Gabersee für eine Station mit 40 Patienten 1937 noch 6 Pfleger vorhanden waren, waren von diesen wahrscheinlich drei im Tag- und zwei im Nachtdienst und einer im Urlaub, krank oder abkommandiert. Mit der Reduzierung des Pflegeschlüssels auf 9,6 am Ende des Jahres 1939 mußte die Station jetzt mit 4 Pflegern auskommen, deren Aufteilung in die verschiedenen Dienste zunehmend schwierig geworden sein muß. Die quantitative Reduzierung des Pflegepersonals schlug ab einer gewissen Grenze – die bei den damaligen therapeutischen Anforderungen mit 1:7 angenommen wurde[8] – unmittelbar in eine qualitative Verschlechterung der Krankenpflege um.

Konkret bedeutet dies, daß ein Pfleger oder eine Krankenschwester, die wahrscheinlich nur noch einen Kollegen oder eine Kollegin neben sich hatten, eigentlich nur noch auf „besondere Vorkommnisse" reagieren konnten, also etwa den Erregungszustand, den epileptischen Anfall oder auch den Suizidversuch eines Patienten. Jeder, der einmal in der Psychiatrie tätig war, weiß, daß bei personeller Unterbesetzung vor allem die „stillen" Patienten zu kurz kommen, die Depressiven, die Gehemmten und die Antriebsgestörten. Sie sind in besonderem Maße auf die aufmerksame und verständnisvolle Zuwendung des Pflegepersonals angewiesen, auf ein freundliches Wort, eine kleine Aufmunterung oder auch nur einen Blickkontakt oder ein Lächeln. Auch die Entstehung und Entwicklung einer persönlichen Beziehung zwischen Schwester/Pfleger und Patient ist kaum noch möglich. Eher besteht die Gefahr, daß das überforderte Personal auf jeden von einem Patienten vorgetragenen Wunsch unwirsch und ablehnend, also zurückweisend und abwertend reagiert. Die Patienten litten unter solchen Bedingungen auch seelisch Hunger.

Neben der Pflege des Kontakts zum Patienten war bei Personalmangel auch die Erfüllung der Aufgabe erschwert, Veränderungen im seelischen und körperlichen Befinden der Kranken frühzeitig zu erkennen und den Arzt darüber zu informieren. Viele Krankheiten, wie beispielsweise die Tuberkulose konnten sich so unbemerkt entwickeln. Bei bettlägerigen Pflegefällen litt die unbedingt erforderliche, sorgfältige Körperpflege. Die Liste der pflegerischen Aufgaben, die bei Personalmangel eingeschränkt werden müssen, ließe sich fortsetzen.

Zur Steigerung der „Wirtschaftlichkeit" des Anstaltsbetriebes hatten mehrere Länder und Provinzen schon vor dem Krieg eine aktive *Überbelegungspolitik* betrieben. Der Krieg brachte neue und zusätzliche Anlässe zur weiteren Erhöhung der Belegung:

Wie schon im Ersten Weltkrieg wurden in vielen Anstalten Reservelazarette von oft beachtlichen Ausmaßen eingerichtet, was zur Folge

---

[8] Diese Zahl wurde 1937 von dem schleswig-holsteinischen Anstaltsdezernenten Straub in der Diskussion der Sparvorschläge von Bernotat als oberste Grenze genannt, bis zu der noch eine „wirksame Therapie" möglich sei.

hatte, daß die psychisch Kranken enger zusammenrücken mußten. Statt fünfzig fanden sich beispielsweise von einem Tag auf den anderen siebzig oder mehr Patienten auf einer Abteilung. War die Anstalt an sich schon überbelegt, dann wurden u.U. sogar Patienten in Anstalten benachbarter Länder verlegt, so geschehen in der badischen Anstalt Wiesloch, wo man wegen der Einrichtung eines Reservelazaretts mit 500 Betten kurzerhand 150 Patienten mitsamt Personal in das hessische Goddelau auslagerte.

Eine Verlegungsaktion größeren Ausmaßes löste die Evakuierung frontnaher Anstalten aus der sogenannten „roten Zone" unmittelbar nach Kriegsbeginn aus. Davon waren im Westen vor allem das Saargebiet, Baden und die Pfalz betroffen. Es wurden verlegt

aus der Saarpfalz	am 1. September 1939 ca. 800 Patienten der Anstalt Merzig und 300 aus der Anstalt Homburg nach Weilmünster, Idstein, Scheuern, Haina, Merxhausen und Herborn;
aus Baden	am 4. Sept. die Heil- und Pflegeanstalt für Epileptische in Kork mit 275 Kranken nach Stetten im Remstal, am 5. Sept. die Pflegeanstalt Rastatt mit 570 Patienten nach Zwiefalten;
aus der Pfalz	am 10. Sept. 1.251 Patienten aus Klingenmünster in 13 bayrische Anstalten.

In Baden hatte man zusätzlich noch die nahe am Rhein gelegenen Anstalten Emmendingen und Illenau zur Evakuierung vorbereitet und mit Württemberg sogenannte „Bergungsanstalten" vereinbart. In der anfänglichen Konfusion fragte das badische Innenministerium noch Ende September 1939 im Reichsinnenministerium in Berlin an, ob „1400 Irre und 300 Köpfe Pflegepersonal" in sächsische Anstalten übernommen werden könnten. Dr. Linden gab dies am 25.9. telegrafisch nach Sachsen weiter, erhielt jedoch wegen „vollständiger Überfüllung der noch verfügbaren Landesanstalten" eine Absage.[9]

Für die Verlegten wie auch für die Aufnahmeanstalten brachten solche Evakuierungen erhebliche Probleme. Dr. Schreck, Direktor der nach Zwiefalten evakuierten badischen Anstalt Rastatt, berichtete am 27.10.1939 an seine vorgesetzte Dienststelle in Karlsruhe:

> „Das Schlimmste ist aber hier, daß wir seit 2 Monaten erbärmlich frieren müssen, da die Anstalt nicht über genügend Kohlevorräte verfügt. (...) Noch liegen bei mir auf dem Boden auf 2 Matratzen 3 Kranke. (...) In

---

[9] Sächs. LHA Dresden M.d. I. Nr. 4/16816 „Organisation der Anstaltspflege". In Sachsen waren zu diesem Zeitpunkt bereits Colditz und Sonnenstein aufgelöst; die Räumung von Hubertusburg stand bevor.

Rastatt war der Verpflegungssatz 1,60 RM pro Tag. Hier ist er jedoch bedeutend teurer, nämlich 2,70 RM bei sehr mangelhafter Verpflegung."[10]

In den hessischen Anstalten müssen die Verhältnisse ähnlich gewesen sein, da keine Anstalt darauf vorbereitet war, von einem Tag auf den andern zusätzlich eine große Zahl von Kranken aufzunehmen und ordentlich zu versorgen. Dort waren neben den Patienten aus dem Saarland auch noch 580 Kranke aus Hadamar zu übernehmen, das vor seiner Verwendung als Tötungsanstalt zunächst als Lazarett in Anspruch genommen wurde. Herborn, Marburg und das Arbeitshaus Breitenau dienten hier als Übernahmeanstalten.[11]
Evakuierungen haben vermutlich auch im Rheinland und an der östlichen Reichsgrenze stattgefunden, aber davon ist bis auf die Mordaktion des Gauleiters von Pommern, Schwede-Coburg, der viele Patienten aus pommerschen Anstalten in den Wäldern bei Neustadt erschießen ließ, nichts bekannt.[12]

Neue Erkenntnisse zur „Aktion T4"

An dieser Stelle soll zunächst in einem knappen Exkurs auf Erkenntnisse über die Ereignisse in Polen hingewiesen werden, die sich in den letzten Jahren ergeben haben. Neben den 1993 von Jaroszewski herausgegebenen Forschungsergebnissen des wissenschaftlichen Ausschusses für die Geschichte der Polnischen Psychiatrie[13] sind es vor allem die subtilen Recherchen von Volker Rieß über „Die Anfänge der Vernichtung „lebensunwerten Lebens" in den Reichsgauen Danzig-Westpreußen und Wartheland"[14], welche die Entwicklung der Tötungsmethoden der T4 in einem neuen Licht erscheinen lassen. In dem Exkurs kann das entsetzliche Schicksal, das die Patienten in den polnischen Anstalten erleiden mußten, leider nicht in der an sich notwendigen Ausführlichkeit dargestellt werden.

Exkurs: Polen als Experimentierfeld der Mörder

Bereits während und nach dem Polenfeldzug praktizierte die NS-Führung in Form des Einsatzes von Sonderkommandos im Rücken der Wehrmacht ihren „Krieg im Schatten", den geplanten Vernichtungskrieg gegen politi-

---

[10] Zit. n. Peschke 1992, 81.
[11] Schmidt-v. Blittersdorf, 78 f.
[12] Genaueres bei Bernhardt 1994, 35 ff.
[13] Polnische Gesellschaft für Psychiatrie (Hg.) 1993.
[14] Rieß 1995.

sche Eliten, aber auch gegen alle rassisch, biologisch und sozial „Minderwertigen". Die Gauleiter von Pommern (Schwede-Coburg), Ostpreußen (Koch) und der neu geschaffenen Gaue Danzig-Westpreußen (Forster) und Wartheland (Greiser) spielten zusammen mit den regional zuständigen höheren SS- und Polizeiführern und ihren Helfershelfern dabei eine entscheidende Rolle. Nach Rieß ist von einer Billigung durch Himmler und Hitler auszugehen.[15] Jeder Gau hatte offenbar seine bevorzugte Mordmethode.

Gau Danzig-Westpreußen
Hier wurde der „SS-Wachsturmbann Eimann" als erster aktiv: Zwei Tage nach Beendigung des Polenfeldzuges begann am 22. September 1939 die Erschießung von fast 2.000 Patienten der Anstalt Conradstein (Kocborowo) im Wald von Szpegawski, einer Hinrichtungsstätte für insgesamt etwa 7.000 vorwiegend polnische Menschen.
In der für den Wachsturmbann typischen Weise fanden die Exekutionen per Genickschuß am Rand der von den Opfern vorher ausgehobenen Massengräber statt. Die vorwiegend polnischen Patienten der Anstalten Riesenburg (Prabuty) und Silberhammer (Srebrcysk) wurden zum Teil über Conradstein, zum Teil wohl auch direkt dorthin gebracht und ermordet. Wie in vielen polnischen Anstalten verhaftete man in Conradstein auch Ärzte, Verwaltungsbeamte und Angehörige des Pflegepersonals und erschoß sie gemeinsam mit ihren Patienten.[16]

Pommern
Zwischen Mitte November und Mitte Dezember 1939 ermordete der „SS-Wachsturmbann Eimann" auf Wunsch von Gauleiter Schwede-Coburg zwischen 1.200 und 1.400 reichsdeutsche Patienten aus den Anstalten Lauenburg, Stralsund, Treptow an der Rega, Ueckermünde und Meseritz-Obrawalde in einem Wald bei Neustadt (Wejherowo).[17]

---

[15] Vgl. Rieß 1995, 103ff. Nach Rieß hatte Hitler sein Hauptquartier am 19. September 1939 in das Casino-Hotel des Seebades Zoppot verlegt. Dort ernannte er den maßgeblich an den Krankenmorden beteiligten Danziger Gesundheitsreferenten Prof. Großmann zum SS-Oberführer. Auch fand in Zoppot eine Besprechung mit Bormann, Bouhler, Conti und Brandt über die geplante „Euthanasie"-Aktion im Reich statt.

[16] Polnische Gesellschaft für Psychiatrie (Hg.) 1993, 59. In den Beiträgen dieses Sammelbandes wird diese Aktion häufig erwähnt. Eine Aufstellung am Ende des Buches nennt die Namen von 38 während des Krieges ermordeten Ärztinnen und Ärzten.

[17] Vgl. dazu die Aufstellung über die Transporte aus pommerschen Anstalten bei Bernhard 1994, 44. Darin ist ein Transport von Mitte Dezember aus Meseritz-Obrawalde nicht enthalten, den Rieß (1995, 82) mit großer Wahrscheinlichkeit nachweisen kann. Nach der Argumentation von Volker Rieß stand die Ermordung der Patienten in Pommern und die Übernahme der meisten Anstalten durch die SS nicht in Zusammenhang mit der Umsiedlungsaktion für die baltischen Volksdeutschen, sondern mit Himmlers Wunsch, möglichst rasch die Waffen-SS aufzubauen.

Reichsgau Posen (Warthegau)
Auf Wunsch des Chefs der Zivilverwaltung und späteren Gauleiters Greiser selektierte der Direktor von Ueckermünde Dr. Banse im Oktober 1939 die Patienten der fast ausschließlich mit Polen belegten Anstalten Owinska (Treskau), Dziekanka (Tiegenhof bei Gnesen) und Koscian (Kosten). Die meisten der polnischen Patienten wurden im November von der „Einsatzkommando Lange" nach Art des „SS-Sturmbanns Eimann" in Wäldern erschossen und verscharrt.
Neu war aber die Tötung durch Vergasung. Diese Methode wurde aller Wahrscheinlichkeit nach erstmals am 19. November 1939 bei Patienten der Anstalt Owinska im Fort VII, einem Konzentrationslager der Einsatzgruppe VI in der unmittelbarer Nähe von Posen, eingesetzt.[18] Nach der ausführlichen und schlüssigen Beweisführung von Volker Rieß stand die neue Mordmethode in eindeutigem Zusammenhang mit den Vorbereitungen für die geplante große „Euthanasie"-Aktion im Reichsgebiet.[19] Dafür spricht die Tatsache, daß Brack frühzeitig nach einem geeigneten Mittel zur „Beseitigung" der geplanten großen Zahl von Menschen Ausschau hielt, daß der Chemiker Dr. August Becker im Fort VII maßgeblich beteiligt war (der dann auch an der sogenannten „Probevergasung" in Brandenburg teilnahm[20] und die Tötungsärzte einwies) und daß noch im Dezember 1939 eine Demonstration vor hochrangigen Gästen wie Himmler und Brandt stattfand. Vorversuche waren bereits im Oktober mit „Menschen unbekannter Herkunft" (Rieß) durchgeführt worden.
In Fort VII starben während des Dezembers etwa die Hälfte der Patienten von Tiegenhof. Aus noch ungeklärten Gründen ersetzte man zu Beginn des Jahres 1940 die zentrale Vergasung an diesem Ort durch neu konstruierte „Gaswagen", in die Kohlenmonoxid eingeleitet wurde und die jeden gewünschten Ort anfahren konnten. In ihnen wurden die verbliebenen Patienten von Tiegenhof, aber auch die Insassen von Kosten und anderen Anstalten des Warthegaus ermordet.

Ostpreußen
Wie der „SS-Wachsturmbann Eimann" in Pommern, so half das „Einsatzkommando Lange" auf Anforderung von Gauleiter Koch in Ostpreußen aus. In der Zeit vom 21. Mai bis 8. Juni vergaste es ungefähr 1.500 im „Durchgangslager" Soldau zusammengezogene ostpreußische Psychiatriepatienten.

---

[18] Vgl. Rieß 1995, 294.
[19] Vgl. ebd., 273ff. u. 305.
[20] Klee 1983, 108ff. war der – inzwischen revidierten – Meinung, daß erst anläßlich dieser „Probevergasung" vom Januar 1940 die endgültige Entscheidung für Gas gefallen sei. Das bezweifelte ich, da zu dieser Zeit bereits die Gaskammer in Grafeneck fertiggestellt war. Vermutlich handelte es sich um einen letzten Versuch, den ärztlichen Vertretern der medikamentösen Tötung die Überlegenheit der neuen Methode vor Augen zu führen. Um die Tötung „in der Hand des Arztes zu belassen", durften diese den Gashahn aufdrehen.

Generalgouvernement
Das Spektrum der Mordmethoden war hier am breitesten, die Durchführung noch brutaler als in anderen Regionen. So wurden in Chelm am 12. Januar 1940 über 400 Patienten aus ihren Abteilungen getrieben und am Ausgang der Häuser erschossen, andere Kranke, die zurückgeflüchtet waren, von SS-Leuten ergriffen und aus dem Fenster geworfen. In Warta und Kochanowka bei Lodz fuhren die Gaswagen des „Einsatzkommandos Lange" vor. In Choroszcz bei Bialystok wurden nach der zweiten Besetzung dieses Gebietes durch deutsche Truppen im Juni 1941 ungefähr 700 Patienten, die noch in Familienpflegestellen verblieben waren, in die Anstalt zurückgeholt, abtransportiert und angeblich von der Wehrmacht erschossen.
Die Patienten des jüdischen Krankenhauses Zofiowka in Warschau blieben von Gewaltmaßnahmen zunächst scheinbar verschont, dafür wurden sie ab Anfang 1941 regelrecht ausgehungert: Allein zwischen dem 1. Juni und 16. November 1941 starben 210 der 406 Patienten an Hunger und dann auch an der Kälte. Im Rahmen der „Liquidierung" des umgebenden Otwocker Gettos wurden die letzten überlebenden Patienten erschossen.
In Kobierzyn bei Krakau setzte der im November 1940 eingesetzte deutsche Verwalter Alexander Kroll die Lebensmittelrationen auf 1.000 kal pro Tag herab, Juden erhielten nur die Hälfte. Gegenüber durchschnittlich 75 Sterbefällen in Friedensjahren waren es 1940: 392 und 1941 immer noch 355. Bei der „Liquidierung" der Anstalt im Juni 1942 wurden „ungefähr 536 Patienten in die Gaskammern von Auschwitz gebracht".[21] Die große Anstalt Kulparkow bei Lemberg, in die sich viele polnische Psychiater geflüchtet hatten, wurde ähnlich wie Choroszcz bei Bialystok 1941 von den Deutschen zum zweiten Mal besetzt. „Im Juli 1941 begannen die Deutschen die indirekte Vernichtung der Kranken durch Hunger".[22] Allein von Juli 1941 bis Mai 1942 starben 1.179 Kranke. Nachdem Alexander Kroll im Oktober 1942 die Leitung der Verwaltung übernommen hatte, erreichte die Sterblichkeit infolge des Hungers „erschreckende Ausmaße". Von den ursprünglich über 2.000 Patienten waren am 15. Januar 1943 nur noch 260 am Leben.[23]
In Tworki wandte der deutsche Direktor Eugen Honette ausschließlich die Methode des Verhungernlassens an. Nach Nasierowski stiegen die Sterbezahlen und Sterberaten in den Kriegsjahren wie folgt an:[24]

---

[21] Wasiecko, in: Polnische Gesellschaft für Psychiatrie (Hg.) 1993,169.
[22] Nasierowski, Polnische Gesellschaft für Psychiatrie (Hg.) 1993, 203. Nasierowski hat u.a. die Abschnitte über Zofiowka, Kulparkow und Tworki verfaßt.
[23] Kulparkow diente 1943 auch als Evakuierungsanstalt für Patienten aus dem Rheinland. Davon ist in der polnischen Arbeit leider nichts erwähnt. Möglicherweise wurde die Anstalt als Evakuierungsort zugewiesen, nachdem sie durch Nahrungsentzug praktisch „leergemordet" war. Dazu paßt, daß die rheinischen Patienten im Mai 1943, also im Anschluß an das obengenannte Datum, eintrafen.
[24] Nasierowski, in: Polnische Gesellschaft für Psychiatrie (Hg.) 1993, 145.

Tab. 64: Sterbefälle und Sterberaten in der polnischen Anstalt *Tworki*

Jahr	1938	1939	1940	1941	1942	1943	1944
Sterbefälle		177	402	576	501	481	428
Sterberate	5,2	9,8	23,9	29,7	29,6	21,4	18,6

Demnach sind in Tworki von 1939 bis 1944 insgesamt 2.565 Patienten verstorben, die weitaus meisten an vorsätzlicher Unterernährung.
Aufgrund der Recherchen der „Hauptkommission zur Untersuchung der nationalsozialistischen Verbrechen in Polen" und der Autoren, die mit ihm zusammenarbeiteten, stellte Jaroszewski 1993 die bis dahin ermittelten Zahlen der ermordeten Kranken nach Anstalten und der Zuverlässigkeit der zugrunde liegenden Quellen zusammen:[25] Danach war die Ermordung von 7.369 Menschen anhand „bisher dokumentierter Daten" eindeutig nachweisbar, bei 6.457 Patienten ist die Ermordung „nach zum Teil dokumentierten Daten" weitgehend sicher und bei weiteren 2.300 Menschen „nach nicht dokumentierten Schätzungen" höchstwahrscheinlich. Die Zahl der Patienten, die durch „zielbewußtes Verhungern" ermordet wurden, schätzt der Autor auf 10.000. Systematisch wurde das Verhungernlassen auch in den früh geschaffenen Gettos für die jüdische Bevölkerung eingesetzt.[26] Hier ging die Zahl der Opfer bis zum Ende des Krieges in die Hunderttausende.
Den nationalsozialistischen Mördern sind demnach in den psychiatrischen Anstalten Polens ungefähr 26.000 Menschen zum Opfer gefallen, davon vermutlich 15.000 bis zum Ende des Jahres 1941.
Von den in Polen erprobten Methoden der „Vernichtung lebensunwerten Lebens" wurden für das Reich zunächst die Vergasung in speziellen Vernichtungsanstalten, später auch das Verhungernlassen der „Unproduktiven" übernommen.

Das Sterben in den Zwischenanstalten

Zwischenanstalten wurden im Lauf des Sommers 1940 als eine Art Puffer oder auch letzter Filter zwischen Abgabe- und Tötungsanstalt eingeführt, nachdem sich das System der Direkttransporte in die Tötungsanstalten nicht bewährt hatte. Zur Vorbereitung auf diese Funktion hatte die „T4"-Zentrale vorgesehen, daß die ausgewählten Zwischenanstalten zuerst durch den Abtransport einer großen Zahl eigener Patienten Platz für die danach anrollenden Transporte von

[25] Jaroszewski, in: ebd., 226. Hier auch die nach den einzelnen Anstalten aufgegliederten „Zahlen der ermordeten Kranken".
[26] Vgl. Hilberg 1990, Bd. 1, 282.

„Durchgangspatienten" schaffen sollten. So wurde es auch in Hessen-Nassau oder im Rheinland gehandhabt.[27]

Dieses Prinzip konnte aber nicht überall eingehalten werden, was durch massive Überbelegung zu erheblichen Komplikationen führte: Die sächsische Anstalt *Zschadraß*[28] mit ihren 1.200 Behandlungsplätzen etwa war im Januar 1940 mit 1.226 Patienten bereits überbelegt, als sie im Frühjahr 1940 wegen der dringlichen Räumung von Hubertusburg zusätzlich 250 Patienten aus dieser Anstalt aufnehmen mußte. Die Belegung stieg im Mai auf 1.549 Patienten an. Während im März und April jeweils 48 Sterbefälle zu verzeichnen waren, schnellte deren Zahl im Mai auf 65 und im Juni auf 66 hoch. Erst nachdem im Juni die ersten Transporte in eine Vernichtungsanstalt[29] abgegangen waren, ging die Belegung im Juli wieder auf 1.287 zurück, und die Sterbefälle verringerten sich auf 39. Insgesamt wurden in Zschadraß 1940 nach einer später aufgestellten Statistik 2.029 Patienten und 1941 noch einmal 1.881 Patienten aus anderen Anstalten durchgeschleust.[30]

Die höchste Sterblichkeit in den Monaten Mai und Juni schien zunächst ausreichend durch die maximale Überbelegung und die den Durchgangspatienten vermutlich verabreichte Breikost erklärbar zu sein. Später ergaben sich dazu aber neue Gesichtspunkte, die weiter unten im Zusammenhang diskutiert werden sollen.

Ähnliche Entwicklungen wie in Zschadraß dürften sich im Umfeld der Tötungsanstalt Brandenburg, also im Raum Berlin und in der Provinz Brandenburg, abgespielt haben. Wie die Aufstellung über die Berliner Patienten in den Berliner und Brandenburger Anstalten ge-

---

[27] In Eichberg wurden 660, in Weilmünster 735 und im Kalmenhof in Idstein 228 Stammpatienten nach Hadamar in den Tod geschickt, bevor die ersten „Durchgangspatienten" eintrafen.

[28] Die Quellenlage in Zschadraß war insofern etwas kompliziert, als vor Ort nur die Sterbebücher und eine Patientenkartei mit über 10.000 Karten aufzufinden waren, die ich zum Teil auswerten konnte. Für die freundliche Unterstützung danke ich Chefarzt Krömker, Verwaltungsleiterin Lamm, Oberärztin Berndt und Ariane Hölzer. Die Daten zur Belegung und Patientenbewegung fand ich im Staatsarchiv Dresden, im Leipziger Stadtarchiv und in den Akten des Nitsche-Prozesses in Potsdam. – Ariane Hölzer bereitet zur Zeit eine Dissertation über Zschadraß vor.

[29] Da nach der „Hartheim-Statistik" im Juni „nur" zehn Patienten in Sonnenstein den Tod fanden und erst im Juli der volle Betrieb aufgenommen wurde, müssen die ersten Vernichtungstransporte entweder nach Brandenburg oder nach Hartheim gegangen sein.

[30] Die Statistik wurde 1946 für den Nitsche-Prozeß erstellt und findet sich in BA- Pots DP-3, Band II.

zeigt hat, haben dort im Vorfeld und bei Beginn der „Aktion T4" riesige Patientenverschiebungen stattgefunden und unter anderem dazu geführt, daß die 2.000-Betten-Anstalt Neuruppin am 1.4.1940 über 4.000 Patienten beherbergte, von denen ein großer Teil ebenfalls „Durchgangspatienten" gewesen sein müssen. Was dort im einzelnen geschah, ist noch unerforscht.[31]
Eine andere Anstalt, die schon frühzeitig die Funktion einer Zwischenanstalt übernehmen mußte, war das württembergische Zwiefalten. Auch hier stieg 1940 die Zahl der Sterbefälle erheblich an. Der erschütternde Bericht einer früher dort tätigen Ärztin beschreibt die Zustände, die sie bei einem Besuch im Sommer 1940 vorfand:

> „Der lange, ehemalige Klostergang war übervoll mit Patienten gepfropft. Sie lagen auf der Erde, auf den Stühlen, auf Strohsäcken, auf Tischen, bunt durcheinander, alte und junge, unförmige, mißgestaltete, völlig kahl geschorene Menschen, denen mit blauer Farbe eine Nummer auf die Vorderstirn und auf den Unterarm aufgeschrieben war. Auch die Krankensäle waren mit diesen unglücklichen ‚Nummern' vollgepreßt. Es waren dies Insassen aus einer Idiotenanstalt Württembergs … Ich konnte nur durch wenige Säle gehen, es war mir psychisch nicht möglich, und als ich dann in den Klostergang zurückschritt, streckten die Patienten mir ihre Hände, um die sie einen Rosenkranz geschlungen hielten, entgegen und beteten im Chor: ‚Heilige Maria, Mutter Gottes, bitte für uns Sünder'. Ich vermochte nicht mehr weiterzugehen und verließ fluchtartig die Station. Von meinen ehemaligen Patienten traf ich nur noch zwei an … Ohne daß ich es ahnte, war ich in die Vorstation von Grafeneck geraten und erfuhr dann noch, daß die dicken, unförmigen Menschen weniger Öl beim Verbrennen brauchten als die mageren …"[32]

Von dem „Kranz" der nassauischen Zwischenanstalten um Hadamar, die alle 1941 in Funktion traten, gibt es leider keine genaueren Analysen der Sterblichkeit in Bezug auf den Anteil an „Durchgangspatienten". Aus den von mir zusammengestellten Sterblichkeitstabellen ergibt sich aber, daß die Zahl der Sterbefälle im Jahr 1941 in fast allen Zwischenanstalten erheblich anstieg, in Weilmünster beispielsweise auf das Doppelte und in Eichberg von 116 Sterbefällen 1939 über 285 im Jahr 1940 auf 464 im Jahr 1941.
Daß die Sterblichkeit gerade in den nassauischen Zwischenanstalten besonders zunahm, kann nicht verwundern, da diese unter der Verfügungsgewalt von Bernotat standen. Bei seinem Haß auf Geistes-

[31] Trotz intensiver Bemühungen ist es mir bis heute nicht gelungen, aus dieser und anderen brandenburgischen Anstalten die Sterbezahlen der NS-Zeit in Erfahrung zu bringen.
[32] Aussage der Ärztin Helene Volk am 16.11.1946, zit. n. Klee 1983, 265.

kranke und seinem fanatischen Sparwillen muß es in der Logik seines Denkens gelegen haben, keinen Pfennig mehr für die nur kurzfristig untergebrachten, ohnehin zur Vernichtung bestimmten Patienten auszugeben, als unbedingt nötig. Dafür sprechen Berichte aus der Zwischenanstalt Idstein im Taunus, wonach man sich dort um die in einem Keller eingepferchten Durchgangspatienten kaum kümmerte. Laut Anweisung durften sie keine medizinische Versorgung erhalten.[33] Das führt zu der Frage, ob auch in den Zwischenanstalten schon vorsätzlich Patienten „beseitigt" wurden, und sei es auch nur durch unterlassene Hilfeleistung?

Mord in der Zwischenanstalt?

Von der Heil- und Pflegeanstalt bei Konstanz ging nur ein einziger Transport über eine Zwischenanstalt nach Grafeneck, alle anderen waren Direkttransporte. Während des Zwischenaufenthaltes in Zwiefalten vom 7. Mai bis 12. Juni starb ein Mann, der schon lange an Epilepsie litt, in der Konstanzer Anstalt aber ein guter Arbeiter gewesen war, in einem epileptischen Dämmerzustand. Als ich diese Einzelheiten anhand der erhaltenen Krankengeschichte erfuhr, vermutete ich zunächst, er habe wahrscheinlich die Aufregungen und Belastungen der Verlegung in eine fremde Anstalt nicht ertragen, sei vielleicht auch mit seinen antiepileptischen Medikamenten durcheinander gekommen und so nach einer Serie von Anfällen in den lebensgefährlichen Dämmerzustand geraten und daran verstorben.
Aufgrund der Informationen über Idstein und der Tatsache, daß ich bei Zwischenverlegten in verschiedenen Anstalten, wie bei drei Fällen 1941 in Weilmünster, immer wieder auf die Todesursache „Status epilepticus"[34] stieß, bin ich inzwischen skeptisch geworden. Könnte es sein, daß die zuständigen Ärzte vorsätzlich oder auch nur fahrlässig plötzlich wichtige Medikamente abgesetzt oder auch nur in der Dosis erheblich reduziert hatten?

---

[33] Vgl. Berger/Oelschläger 1988, 269–336.

[34] Unter „Status epilepticus" versteht man einen Zustand wiederkehrender epileptischer Anfälle, die in Abständen von weniger als einer Stunde aufeinanderfolgen, ohne daß der Kranke zwischen den einzelnen Anfällen das Bewußtsein wiedererlangt. Der Zustand ist immer lebensbedrohlich; früher starben 33 % aller Betroffenen daran. Häufig wird er durch Entziehung oder Verminderung antiepileptischer Medikamente hervorgerufen, weshalb auch heute noch in der Behandlung der Epilepsie die Regel gilt, keine plötzlichen Änderungen in der Medikation vorzunehmen.

Daß „euthanasie"-willige Ärzte solche Gedanken hegten, beweist das Beispiel des damaligen Direktors der Bremer Nervenklinik und T4-Gutachters Dr. Kaldewey: Er befahl im Februar 1940 seinem Pflegepersonal bei mehreren – wahrscheinlich den besonders „störenden" – Epileptikern seiner Klinik das Luminal abzusetzen. Wie Gerda Engelbracht feststellen konnte, starben daraufhin im März 1940 „mindestens sechs Patienten und sieben Patientinnen" als Folge des „plötzlichen Entzugs des anfallhemmenden Mittels".[35] Die Einträge in das Krankenblatt lauten stereotyp: „Nach Absetzung des Luminals gehäufte Anfälle, kommt aus dem Dämmerzustand nicht mehr heraus". Wenige Tage später wurde der Exitus und die Todesursache „Status epilepticus" konstatiert.
Bremen, das ist ausdrücklich festzuhalten, war weder eine Zwischen- noch eine Vernichtungsanstalt der „Aktion T4". Was hier praktiziert wurde, geschah aber in vielen anderen und eben auch in Zwischenanstalten, denn jeder Psychiater kennt die Risiken eines plötzlichen Behandlungsabbruchs bei Epileptikern. Fatale Folgen können auch auftreten, wenn man einem Diabetiker Insulin verweigert oder einem Herzkranken Digitalis. Es gab also viele „diskrete" medizinische Möglichkeiten, um das Leben eines Patienten zu verkürzen, Methoden, die bisher in der „Euthanasie"-Forschung noch nicht gesehen und erörtert wurden. Dazu kamen in den Zwischenanstalten die „Standard"-Methoden der „Niederführung" von Patienten durch Herabsetzung der Kost, Vernachlässigung der Pflege usw. Es würde sich lohnen, die in der Regel noch erhaltenen Krankengeschichten von Sterbefällen in Zwischenanstalten genauer zu untersuchen.
Von mindestens vier Zwischenanstalten ist anzunehmen, daß in ihnen auch aktiv medikamentös gemordet wurde. Sonja Schröter kann dies für Waldheim unter seinem Direktor und „T4"-Gutachter Dr. Wischer mit großer Sicherheit nachweisen.[36] Für Großschweidnitz ergibt sich dies aus den eigenen Aussagen von Direktor Schulz, der ganz offen von einer „Tablettenaktion" sprach, die er mit Billigung seiner Vorgesetzten den ganzen Krieg hindurch und eben auch während der „Aktion T4" durchgeführt habe. Die Opfer dieser mit Hungerkost kombinierten Vorgehensweise waren zahlreich: Nach Krumpolt starben 1940 und 1941 jeweils über 20 Prozent der zahlreichen „Durchgangspatienten" bereits in Großschweidnitz.[37] Selbst in Zschadraß, über das

[35] Engelbracht 1993.
[36] Schröter 1994, 202.
[37] Vgl. Tab. 139 mit ausführlichem Begleittext. Die erste Mitteilung über das Sterben in der Zwischenanstalt Großschweidnitz stammt aus: Krumpolt 1993, 98.

bereits gesprochen wurde, ist ähnliches nicht auszuschließen, darauf gibt es einen indirekten Hinweis:

In der Zschadraß-Statistik über die Patientenbewegung des Jahres 1940 [38] findet sich in der Rubrik „3.m) Abgang durch Tod" ein merkwürdiger Eintrag. Bei den insgesamt 455 Todesfällen wird nämlich noch einmal unterschieden zwischen „natürlicher Tod", „Selbstmord" und „Verunglükkung". Dazu ist vermerkt, daß ein Patient durch Verunglückung gestorben sei, keiner durch Selbstmord, aber nur 210 durch „natürlichen Tod". Das kann nur bedeuten, daß der Tod der anderen 245 Menschen „unnatürlich" gewesen sein muß, aber nicht ausdrücklich so bezeichnet werden durfte. Das ist vorerst nur ein Verdacht, der sich aber vielleicht noch bestätigen läßt.

In diesem Zusammenhang ist an die beschriebene Überbelegung, aber auch daran zu erinnern, daß Nitsche in seiner Eigenschaft als beratender Landespsychiater bereits im Sommer 1939 für den Kriegsfall zum verstärkten Gebrauch von Narkotika geraten und darüber hinaus in den ersten Monaten des Jahres 1940 in Leipzig Dösen das „Luminal-Schema" entwickelt hatte. Ein möglicher Hinweis auf die Anwendung dieser Tötungsmethode ist die Tatsache, daß in der Todesursachenstatistik auffallend häufig (in 112 von 455 Fällen) die Diagnose „Katarrh. Lungenentzündung" auftaucht, eine typische Folge von Luminalvergiftungen.[39]

Bei der vierten aktiv tötenden Zwischenanstalt handelt es sich um Niedernhart, von Dr. Lonauer in Personalunion mit der Direktion von Hartheim ärztlich geleitet, der, „um Hartheim zu entlasten", Patienten mit Spritzen und Medikamenten getötet haben soll.[40]

Eine hohe Sterblichkeit ist schließlich auch noch in jenen Zwischenanstalten nachzuweisen, die bis zuletzt Zwischentransporte aufgenommen hatten und in denen bei Abbruch der Aktion zahlreiche Patienten zurückblieben. Bei einer Nachuntersuchung wäre dort zu unterscheiden zwischen den Todesfällen während der „Aktion T4" und jenen, die nach deren Abbruch auftraten.

---

[38] Anhang zum „Geschäftsbericht des Chefarztes der Landesanstalt Zschadraß auf das Jahr 1940" Stadtarchiv Leipzig, BKH Dösen Nr. 61.

[39] Die Aufstellungen über Todesursachen und auch die diesbezüglichen Einträge in Sterbebüchern sind – wie jetzt schon angemerkt werden soll – in dieser und der folgenden Zeit wenig aussagekräftig. Sie bewegen sich in den herkömmlichen Schemata über Todesursachen, wie sie auch den großen Statistiken zugrunde liegen. Eine Todesursache „Hunger" oder „Verhungern" ist darin nicht vorgesehen. Der Tod durch Unterernährung wird allenfalls durch Bezeichnungen wie „Erschöpfung" oder auch „Marasmus" angedeutet. „Darmkatarrh" kann als Hinweis auf eine vorangegangene Hungerkrankheit interpretiert werden.

[40] Vgl. Nausner 1986, 30.

In der hessischen Zwischenanstalt Scheuern starben nach meinen Recherchen 1941 beispielsweise sechs von 337 Durchgangspatienten, von 421 Zurückgebliebenen allein 60 im folgenden Jahr. In Weilmünster, das 1941 über 2.500 Zugänge hatte, müssen beim Abbruch der Aktion viele „Durchgangspatienten" zurückgeblieben sein, so daß die Anstalt mit 1.600 Patienten zum Jahresbeginn 1942 massiv überbelegt war. Die Gesamtzahl der Sterbefälle stieg hier von rund 400 im Vorjahr auf 762 an. Als sich die Staatsanwaltschaft Hannover 1948 nach dem Schicksal von 70 Kranken erkundigte, die am 30. Juli 1941 aus Rotenburg nach Weilmünster verlegt worden waren, hieß es lapidar: „Diese 70 Kranken sind in der Anstalt Weilmünster verstorben."

Das Ende der „Aktion T4" bedeutete also keineswegs die Rettung der Patienten vor dem Tod. In einer noch zu schreibenden Geschichte der Zwischenanstalten wäre zu fragen, wie sich das Schicksal der zurückgebliebenen Patienten weiter gestaltete.
Ein Sonderfall sind schließlich die Zwischenanstalten der Rheinprovinz, Galkhausen und Andernach. Bei der letzten Anstalt bestehen immer noch Schwierigkeiten, die genaue Zahl der abtransportierten Zwischenverlegten zu ermitteln. Die bekannten Zahlen schwanken zwischen 417 und 443.[41] Nach meinen Feststellungen sind während des Aufenthaltes in Andernach 38 Patienten gestorben. Ein großer Teil der nach dem 1. August 1941 eingetroffenen Patienten aus Düren wurde wieder dorthin zurückverlegt, von den verbleibenden Zülpicher Patienten verstarben viele in Andernach.

In Galkhausen waren rund 500 Zwischenverlegte durchgeschleust worden, wobei der Anteil der Sterbefälle nicht bekannt ist. Nur von einem Transport mit 82 Frauen aus Düren ist bekannt, daß fünf während ihres kurzen Aufenthaltes starben.[42] 451 Patienten aus Waldniel, Bedburg-Hau, Süchteln und Krefeld blieben beim Abbruch der Aktion in Galkhausen zurück. Die Sterblichkeit in dieser Gruppe ist ebenfalls noch nicht genau erforscht. 207 von diesen Patienten wurden 1943 nach Altscherbitz und Großschweidnitz weiterverlegt.

---

[41] Nach den Feststellungen des Landgerichts Koblenz (Az.: 9/5 Kls 41/48) sollen 447 Patienten aus anderen Anstalten nach Hadamar weiterverlegt worden sein, nach einer hauseigenen Liste, die ich Dr. Hilgenstock verdanke, 417. Aus den Angaben über Abtransporte im „Kölner Katalog" ergeben sich wiederum andere Zahlen. Dort sind u.a. zwei Antransporte aus Bonn aufgeführt, die in Andernach nicht registriert sind.
[42] Vgl. Leipert 1987, 183.

Exkurs: Das Problem der Berechnung von Sterberaten in Zwischenanstalten

Galkhausen (heute Langenfeld) war eine der ersten Anstalten, in denen ich vor Ort Recherchen zur Ermittlung der Sterberaten anstellte. Mein Bestreben war damals noch darauf ausgerichtet, zur Berechnung der Sterberaten nur auf die Stammpatienten und die „normalen" Zugänge zurückzugreifen, wobei ich davon ausging, daß bei den „Durchgangspatienten" in der relativ kurzen Zeit ihres Aufenthaltes – ähnlich wie bei dem in Zwiefalten verstorbenen Konstanzer Patienten – nur sehr wenige Sterbefälle auftreten könnten. Ich berechnete also die Sterberate in „klassischer Manier" aus der Summe von Anfangsbestand und Normalzugängen in Relation zur Zahl der Sterbefälle. Da in Galkhausen mit 13,8% schon ab 1938 eine für Friedenszeiten extrem hohe Sterblichkeit bestand, die sich in den folgenden Jahren fortsetzte, kam auch für 1941 eine entsprechend hohe Sterberate heraus. Ich wurde dann aber zu Recht darauf aufmerksam gemacht, daß 451 antransportierte Patienten in der Anstalt zurückgeblieben waren und als Aufnahmen mitberücksichtigt werden müßten.
Für Galkhausen wären also im Jahr 1941 drei verschiedene Sterberaten vertretbar gewesen:
(1) Bei ausschließlicher Berücksichtigung der 510 Normalzugänge eine Sterberate von 18,0%.
(2) Bei zusätzlicher Berücksichtigung der 451 zurückgebliebenen T4-Patienten eine Sterberate von 14,5%.
(3) Bei Berücksichtigung aller im Rahmen von „T4" zuverlegten 997 Patienten eine Sterberate von 11,9%.
Inzwischen habe ich viel hinzugelernt, zum Beispiel, daß auch in den Zwischenanstalten viele Patienten verstorben sind, und vor allem, daß die Institution der Zwischenanstalt nicht auf die Zeit der „Aktion T4" beschränkt war, sondern sich im Gegenteil in den folgenden Kriegsjahren im Zuge der massenhaften Patientenverschiebungen immer mehr ausweitete. Etwas überspitzt ausgedrückt kann man sagen, daß im Lauf des Krieges fast jede Anstalt irgend wann einmal auch zu einer Zwischenanstalt wurde, welche Transporte mit Patienten aufnahm und diese früher oder später an andere Orte weiterleitete.
Bei dieser Sachlage muß die Frage aufgeworfen werden, ob die bisher verwendete Methode der Berechnung von Sterberaten für die deutschen Anstalten während der Kriegszeit überhaupt sinnvoll ist. Solche Kritik wurde bereits geäußert: Es dürfe doch nicht sein, so argumentierte beispielsweise Martin Schmidt bei seinem Vortrag über Kaufbeuren auf der Tagung des „Arbeitskreises zur ‚Euthanasie'-Geschichte" 1995 in Schleswig, daß sich bei einer Tötungsanstalt wie Kaufbeuren infolge der zahlreichen Zugänge im Jahr 1944 „nur" Sterberaten von 25 Prozent ergäben. Schmidt legte deshalb für das gleiche Jahr die „durchschnittliche Belegung" zugrunde und kam nun auf adäquater erscheinende 46,8 Prozent.[43]

[43] Ich habe mich gerade im Fall Kaufbeuren auch immer über diese „Schwäche"

Vermutlich wäre die Anwendung der Durchschnittsbelegung zur Berechnung der Sterberaten bei starken Patientenfluktuationen sinnvoller als die klassische und international übliche Methode, – nur: Woher bekommt man die Daten zur Berechnung der Durchschnittsbelegung? Da diese während des Kriegs nur in den seltensten Fällen in Jahresberichten direkt angegeben wird und Jahresberichte aus dieser Zeit ohnehin selten zu finden sind, müßte man sie aus der Gesamtzahl der pro Jahr gemeldeten „Pflegetage" berechnen. Nach meinen Erfahrungen in vielen Anstalts- und Landesarchiven sind durchgehende Angaben über die Pflegetage aber ebenfalls eine ausgesprochene Rarität. Selbst die von mir verwendeten Anfangsbestände und Zugangszahlen waren schwierig genug zu ermitteln, obwohl in den Berichtsanforderungen vorgesetzter Dienststellen hauptsächlich danach gefragt wurde. Ich schätze, daß ich bei Zugrundelegung der Durchschnittsbelegung höchstens zwanzig Anstaltstabellen hätte zusammenstellen können – mit den Daten für die Standardberechnung sind es immerhin über sechzig geworden.
In der im Zusammenhang mit Galkhausen aufgeworfenen Frage, welche der drei möglichen Sterberaten bei Zwischenanstalten die zutreffende sei, habe ich mich dafür entschieden, alle Zugänge pro Jahr zu berücksichtigen. Das hat auch praktische Gründe: Bei den Zwischenanstalten der „Aktion T4" hätte man möglicherweise die „Basissterblichkeit", d.h. jene ohne Durchgangspatienten herausfinden können; aufgrund der chaotischen Zustände der letzten Kriegsjahre wäre dies später aber nicht mehr möglich gewesen.
Bei dieser Quellenlage muß man sich wohl oder übel damit abfinden, daß mit der herkömmlichen Methode zur Berechnung der Sterberaten die Verhältnisse nicht in idealer Weise abgebildet werden. Im übrigen läßt sich anhand der in den meisten Tabellen vollständig wiedergegebenen Ausgangsdaten feststellen, ob ein überraschender Rückgang der Sterberate bei gleichbleibenden Sterbezahlen auf zahlreiche Zugänge zurückzuführen ist. Bei besonders auffälligen Entwicklungen weise ich im Text darauf hin.

Der zeitliche und räumliche Ablauf der „Aktion T4"

Obwohl die „Aktion T4" im Zentrum aller Darstellungen über die „Euthanasie" steht, findet sich in der umfangreichen Literatur noch keine exakte Beschreibung ihres Ablaufs in Bezug auf die zeitliche Erfassung der verschiedenen Regionen. Man gab sich mehr oder weniger mit der zeitlichen Gliederung durch die zu verschiedenen Zeit-

---

der von mir übernommenen Methode geärgert und deshalb bei von Cranach nachgefragt, ob nicht irgendwelche Korrekturen an Aufnahme- und Sterbebüchern nachzuweisen sind, wie sie von Bernhard Richarz für Eglfing-Haar vermutet werden.

punkten in Betrieb genommenen Tötungsanstalten zufrieden und ging mit einem gewissen Recht davon aus, daß hauptsächlich die Patienten aus den Anstalten in deren Umgebung ermordet wurden. Das riesige Einzugsgebiet von Hadamar hätte daran allerdings schon Zweifel aufkommen lassen müssen. Inzwischen gibt es Hinweise darauf, daß auch in anderen Regionen nach geeigneten Anstalten für die Einrichtung von Tötungsanlagen gesucht wurde, die Pläne aber aus verschiedenen Gründen nicht realisiert wurden. Solche Hinweise finden sich im hannoveranischen Osnabrück und in Wehnen in Oldenburg.[44] Auch im Rheinland soll danach gesucht worden sein. Nur weil sich alle diese Pläne aus verschiedenen Gründen zerschlugen, kam es dazu, daß Hadamar einzige und zentrale Tötungsanstalt für West- und Nordwestdeutschland wurde und später zusammen mit seinen Satelliten zur Vernichtungszentrale für das gesamte westliche Reichsgebiet. Willi Dreßen hat das Verdienst, als erster die „Einzugsbereiche" der Tötungsanstalten beschrieben zu haben, wobei allerdings die zeitliche Staffelung nicht in Erscheinung tritt und auch nicht die Dimension des Mordens in den einzelnen Regionen.[45] In der folgenden Tabelle wird erstmals versucht, anhand neuer Forschungsergebnisse etwas mehr Klarheit zu schaffen.

Die Form der Darstellung erfordert einige Erläuterungen: Die beiden ersten Zeilen stellen die Zeitachse dar. Nach ihren Eröffnungsdaten sind die (zusätzlich mit ihren Code-Buchstaben gekennzeichneten) Tötungsanstalten räumlich versetzt dargestellt. In der Zeile unter dem Namen der Tötungsanstalt wird durch Striche deren Tätigkeitszeitraum angedeutet. Wenn dieser, wie in Hartheim, Sonnenstein und Bernburg, über die Zeit der „Aktion T4" hinausreicht, endet der Strich offen und nicht mit einer Klammer. In die gestrichelte Linie ist die Gesamtzahl der Opfer der jeweiligen Tötungsanstalt eingetragen. Auch die Herkunftsregionen sind je nach dem Beginn ihrer Erfassung räumlich versetzt. Hinter der Herkunftsregion ist die gesicherte oder geschätzte Zahl der von dort stammenden Opfer vermerkt.[46]

---

44 Nähere Einzelheiten bei den genannten Anstalten.

45 Dreßen 1983, 34 f.

46 Die fettgedruckten Gesamtzahlen der Tötungsanstalten stammen aus der „Hartheim-Statistik". Die übrigen Angaben sind aus folgenden Forschungsarbeiten zusammengetragen:
Grafeneck: Für Württemberg, Bedburg-Hau und Bayern aus Stöckle 1993. Badische Zahlen nach eigenen Ermittlungen.
Brandenburg: Berlin nach Aly, in: Arbeitsgruppe zur Erforschung der Geschichte der Karl-Bonhoeffer-Nervenklinik (Hg.) (1988); Brandenburg: Eigene Schätzung

Tab. 65: Zeitlicher und räumlicher Ablauf der „Aktion T4" mit Zahl der Opfer in den Regionen

1940 / 1941

Jan Feb Mär Apr Mai Jun Jul Aug Sep Okt Nov Dez Jan Feb Mär Apr Mai Jun Jul Aug

A) Grafeneck

(… **9.839** –)

Württemberg 3.911
Baden 4.451
Bedburg-Hau 514
westl. Bayern 963

B) Brandenburg/Havel

(… **9.772** –)

Berlin ca. 5.000
Brandenburg ca. 3.000
Sammeltransporte jüdischer Patienten
Sicherungsverwahrte aus Sachsen und
Rheinprovinz über Waldheim 738

C) Hartheim

(… **18.269** –

„Ostmark" ca. 13.500.
östl. Bayern ca. 4.700

D) Sonnenstein

(… **13.720** –

Sachsen 4.847
Thüringen ca. 800
Bayern ca. 1.000
Schlesien ca. 2.000
Hannover 360
Ostpreußen ?

Be) Bernburg

(… **8.601**

Provinz Sachsen 2.445
Brandenburg 4.171
Braunschweig 184
Hamburg 47
Schleswig-Holstein 279 (189?)
Anhalt 218
Schwerin 280

E) Hadamar

(… **10.072** –)

Hessen-Nassau 3.614
Volksstaat Hessen ca. 1.300
Sammeltransp. jüd. Pat. ca. 200
Baden 265
Württemberg 299
Rheinprovinz 1.951
Westfalen 1.350
Hannover 1.072

Die schematische Darstellung des Ablaufs der „Aktion T4" enthüllt zwei überraschende Fakten:

(1) Am unteren Ende der Tabelle wird sozusagen „auf einen Blick" deutlich, warum die Rheinprovinz, Westfalen und Hannover so „wenige" „T4"-Opfer hatten: Diese Provinzen wurden als letzte von der „Aktion T4" erfaßt und profitierten am meisten von deren Abbruch. Der angebliche „Erfolg" der „gemeinsamen Widerstandsfront" dieser drei Provinzen muß daher der simplen Erklärung durch den späten Erfassungstermin weichen.
(2) Manche Provinzen und Hansestädte treten überhaupt nicht (so Oldenburg und Bremen) oder nur mit sehr geringen Opferzahlen (so Hamburg und Schleswig-Holstein) in Erscheinung. Hier muß davon ausgegangen werden, daß die betroffenen Anstalten ebenfalls durch den Abbruch der Aktion weitgehend oder vollständig von Abtransporten verschont blieben. Der äußerste Nordwesten und der Norden des Reichsgebietes standen offenbar auf der Liste der noch zu erfassenden Regionen.

---

aufgrund der Zahlen der Planungskommission (BA-K, R 96 I). Sicherungsverwahrte nach Schröter 1994.
Hartheim: Die österreichischen Zahlen sind geschätzt nach den von Nausner (1986) und von Rönn (1993, 439) angegebenen rund 12.500 Opfern aus den österreichischen Anstalten und unter der Annahme von rund 1000 Opfern aus Armen- und Siechenhäusern, die direkt nach Hartheim gebracht wurden. Die Opfer aus den bayerischen Anstalten ließen sich annähernd aus den mir zur Verfügung stehenden Materialien zur Dokumentation „Die bayerischen psychiatrischen Krankenhäuser in der Zeit des Nationalsozialismus" (von Cranach/Siemen (Hg.) 1998) ermitteln.
Sonnenstein: Zahlen für Sachsen nach Reimer, zit. bei Schröter 1994, 208. Thüringen: Geschätzt aufgrund des Planungsberichts. Bayern: Ermittelt aus von Cranach/Siemen (Hg.) 1998. Schlesien: Geschätzt aufgrund des Planungsberichts (BA R 96). Hannover: Nach Angaben von Sueße/Meyer 1988.
Bernburg: Neueste Forschungsergebnisse von Dietmar Schulze, der über Bernburg promoviert (als persönliche Vorausmitteilung), ergänzt durch Angaben von Jenner (1995) über Schleswig-Stadtfeld, Sueße/Meyer (1988, 383–423) über Königslutter und Graf (1980) über Mecklenburg-Schwerin.
Hadamar: Die Zahlen über Hessen-Nassau (mit Scheuern, ohne Idstein) sind Arbeiten von Horst Dickel, Bettina Winter und Direktor Haedke entnommen; die Schätzung bezüglich des Volksstaates beruht auf der Annahme von Winter (1993, 90) daß „etwa 50%" der 2600 Anstaltspatienten ermordet wurden. Die badischen Zahlen gingen aus eigenen Recherchen hervor (Faulstich 1993a, 284). Die Größe der württembergischen Sammeltransporte von Weinsberg nach Hadamar sind bei Willis 1978 aus den angegebenen Zahl rekonstruierbar. Die Zahl der Opfer aus dem Rheinland wurde errechnet von Werner (1991, 142). Westfalen: Die Zahl stammt von Walter (1987, 132), die der Provinz Hannover von Sueße/Meyer (1984).

Zum Ablauf der „Aktion T4“ hat Bernd Walter kürzlich aufgrund einer genauen Analyse der monatlichen Tötungszahlen die Vermutung geäußert, daß sich die „T4“-Organisation im Winter 1940/41 durch interne Querelen, aber auch durch Proteste der Kirche und die mit der Justiz entstandenen Probleme in einer Krise befunden habe, die über mehrere Monate zu einem Rückgang der Tötungsaktivitäten führte: „Der enorme Anstieg der Opferzahlen ab Mai 1941 spricht dafür, daß die „Euthanasie“-Beauftragten gewillt waren, die Aktion flächendeckend zu Ende zu führen, trotz der inneren Kontroversen und möglicher Rivalitäten innerhalb der NS-Führungsriege.“[47]

Die „Hartheim-Statistik“ – eine Dokument der Übertreibungen?

Jeder „Euthanasie“-Forscher kennt diese Statistik,[48] aber die meisten haben sie vermutlich nicht vollständig gelesen. Es hätte sonst auffallen müssen, daß sie neben den bekannten und in ihrem Wahrheitsgehalt wohl nicht zu bezweifelnden „Desinfektionszahlen“ – so die Chiffre für die Zahl der Ermordeten – auch wichtige Hinweise zur Ernährung der Anstaltspatienten in den ersten Kriegsjahren enthält, vor allem aber eine ganze Reihe von Unwahrheiten.
Der ganzen Anlage nach verstand sich dieses Elaborat als eine Erfolgs-Statistik, und wie bei solchen üblich, wurde kräftig übertrieben. Das fängt schon bei den Berechnungsgrundlagen an, indem z.B. bei den finanziellen Einsparungen von einem „durchschnittlichen Tagessatz“ von 3,50 RM ausgegangen und daraus eine „jährliche Ersparnis“ von 88.534.800,00 RM errechnet wird, die sich „bei einer Lebenserwartung von 10 Jahren“ zu der gigantischen Summe von „in Worten: achthundertfünfundachtzigmillionen-vierhundertneununddreißigtausend -achthundert Reichsmark“ auftürmen würde. Dazu heißt es erläuternd: „d.h. diese Summe wird, bzw. ist bis zum 1. September 1951 aufgrund der bisher durchgeführten Desinfektion von 70.273 Personen erspart worden.“ Daß die Pflegesätze fast überall unter 3,50 RM lagen, wird mit keinem Wort erwähnt.

---

[47] Walter 1996, 678.
[48] Nach Schmuhl (1992, 213) wurde diese Statistik 1942 im Auftrag von Nische von dem Statistiker Edmundt Brandt ausgearbeitet. Der amerikanische Major Charles H. Dameron fand sie am 27. Juni 1945 in einem Schrank in Hartheim. Nach diesem Fundort wurde sie benannt. Am ausführlichsten ist die Statistik bei Kaul (1979) wiedergegeben; ich benutzte ein vollständiges Exemplar aus dem Archiv von Götz Aly.

Auch bei der Berechnung der „Beköstigung" ist man nicht zimperlich und legt einen Betrag von 0,56 RM pro Kopf und Tag zugrunde, eine Summe, die 1941 in keiner Anstalt mehr aufgewendet wurde. Die Einsparungen fallen entsprechend hoch aus: bis 1. September 1941 acht, bis 1951 insgesamt 141 Millionen. Auf 28 Seiten wird dann bis ins letzte Detail und jeweils auf zehn Jahre vorausberechnet, welche Mengen an einzelnen Lebensmitteln, wie Kartoffeln, Fleisch- und Wurstwaren, Brot, Mehl, Butter, Butterschmalz, Margarine, Speck, Quark, Käse, Nährmitteln, Teigwaren, Sago, Kaffee-Ersatz, Marmelade, Zucker, Eiern, Gemüse, Hülsenfrüchten sowie Salz und Gewürzen eingespart werden. Dabei kommen natürlich gigantische Zahlen heraus, wie z.B. die Einsparung von 33 Millionen Eiern oder fast 6 Millionen Kilogramm Marmelade in besagten zehn Jahren. So makaber diese Rechenkunststücke sind, so weisen sie doch darauf hin, daß die „Aktion T4" auch ernährungspolitische Hintergründe gehabt haben muß, als eines von vielen Motiven, die zu diesem Verbrechen führten.

Als besonderer Zynismus muß es erscheinen, daß all diese Erfolgsstatistiken zunächst einmal von der Voraussetzung ausgingen, daß „der Anstaltsinsasse dieselben monatlichen Rationen an Lebensmitteln erhält wie der Normalverbraucher". Sei es, daß die euphorischen Berichterstatter Rückfragen befürchteten oder aus welchen Gründen auch immer, jedenfalls machten sie im letzten Abschnitt, der die tatsächlich eingesparten Lebensmittel behandelte, eine den Realitäten besser entsprechende Berechnung auf:

> „Da der Kranke die ihm monatlich zugeteilten Lebensmittel zu einem gewissen Teil nicht erhält", ergebe sich „folgende Aufstellung über den wirklichen Verbrauch": Danach werden wieder alle genannten Lebensmittel aufgezählt, jetzt aber unter Hinzufügung des Prozentsatzes, zu dem die Kranken sie jeweils zuviel oder zu wenig erhalten haben. Wie man sich denken kann, war die Differenz bei Butter besonders groß: Statt der zustehenden 500g pro Monat wurden nur 95g ausgegeben, also 81% weniger, die Zuteilung an Mehl waren ebenfalls um 80% geringer, die von Zucker um 61%. Selbst bei Margarine bestand ein Defizit von 26,9%. Einige Lebensmittel wurden aber in größeren Mengen zugeteilt, so daß zum Schluß sogar behauptet wird: „Rein mengenmäßig gesehen, erhält der Kranke somit monatlich ca. 16.000 gr = 16 kg mehr an Nahrungsmitteln als ihm eigentlich anhand der Karten zusteht. Dieses Plus ist, wie aus der Tabelle einwandfrei zu ersehen ist, auf die größere Zuteilung von Brot, Kartoffeln, Hülsenfrüchten (markenfreie Maggisuppen!), Teigwaren (Nudeln!) und Gemüse zurückzuführen, zumal der weitaus größte Teil der Anstalten Selbstversorger sind, d.h. Landwirtschaft betreiben. Andererseits jedoch erhält der Kranke bei weitem nicht die fetthaltigen Nah-

rungsmittel, die heute in der Versorgung des Volkes gewisse Schwierigkeiten bieten."

In diesen Sätzen wird mit aller wünschenswerten Deutlichkeit festgestellt, daß die Anstaltsinsassen gegenüber der Allgemeinbevölkerung, mit der sie ja gleichgestellt sein sollten, nicht nur mengenmäßig – weil ihnen die frei käuflichen Lebensmittel abgingen – sondern auch qualitativ schlechter ernährt wurden. Wie weiland in den Empfehlungen der hessischen Ernährungsexperten wurde die Ernährung hauptsächlich auf billige Kalorienträger wie Brot, Kartoffeln und Gemüse umgestellt, die womöglich noch selbst zu erzeugen waren. Was aber in der Volksernährung nicht ausreichend zur Verfügung stand, wurde bei den Anstaltspatienten ohne Skrupel eingespart. Unter anderem hatten sie die sogenannte „Fettlücke" in der allgemeinen Versorgung auf Kosten ihrer Gesundheit auszugleichen.

Auch bei einer anderen zeitgenössischen Statistik, die etwa zur gleichen Zeit wie die „Hartheim-Statistik" angefertigt wurde, ist Skepsis angebracht. Gemeint ist die „Übersicht über die Verteilung der in Heil- und Pflegeanstalten nicht mehr für Geisteskranke verwendeten Betten"[49]. Voller Stolz heißt es dort: „Insgesamt wurden 93.521 Betten einer anderen Verwendung zugeführt." Danach müßten aus den für psychisch Kranke verwendeten Anstalten sogar mehr Betten weggenommen worden sein als durch die Aktion „freigemacht". Die Erklärung des Widerspruchs ist relativ einfach: In dieser Auflistung sind nicht nur die durch die „Aktion T4" freigemachten Betten aufgeführt, sondern unter Ziffer 11 auch die schon vor der „Aktion" durch Einsatzgruppen in Pommern und Ostpreußen für die SS freigemachten 5.900 Betten und – unter den Ziffern 3 und 7 – die unmittelbar nach dem Abbruch der „Aktion T4" für Hilfskrankenhäuser in luftgefährdeten Gebieten geräumten 13.688 Anstaltsbetten. Nach Abzug dieser Zahlen kommt man in die Nähe der laut der „Hartheim-Statistik" „Desinfizierten". Im Folgenden sollen neben den Erfolgszahlen auch die selten vollständig zitierten Erläuterungen z.T. im Wortlaut, z.T. zusammengefaßt, wiedergegeben werden, die manches aufschlußreiche Detail enthalten:

---

[49] BA-R 96 I/9. Von Schmuhl (1987) wird die Aufstellung auf den 3. August 1943 datiert. Nach einer handschriftlichen Bemerkung auf dem von mir in den Akten des Heyde-Prozesses gefundenen Exemplar ist aber eher von Januar 1942 auszugehen. Auch die beigefügten Erläuterungen weisen auf das frühere Datum hin, denn im August 1943 waren wesentlich mehr Betten für Hilfs- und Ausweichkrankenhäuser etc. requiriert.

(1) Reservelazarette: 31.058 Betten
In der Erläuterung heißt es hierzu: „*Die Beschlagnahmung der Reservelazarette durch die Wehrmacht erfolgte in Wellen, die mit einer gewissen Anlaufzeit den Feldzügen angepaßt* waren. Bereits zu Beginn des Westfeldzuges konnte durch die Aktion die Anforderung der Wehrmacht in Heil- und Pflegeanstalten leichter erfüllt werden.[50] Im Übrigen nehmen die Reservelazarette, deren Beschlagnahmung den geringsten Widerstand erfährt, nur etwa ein Drittel der insgesamt freigewordenen Betten ein." (Hervorhebung H.F.).
(2) Kriegsgefangenenlager und -lazarette: 4.602 Betten
(3) Hilfskrankenhäuser: 8.995 Betten
„... meist handelt es sich um innere und chirurgische Abteilungen für luftgefährdete Städte. (...) Nicht eingeschlossen in dieser Zahl sind die Ausweichkrankenhäuser, die in Nordwestdeutschland von der O.T. (Organisation Todt, H.F.) errichtet wurden. (siehe Abschnitt 7)."
(4) NSV: 6.348 Betten
„Die hier angegebenen Betten beziehen sich auf Kinderlandverschickung, Heime für Mutter und Kind und Kindergärten."
(5) Umsiedler: 8.577 Betten
„Die Volksdeutsche Mittelstelle hat jedoch durch zusätzliche Maßnahmen in dem dazu gehörigen Raum *19.283* Umsiedler untergebracht. Es wurde dieses ermöglicht teilweise durch dichtere Belegung, teilweise durch Neuaufstellung von Betten in Gängen und Nebenräumen. In der Endsumme haben wir jedoch nur die Anzahl der von uns tatsächlich bereitgestellten Betten aufgeführt."
(6) Wehrmacht: 9.860 Betten
Gemeint sind hier nicht Lazarettbetten, sondern Plätze für Unteroffiziersschulen (wie z.B. die 1200 Betten in Hubertusburg) und Wehrmachtsarsenale.
(7) Organisation Todt: 4.871 Betten
(8) Tbc-Asyle: 4.620 Betten
Der steigende Bedarf für asoziale Tuberkulöse sei damit bei weitem noch nicht gedeckt.
(9) Adolf-Hitler-Schulen: 650 Betten
(10) Nationalpolitische Erziehungsanstalten: 870 Betten
Heil- und Pflegeanstalten seien zwar vorzüglich für solche Schulen geeignet, aber wegen der „vordringlichen Anforderungen durch Wehrmacht und für Zwecke der Volksgesundheit" habe man nicht mehr Anstalten zur Verfügung stellen können.
(11) SS: 7.170 Betten
„Der SS wurden mehrere große Anstalten überlassen, z.B. die Kückenmühler Anstalten mit 1.200 Betten als SS-Kaserne, die Anstalt Stralsund

[50] Ich sehe in dieser Erläuterung eine Bestätigung meiner These, daß die Aktion zumindest in ihrer Anfangszeit mit der Feldzugsplanung koordiniert war (vgl. Faulstich 1993a, 210).

mit 1.200 als SS-Kaserne, die Anstalt Lauenburg mit 1.000 Betten als Unteroffiziersschule der Waffen-SS, (...) die Anstalt Karlshof bei Rastenburg mit 1.000 Betten als Kaserne der SS-Verfügungstruppe, die Anstalt Wehlau (Allenberg, H.F.) mit 1.500 Betten gleichfalls als Kaserne der SS-Verfügungstruppe."

(12) Jugendfürsorge: 766 Betten
Auch für Jugendfürsorge bestünde erheblich größerer Bedarf.
(13) Rüstungsarbeiter: 588 Betten
Nur in besonders begründeten Fällen genehmigt.
(14) Sonstiges: 5.312 Betten
Hierunter fielen u.a. die Reichsverwaltungsschule in Sonnenstein mit 250 Betten, 400 Betten in Brandenburg für pflegebedürftige alte Leute der Reichshauptstadt Berlin und 300 Betten einer österreichischen Anstalt zur Ausbildung der Wehrorganisation des steirischen Heimatschutzes.

Ähnlich wie bei den eingesparten Geldern und Lebensmitteln scheint auch in dieser Statistik manches übertrieben oder tendenziös verfälscht dargestellt. Zwei Punkte seien herausgegriffen: Als erstes fällt auf, daß die Aufstellung den Eindruck zu erwecken versucht, als hätten die Verantwortlichen der „Aktion T4" nach sorgfältigster Abwägung der verschiedenen Ansprüche und Bedürfnisse versucht, den freigemachten Anstaltsraum so gerecht wie möglich zu verteilen. Genau das Gegenteil war aber der Fall. In Wirklichkeit resultierte die Vergabe der freigewordenen Anstaltsbetten aus einem Gerangel der verschiedenen Machtzentren des NS-Staates, vornehmlich der Länderverwaltungen und der Partei mit ihren Gliederungen, aber auch der „Volksdeutschen Mittelstelle". Typische Beispiele sind Pommern und Baden. In Pommern wurden mehrere Anstalten aufgrund einer Geheimabsprache zwischen Gauleiter Schwede-Coburg und Himmler für die SS leergemordet. In Baden „verschenkte" der Medizinalreferent Dr. Sprauer nach dem späteren Bekunden hoher Verwaltungsbeamter seine schönsten Anstalten, die Illenau und die Reichenau, aus Gründen seiner persönlichen Karriere „an die Partei".[51]
Der zweite zu diskutierende Punkt sind die enormen Zahlen, die in einer Bemerkung am Schluß der Aufstellung genannt werden:

„Die Gesamtzahl der Betten für Geisteskranke (einschließlich der heute anders verwendeten) beträgt *282.696*. Von diesen entfallen auf Anstalten der öffentlichen Hand *219.407*, während der Rest in Höhe von *63.289* Betten in konfessionellen und privaten Anstalten untergebracht ist. Eine Aufteilung der von diesen heute anders verwendeten Betten ergibt, daß nur *41.982* Betten in staatlichen Anstalten, dagegen *51.539* in konfessionellen Anstalten anders verwendet wurden. Es ist daraus eindeutig zu er-

[51] Vgl. Faulstich 1993a, 269.

sehen, in wieviel stärkerem Masse die Aktion gerade die konfessionellen und privaten Anstalten herangezogen hat" (Hervorhebungen im Original, H.F.).

In der Analyse dieser wenigen Zeilen soll zunächst die Gesamtzahl von 282.696 Betten für Geisteskranke einer kritischen Prüfung unterzogen werden, da sie – obwohl von den Nazis häufig genannt -die Zahlen objektiver Statistiken weit übertrifft.

Bei Auszählung der Betten aller in Laehrs Anstaltsverzeichnis von 1937 aufgeführten 385 Einrichtungen (unter Einbeziehung von Österreich) kommt man auf 210.362 Gesamtbetten, von denen 161.461 in staatlichen und städtischen Einrichtungen standen und 48.901 in konfessionellen und privaten. Am 31.12.1938 teilte das Reichsgesundheitsamt einer anderen zentralen Behörde „streng vertraulich" mit, daß an diesem Stichtag „in 411 erfaßten Pflegeanstalten 203.880 Geisteskranke und Geistesschwache untergebracht waren".[52] Ende 1939 zählte die Reichsstatistik 203.051 planmäßige und außerplanmäßige Betten in 357 Einrichtungen, ohne die konfessionellen und privaten Häuser gesondert anzugeben.[53] Der Hamburger Oberverwaltungsdirektor Dr. Gerhard Hanko, der sich 1941 Gedanken über die Reorganisation des Anstaltswesens machte, ging von 128.000 „Bettplätzen" in den 186 staatlichen und von 42.500 Plätzen in 257 privaten Häusern aus, also von lediglich 170.500 Betten.[54]

Eine mögliche Erklärung für die von der „T4"-Organisation angegebene weit höhere Zahl scheint zu sein, daß der Verfasser der Übersicht die rund 30.000 psychiatrischen Betten aller seit 1938 annektierten Gebiete, also des Sudetenlandes und des „Protektorats" Böhmen und Mähren, von Österreich, Danzig-Westpreußen, dem Warthegau und der zurückeroberten Teile von Oberschlesien hinzugezählt hat – aber das würde die Lücke der fehlenden rund 70.000 Betten nicht füllen. Am wahrscheinlichsten ist es deshalb, daß man zu den bekannten Anstaltsplätzen alle diejenigen Betten hinzugerechnet hat, die in den zahlreichen Alten- und Siechenheimen des Reichsgebietes von psychisch Kranken und geistig Behinderten belegt waren. (Wie beschrieben, hatten besonders die Rheinprovinz, Sachsen und Thüringen im Rahmen der Sparmaßnahmen viele chronisch Kranke in diese billigeren Einrichtungen verlegt.) Diese Annahme erfährt ihre Bestätigung durch den späteren Leiter der „Aktion T4" Paul Nitsche, der im Rahmen seiner Vernehmungen von, „grob geschätzt, vielleicht 300.000

[52] Zit. n. Wuttke-Groneberg 1980, Dok. 9, 23.
[53] Statistisches Jahrbuch für das Deutsche Reich, hg. v. Statistischen Reichsamt, Jg. 59, 1941/1942, 616.
[54] Hanko 1941.

Insassen deutscher Irrenanstalten sowie nicht psychiatrisch geleiteter Anstalten", sprach.[55]

Über die anscheinend recht große Zahl solcher „Fehlbelegungen" hatte die „T4"-Organisation schon vor der „Aktion" Kenntnisse, bzw. Erkundigungen eingezogen. Später ließen sich die herumreisenden Gutachterkommissionen auch die Bewohner von Altersheimen vorführen. Die Planungskommission unterzog diese Einrichtungen einer besonders genauen Analyse und stellte häufig mit Befriedigung fest, daß die geisteskranken Insassen bereits „abgeholt" seien, war aber andererseits überrascht, dort immer noch viele Kranke, oft „tiefststehendes Material" anzutreffen. In ihren Berichten nehmen diese kleinen, meist kommunalen oder konfessionellen Einrichtungen einen großen Raum ein. Angestrebt war die totale Erfassung – und wohl auch Vernichtung – aller „Minderwertigen", wo immer diese untergebracht waren.

Kann also der Aussage über die Gesamtbettenzahl ein gewisser Wahrheitsgehalt nicht abgesprochen werden, so sind gegenüber der letzten Bemerkung, wonach in der Aktion überwiegend konfessionelle und

Tab. 66: Übersicht über die bis Ende 1941 geräumten staatlichen Anstalten im „Altreich" (Planbetten in Klammern)

Land/Provinz	1939	1940	1941
Bayern		Bayreuth (650) Werneck (900)	Gabersee (1.000)
Baden		Rastatt (500) Illenau (650)	Reichenau (870)
VS-Hessen			Alzey (770) Heppenheim (660)
Saarland	Homburg (300) Merzig (860)		
Hannover			Wunstorf (400)
Schleswig-Holstein			Neustadt (1.400) Strecknitz (700)
Pommern	Stralsund (1.200)	Lauenburg (1.200) Treptow/Rega (1.200)	
Ostpreußen		Allenberg (1.400)	
Berlin		Buch (2.700)	Herzberge (1.800)
Brandenburg		Lübben (1.050)	
Oberschlesien		Tost (650)	
Sachsen	Colditz (600) Sonnenstein (850)	Hubertusburg (1.200)	
Prov. Sachsen			Neuhaldensleben (1.100)
Thüringen		Blankenhain (500)	
Hessen-Nassau	Hadamar (360)		Herborn (1.600)
Anstalten	6	12	11
Betten	4.170	12.700	10.300

[55] Vernehmung vom 26. März 1946, BA-P, DP 3, Bd. 1;

private Einrichtungen „herangezogen" worden seien, erhebliche Zweifel angebracht, zumal sie deutliche propagandistische Züge trägt. Genauer überprüfen läßt sich daran nur der Anteil staatlicher Anstalten, während bei den konfessionellen und ganz besonders den kleineren kommunalen und anderen Einrichtungen meines Wissens noch der Überblick fehlt.
Die weitgehend vollständige Aufstellung ergibt, daß bis Ende 1941 insgesamt 29 staatliche Anstalten mit rund 27.000 Betten entweder vollständig aufgelöst oder weitgehend geräumt worden waren – weit weniger als die angeblich rund 42.000 Betten in staatlichen Anstalten, die „nicht mehr für Geisteskranke verwendet" würden.[56]

Neue Erkenntnisse zum Abbruch der „Aktion T4"

Der Psychiatrie-Dezernent der Rheinprovinz, Walter Creutz, führte anläßlich seiner Vernehmung am 21. November 1947 zur Einstellung der „sogenannten Euthanasie-Aktion" im Herbst 1941 aus:

> „Wir hatten darüber im Sept. 1941 ein offizielles Schreiben erhalten. Darüber hinaus hatten wir, zwar nicht amtlich, sondern nur gerüchteweise, aber in einer durchaus glaubwürdigen Form, gehört, daß die Frage der Euthanasie-Maßnahmen einer Besprechung im Führerhauptquartier unterzogen worden sei und die Weisung zur Einstellung der Maßnahmen durch Hitler selbst gegeben worden sei, und zwar in einem der bei ihm bekannten Erregungszustände, wobei er heftig gerügt habe, daß durch diese Maßnahmen in unnötiger und törichter Weise die Stimmung der Bevölkerung verdorben worden sei."[57]

Die Aussage von Creutz ist eine der seltenen, ausführlicheren Einlassungen von Beteiligten zum Thema. Neu daran ist die Mitteilung, daß der Abbruch der „Aktion T4" den höheren Verwaltungsinstanzen anscheinend auch schriftlich mitgeteilt worden ist. Daß Hitler die Entscheidung in einem seiner Erregungszustände getroffen habe, muß zunächst einmal ebenso bezweifelt werden wie die von ihm in Form einer Rüge ausgesprochenen Gründe.
Die wahren Gründe für den Abbruch der Vergasungsaktion lagen lange im Dunkeln, zumal nach den Feststellungen des Nürnberger Militärtribunals keinerlei schriftlichen Unterlagen darüber existieren.[58] In

---

[56] Die Differenz erklärt sich vermutlich dadurch, daß auch in den Anstalten, die weiterhin in Betrieb waren, viele Häuser für andere Zwecke (z.B. Lazarette) beschlagnahmt wurden.
[57] Staatsanwaltschaft Düsseldorf, Az.: 8 Kls 8/48 Bd. III.
[58] Mitscherlich/Mielke 1960, 204.

den frühen „Euthanasie"-Prozessen und -Publikationen wurde, wenn überhaupt zum Thema gemacht,[59] davon ausgegangen, daß die verbreitete Unruhe in der Bevölkerung und der Widerstand der Kirchen Hitler veranlaßt habe, die „Aktion" zu stoppen. Diese Standard-Begründung hatte lange Zeit Geltung, zumal sie sich auf Aussagen prominenter Täter, wie etwa die von Hefelmann stützen konnte, der die „bischöflichen Proteste" sogar als die einzige Ursache für Hitlers Entschluß bezeichnete.[60]

Klaus Dörner machte in seinem bekannten Aufsatz aus dem Jahr 1967 auf die zur Zeit des „T4"-Stopps notwendige „Konzentration aller Kräfte, auch der Transportmöglichkeiten, angesichts des Feldzuges gegen die Sowjetunion" aufmerksam, womit erstmals Kriegseinflüsse als zusätzlicher Anlaß in die Diskussion Eingang fanden.[61] Eine andere – und in der Folge häufig zitierte – Erklärung für den Abbruch der Aktion wurde von Ernst Klee 1983 eher nebenbei eingeführt: er wies darauf hin, daß im August 1941 das vorher festgelegte Planziel der Aktion „von 65–70.000 Fällen" erreicht gewesen sei. Laut „Hartheim-Statistik" waren bis zum 1. September 1941 genau 70 273 Menschen „desinfiziert" worden.[62] Diese „Planerfüllungs-Hypothese" wurde seitdem in der „Euthanasie"-Literatur ständig wiederholt, von manchen – weniger belesenen – Autoren sogar als der alleinige Grund für den „T4"-Stopp aufgefaßt, von den Kundigeren wie Aly und Schmuhl als eine aus einem „ganzen Bündel von Ursachen"[63] in Erwägung gezogen.

Dabei hatte Ernst Klee, als er die „Hartheim-Statistik" zitierte, vermutlich gar nicht einen planmäßigen Abschluß der Aktion postulieren wollen, denn er wußte nur zu genau – und hat dies ja auch dargestellt – daß die Protagonisten der Aktion von dem Führerbefehl auf das Äußerste überrascht waren und daß sich in den hessischen Zwischenanstalten noch zahlreiche westfälische und hannoveranische Patienten befanden, die in Hadamar ermordet werden sollten.

---

[59] Gerhard Schmidt geht in seinem 1945 verfaßten Text (Schmidt 1965) überhaupt nicht darauf ein, Poitrot (1946) wußte nur von der Schließung von Grafeneck, aber nichts vom Abbruch der Aktion; Mitscherlich/Mielke (1960, 204) sprechen von dem Druck einer „unvorhergesehen entstandenen öffentlichen Meinung", die Hitler zum Abbruch veranlaßt habe, womit sie diverse Eingaben von kirchlicher Seite, aber auch von Ärzten wie Kleist, Ewald und dem Freiburger Pathologen Büchner meinten.

[60] Vgl. Kaul 1979, 146.

[61] Dörner 1967, 96.

[62] Klee 1983, 340.

[63] Vgl. Schmuhl 1992, 210, der die Formulierung fast wörtlich von Aly (1985, 29) übernommen hat.

Das sind erste Argumente gegen die Gültigkeit der Planerfüllungs-Hypothese. Es gibt noch andere: In jener Planungskonferenz vom 9. Oktober 1939, auf die Klee Bezug nahm, hatte Viktor Brack das Planungssoll mit einer Formel errechnet, welcher mit seinen Worten: „das Verhältnis 1000:10:5:1 zu Grunde liegt. Das bedeutet: Von 1000 Menschen bedürfen 10 psychiatrischer Behandlung; von diesen 5 in stationärer Form. Davon aber fällt ein Kranker unter die Aktion. Das heißt: Von 1000 Menschen wird einer von der Aktion erfaßt. Auf die Bevölkerungszahl des Großdeutschen Reiches übertragen, hat man demnach mit 65–70 000 Fällen zu rechnen."[64] Anders ausgedrückt, sollten nach dieser Formel zwanzig Prozent der Anstaltsinsassen getötet werden.

Schon bei meinen Recherchen über die Auswirkungen der „Aktion T4" auf die Patienten der badischen und württembergischen Anstalten war ich aber auf die Tatsache gestoßen, daß im Unterschied zu Bracks Formel dort nicht jeder fünfte, sondern jeder zweite Anstaltspatient in Grafeneck ermordet worden war. Bei Abschluß der „Aktion" waren daher sowohl in Baden als auch in Württemberg nicht 20%, sondern 50% der Patienten der staatlichen Anstalten tot. Wie sich mittlerweile herausgestellt hat, lag der Prozentsatz der ermordeten Anstaltspatienten in allen Regionen, die „noch rechtzeitig" von der „Aktion" erfaßt wurden[65], in ähnlicher Höhe.[66] Das Planziel muß also geändert worden sein und zwar schon sehr frühzeitig, denn in Baden und Württemberg fanden die großen Tötungs-Transporte bereits im Frühjahr und Sommer des Jahres 1940 statt. Götz Aly, der sich meiner Argumentation anschloß, nimmt einen Zusammenhang mit der großen Rückführungsaktion der Volksdeutschen Mittelstelle an, welche wegen fehlender Unterbringungsmöglichkeiten für die heimgeholten Volks-

---

[64] Die Planungskonferenz ist ausführlich dargestellt in Kaul 1979, 63f. Daraus das Zitat.

[65] Vergleiche dazu meine Tabelle über die zeitliche Staffelung der „Aktion T4", S. 262. Es ist bei den dort aufgeführten Zahlen allerdings zu berücksichtigen, daß es sich nicht nur um Patienten der staatlichen Anstalten, sondern, wie in Sachsen, zunehmend mehr auch um Menschen handelte, die aus Alters- und Pflegeheimen über die Zwischenanstalten in die Mordanstalten verschleppt wurden.

[66] Nach meinen Feststellungen wurden in Baden 53% und in Württemberg 52% der Patienten staatlicher Heilanstalten in der Aktion T4 ermordet, nach Aly (1988, 140) in Berlin rund 60% und nach Thom (1991, 210) in Sachsen „etwa die Hälfte". Aufgrund der Planungsberichte der Becker-Kommission – siehe weiter unten – kann man aus der Differenz der bei Kriegsbeginn vorhandenen Anstaltsbetten und der Ende 1941 noch lebenden Patienten in Pommern, Ostpreußen, Thüringen und in der Provinz Sachsen auf Vernichtungsquoten schließen, die zum Teil weit über 50% liegen. Dasselbe gilt für die „Ostmark", also Österreich.

deutschen großes Interesse an einer „beschleunigten Freimachung von Anstaltsraum" gehabt haben muß.[67] Demnach ist es sogar wahrscheinlich, daß auch Himmler in seiner Rolle als „Reichskommissar für die Festigung des Deutschen Volkstums" und Heydrich als Leiter der Einwanderungszentrale an der Änderung des Planziels beteiligt waren.[68]
Ein weiterer Beweis für die Änderung des Planziels findet sich in Goebbels' Tagebüchern. Dort ist unter dem Datum des 31. Januar 1941 vermerkt: „Mit Bouhler Frage der stillschweigenden Liquidierung von Geisteskranken besprochen. 80.000 sind weg, 60.000 müssen noch weg."[69] Danach war mittlerweile offensichtlich die Ermordung von 140.000 Psychiatriepatienten geplant. Ein Hinweis darauf, wie diese Zahl zustande kam, ergibt sich aus der oben diskutierten Tatsache, daß die „T4"-Organisation von einer Gesamtzahl von 280.000 „Lebensunwerten" ausging. 140.000 Ermordete als Planziel würden dann genau der neuen Vernichtungsquote von 50 Prozent entsprechen.

Bei aller Eindeutigkeit der Aussage bleibt an Goebbels' Tagebucheintrag unklar, wie er auf eine Zahl von 80.000 im Januar 1941 bereits getöteten Patienten kommt. Nach den monatlichen Einträgen in der „Hartheim-Statistik" waren den Mordanstalten zu diesem Zeitpunkt „erst" 38.276 Menschen zum Opfer gefallen. Mit Götz Aly bin ich der Auffassung, daß Bouhler, von dem die Informationen offenbar stammten, vermutlich die rund 12.000 Opfer der Mordaktionen in Pommern, Danzig-Westpreußen, im Warthegau und in Ostpreußen hinzuzählte und dazu auch diejenigen Patienten, die in den ersten eineinhalb Kriegsjahren in den Anstalten selbst an Hunger und Mangelversorgung zugrunde gegangen waren. Nach einer von mir angestellten überschlägigen Berechnung waren dies in den staatlichen Anstalten etwa 15.000 bis 20.000 Menschen.[70] Zu den 80.000,

---

[67] Aly 1993, 202.

[68] Die Beteiligung der SS auch an dieser Planungsfrage kann nicht überraschen, wenn man an die vielfältigen Verbindungen zwischen SS und „Euthanasie"-Aktion denkt. Vgl. insb. Schmuhl 1992, 212.

[69] Fröhlich (Hg.) 1987, Bd. 4, 485. Bei von Lang (1977, 152) werden wieder andere „Leistungszahlen" genannt: Danach berichtete Blankenburg anläßlich einer Aufklärungsreise zu den Gauleitern im Oktober 1940, daß „30.000 erledigt" seien und noch „weitere 100.000–120.000 warten" würden. Die angestrebte Gesamtzahl der zu ermordenden Menschen ist praktisch die gleiche.

[70] In den 48 Anstalten, über die mir für 1939 genaue Zahlen vorliegen, starben in diesem Jahr 1708 Patienten mehr als bei einer „normalen" Friedenssterblichkeit von 5,5 Prozent, 1940 betrug die „Übersterblichkeit" 4.828 Patienten. Da ich in den untersuchten Anstalten nur 38 % aller Anstaltspatienten erfaßte, kommt man durch Hochrechnung auf ungefähr 17.000 Menschen, die in diesen beiden ersten Jahren den Kriegsverhältnissen und Vernichtungsmaßnahmen außerhalb der „Aktion T4" zum Opfer fielen (hier ohne die österreichischen Anstalten).

die angeblich bereits Ende Januar 1941 getötet worden waren, fehlen demnach noch etwa 10.000 Todesfälle, über die zur Zeit keine Aussagen möglich sind (wahrscheinlich handelt es sich um Verstorbene in den nichtstaatlichen Anstalten, die ich wegen mangelnder Informationen nicht berücksichtigen konnte).

Wenn aufgrund der vorgetragenen Argumente die „Planerfüllungs-Hypothese" (hoffentlich endgültig) als unzutreffend ad acta gelegt werden kann, gewinnt die Annahme an Gewicht, daß der Abbruch der „Aktion" auf kirchliche Proteste und die zunehmende Beunruhigung der Bevölkerung zurückzuführen ist.
Die Beunruhigung der Bevölkerung läßt sich vielfach belegen, es ranken sich darum aber auch manche Legenden. Sie war verständlicherweise besonders stark in der Umgebung von Tötungsanstalten, wie beispielsweise in der Gegend von Grafeneck oder Hadamar, oder aber im Einzugsbereich von Anstalten, aus denen gerade die Transporte abgegangen waren sowie bei den Angehörigen, die „Trostbriefe" erhalten hatten. Am stärksten scheint sich der Unmut der Bevölkerung in Österreich, insbesondere in Wien artikuliert zu haben, wo die „Aktion" mit dem Abtransport von zwei Dritteln der Patienten der Anstalt Steinhof allerdings auch besonders brutal vorgegangen war.[71] Die Beunruhigung trat also jeweils regional auf und „wanderte" mit den Abtransporten sozusagen von Region zu Region, legte sich aber anscheinend wieder, sobald keine Busse mehr auftauchten und keine Todesnachrichten mehr eintrafen.[72] Eine Situation, in der gleichzeitig alle Länder und Provinzen betroffen waren, gab es aber schon allein aufgrund der zeitlichen und räumlichen Staffelung der „Aktion" nicht, so daß auch keine „allgemeine Unruhe" entstehen konnte.

---

71 Vgl. Nausner 1986, 31.

72 Es gibt Hinweise auf eine regionale Begrenztheit des Wissens über die Krankentötungen: Viele Anstaltsdirektoren in preußischen Provinzen, die erst spät von der „Aktion" erfaßt wurden, gaben später an, daß sie beim Eintreffen der Meldebögen im Sommer 1940 keine Ahnung von deren wahrer Bedeutung gehabt hätten, allenfalls einen Verdacht. (Besonders genau dokumentiert bei Sueße/Meyer 1984) Zu dieser Zeit hatten aber die Mordfabriken in Grafeneck und Brandenburg bereits den Höhepunkt ihrer Tätigkeit erreicht; und die Kollegen in Süddeutschland oder Brandenburg hätten einiges über die Meldebogen erzählen können. Es ist natürlich nicht auszuschließen, daß die Direktoren später die Unwahrheit sagten, aber einige der Aussagen machen einen recht glaubhaften Eindruck. Überregionale Kongresse fanden nicht statt. Einige briefliche Informationen sind jedoch bekannt, wie z.B. von Dr. Thumm, Illenau, an den Direktor der Anstalt Lindenhaus/Lippe (Persönliche Mitteilung von Klaus Dörner).

Der kirchliche Widerstand hingegen spielte sich lange Zeit eher im Verborgenen ab, d.h. „auf dem Weg der vertraulichen Eingabe"[73] (Nowak) und immer in einer Gratwanderung „zwischen Anpassung und Widerstand" (Schmuhl). Das sollte sich erst ändern, als die Krankenmorde von der Kanzel herunter öffentlich angeprangert wurden. Als erster wagte dies der Berliner Bischof Konrad von Preysing am 9. März 1941 in der St. Hedwigs-Kathedrale mit noch ziemlich allgemeinen Formulierungen, die sich an eine in Latein und nur an wenigen Orten veröffentlichte Stellungnahme des Heiligen Offiziums vom 27. November 1940 anlehnte, wonach die „Vernichtung unwerten Lebens durch politische Verfügungsgewalt mit dem natürlichen und göttlichen Recht unvereinbar" sei.[74] Blieb dieser mutige erste Schritt in die Öffentlichkeit noch ohne größere Wirkung, so hatte die Predigt des Bischofs Clemens August Graf von Galen am 3. August 1941 in der Lamberti-Kirche in Münster in jeder Hinsicht weiterreichende Auswirkungen. Die dramatische Vorgeschichte dieses spektakulären Vorgangs verdient es, dargestellt zu werden:

> Von Galen hatte schon anläßlich der Verlesung der „recht verschlüsselten" (Klee) Erklärung der deutschen Bischöfe gegen die Krankenmorde am 6. Juli 1941 in der Wallfahrtskirche in Telgte darauf hingewiesen, daß der „an Sicherheit grenzende Verdacht bestehe", daß die zahlreichen Todesfälle von Geisteskranken „nicht von selbst eintreten, sondern absichtlich herbeigeführt werden"[75]. In der Nacht zuvor hatte die bis zum 10. Juli andauernde Serie schwerer englischer Luftangriffe auf Münster begonnen, durch die über 1.000 Häuser zerstört und auch der Dom schwer beschädigt wurde. Es kam zu panikartiger Flucht der Bevölkerung. Im Rahmen einer reichsweiten Aktion zur Beschlagnahme von Klöstern schlugen Partei und Gestapo ausgerechnet zu diesem Zeitpunkt, nämlich am 12. Juli, auch in Münster zu. Aus zwei Niederlassungen der Jesuiten und einem Nonnenkloster wurden die Bewohner trotz des Protests von Galens, der herbeigeeilt war und die Besetzer als Räuber und Diebe beschimpfte, erbarmungslos aus ihren Niederlassungen vertrieben. Von Galen war tief empört, zumal er sich der Gesellschaft Jesu seit seiner Ausbildung tief verbunden fühlte. Er beschloß, die sichere Verhaftung und auch mögliche Gefahren für sein Leben gewärtigend, „jetzt nicht mehr zu schweigen".[76]

---

[73] Nowak 1980, 142. Zum kirchlichen Widerstand vgl. Klee 1983, 289–294, Schmuhl 1987, 305–354, sowie Sereny 1980, die sich besonders mit dem Mayer-Gutachten und der Haltung des Vatikans befaßt.

[74] Diese auch von den Historikern weitgehend übersehene Predigt wurde von Sereny (1980, 85) wiederentdeckt

[75] Zit. n. Klee 1983, 334.

[76] Portmann 1948b, zit. n. d. 15.Aufl. 1978, 180. Dieser Quelle entnehme ich auch die wichtigsten Daten der folgenden Ereignisse.

In der am 13. Juli in der Lambertikirche gehaltenen ersten Predigt erhob er flammenden Protest gegen den „Klostersturm" und die Vertreibung der darin wohnenden wehrlosen und unschuldigen Menschen, wobei er auf ähnliche Vorkommnisse in anderen Teilen des Reiches und die Verbannung mehrerer seiner Mitarbeiter hinwies. Die erwartete Verhaftung blieb aus. Seine Mitarbeiter aber begannen, den Text der Predigt zu hektographieren und in alle Städte Westfalens zu versenden. Tags darauf protestierte der Bischof in der gleichen Sache brieflich bei Göring und anderen Reichsministern. Als ein weiteres Nonnenkloster geräumt wurde, schickte er den Text der Predigt an alle deutschen Oberhirten, aber auch an Lammers und den Generalfeldmarschall von Kluge, der eine Heeresgruppe im Osten befehligte. Nach neuerlichen Beschlagnahmungen predigte der Bischof eine Woche später, am Sonntag den 20. Juli, in der Überwasserkirche erneut gegen den Klostersturm, aber jetzt in wesentlich schärferer Form (tatsächlich sollen die Beschlagnahmungen am 30. Juli auf Hitlers Befehl eingestellt worden sein).[77] Wieder geschah dem Bischof nichts. Nur wenige Tage nach der zweiten Predigt vom 20. Juli erschien Pfarrer Lackmann, Anstaltsgeistlicher in der Münsteraner Provinzialheilanstalt Marienthal, bei von Galen, um ihm den unmittelbar bevorstehenden Abtransport von Kranken mitzuteilen. Als Termin war der 31. Juli vorgesehen.

Am 26. Juli erhob von Galen dagegen Einspruch bei der Provinzialverwaltung. Als dieser nichts fruchtete, erstattete er am 28. Juli gemäß § 139 StGB Anzeige bei der Staatsanwaltschaft beim Landgericht Münster, nachdem er von einem Juristen auf diesen Paragraphen hingewiesen worden war. Dieser besagt, daß man sich strafbar mache, wenn man von dem Vorhaben eines „Verbrechens wider das Leben" glaubhaft Kenntnis erhalte und dies den Behörden oder den Betroffenen nicht zur Kenntnis bringe. Die Begründung seiner Anzeige ließ an Deutlichkeit nichts zu wünschen übrig: „Nach mir zugegangenen Nachrichten soll im Laufe dieser Woche eine große Anzahl Pfleglinge der Provinzialanstalt Marienthal bei Münster als sogenannte „unproduktive Volksgenossen" nach der Heilanstalt Eichberg überführt werden, um dann alsbald, wie es nach solchen Transporten aus anderen Heilanstalten nach allgemeiner Ansicht geschehen ist, vorsätzlich getötet zu werden. Da ein solches Vorgehen nicht nur dem göttlichen und natürlichen Sittengesetz widerstreitet, sondern auch als Mord nach § 211 des StGB mit dem Tode zu bestrafen ist, erstatte ich gemäß § 139 des StGB pflichtgemäß Anzeige (...)."[78]

Als die Kranken trotzdem abtransportiert wurden, entschloß sich von Galen, auch damit an die Öffentlichkeit zu treten. Im Anschluß an die Verlesung des Sonntagsevangeliums unterrichtete der Bischof am 3. August die in der überfüllten Lambertikirche versammelte Gemeinde von den Schritten, die er zur Rettung der Kranken unternommen hatte und

[77] Ebd., 184.
[78] Zit. n. Nowak 1983, 162.

holte zu einer grundsätzlichen Anklage gegen den Nationalsozialismus wegen des Verstoßes gegen praktisch alle der zehn Gebote aus. Er empfahl den anwesenden Gläubigen, die spontan in „Pfui"-Rufe und andere Unmutsreaktionen ausbrachen, den Umgang mit denjenigen zu meiden, die dafür verantwortlich seien. Als er aus dem Sonntagsevangelium zitierte, daß, wenn die Heimsuchung nicht erkannt werde, Gottes Strafe über alle komme und keinen Stein mehr auf dem anderen lasse, konnte das von den Münsteranern nur so verstanden werden, daß die schweren Luftangriffe, die sie wenige Wochen zuvor heimgesucht hatten, nach Überzeugung ihres Bischofs ein Zeichen Gottes gewesen seien.

Kurt Nowak hat die ungeheure Wirkung dieser Predigt, deren Inhalt rasch in ganz Deutschland, bei den Soldaten an der Front und auch im Ausland bekannt wurde, ausführlich beschrieben, auch die wütenden Reaktionen, die ihr auf allen Ebenen der Naziführung folgten.[79] Viele Parteioberen verlangten, den Bischof kurzerhand aufzuhängen oder wegen Landesverrats vor Gericht zu stellen und zum Tode zu verurteilen, ihn zumindest aber in ein Konzentrationslager einzuweisen. Auch Bormann und der westfälische Gauleiter Meyer erhoben solche Forderungen. Dem Situationsbericht eines Abteilungsleiters im Propagandaministerium zufolge wurde die Predigt vom 3. August als der „wohl bisher stärkste Angriff gegen die deutsche Staatsführung, der seit Jahrzehnten überhaupt vorgekommen sei" bezeichnet. Goebbels, schon immer der Meinung, man solle sich während des Krieges gegenüber der Kirche zurückhalten, sprach mehrfach bei Hitler in der Sache des Münsteraner Bischofs vor. Wegen der Wirkung auf die Öffentlichkeit riet er aber von einer Verhaftung ab. Hitler behielt sich die Entscheidung, die mehrere Gremien über lange Zeit beschäftigte, persönlich vor und ließ sie bis zum Ende des Krieges offen.
Bekanntlich hatte Hitler die Veröffentlichung des bereits ausgearbeiteten „Gesetzes zur Sterbehilfe" untersagt, weil er negative Reaktionen des Auslandes befürchtete. Jetzt war das Ausland jedoch weitgehend informiert. Englische, amerikanische und russische Sender und Zeitungen hatten die Weltöffentlichkeit von der Tatsache in Kenntnis gesetzt, daß in Deutschland Geisteskranke ermordet würden. Erste außenpolitische Wirkungen zeigten sich beispielsweise darin, daß Spanien, das schon immer dem antiklerikalen Kurs des deutschen Faschismus mißtraut hatte, deutlich auf Distanz ging.[80] Auch in anderen christlich geprägten Ländern reagierte die Bevölkerung mit Abscheu auf den Klostersturm und den Mord an Geisteskranken. Der Schaden

---

[79] Vgl. ebd., 161–172.
[80] Vgl. ebd., 169.

war also schon eingetreten und wäre durch Maßnahmen gegen den Bischof wohl auch nicht wesentlich vergrößert worden. Die Furcht vor den Reaktionen des Auslands konnte also nicht der Grund dafür sein, daß man gegenüber dem Bischof keine drakonischen Maßnahmen ergriff; offensichtlich waren Befürchtungen wegen der innenpolitischen Folgen einer Bestrafung des Bischofs ausschlaggebend.

Die Kriegsgegner hatten die Möglichkeit erkannt, mit der Verbreitung der Predigt den Zusammenhalt zwischen der deutschen Bevölkerung und ihrer politischen Führung zu erschüttern: Damit auch der letzte Deutsche von den Ungeheuerlichkeiten der Nazis erfahre, strahlten vor allem die englischen Sender wochenlang den Text der Predigten in deutscher Sprache aus, zudem rieselten massenweise Flugblätter mit dem gleichen Inhalt auf ganz Deutschland hernieder. Besonders die von dem Münsteraner Bischof aufgeworfene Frage, was wohl in Zukunft mit anderen „Unproduktiven" geschehe, insbesondere den „Invaliden der Arbeit und des Krieges", erregte die Deutschen und führte nun tatsächlich zu einer allgemeinen Beunruhigung, wie sie vorher in diesem Ausmaß nicht bestanden hatte.[81]

Daß von Galen unbehelligt blieb, grenzt an ein Wunder, zumal viele Priester, die nach ihm das Thema in ihren Predigten aufgriffen, mit aller Härte verfolgt wurden.[82] In der Literatur wird die Verschonung des Münsteraner Bischofs zumeist damit erklärt, daß die Nazis keinen Märtyrer schaffen wollten, was noch ungünstigere Folgen nach sich gezogen hätte. Gerne wird auch der von Goebbels überlieferte Ausspruch zitiert, „daß, wenn etwas gegen den Bischof unternommen würde, die Bevölkerung Münsters während des Krieges abzuschreiben sei. Dazu könne man ruhig noch ganz Westfalen nehmen."[83] Merkwürdigerweise ist auch die „Euthanasie"-Forschung – vielleicht abgelenkt durch die Planerfüllungshypothese – der Frage noch kaum nachgegangen, warum der Münsteraner Bischof verschont blieb, obwohl dieses ungewöhnliche Verhalten der NS-Machthaber möglicherweise die gleichen Ursachen gehabt haben könnte wie der Abbruch

[81] Der vollständige Text der Predigt findet sich in den von Portmann herausgegebenen Büchern 1946 u. 1948a; größere Auszüge bei Klee 1985, 193 ff. als Dokument Nr. 72.

[82] Am bekanntesten ist das Beispiel der drei „Pfarrer von Lübeck", die zum Tode verurteilt und hingerichtet wurden. Andere Geistliche, wie der Berliner Dompropst Lichtenstein oder der Donaueschinger Stadtpfarrer Monsignore Feurstein kamen ins KZ und starben dort (vgl. Nowak 1983, 164). Nach einer persönlichen Mitteilung von Ute Daub wurden in Frankfurt a. M. in katholischen Einrichtungen Razzien durchgeführt und alle Priester und Seminaristen verhaftet, bei denen man Abschriften der Predigt fand.

[83] Zit. n. Klee 1983, 335.

der „Aktion T4". Einen ersten in diese Richtung weisenden Anhaltspunkt fand ich in der Aussage von Paul Nitsche: Hitlers Verbot „der Fortführung der Aktion" sei neben „dem wachsenden Widerstand der Kirchen, besonders der römisch-katholischen Kirche" auch auf „zunehmende Kriegsschwierigkeiten" zurückzuführen gewesen.[84]
Die Tagebucheintragungen von Joseph Goebbels aus dieser Zeit führen auf Umwegen zum gleichen Ergebnis: Am 15. August notierte er angesichts eines bevorstehenden Besuchs in der „Wolfsschanze": „Ich muß dem Führer die Frage vorlegen, ob er im Augenblick in der Öffentlichkeit eine Debatte über das Euthanasie-Problem wünscht. Wir könnten diese Debatte evtl. an den neuen Liebeneiner-Film ‚Ich klage an' anschließen. Ich bin selbst wenigstens für den gegenwärtigen Zeitpunkt dagegen. Mit einer solchen Debatte würde man nur die Gemüter aufs neue erhitzen. Das ist *in einer kritischen Periode des Krieges* außerordentlich unzweckmäßig. Man sollte alle Zündstoffe aus dem Volke im Augenblick fernhalten. Das Volk ist so mit den Problemen des Krieges beschäftigt, daß es sich an anderen Problemen nur erhitzt und reibt"[85] (Hervorhebung H.F.).
Die oberste Führungsriege war offensichtlich ratlos, was zu tun sei, wie aus einem weiteren Goebbels-Zitat hervorgeht: Der Leiter des „Reichsringes für Volksaufklärung und Propaganda" Tiessler berichtete Bormann am 13. August 1941, daß Goebbels in einem kurz zuvor geführten Gespräch über Galen zu ihm gesagt habe, „er wisse nicht, was man im Augenblick Wirksames tun könne".[86] Am gleichen Tag stellte Bormann fest: „ Welche Schritte der Führer gegen den Bischof unternehmen wird, muß noch entschieden werden. Sicherlich wäre die Todesstrafe angebracht: *mit Rücksicht auf die Kriegsumstände* wird der Führer diese Maßnahme wohl kaum anordnen" (Hervorhebung H.F.).
Auch Goebbels und Bormann weisen also auf die von Nitsche erwähnten „Kriegsschwierigkeiten" als Ursache der Entschlußunfähigkeit der Regierung hin, Grund genug, sich diese anhand von Zeitdokumenten einmal genauer anzusehen. Die geheimen Lageberichte des Sicherheitsdienstes der SS[87], teilweise auch die Tagebücher von

---

[84] Nitsche in seiner handschriftlichen Darstellung über den „Dienst bei der Arbeitsgemeinschaft Heil- und Pflegeanstalten" vom 8. Januar 1946. Bundesarchiv Potsdam DP-3, Bd. 1.
[85] Zit. n. Reuth (Hg.) 1992, Bd. 4, 1652.
[86] Portmann 1946, 106. Das folgende Zitat von Bormann findet sich auf der gleichen Seite.
[87] Boberach (Hg.) 1984, Bde. 7 u. 8. Die Meldungen des Sicherheitsdienstes werden unter dem jeweiligen Datum zitiert, an dem sie in den wöchentlichen Sammelberichten erschienen sind.

Joseph Goebbels[88], geben als zeitgenössische Quelle einen guten Eindruck von dem, was sich im Juli und August 1941 an der Ostfront abspielte und wie es auf die Bevölkerung wirkte:

> Nach den geheimen Lageberichten des SD war die Stimmung im Volk schon vor dem Krieg gegen die Sowjetunion trotz der Erfolge im Balkanfeldzug nicht gut. Mit dem Englandflug von Hitlers Stellvertreter Rudolf Hess am 12. Mai (Goebbels dazu am 14. Mai: „Die Stimmung im Volk ist saumäßig."[89]) und dem Untergang des Schlachtschiffes „Bismarck" am 27. Mai 1941 waren bereits schwere Stimmungseinbrüche spürbar geworden. Als dann Ende Mai die Fleischrationen von 500 auf 400g pro Woche gekürzt wurden, war ein neuer Tiefpunkt erreicht, zumal auch zunehmende Klagen über die Verknappung von Gemüse, Obst und Tabakwaren laut wurden. Vergleiche mit der Versorgungslage im Ersten Weltkrieg kamen auf.
>
> Der für die Bevölkerung völlig überraschende Beginn des Krieges im Osten am 22. Juni löste zunächst „Nervosität" und „Bestürzung", nach Goebbels sogar eine kurzzeitige depressive Stimmung aus. Diese wich aber bald einer „allgemein ruhigen und zuversichtlichen Haltung" (SD am 26. Juni). Aufgrund der in den Kommentaren herausgestellten schlechten Kampfkraft und Ausrüstung der sowjetischen Armee kam sogar Siegeszuversicht auf, und die Dauer des Feldzuges wurde von den meisten – wie übrigens auch von der Führung – auf höchstens 6–8 Wochen geschätzt. Am 30. Juni weiß der SD zu berichten, daß die Sondermeldungen des Vortages über die ungeheure Zahl von zerstörten Flugzeugen und Panzern „außerordentlichen Eindruck" gemacht, teilweise sogar Begeisterung ausgelöst hätten. Nach dem OKW-Bericht vom 3. Juli, der davon sprach, die „Widerstandskraft der Roten Armee [sei] offensichtlich gebrochen," herrschte weiterhin „feste Siegeszuversicht", aber doch auch Erstaunen darüber, daß der Angriff noch nicht tiefer nach Rußland eingedrungen sei. Mit Verwunderung nahm man zur Kenntnis, wie zäh und verbissen die russischen Soldaten kämpften und begann die anfängliche Unterschätzung des Gegners zu korrigieren.
>
> Die Sondermeldungen vom 10. Juli über den Abschluß der „größten Vernichtungsschlacht aller Zeiten" bei Minsk und Bialystok lösten nur „große Genugtuung" aus. Erstmalig wurden Befürchtungen über große Verluste auf deutscher Seite laut und auch darüber, daß der Vormarsch ins Stocken geraten sein könnte. Bis zum 17. Juli trafen keine Sondermeldungen mehr ein, dafür häuften sich die Todesanzeigen von Gefallenen in den Zeitungen. Am 21. Juli meldete der Berichterstatter: „Die Bevölkerung rechnet unter Hinweis auf die Formulierung des Wehrmachtsberichtes, daß sich ‚große Erfolge anbahnen' in den nächsten Tagen wieder mit Son-

[88] Verwendet wurde die Edition von Reuth 1992, Bd. 4.
[89] Reuth (Hg.) 1992, Bd. 4, 1573.

dermeldungen ..." Doch die Sieges-Fanfaren[90] blieben stumm. Am 24. Juli meldet der SD-Bericht „Gespanntes Warten auf weitere Sondermeldungen" und am 28. Juli – jetzt schon recht besorgt: „Die von Sonntag zu Sonntag ausbleibenden Sondermeldungen bereiten der Bevölkerung allmählich Kopfzerbrechen. Viele befürchten, daß der Angriff ins Stocken geraten sei und sich ein langwieriger Stellungskrieg entwickele." Wilhelm Muehlon, ehemaliger Krupp-Direktor, der schon lange in der Schweiz lebte, kommentierte die Entwicklungen aufgrund der umfassenderen Informationen, die ihm zur Verfügung standen, in seinem Tagebuch sarkastisch: „In Rußland schreiten die deutschen Heere immer gemäß Plan und mit Erfolg vorwärts, ohne merklich von der Stelle zu kommen."[91]

Die unter Nummer 208 ohne Datum herausgegebenen „Meldungen aus dem Reich" fassen die Situation zusammen: „Das *längere Ausbleiben genauerer Meldungen über den Fortgang der Kämpfe im Osten* wird von der Bevölkerung mit z.T. etwas bedenklichen Gesichtern besprochen. Die schon mehrfach angekündigten Erfolge ließen noch immer auf sich warten. (...) Man habe sich an die Darstellung gehalten, daß die Sowjetunion ein *Koloß auf tönernen Füssen* sei und daß es nur eines Anstoßes von Außen bedürfe, um den Zusammenbruch herbeizuführen. (...) Schon vor vielen Tagen habe man der Presse entnehmen können, daß die sowjetische Führung zu planvollen Aktionen nicht mehr in der Lage sei und daß sie ihre letzten Reserven nach vorne geworfen habe. Nunmehr habe man den Eindruck gewonnen, daß die Sowjets über Menschen und Material in Hülle und Fülle verfügten und daß der *Widerstand immer größer* geworden sei und ein Maß an Erbitterung erreiche, das mit keinem unserer bisherigen Gegner verglichen werden könne."[92]

Die Deutschen waren offenbar an das rasche Vordringen ihrer Truppen in den bisherigen Feldzügen gewohnt und erwarteten große Raumgewinne und die Eroberung bedeutender Städte, wie Kiew, Leningrad oder Moskau. Daß diese Erwartungen nicht in Erfüllung gingen, führte zu zunehmender Enttäuschung. Das Oberkommando der Wehrmacht, das nach Goebbels' Auffassung ohnehin eine miserable Informationspolitik betrieb, beeilte sich jetzt, den Fehler auszugleichen und lenkte die Kommentare dahin, daß es in Rußland nicht so sehr auf Raumgewinn als auf die Zerschlagung der Armeen ankomme. Um wenigstens etwas vorweisen zu können, brachte es am 7.8.1941 eine Sondermeldung heraus, in der alle bisherigen Erfolge zusammengefaßt wurden, also eine Art Rechenschaftsbericht, wie er nach Meinung des SD „bisher nur nach Abschluß von Feldzügen" abgegeben worden sei. Die Bevölkerung bemerkte denn auch rasch, daß dies „gar keine richtige Sondermeldung" war.

---

[90] Jede der zumeist an Sonntagen verkündeten Sondermeldungen des Ostfeldzuges wurde mit einem Thema aus „Les Preludes" von Franz Liszt eingeleitet.

[91] Muehlon 1992, 537. Eintrag vom 28. Juli 1941.

[92] Boberach 1984, Bd. 7, 2609. Kursivsetzungen im Original

Dieses Prädikat erhielt erst wieder die Nachricht vom 14. August über den erfolgreichen Vorstoß in die Ukraine, von dem man sich unter anderem auch eine Verbesserung der Ernährungslage erwartete. Später im Jahr gab es doch noch eine Reihe großer Erfolgsmeldungen, wie die Eroberung der Krim und die Einschließung von Leningrad. Aber die ganz große Begeisterung mochte sich nicht mehr einstellen, denn laut SD-Meldung vom 25. August wurde „das Thema Stellungskrieg und Winterfeldzug in immer weiteren Kreisen der Bevölkerung Gegenstand der Gespräche. (…) Bei all diesen Betrachtungen prägt sich überall aus, wie schweren Herzens die Bevölkerung die Hoffnung aufgibt, daß der Krieg bald zu Ende gehe."[93] Darüber hinaus zeichnete sich aufgrund eskalierender Streitigkeiten der baldige Kriegseintritt der Vereinigten Staaten von Amerika, also ein zweiter „Weltkrieg" ab.

Zu dem Zeitpunkt also, als über das Schicksal des Münsteraner Bischofs, aber auch über den Fortgang der „Aktion T4" zu entscheiden war, befand sich die Bevölkerung in einem allgemeinen Stimmungstief. Der Mord an den Geisteskranken war jetzt durch die Predigt von Münster allgemein bekannt und die von dem Bischof aufgeworfene Frage, ob in Zukunft mit alten Menschen und schwerverletzten Soldaten vielleicht ähnliches vorgesehen sei, machte als Gerücht, daß solches bereits geschehe, überall – so auch an der Front – die Runde.
Als Goebbels am 18. August ins „Führerhauptquartier" kam, fand er Hitler in ziemlich angeschlagenem Zustand vor: „Der Führer ist in den letzten Tagen leider etwas krank gewesen. Er hatte einen Ruhranfall. Dazu kamen die vielen Aufregungen und Nervenbelastungen der letzten vier Wochen, die ihn hart mitgenommen haben. Jetzt allerdings befindet er sich wieder auf dem Wege der Besserung. Es ist auch erklärlich, daß die militärischen Vorgänge der letzten Wochen ihn sehr reizbar gemacht haben. Das war für uns alle eine schwere Zeit. (…) Die militärischen Schwierigkeiten sind in dem Umfange von uns nicht erwartet worden. Es war eine ausgesprochen schlechte Zeit in den letzten vier Wochen." Hitler „erkundigte sich ausgiebig nach der Lage in Berlin und nach der Stimmung der Bevölkerung. Ich gebe ihm einen klaren und ungeschminkten Bericht, verschweige nicht, daß es in den letzten Wochen etwas kritisch gestanden hat, daß aber das Schlimmste nun überwunden ist."[94] – zum Teil hätten dazu auch die letzten Sondermeldungen beigetragen.
In Goebbels' ungeschminktem Bericht kamen auch die Auswirkungen des englischen Luftkrieges zur Sprache, denen Hitler militärisch „kei-

[93] Boberach (Hg.) 1984, Bd. 8, 2684.
[94] Reuth (Hg.) 1992, Bd. 4, 1653.

ne besondere Bedeutung" beimaß. Goebbels dürfte ihn aber, als der für die Stimmung an der Heimatfront zuständige Minister, ausdrücklich auf die negativen Auswirkungen des Luftkrieges hingewiesen haben.

Seit Anfang Juli hatten die Engländer zur Entlastung ihres schwer bedrängten neuen Bundesgenossen eine Luftoffensive in Gang gesetzt, die einerseits aus zahlreichen Einflügen am Kanal bestand (um den Abzug deutsche Jagdflugzeuge von der Ostfront zu provozieren), andererseits aus vermehrten Angriffen auf deutsche Städte. Nach den „Meldungen aus dem Reich" vom 14. und 21. Juli 1941 kamen gerade nach den Luftangriffen auf Aachen und Münster „fantastische Gerüchte in Umlauf". Im gesamten Reichsgebiet wurde davon gesprochen, „daß beispielsweise in Münster und Aachen ganze Stadtteile vernichtet und Hunderte von Todesopfer zu beklagen seien."[95] Die Sorge vor solchen „Schreckensnächten" wachse an. Am 14. August meldeten die Lauscher des SD: „Für die kommenden Monate wird in den von den feindlichen Luftangriffen besonders gefährdeten Gebieten mit einer weiteren Zunahme der Einflüge gerechnet. Aus dieser Befürchtung heraus klammert sich die Bevölkerung mit Hartnäckigkeit an die Gerüchte über einen bevorstehenden Großeinsatz gegen England. Die angebliche Bereitstellung von Transportzügen im Osten, ferner größere, angeblich bereits im Gang befindliche Truppenverschiebungen von Osten nach dem Westen und die Zusammenziehung (...) von Luftlandetruppen am Kanal werden als „sicheres" Anzeichen für eine in nächster Zeit zu erwartende Invasion in England angesehen."
Nach einem Tagesangriff auf Köln war die Bevölkerung „verblüfft", daß die Engländer trotz angeblich hoher Verluste weiterhin so hartnäckig angreifen konnten, und man vermutete, daß dies auf die beginnenden Flugzeuglieferungen aus den USA zurückzuführen sei. In Kiel, Aachen, Düsseldorf, Braunschweig, Schwerin und Stuttgart machte der SD folgende Beobachtung: „Sehr vielen Volksgenossen graut vor den langen Nächten, die in diesem Winter wiederum im Luftschutzkeller verbracht werden müßten."[96] Goebbels hatte im Zusammenhang mit den schlaflosen Nächten schon Anfang Juli „in Cöln leichtes Absinken der Stimmung" konstatiert.[97]

Neben der ungünstigen Lage an der Ostfront, den vermuteten hohen Verlusten, den zunehmenden Ernährungsproblemen[98] und der Aussicht auf einen weiteren Kriegswinter, ja sogar einen längeren Krieg, drückten im August 1941 also auch noch die ständigen englischen

---

[95] Boberach (Hg.) 1984, Bd. 7, 2530.
[96] Ebd., 2646.
[97] Reuth (Hg.) 1992, 1620.
[98] Auf die Fleischkürzungen im Mai folgten bis in den Herbst hinein noch mehrere Rationskürzungen.

Luftangriffe auf das Gemüt der Deutschen. Das mußte Hitler zu denken geben. Sein Bestreben in dieser Situation konnte nur sein, Krisen zu entschärfen und unnötige, die Stimmung weiter belastende Eskalationen an der „Heimatfront" zu vermeiden. Nur so wird es verständlich, daß er den Bischof von Münster ungeschoren ließ und am 24. August die sofortige Einstellung der „Aktion T4" befahl.[99]

Es ist durchaus vorstellbar, daß in den Beschlüssen vom 24. August 1941 auch die Überlegungen Eingang fanden, die der westfälische Gauleiter Dr. Meyer in einem Brief vom 18. August „an den Leiter der Parteikanzlei Bormann" angestellt hatte, und die den engen Zusammenhang zwischen dem Schicksal des Bischofs von Münster und dem Abbruch der „Aktion T4" aufzeigen.[100] Meyer wies zunächst auf einen in Anlage beigefügten Bericht des Landeshauptmanns Kolbow über den Verlauf der „Fürsorgeaktion B" (eine völlig neue Bezeichnung der „Aktion T4") in der Provinz Westfalen hin und fuhr dann fort:

> „In seinem Anschreiben bittet der Landeshauptmann Kolbow, zu entscheiden, ob die Aktion weiter durchgeführt werden soll, oder ob in Anbetracht der augenblicklichen Lage in Münster und Westfalen nicht besser die weitere Durchführung der Aktion vorläufig abgestoppt wird. Er würde das Letztere für Westfalen für richtig befinden.
> Wie ich vom Parteigenossen B. (...) höre, soll die Aktion aber weiter durchgeführt werden. Ich würde das auch für richtig halten, für den Fall, daß der Bischof von Münster inhaftiert ist; sonst allerdings ist zu befürchten, daß er gerade über diese Aktion weiterhin in den Kirchen hetzen wird. Ich bitte auch diesbezüglich eine Entscheidung herbeiführen zu wollen."

Meyer formuliert klare Alternativen: Entweder man verhaftet den Bischof, dann kann man auch mit der „Aktion" fortfahren, oder aber man läßt den Bischof weiterhin in Freiheit, dann muß man die Aktion in Westfalen oder vielleicht sogar als Ganzes stoppen. Es könnte gut sein, daß sich Bormann diese Überlegungen zu eigen gemacht und in der „Wolfsschanze" vorgetragen hat. Daß Bormann an der entschei-

---

[99] Unabhängig von mir hat Götz Aly (1995, 312–316) ähnliche Überlegungen zur Einstellung der „Aktion T4" entwickelt und veröffentlicht. Während er zehn Jahre zuvor (1985a) die Planerfüllungs-Hypothese noch als Teilursache in Erwägung zog, schloß er sich in der Rezension meines Buches (1993) meiner Verwerfung dieser Hypothese an und wies – wovon auch ich längere Zeit ausging – auf mögliche Einflüsse des Luftkrieges auf diese Entscheidung hin. Aly betont die Krise im Rußlandfeldzug und ihre Auswirkungen auf Führung und Bevölkerung. Ich möchte aber meine um einige Details angereicherte, ausführlichere Darstellung so stehen lassen.

[100] Portmann 1946, 100.

denden Besprechung im Führerhauptquartier teilnahm, geht aus dem Brief von Karl Brandt an Bormann vom 24.8.1941 hervor, der offenbar, weil noch am gleichen Tag geschrieben, eine Art von Gedächtnisprotokoll jener Besprechung im Führerhauptquartier darstellen sollte: „Sie sind", so Brandt, „bei den Besprechungen, die auch mit Dr. Todt gehalten wurden (...) dabei gewesen."[101]
Nach dieser Formulierung haben an jenem 24. August offenbar mehrere Besprechungen stattgefunden. Da über den genauen Ablauf so gut wie nichts bekannt ist, muß man aufgrund der bis jetzt bekannten Inhalte von wenigstens zwei Gesprächen ausgehen. In einem ersten, an dem Hitler, Brandt und Bormann teilnahmen – weitere Beteiligte sind nicht bekannt –, ging es um die Frage der Fortführung oder des Abbruchs der Aktion, in einem weiteren unter Hinzuziehung Todts um Fragen, die ebenfalls die Heil- und Pflegeanstalten betrafen. Nach Schmuhl hat Brandt den Einstellungsbefehl Hitlers telephonisch an Bouhler übermittelt und Brack sowie Hefelmann mündlich unterrichtet.[102] Ob Brandt in einer Gesprächspause mit Bouhler telefoniert hat oder erst anschließend, weiß man nicht, auch nicht, wie die Stimmung in jener ersten Besprechung war. Daß es dabei, wie von Creutz behauptet, laut zuging, ist nach der Mitteilung von Goebbels, daß Hitler zu dieser Zeit „sehr reizbar" war, nicht auszuschließen.
Der Inhalt der gemeinsam mit dem „Reichsminister für Bewaffnung und Munition" Fritz Todt[103] geführten Besprechung wird in Brandts Brief an Bormann festgehalten: „Der Führer hat angeregt, daß bestimmte luftgefährdete Städte (Hannover, Hamburg, Bremen usw.) Ersatzbauten für beschädigte Krankenhäuser erhalten sollen. (...) Soweit es möglich ist, können im Gebiet der betreffenden Städte liegen-

[101] Zit. n. Daub 1992, 43.
[102] Vgl. Schmuhl 1992, 210. Schmuhl hält es für wahrscheinlich, daß auch „Verschiebungen im Machtgefüge des nationalsozialistischen Regimes", insbesondere der Machtzuwachs von Bormann, im Zusammenhang mit einer „Schwerpunktverlagerung der Vernichtungsmaßnahmen in die Ostgebiete" beim Abbruch der „Aktion" eine Rolle spielten.
[103] Der Ingenieur Fritz Todt war als Generalinspekteur für das deutsche Straßenwesen ab 1933 für den Bau der Reichsautobahnen zuständig. Zur Erbauung des Westwalls rief er im Jahr 1938 die „Organisation Todt (OT)" ins Leben, die sich mit ihren, an der Privatwirtschaft orientierten Strukturen auch im Krieg als außerordentlich leistungsfähig in der Verwirklichung von Großbauprojekten, in der Logistik der Feldzüge sowie beim Wiederaufbau der durch den Luftkrieg zerstörten Industrie- und Verkehrsanlagen erwies. Zeitweise beschäftigte sie bis zu 1,5 Millionen Menschen, zum größten Teil ausländische Zwangsarbeiter. Nachdem Todt 1942 ums Leben gekommen war, unterstand die OT seinem Nachfolger Albert Speer (vgl. Seidler 1987).

de Heil- und Pflegeanstalten als Grundlage für derartige Krankenhäuser herangezogen werden." Sowohl der Umbau der Anstalten als auch die Erstellung von Ausweichkrankenhäusern in Barackenbauweise sollten durch die „Organisation Todt" erfolgen.
Was Hitler dazu veranlaßte, die Folgen des Luftkrieges nun plötzlich sehr viel ernster zu nehmen als noch wenige Tage zuvor gegenüber Goebbels, ist weitgehend unbekannt. Vielleicht war es auch gerade dessen ungeschminkter Bericht, der Hitler die psychologischen Auswirkungen der Luftoffensive gegen das Reich vor Augen geführt hatte. Am 13. August hatte zudem der bis dahin schwerste Luftangriff auf Berlin stattgefunden, und drei Nächte später griffen über 300 Bomber Hannover, Braunschweig und Magdeburg an.[104] Wahrscheinlich waren dabei Krankenhäuser getroffen worden.
Auch das Ergebnis dieser zweiten Besprechung führte zu eiligen Telefonaten: Noch „Ende August oder Anfang September" teilte ein Anrufer, der seine Identität nicht zu erkennen gab, unter Berufung auf einen „Führerbefehl" einem Diakon im Gertrudenheim in Oldenburg mit, daß die Anstalt innerhalb von 14 Tagen zu räumen sei, damit man ein Ausweichkrankenhaus einrichten könne. Auch in Rotenburg bei Bremen und in Lübeck-Strecknitz wählte man diese obskure Form der Aufforderung zur Räumung, wenn auch erst einige Tage später.
Nur wenige Wochen nach dem Abbruch der „Aktion T4" – der natürlich nicht öffentlich bekanntgegeben wurde – schon wieder Transporte rollen zu lassen, wäre in der allgemeinen Beunruhigung durch die Predigt des Münsteraner Bischofs ein heikles Unterfangen gewesen, das nur durch weitgehende Information der Öffentlichkeit ohne größeren Schaden zu bewerkstelligen gewesen wäre. Genau dies schlug Brandt in einem weiteren Brief vor, der im Oktober an die Parteikanzlei gerichtet war und von dort als Rundschreiben an alle Parteidienststellen herausging.
In den betroffenen Regionen traf es sich günstig, daß sie von der „Aktion T4" weitgehend verschont geblieben waren, sonst wäre trotz aller publizistischen Begleitmaßnahmen angesichts der Leerung ganzer Anstalten und dem Abtransport von rund 3.000 Patienten ein Aufschrei des Entsetzens durch die Lande gegangen. Die Art, wie die betroffenen Anstalten über die Räumung informiert wurden und die Durchführung der Transporte durch die „Gekrat" ließen ohnehin erhebliches Mißtrauen aufkommen. Wenn, so kann man weiterhin folgern, diese Ausweichkrankenhäuser plötzlich so wichtig geworden waren, dann hätte ein Nebeneinander von Räumungs- und Vernich-

---

[104] Vgl. Kurowski 1977, 149.

tungstransporten wohl kaum durchgeführt werden können, ohne größtes Aufsehen zu erregen. Auch von daher ergab sich eine letzte und in der gegebenen Situation zwingende Notwendigkeit, die „Aktion T4" abzubrechen.

Das Morden ging aber nach Abbruch der Aktion weiter: Auf die bekannten Tatsachen, daß die „Kinder-Euthanasie" ohnehin von der Entscheidung nicht berührt, ja sogar ausgebaut und auf immer ältere Menschen ausgeweitet wurde, daß die Gutachterkommissionen nun in der „Aktion 14 f 13" die Konzentrationslager nach Kranken und „Gemeinschaftsfremden" durchkämmten und sie in die weiter tätigen Vergasungsanstalten Sonnenstein, Bernburg und Hartheim abtransportieren ließen, und daß große Teile des „T4"-Personals dabei halfen, im Osten zunächst Verwundete zu bergen und dann die Vernichtungslager der „Aktion Reinhard" aufzubauen und in Betrieb zu setzen, kann hier nur hingewiesen werden.[105] Wichtig ist aber eine kurze Schilderung dessen, was mit den Geisteskranken in der Sowjetunion geschah:

Exkurs: Die Morde an den Geisteskranken in der Sowjetunion[106]

> Ähnlich wie in Polen, aber vielleicht noch dichter und rascher, folgten beim Überfall auf die Sowjetunion der kämpfenden Truppe die Einsatzgruppen der Sicherheitspolizei und des SD, die das eroberte Gebiet „sicherheitspolizeilich befrieden" sollten. Dazu gehörte – neben einem unvorstellbaren Massaker an der jüdischen Bevölkerung und der erbarmungslosen Verfolgung vermeintlicher „Partisanen" und Kommunisten – auch der Mord an Geisteskranken, „Zigeunern" und sogenannten „Asozialen".
>
> Bei den Geisteskranken scheint neben der Beseitigung „nutzloser Esser" und der von „unberechenbaren Geisteskranken" angeblich ausgehenden Gefahren ein weiteres Motiv eine wichtige Rolle gespielt zu haben: die oft vorbildlichen und modernen Anstalten für Lazarettzwecke „freizumachen". Völlig ungeniert machten dabei auch Wehrmachtsoffiziere geltend, daß im Reich die Geisteskranken ohnehin als „lebensunwert" gälten.

---

[105] Ich verweise dazu auf die Darstellungen von Klee, Aly und Schmuhl, insbesondere auf die neuere Arbeit von Grode (1987), der die bisher genaueste Beschreibung dieser Aktion liefert und die These entwickelt, daß ihre Ausweitung nach dem Stopp der „T4" (welche Grode allerdings noch mit der „Planerfüllungs-Hypothese" verbindet) dem Selbsterhaltungstrieb der „T4"-Organisation entsprungen sei. Überraschend ist die große Zahl der beim Aufbau der „Aktion Reinhard" beschäftigten „T4"-Angehörigen.

[106] Die Darstellung stützt sich auf Ebbinghaus/Preisler 1985, 75–107. Es können hier nur einige charakteristische Beispiele herausgestellt werden; Einzelheiten sind im Original nachzulesen.

Wieder waren die Mordmethoden in den Einsatzgruppen – den Frontabschnitten entsprechend gab es deren vier – recht verschieden: An Brutalität übertraf die „Einsatzgruppe B" unter Arthur Nebe und Erich Naumann alle anderen, indem sie beispielsweise Kranke der Anstalt Minsk in einem Bunker in die Luft sprengten. Das Verfahren erwies sich aber als „untauglich", weshalb man in Mogilew in einer provisorischen Gaskammer Patienten durch Auspuffgase tötete. Zum Schluß kehrte man doch wieder zu der „bewährten Methode" des Erschießens zurück. – Die „Einsatzgruppe A" im Baltikum experimentierte zu Beginn unter der Leitung eines Dr. Kolde mit der Vergiftung der Kranken durch ein „Getränk" unbekannten Inhalts, ging aber bald zu den rascher wirkenden Skopolamin-Injektionen über, schließlich wieder zum Erschießen. Ein lettischer General sagte nach dem Krieg aus, daß man die Kranken tötete, um Krankenhäuser für die Wehrmacht einrichten zu können. Im Bereich der „Einsatzgruppe C" wurden den Kranken der Anstalt Kursk sämtliche Lebensmittel entzogen, so daß in kurzer Zeit viele verhungerten: „Die Geisteskranken, die ohne Nahrung in ihren Zimmern eingeschlossen waren, begannen vor Hunger aufzuschwellen und zu sterben." Die Methode nahm in den Augen der Besatzer jedoch zuviel Zeit in Anspruch, so daß sie die Vergiftung mit Chloralhydrat befahlen, das bei den ausgehungerten Menschen innerhalb von 24 Stunden zum Tode führte. Auf diese Weise wurde innerhalb von zwei Monaten die Anstalt mit ihren 900 Patienten leergemordet. Auch in Simferopol, im Bereich der „Einsatzgruppe D", wurden die Anstaltspatienten von der Lebensmittelversorgung ausgenommen, was innerhalb von drei bis vier Monaten zum Tod von 400 Patienten führte. Die überlebenden 425 Menschen wurden mit mobilen Vergasungswagen ermordet. Diese Praxis entwickelte sich zur bevorzugten Tötungsmethode der „Einsatzgruppe D".

Nach den genauen Recherchen von Angelika Ebbinghaus und Gerd Preissler, die sich auf russische Dokumente sowie die „Ereignismeldungen" des SD und die Aussagen von Tätern vor deutschen Gerichten stützten, wurden in der Sowjetunion mindestens 19.000 psychisch kranke Erwachsene und Kinder ermordet, eine Zahl, die mit den russischen Angaben von 20.000 Opfern weitgehend übereinstimmt. Wie in Polen stand auch hier der teilweise oder totale Nahrungsentzug am Beginn der Vernichtung; zum Teil wurden die Lebensmittelmagazine nach der Besetzung der Anstalten sofort beschlagnahmt.

Die Tätigkeit der Einsatzgruppen scheint sowohl in Polen als auch in der Sowjetunion als Versuchslabor für die effizienteste Mordmethode genutzt worden zu sein. Von einer zentralen Koordination der Versuche und einem Transfer der Erkenntnisse ist jedoch nichts bekannt. Oft scheinen die persönlichen Anschauungen „kleinerer" Chargen, wie z.B. des Dr. Kolde verantwortlich für die Wahl der Mittel gewesen zu sein, bei deren Scheitern man auf das „altbewährte" Erschießen zurückgriff. In der Literatur wird mehrfach berichtet, daß das Erschießen von Geisteskranken für die Schergen „sehr belastend" gewesen sei. Waren die Experimente mit Medikamenten und Sprengstoff also Versuche, „humanere" Mordmethoden zu finden? Einzig die mobilen Gaswagen – bei der russischen Bevölkerung bald als „Seelentöter" verschrieen – stellten sich unter den spezifischen Bedingungen der Einsatzkommandos diesbezüglich als „echter Fortschritt" heraus. Sie arbeiteten nun tatsächlich mit den Abgasen der Fahrzeuge und nicht mehr – wie anfänglich in Polen – mit Kohlenmonoxid, dessen Antransport zu schwierig war.

Reorganisieren, planen und zentralisieren

Die Zeit nach dem Abbruch der Aktion wurde genutzt, bereits begonnene Maßnahmen wie die Neuordnung des Kostenwesens auszubauen, die Bearbeitung liegengebliebener und neu eingegangener Meldebogen und die Erfassung möglichst aller Kranken voranzutreiben, die „euthanasiebegleitende Forschung" zu etablieren und das ramponierte Ansehen der Psychiatrie zu verbessern. Gleichzeitig wurden die schon eingeleiteten Planungen für eine neue, auf den Ergebnissen der Aktion und des erwarteten „Euthanasie"-Gesetzes aufbauende „moderne" psychiatrische Versorgung intensiv vorangetrieben. Auf die grundlegenden Arbeiten von Götz Aly, der diese Entwicklungen mit ihrer „Verschränkung von Vernichtung und Modernisierung" als erster im Detail rekonstruiert und beschrieben hat, kann hier nur verwiesen werden.[107] Anstelle einer Wiederholung von Bekanntem erscheint es sinnvoller, diese Entwicklungen auf ihre Bedeutung für das Hungersterben zu untersuchen und in einzelnen Punkten zu ergänzen.
Vorangestellt sei der Hinweis auf zwei wichtige Personalveränderungen: Aus nie ganz geklärten Gründen trat Prof. Werner Heyde, Ordinarius für Psychiatrie in Würzburg und bis dahin medizinischer Leiter der „Aktion T4", im November 1941 von diesem Amt zurück.[108] Nachfolger wurde sein bisheriger Stellvertreter Prof. Paul Hermann Nitsche. Die wichtigsten Daten seiner Vorkriegskarriere wurden bereits mitgeteilt. Einige Details aus jüngerer Zeit müssen aber wegen ihrer Bedeutung für die Zukunft nachgetragen werden: In seiner Eigenschaft als psychiatrischer Referent der Medizinal-Abteilung des sächsischen In-

---

[107] Aly 1985a; 1985b.
[108] Zumeist werden dafür zunehmende Differenzen zwischen ihm und Brack verantwortlich gemacht. Dem wird aber von Hefelmann, einem hohen Beamten der Kanzlei Hitlers, widersprochen. Nach seiner Version wurde Heyde auf Verlangen Heydrichs abgelöst, weil er homosexuell gewesen sei (vgl. Kaul 1979, 178).

nenministeriums hatte Nitsche schon frühzeitig Vorbereitungen für den Kriegsfall getroffen:

„Mitte 1939, als der Krieg in Sicht kam, habe ich vor Antritt meines Urlaubs die Leiter der Heilanstalten Sachsens im Ministerium zusammenrufen lassen, um ihnen für den Kriegsfall Verhaltungsmaßregeln zu geben. Dieser Besprechung hat Ob.Med.Rat Dr. Plauge in Vertretung für Dr. Fernholz, dem damaligen Abteilungsleiter vorgesessen. Ich habe ausgeführt, daß in Ermangelung geeigneten und ausreichenden Anstaltspersonals zu stärkerer Anwendung von Narkotika gegriffen werden müsse, um die Umgebung vor den Ausschreitungen von Kranken zu schützen. Mir war gesagt worden, daß das geschulte Personal bei weitem nicht in dem Maße wie im 1. Weltkrieg zurückgestellt werden könnte. Zweck und Ziel dieser Weisungen war nicht etwa eine verkappte Aufforderung oder Einführung beabsichtigter Sterbehilfe, sondern lediglich eine Schutzmaßnahme, bei der allerdings in Kauf genommen werden mußte, daß der Kranke infolge der höheren Medizingaben möglicherweise vorzeitig verstarb."[109]

Wenn Pastor Braune in seiner Denkschrift erwähnt, daß den hungernden Kranken in den sächsischen Anstalten „Medizin (Paraldehyth) zwangsweise gegeben" worden sei, kann das nur heißen, daß man Nitsches Anweisung offenbar befolgte. Unter seinem maßgeblichen Einfluß wurde also schon zu Beginn des Krieges die Methode des Nahrungsentzugs unter zusätzlicher Gabe von Medikamenten angewendet, um, wenn man ihm glauben darf, zwar noch nicht vorsätzlich, aber doch „billigend in Kauf nehmend" den Tod von Patienten herbeizuführen.
Nitsches Entwicklung zum Experten für medikamentöse Tötungen ging aber noch weiter: Im Herbst 1939 forderte ihn Viktor Brack, der „Ausführungsleiter" der „Aktion", anläßlich ihrer zweiten persönlichen Besprechung im Lauf des November auf, „in meiner Anstalt möglichst Versuche mit geeigneten Narkotika zu machen." Diese Aufforderung, erst wenige Wochen nach der Entscheidung für Gas als Mordmethode der „Aktion T4" an Nitsche gerichtet, ist bemerkenswert. Dachte Brack schon an die Zeit nach der „Aktion"? Daß er sich ausgerechnet an Nitsche wandte, hatte sicher damit zu tun, daß dieser sich bis zuletzt gegen die Vergasungen ausgesprochen hatte. Bei Kaul ist dieser Teil der Planungssitzung vom 9. Oktober wie folgt protokolliert:

„PG Prof. Dr. Heyde nimmt zur Frage des ‚Wie' Stellung. Die von PG Brack genannte Zahl (der zu Ermordenden, H.F.) entspricht auch seiner

[109] Zit. n. Kaul 1979, 59.

Berechnung. Sie macht die ursprünglich von PG Prof. Dr. Nitsche vorgeschlagene Behandlungsart durch Injektionen unmöglich. *Aus dem gleichen Grunde kommt auch eine Behandlung durch Medikamente nicht in Frage. PG Prof. Dr. Nitsche widerspricht dem:*"[110] (Hervorhebung H.F.)

Die Durchführung der von Brack vorgeschlagenen Versuche verzögerte sich, da Nitsche zu diesem Zeitpunkt wegen der Auflösung der Anstalt Sonnenstein gar keine Möglichkeit dazu hatte. Möglicherweise unter Druck von oben wurde ihm im Januar 1940 die Leitung der Anstalt Leipzig-Dösen übertragen, wo er sich zusammen mit seinen Assistenten Dr. Renno und Dr. Schulz sogleich „ans Werk" machte:

> „Im Laufe des ersten Vierteljahres 1940 habe (ich) darauf an schätzungsweise 60 schwer Geisteskranken, hauptsächlich an senilen und schwerst geistig und auch körperlich niedergeführten chronisch Schizophrenen, Sterbehilfe mit Luminal geleistet. Es genügten meist Gaben von täglich dreimal 0,3 gr auf drei Tage, um den beabsichtigten schmerzlosen Tod der Kranken herbeizuführen. Das sind die einzigen Fälle, in denen ich selbst Sterbehilfe geleistet habe."[111]

Daß die Patienten gleichzeitig schwerem Hunger ausgesetzt waren, wird von Nitsche nicht ausdrücklich erwähnt, höchstens in seiner Bemerkung angedeutet, daß alle Patienten auch körperlich „niedergeführt" gewesen seien – dabei war die Entkräftung durch Hunger eine unerläßliche Voraussetzung dafür, daß so geringe Luminal-Dosen tödlich wirkten. Für die „Aktion" selbst hatten seine Experimente zu diesem Zeitpunkt keine Bedeutung mehr, denn unter dem Druck der SS war schon längst die Entscheidung für Giftgas als Tötungsmittel gefallen. Mit „Nitsches Luminal-Schema" in Verbindung mit der „Niederführung" der Kranken durch Unterernährung stand aber für die Zukunft eine zweite, weniger auffällige Tötungsmethode zur Verfügung, die nach dem Abbruch des Massenmordes mit Giftgas an Bedeutung gewinnen mußte.

Nitsches Aufenthalt in Leipzig-Dösen währte nur kurz, denn am 6. Mai 1940 trat er in Berlin seinen Dienst bei der Reichsarbeitsgemeinschaft Heil- und Pflegeanstalten (RAG) an, einer der Tarnorganisationen der „Aktion T4". Als Stellvertreter Heydes war er nach eigenem Bekunden hauptsächlich mit der Oberbegutachtung der eingehenden Meldebögen beschäftigt, daneben wirkte er „bei der Vorbereitung eines umfassenden Filmwerkes über das gesamte Irrenwesen" mit, das auch

---

[110] Ebd., 64.

[111] Aus Nitsches schriftlicher Aussage vom 25. März 1946 vor dem Ermittlungsrichter des Volksgerichts Sachsen. Bundesarchiv Potsdam DP 3, Band 1.

die „Euthanasie" einbeziehen und positiv darstellen sollte, schließlich beschäftigte er sich auch noch mit Fragen der zentralen Organisation des Irrenwesens.

Abb. 7: Hermann Paul Nitsche[112]

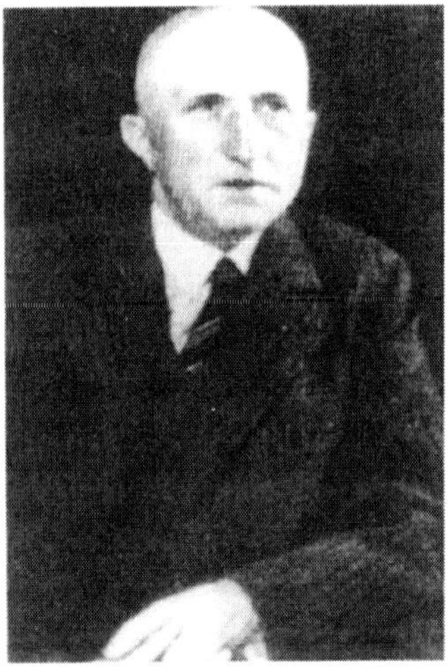

Daß Nitsche zum Nachfolger von Heyde in der Leitung der „T4"-Organisation ernannt wurde, ist sicherlich kein Zufall, denn genau zum Zeitpunkt seiner Ernennung war er der geeignete Mann zur Fortsetzung der „Euthanasie" mit den unauffälligeren Methoden, die er in Leipzig-Dösen „erfolgreich" erprobt hatte.

Karriere machte um diese Zeit auch der Ministerialrat Dr. Herbert Linden, der bis dahin eine eher unauffällige Laufbahn in der Gesundheitsabteilung des Reichsinnenministeriums absolviert hatte. Als zuständiger Referent für die Heil- und Pflegeanstalten war er jedoch von Anfang an in die Vorbereitung der „Kinder-Euthanasie" und der „Aktion T4" eingebunden, hatte unter seiner gewichtigen Adresse die scheinbar harmlosen Meldebogen an die Anstalten versandt und sich dann auch in der RAG als Obergutachter betätigt. Seine große Stunde kam mit der Ernennung zum *Reichsbeauftragten für die Heil- und Pflegeanstalten* am 23. Oktober 1941. Der Vorgang stellte allerdings nicht eine Belohnung für erwiesene Dienste dar, sondern bedeutete, so Götz Aly, die Verlagerung der Tötungskompetenz von der Kanzlei des Führers in das Reichsinnenministerium.

Die Schaffung dieses Amtes als zentraler Institution für das zersplitterte Anstaltswesen war schon frühzeitig in den Diskussionen um das bereits ausgearbeitete, aber dann doch zurückgestellte „Euthanasie-Gesetz" als Paragraph 3 und 4 eingearbeitet. „Zwei Monate nach dem Stop der ‚Aktion T4', der nicht gesetzlich geregelten Massenmorde, veröffentlichten die Naziinstitutionen also den ersten Teil eines Ge-

[112] Abbildung aus: Kuratorium Gedenkstätte Sonnenstein (Hg.) 1993, 22.

setzeswerkes zur staatlich institutionalisierten ‚Euthanasie'"[113] Die Aufgaben des Reichsbeauftragten werden in einer im Reichsgesetzblatt abgedruckten Verordnung z.T. mit Worten beschrieben, die bisher als geheime Reichssache galten:

> „Der Reichsbeauftragte für die Heil- und Pflegeanstalten hat planwirtschaftliche Aufgaben auf dem Gebiet der Heil- und Pflegeanstalten durchzuführen. Er untersteht dem Reichsminister des Innern und ist ermächtigt, im Einvernehmen mit dem Leiter der Reichsarbeitsgemeinschaft Heil- und Pflegeanstalten die notwendigen Maßnahmen zu treffen."

Zu Beginn des Kapitels über die NS-Psychiatrie war die Frage aufgeworfen worden, ob sich in der Vorkriegszeit auch in der Psychiatrie die sonst zu beobachtenden Tendenzen zur Zentralisierung feststellen ließen. Der Überblick über die Länder zeigte, daß dem nicht so war, die psychiatrische Versorgung war weitgehend Sache der Länder geblieben. Ähnlich wie bei der zentral angeordneten, aber von Land zu Land durchaus unterschiedlich durchgeführten Zwangssterilisation, war mit der „Aktion T4" zu Beginn des Krieges wieder ein massiver und dieses Mal mörderischer Eingriff der Berliner Zentrale in die psychiatrische Versorgung erfolgt. Hatte dies und die Bestellung des Reichsbeauftragten zu bedeuten, daß man die Psychiatrie nun definitiv von Berlin aus organisieren und beherrschen wollte? Tatsächlich gab es dazu Ansätze auf verschiedenen Ebenen.

Eine der realisierten und effektiv arbeitenden Zentralisierungsmaßnahmen ergab sich beinahe zwangsläufig aus den kostentechnischen Problemen, die während der umfangreichen Patientenverschiebungen über Zwischenanstalten während der „Aktion T4" entstanden. Bereits 1941 wurde durch Erlaß des Reichsinnenministeriums die *„Zentrale Verrechnungsstelle"* (ZVS) geschaffen. Um die Zwischenanstalten von der schwierigen Eintreibung der Kosten in den Heimatprovinzen zu entlasten, mußten diese die Pflegekosten an die ZVS überweisen, die sie an die neue Verwahrungsanstalt weiterleitete. Die Unterschiede der Pflegesätze in den verschiedenen Ländern ermöglichten dabei durchaus ansehnliche Gewinne und führten auf diese Weise zu einer „komfortablen Selbstfinanzierung der „Aktion T4" aus den Beiträgen der Sozialversicherung" (Aly). In der „Aktion Brandt" mit ihren Massenevakuierungen wurde dieser Ausgleichsmodus besonders bedeutungsvoll.

Im gleichen Jahr beauftragte der Geschäftsführer der RAG, Dietrich Allers, den Chef der Berliner Planungsabteilung, Becker, einen Plan

---

[113] Aly 1985b, 16.

zur zentralen Abrechnung der gesamten Verpflegungs- und Unterhaltskosten auszuarbeiten. Es sollte bis Ende 1943 dauern, bis der Plan vorlag. Die Verwirklichung gelang nicht mehr.
Im Zusammenhang mit den Schwierigkeiten der Kosteneintreibung und den Bemühungen um die Vereinfachung des komplizierten Abrechnungswesens in der Psychiatrie steht zweifellos auch der am 5. September 1942 gemeinsam von Arbeits- und Innenministerium herausgegebene „*Halbierungserlaß*", der immer noch von vielen als Maßnahme zur Halbierung der Kosten für die Versorgung der psychisch Kranken mißverstanden wird. Nach allem, was in diesem Buch bisher mitgeteilt wurde, war die Reduzierung des Aufwands für die psychisch Kranken zu diesem Zeitpunkt schon längst und auf ganz andere Weise erreicht. In Wirklichkeit regelte dieser Erlaß die „Beziehungen der Fürsorgeverbände zu den Trägern der gesetzlichen Krankenversicherung bei der Unterbringung von Geisteskranken".[114] Seine wichtigste Bestimmung lautete dementsprechend:

> „Werden gegen Krankheit versicherte Geisteskranke von anderen Stellen als den Trägern der gesetzlichen Krankenversicherung in Heil- und Pflegeanstalten eingewiesen und treten die Fürsorgeverbände als Kostenträger auf, so sind die den Fürsorgeverbänden durch die Unterbringung entstandenen Kosten – ungeachtet der Gründe, auf denen die Unterbringung beruht – (…) je zur Hälfte von dem Träger der gesetzlichen Krankenversicherung und dem Fürsorgeverband zu tragen."[115]

In der alten, in der NS-Zeit besonders aktivierten Tradition zur Erfassung und Registrierung aller „Minderwertigen"[116] stehen die eben-

[114] Als Teil des Kostenwirrwarrs in der Psychiatrie hatte es seit Aufkommen der Krankenkassen immer wieder Streit darüber gegeben, wer die Anstaltskosten für einen wegen „Störung der Öffentlichen Ordnung" durch die Polizei eingewiesenen Kranken zu tragen hätte. Die unterschiedlichen Auffassungen darüber mußten in vielen Fällen gerichtlich geklärt werden, was die Kostenerstattung erheblich verzögerte. Mit einem Kraftakt versuchte der Halbierungserlaß hier einfachere Verhältnisse zu schaffen. Er behielt noch Jahrzehnte über den Krieg hinaus Gültigkeit – mehrere Anläufe, ihn aufzuheben, scheiterten; er benachteiligte über die Heranziehung der Angehörigen zu den Kosten der Sozialhilfe psychisch Kranke gegenüber anderen Kranken.
[115] Vgl. Peters 1990, 217.
[116] Vgl. Roth (Hg.) 1984. Eine gute Zusammenfassung der Geschichte der Erfassungsbestrebungen findet sich auch bei Schmuhl (1987, 145ff.) – Die Erfassung der Geisteskranken hat einen psychiatriehistorischen Vorläufer: Nicht nur in Deutschland, sondern auch in der Schweiz und anderen Ländern wurden in der ersten Hälfte des 18. Jahrhunderts „Irrenzählungen" durchgeführt, um den Bedarf an Betten für die geplanten neuen Anstalten feststellen zu können.

falls im Rahmen der „Aktion T4" als notwendig erachteten Anstrengungen zur Registrierung jedes einzelnen psychisch Kranken und geistig Behinderten. Während der Aktion waren durch Meldebögen und Ärztekommissionen bereits viele Anstaltsinsassen zentral erfaßt worden. Das Zentrale Register der RAG – auch „Z-Kartei" genannt – arbeitete mit einem sechsstelligen Zahlensystem zur Kennzeichnung jedes einzelnen Patienten.[117] Die Zentraldiensstelle strebte nach dem Abbruch der Aktion offenbar den Aufbau eines die gesamte Anstaltsbevölkerung umfassenden Zentralregisters für alle psychisch Kranken und geistig Behinderten[118] an, das als Grundlage für die Wiederaufnahme der „Euthanasie" dienen sollte. Nur so ist es zu verstehen, daß auch nach dem August 1941 noch ständig Ärzte-Kommissionen der RAG unterwegs waren, die sich in vielen Anstalten, auch den kleinsten und abgelegensten, nun *alle* Patienten vorführen ließen und sich besonders über deren Arbeitsfähigkeit Notizen machten.[119] Als diese eingehende Erfassung abgeschlossen war, mußten nur noch die aktuellen Veränderungen gemeldet werden. Mit Erlaß des Reichsinnenministers vom 12. November 1942, der auf einen Entwurf von Nitsche zurückging, wurde ab dem 1. Februar 1943 die halbjährliche Meldung sämtlicher Anstaltsinsassen angeordnet, wenig später die vierteljährliche.

Im Rahmen dieser zunehmenden zentralen Erfassung, aber doch wohl mit anderer Bedeutung, mußte ab dem gleichen Datum von allen Anstalten auf einer vorgedruckten Postkarte monatlich der Patientenbestand nach Berlin gemeldet werden, aufgegliedert nach Geisteskranken und „anderweitiger Belegung" durch Krankenhausabteilungen und Lazarettraum für die Wehrmacht. Es handelte sich dabei um eine

---

[117] Diese sogenannten „Z-Nummern" fand ich zum ersten Mal in der Korrespondenz der RAG mit der Anstalt Emmendingen, bei der es um die Zusendung von Krankengeschichten ging. Auch auf den Transportlisten tauchten ab Januar 1941 diese Z.-Nummern auf. Bei Rückfragen wurden zum Teil nur noch die Z-Nummern der einzelnen Patienten, aber nicht mehr deren Namen angegeben: „Bei den Z.-Nr. 88749, 88750, 120 117 usw. erbitte ich nochmalige Überprüfung." (Archiv PLK Emmendingen Verwaltungssachen IX Medizinalwesen 7. Krankenbehandlung).

Nach einer Mitteilung von Frau Mokry vom Bundesarchiv Potsdam wurden auf einem großen Teil der in Dahlwitz-Hoppegarten aufgefundenen Krankengeschichten von T4-Opfern fünfstellige Zahlen festgestellt, über deren Bedeutung man sich noch nicht im Klaren war. Nach meiner Meinung handelt es sich um diese Z.-Nummern der RAG.

[118] Vgl. Schmuhl 1987, 223ff.

[119] Vgl. Faulstich 1993a, 289.

erste Reaktion der Berliner Zentrale auf die wieder zunehmende Inanspruchnahme von Anstaltsraum für andere Zwecke.
Beginnend schon während der „Aktion T4" mußten sich auch die Anstalten einer eingehenden Inspektion unterwerfen. Dazu reiste ab Sommer 1941 bis Ende 1942 eine dreiköpfige Kommission durch die Länder und Provinzen des Reichsgebietes einschließlich der annektierten und besetzten Gebiete, um alle Anstalten und jede Einrichtung, in der psychiatrische Patienten vermutet wurden, in Augenschein zu nehmen. Sie bestand in der Regel aus dem Arzt und Leiter der Planungsabteilung Dr. Herbert Becker, dem Wirtschaftsfachmann Trieb und einem Fotografen. Angestrebt wurde eine vollständige medizinisch-psychiatrische, wirtschaftliche und auch fotografische Dokumentation der psychiatrischen Versorgung in Deutschland und eine daraus abgeleitete zentralistische Planung für die Zukunft.

> Nicht selten, vor allem in konfessionellen Einrichtungen; wurden diese drei Herren mit unverhohlenem Mißtrauen empfangen, da man neue Abtransporte befürchtete. Dr. Becker versuchte schon in den Eingangsgesprächen zu beruhigen, indem er darauf hinwies, daß man sich nicht für die Patienten, sondern die Anlage als solche, ihre Gebäude und die Wirtschaftlichkeit des Betriebes interessiere. Dennoch fühlte er den leitenden Personen auf den Zahn, wie man „zur Arbeit" der Berliner Stellen stehe. Nicht selten konnte er dabei, wie in den württembergischen Anstalten Winnenden und Schussenried bei den Direktoren befriedigt eine „positive Einstellung" oder in Weinsberg eine „mäßig positive" Haltung registrieren. Worauf sich das bezog, war klar, auch wenn es nicht offen ausgesprochen wurde. Man sondierte, auf wen man sich bei Wiederaufnahme der „E-Maßnahmen", die dann nicht mehr zentral, sondern in den Anstalten selbst durchzuführen wären, würde verlassen können.

In Hamburg und Westfalen sträubten sich die Länderverwaltungen aus anderen Gründen gegen die Arbeit der Kommission: In Westfalen war man prinzipiell jeder Zentralisierung abgeneigt, obwohl, wie Becker in seinem Bericht hämisch anmerkt, die Psychiatrie dort äußerst zentralistisch gelenkt werde und somit jede Initiative vor Ort ersticke. Hamburg hingegen wollte sich nicht in seinen Besitzstand hineinregieren lassen.

> „Der Herr Reichsstatthalter", so schrieb der Hamburger Senator Ofterdinger am 27.3.1942 an den RAG-Geschäftsführer Allers, „hat in der Senatsberatung am 25.3.42 entschieden, dass Verfügungsbefugnis über die Anstalt Langenhorn allein bei der Hansestadt Hamburg bleiben muß, und dass der Herr Reichsbeauftragte für die Heil- und Pflegeanstalten seine Absichten, soweit sie in irgendeiner Form die hamburgischen Heil- und Pflegeanstalten betreffen, zuvor mit dem Herrn Reichsstatthalter in

Hamburg abstimmen muß. Ich bitte Sie, diese Auffassung dem Herrn Reichsbeauftragten zur Kenntnis zu bringen."
Es scheint dies nicht die erste empfindliche Reaktion von Provinzfürsten gewesen zu sein, denn schon seit einiger Zeit sprach die Kommission vor Beginn der Planungen bei der jeweiligen Regierung vor, „um uns deren Wünsche zu holen und mit den Planungsergebnissen abzustimmen".[120] Ofterdinger gab sich mit dieser Erklärung zufrieden.

Dieser Schriftwechsel zeigt, daß das Amt des Reichsbeauftragten noch nicht mit soviel Macht ausgestattet war, um Länderinteressen einfach zur Seite zu schieben zu können. Wie unter der NS-Herrschaft weitverbreitet, wurden neben alte einfach neue Strukturen gesetzt, ohne Hierarchien und Kompetenzen je genau festzulegen, womit permanente Machtkämpfe vorprogrammiert waren.
Nach jeder Provinzbereisung faßte Becker die Ergebnisse in mehrseitigen Berichten zusammen, die besonders auch die durch die „Aktion" bewirkten Veränderungen in den einzelnen Ländern und Provinzen sichtbar werden lassen. Diese „Zwischenbilanzen" des Anstaltswesens in den Ländern aus der Zeit nach der „Aktion T4" waren für die vorliegende Arbeit von unschätzbarem Wert, zumal man darin von manchen noch unerforschten Regionen wichtige Einzelheiten erfährt und von vielen Anstalten, die später aufgelöst wurden oder heute nicht mehr in deutschen Grenzen liegen, zum letzten Mal hört.
Nach Vorschlägen, die ihm von Nitsche, dessen Heidelberger Freund Carl Schneider und dem Leiter der Anstalt Brandenburg-Görden Heinze, unterbreitet worden waren, erließ Linden Ende 1941 oder Anfang 1942 „Richtlinien des Reichsbeauftragten zur Planungsfrage"[121], in die auch die Vorstellungen der Genannten über eine moderne „aktive" Therapie eingingen. In diesen Heilanstalten sollte modernste Therapie einschließlich aller Schockverfahren betrieben werden, um die Patienten möglichst bald wieder gesundheitlich herstellen und in den Arbeitsprozeß eingliedern zu können. Ein weiterer wichtiger Punkt in den Richtlinien war, daß alle Geisteskranken in den Landesanstalten zusammengefaßt werden sollten, was praktisch das Ende der privaten und konfessionellen Anstalten, aber auch der Unterbringung „abgelaufener Fälle" in Alters- und Siechenheimen bedeutet hätte. Vielleicht weil die Diskussionen über die Gliederung des psychiatrischen Versorgungssystems im Frieden noch nicht abgeschlossen war, machen die Richtlinien dazu noch keine definitiven Aussagen. Zwei Modelle standen vor allem zur Diskussion:

120 „Abschlußbericht über Planung Hamburg" vom 28.4.1942 BA R 96 I/7.
121 BA-All.Proz. 7 Roll 10, frame 1041.

(1) Traditionelle, aber „aktivere" Heil- und Pflegeanstalten, auf deren Unruhigen- und Siechenabteilungen möglichst unauffällig „Sterbehilfe" praktiziert werden sollte: „Also für die Zukunft: keine Pflegeanstalten für tiefstehende Fälle, sondern nur Heilanstalten mit aktivster Therapie und wissenschaftlicher Arbeit und – mit Euthanasiemöglichkeit."[122]
(2) Heil- und Pflegeanstalten werden wieder – wie in den Anfangszeiten der Psychiatrie – getrennt. In Regionen bestimmter Größe, die völlig unabhängig von „Provinz- oder Gaugrenzen" zu bilden seien, also eine reichseinheitliche Regelung des „Irrenwesens" zur Voraussetzung hätten, sollte eine zentral gelegene Heilanstalt alle Aufnahmen aus der Region bewältigen und einer intensiven Therapie unterwerfen.

> „Sämtliche andere Patienten, bei denen Behandlungsmethoden bisher erfolglos geblieben sind und nach ärztlicher Berechnung ohne Erfolg bleiben müssen, müßten in drei verschiedenen Arten von Pflegeanstalten versorgt werden, und zwar a) für psychisch völlig abgebaute Geisteskranke ohne körperliche Gebrechen und für Schwachsinnige, b) Anstalten in denen morbide Patienten untergebracht werden. Hierunter verstehe ich sämtliche schwer Geisteskranken, die zudem an einer körperlichen Krankheit leiden und bei denen die Prognose in der einen wie in der anderen Hinsicht ungünstig ist. Die dritte Sorte von Unterbringungsanstalten sollte das nunmehr gewaltig angestiegene Kontingent von Alterserkrankten aufnehmen."[123] „Sterbehilfe" sollte in der zweiten Kategorie der Pflegeanstalten geleistet werden können.

In dem zweiten Konzept sind die Vorstellungen des Heidelberger Psychiaters Carl Schneider wiederzuerkennen, die er schon im Frühjahr 1939 in dem Besichtigungsbericht über die nassauischen Anstalten formuliert hatte: „Die geschichtliche Entwicklung hat daher zur Trennung der Siechenanstalten und reinen Pflegeanstalten von den eigentlichen Heilanstalten wenigstens in einem gewissen Umfang zurückgeführt." In der Tat wird mit dem zweiten Konzept einer der größten Fortschritte der deutschen Psychiatrie, nämlich die Übernahme der Verantwortung auch für die Unheilbaren in den ab 1840 entstandenen Heil- *und* Pflegeanstalten wieder rückgängig gemacht. Um die „ungeheuren Fürsorgelasten" zu verringern, sollten die Unheilbaren

---

[122] So vorgeschlagen von Robert Müller, einem Vertrauten Nitsches, in dem Planungsbericht Baden. BA-R 96 I/1. Der Bestand R 96 wurde inzwischen von Koblenz nach Potsdam verlagert. Mir ist nicht bekannt, ob die Signaturen noch übereinstimmen.
[123] BA – All. Proz. 7, Roll 12, Frame 381f.

auf dem Altar des Fortschritts geopfert werden.[124] Alle Mittel, die der Staat noch für die Psychiatrie auszugeben bereit war, sollten den Heilanstalten zugute kommen. In seiner ausführlichen Auseinandersetzung mit den Vorschlägen des Oberverwaltungsrats der Hamburger Anstalt Langenhorn, Gerhard Hanko, der die deutsche Irrenfürsorge auf 40 Mammutanstalten von 4–5.000 Betten konzentrieren wollte[125], ging Nitsche sogar noch weiter, indem er sagte, daß in Zukunft „die reinen Pflegeaufgaben (…) vollständig wegfallen".[126]
Ein Detail aus der Planungszeit von „Heilen und Vernichten" soll noch Erwähnung finden, weil es – fast wie in einem Brennglas fokussiert – das Durchdrungensein dieser scheinbar so gegensätzlichen Motive aufzeigt: Im Sommer 1942 lud Carl Schneider die „T4"-Gutachter zu einem Fortbildungskurs in „moderner" Psychiatrie an seine Heidelberger Klinik ein, in dem er ihnen exakte Diagnostik und pathologisch-anatomisches Forschungsinteresse, vor allem aber die Möglichkeiten der modernen Schockverfahren und der in seiner Klinik praktizierten Arbeitstherapie beizubringen versuchte. Mennecke, der schon zuvor ein Praktikum in Heidelberg absolviert hatte, berichtete davon begeistert.[127] Nur wenig später lancierte Linden eine Initiative, in der er die Länder- und Provinzialverwaltungen um Direktorenposten für seine Gutachter bat. Man wollte in jeder Hinsicht moderne und zuverlässige Ärzte als Leiter in den Anstalten haben.
Wie immer die nationalsozialistische Psychiatrie der Zukunft ausgesehen hätte, über eines kann man gewiß sein, daß bei der „Niederführung" der Unheilbaren im Rahmen der Versorgung auf niedrigstem Niveau auch der Hunger seine Rolle hätte spielen sollen. Zum Glück wurden alle diese Pläne einschließlich der angestrebten totalen Zentralisierung der Psychiatrie in Form eines „Reichsamtes für die Heil- und Pflegeanstalten"[128] nie verwirklicht. Sehr bald traten andere Sorgen in den Vordergrund. Nur an einigen wenigen Stellen gelang es, therapeutisch aktive Heilanstalten zu verwirklichen.

---

[124] Als ein weiterer Anachronismus mutet es an, daß die Heilbarkeit wieder daran gemessen wurde, wie „frisch" der jeweilige Erkrankungsfall war. Genauso hatten die ersten Psychiater in ihrer Heilanstalts-Euphorie argumentiert.
[125] Hanko 1941.
[126] Bericht über den Aufsatz ‚Gedanken zum Problem der Reorganisation des Irrenwesens' BA-All.Proz. 7, Roll 10 Frame 942 ff. Der Bericht war an „Jenerwein", also an Brack adressiert.
[127] Vgl. Chroust 1987, Bd. 1, 354–442. Während des Praktikums vom 8.6.–18.7.1942 besprach Schneider mit Mennecke auch Fragen der „wissenschaftlichen" Zusammenarbeit zwischen Heidelberg und Eichberg.
[128] Vgl. Aly 1985b, 29.

Trotz aller Vorbereitungen, die man auf dem Ernährungssektor für den Krieg getroffen hatte, gab es in der Versorgung der Bevölkerung schon in den ersten Kriegsjahren immer wieder Engpässe, die zu Verstimmungen in der Bevölkerung führten. Sie traten besonders bei bezugscheinfreien Lebensmitteln, wie Obst und Gemüse auf.
Wirklich ernst wurde es aber im Frühjahr 1941, nachdem die vorangegangenen Feldzüge zu einem „Schwächezustand der Kriegsernährungswirtschaft" – so Backe in seinem Bericht zur Ernährungslage – geführt hatten. Weil das Brotgetreide knapp geworden war, mußten die Lebensmittelrationen gekürzt und insbesondere die Fleischzuteilung von 500 auf 400g pro Woche herabgesetzt werden. Bis in den Herbst hinein wurden noch weitere Kürzungen vorgenommen. Durch einen „wirtschaftsstrategisch genau kalkulierten Krieg" (Götz Aly) gegen Rußland sollten aber die Ernährungsprobleme in Deutschland und im besetzten Europa definitiv gelöst werden.[129]

In den Kalkulationen des Generalrats der Vierjahresplanbehörde[130] war durchgerechnet worden, daß Rußland, und dort vor allem die Ukraine, nur dann die Funktion der Kornkammer Europas wieder erfüllen könne, wenn die seit Anfang des Jahrhunderts entstandene Überbevölkerung beseitigt werden würde. (Ein ähnliches Problem sah der Generalrat in Polen.) Da eine zunächst diskutierte Umsiedlung der überzähligen Menschen nach Sibirien kurzfristig nicht möglich war, beschloß man in eiskalter Konsequenz, „zig Millionen" sowjetischer Bürger – man rechnete mit bis zu 30 Millionen – verhungern zu lassen. Wie Götz Aly und Susanne Heim nachgewiesen haben, wurde dieser Plan noch vor der „Endlösung der Judenfrage" formuliert. Nachdem in den Ghettos von Lodz und Warschau und auch in Lagern der sowjetischen Kriegsgefangenen schon Ähnliches praktiziert worden war, wurde jetzt das Verhungernlassen von Millionen unerwünschter und „unbrauchbarer" Menschen gezielt als Mittel der Ernährungs- und Bevölkerungspolitik eingesetzt und auch teilweise realisiert. Wenn Göring noch zurückhaltend formuliert hatte „Wenn gehungert wird, dann hungert nicht der Deutsche, sondern andere ...", drückte sich Himmler in seiner berüchtigten Rede vor SS-Gruppenführern am 4. Oktober 1943 schon deutlicher aus: „Ob die anderen Völker im Wohlstand leben oder ob sie verrecken vor Hunger, das interessiert mich nur so weit, als wir sie als Sklaven für unsere Kultur brauchen."[131]

[129] Vgl. Aly/Heim 1993, 371 u. 369.
[130] Vgl. ebd., 366ff.
[131] Zit. n. Burchardt 1974, 79, Anm. 74.

Der Raubzug in Osteuropa und den anderen besetzten Gebieten sicherte für drei Jahre die Ernährung der deutschen Bevölkerung: „Allein die ‚Zentralhandelsgesellschaft Ost' erfaßte bis zum Ende der deutschen Okkupation u.a. 9,2 Millionen Tonnen Brot- und Futtergetreide, (...) hinzu kamen 600 000 Tonnen Fleisch und 3,2 Millionen Tonnen Kartoffeln."[132] Die folgende, auf den Angaben von Burchardt beruhende Tabelle zeigt nicht nur die Kalorienzahl, die den Normalverbrauchern in Deutschland ab 1941 zur Verfügung stand, sondern auch die nach dem „rassischen" und ökonomischen Wert der Bevölkerungen abgestuften Zuteilungen in den besetzten Gebieten.

Tab. 67: Kalorische Versorgung der „Normalverbraucher" in Deutschland und in den besetzten Gebieten (ohne Sowjetunion) von 1941–1944 nach Burchardt

	1941	1942	1943	1944
Deutschland	2445	1928	2078	1981
besetzte Gebiete ohne SU	1617	1459	1503	1494
Polen	845	1070	855	1200

Die Tabelle zeigt eindrücklich die Ausbeutung der besetzten Gebiete zugunsten der Deutschen. Während diese fast den ganzen Krieg hindurch an die 2000 Kalorien zugeteilt bekamen, erhielten beispielsweise Franzosen rund 70%, Polen im Durchschnitt der vier Jahre nur 48% der deutschen Rationen.

In vielen besetzten Gebieten, besonders in Belgien, Jugoslawien und Griechenland, herrschte Hunger. Am schlimmsten aber stand es in den besetzten sowjetischen Gebieten: Für Kinder unter 14 Jahren gab es dort pro Tag nur 400 und für Normalverbraucher 800–850 Kalorien.[133] Nur Schwerarbeiter erhielten zusätzliche Lebensmittel; die Rationen lagen aber auch dabei 50% unter denen, die Schwerarbeiter der gleichen Kategorie in Deutschland erwarten durften. Daß die Menschen in Polen ausgerechnet 1944 wieder besser mit Lebensmitteln versorgt wurden, läßt an den letzten Teil der brutalen Äußerung Himmlers denken: Im „totalen Krieg" machte sich der Arbeitskräftemangel immer stärker bemerkbar, so daß auch die „Sklaven" als Arbeitskraft immer wichtiger wurden. (Einige der Vernichtungsaktionen, wie zum Beispiel die Übergabe der Sicherungsverwahrten aus den psychiatrischen Anstalten in die Konzentrationslager zur „Vernichtung durch Arbeit", waren aus dem gleichen Grund abgebrochen worden.) Zu bezweifeln ist allerdings, ob wirklich alle Polen – und nicht nur die arbeitsfähigen unter ihnen – die höheren Rationen bekamen.

---

[132] Ebd., 78. Die folgende Tabelle basiert auf der Tabelle auf S. 79 dieser Arbeit.
[133] Ebd., 81.

In Deutschland hingegen blieb, gerade auch im Vergleich mit dem Ersten Weltkrieg, die Versorgung mit Lebensmitteln „relativ günstig", so daß man ihr „zweifellos eine erhebliche systemstabilisierende Wirkung"[134] zuschreiben" muß, was ja auch beabsichtigt war. Trotzdem gab es im Frühjahr 1942 einen weiteren Ernährungsengpaß, der am 22. März wieder zu einer drastischen Senkung der Lebensmittelrationen führte.[135] Mit dem fortschreitenden Verlust der Ostgebiete schwand 1944 die Ernährungsgrundlage immer mehr dahin, was entsprechende Folgen hatte.

Wie es den Deutschen mit ihrer zwar knapp ausreichenden, aber gegenüber Friedenszeiten doch deutlich reduzierten Ernährung gesundheitlich erging, wurde von dem inzwischen zum Professor und SS-Standartenführer avancierten Schenck in einem im November 1944 erstatteten Bericht „über den allgemeinen Gesundheitszustand des deutschen Volkes zu Beginn des 6. Kriegsjahres" beschrieben[136]:

> „Die schlagartig mit Kriegsbeginn einsetzende Rationierung senkte die Nahrungsmenge für die Mehrzahl der Bevölkerung und brachte in der Zusammensetzung, wie jede Kriegskost, eine Verschiebung von den Eiweiß- und Fettträgern der Nahrung zu den Kohlehydraten, von der tierischen zur pflanzlichen Seite." Verdauungsbeschwerden als Folge der Kostumstellung seien durch Gewöhnung an die anders geartete Kost bereits im Winter 1939/40 wieder verschwunden: „Seit diesen anfänglichen Umstellungserscheinungen hat sich der Ernährungszustand des Volkes während der ganzen Kriegsjahre nicht grundsätzlich oder entscheidend geändert, obgleich es – bei den Männern durchweg in stärkerem Maße als bei den Frauen – zu beträchtlichen, mit der Kriegsdauer jedoch nicht entsprechend weiter zunehmenden Gewichtsverlusten kam." Für den Ernährungswissenschaftler sei dies überraschend, da die Nahrungsmittelzuteilung beim Normalverbraucher „an der unteren Grenze, bei vielen körperlich angestrengt Arbeitenden dieser Hauptgruppe unter der Bedarfsgrenze" lag. Schenck erklärte dies damit, daß einerseits eine kohlehydratreiche Kost noch am ehesten den Eiweißbestand des Körpers schone und andererseits eine gewisse Menge von Fett- und Eiweißträgern außerhalb des Rationierungssystems beschafft werden konnte.

---

134 Ebd., 76.

135 Groehler 1990, 45. Weitere Informationen über Lebensmittelkürzungen, lokale Engpässe und die Reaktionen der Bevölkerung finden sich in Boberach (Hg.) 1984.

136 BA-K NL 329 E.G. Schenck. Schenck war inzwischen zu einem der wichtigsten Ernährungswissenschaftler des NS-Regimes aufgestiegen. Er führte vom 1.12.1943 bis 31.7.1944 mit 370 Häftlingen des Konzentrationslagers Mauthausen für viele von ihnen tödliche Ernährungsexperimente durch (vgl. die Dokumentation im Archiv des Öffentlichen Denkmals und Museums Mauthausen, Bestand H 7a/27).

Auch Schenck stellt Vergleiche mit dem Ersten Weltkrieg an: Zu Beginn des sechsten Kriegsjahres entspreche der Ernährungszustand des Volkes demjenigen zu Winterbeginn 1916/17. Hungerödeme, wie sie im Frühjahr 1917 „in den größeren Städten in erheblichem Umfang zu beobachten waren (...), sind zur Zeit praktisch noch nicht aufgetreten. Das ist besonders überraschend, da sich der schlechte Kartoffelwinter 1916/17 so verhängnisvoll auswirkte, während der von 1943/44 trotz ähnlicher Befürchtungen weder zu schweren Gewichtsverlusten noch zu Vitaminmangelerscheinungen führte.[137] Er blieb in der Zivilbevölkerung fast ohne Folgen und nicht einmal bei den Häftlingen, in deren Verpflegung die Kartoffel das Rückgrat zu sein pflegt, kam es zu schweren Mangelsymptomen, obgleich hier der Kartoffelsatz zeitweilig weniger als die Hälfte des normalen betrug und die Steckrübe in der Verpflegung vorherrschte. Das alles ist ein Beispiel dafür, an wie geringe Nahrungsmengen sich der Organismus gewöhnen kann, wenn er Zeit zur Gewöhnung hat."
In den „Folgerungen", die Schenck am Ende einer 25seitigen, recht subtilen und auch die psychische Befindlichkeit einbeziehenden Analyse des Zustands der Nation zieht, heißt es dann: „Der Gesundheitszustand unseres Volkes ist also im großen und ganzen viel besser, als man das nach 5 Jahren voll solcher Belastungen erwartet hätte. Man kann vom Ernährungszustand her annehmen, daß es bei langsam sich verschlechternder Ernährung noch 1 1/2–2 Jahre, jedoch bei schlechter werdender körperlicher Verfassung und abnehmender Leistungsfähigkeit kampffähig bleiben wird. Akute Zusammenbrüche bei völlig gestörter Ernährung werden 4–8 Wochen nach evtl. eintretendem Aufhören der Versorgung zu beobachten sein." Was Schenck mit den letzten Sätzen meinte, ist angesichts der Ende 1944 ständig schlechter werdenden Versorgung klar.

Wie der erstarkende Widerstand und die Gegenoffensiven der Alliierten Hitlers hochfliegende Pläne zur „Neuordnung" Europas und der Welt zunichte machten, brachen auch alle Pläne zur Entwicklung einer zentralisierten und modernen deutschen Psychiatrie des Heilens und Vernichtens in sich zusammen. Umgesetzt wurde allein die Vernichtung. Für die Menschen in den bald wieder überfüllten Anstalten wurde dabei besonders der Bombenkrieg zum Verhängnis. Dabei wurden gerade die Regionen, die in der „Aktion T4" am glimpflichsten davongekommen waren, vom Luftkrieg als erste und am schwersten getroffen, zunächst vor allem in Form massenhafter und folgenschwerer Evakuierungsaktionen. Die Evakuierung zahlreicher Anstalten

[137] In englischen Flugblättern wurde schon Ende 1943 auf die drohende Kartoffel-Krise aufmerksam gemacht. Ein weiteres Flugblatt, das vom 27.1.–25.2.1944 über Deutschland abgeworfen wurde, berichtete, daß die wöchentliche Kartoffelration von 3,5 auf 2,5, in manchen Orten sogar auf 1,5 kg herabgesetzt worden war. Zum Ausgleich wurden wöchentliche Extrarationen von 60g Schweinefleisch verteilt, das von einer Massenschlachtung von Schweinen herrührte.

diente aber nicht, wie gelegentlich heuchlerisch begründet wurde, dem Schutz der Patienten, sondern der Schaffung von Ausweichkrankenhäusern für die vor Ort verbleibende arbeitende Bevölkerung und von Lazarettraum für die Verwundeten des Ostfeldzuges.

Exkurs: Bombenkrieg und Evakuierungen[138]

In den ersten Kriegsjahren hatte die Royal Air Force noch kein strategisches Konzept. Mit ihren veralteten zweimotorigen Bombern von geringer Reichweite griff sie hauptsächlich Einzelziele in der Küstenregion, wie Ölraffinerien, U-Boot-Werften und Häfen, daneben aber auch gelegentlich Städte an. Zur Entlastung der schwer kämpfenden Sowjetunion wurden die Luftangriffe im Sommer 1941 erheblich verstärkt. Eine erste Reaktion auf deutscher Seite war die Räumung einzelner psychiatrischer Anstalten, wie Neustadt und Strecknitz in Schleswig-Holstein und ihr Umbau zu Hilfskrankenhäusern durch die „Organisation Todt". Bereits im Sommer 1941 kündigten englische Flugblätter unter Hinweis auf Bomben größerer Sprengkraft und die „riesigen neuen britischen und amerikanischen Bombenflugzeuge" für die kommenden Jahre Luftangriffe an, die immer weiter ins Reich eindringen würden.

Gegen Ende 1941 entwickelte das englische Bomber Command eine neue Strategie, in deren Mittelpunkt das Flächenbombardement deutscher Städte mit massivem Brandbombeneinsatz stand, mit dem erklärten Ziel, die Moral der Zivilbevölkerung zu brechen. Ein verbessertes Navigations- und Zielmarkierungsverfahren sowie der Einsatz der neuen Phosphorbomben und Luftminen sollte die Wirkung der Angriffe steigern. Durch den mit oberster Priorität betriebenen Aufbau eine riesigen Flotte von viermotorigen Bombern hoffte man sogar, Deutschland allein aus der Luft besiegen zu können.

Der von dem neuernannten Bomber-Kommandeur Arthur T. Harris auf die Nacht vom 28. zum 29. März 1942 angesetzte Angriff von 251 Bombern auf Lübeck, hatte die angestrebte vernichtende Wirkung: 80 Prozent der Altstadt gingen in Flammen auf. Die verheerenden Angriffe auf Rostock vom 23. bis 27. April bestätigten die Wirksamkeit der neuen Strategie, und der erste Tausendbomberangriff auf Köln am 31. Mai 1942 gab eine Ahnung von dem, was auf Deutschland zukommen sollte. Nichtsdestoweniger waren 1942 die Verluste der Zivilbevölkerung mit 4.000 Toten noch relativ gering.

Das Jahr 1943, in dem über 100.000 Menschen den Luftangriffen zum Opfer fielen, wurde für Deutschland zum eigentlichen Katastrophenjahr des Luftkrieges. Während die englischen Maschinen früher das Ruhrgebiet wegen der geballten Abwehr und fehlender Orientierungsmöglichkeiten

---

[138] Das Folgende stützt sich wesentlich auf das gründliche, von Olaf Groehler noch zu DDR-Zeiten verfaßte und 1990 in Berlin veröffentlichte Buch „Bombenkrieg gegen Deutschland" mit zahlreichen Tabellen und Graphiken.

eher umflogen hatten, gingen zwischen März und Juli 1943 in der „Schlacht gegen das Ruhrgebiet" nicht weniger als 94 Großangriffe auf diese „Waffenschmiede des deutschen Reiches" nieder.
Zum Menetekel aber wurde die „Operation Gomorrha", der vernichtende Schlag gegen Hamburg mit vier Nachtangriffen von fast 800 viermotorigen Bombern zwischen dem 25. Juli und dem 3. August 1943. Erstmalig traten dabei die gefürchteten Feuerstürme auf. Erst zwei Jahre später konnte die endgültige Zahl der Opfer mit 41.450 Menschen festgestellt werden.[139]
Während vor dem Angriff auf Hamburg die strikte Anweisung galt, daß sich die Bevölkerung angegriffener Städte nicht aus diesen entfernen dürfe, ordnete Gauleiter Kaufmann nach dem Angriff vom 28. Juli an, die Stadt zu räumen. Bis zum 4. August wurden 700.000 Hamburger per Bahn und rund 100.000 mit Schiffen in die nähere und weitere Umgebung evakuiert. Auch Goebbels, der Gauleiter der Reichshauptstadt, reagierte kopflos: In Erwartung baldiger und ähnlich schwerer Angriffe auf Berlin forderte er am Sonntag, den 1. August 1943, mit einer Briefwurfsendung an alle Haushalte die Berliner dringend zum Verlassen der Stadt auf. Nach SD-Berichten löste dieser Aufruf eine „panikartige Stimmung" in der Bevölkerung aus. Groehler stellt dazu fest: „Wenn es überhaupt eine Situation im Verlauf des britischen Flächenbombardements gegen deutsche Städte gegeben hat, die beträchtliche moralische Wirkung zeigte, so entstand sie zweifellos nach der „Operation Gomorrha".[140]
Eigentlich hätte die britische Regierung von ihren Erfahrungen während des deutschen „Blitz" wissen müssen, welche Schrecken die Zivilbevölkerung aushalten kann. Sie glaubte aber, die Deutschen seien nicht so zäh wie ihre Landsleute und merkte erst, daß sie sich in ihren Erwartungen getäuscht hatte, als die deutschen Städte in Schutt und Asche lagen. Das war natürlich auch ein Erfolg der von Goebbels geschickt gelenkten Propaganda, die viele Deutsche bis zuletzt an Vergeltung mittels der „Wunderwaffen" und an den „Endsieg" glauben ließ. Die im Frieden zuletzt fast bedeutungslos gewordene „Partei" fand in der Betreuung der Bombenopfer eine neue Aufgabe, die – wenigstens vorübergehend – zur Hebung ihres Ansehens beitrug. Die anfänglich großzügigen Sonderzuteilungen an Lebensmitteln, Kleidung und anderen Dingen des täglichen Gebrauchs, aber auch die Evakuierungen aus luftgefährdeten Gebieten, gaben den Opfern der „Terrorangriffe" das Gefühl, der Staat kümmere sich um sie.
Mit den *Evakuierungen* luftgefährdeter Gebiete hatte man schon 1941 begonnen, indem Kinder bis zu 14 Jahren durch sogenannte „Kinderlandverschickung" in vermeintlich sicherere Regionen des Reiches gebracht wurden. Nach einem Schnellbrief des Reichsministers des Innern vom 24.7.1941 sollten auch die Insassen von Alters- und Siechenheimen luftkriegsbedrohter Großstädte evakuiert werden, „weil sie zur Aufrechter-

139 Groehler 1990, 119.
140 Ebd., 273.

haltung des Lebens und der Wirtschaft in den luftgefährdeten Gebieten am ehesten entbehrt und weil die bisher belegten Anstalten als Ausweichunterkünfte für obdachlos werdende Bevölkerung, die aus wirtschaftlichen Gründen an Ort und Stelle verbleiben muß, benötigt werden."[141]
Versuche, die Evakuierungen zentral zu organisieren, gab es aber erst nach der Verschärfung der britischen Nachtangriffe im Frühjahr 1943. Im Evakuierungsplan des Reichsinnenministers wurden erstmals Räumungs- und Aufnahmegebiete festgelegt, wie Sachsen, Niederschlesien und das Moselland für das „Räumungsgebiet Köln-Aachen". Vorgesehen war die Umquartierung „nicht kriegsbedingt wichtiger Personen". Das nur schleppend anlaufende Programm gewann erst an Bedeutung, als sich nach den massiven Angriffen auf das Ruhrgebiet die Evakuierungsbereitschaft der Bevölkerung erhöhte. Insgesamt sollten zwei Millionen Menschen aus dem rheinisch-westfälischen Raum evakuiert werden. Richtlinien vom 7. Juli 1943 legten genaue Quoten für die Aufnahmegaue fest, die als eine Art Luftschutzkeller des Dritten Reiches galten. Die größten Aufnahmegebiete sollten Sachsen mit 1,26 Millionen, Thüringen mit 0,8 und Württemberg mit einer Million Menschen sein.
Die Pläne gerieten aber völlig durcheinander, als sich nach der Hamburger Katastrophe ein Flüchtlingsstrom von einer Million Menschen und dann auch noch – nach Goebbels' Räumungsappell – von 800.000 Berlinern über das ganze Reichsgebiet ergoß. Außerdem begannen immer mehr Evakuierte wegen unerträglicher Lebensbedingungen am Aufnahmeort nach kurzer Zeit wieder in ihre Heimat zurückzuströmen. Eine strikte „Antirückkehrerpolitik", zeitweise mit Hilfe von Sanktionen durchgesetzt, mußte wegen zunehmenden Unmuts in der Bevölkerung auf Weisung Hitlers gelockert werden. Ab Herbst 1943 begann das Evakuierungsprogramm mit den umfassenden Rüstungsverlagerungen zu kollidieren, indem für die mitgenommenen Arbeitskräfte kein Wohnraum mehr zur Verfügung stand. Die Folge war eine radikale Kehrtwendung: Die Zivilbevölkerung mußte von da an im Bombenhagel zurückbleiben; mit den Rüstungsbetrieben zogen nur noch die Arbeitskräfte um. Als die alliierten Truppen im Herbst 1944 die deutschen Grenzen überschritten und nun auch noch die westrheinischen Gebiete zu räumen waren, erfolgte am 7. September 1944 ein genereller Stop der „Umquartierung wegen Luftgefährdung". Nach den Feststellungen des Statistischen Reichsamtes waren zu diesem Zeitpunkt 5,6 Millionen Menschen evakuiert, dazu kamen bis Ende Januar 1945 noch einmal rund drei Millionen Flüchtlinge aus den bedrohten oder bereits besetzten Gebieten im Westen und Osten des Reiches.

---

[141] Ebd., 266. Im Sommer 1941 machte man sich offenbar schon erhebliche Sorgen wegen der zunehmenden Luftangriffe. Dazu paßt auch das oben teilweise wiedergegebene Protokoll der Führerbesprechung vom 24. August 1941, in der als erster Hinweis auf die „Aktion Brandt" konkret auch die Räumung von Heil- und Pflegeanstalten und deren Verwendung als Ausweichkrankenhäuser angesprochen wurde.

Götz Aly, der als erster die Auswirkungen des zunehmenden Bombenkrieges auf die laufenden Bemühungen zur Zentralisierung und „Modernisierung" der Psychiatrie und vor allem auf die Patienten in den psychiatrischen Anstalten erkannt hat, faßt das Geschehen in wenigen Sätzen zusammen:

> „Diese auf sorgfältige Systematik und auf langfristige Planung und Reform bedachte Phase der Anstaltstötungen fand im Frühjahr 1943 – bedingt nicht durch den inneren Widerstand, sondern ausschließlich durch die Kriegsentwicklung – ein jähes Ende. Das Reichsinnenministerium organisierte von diesem Zeitpunkt an unter dem zum Generalkommissar für das Sanitäts- und Gesundheitswesen ernannten Karl Brandt die katastrophenmedizinische Versorgung der bombardierten Städte. Das Töten nahm nun wieder sprunghaft zu, organisiert in einer neuen dezentralisierten Form. Die gerade eben erst entwickelten Differenzierungen traten zurück zugunsten des Bereitstellens von Betten für körperlich Kranke, die Geisteskranken wurden von da an nach Bedarf getötet."[142]

Inhalte und Bedeutung der „Aktion Brandt" sind in der „Euthanasie"-Forschung noch umstritten. Darauf wird nach der detaillierten Beschreibung der Entwicklungen noch einzugehen sein. Da Karl Brandt aber unmittelbar nach dem Abbruch der „Aktion T4" mit der Räumung norddeutscher Anstalten und dem Bau von „Krankenhaussonderanlagen" aus Luftkriegsgründen beauftragt wurde und auf dem Höhepunkt der Räumungsaktion im Sommer 1943 wieder nachhaltig in Erscheinung trat, halte ich es für vertretbar, die gesamte Periode der Anstaltsräumungen unter dem Begriff der „Aktion Brandt" zu beschreiben.

Um in den Länderbeschreibungen ständige Wiederholungen zu vermeiden, erscheint es mir sinnvoll, die wichtigsten Dokumente, Briefe, Anordnungen und Erlasse, die mit der Verdrängung der Geisteskranken aus ihren Anstalten in dieser Phase des Krieges zusammenhängen, in einer Art von *„Erlaßgeschichte der Aktion Brandt"* dem tatsächlichen Geschehen voranzustellen.

Die beiden Briefe, die Brandt unmittelbar nach dem Abbruch der „Aktion T4" schrieb, den einen an Bormann, den anderen über die Parteikanzlei an die Parteidienststellen, wurden bereits in ihren wesentlichen Inhalten zitiert.[143] Nachzutragen ist ein wichtiger Passus am Schluß des Briefes vom 24. August 1941: „Es ist selbstverständlich",

[142] Aly 1985a, 31.
[143] Beide Briefe sind dokumentiert auf S. 590f..

heißt es dort, „dass Maßnahmen (...) im Einverständnis und in stetiger Fühlungnahme mit den Gauleitern erfolgen."[144] Im gegebenen Kontext und im Gegensatz zur vorangegangenen „Aktion T4" wurde diesen also in der „Aktion Brandt" von vornherein ein Mitspracherecht eingeräumt.

5. August 1942: Umfrage des Reichsbeauftragten Dr. Linden über die Benutzung der Heil- und Pflegeanstalten als Ausweichkrankenhäuser. Darin heißt es u.a.:

> „In der letzten Zeit hat es sich immer wieder gezeigt, daß zur Beschaffung von Krankenhausbetten in Katastrophenfällen in steigendem Maße auf Heil- und Pflegeanstalten zurückgegriffen werden muß. Da über die Betten, die durch die bisher betriebenen planwirtschaftlichen Vorkehrungen in den Anstalten gewonnen worden sind, anderweitig verfügt ist, bedarf es zusätzlicher Maßnahmen, um weiteren Ansprüchen gerecht werden zu können. Ich ersuche daher, mir bis zum 15. August d.J. (Frist genau einhalten) zu berichten
> 1) wieviele Geisteskranke in den Anstalten (einschl. charitative und private) des dortigen Bezirks bei bestmöglicher Ausnutzung der vorhandenen Bettenzahl noch untergebracht werden können,
> 2) wieviele Geisteskranke darüber hinaus in Katastrophenfällen durch Herrichtung von Notlagern in
> a) heizbaren Gängen, Gemeinschaftsräumen usw.
> b) in Kapellen von Anstalten
> noch zusätzlich aufgenommen werden können. (...)
> 3) (nur für luftgefährdete Gebiete):
> welche Heil- und Pflegeanstalten im eingetretenen besonderen Katastrophenfall zu räumen sind, um als Hilfskrankenhaus Verwendung zu finden. Hierbei bitte ich, mir tunlichst solche Anstalten zu benennen, die als nicht besonders luftgefährdet anzusehen sind.
> Beim Eintritt eines Katastrophenfalles würde ich für sofortige Räumung dieser Anstalten sorgen, so daß innerhalb kürzester Frist die Überstellung der obdachlos gewordenen Kranken aus den zu räumenden Krankenhäusern in die zu schaffende Ausweichanstalt erfolgen kann. Es muß den örtlichen Stellen überlassen bleiben, schon jetzt Maßnahmen zu erwägen, um die Umstellung der zu räumenden Anstalten auf den Krankenhausbetrieb sicherzustellen.
> Da nach meinen vorstehenden Ausführungen die Heil- und Pflegeanstalten in Katastrophenfällen eine wesentliche Reserve für die zusätzliche Beschaffung von Krankenbetten bieten sollen, können sie zur Unterbringung von Obdachlosen in Zukunft nicht mehr in Frage kommen. Weiterhin bitte ich, davon abzusehen, schon jetzt die Räumung von Heil- und

---

[144] Böhme/Lohalm 1993, 43.

Pflegeanstalten, die in oder an der Peripherie gefährdeter Städte liegen, zu verlangen, da die Räumung dieser Anstalten meine Bewegungsfreiheit in wirklich eintretenden Katastrophenfällen stark einschränken muß."[145]

Linden ging im August 1942 offenbar noch davon aus, daß durch enge Belegung der Anstalten auf jeden Fall so viel Raum verfügbar gemacht werden konnte, „um im Katastrophenfall zunächst einmal innerhalb eines Landes (...) vorläufig Platz für körperlich Kranke und Neuverletzte zu schaffen."[146] Allerdings stellte er für den Katastrophenfall bereits die Räumung ganzer Anstalten in Aussicht.

23. September 1942: Lindens Vorgesetzter Cropp dachte aber bereits weiter, wie sich aus einem anderen Dokument[147] ergibt: Die Unbequemlichkeiten, die sich durch die „Zusammendrängung von Geisteskranken und die Schaffung von Notlagern in den einzelnen Anstalten" ergäben, seien nur dadurch zu beheben, daß man „zur Beseitigung der vorläufig eingetretenen Überfüllung Geisteskranke in Anstalten weniger gefährdeter Länder, Reichsgaue und Provinzen abtransportiert (...)."[148] Die Anstaltspatienten sollten sich also den oben geschilderten allgemeinen Evakuierungen anschließen, zum Teil sogar in die gleichen „Aufnahmegaue", aber unter wesentlich schlechteren Bedingungen.

1. Februar 1943: Ab diesem Datum ist – per Postkarte an den Reichsbeauftragten – die monatliche Meldung der Belegung jeder Anstalt vorgeschrieben, und zwar gegliedert nach Geisteskranken, Krankenhausabteilungen und Lazarettbetten für die Wehrmacht. Parallel dazu wird die vierteljährliche Meldung aller Patienten gefordert.

17. Juni 1943 Brief des Geschäftsführers der Reichsarbeitsgemeinschaft Heil- und Pflegeanstalten Allers an das Sächsische Ministerium des Innern z.Hd. von Herrn Dr. Pfotenhauer:

> „Der Generalkommissar für das Sanitäts- und Gesundheitswesen, Herr Prof. Dr. med. Brandt, hat mich beauftragt, sämtliche Heil- und Pflegeanstalten der besonders luftgefährdeten Gebiete zu räumen. Zunächst einmal bin ich daher gehalten, die Rheinprovinz und die Provinz Westfalen zu räumen. Es handelt sich dabei um 23.000 Geisteskranke. Sie werden

---

[145] BA R 18/5576. Schnellbrief des „Reichbeauftragten für die Heil- und Pflegeanstalten" vom 5. August 1942.

[146] Zit. n. Aly 1985a, 57.

[147] Ebd.; der Adressat ist nicht genannt, möglicherweise war es Brandt.

[148] Linden hatte offenbar zunächst gedacht, er könne ohne Verlegung ganzer Anstaltspopulationen auskommen. Die Entscheidung seines Vorgesetzten Kropp entsprach aber zunächst einmal nur den allgemeinen Evakuierungsplänen der Zivilbevölkerung aus luftgefährdeten Gebieten.

verstehen, daß unter diesen Umständen jedes Bett gebraucht wird. Wir sind daher gezwungen, auch auf Ihre Anstalten zurückzugreifen. Zunächst kommen die Anstalten Arnsdorf, Großschweidnitz und Leipzig-Dösen in Betracht. Genaue Zahlen gehen den Anstalten direkt zu. Ich darf in diesem Zusammenhang nochmals darauf hinweisen, daß es sich um eine Anordnung des Generalkommissars Herrn Prof. Dr. Brandt handelt. Heil Hitler!" gez. Allers.[149]

In diesem Brief, der in ähnlicher Form auch in den anderen Aufnahmeregionen eintraf, wird erstmals die laufende Evakuierungsaktion direkt mit dem Namen von Brandt in Verbindung gebracht. Brandt war zu dieser Zeit allerdings schon seit fast einem Jahr als „Bevollmächtigter" und neuerdings als „Generalkommissar" für das Sanitäts- und Gesundheitswesen zuständig.

7. Juli 1943: Barackenerlaß: Der Erlaß des Reichsbeauftragten Nr. 410/43–5107 Ba. ging praktisch allen Länder- und Provinzialverwaltungen in Form eines „Schnellbriefes" unter dem Betreff „Erweiterung der Aufnahmefähigkeit der Heil- und Pflegeanstalten durch Barakkenbauten" zu:

„Die Durchführung des mir von dem Reichsgesundheitsführer und dem Generalkommissar des Führers für das Sanitäts- und Gesundheitswesen gestellten Auftrages, die Heil- und Pflegeanstalten der Provinzen Rheinland und Westfalen sofort zu räumen stößt auf Schwierigkeiten, da die Aufnahmefähigkeit der in den anderen Provinzen und Ländern gelegenen Heil- und Pflegeanstalten z. Zt. erschöpft ist bzw. in kürzester Zeit erschöpft sein wird. Der gegebenen Weisung kann ich nur dadurch entsprechen, daß ich verlangen muß, daß die übrigen vorhandenen Heil- und Pflegeanstalten durch Behelfsbauten in dem Ausmaß erweitert werden, wie es die Versorgung der Belegschaft durch die bereits vorhandenen Versorgungseinrichtungen noch zuläßt. Der Generalbevollmächtigte für das Bauwesen hat mir zu diesem Zwecke auf meinen Antrag hin die Lieferung von Baracken in Aussicht gestellt. Als Voraussetzung hierfür hat jedoch zu gelten, daß entsprechend den geschaffenen Unterkunftsmöglichkeiten auch die entsprechende Anzahl von Geisteskranken aus den luftgefährdeten Gebieten übernommen wird. In diese Baracken sind die ohne besondere Aufsicht unterbringbaren Geisteskranken aufzunehmen. (...) Die Baracke faßt mindestens 60 Betten. Neben 2 Tagesräumen sind noch entsprechende Räume für das Pflegepersonal und Wirtschaftsgeräte vorhanden. Außerdem sind in den Baracken noch je ein Wasch- und ein Klosettraum vorgesehen. Absprachegemäß werden sie mit Öfen und den dazuge-

[149] Sächs. HStA Dresden, MdI. Nr. 16850 „Benutzung der Landesanstalten als Ausweichen im Kriege 1939–1945 – angefangen August 1942" Bl. 46.

> hörigen Kaminaufsätzen geliefert. (...) Die Anlieferung der Baracken wird ungefähr 4 Wochen nach Auftragserteilung erfolgen."[150]

Obwohl das Reichsfinanzministerium bereits im März 1943 sechs Millionen Reichsmark für Hilfs- und Ausweichkrankenhäuser bereitgestellt hatte und Cropp diese Mittel am 21.September 1943 in voller Höhe an Linden zur Verwirklichung seines Programms zur „Errichtung von Not- und Ausweichunterkünften in holzsparender Bauweise im Rahmen der Maßnahmen zur Freimachung westdeutscher Heilanstalten" weiterleitete[151], kam das Programm nur schleppend voran.[152] Vorerst blieb deshalb nichts anderes übrig, als den vorhandenen Raum noch dichter zu belegen, indem man die Patienten sozusagen übereinander stapelte.

14. September 1943: Doppelbettenerlaß: Unter dem Betreff „Belegung der Heil- und Pflegeanstalten" führte der Reichsbeauftragte in einem Schreiben an die Landesregierungen und Provinzialverwaltungen – „außer Rheinland und Westfalen" – u.a. folgendes aus:

> „Durch die Räumung zahlreicher Heil- und Pflegeanstalten in den besonders luftgefährdeten Gebieten und die Unterbringung ihrer Insassen in anderen Anstalten ist ein starker Bedarf an Betten für die Geisteskranken aufgetreten. Dem Mangel muß u.a. dadurch abgeholfen werden, *daß die Belegdichte der Anstalt mit allen Mitteln gesteigert wird.* Im Falle eines besonderen Notstandes darf es nicht dazu kommen, daß etwa körperlich Kranke im Freien oder unter primitivsten Verhältnissen untergebracht werden müssen, während für die *pflegebedürftigen Geisteskranken* der Anstalt Betten der Anstalten reserviert bleiben. Es gehört zu den vordringlichsten Aufgaben der Anstalten, alles zu tun, um die Not der vorübergehend erkrankten *aber sonst leistungsfähigen Bevölkerung* zu lindern, insbesondere die vorhandenen Betten zur vorübergehenden Belegung mit Verletzten oder körperlich Kranken zur Verfügung zu halten.
> Um für die geordnete Unterbringung der Vorgenannten Plätze frei zu bekommen, halte ich es *neben den sonst noch von mir betriebenen Maßnahmen* für durchaus vertretbar, wenn Patienten der Heil- und Pflegeanstalten, soweit es ihr Zustand gestattet, *in übereinander aufgestellten Betten (Doppelbetten)* untergebracht werden. (...) Soweit in den Heil- und Pflegeanstalten durch diese Maßnahmen Plätze frei werden, sind sie zur vordringlichen Unterbringung der aus den Provinzen Rheinland, Westfalen und der *Mark Brandenburg* zu verlegenden Geisteskranken zu verwenden."[153] (Hervorhebungen H.F.)

---

[150] Ebd., Bl. 59/60.
[151] Vgl. Aly 1985a, 68.
[152] Sächs. HStA Dresden, MdI. Nr. 16850, Bl. 92.
[153] Sächs. HStA Dresden, MdI. Nr. 16849, Bl. 81.

Dieser Brief Lindens kündet von einer Radikalisierung der Ausgrenzungs- und einer bereits eingeleiteten Ausmerzungspolitik im Rahmen der „Aktion Brandt": Die Sprache ist härter („muß mit allen Mitteln"), die alte Unterscheidung zwischen den nur noch „Pflegebedürftigen" gegenüber den nur vorübergehend erkrankten, aber sonst noch „Leistungsfähigen", wird wieder aktualisiert. Als neue zur Räumung der Anstalten vorgesehene Provinz wird nun auch Brandenburg genannt. Nach den Bomberangriffen auf Hamburg traten die Regierungen der Länder und Provinzen zunehmend häufiger mit Anträgen an Linden heran, auch die eigenen Anstalten zwecks Einrichtung von Ausweichkrankenhäusern zu räumen, oder, falls dies nicht möglich sei, wenigstens die „gaufremden" Kranken zu verlegen. Linden reagierte darauf am *24. September 1943* mit einem beschwörenden Brief an alle Landesregierungen, Oberpräsidenten und Reichsstatthalter:

> „In letzter Zeit häufen sich bei mir die Anträge, in denen gebeten wird, daß die Heil-und Pflegeanstalten der einzelnen Reichsverteidigungsbezirke möglichst entleert und insbesondere die „gaufremden" Geisteskranken „in weniger luftgefährdete Gaue" untergebracht werden sollen. Dabei wird verkannt, daß heute fast jede Großstadt mit einem Terrorangriff zu rechnen hat. Ich kann unmöglich jeder Großstadt die ihr zunächst gelegene Anstalt als Ausweichkrankenhaus zur Verfügung stellen und dazu noch die Geisteskranken aus den besonders schwer getroffenen Gebiete entfernen, um die dadurch gewonnenen Räume für Krankenhäuser oder sonstige Zwecke abzugeben. Es ist entweder nur das eine oder das andere möglich. Die Entwicklung der Lage, d.h. die Gefährdung fast des gesamten Reichsgebietes hat gezeigt, daß nur der zweite Weg gangbar ist. Infolge der Räumungsaktionen, die ich erteilter Weisung gemäß durchführen lassen muß, sind die Anstalten aller Gaue so gefüllt, daß Verlegungen größeren Umfangs, abgesehen von den laufenden Sonderaktionen nicht mehr möglich sind. (...) Ich wäre daher dankbar, wenn mir meine Tätigkeit nicht durch Anträge auf Sonderbehandlung einzelner Reichsverteidigungsbezirke, denen ich doch nicht entsprechen kann, erschwert werden würde."

In einem Schreiben des Reichsbeauftragten an den Geschäftsführer der RAG Allers vom *2. Juni 1944*, in welchem es primär um den Austausch von Patienten in Ostpreußen geht, steht ein Satz, der besondere Beachtung verdient, weil er deutlicher als alle bisher zitierten Briefe und Erlasse die Verschärfung der Lage der Anstaltspatienten im letzten Kriegsjahr formuliert: „Seitens der Anstaltsärzte" so heißt es dort, „müsse alles getan werden, um eine Verringerung des Bestandes an Geisteskranken zu erreichen".[154] Hier läßt Linden, der sich bisher

[154] BA-All. Proz. 7 Roll 12, Frame 830 11/44–5107. Der Satz könnte zunächst auch harmloser aufgefaßt werden, etwa im Sinne verstärkter Entlassungen. Seine

gern hinter Weisungen höherer Dienststellen versteckte, endgültig die Maske fallen. Brandt sagte in einem Gespräch mit Dr. Runckel[155] am 18. Juli im Grunde das gleiche, indem er den Vorschlag „einfließen" ließ, „eine Aktivierung unserer spezifischen Therapie unauffällig in die Wege zu leiten".[156]

3. August 1944: Das an diesem Tag versandte Rundschreiben des Reichsbeauftragten Nr. 915/44/5107, das an alle Anstalten gerichtet war, läßt das Chaos erkennen, das in der Anstaltspsychiatrie und auch in den zentralen Behörden durch die ständigen Evakuierungen und Weiterverlegungen infolge des Luftkrieges entstanden war:

> „Infolge zahlreicher Änderungen ist mir eine Übersicht über die gegenwärtige Belegung der Heil- und Pflegeanstalten kaum noch möglich. Ferner hat es sich gezeigt, daß die mir vor einiger Zeit gelieferten Angaben betr. Pflegepersonal und Ärzte für planwirtschaftliche Maßnahmen bereits nicht mehr brauchbar sind. Die gegenwärtige Lage erfordert dringend ausreichende Unterlagen für rasch zu fassende Entscheidungen. Ich bitte daher, das umstehende Formblatt auszufüllen und an die Reichsarbeitsgemeinschaft Heil- und Pflegeanstalten in Berlin W 9, Postschließfach 262, zurückzusenden, die von mir mit der Aufarbeitung des Materials betraut ist."[157]

In gewissem Sinn stellt dieser Brief eine Art von Offenbarungseid der zentralen Lenkungsbehörde dar: Sie hatte die Übersicht verloren.

---

wahre Bedeutung enthüllt sich durch den Kontext: Im selben Brief teilte der ostpreußische Landesrat anschließend nämlich mit, daß man vorhabe, die als luftgefährdet geltende Landesfrauenklinik in Insterburg zu räumen, die Schwangeren und Säuglinge nach Kortau zu verlegen und dafür Patienten von Kortau nach Insterburg zu übernehmen. Daß sie dort den erwarteten Luftangriffen ausgesetzt wären, kann nur als eine der von Linden gewünschten Maßnahmen zur „Verringerung des Bestandes" aufgefaßt werden.

[155] Runckel wird zwar in der Literatur immer nur als „Betriebsarzt" der Zentraldienststelle der RAG bezeichnet, er muß aber spätestens 1944 zu einem engen Vertrauten Nitsches geworden sein, der mit wichtigen Missionen betraut wurde.

[156] BA-All. Proz. 7 Roll 12, Frame 396.

[157] HStA Dresden MdI 16849 Bl. 111.

V. NS-Kriegspsychiatrie in den Ländern und Provinzen[1]

Die Beschreibung der Länder und Provinzen in der Kriegszeit hält sich an die gleiche Reihenfolge wie in der Vorkriegszeit. Im Vordergrund steht dem Hauptthema des Buches entsprechend das Hungersterben sowohl in den zahlreichen Landes- und Provinzialanstalten als auch in den neuen Tötungsanstalten, soweit bei diesen der Nahrungsentzug Teil des Tötungsvorganges war.
Die mit Deportationen verbundenen früheren Mordaktionen, wie die „Aktion T4" und die Deportation und Ermordung jüdischer Patienten können nicht für jede einzelne Region beschrieben werden. Zur „Aktion T4" soll aber zum Teil nachträglich belegt werden, was in der Übersichts-Tabelle (s. S. 262) bereits in Zahlen und Zeitangaben mitgeteilt wurde. Auch andere Einzelheiten zu dieser Mordaktion werden, soweit sie bisher unbekannt waren, dem Gesamtbild hinzugefügt. Genauer muß auf die „Aktion Brandt" eingegangen werden. Vielleicht kann der – bisher noch nie unternommene – Versuch einer Gesamtbeschreibung dieser großen Evakuierungsmaßnahme dazu beitragen, strittige Fragen zu klären und zu einem neuen Verständnis der Aktion zu gelangen. Das Schicksal der Deportierten in ihren Aufnahmeanstalten wird dabei im Hinblick auf das verbreitete Hungersterben mit besonderer Aufmerksamkeit zu verfolgen sein.

Bayern[2]

Ähnlich wie Hessen hatte auch Bayern zu Beginn des Krieges Patienten aus den frontnahen Anstalten im Westen übernommen. Da die

[1] Zur Quellenlage: Abgesehen von den Regionen, in denen das gesamte relevante Aktenmaterial der Provinzialverwaltungen zur Kriegspsychiatrie weitgehend „verschwunden", d.h. vorsätzlich vernichtet worden ist, wird auch in den anderen Ländern und Provinzen die Beschaffung ausreichender Informationen über die Verhältnisse in den Anstalten, insbesondere aber der Ausgangsdaten für die Berechnung von Sterberaten immer schwieriger, je mehr man sich dem Kriegsende nähert. Das liegt u.a. daran, daß statistische Erhebungen aus Personalgründen ab 1944 weitgehend eingestellt wurden; die Reichsstatistik bereits 1943, Länderstatistiken in der Regel im Lauf des Jahres 1944. Bei dieser Quellensituation verwundert es nicht, daß manche Sterblichkeitstabellen regelrecht zusammengestückelt werden mußten, was ihre Aussagekraft etwas beeinträchtigt. Falls überhaupt keine statistischen Daten auffindbar waren, konnte ich mir in einigen Anstalten mit dem Auszählen von Zugangs- und Sterbebüchern aushelfen.

[2] Mit Ausnahme der Anstalten, über die bereits publiziert wurde (Erlangen, Kaufbeuren, Eglfing-Haar, Klingenmünster), stützt sich das folgende auf: von

Rheinpfalz damals zu Bayern gehörte, waren es hauptsächlich die Patienten aus der großen pfälzischen Anstalt Klingenmünster. Am 10. September 1939 wurden in einer eiligen und offenbar schlecht vorbereiteten Aktion 1251 Patienten auf 13 bayrische Anstalten verteilt.[3] Sie kehrten nach Beendigung des Frankreichfeldzuges wieder in ihre Heimatanstalt zurück.

Die Meldebogen der „Aktion T4" trafen in den bayrischen Anstalten im allgemeinen erst ab Juli 1940 ein, die Abtransporte in die Zwischen- oder Tötungsanstalten begannen dann im Oktober. Allerdings gab es drei Ausnahmen, Eglfing-Haar[4], Günzburg[5] und Kaufbeuren, die schon vorher Patienten nach Grafeneck verschubten. Später gingen die Transporte hauptsächlich nach Hartheim und Sonnenstein. In Bayern spielten fast alle Bezirksanstalten die Rolle von Zwischenanstalten für kleinere und konfessionelle Einrichtungen, im größten Maßstab Eglfing-Haar, das für rund 1.400 Patienten aus „Pflegeanstalten" zur Durchgangsstation wurde[6].

Am Ende der „Aktion T4" waren drei Bezirksanstalten geschlossen, das traditionsreiche Bayreuth, die unterfränkische Anstalt Werneck und das oberbayrische Gabersee, außerdem noch etliche Pflegeeinrichtungen und konfessionelle Anstalten wie Neuendettelsau. Ein Teil der aufgelösten Bezirksanstalten (z.B.Werneck) und Pflegeeinrichtungen (z.B. Ecksberg) wurden der Volksdeutschen Mittelstelle für ihre Umsiedlungsaktion zur Verfügung gestellt. Die anderen Anstalten waren teilweise in einem solchen Umfang entleert, daß auch nach Übernahme der Überlebenden aus den aufgelösten Anstalten noch viele Betten leer standen. Deshalb verfügte das Bayerische Staatsministerium des Innern bereits am 31. Januar 1941, daß „zur Erhaltung

---

Cranach/Siemen (Hg.) (1998, im Druck). Zitiert wird mit freundlicher Genehmigung von Michael von Cranach und Hans-Ludwig Siemen aus dem Rohmanuskript.

[3] Scherer/Linde/Paul (1998, im Druck). Zitiert wird aus dem Rohmanuskript.

[4] Von dort kam am 18. Januar 1940 der erste Transport mit 25 Patienten nach Grafeneck, der von Direktor Horst Schumann persönlich in München abgeholt wurde. Vgl. Stöckle 1993, 53; Faulstich 1993a, 220. Meines Erachtens handelte es sich dabei ebenso um eine „Probevergasung" wie bei dem zweiten Transport aus München am 20. Januar mit 22 Patienten. Da der Direktor von Eglfing Pfannmüller aber zu den ersten „T4"-Gutachtern gehörte, könnte es sich auch um einen regulären „T4"-Transport handeln, womit er – noch vor Weinsberg am 25. Januar – den Beginn der „Aktion T4" eingeleitet hätte.

[5] Günzburg beteiligt sich nicht an der Dokumentation der bayerischen Bezirkskrankenhäuser. Nach Stöckle (1993, 55) gingen von dort ab Juli vier Transporte mit insgesamt 248 Patienten nach Grafeneck.

[6] Vgl. Richarz 1987, 171.

der Wirtschaftlichkeit" der Anstalten die auf Kosten der Landesfürsorgeverbände in Privatanstalten untergebrachten Patienten in die Heil- und Pflegeanstalten überführt werden sollten. Bald waren viele Anstalten wieder überfüllt. Die unterfränkische Anstalt Lohr z.B. war bei einer Platzzahl von rund 730 Betten ab 1942 „unter Ausnützung aller verfügbaren Plätze" ständig mit mehr als 900 Patienten belegt. Als dann im Frühjahr 1943 die großen Transporte der „Aktion Brandt" anrollten, waren auch in Erlangen die Verhältnisse „sowieso schon katastrophal"[7]. Zur gleichen Zeit zeigten sich die ersten Auswirkungen des bayrischen Hungererlaßes vom 30. November 1942, auf den im folgenden genauer eingegangen werden soll.

Der bayrische Hungererlaß und seine wahre Bedeutung

Nach der Urteilsbegründung im Verfahren gegen den Direktor von Eglfing-Haar, Dr. Hermann Pfannmüller vor dem Landgericht München[8] hatten die Leiter der bayrischen Heil- und Pflegeanstalten, als die „Verpflegungslage im Kriege immer schlechter wurde, (...) versucht, beim Ernährungsministerium für ihre arbeitenden Kranken eine Verpflegungszulage zu erhalten. Damit hatten sie jedoch keinen Erfolg." Wenngleich dieses Gericht dem Angeklagten alle möglichen zu seiner Entlastung vorgebrachten Behauptungen abnahm, – um dann auch entsprechend milde zu urteilen – so könnte in dieser Einlassung Pfannmüllers doch ein Körnchen Wahrheit stecken: Schon immer war es in psychiatrischen Anstalten üblich, den vor allem in der Landwirtschaft schwer arbeitenden Patienten „Vesperzulagen" in Form von Butter, Brot und Wurst zu geben. Das war in dem rigiden Rationierungssystem, das für Geisteskranke keinerlei Zulagen vorsah, nicht mehr möglich und führte in vielen Anstalten wohl schon sehr früh dazu, daß die Zulagen für die Arbeitenden von der Ernährung der „nur" Pflegebedürftigen abgezweigt wurden. Im Jahresbericht der Anstalt Ansbach wird ein solches Vorgehen schon für 1941 beschrieben: „... die regelmäßigen Wiegungen ergaben überwiegend langsame Gewichtsabnahmen. Es wurde besonderes Augenmerk auf die entsprechende Verteilung der Lebensmittelzuweisungen nach arbeitenden, nichtarbeitenden, bettlägerigen Kranken gerichtet."[9] Wenn ein solcher Ausgleich entsprechend dem tatsächlichen Kalorienbedarf

---

[7] Siemen 1987, 188.

[8] Vgl. Rüter/Rüter-Ehlermann 1968ff, Bd. VIII, 295–298.

[9] Weisenseel, in: von Cranach/Siemen (Hg.) 1998. Zusammenfassung seiner Dissertation „Die Beteiligung der Heil- und Pflegeanstalt Ansbach an den Euthanasiemaßnahmen des NS-Staates" (1990).

vorsichtig und gewissenhaft ausgeführt wurde, mußte er nicht unbedingt tödliche Folgen haben.
Anders war es bei der von Pfannmüller ab 1943 in besonderen Häusern verabreichten „Sonderkost", die zu zahlreichen Todesfällen führte. In „Fortsetzungszusammenhang" mit anderen Straftaten war er deswegen ebenfalls angeklagt, wurde aber freigesprochen.

Die Begründung ist als Beispiel extremer Schonung eines schwerbelasteten Angeklagten typisch für die exkulpierende Rechtsprechung gerade bayrischer Gerichte: „Am 17. November 1942 fand eine Konferenz der Anstaltsleiter im Bayerischen Innenministerium statt, auf der über die Ernährungslage in den Anstalten beraten wurde. Auf dieser Konferenz wurde von einem, heute nicht mehr mit Sicherheit feststellbaren Teilnehmer ein Referat über die Frage gehalten, wie man den arbeitenden Anstaltsinsassen eine Verpflegungszulage gewähren könnte.[10] Der Referent machte den Vorschlag, den nicht arbeitenden Insassen von der Verpflegung Abzüge zu machen (...). Es erhoben sich gegen diesen Vorschlag keine Einwände grundsätzlicher Art, nur wegen der technischen Durchführung wurden Bedenken vorgebracht. (...) Einer der Konferenzteilnehmer warnte davor, daß die Sonderkost möglicherweise eine höhere Sterblichkeit zur Folge haben könnte. Seine Bedenken wurden mit dem Einwand zerstreut, dass im ersten Weltkrieg die Sterblichkeit in den Anstalten wegen der schlechten Verpflegungslage 70% betragen habe und daß sie heute bei weitem unter diesem Prozentsatz liege.[11] Auf Grund der Vorschläge, die auf dieser Konferenz gemacht wurden, erging am 30. November 1942 eine Anordnung des bayerischen Innenministeriums an die Heil- und Pflegeanstalten, in der diese angewiesen wurden, für ihre nicht arbeitenden Insassen eine besondere Kost zuzubereiten und auszugeben. Diese Sonderkost sollte fettlos zubereitet werden und möglichst wenig Fleisch enthalten; sie sollte in der Hauptsache aus Gemüse und Kartoffeln bestehen."[12]
Die ab Januar 1943 in München an die in zwei Häusern zusammengezogenen „meist bettlägerigen Schwerkranken" verabreichte Kost beschreibt das Gericht in der Urteilsbegründung wie folgt: „Es wurde ein Speiseplan aufgestellt, der pro Mahlzeit etwa 1 l Gemüse und Kartoffeln, meist in Eintopfform, sowie alle 14 Tage ca. 100 gr. Fleisch in Hascheeform vorsah. Zum Frühstück sollten 50 gr. Brot, Kaffee mit Zucker, sowie öfters auch Marmelade ausgegeben werden. Das eingesparte Fett und Fleisch sollte den körperlich arbeitenden Anstaltsinsassen zugute kommen."

---

[10] Das Gericht hätte den Referenten mit Leichtigkeit in Kempten ermitteln können, wo praktisch zur gleichen Zeit gegen Faltlhauser verhandelt wurde.
[11] Diese übertriebene Behauptung einer 70%igen Anstaltssterblichkeit im Ersten Weltkrieg trug natürlich ebenfalls zur Entlastung des Angeklagten bei.
[12] Vgl. Rüter/Rüter-Ehlermann (Hg.) 1968ff., Bd. VIII, 296.

Obwohl die zugezogenen Sachverständigen übereinstimmend feststellten, eine solche Kost müsse nach einiger Zeit durch Unternährung zu Todesfällen führen und obwohl selbst Pfannmüller den kalorischen Wert dieser Kost mit „ca. 1000 Kalorien" angab, kam das Gericht zu der Überzeugung, daß „durch die Einführung und Verabreichung der Sonderkost kein Instaltsinsasse gestorben" sei. Es glaubte nämlich Pfannmüllers Behauptungen, er habe geduldet, daß man dem verabreichten Essen entgegen seiner Anweisung Fett zufügte, daß es sich in diesen Häusern hauptsächlich um „schwer Tuberkulose- und Ruhrkranke" und anderweitig Moribunde gehandelt habe usw., usw. Schließlich hielt ihm das Gericht in völliger Unkenntnis der einfachsten ernährungsphysiologischen Erkenntnisse noch zugute, daß die Nahrung durch das (angeblich eingeschmuggelte und von Pfannmüller geduldete) „Fett bei der Zubereitung auch die nötige Menge Eiweiß enthielt".

Auf diese Weise kam es dazu, daß ein Mann, der als „einer der schärfsten" „T4"-Gutachter (Heyde) Tausende für die Vergasung empfohlen und aus seiner eigenen Anstalt rund 2000 Menschen in Vernichtungsanstalten geschickt hatte, in seiner Kinderfachabteilung 332 Kinder ermorden und in den Hungerhäusern ab Januar 1943 insgesamt 429 Menschen sterben ließ[13], mit einer Gesamtstrafe von fünf Jahren Gefängnis davonkam. Wenn das Hungersterben bisher von der Geschichtsschreibung so wenig wahrgenommen wurde, so liegt das auch an der fehlenden oder ungenügenden Beachtung von Seiten der Justiz.

Als Initiator der Hungerkost muß jedoch nicht Pfannmüller, sondern der ab September 1940 ebenfalls als „T4"-Gutachter tätige Direktor der Heil- und Pflegeanstalt Kaufbeuren, Dr. Valentin Faltlhauser angesehen werden. Bereits 1941 und 1942 hatte er auf Konferenzen mit Abteilungsärzten und Verwaltungsbeamten angeordnet, „daß die Kost der nicht arbeitsfähigen Kranken zugunsten der Arbeitsfähigen eingeschränkt werden müsse."[14]

Im August 1942 hatte er in seiner Anstalt begonnen, mit einer fettfreien Kost zu experimentieren, und berichtete von diesen Erfahrungen unter Vorlage eines Muster-Speisezettels auf jener Konferenz vom 17. November 1942: „Er gehe jetzt in seiner ihm unterstellten Anstalt so vor, daß er den Kranken, die sonst unter die Euthanasie gefallen wären, eine völlig fettlose Kost verabreichen ließe, er mache ausdrücklich auf fettlos aufmerksam. Innerhalb dreier Monate gingen die Kranken daraufhin durch Hungerödem ein."[15] Die tödliche Diät erhielt später den Namen „E-Kost".

[13] Die Zahl der getöteten Kinder stammt aus Richarz 1987, 179; Zahl der Hungertoten Ebd., 177.

[14] Aussage Dr. Mandel vor dem Landgericht Kempten am 28.4.1948, zitiert aus von Cranach/Kuhlmann/Schmidt 1995, 43.

[15] Vgl. Mader 1982, 28.

Ulrich Pötzl stellt in seiner Studie über die Persönlichkeit Faltlhausers zu dessen Aktivitäten fest:

> „Die Durchführung der Hungerkost seit August 1942 in Irsee beruht zu diesem Zeitpunkt auf einer eigenständigen Initiative Faltlhausers, die erst im November auf bayerischer Ebene von der nationalsozialistischen Gesundheitsbürokratie abgesegnet wird. Auch in ihrem offensichtlichen Widerspruch zu medizinisch-wissenschaftlichem Handeln, in ihrer Brutalität und in der Deutlichkeit ihrer Verknüpfung mit dem utilitaristischen Motiv (‚nutzlose Esser') geht seine Hungerkost-Initiative deutlich über die an anderer Stelle vertretene Charakterisierung Faltlhausers als Vertreter einer wissenschaftlich orientierten Lebensvernichtung hinaus."[16]

Die hinter Falthausers Initiative verborgenen „Euthanasie"-Absichten wurden in der Direktorenkonferenz anscheinend nicht von allen, aber doch von einigen erkannt. Dr. Pabst aus Lohr hatte das Gefühl, daß es sich um eine „Milderung des ursprünglichen Euthanasieprogramms" handelte und auch Dr. Sighart, Günzburg, fand einen „logischen Zusammenhang" zwischen der vorangegangen Mitteilung des Medizinalreferenten Dr. Schultze von der faktischen Einstellung der Abtransporte von Patienten und den neuen Kostvorschriften. Für ihn handelte es sich um einen Versuch, „eine andere Art der Krankenbeseitigung zu finden".

> Die Erinnerungen anderer Direktoren an diese Konferenz waren bei ihren späteren Vernehmungen merkwürdig getrübt, obwohl nach Mader dabei ganz offen über die wahren Absichten gesprochen worden sein soll. Einig waren sich die Zeugen der Konferenz später lediglich darin, daß einzig Pfannmüller die Vorschläge Faltlhausers voll unterstützt habe. Dr. Schultze habe im Anschluß an Faltlhausers Referat erklärt, daß niemand zur Einführung der „fett- und vitaminfreien Kost" in seiner Anstalt gezwungen würde, jedoch „habe derjenige, der sich weigere, (...) die entsprechenden Konsequenzen zu ziehen und er müsse von seinem Amt zurücktreten oder in Pension gehen."[17]

Knapp zwei Wochen später, am 30. November 1942 wurde vom Bayerischen Innenministerium unter der Nr. 5236 der *Hunger-Erlaß* offiziell herausgegeben. Er war an den „Herrn Reichsstatthalter der Westmark und die Regierungspräsidenten" adressiert und trug den „Betreff: Verpflegung in den Heil- und Pflegeanstalten". Als Beilagen waren „Nebenabdrucke für die Heil- und Pflegeanstalten des Regierungsbezirks" mitgegeben:

---

[16] Vortragsmanuskript Pötzl, das mir freundlicherweise von Hans-Ludwig Siemen zur Verfügung gestellt wurde.
[17] Aussage Dr. Pabst am 7.5.1948.

„Im Hinblick auf die kriegsbedingten Ernährungsverhältnisse und auf den Gesundheitszustand der arbeitenden Anstaltsinsassen läßt es sich nicht mehr länger verantworten, daß sämtliche Insassen der Heil- und Pflegeanstalten unterschiedslos die gleiche Verpflegung erhalten ohne Rücksicht darauf, ob sie einerseits produktive Arbeit leisten oder in Therapie stehen oder ob sie andererseits lediglich zur Pflege in den Anstalten untergebracht sind, ohne eine nennenswerte nutzbringende Arbeit zu leisten.
Es wird daher angeordnet, daß mit sofortiger Wirkung sowohl in quantitativer wie in qualitativer Hinsicht diejenigen Insassen der Heil- und Pflegeanstalten, die nutzbringende Arbeit leisten oder in therapeutischer Behandlung stehen, ferner die noch bildungsfähigen Kinder, die Kriegsbeschädigten und die an Alterspsychose Leidenden zu Lasten der übrigen Insassen besser verpflegt werden.
Auf die am 17.11.1942 beim Staatsministerium des Innern stattgefundene Besprechung mit den Anstaltsdirektoren wird Bezug genommen. Die Anstaltsdirektoren haben unverzüglich die entsprechenden Maßnahmen zu veranlassen.

I.A. gez. Dr. Schultze."

Der mit Absicht vollständig zitierte Erlaß läßt die Handschrift oder zumindest eine wesentliche Einflußnahme des „T4"-Gutachters Faltlhauser erkennen: Wie in den letzten Selektionskriterien der T4 sind Kriegsteilnehmer ausgenommen und entsprechend den Anschauungen der „modernen" NS-Psychiatrie gab man den bildungsfähigen Kindern ebenso wie den in Therapie stehenden noch eine Chance, wieder ein leistungsfähiger Volksgenosse zu werden.
Die Verschonung der „an Alterspsychose Leidenden" berücksichtigt einerseits Befürchtungen, wie sie während der „Aktion T4" in der Bevölkerung aufgekommen waren, entspricht aber auch alten nationalsozialistische Vorstellungen. Faltlhauser wiederholte diese auf einer Betriebsversammlung im Jahr 1943: Besondere Berücksichtigung müßten alte Leute finden, „die ein Leben lang gearbeitet haben und im Alter statt wie ihre Berufskameraden sich der wohlverdienten Ruhe hingeben zu können als Kranke in einer Heilanstalt ihr Leben fristen müssen. Für diese gilt meine strenge Anweisung, daß sie in der Normalkost zu verpflegen sind."
Für die „E.-Kost" blieben demnach übrig nur „diejenigen Kranken, die für die Volksgemeinschaft nichts mehr leisten können und bisher auch noch nicht viel geleistet hatten und geistig nicht wußten, was sie aßen."[18]

---

[18] Die letzte Passage erinnert an die Begründung, mit der Nitsche 1936 in Sonnenstein die Breikost eingeführt hatte. Faltlhauser kam spätestens als „T4"-Gut-

Das Landgericht Kempten, welches 1949 über die Schuld von Valentin Faltlhauser zu befinden hatte, ließ ähnlich wie die Münchner Justiz große Milde walten, indem es keine Gelegenheit ausließ, das Ausmaß der begangenen Untaten zu relativieren. Aufgrund der „Einlassungen des Angeklagten sowie der Bekundungen der Zeugen Dr. Sighart, Dr. Entres, Dr. Schuch, Dr. Reiss und Gaum (wurde) zur Überzeugung des Gerichts festgestellt: Ein großer Teil der Anstaltsdirektoren führte diese Sonderkost jedoch nicht ein. Lediglich in den Anstalten Eglfing-Haar und Kaufbeuren wurde eine Zweiteilung der Kost im Sinne der Entschließung vom 30.11.42 vorgenommen."[19]
Diese Version des Gerichts, die auch in der „Euthanasie"-Literatur Eingang gefunden hat, kann nach neueren Forschungen nicht mehr aufrecht erhalten werden. Nach gegenwärtigem Wissensstand haben folgende bayrischen Heil- und Pflegeanstalten Hungerhäuser oder -abteilungen eingerichtet oder verschiedene Hungerkostformen entwickelt:

Kaufbeuren	Hungerabteilungen in Irsee ab August 1942 in der Hauptanstalt ab Oktober 1942
Eglfing-Haar	Hungerhäuser (Haus 22 und 25) ab 11. Januar 1943[20]
Ansbach	ab 1943 „A-Kost" für Arbeitende, „B-Kost" für die übrigen[21]
Regensburg	eine Hungerstation[22]
Erlangen	zwei Hungerstationen[23]
Klingenmünster	zwei Hungerstationen (R7 und R8)[24]
Kutzenberg	„Zweite Kost" (fetthaltig) in WU I und WU II[25]
Günzburg	„A-Kost" für Arbeitende, „B-Kost" für die übrigen[26]

---

achter in Berührung mit Nitsche, dessen Biographie in der Entwicklung vom Reformpsychiater der 20er Jahre zum Exponenten der NS-Psychiatrie auffallende Parallelen aufweist.

[19] Zit. n. bruchstückhaften Auszügen des Kemptener Urteils im Kaufbeurener Material zu von Cranach/Siemen (Hg.) 1998.

[20] Vgl. Richarz 1987, 174ff.

[21] Weisenseel, in: von Cranach/Siemen (Hg.) 1998.

[22] Nach einer von Chefarzt Clemens Cording für die Dokumentation von Cranach/Siemen (Hg.) (1998) zur Verfügung gestellten Kurzfassung eines Vortrages aus dem Jahr 1989.

[23] Siemen, in: „Materialien".

[24] Scherer/Linde/Paul 1998.

[25] Zenk 1995, 201.

[26] Vgl. Kaminsky 1995, 489.

Direktor Entres von Kutzenberg soll die „zweite Kost" deutlich später angeordnet und nur deswegen eingeführt haben, weil „sich unter den Pflegern auch fanatische Nationalsozialisten befunden" hätten und er eine Denunziation befürchten mußte. Bemerkenswert ist aber doch, daß sowohl er als auch der Direktor von Ansbach, Schuch, sich unter den Zeugen befanden, die im Kemptener Verfahren aussagten. Als möglicherweise „Beteiligte", die in der Regel nichts sagen, was sie selbst belasten könnte, hätten sie nicht vernommen oder ihren Aussagen so viel Wert beigemessen werden dürfen. So wie es aussieht, scheinen sich jene Direktoren, gegen die nicht ermittelt wurde, miteinander abgesprochen zu haben, nur Faltlhauser und Pfannmüller zu belasten. Auf diese Weise kam die Mär zustande, nur zwei bayrische Anstalten hätten den Hungererlaß befolgt.

Sowohl die Münchner als auch die Kemptener Staatsanwälte haben also nicht mit der notwendigen Sorgfalt ermittelt. Wie ungenau sie vorgingen, ist auch daraus zu entnehmen, daß sie nicht genügend zwischen Sonderkost und Hungererlaß unterschieden. Sonst hätten sie merken müssen, daß die Sonderkost in dem Erlaß überhaupt nicht erwähnt wird und deshalb durch diesen auch nicht gedeckt war. Aufgrund neuerer Befunde, die im einzelnen noch darzulegen sind, muß der Hungererlaß eher als eine Art von nachträglicher Rechtfertigung für Handlungsweisen angesehen werden, die schon längst praktiziert wurden und gleichzeitig als Anordnung von neuen und brutaleren Maßnahmen, die aber in dem Erlaß selbst nicht angesprochen sind, im Grunde also als ein Dokument der Tarnung und Verschleierung.
Über die *Hungerkost* selbst, ihre vielfältigen Bezeichnungen und auch über ihre Auswirkungen auf die Betroffenen existieren viele Dokumente und Aussagen: In Ansbach berichtete beispielsweise eine ehemalige Pflegerin über die „B-Kost" und ihre Verteilung: „... ja, wäßrig Fleischwurst, zwei Kartoffeln, Wassersuppe. Wir haben so wenig für die Patienten zu essen bekommen in der Zeit. Wir konnten nicht mit einem Tablett Nahrung in den Saal reingehen, die hätten es uns aus der Hand gerissen. (...) deswegen sind ja auch so viele gestorben."[27]
Der *Speiseplan der Hungerhäuser in Eglfing-Haar* sah für die Zeit vom Dienstag den 21. September bis Montag den 4. Oktober 1943 folgendermaßen aus:[28]

mittags	*abends*
Wirsinggemüse und Kartoffeln	Petersiliengemüse
Weißkrautgemüse und Kartoffeln	Kartoffelbrei

[27] Zit. n. Weisenseel, in: von Cranach/Siemen (Hg.) 1998.
[28] Zit. n. Richarz 1987, 175.

Gemüsepichelsteiner	Bohnengemüse und Kartoffeln
Weißkrautgemüse und Kartoffeln	Nudelsuppe
Wirsinggemüse und Kartoffeln	Kartoffelgemüse
Karottengemüse mit Kartoffeln	Kartoffelsalat
Mangoldgemüse und Kartoffeln	Kartoffelbrei
Karottengemüse mit Kartoffeln	Kartoffelgemüse
Wirsinggemüse und Kartoffeln	Kartoffelsalat
Weißkrautgemüse und Kartoffeln	Kartoffelbrei
Gemüsepichelsteiner	Bohnengemüse und Kartoffeln
Kartoffelgemüse	Wirsinggemüse und Kartoffeln
Rindfleischhaschee mit Kartoffeln	Nudelsuppe
Karottengemüse mit Kartoffeln	Linsensuppe mit Kartoffeln

Laut einem *Speiseplan von Kaufbeuren für November/Dezember 1942* bestanden dort in der Woche vom 15.–21. November die Mahlzeiten nur aus einem einzigen Gemüse:

	mittags	*abends*
Sonntag	Blaukraut	Kartoffel
Montag	Weisskraut	Weisskraut
Dienstag	gelbe Rüben	Kartoffel
Mittwoch	Blaukraut	Blaukraut
Donnerstag	Blaukraut	Kartoffel
Freitag	Weisskraut	Weisskraut
Samstag	gelbe Rüben	Kartoffel

Als einzige Abwechslung in dem auf vier Wochen festgelegten Plan gab es Ende November zweimal Salzkartoffeln, zweimal Kartoffelpürree und zweimal „Dotschen".[29]

Nach der Zubereitungsweise, die in den beiden folgenden Zeugenaussagen geschildert wird, muß man davon ausgehen, daß pro Mahlzeit höchstens 50 Kalorien zugeführt wurden, pro Tag also maximal 200 Kalorien! Eine der Vinzentinerinnen, die zunächst noch in Irsee tätig waren, beschreibt den Beginn der Hungerkost: „Jetzt hat man angefangen mit einer Hungerkur, und zwar Spinat, Kraut, überhaupt nur Gemüse und nur in Wasser gekocht, ohne Fett, ohne alles und kleine Portionen."[30] Über die Auswirkungen der Hungerkost auf die Betroffenen sagte Pfarrer Heinrich Wolff aus:

> „Das Leid der Kranken war entsetzlich und ich gewann die Überzeugung, daß den E-Kost-Empfängern ein gewaltsamer Tod diktiert wurde. (...) Zuvor war die Krankenkost gerade in Irsee eine ausgezeichnete und besser als die Verpflegung der Zivilbevölkerung. Die E-Kost bestand dagegen aus einer fettlosen Wasserkost, dünnen Gemüsesuppen, Pellkartoffeln

[29] Zit. n. Mader 1982, Anhang.
[30] Zit. n. ebd., 29.

> und Getränken. Auch mengenmäßig waren die an die E-Kost-Empfänger verabreichten Portionen viel zu gering. (...) Der Anblick der ausgemergelten, weiß-gelblichen Gestalten auf den Stationen war kaum zu ertragen. Die Kranken waren zum Teil nicht mehr in der Lage, sich von ihrem Platz zu erheben und bei Besuchen auf den Stationen konnte man sich des Bettelns um Brot kaum erwehren."[31]

Aus einigen Anstalten wird berichtet, daß das Pflegepersonal, welches ja am meisten dem Leid und den Klagen der Hungernden ausgesetzt war, aus eigenen Mitteln zusätzliche Nahrungsmittel, vor allem Brot einschmuggelte. Aber das konnte nur wenigen und wohl auch nur für den Moment helfen. Auch das Küchenpersonal versuchte, die Kost zu verbessern. Geradezu sadistisch mutet es andererseits an, daß der Verwaltungsinspektor Frick von Kaufbeuren, der als „Parteityrann von Irsee" verschrien war, den Hungernden an manchen Feiertagen und vor allem Parteifesten reichliche und gute Mahlzeiten zukommen ließ, so daß sie „Durchfall und andere Krankheitserscheinungen bekamen".[32] Ein Franziskanerpater beobachtete, daß „Frick den E-Köstlern, die monatelang kein Fleisch bekamen, ausgerechnet am Aschermittwoch und Karfreitag Fleisch verabreichen ließ".[33] Der Irseer Pfleger Max Besold sagte zusammenfassend am 3. Mai 1948 vor dem Landgericht Kempten aus: „Wir Pfleger mußten so zu der Vermutung kommen, daß hinter dem ganzen ein bestimmtes System stecke und daß beabsichtigt sei, die Kranken zu schädigen und ihren vorzeitigen Tod herbeizuführen." Trotzdem kam auch Faltlhauser, dem noch vieles andere vorzuwerfen war, mit einer geringen Strafe davon: Wegen „Anstiftung zur Beihilfe beim Totschlag" wurde er 1949 letztinstanzlich zu drei Jahren Gefängnis verurteilt.
Auf den bayrischen Hungererlaß und die Hungerabteilungen wird im weiteren immer wieder zurückzukommen sein.

Evakuierungstransporte nach Bayern

Bereits kurz nach Abbruch der „Aktion T4", besonders aber 1943, brach über Bayern die große Welle der Verlegungen aus luftgefährdeten Gebieten herein. Zwischen dem Abschluß der „Aktion T4" und Kriegsende wurden mindestens 3.000 Patienten aus luftgefährdeten Gebieten nach Bayern verlegt. In der ersten Verlegungswelle von 1941

---

[31] Zit. n. von Cranach/Kuhlmann/Schmidt 1995, 45.
[32] Ein Hungerkranker verträgt es nicht, wenn man ihm plötzlich vollwertige Kost verabreicht. Er reagiert darauf mit den beschriebenen Symptomen.
[33] Von Cranach/Kuhlmann/Schmidt 1995, 45, daraus auch das folgende Zitat.

Tab. 68: Bisher bekannt gewordene Evakuierungstransporte aus luftgefährdeten Gebieten nach Bayern von 1941–1945, zusammengestellt nach Jahren[34]

Datum	Aufnahmeanstalt	Patientenzahl	Herkunftsanstalt und -land
20.09.41	Kutzenberg	180	Blankenburg (Oldenburg)[35]
03.10.41	Günzburg	70	Rotenburg (Hannover)[36]
04.10.41	Günzburg	70	Rotenburg
07.10.41	Kaufbeuren	65	Rotenburg
08.10.41	Kaufbeuren	26	Rotenburg
10.10.41	Regensburg	70	Ilten (Hannover)[37]
08.11.41	Kaufbeuren	75	Rotenburg
Gesamtzahl 1941		556	
?.?.1943	Erlangen	140	Neuruppin (Brandenburg)
?.?.1943	Kaufbeuren	200	„aus unbekannten Anstalten"
?.?.1943	Kaufbeuren	15	Wittstock (Brandenburg)
?.?.1943	Kaufbeuren	22	Neuruppin
23.02.43	Erlangen	49	Düsseldorf-Grafenberg[38]
04.05.43	Klingenmünster	55	Süchteln (Rheinland)
07.05.43	Klingenmünster	45	Süchteln
24.06.43	Regensburg	263	Dortmund-Aplerbeck[39]
24.06.43	Eglfing-Haar	219	Dortmund-Aplerbeck

[34] Soweit nicht gesondert nachgewiesen, stammen die Daten aus von Cranach/Siemen (Hg.) 1998. Die Aufstellung kann allerdings nicht vollständig sein, da sich nicht alle bayerischen Anstalten an der Dokumentation beteiligen, weil selbst in den vorliegenden Berichten aus den Anstalten immer wieder unvollständige Daten genannt werden und weil auch die Zusammenstellung der Transporte bei Ankerstein et al. (Hg.) (1985) unvollständig ist.

[35] Nach Zenk 1995, 193.

[36] Daten und Zahlen der Rotenburger Transporte aus Rotenburger Anstalten (Hg.) 1992, 53.

[37] Daten und Zahlen der beiden Transporte aus den Wahrendorfschen Anstalten in Ilten nach Regensburg (1941) und Kaufbeuren (1944) sind einem Schreiben an den Oberstaatsanwalt in Hannover vom 13.5.1948 entnommen. Hess.HStA Wiesbaden, Bestand 631a/316.

[38] Daten und Zahlen der Transporte aus dem Rheinland nach Bayern stammen aus der Zusammenstellung der Transporte aus rheinischen Heil-und Pflegeanstalten während des Krieges bei Ankerstein et al. (Hg.) 1985, 101ff.

[39] Daten und Zahlen der Räumungstransporte aus Westfalen im Jahr 1943 entnehme ich der umfangreichen Darstellung der westfälischen Psychiatriegeschichte von Walter 1996, 756–774.

26.06.43	Ansbach	50	Galkhausen
28.06.43	Ansbach	38	Düsseldorf-Grafenberg
07.07.43	Günzburg/Eglfing	190	Hausen (Rhld.)
10.07.43	Ansbach	30	Süchteln
10.07.43	Ansbach	17	Waldniel
19.07.43	Ansbach	50	Galkhausen
20.07.43	Ansbach	50	Galkhausen
22.07.43	Erlangen	50	Düsseldorf
10.08.43	Mainkofen	113	Alsterdorf (Hamburg)
03.09.43	Erlangen	110	Eickelborn
03.09.43	Regensburg	36	Eickelborn
03.09.43	Günzburg	53	Eickelborn
03.09.43	Kaufbeuren	120	Eickelborn
Gesamtzahl 1943		1915	
04.06.44	Kaufbeuren	150	Wiesloch (Baden)[40]
22.09.44	Ansbach	?	Brandenburg-Görden
16.11.44	Kaufbeuren	149	Ilten (Hannover)
Gesamtzahl 1944		mindestens 299	
10.01.45	Kaufbeuren	285	Emmendingen (Baden)
insgesamt von 1941–1945		3055	

kamen 556 Patienten aus küstennahen Anstalten (mit Ausnahme von Ilten bei Hannover), in der zweiten Welle im Jahr 1943 insgesamt 1915 Patienten aus rheinischen, westfälischen, brandenburgischen und den Alsterdorfer Anstalten in Hamburg in Bayern unter. Für 349 Aufnahmen hatte Erlangen, obwohl schon überbelegt, die meisten zusätzlichen Betten einzustellen, Kaufbeuren war mit 335 und Ansbach mit 235 antransportierten Patienten nicht viel besser dran. Bei Kaufbeuren ist zu berücksichtigen, daß die Anstalt zwischen November 1943 und März 1944 auch 410 Patienten aus der schwäbischen Schwesteranstalt Günzburg übernehmen mußte. (Günzburg wurde Ausweichkrankenhaus für die städtischen Krankenanstalten Augsburg, nur 140 Patienten blieben zur Aufrechterhaltung der Versorgungsbetriebe zurück.)
Ein besonders schwer zu klärendes Problem in der Erforschung der „Aktion Brandt" ist die Frage nach der Sterblichkeit der evakuierten

[40] Zu den Transporten aus Baden vgl. Faulstich 1993a, 303 u. 313.

Patienten in den Aufnahmeanstalten. Leider wurde es in der bayrischen Materialsammlung nicht besonders bearbeitet. Wenn aber einzelne Transporte genauer beschrieben werden, dann zeigte sich regelmäßig eine höhere Sterblichkeit als bei den „Stammpatienten": So berichtete Hans-Ludwig Siemen, daß von den 110 im September 1943 aus Eickelborn nach Erlangen verlegten Patienten 78 bis zum April 1945 starben.[41] Das entspricht einer „Sterbequote"[42] von 71 Prozent! Auch von den 180 Patienten, die im September 1941 vom Gertrudenheim in Oldenburg nach Kutzenberg verlegt wurden, starben bis August 1946 mit 101 Patienten 56 Prozent, – allerdings verteilt auf einen Zeitraum von fünf Jahren,[43] so daß die Sterblichkeit hier wahrscheinlich nur mäßig höher lag als bei den bereits länger Anwesenden. Das Schicksal der am 10. August 1943 von Hamburg-Alsterdorf nach Mainkofen verlegten 113 Jungen und Männer wurde von Ingrid Genkel, Michael Wunder und Harald Jenner erforscht.[44] Von ihnen überlebten nur 39 das Jahr 1945, was bedeutet, daß 74 Patienten (= 65%) in Mainkofen verstarben. Allein 1944 traten 32 Todesfälle auf. Die daraus ableitbare Sterberate von 30,0 Prozent für dieses Jahr liegt erheblich höher als die der gesamten Einrichtung, die 1943 und 1944 noch bei rund 11 Prozent verharrte und erst 1945 auf 18% anstieg. Die häufig genannten Todesursachen „Lungen-Tuberkulose" und „Darmkatarrh" weisen auf einen Tod durch „Hunger und Entkräftung" hin. Für die aus Dortmund-Aplerbeck und Eickelborn nach Bayern verlegten westfälischen Patienten gibt Walter Sterbequoten bis zum Kriegsende an, die mehrheitlich zwischen 70 und 75 Prozent liegen, mit der Ausnahme von 27% in Regensburg, allerdings nur bis Ende 1944.[45]

---

[41] Siemen 1987, 189.

[42] Zur Unterscheidung von der „Sterberate", die sich jeweils streng auf den Zeitraum von einem (möglichst kalendarischen) Jahr bezieht, wird der Begriff der „Sterbequote" zur Bezeichnung der Sterblichkeit bei einem zahlenmäßig feststehenden Kollektiv in einem variierenden Zeitraum vorgeschlagen. Der Begriff trägt der Tatsache Rechnung, daß in der Literatur nicht selten mitgeteilt wird, wieviele Patienten eines Transportes nach einer gewissen Zeit (meist bei Kriegsende) noch lebten oder verstorben waren. Bei den Eickelborner Patienten handelt es sich um einen Zeitraum von 20 Monaten. Man könnte versuchen, Zeitabschnitte von 12 Monaten nach der Verlegung zu bilden, um wenigstens näherungsweise an die klassische Berechnung der Sterberaten zu kommen, dies ist aber wegen der schwierigen Quellenlage und dem großen Zeitaufwand in den seltensten Fällen möglich. Sterbequoten liegen in der Regel höher als die Sterberaten, die z.B. in Erlangen 1944 25,6% betrug und 1945 24,33 Prozent. Je größer diese Differenz, desto wahrscheinlicher ist eine erhöhte Sterblichkeit in der beschriebenen Gruppe.

[43] Vgl. Zenk 1995, 193.

[44] Wunder/Genkel/Jenner 1987.

[45] Vgl. Walter 1996, 773.

Wieviele Transporte im Rahmen der „Aktion Brandt" nach Kaufbeuren gingen, hat sich noch nicht endgültig klären lassen,[46] das gleiche gilt für die Zahl der antransportierten Patienten und ihr Schicksal. Auf jeden Fall muß aber von einer hohen Sterblichkeit ausgegangen werden: Walter gibt beispielsweise bei den von Westfalen nach Kaufbeuren verlegten Patienten eine Sterbequote von 75 % bei Kriegsende an. Da über Kaufbeuren am Ende des Abschnitts über Bayern ausführlich berichtet wird, soll an dieser Stelle nur ein höchst signifikanter Sachverhalt erwähnt werden: Von den 280 Patienten, die am 9. Januar 1945 aus Emmendingen nach Kaufbeuren gekommen waren, starben innerhalb von fünf (!) Monaten nicht weniger als 101, d.h. mehr als ein Drittel. Alle Umstände – u.a. der weiter unten zitierte Brief von Faltlhauser an den Emmendinger Direktor Kuhn – weisen auf aktive Tötungsmaßnahmen hin.

Die Sterblichkeitsentwicklung in den einzelnen Anstalten

Wie sich Überbelegung, Hungerkost und Mangelversorgung auf die Patienten in den bayrischen Anstalten ausgewirkt haben, soll anhand der nachfolgenden Tabellen genauer analysiert werden. Dabei steht Lohr für diejenigen Anstalten, die zwar mit Überbelegung zu kämpfen hatten, sich aber nicht an den Hunger-Erlaß hielten. Alle anderen Anstalten führten dessen Bestimmungen in der einen oder anderen Form durch. Ansbach, Eglfing-Haar und Kaufbeuren hatten Kinderfachabteilungen, die beiden letztgenannten Anstalten fungierten auch als Sammelstelle für Ostarbeiter. Die Sonderfunktionen führten in jedem Fall zu einer Erhöhung der Sterblichkeit.
Mit der Tabelle von Lohr beginnt die Reihe von 62 Anstalten, deren Sterberaten während des Krieges ermittelt werden konnten und deren Sterberaten am Schluß in einer großen Tabelle zusammengefaßt werden sollen. Die in Klammer gesetzte Zahl neben der fortlaufenden Nummer der Tabelle bezieht sich auf diese Übersichtstabelle. Gleichzeitig wird mit der Lohrer Tabelle erstmals – nach dem Vorbild von Ilberg für die sächsischen Anstalten im Ersten Weltkrieg – die „Übersterblichkeit" berechnet, d.h. die Zahl der Menschen, die über die

[46] So wird in den dortigen Aufstellungen für 1943 ein Transport von 130 Patienten aus Emmendingen angegeben, von dem in Emmendingen nichts bekannt ist. Umgekehrt fehlt in der Aufstellung der Transport vom 4. Juni 1944 aus Wiesloch mit 150 Patienten. In der Aufstellung der Transporte nach Kaufbeuren (Schmidt 1996, 59, Tab. 10) wird für 1944 nur ein größerer Transport aus Günzburg angegeben. Es müssen aber von dort wie auch aus anderen Anstalten wesentlich mehr Transporte stattgefunden haben, denn in diesem Jahr kamen die meisten Aufnahmen.

Tab. 69: (1) Gesamtpatientenzahl, Sterbefälle, Sterberaten, und Übersterblichkeit (gegenüber durchschnittlich 4,3% zwischen 1935–1938) in der Heil- und Pflegeanstalt *Lohr* von 1940–1945

Jahr	Patientenstand am 1. Januar	Zugänge	Gesamtpatientenzahl	Sterbefälle	Sterberate	NS-Opfer
1940	736	644	1380	64	4,6	6
1941	791	427	1218	74	6,1	22
1942	1004	316	1320	105	8,0	48
1943	973	305	1278	119	9,3	64
1944	993	319	1312	192	14,6	136
1945	989	441	1430	231	16,2	170
						446

„Friedenssterblichkeit"[47] dieser Anstalt hinaus verstorben sind. In der Tabelle sind sie als „NS-Opfer" bezeichnet.[48]
Die hohe Zahl der Zugänge im Jahr 1940 war durch die Schließung von Werneck, der anderen unterfränkischen Anstalt bedingt. Anfangs Oktober mußten von dort 504 Patienten übernommen werden. Vorher waren 450 Patienten im Rahmen der „Aktion T4" abtransportiert worden, so daß sich der Bestand zunächst kaum erhöhte. Die aus wirtschaftlichen Gründen angeordnete Übernahme von Pfleglingen aus privaten Anstalten führte dann zu einer massiven Steigerung. Das Ministerium

[47] Diese habe ich in der Regel aus dem Durchschnitt der Sterberaten von 1935 bis 1938 errechnet, sofern die Daten verfügbar waren. Manchmal war das jedoch nur für zwei Jahre aus dieser Periode der Fall, als Ausnahme nur für ein einziges Jahr. Ich bin mir dabei bewußt und habe dies ja auch in vielen Anstalten nachgewiesen, daß dieser Vergleichswert aus einer Zeit stammt, in der die Sterblichkeit aufgrund der Maßnahmen des NS-Regimes an vielen Orten bereits leicht angestiegen war. Den Fehler nehme ich aus drei Gründen in Kauf: (1) Frühere Werte waren nicht verfügbar. (2) Die Steigerung der Sterberaten in der Vorkriegszeit liegt nach Siemens Feststellungen (1987, 148) für alle deutsche Anstalten von 1933 bis 1939 insgesamt bei 1,6%, also einem im Vergleich zu den Steigerungen in der Kriegszeit relativ geringen Wert. (3) Zweifellos wird die Zahl der „zuviel Verstorbenen" (Siemen) dadurch etwas verringert. Ich wollte aber auf keinen Fall zu überhöhten Zahlen gelangen, wie sie immer wieder in der „Euthanasie"-Literatur vorkommen. Es ist ohnehin eine Utopie zu glauben, man könne die Zahl der NS-Opfer in den Anstalten jemals ganz exakt feststellen. Erreichbar erscheint mir aber die Feststellung der Größenordnung dieses bisher noch weitgehend unbekannten Sterbens.

[48] Bei dieser Zahl handelt es sich um eine rechnerische Größe, die keinen Rückschluß auf Einzelschicksale erlaubt. Wer von den Patienten einer bestimmten Anstalt auf welche Weise ums Leben kam, wer als „NS-Opfer" und wer als „normaler Sterbefall" anzusehen ist, läßt sich aus der Statistiken nicht erschließen und wäre allenfalls durch genaues Studium der Krankengeschichten rekonstruierbar.

drängte u.a. auch deswegen auf maximale Ausnutzung der Belegfähigkeit, da durch die Übernahme großer Teile des Personals von Werneck hohe zusätzliche Personalkosten entstanden waren. Mit Bezug auf den Doppelbettenerlaß von Linden schrieb Direktor Pabst im Herbst 1943 an den Regierungspräsidenten von Unterfranken:

„Die Belegdichte der Anstalt ist bereits so stark, daß eine nennenswerte Steigerung kaum mehr möglich ist. Dies erhellt schon daraus, daß die Belegstärke z.Zt. 916 Kranke beträgt, gegenüber Normalbelegung von 650 Betten. Dazu ist noch ein ganzer Krankenpavillon der Wehrmacht für ein Teillazarett zur Verfügung gestellt. (...) Die meisten Abteilungen sind schon derart überbelegt, daß es an der Grenze des gerade noch Tragbaren geht. Eine noch stärkere Belegung würde, abgesehen von anderen Gründen, schon alleine daran scheitern, daß die Tagräume nicht mehr ausreichen um die Kranken unterzubringen und ihnen eine Sitzgelegenheit zum Essen zu geben. Von der Verwendung von Doppelbetten wurde hier schon zu Anfang des Krieges Gebrauch gemacht. Sie hat sich nicht besonders bewährt."[49]

Tab. 70: (2) Gesamtpatientenzahl, Sterbefälle, Sterberaten und Übersterblichkeit (gegenüber durchschnittlich 4,5% zwischen 1935–1938) in der Heil- und Pflegeanstalt *Erlangen* von 1940–1945

Jahr	Patientenstand am 1. Januar	Zugänge	Gesamtpatientenzahl	Sterbefälle	Sterberate	NS-Opfer
1940	1169	829	1998	191	9,6	101
1941	818	1511	2329	163	7,0	58
1942	974	951	1925	234	12,2	147
1943	985	1312	2297	335	14,6	232
1944	1171	1191	2362	403	17,1	297
1945	1128	1301	2429	528	21,7	419
						1254

Der Rückgang der Anfangsbelegung von 1940 auf 1941 hängt natürlich mit den im November 1940 beginnenden „T4"-Transporten zusammen. Hinter der hohen Zahl von Zugängen des Jahres 1941 steht die Übernahme von 732 Menschen aus 13 Pflegeeinrichtungen des Umlandes. Für 369 der Übernommenen wurde Erlangen zur Zwischenanstalt. Nach den Feststellungen von Hans-Ludwig Siemen hat die Aktion die Anstaltspopulation nachhaltig verändert, indem der Anteil der schizophrenen Langzeitpatienten von 66 auf 41% zurückging,

[49] Posamentier 1994, 149. Ich danke Herrn Posamentier für die Überlassung des Manuskripts.

während „Schwachsinnige" und „psychische Störungen des höheren Lebensalters" entsprechend zunahmen.[50]
Die Einführung der Hungerkost führte 1943 zu einer deutlichen Zunahme der Sterbefälle (von 234 im Vorjahr auf 335!), was aufgrund der zahlreichen Zugänge im Rahmen der „Aktion Brandt" in der Sterberate kaum zum Ausdruck kommt. Wichtig ist im Zusammenhang mit dem bayrischen Hungererlaß, was Siemen zum Ansteigen der Sterblichkeit berichtet:

> „Da aber in den Monaten vorher die Zahl der Toten bereits stetig angestiegen war, und auch nach dem 30.11.1942 kein plötzlicher Anstieg der Todesrate zu erkennen ist, scheint die Besprechung in München zumindest für Erlangen eine bereits gängige Praxis bestätigt zu haben. Ein wirklich drastischer Anstieg der Todeszahlen ist erst ab dem Zeitpunkt zu registrieren, ab dem durch die aus rheinland-westfälischen, bzw. brandenburgischen Anstalten erfolgten Verlegungen die Erlanger Anstalt überfüllt ist."[51]

Das bestätigt die oben geäußerte Ansicht, daß – wie in Ansbach und Kaufbeuren – auch in Erlangen schon seit längerem die arbeitenden Patienten auf Kosten der Nichtarbeitenden verpflegt wurden.
Wann in Erlangen die beiden Hungerstationen eingerichtet wurden, scheint nicht genau bekannt zu sein, so daß der „drastische Anstieg" auch damit zusammenhängen könnte.[52] Die Steigerung der Todesfälle in den drei letzten Kriegsjahren ist erheblich, wobei unklar bleibt, woher die zahlreichen Zugänge der Jahre 1944 und 1945 kamen.

Tab. 71: (3) Gesamtpatientenzahl, Sterbefälle, Sterberate und Übersterblichkeit (gegenüber durchschnittlich 4,2 % zwischen 1935–1938) in der Bezirkspflegeanstalt *Kutzenberg* von 1940–1945

Jahr	Gesamtpatientenzahl[53]	Sterbefälle	Sterberate	NS-Opfer
1940	1046	60	5,7	16
1941	1392	78	5,6	20
1942	1131	111	9,8	64
1943	1203	148	12,3	97
1944	1207	181	15,0	130
1945	1243	165	13,3	113
				440

[50] Vgl. Siemen 1987, 174 u. 177.
[51] Ebd., 189.
[52] Die Existenz der Hungerstationen wird von Siemen erst in von Cranach/Siemen (Hg.) (1998) erwähnt, allerdings ohne Angabe des Zeitpunktes ihrer Eröffnung.
[53] Zenk (1995) geht bei der Berechnung der Sterberaten von der Durchschnittsbelegung aus. Er stellte mir freundlicherweise auch die Basisdaten mit dem Gesamtbestand zur Verfügung.

Abb. 8: Gemüseanbau vor dem „Versammlungsgebäude" von Kutzenberg, ca. 1943[54]

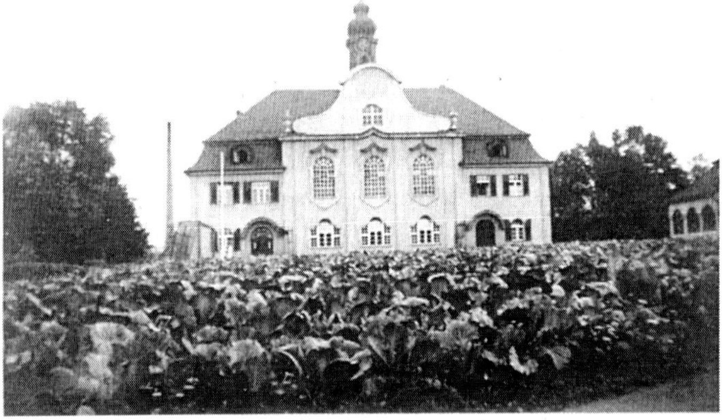

Die nur mäßige Steigerung der Sterberate ab 1943 scheint zu bestätigen, daß Direktor Entres sich zwar formal an den Hungererlaß hielt, dessen Auswirkungen aber abzumildern versuchte. Dazu hat sicher auch beigetragen, daß auf seine Anordnung die gepflegten Parkanlagen umgepflügt und zum Anbau von Gemüse und anderen landwirtschaftlichen Produkten genutzt wurden. „Während des gesamten Krieges wachsen in Kutzenberg dort, wo ursprünglich Rosen blühten, Kohlköpfe und Kartoffeln."

Als ein nicht unbedeutendes Detail aus der Kutzenberger Geschichte sei noch erwähnt, daß die Errichtung von drei Baracken vorgesehen war, aber nie realisiert wurde.[55]

Die hohe Zahl der Zugänge im Jahr 1941 (vgl. Tab. auf der folgenden Seite) weist darauf hin, daß Regensburg Zwischenanstalt war. Über 400 Patienten trafen erst im September und Oktober ein, darunter auch ein Transport aus Ilten im Rahmen der frühen „Aktion Brandt". (Ilten sollte zu diesem Zeitpunkt noch in ein Ausweichkrankenhaus umgewandelt werden.) Die zahlreichen Zugänge in 1943 sind offen-

[54] Zenk 1995, 201 (Zitat u. Abbildung). Das Foto stammt aus dem Besitz von Herrn Allstadt, dem Sohn des früheren Gärtnermeisters, der mir einen Originalabzug überließ. Dafür danke ich herzlich.
[55] Zenk 1995, 204.

Tab. 72: (4) Gesamtpatientenzahl, Sterbefälle, Sterberaten und Übersterblichkeit (gegenüber durchschnittlich 4,4 % zwischen 1935–1938) in der Heil- und Pflegeanstalt *Regensburg*

Jahr	Patientenstand am 1. Januar	Zugänge	Gesamtpatientenzahl	Sterbefälle	Sterberate	NS-Opfer
1940	1058	379	1437	81	5,6	18
1941	638	1406	2044	133	6,5	43
1942	1084	347	1431	192	13,4	129
1943	1011	769	1780	244	13,7	166
1944	1303	320	1623	359	22,1	288
1945	1028	560	1588	383	24,1	313
						957

bar ebenfalls auf Transporte aus luftgefährdeten Gebieten zurückzuführen, Einzelheiten sind aber nur insoweit bekannt, als einmal über 250 Patienten an einem Tag kamen[56] und die Anstalt zeitweilig mehr als 1500 Menschen beherbergte.[57] Im Vollzug des Hungererlasses ist aller Wahrscheinlichkeit nach auch in Regensburg eine „Hungerstation" eingerichtet worden. Die schon 1942 recht hohe Sterberate stieg 1944 auf über 20 Prozent an.

Tab. 73: (5) Gesamtpatientenzahl, Sterbefälle, Sterberaten und Übersterblicheit (gegenüber durchschnittlich 4,4 % zwischen 1935–1938) in der Heil- und Pflegeanstalt *Ansbach*

Jahr	Patientenstand am 1. Januar	Zugänge	Gesamtpatientenzahl	Sterbefälle (davon Kinder)	Sterberate	NS-Opfer
1940	1343	506	1849	140	7,6	59
1941	1005	1018	2023	100 (4)	4,9	11
1942	1336	433	1769	146 (17)	8,3	68
1943	1452	546	1998	378 (63)	19,0	290
1944	1500 **	600 **	2100 **	389 (47)	19 *	297 *
1945	1500 **	600 **	2100 **	616 (23)	30 *	524 *
						1.249 *

Diese Tabelle weist wegen der unvollständigen Ansbacher Daten einige Ungewißheiten auf. So wurden, wie die beiden Sternchen hinter

[56] Es handelte sich um den Transport aus Dortmund-Aplerbeck, der im Rahmen der westfälischen Räumungsaktion am 24. Juni 1943 mit 263 Frauen in Regensburg eintraf (vgl. Walter 1996, 763ff.). Nach Walter sind in Regensburg nicht so viele der Antransportierten verstorben wie vergleichsweise in Kaufbeuren, Eglfing oder Erlangen.

[57] Vortrag (Kurzfass.) Cording 1989, in: von Cranach/Siemen (Hg.) 1998.

den Zahlen markieren, die Zahl der Patienten zu Beginn der Jahre 1944 und 1945 und auch die Zahl der Zugänge geschätzt. Die daraus errechneten Sterberaten, die auf der bekannten Zahl der Todesfälle beruhen, werden deswegen nur abgerundet wiedergegeben.
Wie in keiner anderen bayerischen Anstalt stieg in Ansbach die Sterblichkeit nach Einführung der Hungerkost ab 1943 massiv an. Der Jahresbericht stellt dazu kommentarlos fest: „Die Sterblichkeit betrug auf die Gesamtzahl der Verpflegten bezogen bei den Männern 25,34%, bei den Frauen 13,18%, im Durchschnitt also 18,99% und war demnach 10,74% höher als im Vorjahr." Weisenseel ergänzt diese Feststellungen, die auf erhebliche Unterschiede in der Sterblichkeit von Männern und Frauen hinweisen, noch durch eine Einteilung der Verstorbenen in drei Altersklassen: „Von den 1943 verstorbenen Patienten waren 174 Patienten jünger als 46 Jahre, 69 Patienten zwischen 46 und 60 Jahren und 135 Patienten älter als 60 Jahre."[58]

Tab. 74: (6) Gesamtpatientenzahl, Sterbefälle, Sterberaten und Übersterblichkeit (gegenüber durchschnittlich 4,7% zwischen 1935–1938) in der Heil- und Pflegeanstalt *Eglfing-Haar*

Jahr	Patientenzahl am 1. Januar	Zugänge	Gesamtpatientenzahl	Sterbefälle	Sterberate	NS-Opfer
1940	2861	660	3521	289	8,2	124
1941	1993	2076	4069	238	5,8	47
1942	2839	881	3720	324	8,7	149
1943	3023	1427	4450	576	12,9	367
1944	3321	827	4148	722	17,4	527
1945	2997	1259	4256	821	19,3	621
						1835

In den Materialien zur Dokumentation, die sich im wesentlichen auf Richarz stützen, sind im Unterschied zu Ansbach die 332 Mordopfer der Kinderfachabteilung nicht in die Sterblichkeitsberechnungen aufgenommen worden. Wohl auch deshalb bleiben die Sterberaten in der gesamten Kriegszeit unter 20%. Durch die hohen Gesamtpatientenzahlen dieser riesigen Anstalt wirkt sich die ungeheure Zahl an Todesfällen auf die Sterberaten nicht in dem Maße aus, wie man das erwarten würde. Deutlich erkennbar wird aber, daß die Einführung der Hungerkost ab 1943 zu einer Steigerung der Sterblichkeit führte, was in der absoluten Zahl der Sterbefälle noch deutlicher zum Ausdruck kommt

[58] Weisenseel, in: von Cranach/Siemen (Hg.) 1998.

als in den Sterberaten. Nach Richarz starben in den Hungerhäusern 429 Patienten, dabei soll Pfannmüller „gelegentlich" auch die Injektion starker Schlafmittel angeordnet haben, „um das Eintreten des Todes zu beschleunigen".[59] – Die extrem hohe Zahl der Aufnahmen im Jahr 1941 ist einerseits durch die Funktion als Zwischenanstalt, andererseits durch die Übernahme von 488 Patienten aus Gabersee bedingt, der zweite Aufnahmegipfel 1943 hängt u.a. mit der Übernahme von 330 Patienten aus Dortmund-Aplerbeck zusammen. Nach Walter starben in Haar „knapp" 70% der verlegten westfälischen Patienten, davon auffallend viele schon in den ersten Monaten ihres Aufenthaltes.[60]

Tab. 75: (7) Gesamtpatientenzahl, Sterbefälle, Sterberaten und Übersterblichkeit (gegenüber einer angenommenen „Friedenssterblichkeit" von 5%) in *Klingenmünster* (Die Tabelle beginnt erst mit 1941, da Klingenmünster 1940 evakuiert war.)

Jahr	Patientenstand am 1. Januar	Zugänge	Gesamtpatientenzahl	Sterbefälle	Sterberate	NS-Opfer
1941	1084	454	1538	141	9,2	64
1942	1088	506	1594	219	13,7	144
1943	1206	1094	2300	414	18,0	299
1944	1587	962	2549	629	24,7	502
1945	1562	664	2226	802	36,0	691
						1700

Diese Anstalt, von deren extrem nationalsozialistischer Gesinnung bereits berichtet wurde, ist auch in der Entwicklung der Sterblichkeit bemerkenswert: keine andere bayerische Anstalt erreicht derartig hohe Sterberaten und auch hier markiert wieder die Einführung der Hungerkost den Zeitpunkt das rapiden Anstiegs. Nachdem die Anstalt bereits ab 1941 „auf Veranlassung von Verwaltungsleiter G. essensmäßig äußerst knapp gehalten worden war", richtete sie nach Verkündigung des Hungerlasses im November 1942 „umgehend 2 Hungerstationen (R7 und R8)" ein.[61] Wieviele Patienten dort verstarben, ließ sich nicht mehr ermitteln. Die Zunahme der Sterbefälle ab 1943 ist aber eindeutig. Zunehmend gehungert wurde auch auf anderen Stationen, wobei – mehrfach zur Anzeige gebrachte – Unterschlagungen und Entwendungen von Lebensmitteln eine nicht geringe Rolle spielten. Zeitzeugen berichteten von „entsetzlich abgemagerten Patienten"

[59] Richarz 1987, 177.
[60] Walter 1996, 773.
[61] Scherer/Linde/Paul 1998; daraus auch das Folgende.

und „vollgefressenen Wärtern". In mindestens drei Fällen ließen sich aktive Tötungen nachweisen.
Von Bedeutung für die steigende Mortalität scheint aber auch die extreme Überbelegung der Anstalt gewesen zu sein, die im Herbst 1943 durch die Übernahme von einigen hundert Patienten aus der „ausgebombten Anstalt Frankenthal" [62] entstand. (Bereits 1942 hatte Klingenmünster 200 Patienten aus Frankenthal übernommen, von denen bis Ende 1945 nicht weniger als 150, also 75 % verstarben!) Im Herbst 1944 mußte Klingenmünster außerdem noch viele Patienten der lothringischen Anstalt Lörchingen aufnehmen, die von der heranrückenden Front bedroht war. 1945 starben allein in den ersten fünf Monaten 458 Patienten.

Tab. 76: (8) Gesamtpatientenzahl, Sterbefälle, Sterberate und Übersterblichkeit (gegenüber durchschnittlich 5,0 % zwischen 1935–1938) in der Heil-und Pflegeanstalt *Kaufbeuren*

Jahr	Patientenstand am 1. Januar	Zugänge	Gesamtpatientenzahl	Sterbefälle	Sterberate	NS-Opfer
1940	1314	797	2111	90	4,3	
1941	1212	739	1951	113	5,8	16
1942	1222	565	1787	247	13,8	158
1943	1218	1138	2356	261	11,1	143
1944	1717	1530	3247	815	25,1	653
1945	1763	1221	2984	732	24,5	583
						1547

Während Kaufbeuren noch relativ glimpflich über die beiden ersten Kriegsjahre hinweggekommen war, stiegen die Sterbefälle 1942 auf mehr als das Doppelte der vorangegangen Jahre. Hieran dürften die Aktivitäten der Hungerhäuser, aber auch der im Dezember 1941 eröffneten Kinderfachabteilung entscheidenden Anteil gehabt haben (Insgesamt starben in Kaufbeuren 209 Kinder, die in der übernommenen Statistik offenbar inbegriffen sind). Der Unterschied zwischen 1943 und 1942 ist hinsichtlich der Sterbefälle nicht groß, die Sterberate geht durch Vermehrung der Gesamtpatientenzahl (viele Zugänge!) sogar zurück. Mit einer Verdreifachung der Sterbefälle wird 1944 zum Jahr der größten Sterblichkeit, wobei wieder die massive Überbelegung eine wesentliche Rolle gespielt zu haben scheint. Außerdem herrschte, erkennbar an der extrem hohen Zahl von Zugängen, der höchsten seit Beginn des Krieges, massiver „Aufnahmedruck". In sei-

[62] Ebd., 62.

nem Beitrag zur Festschrift anläßlich des hundertjährigen Bestehens der Anstalt beschreibt der spätere langjährige Direktor Heinrich Salm die Situation im Jahr 1944[63]: „Neben Deutschen aus allen Provinzen befanden sich auch Polen, Ukrainer, Russen, Tschechen, Serben, Kroaten, Franzosen und Engländer unter den Kranken. Fast 2000 Menschen waren seit 1939 aus westfälischen, hannoverschen, brandenburgischen, badischen, pfälzischen, rheinischen und auch bayerischen Anstalten nach Kaufbeuren verlegt worden, 1944 allein 1057!" An dieser Aufstellung fällt die große Zahl von Patienten aus osteuropäischen Ländern auf. Sie hängt damit zusammen, daß auf Anordnung des Reichsinnenministers vom 6. September 1944 in ausgewählten Anstalten „Sammelstellen für unheilbar kranke Ostarbeiter und Polen" eingerichtet werden mußten, deren Auftrag es war, die Zwangsarbeiter zu töten, wenn sie nicht auf einen kurzen Therapieversuch ansprachen. „In Kaufbeuren wurden zwischen 1943 und 1945 insgesamt 207 Zwangsarbeiter aufgenommen, davon 108 Russen und 81 Polen." Von jenen, die aus Osteuropa kamen, erlebten 25% das Kriegsende nicht mehr.[64]
Von dem „T4"-Arzt Dr. Wischer in Waldheim ist bekannt, wie er sich bei Überfüllung seiner Anstalt dadurch behalf, daß er Patienten durch Injektionen tötete, um Platz für Neuaufnahmen zu schaffen. Könnte es sein, daß Faltlhauser neben allen anderen Motiven, die ihn zum Mörder werden ließen, zu dem gleichen Mittel gegriffen hat, um seiner Platzprobleme Herr zu werden? So einfach liegen die Dinge nicht. Ulrich Pötzl hat die Tötung Kaufbeurer und Irseer Patienten durch Medikamenten-Überdosierungen detailliert analysiert.

> Danach stellte diese Radikalisierung der Tötungen in Kaufbeuren, die nach Pötzl schon im „Lauf des Jahres 1943 in größerem Maßstab einsetzt und im letzten Kriegsjahr nochmals eine deutliche Ausweitung erfährt, eine zwischen Faltlhauser und der Euthanasiezentrale relativ eng koordinierte Maßnahme dar".[65] Bereits 1941 sei ihm von den „Vernichtungsfunktionären Brack, Blankenburg und Nitsche (…) eine generelle Euthanasie-Ermächtigung" mündlich erteilt worden, von der er nur, „wenn Eile geboten war" Gebrauch gemacht habe, zumeist habe er sich aber mit der Zentrale abgestimmt.
> Wenn Pötzl weiter ausführt: „Insbesondere die Intensivierung der Vernichtung in Kaufbeuren-Irsee im letzten Kriegsjahr steht – so die hier vertretene These – weniger im Zusammenhang mit der Herausbildung einer allgemein chaotischen Situation in den Anstalten, sie ist eher kon-

[63] Salm 1976, 54.
[64] Von Cranach/Kuhlmann/Schmidt 1995, 28.
[65] Pötzl, S. 11 des Manuskripts.

kretes Ergebnis des Hineinwachsens Falthausers in die ‚Euthanasie'-Clique", – so kann man über die Gewichtung der einzelnen Faktoren diskutieren, tatsächlich aber ist diese „Integration Faltlhausers in die verschworene Gemeinschaft" der „Euthanasie"-Aktivisten der letzten Kriegsjahre von wesentlicher Bedeutung. „Diese Psychiater fühlen sich als Elite, die die schwierige, aber notwendige Lebensvernichtung voranzutreiben hat."

Es ist nicht sicher, ob Faltlhauser schon an der ersten, von Nitsche anberaumten Besprechung im August 1943 in Berlin teilgenommen hat, mit Sicherheit aber war er, wie Mennecke detailreich beschreibt, bei jener vom 29./30. März 1944 in Schoberstein am Attersee dabei, in der vor einem allgemeinen Besäufnis mit Einführung der „Duz-Brüderschaft" Einzelheiten der Krankenmorde durch Medikamente besprochen wurden.[66] Am nächsten Treffen dieses Kreises vom 3. bis 6. Juli 1944 in Wien hat Faltlhauser entsprechend einer Ankündigung an Mennecke, die mit „Herzlichst! Dein Valo" unterzeichnet war, aller Wahrscheinlichkeit nach ebenfalls teilgenommen.

Konkrete Folge dieser Einbindung Faltlhausers in Nitsches Tötungsaktivitäten im Rahmen der „Aktion Brandt" war das Eintreffen der Tötungsschwester Pauline Kneissler am 24.4.1944 in Kaufbeuren. (Faltlhauser hatte in Berlin Schwestern zur Durchführung der „Euthanasie" angefordert.) Sie erhielt in Irsee eine eigene Abteilung, wo sie das in Hadamar erlernte Töten mit Medikamenten (Luminal oder Veronal) und Spritzen (Morphium-Scopolamin) auf Anweisung Falthausers praktizierte. Letzteres „wurde gegeben, wenn die Verabreichung von Luminal oder Veronal alleine nicht die entsprechende Wirkung zeigte". Später wurde noch eine zweite Schwester von Berlin nach Kaufbeuren beordert. Zusammen mit einem langjährigen Irseer Pfleger übte dieses Trio sein mörderisches Handwerk aus, dem mehrere hundert Patienten zum Opfer fielen. Da die immer zahlreicher werdenden Beerdigungen Aufsehen erregten, wurde noch im November 1944 ein Krematorium mit einem 13 Meter hohen Schornstein in Betrieb genommen.

Die vollzogene Eingliederung Faltlhausers in Nitsches Tötungsprogramm wird durch nichts besser bewiesen als durch die Tatsache, daß Faltlhauser am 27. September 1944 eine Liste mit den Namen von 421 seiner Patienten, die er für „behandlungsbedürftig" hielt, an die Berliner Zentrale schickte. Nachdem Pfannmüller aus der Aktion entfernt worden war, „weil er im bayer. Ministerium den Mund zu voll genommen"[67] hatte, wurde Kaufbeuren zur alleinigen „Ostarbeiterzentrale" Bayerns.

[66] Vgl. Chroust 1987.
[67] Chroust 1987, Dok 260, hier zit. n. Pötzl.

Als im Januar 1945 auch noch 280 Patienten aus Emmendingen wegen der Evakuierung dieser Anstalt nach Kaufbeuren kamen, müssen zeitweise über 2300 Patienten in der Anstalt gewesen sein.[68]. Nach Salm war es im Krieg neben der sich ausbreitenden Unterernährung zu einer Zunahme der Tuberkulose und zum Auftreten von Typhus sowie „Schmutzkrankheiten mit Ungeziefer" gekommen, letzteres ein eindeutiges Zeichen von Hunger und pflegerischer Unterversorgung: Für rund 2000 Patienten standen Ende 1944 nur noch 181 Pfleger und Schwestern zur Verfügung, was einer Relation von 1:11 entspricht. Antransportierte kamen oft „nur mit dem allernotwendigsten bekleidet vielfach verlumpt und zerrissen an. Um sie auch nur notdürftig unterbringen zu können, mußten einfache, übereinandergesetzte Lagerstätten hergerichtet werden."[69]
Über die Endzeit von Faltlhausers Regimes berichtet der Emmendinger Medizinalratrat Dr. Pflüger, der von Direktor Kuhn seinen Patienten als Begleitung mitgegeben und vorläufig nach Kaufbeuren abgeordnet worden war:[70]

> „In der Anstalt selbst waren (...) zuletzt nur noch ein Direktor und drei Ärzte tätig. (...) Der Unterzeichnete kam im Januar 1945 mit einem Transport von 280 Geisteskranken (...) mit einem Lazarettzug nach Kaufbeuren und war auf den Wunsch des Direktors seit Ende Februar aushilfsweise als Stationsarzt an der Anstalt tätig. Damals litt die Anstalt schon an erheblicher Kohlennot (...). Die Kranken froren in ihren Betten. (...) die Kranken konnten nicht mehr regelmäßig gebadet werden, die Wäsche wurde nur in größeren Zeiträumen erneuert. Krätze und andere Hautkrankheiten, insbesondere auch das Ungeziefer vermehrten sich rasch, ohne daß die zur Abwehr nötigen Medikamente beschafft werden konnten.
> Seit April 1945 trat infolge Kartoffelmangel Nahrungsmittelnot ein. Es fehlten der Anstalt eintausend Zentner Kartoffel, die nicht geliefert wer-

---

[68] Die Zahlen gehen in den verschiedenen Berichten etwas durcheinander. Nach Laehr war die Anstalt 1937 noch mit 1137 Plätze ausgewiesen, d.h. daß sie jetzt mit der doppelten Zahl von Menschen belegt war.

[69] Salm (1976, 53) zitiert hier aus einem nicht genauer bezeichneten Bericht aus der Zeit des Geschehens, möglicherweise einem der Jahresberichte, die in Bayern sehr lange erstellt wurden. Es scheint dies der einzige sichere Hinweis auf die Aufstellung von Doppelbetten in bayerischen Anstalten zu sein. Baracken waren an mehreren Orten bestellt, wurden aber nicht mehr geliefert.

[70] Pflügers Bericht war an den „Untersuchungsausschuß des Military Government Kaufbeuren" gerichtet und ist abgedruckt in der unveröffentlichten „Graffelder-Dokumentation" 1981 über die Ereignisse während der NS-Zeit in der Heil-und Pflegeanstalt Emmendingen, eine der frühestens Auseinandersetzungen mit diesem Thema in Baden.

den konnten, statt dessen behalf man sich mit Runkelrüben, wie sie nur zur Viehfütterung verwendet werden. Die Folge davon waren Unterernährung, sowie Verdauungsbeschwerden insbesondere Durchfälle. Die Gewichtskurven der Patienten nahmen rapide ab. Unter dieser partiellen Unterernährung litten insbesondere die alten Leute, welche meist schon in einem elenden Zustand als Evakuierte aus Altersheimen, aus Schlesien und Sachsen zugeführt wurden. Die Zahl der Todesfälle stieg enorm an. Die Frauen litten weniger sichtlich unter den Ernährungsstörungen, sie sind widerstandsfähiger, arbeiteten weniger schwer in Garten und Feld und waren durch die Sorgfalt der Pflegerinnen meist in einem etwas besseren Pflegezustand.

Im Mai 1945 traten die ersten Anzeichen der sogenannten Ödemkrankheit auf. (...) Es zeigten sich Schwellungen an den Beinen, am Leib und im Gesicht, Untertemperaturen, Blutveränderungen, Wasseranreicherung im Blut und in den Geweben, Durchfälle und plötzliche Todesfälle. Bei den Leichenöffnungen, die bei allen Verstorbenen vorgenommen wurden, fand man verringerte Organgewichte, Ödeme der Gedärme und der Gewebe, sowie Veränderungen der Blutzusammensetzungen. Die Ödemkrankheit ist durch einen Mangel an Kohlenhydraten in der Nahrung bedingt. Sie wurde hier durch Traubenzuckereinspritzungen bekämpft. (...)[71]

Die Anstalt war über ihre Kräfte hinaus belastet, zumal da gegen das Kriegsende zu ein Strom von Hilfsbedürftigen eingeliefert wurde, die aus allen Teilen Deutschlands, zuletzt aus Schlesien und Sachsen, in verwahrlostem und elendem Zustand gebracht wurden und infolge der Strapazen des Transportes oft nach wenigen Tagen starben."

Ähnlich wie Salm – der sich wahrscheinlich auf Pflügers Bericht stützt – stellt dieser die Versorgungsschwierigkeiten im allgemeinen Zusammenbruch in den Vordergrund und hält die hohe Sterblichkeit dadurch für ausreichend erklärt. Wo aber bleibt die andere, die „mörderische" Seite von Kaufbeuren?[72]

Sie wird in einem Brief erkennbar, den Faltlhauser am 29. März 1945 an seinen Kollegen Kuhn in Emmendingen schrieb, in welchem er

---

[71] Was als Therapie natürlich wirkungslos bleiben mußte, da die Ödeme auf Eiweißmangel beruhen. Das Vorgehen zeigt den geringen Wissensstand der Ärzte über das Wesen des Hungerzustandes.

[72] Man mag Pflüger zugute halten, daß er erst Ende Februar nach Kaufbeuren kam, daß er nur auf den Aufnahmeabteilungen in der Hauptanstalt tätig war, nicht aber in Irsee, und daß er nach eigenem Bekunden erst anläßlich der Verhaftung aller Ärzte von der Tötung der Patienten erfahren haben will. Trotzdem: Bemerkte er bei den Sektionen, die er offenbar selbst vornahm, nicht, daß die Toten Einstichstellen aufwiesen? (Nebenfrage: Warum mußten in dieser Zeit extremen Ärztemangels noch alle Verstorbenen seziert werden?) Wurde ihm auch nicht klar, wie rasch die von ihm begleiteten Emmendinger Patienten starben und daß sie von Faltlhauser aufgeteilt wurden in wertvolle Arbeitende und weniger Wertvolle?

sich zunächst in freundlichen Worten dafür bedankte, daß er ihm mit Dr. Pflüger „eine wirklich ausgezeichnete Hilfe geschickt" habe. Danach nimmt das Schreiben unvermittelt einen düsteren und Schlimmes verheißenden Ton an.

> „*Ihre Kranken haben an Zahl leider schon abgenommen* (Hervorhebung im Original, H.F.): 38 Frauen und 28 Männer sind inzwischen verstorben (...). Ich fürchte, daß der Abgang noch zunehmen wird, denn die Schwierigkeiten der Ernährung werden größer. Um die arbeitenden Kranken auf einem besseren Stand zu halten, wird man nicht arbeitenden und nur herumsitzenden und liegenden Kranken manches wegnehmen müssen. Und dies wird sich auswirken."[73]

Auch im Frühjahr 1945 – und jetzt vielleicht gerade erst recht – nahm Faltlhauser noch seine Selektionen vor, was auch durch die Aussagen eines überlebenden Emmendinger Patienten bestätigt wird:

> „Von der Abteilung, welcher ich damals in Kaufbeuren zugeteilt war, ist dort ein Patient namens E. gestorben. In Kaufbeuren wurde dieser auf eine andere Abteilung versetzt und ich sah ihn noch einige Zeit vor seinem Tod völlig abgemagert. (...) Ich habe viele Leichen gesehen. Diese waren sämtlich zum Skelett abgemagert. Auf welche Weise die Patienten getötet wurden, weiß ich nicht, ich vermute durch Einspritzungen. (...) In Kaufbeuren stand ein großer Verbrennungsofen direkt neben der Sezierhalle. Ich habe diesen selbst gesehen. (...) In dem Ofen wurden meist Leichen, die von der Anstalt Irsee kamen, eingeäschert. Es waren aber auch Leichen aus Kaufbeuren dabei. Der Ofen war täglich in Betrieb. Ich mußte mithelfen, Leichen in Särgen, die von Irsee gekommen waren, in die Leichenhalle zu tragen. Wiederholt kamen auch große Särge mit mehreren Leichen. (...) Von Irsee kamen wöchentlich etwa 14–20 Leichen nach Kaufbeuren."[74]

Irsee, das wäre noch nachzutragen, war der Arbeitsplatz von Pauline Kneissler. Ob in Kaufbeuren noch nach der Kapitulation weitergemordet wurde, war nach Ernst Klees aufsehenerregenden Feststellungen noch lange Zeit Gegenstand heftiger Kontroversen.[75] Erst vor kurzem ließ sich aufgrund neuer Unterlagen in Kaufbeuren feststellen, daß Klee recht hatte.[76] Neuere Untersuchungen ergaben darüber hinaus, daß bereits 1942 auf der „Kinderfachabteilung" in Kaufbeuren zehn

---

[73] Eine Kopie dieses Briefes ist ebenfalls in der „Graffelder-Dokumentation" 1981 enthalten. Zum weiteren Schicksal der Emmendinger Patienten vgl. Faulstich 1993a, 314ff.

[74] Freiburger Euthanasie-Verfahren gegen Sprauer und Schreck (1 Ks 5/48), Aussage Otto M. vom 9.9.1947 (Staatsarchiv Freiburg).

[75] Vgl. Klee 1983, 452 f.; Mader 1982, 65; sowie Faulstich 1993a, 316. Die Tatsache als solche war von Poitrot (1947, 100) bereits mitgeteilt worden.

[76] Persönliche Mitteilung von Michael von Cranach.

Kinder an einem „Tuberkulose-Impfstoff" verstarben, den der Leiter der Allgäuer Kinderheilstätte Mittelberg, Dr. Hensel, an ihnen ausprobieren wollte.[77] Die Menschenversuche waren u.a. durch Reichsgesundheitsführer Dr. Conti „sehr befürwortet" worden.
Zum Abschluß soll versucht werden, die Vorkriegstabelle über die Sterberaten in den bayrischen Anstalten fortzuschreiben und gleichzeitig nach dem Vorbild von Ilberg und Hans-Ludwig Siemen die „Übersterblichkeit", also die Gesamtzahl der NS-Opfer festzustellen.

Tab. 77: Sterberaten und Gesamtzahl der NS-Opfer während der Kriegszeit in *neun bayrischen Anstalten* (Fortschreibung von Tab. 23)

Anstalt	1940	1941	1942	1943	1944	1945	NS-Opfer
Kaufbeuren	4,3	5,8	13,8	11,1	25,1	24,5	1547
Eglfing-Haar	8,2	5,8	8,7	12,9	17,4	19,3	1835
Ansbach	7,6	4,9	8,3	19,0	19*	30*	1249
Erlangen	9,6	7,0	12,2	14,6	17,1	21,7	1254
Klingenmünster		9,2	13,7	18,0	24,7	36,0	1700
Regensburg	5,6	6,5	13,4	13,7	22,1	24,1	957
Lohr	4,6	6,1	8,0	9,3	14,6	16,2	446
Kutzenberg	5,7	5,6	9,8	12,3	15,0	13,3	440
							9428

Württemberg

Mit Grafeneck befand sich in Württemberg die erste Vernichtungsanstalt der „Aktion T4". Sie nahm als „Anstalt A" im Januar 1940 ihren Betrieb auf und tat ihre Arbeit in den württembergischen und badischen Anstalten so gründlich, daß sie im Dezember 1940 nach Erfüllung ihres Auftrages wieder geschlossen werden konnte, weil nach der Aussage einer der Transportbegleiterinnen „die Anstalten, die für unsere Station in Frage kamen, keine Kranken mehr liefern konnten."[78] Aus den fünf staatlichen Anstalten Schussenried, Weinsberg, Weissenau, Winnental und Zwiefalten hatte man 2005 Menschen zur Vergasung abgeholt, was 55 Prozent der Anfangsbelegung von 1940 entsprach. Dazu kamen noch 329 Patienten von Privatanstalten, 277 aus Landesfürsorgeanstalten und 1229 aus konfessionellen Einrichtungen.[79] 1941 wurden noch 270 Patienten über Weinsberg nach Hadamar in den Tod geschickt.

---

[77] Schmidt 1996, 39.
[78] Zit. n. Klee 1983, 291.
[79] Zahlen nach Stöckle 1993, 40. Dort auch genaue Aufteilung auf die einzelnen Anstalten. Bei den staatlichen Anstalten wurde allerdings das preußische Sigmaringen weggelassen.

Von der Becker-Kommission, die das Land erst im Spätjahr 1942 bereiste, wurde Württemberg mehrfach dafür gelobt, daß es „klugerweise" keine seiner staatlichen Anstalten aus der Hand gegeben habe. Gleichzeitig ist dem Kommissionsbericht aber zu entnehmen, daß Weinsberg, Weissenau und Winnental insgesamt 972 Betten für andere Zwecke zur Verfügung gestellt hatten. Schussenried und Zwiefalten mußten 1940 im Rahmen der Umsiedlungsaktionen 491 Tiroler Patienten übernehmen, Zwiefalten 1941 zusätzlich noch etliche Pflegefälle aus den Landesfürsorgeanstalten. Alle Anstalten hatten außerdem Patienten aus den in Württemberg besonders zahlreichen privaten und konfessionelle Einrichtungen übernommen, die zum großen Teil von ihren Patienten entleert und geschlossen worden waren.
Obwohl die Südtiroler während der laufenden „Aktion T4" eintrafen, wurden sie von ihr nicht erfaßt, – man wollte in ihrer Heimat keine Unruhe hervorrufen. Dennoch waren sie in Zwiefalten in mehrfacher Hinsicht von der Aktion betroffen, zunächst wegen der nur provisorischen Unterbringung und schlechten Versorgung, die zu vielen Sterbefällen führte, später durch die erneuten Weiterverlegungen.[80] Nur wenige überlebten das Kriegsende.
Bei der Evakuierung der Zivilbevölkerung aus den luftgefährdeten Gebieten galt Württemberg als wichtiges Aufnahmegebiet. Um so auffallender ist es, daß das Land von den großen Evakuierungstransporten der „Aktion Brandt" weitgehend verschont blieb. Allerdings fällt ein großer Transport mit zahlreichen „Siechen aus Hamburger Wohlfahrtsanstalten"[81] auf, der sich schwer einordnen läßt: 99 dieser Menschen wurden am 22. Mai 1941 in Zwiefalten aufgenommen, 50 kamen nach Schussenried. Grafeneck war zu diesem Zeitpunkt bereits geschlossen, die württembergische Sammelanstalt für Hadamar befand sich in Weinsberg, was leichter zu erreichen gewesen wäre, wenn man die Vernichtung dieser Menschen geplant hätte. Aber auch so starben in Zwiefalten die meisten von ihnen unter den immer schwieriger werdenden Verhältnissen. Bis Kriegsende waren 57 von den einstmals 99 Hamburger Patienten tot.[82]

[80] Vgl. May 1991, 39ff. May hat sich intensiv mit dem Schicksal der Südtiroler Patienten befaßt.

[81] Diese Bezeichnung wurde von May in seinem historischen Beitrag zur Festschrift anläßlich des 100jährigen Bestehens der Heilanstalt Schussenried verwendet. Leider fehlt jede Angabe über die genaue Herkunft der Patienten. In den Langenhorner Aufstellungen über die Transporte sind sie nicht enthalten, auch nicht in Wunder/Genkel/Jenner 1987.

[82] Diese Zahl wurde von mir anhand der Zwiefaltener Aufnahmebücher ermittelt. Für die Möglichkeit, diese Unterlagen einzusehen, danke ich dem ärztlichen Leiter der Anstalt Kayser und Verwaltungsleiter Bengt.

Die nachfolgende Tabelle über die Entwicklung der Ausgaben für die Krankenernährung in den Kriegsjahren wurde mir von Walter Wuttke freundlicherweise zur Verfügung gestellt:

Tab. 78: Tagesausgaben für die Ernährung eines Patienten in den *staatlichen Heil- und Pflegeanstalten Württembergs* 1938–1944[83] (in Rpfg.)

Jahr	Schussenried	Weinsberg	Weissenau	Winnental	Zwiefalten
1938	65	63	66	65	65
1939	54	56	55	55	57
1940	49	52	44	49	49
1941	49	45	50	50	46
1942	44	43	......	44	44
1943	45	47	......	46	47
1944	......	......	......	48	......

Deutlich ist darin die drastische Kürzung der Ernährung ab 1939 festzustellen, die – mit geringen Differenzen zwischen den einzelnen Anstalten – durch den ganzen Krieg hindurch beibehalten wurde, allerdings mit geringfügigen Anpassungen an die auch im Krieg noch steigenden Preise.[84] Bis auf Winnental haben alle württembergischen Landeskrankenhäuser ihre Geschichte in der NS- Zeit gründlich bearbeitet. Hierdurch wird es möglich, die unterschiedlichen Entwicklungen in den einzelnen Häusern genauer zu beschreiben und auch zahlenmäßig zu belegen.

Weinsberg[85] ist ein typisches Beispiel dafür, wie eine Anstalt im Verlaufe des Krieges durch die anderweitige Nutzung von immer mehr Häusern und Abteilungen regelrecht ausgehöhlt und ihrem eigentlichen Zweck entzogen wurde. Die Leidtragenden solcher Entwicklungen, denen wir noch oft begegnen werden, waren immer die Patienten. Bereits 1941 mußten fünf Häuser für ein Hilfskrankenhaus für die Krankenanstalten Heilbronn und eines für ein RAD-Lager geräumt werden, im Frühjahr 1943 richtete man in zwei weiteren Häusern eine

---

[83] Die Tabelle beruht auf Unterlagen im Stuttgarter Staatsarchiv (HStA Stuttgart E 151 K VI, bü 447 u. 448).

[84] So waren die Preisindexziffern für Speisekartoffeln von 127 im Dezember 1941 auf 147 im Dezember 1943 gestiegen, für Roggen von 117 auf 124 und für landwirtschaftliche Erzeugnisse insgesamt von 112 auf 117. Vgl. Statistisches Reichsamt (Hg.) Wirtschaft und Statistik, 24. Jg. Nr. 1, Januar 1944. Die erhebliche Steigerung des Kartoffelpreises hängt vermutlich mit der schlechten Ernte des Jahres 1943 zusammen.

[85] Weinsberg ist – abgesehen von Weissenau – die bezüglich der NS-Geschichte wohl am besten erforschte Anstalt Württembergs, – nicht zuletzt ein Verdienst von E. Willis, der dort 1970 die historischen Recherchen eingeleitet hat und maßgeblich von dem ärztlichen Leiter Prof. Reimer unterstützt wurde. Willis hat zwei

Lungenheilstätte ein, die sich später noch auf zwei andere Häuser ausdehnte. Nach der Zerstörung Heilbronns am 4. Dezember 1944 mußte die Anstalt den Hauptteil des Heilbronner Krankenhauses aufnehmen. Willis beschreibt eindrucksvoll die entstandene Situation: „Die psychisch Kranken mußten in Nebenräumen und Souterrains, in denen es an den primitivsten sanitären Anlagen fehlte, in früheren Werkstätten und Aufenthaltsräumen in Doppelbetten und vorübergehend auf Stroh, weil die Matratzen dem Heilbronner Krankenhaus geliehen wurden, bei engster Belegung untergebracht werden."[86] Als das Heilbronner Krankenhaus noch mehr Raum beanspruchte, wurden im Februar 1945 je 50 Patienten nach Weißenau und Zwiefalten verlegt. Willis berichtet über die Verpflegung: „Von 1939 an erhielten die arbeitenden Kranken eine ‚Vesperzulage', die aber wohl zu Lasten der nicht arbeitenden Kranken ging."[87] Über ein besonderes Problem des Arbeitseinsatzes berichten Gleinig und Gabrysch: „Bewährt hat sich auch in Ermangelung männlicher Arbeitskräfte die Heranziehung von Frauen zur Arbeit, die früher von Männern geleistet wurde."[88] Dahinter verbirgt sich die Tatsache, daß in der „Aktion T4" offenbar wesentlich mehr Männer abtransportiert worden waren als Frauen.[89] So mußten jetzt also die Frauen Kartoffeln ernten, Grünanlagen pflegen und Wege teeren.

Weinsberg verfügte ab 1942 wohl als erste württembergische Anstalt über ein Elektroschockgerät. Gleinig und Gabrysch beschreiben eine ungewöhnliche Indikation zur ES-Behandlung, nämlich die Knappheit an Medikamenten und die dadurch nötig gewordene Einschränkung des Schlafmittelverbrauchs. Chronisch Kranke erhielten „zur vorübergehenden Beruhigung" drei bis vier Elektroschocks[90]. 1944 wurden an „44 Patienten 851 Elektroschock-Behandlungen" durchgeführt, wobei man bei Depressiven besonders günstige Ergebnisse erzielte.

Wie überall nahm auch in Weinsberg die Sterblichkeit zu. Berichtet wird vor allem von einer Zunahme der Tuberkulose als Todesursache,

---

historische Abrisse verfaßt (1978), danach folgten Gleinig und Gabrysch mit ihrer Arbeit über den „Weissenhof im 3. Reich" (1983) und Seitz (1993), der hauptsächlich die Zeit von 1945 bis 1975 untersucht, aber auch die vorangegangenen Entwicklungen zusammenfaßt.

[86] Willis 1978, 23.

[87] Ebd.

[88] Gleinig/Gabrysch 1983, 23.

[89] Das ergibt sich aus Tab. 5 bei Gleinig/Gabrysch (1983, 22). Während 1939 durchschnittlich 373 Männer und ebensoviele Frauen in der Anstalt anwesend waren, sank die Zahl der Männer 1941 auf 171, während es immer noch 253 Frauen waren.

[90] Ebd., 19.

bei den Männern besonders ab 1942. Aus einer Jahresstatistik geht darüber hinaus hervor, daß bei den Frauen ab dem gleichen Jahr und bei den Männern ab 1943 „andere Krankheiten" als Todesursache deutlich zunahmen, was mit dem „allgemeinen Schwächezustand der Patienten" in Zusammenhang gebracht wird.

Die Ermittlung der Sterberaten nach der Standardmethode bereitet in Weinsberg besondere Schwierigkeiten, da in keiner der Untersuchungen die dazu erforderlichen Zahlen zum Stand bei Jahresbeginn und die der Aufnahmen genannt sind.[91] Dagegen werden sowohl von Seitz[92] als auch von Klee[93] übereinstimmende Zahlen zum „Durchschnittskrankenstand", bzw. „Durchschnittsbestand an Kranken" angegeben.[94] Die Zahl der Todesfälle ist in allen Quellen praktisch gleich. Von dieser sicheren Datenbasis ausgehend, lassen sich Sterberaten berechnen, die allerdings, weil der Divisor, d.h. die „Gesamtpatientenzahl" kleiner ist, höher ausfallen.

Wichtig sind in dieser Tabelle vor allem die absoluten Sterbezahlen. Sie steigen, was bemerkenswert ist, in den Jahren 1940/41 nur wenig

Tab. 79: (9) Sterblichkeitsraten in *Weinsberg* in Bezug auf den „Durchschnittskrankenstand" nach Seitz und Captain Philipps. Die Berechnung der Übersterblichkeit geht vom Durchschnitt der Jahre 1937/38 aus, d.h. von 5,4 Prozent.

Jahr	Durchschnittsbestand	Todesfälle	Sterberate	NS-Opfer
1937	748	42	5,6	
1938	754	39	5,2	
1939	746	55	7,4	15
1940	603	60	9,9	27
1941	432	68	15,7	45
1942	462	70	15,1	45
1943	516	70	13,6	41
1944	511	122	23,9	95
1945	424	119	28,1	96
				364

[91] Da Gleinig/Gabrysch (1983, 27, Tab. 7) fälschlicherweise von „Gesamtpatientenzahl" sprechen, mußte ich in meiner ersten Arbeit zum Hungersterben (Faulstich 1990b) zum einen von ungenauen Werten ausgehen, zum anderen handelte es sich eben nicht um die Gesamtpatientenzahl, mit der man üblicherweise die Summe aus Stand zu Jahresbeginn plus Zahl der Zugänge bezeichnet. Die errechneten Sterberaten sind dadurch zu hoch.

[92] Seitz 1993, 28.

[93] Klee 1985, 322, Dok. 115. In diesem Dokument wird eine Sterbe-Statistik wiedergegeben, die Captain Philipps von der US-Armee im August 1945 für die amerikanische Militärregierung aufgestellt hat.

[94] Diese decken sich wiederum mit den Zahlen, die man aus der von Gleinig/Gabrysch (1983, 22) in einer Tab. dargestellten Zahl der Pflegetage errechnen kann.

an, obwohl Weinsberg Zwischenanstalt war und zusätzlich zu den regulären Aufnahmen noch 512 Patienten aus anderen Anstalten für einige Wochen zu versorgen hatte. Da die Durchschnittsbelegung aber erheblich absank, steigen die Sterberaten.
Zur „Übersterblichkeit" habe ich eine Parallelberechnung mit Schätzzahlen durchgeführt, die jeweils zu einer höheren Gesamtpatientenzahl und damit zu geringeren Sterberaten führen. Im Ergebnis kam ich dabei auf rund 290 Menschen, die über die „Friedenssterblichkeit" hinaus gestorben sind. Die Wahrheit dürfte irgendwo in der Mitte liegen. Ungeklärt ist noch immer die Frage, ob in Weinsberg Einzeltötungen vorgenommen worden sind. Diese Vermutung geht auf den französischen Sanitätsoffizier Poitrot zurück, der nach dem Krieg im Auftrag der Direction de la Santé Publique der französischen Militärregierung Ermittlungen über die „Euthanasie"-Verbrechen der Nationalsozialisten durchgeführt und darüber auch publiziert hat.

Er schreibt: „Trotzdem wurde die Vernichtungsaktion in den Anstalten Wiesloch, wo Schreck noch regierte, in Eichberg im Taunus, in Kaufbeuren in Bayern und in Weinsberg im Norden von Württemberg noch weiter fortgesetzt."[95] Während Fritz Reimer, der heutige Direktor des PLK Weinsberg sich in einem Aufsatz im „Spectrum" vehement für eine positive Bewertung der Widerstandshaltung von Direktor Joos einsetzt,[96] beschreibt Seitz das Problem als nach wie vor offen. Wenn es sich um wenige Fälle gehandelt haben sollte, was, wenn überhaupt, das Wahrscheinlichste wäre, dann können auch die Sterbezahlen und -raten keine Klärung bringen. Die hohe Sterblichkeit gegen Kriegsende erscheint jedenfalls ausreichend durch die schrecklichen Bedingungen, unter denen die Patienten leben mußten, erklärt. Becker bezeichnete Joos als „mäßig positiv eingestellt", was sich von der offenbar uneingeschränkt „positiven" Einstellung der Direktoren von Schussenried und Winnental abhob. Schließlich ist noch die Frage, was der Selbstmord von Joos im Jahr 1945 zu bedeuten hat. K. Ernst schreibt zu seinem Tod am 2.9.1945, er sei die Folge von „Gram über politische und persönliche Belastungen (zahlreiche Angehörige und Freunde innerhalb kurzer Zeit verstorben)."[97]. Eine mögliche Klärung der offenenen Fragen könnte nur das eingehende Studium aller Krankengeschichten von verstorbenen Patienten erbringen.

---

[95] Poitrot 1947, 93. Kritisch ist zu dieser ansonsten sehr verdienstvollen frühen Publikation zu sagen, daß Poitrot gegenüber den südbadischen und südwürttembergischen Anstaltsdirektoren, die er alle befragt hat, allzu gutgläubig war. In dem Zitat fällt auf, daß alle verdächtigten Einrichtungen, also auch Weinsberg, in der amerikanischen Zone lagen und Poitrot sich offenbar auf unkontrollierte Berichte verließ. Bezüglich Eichberg und Kaufbeuren besteht sein Verdacht zu Recht, während er die Bedeutung von Schreck für Wiesloch übertreibt.

[96] Reimer 1991, 259.

[97] Ernst, in: Reimer (Hg.) 1970, 35.

Über *Winnental* seien hier, mangels genauerer Informationen über die NS-Zeit, nur einige Bemerkungen aus dem Bericht Beckers vom Dezember 1942 zitiert: „Belegt 703 + 72 Res. Laz. Chefarzt Dr. Gutekunst älterer, sehr sympatischer und positiv eingestellter Herr, der seine Anstalt sauber in Schuß hat. (...) Der Chefarzt möchte wieder reine Heilanstalt aus seiner Anstalt machen und alle Epileptiker und Idioten später verlegen. Keine Röntgenanlage, keinen Elektroschock-Apparat. Früher Insulin, jetzt nur Cardiazol. (...) Eine alte Isolierbaracke ist als Kinderstation eingerichtet. Für Kinderfachabteilung geeignet." – Der zuletzt gemachte Vorschlag wurde aber offenbar nicht realisiert. Die Kinder-„Euthanasie" wurde für Württemberg in dem Krankenhaus Stuttgart-Nord durchgeführt, wo eine Kinderabteilung bestand. Dieser einmalige Sachverhalt, daß an einem Allgemeinkrankenhaus gemordet wurde, ist bisher noch völlig unerforscht.
Aus einer Statistik, die im Dezember 1947 vermutlich von Dr. Wildermuth für die Militärregierung erstellt wurde, lassen sich die Sterberaten errechnen, allerdings wieder – wie schon in Weinsberg – nur auf der Basis der Durchschnittsbelegung.[98]

Tab. 80: (10) Sterblichkeitsraten in *Winnental* in der Berechnung nach der Durchschnittsbelegung. Bei der Angabe der Übersterblichkeit wird vom Durchschnitt der Sterblichkeit in den Jahren 1938/39 ausgegangen, d.h. von 3,9%.

Jahr	„Krankenbelegung"	Todesfälle	Sterberate	NS-Opfer
1938	667	22	3,2	
1938	683	30	4,3	
1940	638	40	6,3	16
1941	696	78	11,2	51
1942	692	85	12,3	58
1943	701	94	13,4	67
1944	676	193	28,5	167
1945	604	311	51,5	287
				646

Der enorme Anstieg der Todesfälle ab 1944 wird in der Nachkriegsstatistik durch „Schlechte Ernährung und mangelnde Heizung" begründet. Ernst Klee hat dazu noch einige Aussagen aus den Ermittlungen zum Grafeneck-Prozeß ausgegraben: So sagte Dr. Gutekunst: „Wir konnten ... nicht heizen und dies war besonders für alte Leute

[98] Diese Statistik wurde mir freundlicherweise von Frau Reichle-Nolle, Winnental, zur Verfügung gestellt. In der Statistik ist von „Krankenbelegung" die Rede, und die Sterberaten sind quartalsweise ausgerechnet, womit sie sehr niedrig gehalten werden können. Selbst im 1. Quartal 1945 steigt sie nicht höher als 17,3%.

sehr schlimm. (...) Die Behörden haben die Zuweisung von Heizmaterial und Lebensmitteln zu jener Zeit verweigert."[99]
Mit solchen Problemen mußten aber auch andere Anstalten fertig werden. Nach meinem Dafürhalten hatte bei dieser Zunahme der Todesfälle höchstwahrscheinlich Stähle seine Hand im Spiel, der an den Besprechungen mit Nitsche teilgenommen hatte, die auf eine Intensivierung der Anstaltsmorde hinausliefen. Nach den schweren Luftangriffen auf Stuttgart hatte er seinen Dienstsitz nach Winnenden verlegt.
Weissenau wurde von allen württembergischen Anstalten nach Abschluß der „Aktion" am stärksten in seinen Funktionen eingeschränkt. Da man in der Industrieregion Ravensburg/Friedrichshafen Unterkünfte für Rüstungsarbeiter benötigte, räumte man kurzerhand 5 Häuser für diesen Zweck, zusätzlich wurde ein kleineres Haus der NSV für einen Kindergarten zur Verfügung gestellt. Die rund 440 (von früher über 900) Patienten, welche die „Aktion" überlebt hatten, wurden auf den alten, hygienisch unzureichenden Klosterbau konzentriert. Infolge der Einrichtung eines Kriegsgefangenenlazaretts mit 300 Betten wurde die Anstalt 1943 praktisch aufgelöst. 269 Patienten verlegte man kurzfristig nach Zwiefalten und Schussenried, 169 arbeitsfähige Patienten blieben „zur Aufrechterhaltung der haus- und landwirtschaftlichen Betriebe" zurück.[100]
Schon 1941 hatte der Jahresbericht von Dr. Bischoff – einer der in dieser Zeit ständig wechselnden Direktoren – vermerkt: „Der allgemeine körperliche Gesundheitszustand der Pfleglinge geht etwas zurück. Es besteht eine durchschnittliche Gewichtsabnahme von 1,5 kg. Die Anfälligkeit für akute Infektionen und Magen-Darm-Störungen wächst. Die Absonderung der Tuberkulösen ist durch den Verlust der Außenbauten etwas erschwert." Dabei mußte, nach einer anderen Passage seines Berichts, „die ärztliche Betreuung der Kranken (...) auf das Allernotwendigste beschränkt werden, vor allem deshalb, weil der Anstalt nur noch 2 Ärzte zur Verfügung stehen." Die Folgen blieben nicht aus:
Die Auswirkungen der „Aktion" sind an dem erschreckenden Rückgang der Anfangsbelegung von 1940 auf 1941 deutlich zu sehen. In der folgenden Periode steigt die Sterblichkeit aufgrund der im Jahresbericht geschilderten Situation deutlich an. Da die arbeitenden Patienten offenbar besser versorgt wurden, geht die Sterblichkeit nach der Verlegung der „Pflegefälle" zurück. Erst die allgemeine Versorgungskrise am Schluß des Krieges läßt sie wieder ansteigen.

---

[99] Aussage Dr. Gutekunst vom 7.7.1947, zit. n. Klee 1983, 432.
[100] Zit. nach Steinert 1985, 122. Daraus auch das folgende Zitat.

Tab. 81: (11) Gesamtpatientenzahl, Sterbefälle, Sterberaten und Übersterblichkeit (gegenüber der Friedenssterberate von 4,2 %) in der Heilanstalt *Weissenau* von 1940–1945

Jahr	Patientenstand am 1. Januar	Zugänge	Gesamtpatientenzahl	Sterbefälle	Sterberate	NS-Opfer
1940	1017	372	1389	87	6,3	29
1941	444	158	602	34	5,6	9
1942	437	175	612	47	7,7	21
1943	242	46	288	26	9,0	14
1944	174	35	209	5	2,4	0
1945	176	230	406	24	5,9	7
				223		80

Schussenried konnte, ebenso wie Zwiefalten und Winnental im gesamten Verlauf des Krieges seine Betten weitgehend behalten. Wie alle anderen württembergischen Anstalten war Schussenried während der Aktion Zwischenanstalt, über die nach der Verlegung von 314 eigenen Patienten u.a. 148 Patienten aus Liebenau nach Grafeneck weitergeschleust wurden. Laut Becker betrug Ende 1942 die Belegung „640 (dabei 50 Körperbehinderte)". Für die ärztliche Versorgung standen nur der Chefarzt und ein Arzt zur Verfügung. „ Keinerlei diagnostische oder therapeutische Einrichtungen vorhanden. Elektroschockapparat fehlt. (...) Etwas Cardiazoltherapie. 100 Patienten können nach dem heutigen Stand noch aufgenommen werden. (...) Anstalt liegt nicht luftgefährdet." Von diesen freien Betten wurde vorläufig noch kein Gebrauch gemacht. Erst im Dezember 1944 kamen aus Emmendingen, das auf Anordnung der Waffen-SS geräumt werden mußte, 406 Patienten nach Schussenried und führten zu einer Belegung mit 1229 Menschen zu Beginn des Jahres 1945.
Über den Stand der pflegerischen Versorgung verlor Becker in der Regel kein Wort, obwohl sie für die von ihm gewünschte moderne Therapie doch auch eine Rolle hätte spielen müssen. Aus einer anderen Quelle ließen sich für Schussenried folgende Personalrelationen in den ersten drei Kriegsjahren ermitteln:

Tab. 82: Pflegepersonal in Relation zu Patienten von 1939 bis Ende 1942 in *Schussenried*[101]

	2.1.1939	25.12.1939	5.1.1942	28.12.1942
Männer	1:6,2	1:8,6	1:8,3	1:9,9
Frauen	1:5,3	1:7,2	1:7,1	1:9,2

[101] Auch diese Tab. verdanke ich der Freundlichkeit von Walter Wuttke (HStA Stuttgart E 151 K VI, bü 509–512).

Die Tabelle zeigt das Ausmaß der Verschlechterung in der pflegerischen Versorgung bei Kriegsbeginn und dann noch einmal im Lauf des Jahres 1942. Mit 1: 320 war die Relation bei den Ärzten ähnlich schlecht.
Schussenried stand auf der Baracken-Liste der „Aktion Brandt", die Götz Aly als Hinweis auf mögliche Orte von „Psychiatrieverbrechen, die bisher noch wenig bekannt sind"[102] ansieht. In Schussenried wurden die vorgesehenen vier Baracken nie errichtet, – ein Hinweis darauf, daß man stets auch die Realisierung solcher Vorhaben vor Ort überprüfen muß.
Ähnlich steht es um die Anstalten, welche durch Erlaß des Reichsinnenministeriums vom 6. September 1944 zur Sammelstelle für unheilbare geisteskranke Ostarbeiter und Polen bestimmt wurden und die nach Klee „einen guten Überblick „zuverlässiger" Anstalten bietet", – zuverlässig im Sinne von „euthanasie"-willig.[103] Unter Ziffer 1 war in diesem Erlaß festgelegt, daß „auch bei diesen Geisteskranken alle Mittel der modernen Therapie Anwendung finden" müßten, um „eine möglichst rasche Wiederherstellung der Arbeitsfähigkeit" zu erreichen. Solche Kranke aber, die „in absehbarer Zeit nicht wieder arbeitseinsatzfähig werden" sollten bei dem „Mangel an Platz in den deutschen Anstalten" in die unter Ziffer 2 bestimmten „Sammelstellen für unheilbare geisteskranke Ostarbeiter" verlegt und dort getötet werden. Wie die Entwicklungen in Schussenried erkennen lassen, mußte aber eine Anstalt, die zur Sammelstelle bestimmt wurde, nicht unbedingt zur Tötungsanstalt werden. Allerdings hing das Schicksal der betroffenen Menschen oft genug an einem seidenen Faden:

> Am 14. Oktober 1944 schrieb Dr. Becker von der Zentralverrechnungsstelle in Linz an das württembergische Innenministerium: „Für eine eigene Tätigkeit in der Behandlung des abzuholenden Krankengutes dürfte die Anstalt Schussenried wohl nicht in Frage kommen. Ich nehme aber an, daß hinsichtlich der Beurteilung des Krankengutes der richtige Maßstab angelegt wird." Von Dr. Götz, den Becker seinerzeit noch als „positiv eingestellt" eingeschätzt hatte, wurde also zu diesem Zeitpunkt aus unbekannten Gründen nicht erwartet, daß er die „finale Behandlung" durchführe, wohl aber die Selektion. Becker hatte aber anscheinend die Hoffnung noch nicht aufgegeben, daß man Götz umstimmen könne. Er bot einen Besuch in Schussenried an und teilte für eiligen Rückruf sogar seine Linzer Telefonnummer mit. An Stähle (oder Mauthe) von denen mindestens einer an der Tagung in Weißenbach am Ammersee teilgenommen

[102] Aly 1985a, 68.
[103] Klee 1983, 365. Dort ist auch der Erlaß mitsamt den elf vorgesehenen Sammelanstalten abgedruckt.

hatte[104],schrieb er zur gleichen Zeit: „Ich nehme aber an, daß Sie mich jetzt schon richtig verstanden haben und dementsprechend die Anstaltsleitung anweisen."
Mauthe fuhr am 31. Oktober nach Schussenried und besprach die sich aus der Einrichtung der Sammelstelle ergebenden Fragen, die „soweit möglich geklärt" worden seien. Im Auftrag von Dr. Stähle soll er dabei Dr. Götz zu Einzeltötungen aufgefordert haben. Götz sei aber mit seiner Ablehnung bei Mauthe auf Verständnis gestoßen.[105] Anscheinend wurde daraufhin vereinbart, die zu tötenden Menschen nach Kaufbeuren zu verbringen. Wie sich aus einem am 14. November im Stuttgarter Innenministerium geschriebenen und merkwürdigerweise von Stähle unterzeichneten Brief ergibt,[106] versuchte man aber auch das so lange wie möglich hinauszuschieben: Zunächst wird darin festgestellt, daß die Sammelstelle bereits funktioniere: „Es sind bis jetzt 29 dieser Kranken, (...) davon 13 im Sammeltransport aus der badischen Anstalt Emmendingen hier aufgenommen worden; ein Kranker konnte bisher wieder an seinen Arbeitsplatz entlassen werden." Durch Verlegung von Patienten nach Heggbach und Weissenau habe man 50 Plätze freigemacht. Außerdem sei die Gesamtzahl der Anstaltsbetten auf 850 gesteigert worden, „eine weitere Steigerung bis auf etwa 1050 Betten wäre durch Aufstellung von Doppelbetten, für die zwar bereits das notwendige Holz, nicht aber die Arbeitskräfte vorhanden seien, zu erreichen". Eine Abholung von Kranken sei „vorläufig nicht nötig", solange „ihre Zahl in Schussenried 100 nicht überschreitet". Unter Bezug auf die im Erlaß geforderte „moderne Behandlung" werden dringend ein „Convulsator-Apparat", eine erhöhte Zuweisung des schwer beschaffbaren Cardiazols sowie vor allem ein „weiterer Arzt" angefordert. Man habe in den letzten Monaten wegen des Ärztemangels zeitweise auch drei „rauschgiftsüchtige Ärzte" zum Dienst herangezogen, der letzte von ihnen stünde aber kurz vor der Entlassung.
Im Februar oder März 1945 scheint dann aber die kritische Zahl doch überschritten und an die Zentralverrechnungsstelle – die mittlerweile in

---

[104] Im Rahmen seiner Vernehmung zum Grafeneck-Prozeß sagte Nitsche am 6. Februar 1948 aus, daß an dieser Besprechung im kleinsten Kreise, die er abgehalten habe, „Dr. Stähle und sein Mitarbeiter Dr. Schneider" teilgenommen hätten. (HHStA Wiesbaden 631a/303) Entweder muß er Schneider mit Mauthe verwechselt haben, oder es handelte sich tatsächlich um Schneider als Vertreter von Baden (dieser zog dann tatsächlich durch die badischen Anstalten und forderte zu Einzeltötungen auf); Stähle war also bestimmt dort.
[105] May 1991, 52. Mauthe, Berichterstatter für das Irrenwesen unter Stähle, spielte in Württemberg insgesamt eine üble Rolle, scheint aber zwischendurch auch menschliche Anwandlungen gehabt zu haben. Im Grafeneck-Prozeß zu Tübingen behauptete er, nur zum Schein mitgemacht zu haben, um Menschenleben zu retten. Das Gericht konnte oder wollte ihm dies nicht widerlegen und sprach lediglich eine Gefängnisstrafe von fünf Jahren aus, von der er nur ein Jahr verbüßte (vgl. Klee 1986, 85).
[106] Hess.HStA Wiesbaden, Bestand 631a/Nr. 213.

Mühlhausen, Thüringen residierte – ein Antrag gestellt worden zu sein, „55 geisteskranke Ostarbeiter und Polen" nach Kaufbeuren zu überführen. Faltlhauser lehnte dies in einem an die ZVS gerichteten Schreiben vom 12.3.45 „vorerst" ab. Die Begründung ist geeignet, noch etwas mehr Licht in das chaotische Geschehen in Kaufbeuren während der letzten Kriegsmonate zu bringen: „In den letzten Tagen sind im Gebiete Schwaben eine größere Zahl von Lazarettzügen aus dem Osten, aus Dresden usw. eingelaufen, die neben anderen Kranken eine große Zahl von Geisteskranken, Senilen, angeborenenen Defekten usw. mitgebracht haben, die ich habe übernehmen müssen. Bisher sind etwa 50 solcher Kranken zugewiesen worden (...) Ich muß mit einer weiteren größeren Zahl solcher in das Gaugebiet Evakuierter rechnen, da die in Frage kommenden Leute vorerst in Landkrankenhäusern, Ausweichstellen untergebracht wurden, die sie nicht behalten können und allmählich an uns abstossen".

Die Ostarbeiter durften also trotz der enormen Überfüllung in Schussenried bleiben. Noch einmal drohte Gefahr, als sich der württembergische Psychiatriegewaltige Prof. Stähle auf der Flucht vor den heranrückenden französischen Truppen Ende April 1945 nach Schussenried absetzte. Er verlangte von Dr. Götz, daß er 100 Ostarbeiter „umlege", was dieser aber nicht tat. Nach den Feststellungen von May[107] sind in Schussenried „keine Ostarbeiter getötet worden". Trotz der extrem hohen Sterblichkeit in dieser Zeit seien bis Kriegsende „nur" drei Ostarbeiter verstorben, was wahrscheinlich mit deren Durchschnittsalter von nur 20 Jahren zusammenhänge. „Ein großer Teil dieser Patienten konnte im Sommer 1945 entlassen werden."
Die scheinbare Senkung der Sterberate in 1944 zeigt wieder einmal die Schwäche unserer Berechnungsmethode: Die hohe Zahl der Zu-

Tab. 83: (12) Gesamtpatientenzahl, Sterbefälle, Sterberaten und Übersterblichkeit (gegenüber 3,3 % in den Vorkriegsjahren) in der Heilanstalt *Schussenried* von 1940–1945

Jahr	Patientenstand am 1. Januar	Zugänge	Gesamtpatientenzahl	Sterbefälle	Sterberate	NS-Opfer
1940	757	244	1001	51	5,1	18
1941	476	114	590	32	5,4	13
1942	502	173	675	48	7,1	26
1943	573	338	911	82	9,0	52
1944	750	764	1514	112	7,4	62
1945	1229	168	1397	244	17,5	198
						369

[107] May 1991, 52–55.

gänge in diesem Jahr erhöht den Divisor und senkt damit die Sterberate. Wesentlich trugen die 406 Emmendinger Patienten zur Erhöhung der Gesamtpatientenzahl bei, die erst am 13. Dezember 1944 in Schussenried eintrafen.[108] Wichtiger aber war, daß in der ohnehin kritisch werdenden Ernährungslage die zusätzliche Aufnahme von rund 455 Menschen (der Transport war von zwei Ärzten und 46 Pflegepersonen begleitet) noch eine erhebliche zusätzliche Belastung bedeuten mußte. Aufgrund der Stellungnahme eines damals tätigen Arztes hat May die Situation im Schussenried jener Tage beschrieben: „Unzureichende Ernährung, (...) Überbelegung, Medikamentenmangel, Kälte durch Brennstoff- und Transportmittelknappheit, Tuberkulose, häufige Fliegeralarme (Schussenried hatte im Westen einen Militärflugplatz, der auch mehrmals bombardiert wurde) erklären die ansteigenden und erschreckend hohen Sterbeziffern ...“[109]

Zwiefalten war unter allen württembergischen Anstalten am stärksten in die Mordprogramme der Nationalsozialisten einbezogen. Das mochte zunächst mit der Nähe zu Grafeneck zusammenhängen, nach dessen Schließung aber nicht mehr.

Tab. 84: (13) Gesamtpatientenzahl, Sterbefälle, Sterberaten und Übersterblichkeit (gegenüber durchschnittlich 3,8% zwischen 1935–1938) in *Zwiefalten*[110]

Jahr	Patientenzahl am 1. Januar	Zugänge	Gesamtpatientenzahl	Sterbefälle	Sterberate	NS-Opfer
1940	644	1269	1913	112	5,9	39
1941	652	391	1043	76	7,3	36
1942	795	313	1108	186	16,8	144
1943	930	580	1510	233	15,4	176
1944	1012	587	1599	376	23,5	315
1945	881	346	1227	571	46,5	524
						1234

Dabei hatte die vorher stagnierende Anstalt unter dem 1936 aus Heidelberg nach Zwiefalten in die Verbannung geschickten Prof. Dr. H.W. Gruhle, einem bedeutenden Vertreter der Heidelberger Schule, zu-

[108] Wenn man sie mitsamt ihren sieben Sterbefällen bis zum Jahresende in der Berechnung nicht berücksichtigt, kommt man auf eine Sterberate von 9,5 %, die den kontinuierlichen Anstieg der Sterblichkeit besser abbildet.
[109] May 1991, 55.
[110] Bei den Basisdaten stütze ich mich auf die Ermittlungsergebnisse von Verwaltungsdirektor Benk, die er mir freundlicherweise zur Verfügung stellte, bei den Sterbefällen auf die von Alexander Veltin (1986, 132) veröffentlichten Zahlen.

nächst einen hoffnungsvollen Aufschwung genommen. Als im Oktober 1939 die Meldebogen kamen, legte er sie unter der Annahme, daß es sich um eine „nicht dringliche Statistik" handle, unausgefüllt zur Seite. Kurz darauf wurde er zum Militärdienst eingezogen und Dr. Stegmann zu seinem Nachfolger ernannt. Im Sommer 1940 wurde dieser wegen „unehrenhaften Verhaltens" durch Dr. Martha Fauser abgelöst, nachdem man sich von ihrer „positiven" Einstellung überzeugt hatte. Unter ihrer Leitung wurde Zwiefalten zu einer Sterbeanstalt.

Die Zahlen sind erschütternd und weisen auf aktive Tötungsmaßnahmen hin. Schon allein die Bestimmung zur Sammelanstalt für alle jüdischen Patienten aus Württemberg im Jahr 1939 und die Übernahme der Rastatter Anstalt im September gleichen Jahres hatte die Belegung gewaltig ansteigen lassen. (Dies kommt in der Tabelle nicht zum Ausdruck, da Rastatt weiterhin als selbständige badische Anstalt geführt wurde.) Auch die Vorgänge im Jahr 1940 sind in der Tabelle kaum zu erkennen, höchstens an der hohen Zahl der Aufnahmen. Dabei handelte sich zum einen um die 299 Südtiroler, vor allem aber um die zahlreichen Transporte mit an die 800 Menschen, die zur Weiterleitung nach Grafeneck bestimmt waren. Einen Eindruck von den katastrophalen Verhältnissen in der Zwischenanstalt Zwiefalten hat der bereits zitierte Bericht einer früheren Ärztin gegeben, welche die Anstalt 1940 wiedersehen wollte und vor Entsetzen die Flucht ergriff (s. S. 254). Die Zunahme der Sterblichkeit ist am besten an der absoluten Zahl der Todesfälle zu erkennen, die bereits 1940 gegenüber den 45 Todesfällen des Vorjahres auf das Zweieinhalbfache angestiegen war.
Wie es nach der Schließung von Grafeneck weiterging, hat Dr. Fauser in den Ermittlungen zum Tübinger Grafeneck-Prozeß so dargestellt: „Etwa 1941 sagte mir Dr. Mauthe anläßlich einer Visitation, Stähle lasse mich grüssen und ausrichten, daß jetzt, wo die Grafeneckaktion aufgehört habe, Stähle es für selbstverständlich halte, daß die Direktoren jetzt selbst Euthanasie weiterbetreiben würden."[111] Sie hielt sich daran und tötete Patienten durch Überdosen von Luminal, Trional und Scopolamin. Über die Zahl der auf diese Weise Ermordeten gibt es keine genauen Angaben.[112] (Das Tübinger Gericht ging von der relativ geringen Anzahl sicher nachweisbarer Fälle aus und urteilte entsprechend milde.)

---

[111] Aussage Dr. Fauser am 27.1.48 im Verfahren Ks 6/49, hier zit. n. Klee 1983: 341.
[112] Bei Klee (1983, 265 u. 440) sind mehrere Tötungen beschrieben.

> Dr. Becker war bei seinem Besuch gegen Endes des Jahres 1942 über das Vorgefundene ziemlich entsetzt. Unter anderem notierte er: „ Sehr viele Pflegefälle ... keinerlei Therapie, sowohl wegen Arztmangel, als auch wegen niederstehendem Krankenmaterial ... Tonnensystem! Fürchterlicher Gestank in den Räumen! Zellen mit ‚Töpfchen' – mittelalterliche Zustände. ... Verwendungsvorschlag: Im jetzigen Zustand nur als Pflegeanstalt."

Neben den von Becker monierten schlechten hygienischen Zuständen und den fehlenden therapeutischen Aktivitäten, neben zunehmender Überbelegung, unzureichender pflegerischer Betreuung, Kälte in vielen, aus Energiespargründen unbeheizten Räumen und fehlender Mittel für eine ausreichende Ernährung scheint es vor allem ein in der Anstalt entwickeltes spezielles Terrorsystem gewesen zu sein, das die Sterblichkeit rasant steigen ließ: Denn wer nicht arbeitete, der bekam auf Anweisung von Frau Dr. Fauser nichts zu essen. Das wurde ebenso zur Disziplinierung eingesetzt wie eine „Kotzspritze" oder die Wegnahme der Kleider.[113]

Tab. 85: NS-Opfer in den *staatlichen Anstalten Württembergs.*

* Die Zahlen für Weinsberg und Winnental sind aufgrund der Durchschnittsbelegung berechnet und liegen schätzungsweise um 10 Prozent zu hoch. (Fortschreibung von Tabelle 26)

Jahr	Weinsberg*	Winnental*	Weissenau	Schussenried	Zwiefalten
1940	23	16	30	18	40
1941	42	51	9	13	36
1942	42	58	21	26	144
1943	39	67	14	55	176
1944	91	163	0	62	315
1945	93	287	7	180	524
gesamt	330	646	81	354	1235
Summe (nach unten abgerundet): 2600					

Wie erinnerlich, waren aus den staatlichen Anstalten Württembergs 2275 Patienten in Grafeneck und Hadamar vergast worden. Wie in Bayern liegt also auch hier die Zahl der Menschen, die in den Anstalten selbst im weiteren Verlauf des Krieges an Hunger und Entbehrungen starben, deutlich höher.

113 Persönliche Mitteilung von Pfarrer Pretsch, der sich mit Überlebenden unterhalten hat. Sein Artikel „Hinter den Türmen die Tötungsmaschinerie – Zwiefalten und die Vergangenheit: zuviel Geschichte für ein Albdorf" (Stuttgarter Zeitung 8.August 1987) ist zur Lektüre sehr zu empfehlen.

Im Psychiatrie-Plan für Baden vom September 1942, der von Müller, einem engen Mitarbeiter Nitsches, verfaßt wurde, stehen zwei Sätze, welche die Situation in Baden nach Abschluß der „Aktion T4" treffend kennzeichnen.[114] Der eine lautet: „Der Krankenbestand ist im Lande Baden durch die Aktion sehr wirksam verändert worden." Der andere: „Hier sei auf den Cardinalfehler vieler Länder und Provinzen hingewiesen, die sich von dem künstlich durch die Aktion herbeigeführten Tiefstand der Geisteskrankenzahlen verleiten ließen, viel zu viel ihrer Anstaltsbetten für andere Zwecke abzugeben." Mit dem ersten Satz wird umschrieben, daß in Baden rund 2500 seiner vor Beginn der Aktion in den Anstalten lebenden Patienten, also 50% der Gesamtbelegung in den Gaskammern von Grafeneck und Hadamar ermordet worden waren.[115] Der zweite Satz deutet an, daß nur noch zwei der fünf staatlichen Anstalten existierten. Realistisch sah die Kommission voraus, daß bald Bettenmangel auftreten werde. Zur Abhilfe wurde auf die engere Belegung der noch vorhandenen Plätze verwiesen („Es läßt sich fast immer ohne besondere Schäden oder Beeinträchtigungen enger legen"), im übrigen aber kämen zum Ausgleich die elsässischen Anstalten in Betracht. Diese waren von den Franzosen 1940 fast vollständig geräumt worden. Damit waren entscheidende Weichen gestellt.

Da ich die Entwicklungen in Baden andernorts bereits ausführlich beschrieben habe,[116] will ich mich hier unter Vorlage von neuen Forschungsergebnissen auf die Darstellung der angedeuteten Tendenzen konzentrieren.

Emmendingen, das rund 700 seiner Patienten den Schergen der „Aktion T4" ausgeliefert hatte, war nach Übernahme von rund 300 Illenauern und 428 Davongekommenen aus der Konstanzer Anstalt (darunter die letzten Überlebenden von Rastatt) zu Beginn des Jahres 1942 wieder mit mehr als 1000 Patienten belegt und hatte jetzt ein viel größeres Aufnahmegebiet zu „versorgen". Auch ein Reservelazarett beanspruchte vorhandenen Raum.

Obwohl die Geschichte von Emmendingen inzwischen gut erforscht ist,[117] ist merkwürdigerweise kaum etwas über das Leben in der An-

[114] BA R 96 I/16.
[115] Vgl. Faulstich 1993a, 283.
[116] Vgl. Faulstich 1993a, 289ff.
[117] PLK Emmendingen (Hg.) 1981; Birlinger-Tögel 1986; Kohl 1989, PLK Emmendingen (Hg.) 1992; Richter 1993.

stalt nach der Aktion zu erfahren. Das hängt sicher damit zusammen, daß die Probleme dieser Zeit weder von Poitrot bei seinen frühen Recherchen noch von den Juristen im Freiburger „Euthanasie"-Prozeß wahrgenommen wurden. Die mit Transporten verbundenen großen Mordaktionen standen ganz im Vordergrund, und so fanden dann auch nur die Transporte im Rahmen der „Aktion Brandt" und bei der Räumung der Anstalt Ende 1944 wieder Interesse, obwohl ihre Einordnung schwer fiel. Die Transporte ins Elsaß wurden überhaupt nicht bemerkt.

In dem umfangreichen Aktenbestand des Emmendinger Krankenhausarchives fanden sich einige bemerkenswerte Dokumente zur Krankenernährung: Ein relativ dünnes, bereits 1921 angelegtes Faszikel unter dem Betreff „Beköstigung der Kranken, hier: Aufstellung der Kostzettel" enthielt eine kleine Sammlung von Aufschrieben über den täglichen Speiseplan.

> Wie sich herausstellte, waren nicht etwa alle, in der Regel wöchentlich erstellten Kostzettel aus dem 25jährigen, von der Akte abgedeckten Zeitraum erhalten, sondern lediglich diejenigen aus zwei Perioden, in denen es um die Ernährung kritisch zu werden begann. Die erste lag im Jahr 1922, als die beginnende Inflation die Lebensmittelpreise in die Höhe trieb und aus finanziellen Gründen wieder an der Ernährung gespart werden mußte, die zweite im beginnenden Jahr 1942. Anlaß für den Aktenvorgang war das offenbar dringende Ersuchen des Innenministeriums, über Art und Aufteilung der Kost für arbeitende und nichtarbeitende Kranke zu berichten. Der Anstaltsleiter (oder -verwalter) wandte sich, wie unter Anstalten bei solchen Anfragen von „oben" üblich, an den Verwalter von Wiesloch, um die dortige Handhabung zu erfahren und diese mit der eigenen vergleichen und eventuell auch abstimmen zu können.

Die aus diesem Anlaß überlieferten Kostzettel der Anstalten Emmendingen und Wiesloch vom Januar 1942 zeigen eindeutig, daß die nichtarbeitenden Patienten bereits zu diesem Zeitpunkt wesentlich schlechter ernährt wurden.

Neben der Kost der 3. Verpflegungsklasse gab es bemerkenswerterweise im Februar 1942 immer noch eine Kost für die 2. Klasse mit gelegentlichen Köstlichkeiten wie Roastbeef und Kalbsbraten. (Ob es wie in Westfalen die Möglichkeit gab, für eine Zuzahlung die bessere Kost zu erhalten, ist nicht bekannt.) Aber auch in der dritten Klasse wurde mittags immerhin an vier Tagen Fleisch für alle Patienten ausgegeben, egal, ob sie arbeiteten oder nicht. Der wesentliche Unterschied für die Arbeiter bestand in der Abendkost, die fast regelmäßig aus Kartoffeln mit einer Zugabe von Fett in unterschiedlicher Form bestand, während die Nichtarbeitenden an Werktagen abends nur Sup-

Kostzettel der Heil- und Pflegeanstalt *Emmendingen* für die Woche vom 15.–21. Februar 1942[118]

Wochentag	*Mittags*	*Abends*	*Arbeiterkost (abends)*
Sonntag	Rindsbraten, Sauerkraut, Schälkartoffeln	Hafergrützensuppe, Schwartenmagen, Schälkart.	—
Montag	Linsen mit Kartoffeln u. Rindfleisch	Grünkernsuppe	Butter, Schälkartoffeln
Dienstag	Rahmkartoffeln	Haferflockensuppe	Käse, Schälkartoffeln
Mittwoch	Salzkartoffeln Meerrettich	Reissuppe	Griesbrei
Donnerstag	Bodenkohlraben mit Kartoff. und Rindfleisch	Gerstensuppe	Schälkartoffeln m. Tunke
Freitag	Maccaroni, Dörrobst	Grünkernsuppe	weißer Käse, Schälkartoff.
Samstag	Gelberüben mit Kart. und Rindfleisch	Hafergrützesuppe	Erbsengemüse, Kartoffeln

pen erhielten.[119] Letzteres ist der wesentlichste Befund, den dieses Dokument liefert: Schon lange vor dem bayerischen Hungererlaß existierte also in Baden eine Zweiteilung der Kost in eine für Arbeitende und eine schlechtere für Nichtarbeitende! Wieviele Patienten in Emmendingen als Arbeitende galten, ist nicht bekannt. In Wiesloch, wo man das gleiche System praktizierte und ganz offiziell von „Nichtarbeiterkost" sprach, lassen sich die prozentualen Relationen feststellen, wobei zu berücksichtigen ist, daß dort eine sehr intensive Arbeits-„therapie" betrieben wurde.

[118] Arch. PLK Emmendingen, VI Hauswirtschaft. 4. Küche und Kostverhältnisse, Beköstigung der Kranken, hier: Aufstellung der Kostzettel, 1921/46, Fach 20 Nr. 8.

[119] Interessant ist dabei, daß bereits 1922 in den gedruckten Kostzetteln von Wiesloch und Konstanz in der 3. Verpflegungsklasse eigene Rubriken für Arbeiter und Nichtarbeiter vorgesehen waren. Auch damals erhielten die Nichtarbeitenden abends regelmäßig eine Suppe, dazu aber häufig noch Kartoffeln.

Essensportionen für Arbeitende und Nichtarbeitende vom 18.–24. Januar 1942 in *Wiesloch*			
Männer:	„Arbeiterkost"	4187 Portionen	= 72 Prozent
	„Nichtarbeiterkost"	1624 Portionen	= 28 Prozent
Frauen:	„Arbeiterkost"	2792 Portionen	= 79 Prozent
	„Nichtarbeiterkost"	731 Portionen	= 21 Prozent

Bei den Männern wurden in dieser Woche zusätzlich noch 2597 Portionen „Arbeiterzulagen" verteilt, bei den Frauen nur 24, und zwar laut Anmerkung deshalb, „weil alle weibl. Pat. (Arbeiter und Nichtarbeiter) zum Frühstück Marmelade erhalten." Am 1. Februar 1942 befanden sich 1181 Patienten in der Anstalt, so daß man davon ausgehen muß, daß es in Wiesloch rund 750 Arbeitende gab.

In Emmendingen wurden laut handschriftlichem Eintrag in einer Haushaltsakte des Jahres 1942 gesamthaft pro Kopf und Tag 42 Pfennige für die Kost ausgegeben.[120] Die bessere Kost der Arbeitenden ging dabei sicher auf Kosten der Nichtarbeitenden. Unter der Annahme, beide Gruppen seien gleich groß gewesen, bedeutet dies, daß die Arbeiter für etwa 50 Pfennige, die Nichtarbeiter für ca. 34 Pfennige ernährt wurden. Die Zunahme der Sterbefälle und Sterberate ab 1941 spricht dafür, daß die Zweiteilung der Kost wahrscheinlich schon 1941 eingeführt wurde. Dazu kam die Verschlechterung der ärztlichen und pflegerischen Versorgung. Hinter dem Auf und Ab der Belegungs- und Zugangszahlen stehen Patientenverschiebungen, anfänglich von Illenau und Reichenau, später von Wiesloch nach Emmendingen und von dort in

Tab. 86: (14) Gesamtpatientenzahl, Sterbefälle, Sterberaten und Übersterblichkeit (gegenüber durchschnittlich 3,7 % zwischen 1935–1938) in der Heil- und Pflegeanstalt *Emmendingen* von 1940–1945

Jahr	Patientenstand am 1. Januar	Zugänge	Gesamtpatientenzahl	Sterbefälle	Sterberate	NS-Opfer
1940	1245	810	2055	84	4,1	8
1941	765	980	1745	133	7,6	68
1942	1018	523	1541	169	11,0	112
1943	968	639	1607	164	10,2	105
1944	1073	763	1836	233	12,7	165
1945	468	300	768	37	4,8	9
						467

120 Arch. PLK Emm. Aufstellung des Haushaltsplans für 1942, Fach 52, Nr. 2.

die elsässischen Anstalten. Der plötzliche Rückgang der Sterblichkeit in 1945 bedarf aber der Erklärung: Bei Jahresbeginn waren die großen Evakuierungstransporte nach Schussenried und Geisingen schon abgegangen, der nach Kaufbeuren stand unmittelbar bevor. Danach blieben nur noch 186 Patienten zurück, um „den Betrieb aufrecht zu erhalten". Als Arbeitende wurden sie offenbar ausreichend ernährt. Die 300 Zugänge kamen erst nach Kriegsende.
Wie von der Becker-Kommission vorausgesehen, reichten die Betten der beiden verbliebenen badischen Anstalten bald nicht mehr aus, so daß auf die elsässischen Anstalten zurückgegriffen werden mußte. Über den Zustand dieser jetzt badisch-elsässischen Irrenfürsorge gegen Ende des Jahres 1943 geben Akten aus Karlsruhe und einem Straßburger Archiv genaueren Aufschluß,[121] insbesondere eine Stichtagserhebung, die Dr. Sprauer, der nun auch für das Elsaß zuständige Dezernent, zur Vorbereitung für eine Direktorenkonferenz im November 1943 angeordnet hatte:

Tab. 87: Patienten, Ärzte, Pflegepersonal und anderweitige Nutzung der Betten in den *badisch-elsässischen Anstalten* am 15.10.1943[122]

Anstalt	Patientenstand	Ärzte	Pfleger/in zu Kranken	Lazarettbetten
Emmendingen	1056	5	6,3/6,7	700
Wiesloch	917	5	6,0/5,5	1000 + 450 Ausweichkrk.
Stephansfeld	921	4	6,0/8,1	400
Hoerdt	576	3	5,3/8,0	—

Die Aufstellung zeigt, daß man die beiden badischen Anstalten, vor allem Wiesloch, zu großen Teilen bereits als Lazarett nutzte und zum Ausgleich viele Patienten in elsässische Anstalten abgeschoben hatte, die natürlich auch noch die neu aufgenommenen elsässischen Patienten zu betreuen hatten. Sowohl in der ärztlichen Besetzung als auch beim Pflegepersonal[123] waren die elsässischen Anstalten deutlich benachteiligt, letzteres vor allem auf den Frauenstationen.

---

[121] GLA Karlsruhe, Abt. 463 Zug. 1983/9 Nr. 183 „Aufbau der Gesundheitsverwaltung im Elsass"; ferner: „Der Chef der Zivilverwaltung im Elsaß. Verwaltungs- u. Polizeiabteilung", Archives du bas Rhin, Strasbourg.
[122] GLA Abt. 463 Zug: 1983/9 Nr. 196:
[123] Im Zuge der „Totalen Kriegsmaßnahmen" legte ein Erlaß Sprauers vom 30. August 1944 eine einheitliche „Verhältniszahl 1:10" fest. Die dadurch freigestellten Pfleger sollten in der Wehrmacht, die Schwestern in der Rüstungsindustrie eingesetzt werden. GLA Abt. 463 Zug. 1983/9 Nr. 193 „Notdienst (...) totaler Kriegseinsatz".

In der Direktorenkonferenz vom 22.November 1943 in Emmendingen ging es Sprauer um die Durchsetzung von Lindens Baracken- und Doppelbetterlassen, also um Maßnahmen der „Aktion Brandt".

> Die Direktoren durften sich dazu äußern und auch von ihren aktuellen Problemen berichten. Kuhn, früher Reichenau, jetzt Direktor von Emmendingen, klagte, daß immer mehr Patienten aus luftgefährdeten Gebieten kämen, auch nehme die „Einweisung von Ostarbeitern überhand". Das führe zu Platzproblemen, die man nicht mehr durch „Abschiebung von Kranken" in die Kreispflegeanstalten lösen könne, da diese selbst überlastet seien. „Für die Aufstellung von Doppelbetten zur Steigerung der Aufnahmefähigkeit (...) könnten nur ruhige Kranke in Frage kommen. (...) Auch die Aufstellung von normalisierten Baracken zur Aufnahme der Kranken könne nur begrüßt werden." Es fehle aber an Holz zur Herstellung der Doppelbetten, außerdem an Bettzeug und Geschirr.[124] Möckel aus Wiesloch erläuterte, daß die neben den 1000 Lazarettbetten ausgewiesenen 450 Betten für Mannheimer Fliegergeschädigte bestimmt seien. In Baracken oder Doppelbetten könne man noch 120–150 Kranke unterbringen. Auch Dr. Bauer aus Stephansfeld stimmte der Aufstellung von Doppelbetten für 100 Kranke zu. Direktor Sättel aus Hoerdt meinte zwar, daß die Grenze der Belegungsfähigkeit erreicht sei, war dann aber doch einverstanden.

Nachdem Sprauer am Schluß mit Befriedigung festgestellt hatte, daß „jede der 4 Anstalten bei Engerzusammenlegung noch je 100 Kranke aufnehmen kann", ließ er auch noch die „andere Seite" der Aktion erkennen, indem er ankündigte, er werde „100 Kranke aus den badischen Anstalten nach den els. Anstalten überführen und dafür aus den els. Anstalten 100 Kranke nach Hadamar verlegen".
Wie die Direktoren auf die Mitteilung von Sättel reagierten, daß „nach eingezogenenen Erkundigungen" von 251 bei Kriegsbeginn nach Toulouse verlegten Patienten nur noch 60 am Leben seien, ist im Protokoll nicht festgehalten. Sättel verschwieg dabei wohl absichtlich, daß man sich in Hoerdt über das Schicksal der nach Südfrankreich evakuierten Patienten auf dem Laufenden hielt und jeden dort aufgetretenen Todesfall getreulich in das Sterbebuch der Anstalt eintrug. (Über die Hintergründe des Massensterbens in den Anstalten der Vichy-Regierung gibt ein Exkurs am Ende des Abschnitts Auskunft, vgl. S. 374)
Die wieder aufgenommenen Deportationen im Rahmen der „Aktion Brandt" betrafen nicht nur die elsässischen, sondern alle Anstalten, was möglicherweise damit zusammenhängt, daß sich die Realisierung des Doppelbetten- wie des Barackenprogramms als schwierig erwies.

---

[124] Laut Emmendinger Akte „Bettstellen-Beschaffung" (Fach 19/4 1929–1949) wurden 120 Bettstellen bei einer auswärtigen Firma bestellt, die am 21.11.1944 zur Auslieferung kamen.

Transporte aus elsässischen und badischen Anstalten in Tötungsanstalten im Jahr 1944	
5. Januar 1944	100 Patienten, und zwar je 50 aus Stephansfeld und Hoerdt nach Hadamar
4. Juni 1944	150 Patienten aus Wiesloch nach Kaufbeuren
5. Juni 1944	94 Patienten aus Wiesloch nach Hadamar
6. Juni 1944	77 Patienten aus Wiesloch nach Hadamar
12. Juni 1944	128 Patienten aus Emmendingen nach Eichberg
zusammen	549 Patienten.

Von Wiesloch weiß man, daß Direktor Möckel dem ihm persönlich bekannten Linden – er ließ ihm gelegentlich Päckchen mit badischem Tabak zukommen – sogar die Errichtung von Baracken mit Hohlblocksteinen vorschlug. Auch daraus wurde nichts. Die immer bedrohlicher werdende Überbelegung in allen Anstalten hat zweifellos den Entschluß gefördert, Anstaltsraum dadurch freizumachen, daß man Patienten in Vernichtungsanstalten abtransportierte.

Die Überlebenschancen der Abtransportierten waren gering. So konnte ich aufgrund der genauen Recherchen von Horst Dickel[125] in bezug auf den Eichberg-Transport feststellen, daß von den 125 Emmendinger Patienten bis Kriegsende nur neun überlebt haben. Vierzig starben noch im Jahr 1944, sieben 1945, 61 Patienten wurden nach Hadamar weiterverlegt, sechs wurden entlassen oder konnten entweichen.

> Im Juni 1944 drohte im Zusammenhang mit der neuen Tötungs-Aktion eine weitere Eskalation: „Soeben von einer Tagung zurückgekehrt", erläuterte Dr. Gustav Schneider im Beisein seines Chefs, Dr. Sprauer, den nach Karlsruhe beorderten Direktoren Möckel und Kuhn das von Nitsche entwickelte „Luminalschema", bzw. spezielle Injektionsformen und forderte sie damit zur Tötung von Patienten auf. Die Ermächtigung liege vor. – Sowohl Kuhn als auch Möckel lehnten dieses „Ansinnen von vorneherein ab". Schneider habe daraufhin angeboten, selbst in die Anstalten zu kommen, um die Injektionen vorzunehmen, was man ebenfalls abgelehnt habe. Von der „Sache" sei dann nie mehr etwas zu hören gewesen.[126]

Die Evakuierung von Emmendingen um den Jahreswechsel 1944/45 hatte nichts mit der „Aktion Brandt" zu tun, umso mehr aber mit der heranrückenden Front:

Die französische Armee hatte große Teile des Elsaß überrannt und am 23. November Straßburg zurückerobert. Parallel zu Ardennenoffen-

[125] Dickel 1988, 109.

[126] 119 Freiburger „Euthanasie"-Verfahren. (1 Ks 5/48). Auss. Dr. Kuhn vom 8.9.1947 (Staatsarchiv Freiburg).

sive sollte aus dem letzten Brückenkopf in Colmar – das in der Höhe von Emmendingen auf der anderen Seite des Rheins liegt – eine Gegenoffensive gestartet werden. Dazu war Lazarettraum erforderlich, und den wollte man nach der Zerstörung Freiburgs in Emmendingen schaffen. Die Armee war nicht zimperlich und drohte sogar die Räumung der Anstalt durch die SS an, was Kuhn zu seiner großen Räumungsaktion veranlaßte.
Am 11. Dezember 1944 wurden 200 Patienten in die Kreispflegeanstalt Geisingen bei Donaueschingen verbracht, am 13. Dezember 406 nach Schussenried und schließlich am 9. Januar 1945 weitere 285 Patienten nach Kaufbeuren. Die hohe Sterblichkeit in der bayerischen und der württembergischen Anstalt wurde bereits erörtert. Der Verwaltungsleiter von Geisingen war ein fanatischer Nazi, der sogar Lebensmittel für die Wehrmacht abgezweigt haben soll. Die Pflegeanstalt mit ihren 300 Bewohnern befand sich hygienisch in miserablem Zustand und mit dem Zugang von 200 Emmendingern waren die Lebensmittelvorräte bald erschöpft. Von den dann 500 Insassen starben 1945 nicht weniger als 186, also 37 Prozent. Eine Zeuge berichtete im Freiburger „Euthanasie"-Verfahren: „Wir hörten, daß die Leute sich z.T. von Gras und Baumrinde ein Essen zubereitet haben, (...) die meisten waren zum Skelett abgemagert."[127]
Die Entwicklung von *Wiesloch* während des Krieges ist kompliziert und soll hier nicht in allen Einzelheiten ausgebreitet werden. Im Zusammenhang mit unserem Thema ist bedeutsam, daß Wiesloch nach der Schließung von Grafeneck die badische Zwischenanstalt für Transporte nach Hadamar war, daß dort von Dezember 1940 bis Juni 1941 unter Schrecks Leitung eine Kinderfachabteilung[128] bestand und Carl Schneider im Dezember 1942 dort eine Forschungsabteilung einrichten konnte, aus welcher Patienten nach genauer Untersuchung zur Tötung nach Eichberg geschickt wurden.[129] Diese Tatsachen beweisen ebenso wie aufgefundene Briefe eine enge Zusammenarbeit des Direktors Wilhelm Möckel, eines überzeugten Nationalsozialisten, mit der Zentraldienststelle in Berlin.

Als Sachbearbeiter der „Reichsarbeitsgemeinschaft für Heilpflanzenkunde" hatte Möckel – möglicherweise auch von Carl Schneider beeinflußt – schon in der Vorkriegszeit eine umfangreiche und sehr differenzierte Arbeitstherapie mit den Schwerpunkten Heilpflanzen- und Obstanbanbau eingerichtet, in welcher viele Patienten beschäftigt waren. Nachdem ein

[127] Zit. n. Klee 1983, 452. Genauere Einzelheiten zu den Emmendinger Evakuierungstransporten vgl. Faulstich 1993a, 309ff.
[128] Vgl. Peschke 1993.
[129] Vgl. Peschke 1993b, sowie Hohendorf/Roelcke/Rotzoll 1995.

großer Teil seiner Arbeitskräfte in der „Aktion T4" abtransportiert worden waren, hielt er in der Zeit als Zwischenanstalt arbeitsfähige Patienten zurück und kämpfte in der Aktion „Vernichtung durch Arbeit" erfolgreich darum, seine als Arbeitskräfte besonders geschätzten „Sicherungsverwahrten" nicht an die Konzentrationslager abgeben zu müssen.

Anhand von Schriftwechseln läßt sich nachweisen, daß er in seiner Anstalt eine konsequente Selektionspolitik betrieb: Arbeitsfähige wollte er behalten, Arbeitsunfähige „abgeben".[130] Wohin, war nach dem Abbruch der „Aktion T4" allerdings noch unklar.
Der immer verlustreicher werdende Krieg setzte eine besondere Entwicklung in Gang: Einerseits dehnte sich das Reservelazarett – wohl im Zusammenhang mit der nahegelegenen berühmten medizinischen Falkultät der Universität Heidelberg – immer weiter aus, andererseits lag das häufig bombardierte Industriezentrum Mannheim-Ludwigshafen in unmittelbarer Nähe und benötigte Raum für ein Ausweichkrankenhaus.[131] Die Konsequenz dieser Entwicklungen war, daß immer mehr Pavillons der großzügigen Anlage abgegeben werden mußten und die Patienten in immer weniger Häusern in der Nähe ihrer Arbeitsplätze zusammengedrängt wurden. Schlaglichtartig wird die Situation durch eine alarmierende Meldung des für die „Frauenseite" zuständigen Dr. Schreck an die Direktion beleuchtet, nachdem bei einem Luftangriff am 20. März 1944 das Haus FU1 weitgehend zerstört worden war: „100 weibliche Kranke mußten in den übrigen, schon überfüllten Abteilungen verteilt werden. Dadurch ist auf der Frauenseite nicht nur das letzte Bett, sondern auch jeder Bodenplatz belegt. Zur Zeit schlafen auf dem Boden auf 2 Matratzen 3 Kranke."[132]
Dieser sich im Lauf der Kriegsjahre entwickelnde Prozeß der Aushöhlung einer psychiatrischen Anstalt und der zunehmenden Einengung der Existenzmöglichkeiten ihrer Patienten, der sich in vielen Anstalten abspielte,[133] läßt sich in Wiesloch anhand eines Lageplanes aus

[130] Vgl. dazu den „Geheim"-Brief Möckels an den „T4"-Gutachter Dr. Schmalenbach vom 19. Juli 1941, in welchem er ihm die Zusammensetzung seines „Krankenmaterials" erläuterte und über 283 „weniger gute Arbeiter" sagte, daß man sie „nach und nach noch melden (…) und abgeben" könne. BA- All.Proc. 7 FC 1812.
[131] GLA Abt. 463 Zug. 1983/9 Nr. 211 „Militär- u. Kriegssachen. Ausweichkrankenhaus Mannheim".
[132] GLA Abt. 463 Zug. 1983/9 Nr. 199 „Militär- u. Kriegssachen. Fliegerangriff am 20.3.1944". Bei den Angriff wurden drei Küchengehilfinnen, fünf Krankenschwestern sowie eine Patientin und ein Patient getötet.
[133] Für die westfälische Anstalt Warstein hat Bernd Walter (1996, 775) einen ähnlichen Anstaltsplan veröffentlicht.

Abb. 9: Lageplan von *Wiesloch* mit „fremdgenutzten" Gebäuden im Jahr 1944[134]

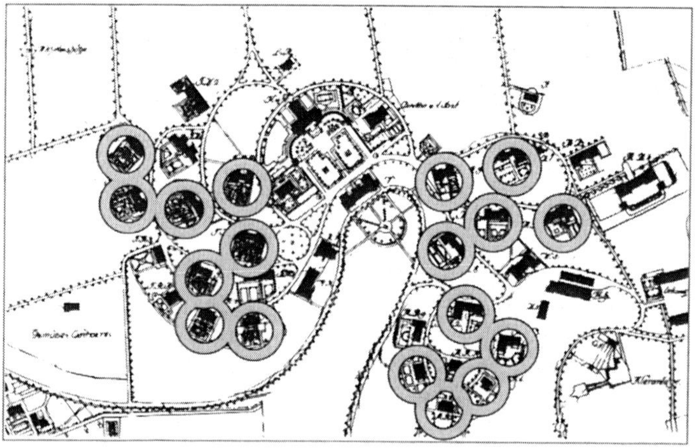

dem Jahre 1944 demonstrieren. Die „anderweitig genutzten" Häuser sind darin markiert.

Der dramatische Höhepunkt dieser Entwicklung kam im Juni 1944, als sich die Befürchtungen verstärkten, auch Heidelberg könne bombardiert werden, weshalb nun auch die Universitätskliniken nach Wiesloch ausweichen wollten. Auf Anweisung Sprauers mußte die Anstalt in kürzester Zeit „bis auf 450 Geisteskranke, die für die Aufrechterhaltung des landwirtschaftlichen und des Küchenbetriebes erforderlich sind", geräumt werden. Dies war der Anlaß für die drei schon erwähnten großen Transporte mit zusammen 321 Menschen nach Kaufbeuren und Hadamar. Ähnlich wie in Hamburg wurden einem Transport nach Hadamar auch 26 „Sieche" aus dem Mannheimer Ausweichkrankenhaus mitgegegeben. Man kann sicher sein, daß Möckel nur „Unbrauchbare" abtransportieren ließ. Zur gleichen Zeit ließ er 57 offenbar arbeitsunfähige oder sonstwie „störende" Sicherungsverwahrte in Konzentrationslager überstellen. Die Anstalt wurde für Aufnahmen geschlossen. Diese sollten nach Emmendingen oder in die Universitätskliniken eingewiesen werden.[135]

---

[134] Der Lageplan über Wiesloch stammt aus Bauakten des PLK Reichenau. Die Fremdnutzung der Gebäude wurde aus Wieslocher Akten rekonstruiert (GLA Karlsruhe, Abt. 463, Zug. 1983/89, Nr. 196, 211).

[135] Für Mannheim und den Kreis Pforzheim sollte vorübergehend sogar Hoerdt als Aufnahmeanstalt dienen.

Tab. 88: (15) Gesamtpatientenzahl, Sterbefälle, Sterberaten und Übersterblichkeit (gegenüber durchschnittlich 4,6 % zwischen 1935–1938) in der Heil-und Pflegeanstalt *Wiesloch*

Jahr	Patientenstand am 1. Januar	Zugänge	Gesamtpatientenzahl	Sterbefälle	Sterberaten	NS-Opfer
1940	1630	917	2547	146	5,7	29
1941	985	1118	2103	171	8,1	74
1942	1172	791	1963	149	7,6	59
1943	1143	816	1959	155	7,9	65
1944	952	326	1278	87	6,8	28
1945	442	439	881	79	9,0	38
						293

An dieser Tabelle ist vor allem eines bemerkenswert: Von allen bis hierher untersuchten Anstalten hat Wiesloch die niedrigsten Sterberaten aufzuweisen! Wie ist das zu erklären? Gewiß hatten die Arbeiter und Arbeiterinnen in Küche und Landwirtschaft keinen allzu großen Mangel zu leiden. Aber wie erging es den Arbeitsunfähigen? Bei Möckels positiver Einstellung zur Vernichtung der „Unwerten" war kaum zu erwarten, daß er besondere Anstrengungen unternahm, ihr Leben zu erhalten. Die Lösung mußte im Elsaß liegen, wohin immer wieder Patienten abgeschoben wurden.

Hungersterben im Elsaß?

Aus Wieslocher Akten war zu entnehmen, daß ab 16. Februar 1943 in insgesamt fünf Transporten 180 Patienten (100 Männer und 80 Frauen) in die ca. 25 km nördlich von Straßburg gelegene Anstalt Hoerdt verlegt worden waren. Aus Emmendingen, das nicht so stark unter Platznot litt, aber wegen Personalknappheit die Aufsicht über Sicherungsverwahrte nicht mehr gewährleisten konnte, kamen am 23. Oktober 1942 48 Sicherungsverwahrte nach Hoerdt, das eine alte Tradition in der Verwahrung von „kriminellen Geisteskranken" hatte. (Weitere 50 Sicherungsverwahrte wurden aus offenbar akutem Anlaß von Emmendingen nach Wiesloch verlegt.) Daneben kam es aber auch zu vielen Einzeleinweisungen aus Krankenanstalten, Kreispflegeheimen und Gefängnissen direkt in die elsässischen Anstalten.
Wieviele Patienten aus badischen Anstalten nach *Stephansfeld* verlegt worden sind – aus Wiesloch waren es etwa 150 –, ist nicht genau bekannt. Wegen der „positiven Einstellung" (Becker) des amtierenden Direktors Dr. Bauer war aber Schlimmes zu befürchten.[136] In dem

[136] Laut Beckers Elsaßbericht soll der dortige stellvertretende Direktor Bauer, „ein alter aktiver Heimatkämpfer", der sich aus dem unbesetzten Frankreich

Tab. 89: (16) Gesamtpatientenzahl, Sterbefälle und Sterberaten in der elsässischen Anstalt *Stephansfeld* während der deutschen Okkupation von 1941–1945

Jahr	Patientenstand am 1. Januar	Zugänge	Gesamtpatientenzahl	Sterbefälle	Sterberate
1941	642	366	1008	79	7,8
1942	685	356	1041	82	7,8
1943	795	417	1212	122	10,1
1944	912	252	1164	81	7,0
1945	695	380	1075	110	10,2

heutigen „Centre Hospitalier Brumath" erhielt ich Dokumente, die es ermöglichten, die Entwicklung der Sterblichkeit in Stephansfeld während des Krieges zu untersuchen.[137]

Bei der Belegung erkennt man eine ständige Zunahme bis Anfang 1944, danach einen drastischen Rückgang. Dieser ist zum einen auf den Abtransport von 50 Patienten nach Hadamar, vor allem aber auf die Verlegung vieler Patienten nach Hoerdt aus Anlaß der Einrichtung eines größeren Lazarettes in Stephansfeld zurückzuführen. Mit Ausnahme von 1945 liegen die Sterberaten etwa in der Höhe von Emmendingen, so daß sich der Verdacht nicht bestätigt, in Stephansfeld könnten Patienten vorsätzlich umgebracht worden sein. Stephansfeld hatte außerdem umfangreiche Ländereien und auch zahlreiche arbeitsfähige Patienten, die dort tätig waren.[138]

In *Hoerdt* dagegen, wo ich ebenfalls mit Unterstützung der ärztlichen Leitung Recherchen zur Sterblichkeit durchführen konnte,[139] ergab sich ein anderes Bild (s. Tab. auf der folgenden Seite):

Während die Sterberaten für 1942 und 1943 noch in etwa mit denen von Emmendingen zu vergleichen sind, weist das Jahr 1944 eine Sterblichkeit auf, die weit über der aller badischen Anstalten liegt. Auch in den ersten fünf Monaten des Jahres 1945 lag die Sterberate

---

durchgeschlagen habe, „sehr positiv eingestellt" gewesen sein. Außerdem war er Parteigenosse.

137 Für die Überlassung danke ich Herrn Gradt und Herrn Dr. Guichard. Herr Guichard hat 1991 an der Univ. Straßburg mit einer Arbeit über „Les malades mentaux du Bas-Rhin a Stephansfeld de 1939 a 1945" promoviert; Herr Gradt hat bei den Vorbereitungen für eine Tagung über das Schicksal der elsässischen Patienten im Kriege maßgeblich mitgewirkt und eine Ausstellung zu diesem Thema zusammengestellt. Das Thema ist im Elsaß und auch im übrigen Frankreich derzeit hoch aktuell.

138 Guichard 1991, 46.

139 Hierfür bin ich dem Chef de Service Docteur Jean-Pierre May zu Dank verpflichtet.

Tab. 90: (17) Gesamtpatientenzahl, Sterbefälle und Sterberaten in der elsässischen Anstalt *Hoerdt* von 1941–1944[140]

Jahr	Patientenstand am 1. Januar	Zugänge	Gesamtpatientenzahl	Sterbefälle	Sterberate
1941	133	328	461	43	9,3
1942	321	398	719	87	12,1
1943	410	462	872	103	11,8
1944	543	444	987	258	26,1

mit 21,6% noch sehr hoch, danach sank sie rasch ab. Hier mußte es dramatische Entwicklungen gegeben haben, bei denen zunächst unklar blieb, ob hauptsächlich deutsche oder elsässische Patienten oder beide in gleicher Weise betroffen waren.
Ich untersuchte deshalb zunächst das Schicksal der „Reichsdeutschen", wie sie im Aufnahmebuch genannt wurden, anhand der genau verzeichneten fünf Wieslocher Transporte:

Tab. 91: Sterblichkeit der von Wiesloch nach Hoerdt verlegten Patienten in absoluten Zahlen, aufgegliedert nach Jahren[141]

Transport vom	Patienten	1943	1944	1945	Sterbequote
16.02.1943	50	10	14	1	25 von 50 = 50%
15.04.1943	15	—	5	4	9 von 15 = 60%
03.08.1943	10	—	3	1	4 von 10 = 40%
07.10.1943	75	5	22	11	38 von 75 = 51%
19.04.1944	30	—	14	9	23 von 30 = 77%
Summen	180	15	58	26	99 von 180 = 56%

Die Häufung der Sterbefälle der Wieslocher Patienten im Jahr mit der höchsten Sterblichkeit fällt sofort ins Auge: Allein 58 der 258 Sterbefälle des Jahres 1944 gingen zu Lasten der in diesem Jahr in Hoerdt anwesenden 180 Wieslocher Patienten. Im Verhältnis zur Gesamtpatientenzahl machten sie 18,2% aus, im Verhältnis zu den Todesfällen jedoch 22,4 Prozent. (Wenn man von der Gesamtzahl der anwesenden Wieslocher noch die 28 Patienten abzieht, die am 5. Januar 1944 nach Hadamar abtransportiert wurden, dann wären nur 15,4% der Gesamtpatientenzahl Wieslocher Patienten. Der höhere Anteil an den Sterbefällen wird damit noch deutlicher.) Was sich hier rechnerisch nur mit

140 Die Übersterblichkeit kann nicht berechnet werden, da keine Zahlen aus der Vorkriegszeit vorliegen.
141 Die Zahlen wurden aus dem Aufnahmebuch und dem „Registre de décès" des Archivs von Hoerdt ermittelt.

Mühe herausarbeiten läßt, wird beim Blick in das Aufnahmebuch sehr viel deutlicher: Viele neu aufgenommene Elsässer gingen in der Regel nach einigen Monaten wieder nach Hause (immerhin standen 1943 den 462 Aufnahmen 226 Entlassungen gegenüber!), während die meisten der antransportierten „Reichsdeutschen" durch Tod ausschieden. Bei den elsässischen Patienten starben vorwiegend ältere Patienten und solche mit längerer Aufenthaltsdauer, die in größerer Zahl von Stephansfeld nach Hoerdt verlegt worden waren. Insgesamt war die Sterblichkeit bei den Wieslocher Patienten also deutlich höher.
In einem Dienstbesprechungsprotokoll vom Juli 1942 ist eine Anregung Sprauers festgehalten, nach der „insbesondere solche Kranke ausgewählt werden (sollten), die keine Angehörigen mehr haben oder nur selten Besuch bekommen". Mein Verdacht war aber, daß Möckel sich mit Hilfe dieser Transporte in elsässische Anstalten der nicht oder nicht mehr arbeitsfähigen Pflegefälle entledigte.
Um diese Frage zu klären, zog ich im Archiv von Hoerdt als Stichprobe die (in der alphabetischen Anordnung) ersten 12 Krankengeschichten von Männern und die ersten 5 Krankengeschichten von Frauen,[142] die am Umschlag als ehemalige Wieslocher Patienten identifiziert werden konnten. Meine Hypothese, Möckel habe nur Arbeitsunfähige abgeschoben, hat sich bei der Lektüre der Krankengeschichten bestätigt. Darüber hinaus wurde auch klar, woran diese Menschen letztlich zugrundegingen: Alle verloren durch Unterernährung in der mehr oder weniger langen Zeit ihres Aufenthaltes in Hoerdt massiv an Gewicht, entwickelten häufig Ödeme und kamen in hochgradig abgemagertem, kachektischem Zustand ad exitum. Als Beispiel seien einige Krankengeschichten in konzentrierter Form referiert:

> *Emil H.*, 1874 geboren, war wegen „psychopathischer Neurasthenie" bereits 1915 in Wiesloch aufgenommen worden. Trotz dieser extrem langen Aufenthaltsdauer war er nicht von der Aktion T4 erfaßt worden, weil er sich als „Direktionsschreiber" über Jahrzehnte hinweg in Wiesloch unentbehrlich gemacht hatte. Mittlerweile 67 Jahre alt, ließ er ab 1941 in seinen Leistungen nach und wurde „aufdringlich und vergeßlich". Am 7. Oktober 1943 verlegte man den unbrauchbar gewordenen nach Hoerdt. Am 13. Februar 1944 wird dort notiert, daß er ständig im Bett bleibe und unrein sei. Nachdem er „fortschreitend kachektisch" wurde, kam es am 10. April 1944 zum „Exitus". Sein Körpergewicht war von 53 kg bei der Aufnahme auf 41 kg im März 44 zurückgegangen.

[142] Die unterschiedliche Zahl ist dadurch zu erklären, daß die Krankengeschichten der Frauen weniger gut geordnet waren und die Arbeiten unter erheblichem Zeitdruck durchgeführt werden mußten.

Abb. 10: Gewichtskurve von Ewald B.

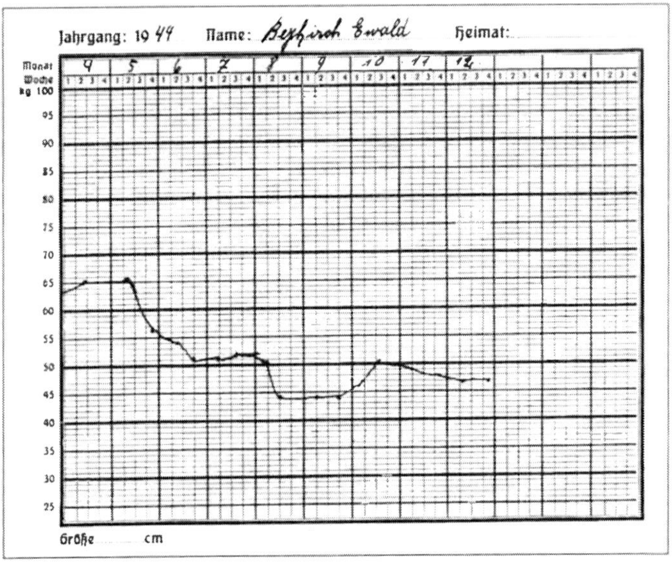

Ewald B., geboren 1913, „Praktikant", wurde im Juni 1940 wegen „Erregung öffentlichen Ärgernisses" gemäß § 42 b nach Wiesloch eingewiesen. In der Krankengeschichte findet sich über zwei Jahre kein Eintrag, erst 1943 wird ein „körperlicher Verfall" notiert. Am 14. April 1944 schob man ihn nach Hoerdt ab. Von April bis August 1944 verlor er, wie die abgebildete Gewichtskurve zeigt, 21 kg an Gewicht! Mitte Oktober ist in der KG eingetragen, daß es ihm „täglich schlechter" gehe, am 1. November werden „Knöcheloedeme", am 20. November „schwere Oedeme an Beinen und Unterleib" sowie „Ascites" (Bauchwassersucht, H.F.) beschrieben. Ewald B. starb am 21. Januar 1945.

Otto H., 41 Jahre alt, war erst am 27. Januar 1944 nach Wiesloch gekommen, nachdem er bei einem Luftangriff in Mannheim beinahe verbrannt wäre, da er nicht in den Luftschutzkeller ging. Mit dem „tiefstehenden Idioten" konnte man in Wiesloch nichts anfangen und verlegte ihn am 14. April 1944 nach Hoerdt. Am 6. August wird dort notiert, daß er ständig im Bett liege und im Gewicht zurückgegangen sei. Am 20. August starb er. Bei der Aufnahme hatte er noch 44 kg gewogen, bei seinem Tod wog er nur noch 33.

Greta A. kam 1938 im Alter von 27 Jahren wegen Schizophrenie nach Wiesloch und blieb dort mehrere Jahre. Sie beschäftigte sich mit Stick-

und Flickarbeiten, 1943 wurde aber ein „Abbau" festgestellt. Deshalb verlegte man sie am 1. Oktober 1943 nach Stephansfeld, wo sie nichts mehr arbeitete. Aus „Platzgründen" erfolgte am 14. Januar 1944 die Verlegung nach Hoerdt. Im April hieß es dann, daß sie unrein sei, am 25. September verstarb sie im Alter von 35 Jahren. In 8 Monaten hatte sie in Hoerdt 18 kg an Gewicht verloren.

Fanny B. wurde am 8. Dezember 1942 im Alter von 68 Jahren in Wiesloch aufgenommen, wo man die etwas merkwürdige Diagnose „Schwachsinn und senile Demenz" stellte. Bereits in Wiesloch wurde ein „stark reduzierter Ernährungszustand" und erhebliche Pflegebedürftigkeit festgestellt, weshalb man sie bereits 8 Wochen später „auf ministerielle Anordnung" nach Hoerdt verlegte. Dort starb sie am 2. Januar 1944.

Was die Formulierung „verlegt auf ministerielle Anordnung" zu bedeuten hat, den ich auch noch in anderen Krankengeschichten des Transportes vom 16. Februar 1943 fand, ist unklar. Vielleicht war diese Formulierung, die an die „Anordnung des Reichsverteidigungskommissars" in der „Aktion T4" erinnert, nur eine Ausrede, die der Verlegung einen offiziellen Anstrich geben sollte, vielleicht gab es aber tatsächlich eine Anordnung Sprauers, nur „Pflegebedürftige" ins Elsaß zu verlegen.
Wenn man sich die in fast allen Krankengeschichten beschriebenen massiven Gewichtsverluste in relativ kurzer Zeit vor Augen hält, dann tauchen auch noch andere Fragen auf: Solche Gewichtsverluste können nur durch eine kalorisch extrem reduzierte Kost herbeigeführt worden sein, die in etwa der Hungerkost von Kaufbeuren entsprach. Des weiteren kann man sich schlecht vorstellen, daß diese „Hungerköstler", wie sie in Kaufbeuren genannt wurden, zusammen mit Normalkost-Empfängern in der gleichen Abteilung betreut wurden. Das läuft auf den Verdacht hinaus, daß es auch in Hoerdt Hungerabteilungen gegeben haben muß. Die Anregung dazu könnte von Bayern bzw. aus dem nahegelegenen, nur 50 km entfernten Klingenmünster gekommen sein. Lag auch hier vielleicht eine „ministerielle Anweisung" vor? Auf jeden Fall kann die Feststellung getroffen werden, daß auch Baden seine „Sterbeanstalt" für die unbrauchbar gewordenen Patienten hatte, – nur lag sie im Elsaß.
Von den 81 Wieslocher Patienten, die in Hoerdt nicht auf elende Weise ums Leben gekommen sind, wurden, wie schon erwähnt, 28 am 5. Januar 1944 in den wohl sicheren Tod nach Hadamar verlegt, acht Patienten hatten das Glück, entlassen zu werden, die 45 Überlebenden wurden im August und Oktober 1945 nach Klingenmünster abgeschoben, wo zu dieser Zeit das Hungersterben noch viele Opfer forderte.

Den 57 Emmendinger Patienten, zumeist und oft wegen banaler Delikte „Sicherungverwahrte", erging es nicht viel besser: 28 von ihnen wurden im März 1944 in das KZ Natzweiler verschubt, 13 sind in Hoerdt verstorben, 5 wurden entlassen und 9 nach Klingenmünster repatriiert. Das Schicksal von zwei Patienten ist unbekannt.

Die „Übersterblichkeit" in der staatlichen badisch-elsässischen Psychiatrie läßt sich noch nicht definitiv ermitteln, da für Hoerdt und Stephansfeld Vergleichszahlen aus der Zeit vor dem Krieg fehlen. Vorläufig kann nur festgehalten werden, daß in Emmendingen 467 und in Wiesloch 293, zusammen also 760 Menschen, mehr gestorben sind, als es der „Friedenssterblichkeit" entsprechen würde. Zu den Opfern müßten aber auch noch die vermutlich nicht geringen Sterbezahlen in den Kreispflegeanstalten gerechnet werden, wohin nach der Bemerkung Kuhns viele Patienten „abgeschoben" wurden. Außer den Sterbefällen in Geisingen im Jahr 1945 ist über sie noch nichts bekannt. Insgesamt dürfte die Zahl der Kriegsopfer der Psychiatrie auch in Baden bei weit über 1000 liegen.

Exkurs: „L'éxtermination douce" – Das Hungersterben in den französischen Anstalten[143]

Das Massensterben unter den aus Hoerdt evakuierten Patienten, von welchem Direktor Sättel im November 1943 berichtet hatte, wird in seinen Dimensionen noch übertroffen durch die Zahl der Opfer unter den evakuierten Patienten aus Stephansfeld. Von 840 evakuierten Patienten dieser elsässischen Anstalt starben bis zum Ende des Krieges in den verschiedenen Aufnahmeanstalten nicht weniger als 538, also 64 Prozent.[144]
Hinter diesen erschreckenden Zahlen verbirgt sich eine Tragödie, die lange Zeit in Frankreich hinter einer „Mauer des Schweigens" (Lafont) verborgen gehalten und erst durch dessen 1981 veröffentlichte medizinische Dissertation unter dem Titel „L'éxtermination douce" der Öffentlichkeit zu Bewußtsein gebracht wurde.[145] Sieglind Ellger-Rüttgardt hat 1991 die wesentlichen Ergebnisse der Recherchen von Max Lafont und des Schrift-

---

[143] Lafont 1987.

[144] Habay o.J. Vorgelegen hat eine Zusammenfassung, die mir freundlicherweise von der Direktion des Centre hospitalier Stephansfeld zur Verfügung gestellt wurde.

[145] Von diesem Buch erfuhr ich Ende der achtziger Jahre durch Barbara Hofner, die sich lange Zeit mit dem Schicksal der Wieslocher Patienten im Elsaß beschäftigte, aber leider nicht dazu kam, ihre Forschungsergebnisse niederzuschreiben. Meine Aussagen von 1993 über die Rolle des Elsaß in der badischen Psychiatrie stützen sich wesentlich auf die von ihr erschlossenen Quellen.

stellers Pierre Durand[146] in Deutschland einem breiteren Publikum zugänglich gemacht.[147]
Wie in Deutschland so hatte auch in Frankreich das Hungersterben seine weiter zurückreichende Vorgeschichte: Die Anstalten waren „große Einrichtungen, die ihre vorrangige Aufgabe in der kostengünstigen Verwahrung kranker, für die Gesellschaft verlorener Menschen sahen", und die sich durch „medizinische Unterversorgung, spartanische Ausstattung, Massenunterbringung in großen Sälen, (...) unqualifiziertes Personal und einiges mehr" auszeichneten. Die Anschauung, bei den Anstaltsinsassen handele es sich um „nutzlose Wesen" gewann unter dem Einfluß des auch in Frankreich verbreiteten rassenhygienischen Denkens schon lange an Boden. Ihr Hauptvertreter war der Medizinnobelpreisträger Alexis Carell, der 1935 in einem viel beachteten Buch darüber klagte, daß die große Zahl „von Schwachen (déficients) und Kriminellen (...) der gesunden Bevölkerung eine ungeheure Last" auflegten und die „Entwicklung der Normalen" hemme. Speziell für die Kriminellen, aber auch für kriminelle Geisteskranke empfahl er „eine Euthanasieeinrichtung, ausgestattet mit einem geeigneten Gas, welche es gestatten würde, „sich dieser auf humane und ökonomische Weise zu entledigen".[148]
Nach dem Einmarsch der Deutschen kam es durch Produktionsausfälle in der Landwirtschaft und Vorwegentnahmen durch die Besatzungsmacht zu einer allgemeinen Nahrungsmittelknappheit, welche typischerweise neben der armen Großstadtbevölkerung vor allem die Bewohner von Heimen und psychiatrischen Anstalten traf.[149] Verbreitet kam es zu Gewichtsabnahmen und zu einer Zunahme der Tuberkulose. Verstärkt wurde die Not durch Kohlemangel, besonders im strengen Winter 1940/41. Im Departement Seine stieg 1941 die allgemeine Sterblichkeit von 12 auf 16,8 Promille an, was vor allem auf die zahlreichen Todesfälle unter alten Menschen zurückzuführen war.
Auch in den psychiatrischen Anstalten war der erste Besatzungswinter der schlimmste: Waren in der 2500-Bettenanstalt Vinatier bei Lyon während des Friedens in den Winterhalbjahren von Oktober bis März an die 130 Patienten gestorben, so waren es im Winter 1940/41 insgesamt 667 und im darauf folgenden Winter noch einmal 580 Todesfälle durch Unterernährung und Kälte.[150] Das Hungersterben in den Anstalten betraf nicht nur die evakuierten sondern alle Patienten, in besonderem Maße aber

---

[146] Durand 1988. Der ehemalige Buchenwald-Häftling Durand beschreibt darin in Erzählform das Schicksal der über 4.000 Patienten der größten, in der Nähe von Paris gelegenen französischen Anstalt Clermont.
[147] Ellger-Rüttgardt 1991, 88–103.
[148] Ebd., 97.
[149] Bonnet/Quétel 1991, 22–32.
[150] Ellger-Rüttgardt 1991, 96. In der von Lafont (1987, 65) übernommenen Tabelle ist auch die weitere Entwicklung mit 379 Todesfällen im Winter 1942/43 und 184 Sterbefällen im Winter 1943/44 dargestellt.

männliche Langzeitpatienten, ältere Menschen und solche, die keinen Besuch oder keine Lebensmittelpakete erhielten.
Der Psychiater Dr. Requet, der in einer südfranzösischen Anstalt alleine 800 Patienten zu betreuen hatte, berichtete Lafont in einem Interview: „Sie können sich vorstellen, wie schwierig es war, sich um alle zu kümmern, die Lebensbedingungen waren entsetzlich. Die Insassen lebten wie die Tiere, hatten immer häufiger statt Bettwäsche nur Stroh, Belüftung und Heizung waren kaum vorhanden. Zur Zeit der Besatzung nun wurde diese Welt eines Konzentrationslagers ein regelrechtes Todeslager. Das was wir erhielten, war völlig unzureichend, um 3000 Leute zu ernähren, selbst wenn man einige zusätzliche Lebensmittel durch den Bauernhof mitberücksichtigt. Ich kann entsetzliche Erlebnisse bezeugen: Kranke aßen ihre eigenen Finger; sie aßen alles, was in ihrer Reichweite war, die Rinde von Bäumen z.B. Es war allgemein bekannt, daß die Insassen ihre Fäkalien aßen oder ihren Urin tranken; alle hatten Träume mit Essensphantasien; ein Kranker, der ein Paket erhielt, stürzte sich darauf und starb an einem Magendurchbruch."[151]
Bonnet und Quetel konnten im Märzheft 1991 der Zeitschrift NERVURE, welches ausschließlich dem Hungersterben während des Krieges gewidmet war,[152] neben einer Tabelle der Sterberaten von 34 Anstalten von 1938–1941 eine Gesamtstatistik vorlegen, welche aufgrund von Daten aus dem Nationalarchiv die Todesfälle und Sterberaten aller psychiatrischen Einrichtungen umfaßt:

Tab. 92: Gesamtsterberaten aller *französischen Anstalten* von 1939–1944[153]

Jahr	Männer	Frauen	Total
1939	6,9	6,3	6,5
1940	10,6	9,3	9,9
1941	23,4	13,2	17,6
1942	19,6	16,5	17,8
1943	13,2	10,6	11,7
1944	12,0	8,7	9,4

Insgesamt sind in den erfaßten Jahren 85.454 Patienten in den Anstalten verstorben, davon mit 23.577 Menschen im Jahr 1941 die meisten.[154] Die Belegung der Anstalten ging von 108.799 im Jahr 1939 auf 59.503 im Jahr 1944 zurück. Die Tabelle zeigt die durchgehend geringere Sterblichkeit

[151] Ebd. S. 95, zit. n. Lafont.
[152] Bonnet/Quetel 1991. Nachdem Lafont die „Mauer des Schweigens" durchbrochen hatte, kam in Frankreich eine breite Diskussion zum Hungersterben in Gang.
[153] Ebd., 27f. Die Berechnung der Sterberaten erfolgt nach dem gleichen Schema wie in diesem Buch.
[154] Die hohe Sterblichkeit des Jahres 1941 könnte auch damit zusammenhängen, daß die Deutschen wegen der schwierigen Ernährungslage im Reich vermehrte Ablieferungen aus Frankreich erzwangen.

der Frauen, die nach vielen Angaben in der Literatur Hungerbedingungen besser aushalten.
Im Unterschied zu Deutschland während des Ersten und erst recht während des Zweiten Weltkrieges blieb das Hungersterben zumindest der psychiatrischen Öffentlichkeit und auch den vorgesetzten Behörden nicht unbekannt. In den Fachzeitschriften wurde bereits 1941 und in den folgenden Jahren immer wieder darüber publiziert.
Das wirft die Frage nach der Verantwortung für das Massensterben in den Anstalten auf. Ellger-Rüttgardt faßt den Stand der Forschung dahingehend zusammen, daß „ein planvolles, organisiertes Euthanasieprogramm wie in Deutschland in Frankreich weder von seiten der deutschen Besatzung noch der französischen Regierung bestand". Andererseits vertreten aber Lafont und Durand die These, „daß die Vichy-Regierung eine Politik verfolgte, ‚die auf die größtmögliche Vernichtung von Geisteskranken durch Hunger angelegt war'". Die deutsche Beteiligung bestand in erster Linie in der Ausbeutung des besetzten Landes in Form von Lebensmitteln und Arbeitskräften.
Lafont zieht bezüglich des Verhaltens der französischen Psychiater und Behörden folgendes Fazit: „Einige Proteste ausgenommen, die übrigens keinerlei Erfolg hatten, aber dennoch mutig und anerkennenswert sind, muß man allgemein zu der Erkenntnis kommen, daß vielmehr Resignation, Passivität, Fatalität und bei dem Pflegepersonal ein Gefühl von Nichtverantwortlichkeit vorherrschten."[155] Auch die Öffentlichkeit sei schuldig geworden, indem sie „keinerlei Anteil am Schicksal der Schwachen und Hilflosen nahm". Durand formuliert ähnlich: „Auch wenn die Verantwortlichkeit der Vichy-Regierung und der Besatzungsmacht hinsichtlich der ‚besonderen Behandlung' bei der Lebensmittelversorgung der psychiatrischen Anstalten in keiner Weise abgeschwächt werden soll, so muß dennoch darauf hingewiesen werden, daß deren Schicksal (das übrigens sorgfältig vertuscht wurde) die Bevölkerung nicht sonderlich interessierte."[156] Nach seiner Auffassung war der einzige Grund dafür, daß man die Geisteskranken sterben ließ, die Tatsache, daß sie anders sind als die meisten Menschen.

Volksstaat Hessen

Wie beschrieben, hatte dieses Land in der Vorkriegszeit eine eigene Psychiatrie-Politik, konnte sich aber ab 1938 nicht mehr den Einflüssen entziehen, die von der allgemein zunehmend aggressiveren Linie, besonders in seiner Nachbarprovinz Hessen-Nassau ausgingen: Nach dortigem Vorbild wurden Wirtschaftlichkeitsprüfungen durchgeführt und Patienten aus privaten Einrichtungen (auch aus Hessen-Nassau!)

155 Lafont, zit. n. Ellger-Rüttgardt 1991, 100.
156 Durand, zit. n. ebd.

in die staatlichen Anstalten zurückgeholt. In Heppenheim, über das die einzige genauere Beschreibung[157] vorliegt, handelte es sich dabei vorwiegend um Jugendliche und Altersheiminsassen („Sieche"). Sowohl dort, als auch in Alzey und in Gießen stieg ab 1939 die Belegung deutlich an, während sich die Sterblichkeit vor allem in Heppenheim und Gießen steigerte.[158]
Die Anstalten des Volkstaates Hessen gehörten zu jenen, die nach Inbetriebnahme der Tötungsanstalt Hadamar frühzeitig, d.h. in den ersten Monaten des Jahres 1941 von der „Aktion T4" erfaßt wurden. Wie in allen Regionen, in denen die Transporte so früh begannen, führte das zur Ermordung von etwa 50 Prozent aller Patienten.[159] Nach dem Abbruch der Aktion blieb Alzey weiterhin Reserve- und Heppenheim Kriegsgefangenenlazarett. In beiden Häusern waren Arbeitskommandos von Patienten zurückgelassen worden. Die psychiatrische Versorgung der Bevölkerung mußte von den beiden verbliebenen Anstalten wahrgenommen werden, im Süden des Landes vom Philippshospital in Goddelau (1937 mit 1.100 Betten ausgewiesen) und im nördlichen Teil von der mit 538 Plätzen wesentlich kleineren Landes-Heil-und Pflegeanstalt Gießen.
In die Tabelle zu *Gießen* (s. folgende Seite) wurde das Jahr 1939 mit einbezogen, um die Folgen der gewollten Überbelegung und anderer kriegsbedingter Veränderungen zu demonstrieren: Durch die aus Scheuern, Idstein, Hadamar, Hephata und Bethel zurückgeholten Patienten war die Belegung schon im Februar 1939 auf über 600 angestiegen, weitere Verlegungen steigerten sie bis Anfang Oktober auf 702. Gleichzeitig zeigten sich erstmals die Folgen der kriegsbedingten Nahrungskürzungen und Mangelversorgung: Waren vorher durchschnittlich fünf Sterbefälle pro Monat zu verzeichnen, starben ab Oktober 1939 zwei- bis zweieinhalbmal soviele Patienten.

---

[157] Winter 1993, 63–97. Die Ausgangsdaten für die Berechnung der Sterberaten wurden mir freundlicherweise von Peter Eller zur Verfügung gestellt.
[158] Fast vollständige Daten für alle südhessischen Anstalten erhielt ich dankenswerterweise von Bernhard Rosenkötter, der gemeinsam mit Frau Leifheit und Frau Reuss im Auftrag des LWV das vorher unzugängliche Archiv in Goddelau sichtete und neu ordnete. Dort fanden sich die monatlichen Meldungen aller südhessischen Anstalten, die untereinander ausgetauscht wurden, ferner ein nach Diagnosen aufgegliedertes Aufnahmebuch zur Vorbereitung der Jahres-Meldungen an das Reichsgesundheitsamt.
[159] Diese Zahl gibt Bettina Winter für Heppenheim an, sie ist aber wohl generalisierbar. Aufgrund eigener Untersuchungen kann ich Winter noch dahingehend ergänzen, daß von den 117 in die Zwischenanstalt Scheuern verlegten Heppenheimer Patienten 113 nach Hadamar weitertransportiert wurden. Vgl. Winter 1993, 88.

Tab. 93: (18) Gesamtpatientenzahl, Sterbefälle, Sterberaten und Übersterblichkeit (gegenüber durchschnittlich 5,7 % zwischen 1935–1938) in der Heil- und Pflegeanstalt *Gießen* von 1939–1945[160]

Jahr	Patientenstand am 1. Januar	Zugänge	Gesamtpatientenzahl	Sterbefälle	Sterberate	NS-Opfer
1939	565	402	967	78	8,1	23
1940	673	585	1258	170	13,5	98
1941	589	257	846	57	6,7	9
1942	430	468	898	107	11,9	56
1943	429	376	805	90	11,2	44
1944	439	335	774	130	16,8	86
1945	489	380	869	218	25,1	169
						495

Das Jahr 1940 zeichnete sich in Gießen durch eine Vielzahl von An- und Abtransporten aus: Nachdem im Mai im Zusammenhang mit dem Frankreichfeldzug 160 Patienten aus Alzey übernommen werden mußten, stieg die Belegung auf fast 800 an. Im Juni wurde eine neurologisch-psychiatrische Beobachtungsstation für „nervenkranke SS-Männer" eingerichtet, was ein noch engeres Zusammenrücken für die Patienten bedeuten mußte. Im September durften die Patienten aus Alzey wieder in ihre Heimatanstalt zurückkehren, dafür kamen 70 Patienten aus Herborn und Haina, außerdem wurden zahlreiche jüdische Patienten aus nordhessischen Anstalten nach Gießen verbracht, die man im Oktober in einem Sammeltransport von 126 Menschen in eine „unbekannte Anstalt", d.h. höchstwahrscheinlich in eine der Tötungsanstalten deportierte. Nach dem Rückgang der Sterblichkeit in 1941 als Folge der „T4"-Transporte stieg sie im Lauf der folgenden Jahre wieder an.

In *Goddelau*, das fast alle Überlebenden aus Alzey und Heppenheim übernehmen mußte, war dies anders. Die Sterbezahlen (s. Tab. auf der folgenden Seite) sind erschreckend. Da wichtige Zusatzinformationen fehlen, können sie vorläufig noch nicht interpretiert werden. Zunächst fällt die Verdoppelung der Sterbefälle in 1940 gegenüber 1939 auf, die, ähnlich wie in Gießen, durch die starke Überbelegung, aber auch Nahrungsmittelkürzung und Mangelversorgung bedingt zu sein scheint. Die späteren Entwicklungen werfen viele Fragen auf, wie beispielsweise die, ob sich die angegebenen Sterbefälle allein auf die

[160] Bevor ich das Zahlenmaterial von Bernhard Rosenkötter erhielt, hatte ich selbst schon in Gießen mit freundlicher Unterstützung von Herrn Plauen Recherchen angestellt. Die beiden Quellen ergänzen sich, da im Goddelauer Material für den Dezember 1943 die Zahlen fehlten.

Tab. 94: (19) Gesamtpatientenzahl, Sterbefälle, Sterberaten und Übersterblichkeit (gegenüber durchschnittlich 3,9% zwischen 1935–1938) im Philippshospital *Goddelau* von 1939–1945.[161]

Jahr	Patientenstand am 1. Januar	Zugänge	Gesamtpatientenzahl	Sterbefälle	Sterberate	NS-Opfer
1939	963	778	1741	87	5,0	19
1940	1380	685	2065	177	8,6	96
1941	1414	1189	2603	153	5,9	52
1942	1535	799	2334	423	18,1	332
1943	1575	1139	2714	405	14,9	299
1944	1599	1709	3308	903	27,3	774
1945	1865	1234	3099	925	30,0	804
						2376

psychisch Kranken beziehen oder ob auch die Todesfälle des Darmstädter Ausweichkrankenhauses, das 1944 eingerichtet worden war, mitgezählt sind.
Woher, das ist eine weitere Frage, kam der sprunghafte Anstieg der Sterblichkeit ab 1942, der nach den Monatsstatistiken schon im Januar einsetzt? Dasselbe gilt für die zweite „Stufe" des Sterblichkeitsanstiegs ab Januar 1944. Für diesen Monat ist in den ergänzenden Bemerkungen zu den monatlichen Meldungen der Zugang von 110 Patienten auf die „Siechenabteilung" eingetragen, im März sogar von 205 Menschen auf der gleichen Abteilung. Überhaupt kamen 1944 sehr viele Zugänge. Von Januar bis Mai ist fast eine Verdreifachung der Sterbefälle gegenüber dem Vorjahr festzustellen mit einem Maximum von 121 Sterbefällen im Mai, die nur noch vom März 1945 mit seinen 124 Sterbefällen übertroffen wird. Handelte es sich um Bewohner von Altenheimen, die damals aufgenommen wurden, oder woher sonst kamen diese Patienten?
Vor allem aber wäre zu klären, ob bei dem massenhaften Sterben in irgendeiner Form – sei es durch Unterernährung oder durch Überdosierungen von Medikamenten – „nachgeholfen" wurde. Diese Schlußfolgerung drängt sich angesichts der Zahlen, die an die „Sterbeanstalt" Weilmünster oder auch an den Eichberg erinnern, geradezu

[161] Die Zahlen stützen sich auf das Material der genannten Arbeitsgruppe. Auch in Goddelau hatte ich mit freundlicher Unterstützung des ärztlichen Direktors Berger bereits Recherchen angestellt, allerdings stand mir nur das „Frauenaufnahmebuch" zur Verfügung, während alles andere noch „unter Verschluß" aufbewahrt wurde. Bereits die aus dieser Quelle erschließbaren Daten deuteten auf eine hohe Sterblichkeit hin, die ich auch von Kaminer (1994) bestätigt fand.

auf.[162] Bemerkenswert ist noch, daß mit der Aufnahme von 40 Patienten aus Neuß und 100 Patienten aus Bedburg-Hau im Juli 1943 auch Goddelau in die Räumung der rheinischen Anstalten im Rahmen der „Aktion Brandt" einbezogen wurde. Im November des gleichen Jahres ging ein Transport mit 243 Menschen in die Tötungsanstalt Eichberg ab.
Die Entwicklungen im Volksstaat Hessen weisen gewisse Ähnlichkeiten mit dem benachbarten Baden auf: Auch hier hatte man die Hälfte der Anstalten „weggegeben", so daß die beiden verbliebenen Anstalten unter massiven Belegungsdruck gerieten. Eine Ausweichmöglichkeit wie in Baden gab es nicht. Wurde dies zum Anlaß, in Goddelau zu „anderen Mitteln" zu greifen?
Die Gesamtzahl der Opfer von Überbelegung, Unterernährung und Mangelvorsorgung in den staatlichen Anstalten des Volksstaates muß auf 3.000 angesetzt werden.

Saarland

Diese bisher noch nicht erwähnte Region, die vor dem Ersten Weltkrieg zu den südlichen Teilen der preußischen Rheinprovinz gehörte, wurde 1919 im Versailler Vertrag zusammen mit den westlichen Teilen der bayerischen Pfalz dem Völkerbund unterstellt und erst nach der Volksabstimmung von 1935 wieder in das Deutsche Reich eingegliedert. Die Nationalsozialisten schufen daraus das Saarland und unterstellten es einem Reichskommissar. Mit der „Heimkehr ins Reich" wurde auch das Zwangssterilisationsgesetz rechtskräftig und bald energisch durchgeführt. Über eine spezielle Psychiatriepolitik in dieser Region ist (bisher) nichts bekannt.
Im Saarland existierten zwei psychiatrische Einrichtungen: Die um die Jahrhundertwende gegründete königlich-bayerische Irrenanstalt in *Homburg* nannte sich nach Laehr in den dreißiger Jahren „Psychiatrisch-Neurologische Abteilung der Landeskrankenhäuser des Saargebietes" und war Anfang 1936 mit 305 Patienten belegt. Die 1876 als rheinische Provinzialanstalt gegründete Heil- und Pflegeanstalt *Merzig* beherbergte am 1.1.1937 genau 866 Patienten und war damit überbelegt. Die Sterberaten betrugen 1936 5,0% und 1937 (Rechnungsjahr) 4,1%, lagen also unter jenen der Rheinprovinz.[163]

[162] Frau Leifheit, die an einer weiteren Dissertation über Goddelau arbeitet, wird die aufgeworfenen Fragen hoffentlich klären können.
[163] Für die die freundliche Übersendung der Verwaltungsberichte aus den beiden Jahren und des Artikels von Gerber danke ich Herrn Chefarzt Prof. Dr. Werner.

Der Krieg brachte einschneidende Veränderungen: „Merzig lag innerhalb des Grenzgürtels zu Frankreich, der sog. „Roten Zone", die Gebäude in Homburg wurden für militärische Zwecke benötigt. Die Patienten beider Anstalten wurden – ebenso wie die Zivilbevölkerung des Grenzgebietes – in den letzten Augusttagen des Jahres 1939 mit Eisenbahntransporten ins Reichsinnere verlegt."[164] Thomas K. Gerber hat vor allem das Schicksal der Patienten aus Merzig verfolgt: „In der Nacht vom 31.August zum 1. September wurden insgesamt 670 Patientinnen und Patienten aus der Merziger Heil- und Pflegeanstalt in hessische Anstalten verlegt. 412 Patienten kamen nach Weilmünster im Taunus, 258 Patienten nach Scheuern bei Nassau."[165] Insgesamt wurden „etwa 1700" Saarländer, die aus Homburg und Merzig, aber auch aus Einrichtungen für geistig Behinderte kamen, in hessische Anstalten evakuiert.[166] Homburg und Merzig blieben während des Krieges geschlossen.
Zur Aufnahmeanstalt für saarländische Geisteskranke wurde die nassauische Anstalt Eichberg bestimmt. Nicht nur dort, sondern an allen neuen Aufenthaltsorten – etliche Patienten wurden nach Haina und Merxhausen weiterverlegt – gerieten sie 1941 in den Sog der Aktion T4: Nach Gerber fielen „etwa 1.500 bis 2.000" Patienten aus dem Saarland der „Aktion T4" zum Opfer. In den von ihm eingesehenen Sterbebüchern des Kalmenhofs in Idstein fand er bis 1945 weitere 70 saarländische Patienten als Opfer von Hunger und überdosierten Medikamenten. Ähnlich wird es in den anderen hessischen Anstalten gewesen sein, wo saarländische Patienten die Aktion überlebt hatten. Nachdem ab 1941 die lothringische Landesheil- und Pflegeanstalt Lörchingen aufnahmefähig war, übernahm sie die psychiatrische Versorgung des Saargebietes. Lörchinger Bürger teilten dem Journalisten Gerber bei seinen Recherchen mit, daß „als Folge der allgemein schlechten Versorgungslage (...) die Todesrate leicht gestiegen" sei. Offenbar wurde auch in der Lörchinger Anstalt die Ernährung von der Arbeitsleistung abhängig gemacht: „So bekamen die sogenannten

---

[164] Persönliche Mitteilung von Christoph Braß, der über die „Zwangssterilisation im Saarland 1935–1945" geforscht hat und mir eine Reihe wichtiger Informationen geben konnte.
[165] Gerber 1988, 85–88.
[166] Bei meinen Recherchen in Scheuern stieß ich auf 172 Patienten aus dem Hospital St. Wendel, die vom 16.10.1939–8.10.1940 nach Scheuern evakuiert waren, aber anscheinend wieder zurückkehren konnten. Auch 130 Fürsorgezöglinge und Waisenkinder waren laut Gerber aus dem Saarland nach Scheuern verbracht worden.

‚Arbeitspatienten' reichhaltigere Essensrationen als hoffnungslose, bettlägerige Fälle."
Die Anstaltspatienten des Saarlandes, dieses permanenten Zankapfels zwischen den „Erbfeinden" Deutschland und Frankreich, hatten kein Glück mit den Aufbewahrungsorten, zwischen denen sie hin und her geschoben wurden: Als die Front näher rückte, verlegte man im September 1944 etwa 250 saarländische Patienten aus Lörchingen nach Klingenmünster. Dort hatte zu dieser Zeit bereits das Massensterben eingesetzt.

Rheinprovinz

Die Rheinprovinz wurde sehr spät von der „Aktion T4" erfaßt. Erst Ende April 1941 begannen die Transporte aus den Zwischenanstalten Galkhausen und Andernach nach Hadamar. Hauptsächlich aufgrund dieser späten Erfassung waren bei Abbruch der Aktion im August 1941 „nur" 1951 Anstaltspatienten dem großen Morden zum Opfer gefallen.[167] – In der juristischen Aufarbeitung nach dem Krieg verstand es Prof. Walter Creutz, der ärztliche Dezernent der Provinzialverwaltung, die vergleichsweise geringe Zahl der Opfer als Ergebnis seines Widerstandes darzustellen, was ihm und anderen Beteiligten zu einem Freispruch verhalf. Aufgrund neuerer Forschungen von Wolfgang Franz Werner hat die Legende des „Widerstandskämpfers" Creutz und auch die einer „gemeinsamen Abwehrfront von Rheinprovinz, Westfalen und Hannover" erheblich an Glaubwürdigkeit verloren.[168]
Im Zusammenhang mit der Aktion wurden keine Anstalten aufgelöst. Allerdings hatte Bedburg-Hau bereits im März 1940 in einer Sonderaktion zwecks Schaffung eines großen Marine-Lazarettes einen großen Teil seiner Patienten zu verlegen, davon viele nach Grafeneck und über Waldheim nach Brandenburg.

Zur Belegung der Anstalten im weiteren Verlauf Krieges ergeben sich aus der Fortschreibung der Tabelle über die „Bestandsbewegung in der Gei-

[167] Die Zahl entstammt dem Katasterbd. IV des ehemaligen Landeshauptmanns der Rheinprovinz, von dem 1960 eine beglaubigte Abschrift zu den Akten des Heyde-Verfahrens in Frankfurt a.M. genommen wurde (Hess.HStA Wiesbaden 631a/311). Die Liste umfaßt 79 Bl. und enthält 1.951 Namen. Werner (1992, 227) nennt die Zahl von „rund 1700" aus dem Rheinland nach Hadamar Deportierten, zu denen noch „über 200 Patienten aus Bedburg-Hau" kamen, die 1940 bei der Teilräumung dieser Anstalt in hessische Einrichtungen verlegt worden waren.
[168] Werner 1995, 173–196.

steskrankenfürsorge im Rheinland" fast keine verwertbaren Erkenntnisse, da sie offenbar auf falschen Daten beruht.[169] Das geht unter anderem auch aus dem Kommentar hervor, in welchem die Zahl der „nach Ostdeutschland" Verlegten mit der Zahl der „T4"-Opfer gleichgesetzt wird. Der große Exodus der rheinischen Anstaltspatienten ab 1942 findet in dieser Tabelle nicht statt! Nur der Rückgang der Gesamtbelegung aller Anstalten von 20.800 im Jahr 1940 auf rund 10.500 in 1945 dürfte der Realität entsprechen.

Während die Rheinprovinz von der „Aktion T4" nur gestreift wurde, stand sie als Folge der Intensivierung der englischen Luftangriffe auf das Rhein-Ruhrgebiet im Mittelpunkt der „Aktion Brandt". „Seit Ende 1941 wuchs der Druck auf den Provinzialverband, seine Heil- und Pflegeanstalten für verletzte bzw. „ausgebombte" Personen bereit zu stellen."[170] Mit der Verlegung von 50 Patienten aus Düren am 1. März 1942 nach Plagwitz in Schlesien und von 51 Patienten aus Gangelt nach Niedernhart bei Linz am 21. März 1942 setzten die Transporte in außerrheinische Anstalten zur Räumung von Anstaltsbetten für Ausweichkrankenhäuser ein. Am 12. August 1942 folgte ein kleiner Transport aus Bonn ins Generalgouvernement und eine Woche später der Großtransport mit 368 Patientinnen aus der Anstalt Kloster Hoven bei Zülpich nach Hadamar.[171]
Mit der Erwähnung dieser frühen Transporte soll darauf hingewiesen werden, daß es schon vor jener Konferenz mit Goebbels und den Gauleitern am 9. April 1943 in Essen, der von Kaminsky zentrale Bedeutung in der rheinischen Evakuierungspolitik beigemessen wird, große und weiträumige Transporte gab. Kaminsky hat aber recht, wenn er auf die wichtige Rolle der Gauleiter in diesem Geschehen hinweist. Im Bombenkrieg gewannen sie an der Heimatfront in ihrer Eigenschaft als Reichsverteidigungskommissare reale Macht.
Ein Beispiel dafür sind die Aktivitäten des Gauleiters von Köln, Josef Grohé, dessen Hauptstadt am 31. Mai 1942 mit dem ersten „Tausendbomberangriff" den bis dahin schwersten Luftangriff auf eine deut-

[169] Die erste Hälfte der Tabelle, die aus der Festschrift zum 50jährigen Bestehen von Bedburg-Hau stammt, ist weiter oben, S. 159, als Tab. 34 wiedergegeben.
[170] Werner 1992, 229.
[171] Bereits bei dieser Verlegung nach Hadamar spielten Berliner Dienststellen eine wichtige Rolle: Nach einem Schreiben des Oberpräsidenten an den Kölner Oberbürgermeister vom 10. August 1942 hatte sich der Leiter des Gauamtes für Volksgesundheit Hartung an die „Reichsarbeitsgemeinschaft Heil- und Pflegeanstalten" in Berlin gewandt und dort offenbar von freien Plätzen in Hadamar erfahren. Der Oberpräsident ließ sich dies von der RAG und dem Reichsbeauftragten bestätigen und erhielt sogar ein Angebot der RAG über weitere 180 Plätze in fünf anderen Anstalten in Mittel- und Ostdeutschland. ALVR 13073, Bl. 31.

sche Stadt zu überstehen hatte. Wohl im Zusammenhang mit dieser Katastrophe und weiteren Luftangriffen führte man mit der Räumung der privaten Anstalt Kloster Hoven bei Zülpich die erste weitgehende Auflösung einer Anstalt in der Rheinprovinz durch. Für „besondere Katastrophenfälle" forderte Grohé im November 1942 für Köln aber noch weitere 3000 Betten, wobei in erster Linie an solche in den Heil- und Pflegeanstalten gedacht war. Auf einer Konferenz verschiedener Ressortbeamter am 28. November stellte sich heraus, daß diese Forderung unmöglich zu erfüllen war: „Die Schwierigkeiten liegen darin, daß der Landeshauptmann nicht weiß, wohin mit den Geisteskranken."[172] Dazu benötigte man Hilfe aus Berlin.
Ganz offensichtlich im Zusammenhang mit diesem Problem traf sich Creutz am 14. und 15. Januar 1943 mit dem Reichsbeauftragten Linden und erhielt von diesem ein Kontingent von 1500 Anstaltsplätzen „in Heil- und Pflegeanstalten an verschiedenen Stellen des Reiches" zugeteilt.[173] Nach genaueren Vereinbarungen mit den zuständigen Länderverwaltungen rollte dann ab Ende Februar 1943 bis tief in den März hinein die erste große Verlegungswelle mit insgesamt 18 Transporten. Unter anderem wurden fast 600 Patienten aus Grafenberg und Galkhausen nach Altscherbitz und weitere 200 aus Süchteln nach Meseritz-Obrawalde deportiert.
Die Verteilung der Transporte in außerrheinische Anstalten auf die einzelnen Monate des Jahres 1943 – dargestellt nach der noch unkorrigierten „Kölner Liste" (s. Tab. 95 auf der folgenden Seite) – ist aufschlußreich:
Der erste große Verlegungsschub im März hängt mit der eben beschriebenen Besprechung von Linden und Creutz im Januar zusammen, der zweite mit der Konferenz in Essen am 9. April, an der neben Goebbels auch Dr. Stuckart vom RMI in Berlin teilnahm, der die von Goebbels unterstützte Forderung der Gauleiter auf Abtransport von

---

[172] Teile einer „Auszugsweise(n) Niederschrift" sind wiedergegeben bei Ankerstein et al. (Hg.) 1985,106.

[173] Dies ist einem Schreiben zu entnehmen, das Creutz am 20. Januar 1943 an Linden richtete. (Die Unterschrift ist nicht vollständig, es findet sich nur die Paraphe „C"). Creutz bezieht sich auf die „am 14.und 15. Januar 1943 zwischen Herrn Ministerialdirigenten Dr. Linden und dem Unterzeichneten geführten Besprechungen" und bittet unter Punkt 1 den Reichsbeauftragten um weitere 150 Plätze für Patienten, die nach § 42b in Düren untergebracht sind und verlegt werden müssen, weil das Reservelazarett vergrößert werden soll. Unter Ziffer 2 folgen die Anschriften von 12 Provinz- bzw. Länderverwaltungen und ein Brief mit einheitlichem Text, in welchem um „gefl. Mitteilung der genauen Anzahl der Anstaltsplätze" und der Anstalten, in denen diese Plätze frei sind, gebeten wird (ALVR 13073 Bl. 42).

Tab. 95: Evakuierungstransporte aus *rheinischen Anstalten* im Jahr 1943

erste Jahreshälfte	Anzahl	zweite Jahreshälfte	Anzahl
Januar	0	Juli	**22**
Februar	3	August	6
März	**15**	September	0
April	7	Oktober	0
Mai	**19**	November	1
Juni	6	Dezember	1

9000 Geisteskranken an Linden zur Ausführung weitergab. Der dritte und größte Verlegungsschub vom Juli wird von Kaminsky mit einer kühnen Behauptung in Verbindung mit Karl Brandt gebracht: „Offenbar in Unkenntnis der bereits über Linden und Creutz koordinierten Verlegungen" habe Karl Brandt nach einem Besuch des von der britischen Bomberoffensive schwer getroffenen Ruhrgebietes im Juni 1943 selbst die Räumung für „sämtliche Anstalten der Rheinprovinz" angeordnet. Nach Kaminsky wurden zwischen Februar und August 6500 Patienten in außerrheinische Anstalten deportiert. Die folgende Aufstellung zeigt die Zielorte der Deportationen. Die vollständige Erfassung sämtlicher Transporte ist wohl nicht mehr zu erreichen.

Tab. 96: Zielregionen und -anstalten der Evakuierungstransporte aus dem *Rheinland*[174]

Land/Provinz	Zahl der Transporte	Zahl der Patienten	Aufnahmeanstalten (mit Zahl der Patienten)
Bayern	13	710	Ansbach (246) Erlangen (99) Regensburg (75) Klingenmünster (100) Günzburg/Eglfing (190)
Brandenburg	3	207	Görden (59) Eberswalde (48) Landsberg (100)
Hannover	1	38	Lüneburg (38)
Hessen-Nassau	7	947	Hadamar (368) Eichberg (270) Idstein (39) Scheuern (160) Weilmünster (110)
Volksstaat Hessen	2	140	Goddelau (140)
Pommern	27	1754	Ueckermünde (176) Meseritz-Obrawalde (1578)
Provinz Sachsen	20	1731	Altscherbitz (1008) Uchtspringe (346) Pfafferode (377)
Sachsen	4	230	Großschweidnitz (125) Dösen (30) Arnsdorf (75)
Schlesien	6	409	Lüben (160) Plagwitz (169) unbekannte schlesische Anstalt (80)
Thüringen	3	109	Stadtroda (85) Hildburghausen (24)
„Ostmark"	6	359	Gugging (60) Klagenfurt (40) Niedernhart (51) Lehen (50) Mauer-Öhling (158)
„Protektorat"	7	728	Wiesengrund bei Pilsen (728)
Polen	8	715	Kulparkow (250) Tiegenhof (200) Tworki (249) unbek. Anstalt im „Generalgouvernement" (16)
	107	8077[175]	

Mit jeweils rund 1700 Patienten waren die preußischen Provinzen Sachsen und Pommern die bevorzugten Evakuierungsgebiete, gefolgt von Hessen-Nassau, Bayern und den Anstalten im Generalgouvernement und den annektierten polnischen Gebieten. Weitaus die meisten der angeführten Transporte fanden 1943 statt, rund die Hälfte der Transporte nach Meseritz aber erst 1944. Ausnahmen sind weiterhin die Großtransporte mit 368 Patienten von Kloster Hoven nach Hadamar im August 1942 und mit 361 Patienten von Düren nach Wiesengrund im November 1944.

Der am 28. Juni 1943 von Grafenberg nach Ansbach abgehende Transport mit 50 Patienten (davon 10 aus Galkhausen) kam nie dort an: Wegen eines verpaßten Anschlußzuges im Kölner Hauptbahnhof auf einem Nebengeleis abgestellt, wurde er bei einem Luftangriff von Brandbomben getroffen. „Ca. 30 Kranke" verbrannten, 14 Überlebende wurden nach Galkhausen verbracht.[176]

Nach dem Krieg äußerte sich Landesrat Prof. Creutz zur Evakuierung der rheinischen Anstalten. Aus seinen nicht immer glaubhaften Angaben ergeben sich eindeutige Hinweise auf die Selektionsprinzipien:

> Im Rahmen der Ermittlungen zu dem großen rheinischen „Euthanasie"-Prozeß vor dem Schwurgericht Düsseldorf wurde Creutz, der zu dieser

---

[174] Diese Aufstellung geht von der Liste der Transporte bei Ankerstein et al. (Hg.) (1985, 101–112) aus, die auch nach Meinung der Autoren unvollständig war, da sie sich auf nach dem Krieg eingeholte Auskünfte der Anstalten stützte. Diese Beurteilung hat sich inzwischen vollauf bestätigt: Viele Transporte, die Creutz bei seiner Vernehmung angab, wie z.B. jene zur Räumung von Hausen, sind in der Liste nicht enthalten. Andererseits konnte Schaffer (1995) aufgrund polnischer Akten nachweisen, daß einzelne der angegebenen Transporte nach Meseritz-Obrawalde gar nicht stattgefunden hatten. Bei meinen Recherchen in Andernach stellte ich fest, daß zwei angeblich dorthin geleitete „T4"-Transporte aus Bonn im Aufnahmebuch nicht festzustellen sind. Die Ankerstein et al. (Hg.) (1985) zugrundeliegende, nach Anstalten gegliederte Liste wurde dem Landgericht Düsseldorf von dem Nachfolger von Creutz auf Anforderung zugeleitet. Die Kölner Autoren wandelten sie in eine chronologische Aufstellung der Transporte um. Die folgende konzentrierte Zusammenstellung beschreibt die Transporte erstmalig im Hinblick auf die Zielanstalten und -provinzen.

[175] Diese Zahl weicht wieder einmal von bisher bekannten ab: Graf (1987, 51) gibt ohne Quellenbeleg an, daß in der „zweiten Welle" der Euthanasieaktion in 98 Transporten aus den Provinzialanstalten 6.589 und in 71 Transporten aus den konfessionellen 3.660 Patienten verlegt worden seien. Falls sich diese Zahlenangaben auf frühe Stellungnahmen der Provinzialverwaltung für das Düsseldorfer Verfahren stützt, dann ist zu berücksichtigen, daß dort auch Transporte innerhalb der Rheinprovinz in die Statistik aufgenommen sind.

[176] Vermerk von Creutz vom 29. Juni 1943. ALVR 13073 Bl. 98.

Zeit in Untersuchungshaft saß, im November 1947 auch zu den Evakuierungstransporten vernommen, nachdem die Staatsanwaltschaft aufgrund des sog. Katasters der Provinzialverwaltung[177] festgestellt hatte, daß auffallend viele Patienten in den Verlegungsanstalten verstorben waren. Zu diesen Vernehmungen brachte Creutz jeweils ausgearbeitete Schriftsätze mit, die er zu Protokoll gab. Allein zu diesem Fragenkomplex hatte er einen Text von 42 Schreibmaschinenseiten verfaßt.[178] Seine wortreiche Verteidigung gegenüber dem Vorwurf, die zahlreichen Todesfälle hätten ihn doch mißtrauisch machen müssen, daß in den Verlegungsanstalten vielleicht weiter, wenn auch in versteckter Form „Euthanasie" betrieben würde, baute er auf einer Reihe von Argumenten auf, die er wie Versatzstücke je nach Bedarf anwendete.

Die Notwendigkeit der Verlegungen wurde von ihm nie angezweifelt. „Kriegs- und Luftschutzgründe" erschienen ihm dazu ausreichende Begründung, obwohl in einem Fall eine Stadtverwaltung in die geräumte Anstalt einzog, in einem anderen ein Kindererholungsheim. Sein zweites Argument war, daß diese Transporte ja nicht als Geheimaktion wie 1941, sondern mit bekanntem Ziel abgingen. Daß dabei die Gekrat half, sei dadurch zu erklären, daß diese über die notwendigen Transportmittel und vor allem über Treibstoff verfügte. Die Anstalten mit freien Plätzen seien ihm jeweils vom Reichsinnenministerium zugewiesen worden. Man könne ihm auch nicht vorwerfen, daß er nicht jede einzelne der Verlegungsanstalten gekannt habe, was z.B. für die kleinen Anstalten in Österreich gelte. Etwas naiv wirkt ein von ihm angewandtes Kriterium für die „Gutartigkeit" einer Einrichtung: Wenn sie früher oder auch jetzt einen guten wissenschaftlichen Ruf gehabt hätten, wie z.B. Uchtspringe, Eglfing-Haar (wo v. Braunmühl, der große Elektroschock-Experte tätig war!) oder die Wagner-Jauregg-Klinik in Wien, dann habe er sich nicht vorstellen können, daß seinen Patienten dort Gefahr droht.

Anders sei es mit den Anstalten im Osten gewesen. Dort habe er durch Ärzte nachsehen lassen oder auch Personal und Hilfsgüter hingeschickt, nachdem ihm z.B. von Meseritz-Obrawalde mitgeteilt worden war, daß die hohe Sterblichkeit der Patienten mit der schlechten Ausstattung zusammenhänge. Zu Hessen-Nassau führte Creutz wörtlich aus: „Den nassauischen Anstalten und der Bezirksverwaltung Wiesbaden waren wir grundsätzlich abhold, weil wir wußten, daß bei dieser Verwaltung kein den Kranken freundlicher Geist herrschte. Dies lag insbesondere an der Person des Anstaltsdezernenten, der ein von der Partei getragener Emporkömmling ohne jede fachliche Vorbildung war." Nachdem ihm aber vom Reichsinnenministerium Anstaltsplätze in Eichberg zur Teilräumung der

[177] Diese „Kopfliste" der „Pflichtigen" wurde zur Abrechnung der Kosten gegenüber der Zentralverrechnungsstelle oder auswärtigen Anstalten angelegt.

[178] In den Ermittlungsakten (8 Js 116/47) geht die handschriftliche Numerierung von Seite 41 bis 83. Hess. HStA Wiesbaden, Bestand 631a/293 (Beiakten zum Heyde-Prozess).

evangelischen Heil- und Pflegeanstalt Hausen bei Waldbreitbach zugeteilt worden waren und andererseits von der Wiederaufnahme der Tötungen nichts bekannt geworden war, „bestand keine begründete Veranlassung, etwa die Inanspruchnahme dieser Plätze zu verweigern und damit die an sich notwendige Teilräumung der Anstalt Hausen zu stören".
Immer dann, wenn ihm nichts mehr zur Begründung der zahlreichen Todesfälle einfiel, brachte Creutz in allen Variationen das Argument ins Spiel, daß es sich bei den Abtransportierten ja um „Endzustände" gehandelt habe. Hiervon zwei Beispiele: „ Sehr häufig wurden in die fremden Anstalten Transporte übergeführt, die eine „einseitige Auslese" der kranken nach der negativen Seite darstellten. Die Anstalten, Provinzial- wie Privatanstalten hielten die heilbaren, aussichtsvollen, arbeitenden, körperlich rüstigen Kranken zurück und verlegten die unheilbaren, die nicht mehr arbeitsfähigen, die hinfälligen, die siechen Kranken, bei denen von vorneherein keine große Lebenserwartung mehr bestand. Gerade in den Jahre 1943 und 1944 sind in unverhältnismäßig großer Zahl alte und sieche Menschen in fremde Anstalten übergeführt worden." Die hierin offen zugegebene Selektion wiederholt sich auch im folgenden Zitat, nur steigert sich Creutz darin in eine Prognostik hinein, die er nach „bestem Wissen und Gewissen" eigentlich nicht hätte verantworten können: „Die Mortalität hängt nicht nur ab von den Betriebsverhältnissen der Anstalt und den äußeren Umständen, unter denen die Kranken leben (Beköstigung, Art der Unterbringung, Güte und Sorgfalt der Pflege, Auftreten von Epidemien usw.) sondern in erster Linie von der Art der Kranken, die in der betreffenden Anstalt untergebracht sind. Wenn bei einer Überführung in eine andere Anstalt in erster Linie oder gar ausschließlich chronisch Kranke unheilbarer Art im fortgeschrittenen Stadium der Krankheit, also sogenannte „Endzustände" verlegt werden, – und das ist während des Krieges in sehr zahlreichen Fällen so gewesen –,dann muß unter diesen übergeführten Kranken eine außerordentlich hohe Mortalität herrschen, und es kann nicht verwunderlich erscheinen, wenn innerhalb eines gewissen Zeitraums nach der Überführung die Mehrzahl der verlegten Kranken oder unter Umständen sogar fast alle verstorben sind."
Creutz konnte sicher sein, daß dieses Argument von den „Endzuständen" ihn am meisten entlasten würde, denn zu dieser Zeit waren in den Köpfen der Juristen die von Binding und Hoche popularisierten Vorstellungen von „lebensunwertem Leben" und „leeren Menschenhülsen" noch durchaus präsent und auch weitgehend internalisiert.[179] Vielleicht haben ihm

[179] In den Ermittlungen zum Freiburger „Euthanasie"-Prozeß, die um die gleiche Zeit durchgeführt wurden, wollte der Untersuchungsrichter immer sehr genau wissen, ob es sich bei den nach Grafeneck Abtransportierten um Menschen handelte, deren Leben noch einen „gewissen Wert" hatte oder nicht. Vgl. dazu auch Vorgänge im westfälischen „Euthanasie"-Prozeß, dargestellt in: Kersting/Teppe/Walter (Hg.) 1993, 212; ferner die Argumentation eines Kölner Gerichts im freisprechenden Urteil über den Tötungsarzt Dr. Leu, dargestellt in Klee 1986, 210.

auch seine Verteidiger dazu geraten.[180] Seine Verteidigungsstrategie ging jedenfalls auf. Wenn Creutz am Schluß eines seiner Schriftsätze sich selbst dahingehend charakterisiert, „daß es meinem aktiven Temperament nicht liegt, beim Auftreten von Nöten oder Gefahren in Resignation oder Initiativelosigkeit zu verharren", dann kann dies auch sehr gut auf die Art und Weise angewendet werden, wie er sich der Gefahr einer Verurteilung entzog.

Jede einzelne Anstalt hatte, wie sich bisher immer wieder herausstellte, in diesen schwierigen Zeiten ihr eigenes Schicksal. Das war auch in der Rheinprovinz nicht anders:
Die besondere Rolle *Galkhausens* in der „Aktion T4" wurde bereits erörtert. Da viele zur Weiterverlegung nach Hadamar bestimmte Patienten bei Abbruch der Aktion in der Anstalt zurückblieben, war sie bis 1943 mit fast 1400 Patienten ständig überbelegt. Dann begannen im März die Räumungstransporte. Der Abtransport von Männern nach Ansbach und der Frauen nach Tiegenhof im Juni wurde mit einem Brief angekündigt, der seiner Diktion nach nur von der Gekrat stammen kann:

„Im Zuge der Räumung von Anstalten in luftgefährdeten westdeutschen Gebieten habe ich auf Anordnung des Generalkommisssars des Führers für das Sanitäts- und Gesundheitswesen, Professor Brandt, und auf ausdrücklichen Wunsch des Gauleiters und Reichsverteidigungskommissars auch ihre Anstalt zu räumen. Nach Mitteilung von Herrn Prof. Creutz handelt es sich bei Ihnen um den Abtransport von 60 Männern und 120 Frauen."
Ebenso wie die genauen technischen Anweisungen erinnert in diesem Brief der Gekrat auch die Aufforderung, nicht auskunftsfähigen Patienten einen Leukoplaststreifen mit Vor- und Zunamen zwischen die Schulterblätter zu kleben, an die „Aktion T4".[181]

Zu Beginn des Jahres 1944 waren in Galkhausen nur noch 677 Patienten untergebracht. Selbst diese geringe Patientenzahl war dem Gauleiter von Düsseldorf, Florian, noch zu viel. In seiner Eigenschaft als „Reichsverteidigungskommissar für den Reichsverteidigungsbezirk Düsseldorf" setzte er, da die Belegung „durch Annahme von neuen Kranken" wieder gestiegen sei, mit Anordnung vom 4. Mai 1944 die Höchstzahl der Aufnahmen für Galkhausen auf 300 fest:

---

[180] Selbst in dem letzten, im Mai 1987 in Frankfurt endlich zum Abschluß gebrachten „Euthanasie"-Prozeß gegen die Tötungs-Ärzte Ullrich und Bunke versuchten die Verteidiger noch die alte Strategie, in dem sie behaupteten, daß es sich bei den Ermordeten um „unwertes Leben" gehandelt habe.
[181] Das Schreiben hat keinen Briefkopf. ALVR Nr. 13073.

„Bei der drohenden Gefahr neuer Terrorangriffe auf die Industriegroßstädte des hiesigen Luftnotgebiets bin ich gezwungen, ausserhalb der Großstädte an *einer* Stelle eine wirklich große Bettenreserve zu schaffen. Ich beabsichtige daher, die Anstalt Galkhausen im Laufe der Zeit immer stärker für Krankenhauszwecke in Anspruch zu nehmen und benötige daher hier rd. 1000 Betten. (...) Da mir eine andere Anstalt mit einem so großen Fassungsvermögen zur Unterbringung von körperlich Kranken ausserhalb der Industriegrossstädte nicht zur Verfügung steht, bin ich zu meinem Bedauern nicht in der Lage, dortigen Einsprüchen (...) stattzugeben. Ausser den 50 Geisteskranken von der Anstalt Grafenberg wären aus der Anstalt Galkhausen noch ca. 300 Geisteskranke abzutransportieren. Zur Durchführung dieser Anordnung habe ich die unteren Verwaltungsbehörden ersucht, auf Grund der §§ 5 und 6 des Reichsleistungsgesetzes (...) in der Heil- und Pfleganstalt Galkhausen ca 1000 Betten für die Errichtung eines Ausweichkrankenhauses der Städte Düsseldorf, Wuppertal, Remscheid und Solingen in Anspruch zu nehmen. Ich bitte mir baldigst, spätestens jedoch bis zum 1.6.1944 zu berichten, bis wann und in welchem Ausmaß die Verlegung der Geisteskranken (...) durchgeführt sein wird."[182]

Die Verhandlungen der untergeordneten Verwaltungsbehörden mit dem Provinzialverband zogen sich bis zum 10. Juni hin. Dabei ging es um die Zahl der notwendigen Betten für „geisteskranke Arbeitskräfte" und die Unterbringung von Neuaufnahmen, sowie um die Möglichkeit des Abtransports von Patienten mit länger dauernden Erkrankungen. Man gestand Galkhausen 370 Arbeitskräfte zu. Zur Verringerung der Neuaufnahmen wurde auf Vorschlag von Creutz beschlossen, daß Duisburg, Oberhausen und Mühlheim-Ruhr ihre Kranken wieder nach Bedburg-Hau verbringen sollten, wie das schon vor dem Krieg der Fall gewesen sei. Insgesamt beließ man Galkhausen 500 Betten, über die es frei verfügen können sollte, solange die 1000 Betten für das Ausweichkrankenhaus unberührt blieben. Bezüglich des Abtransports von chronisch Kranken wies Creutz auf „die zur Zeit außerordentlich ungünstig" liegenden Verhältnisse hin. Selbst im „aktuellen Fall" der Anstalt Ebernach, die auf Weisung Himmlers für einen „außerordentlich kriegswichtigen" Zweck geräumt werden sollte, habe Linden mitteilen müssen, daß er derzeit zur Unterbringung einer größeren Zahl von Geisteskranken nicht imstande sei. Am 5. Juli 1944 ging dann aber doch ein Transport mit 96 Menschen nach Meseritz ab. Auf Lindens letzte Rundfrage vom August 1944 meldete die Anstalt bei einer „Höchstbettenzahl" von 1420 Betten und der Abgabe von 1000 Betten an das Ausweichkrankenhaus die Anwesenheit von

[182] ALVR 14295/1.

520 Patienten, von denen 140 „Frischfälle" seien, 40 Alterskranke und 340 Arbeitspatienten. Die Überbelegung ist an diesen Zahlen deutlich abzulesen.

Tab. 97: (20) Gesamtpatientenzahl, Sterbefälle, Sterberaten und Übersterblichkeit in der rheinischen Provinzialanstalt *Galkhausen* gegenüber einer „Friedenssterblichkeit" von 10%[183]

Jahr	Patientenstand am 1. Januar	Zugänge	Gesamtpatientenzahl	Sterbefälle	Sterberate	NS-Opfer
1940	1396	870	2266	346	15,3	119
1941	1369	1507	2876	343	11,9	55
1942	1384	541	1925	408	21,2	215
1943	1366	893	2259	373	16,5	147
1944	677	745	1422	266	18,7	124
						660

Die hohe Zahl der Sterbefälle in 1942 hängt aller Wahrscheinlichkeit nach mit den 451 Patienten zusammen, die beim Abbruch der „Aktion T4" nicht mehr weiterverlegt werden konnten.[184] Daß 1944 trotz der geringen Belegung so viele Sterbefälle auftraten, ist erstaunlich. Einen Hinweis auf die Hintergründe gab Creutz während der Verhandlungen über die Zahl der Betten, die nach der Ausweitung des Ausweichkrankenhauses noch für psychisch Kranke reserviert bleiben sollten:

> „An Hand weiterer zahlenmäßiger Aufstellungen der Anstalt Galkhausen, die das letzte Halbjahr betrafen, wurde erörtert, daß der hohe Prozentsatz derjenigen Kranken, die bereits in den ersten Wochen nach der Anstaltsaufnahme geheilt und wieder arbeitseinsatzfähig entlassen werden konnten, weitgehend damit zusammenhängt, daß unter den in diese Anstalt aufgenommenen Personen (...) nur 16% Erbkranke waren, während die Zahl der – grundsätzlich heilbaren – reaktiven Gemüts- und Nervenstörungen entsprechend den besonderen Zeitverhältnissen hoch war. Sehr

[183] Aus den Jahren 1935–1938 sind keine Daten verfügbar. Ich lege deshalb ausnahmsweise die durchschnittliche Sterberate der Jahre 1932, 1933, 1934 und 1938 zugrunde, die 9,97%, also aufgerundet 10,0% beträgt. In der Tabelle wurden Anfangsbestände aus dem „Diarium" und die Aufnahmezahlen aus dem Aufnahmebuch ermittelt. Über die Sterbefälle hatte Herr Styrnal bereits die Zahlen von 1938 bis April 1945 zusammengestellt, die er mir dankenswerterweise zur Verfügung stellte.

[184] Im Gegensatz zu Andernach, das laut Ankerstein et al. (Hg.) (1985) 200 Patienten nach Düren und Süchteln zurückverlegte, hat man in Galkhausen offenbar alle Patienten in den Bestand aufgenommen. Es fragt sich nur, unter welchen Bedingungen. Im Aufnahme- oder Sterbebuch müßte sich feststellen lassen, wieviele der Todesfälle des Jahres 1942 auf „zwischenverlegte" Patienten zurückgingen.

beträchtlich war aus den bekannten Gründen (Ausfall der Wohnungen, Einberufung, Arbeitseinsatz, Wegzug der Familienangehörigen, die bisher die Pflege übernommen hatten; Ausfall von Altersheimen usw.) auch die Zahl der in diesem Halbjahr aufgenommenen alten Leute, weshalb auch die Zahl der Todesfälle hoch lag. Aus diesen Aufstellungen ergab sich weiter, daß die Anstalt Galkhausen laufend nur die aussichtsvollen Frischfälle und die notwendigen Arbeitskräfte behalten, die sonstigen Kranken aber, soweit sie nicht verstarben, abtransportiert hat."[185]

Diese Sätze liefern eine wahrscheinlich prägnante Beschreibung der rheinischen Psychiatrie im letzten Kriegsjahr. In ihnen kommt neben den Leiden der Zivilbevölkerung und den sozialen Umschichtungen, die vor allem die alten Menschen heimatlos gemacht hatten, indirekt auch zum Ausdruck, wieweit die „Erbkranken" bereits dezimiert worden waren. Schizophrene und geistig Behinderte mußten nur noch in geringer Zahl aufgenommen werden. Die meisten von ihnen waren vermutlich nicht mehr am Leben oder in ferne Anstalten abtransportiert. Wie es ihnen dort erging, soll weiter unten am Beispiel der „Bergungsanstalt" Altscherbitz gezeigt werden, wohin im März 1943 nicht weniger als 445 Galkhausener Patienten deportiert worden waren.

Möglicherweise stand die Provinzial-Heil- und Pflegeanstalt *Düsseldorf-Grafenberg* unter dem besonderen Schutz von Creutz, der sich dem Leiter dieser Anstalt, seinem Lehrer Prof. Sioli, sehr verbunden fühlte. Nach seiner Rückkehr aus dem Kriegsdienst hielt Creutz – inzwischen zum außerordentlichen Professor an der Medizinischen Akademie Düsseldorf ernannt – an einer speziell dem medizinischen Hochschulunterricht dienenden Abteilung auch Vorlesungen. Es fällt jedenfalls auf, daß während der „Aktion T4" aus dieser großen Anstalt nur ein einziger Transport über Galkhausen den Weg nach Hadamar gehen mußte. Wie sich aus einem Eintrag in der „Chronik" des Hauses über das Jahr 1941 ergibt, waren die Lebensumstände der Patienten aber alles andere als erfreulich: „Die wirtschaftl. Lage ist wesentlich schlechter geworden. Die Kranken klagen über Hunger, Gewichtsabnahmen sind weit verbreitet."[186] Man darf wohl annehmen, daß die schlechte wirtschaftliche Lage nicht nur in Grafenberg, sondern in allen Anstalten der Rheinprovinz bestand. Das würde die teilweise recht hohen Sterberaten in den ersten Kriegsjahren erklären.

1943 begannen die Räumungstransporte: Allein in den ersten drei Monaten wurden 546 Patienten nach Pfafferode, Erlangen und Altscher-

---

[185] ALVR 13073, Bl. 50 „Vermerk" über die Besprechung vom 10. Juni 1944, an der auch Direktor Winkel von Galkhausen teilnahm.

[186] Zit.n. Graf 1987, 50.

bitz verlegt, so daß bei Beginn des neuen Wirtschaftsjahres am 1. April 1943 der Krankenstand auf 691 Patienten abgesunken war. Versuche des Gauleiters Florian, Grafenberg noch stärker als Hilfskrankenhaus auszubauen, scheiterten sowohl am Widerstand des Landeshauptmanns Haake, der mit seiner Provinzialverwaltung dorthin ausweichen wollte[187], als auch von Creutz. Man einigte sich schließlich auf eine Bettenzahl, welche die Wahrnehmung der Funktionen als Hilfskrankenhaus, psychiatrische Lehranstalt, Stadtasyl für Düsseldorf und Aufnahmeanstalt für die psychiatrischen Neuaufnahmen gewährleisten sollte. – Da Grafenberg den ganzen Krieg hindurch sehr viele Aufnahmen hatte (siehe Tabelle auf der folgenden Seite) mußte die Anstalt bei der niedrigen Bettenzahl entsprechend häufig Verlegungen durchführen. Dazu Direktor Sioli in einer Stellungnahme nach dem Krieg:

> „Geführt wurden wir zur Auswahl von dem Gesichtspunkt, dass wir in kurzer Zeit voraussichtlich heilende Kranke nicht überführen wollten, dass wir aber voraussichtlich längere Zeit Kranke und unheilbar Kranke für die Transporte vorsahen, auch wenn sie nur kurz in unserer Anstalt aufgenommen waren. (...) Unter den Aufnahmen der Jahre 1942, 1943, 1944 ist die Zahl der Unheilbaren im Verhältnis erheblich gestiegen, besonders der Altersschwachen ...“[188]

Auch bezüglich der Düsseldorfer Patienten war es möglich, in Altscherbitz das weitere Schicksal zu verfolgen. Es ergaben sich dabei bemerkenswerte Unterschiede zu Galkhausen. – In der Meldung an den Reichsbeauftragten vom 26. August 1944 sind bei einer Gesamtbettenzahl von 1160 rund 660 Betten für das Ausweichkrankenhaus aufgeführt, in den restlichen Betten lagen 526 Geisteskranke, von denen 250 therapiebedürftig waren, „einschließlich der zum klinischen Unterricht notwendigen Kranken“.

Am Stadtrand von Düsseldorf gelegen, wurde die Anstalt oft von Bomben getroffen: „Der Luftangriff, der am 5.1.1944 das Bürogebäude der Verwaltung in Trümmer legte, zerstörte auch das (...) Lebensmittel-Magazin. (...) Durch den Verlust der Vorräte trat eine Krise in der Versorgung ein. Das Wirtschaftsamt überbrückte diese durch Sonderzuteilungen.“[189] Nicht erst dann, sondern schon lange vorher klagten die Patienten immer wieder über Hunger. Tuberkulose und Sterblichkeit stiegen an:

---

[187] Vgl. ALVR 13073 Bl. 40, in welchem sich Haake beim Reichsinnenminister über die Pläne des Gauleiters beschwert.

[188] „Bericht erstattet auf Befehl des englischen Geheimdienstes“ vom 26.9.1945. Bibliothek des RLK Grafenberg.

[189] „Chronik“ 1943–1955, S. 5, Bibliothek der Rheinischen Landes- und Hochschulklinik Düsseldorf-Grafenberg

Tab. 98: (21) Gesamtpatientenzahl, Sterbefälle, Sterberaten und Übersterblichkeit (gegenüber durchschnittlich 6,6% zwischen 1935–1938) in *Düsseldorf-Grafenberg* von 1940–1944[190]

Jahr	Patientenstand am 1. April	Zugänge	Gesamtpatientenzahl	Sterbefälle	Sterberate	NS-Opfer
1940	1259	1483	2742	380	13,9	199
1941	1242	1403	2645	404	15,3	229
1942	1164	1601	2765	468	16,9	286
1943	691	1331	2022	294	14,5	161
1944	603	1327	1930	402	20,8	275
						1150

Die im Vergleich zu Galkhausen deutlich höhere „Übersterblichkeit" hängt auch damit zusammen, daß in Grafenberg die Sterblichkeit im Frieden geringer war. Außerdem hatte Grafenberg erheblich höhere Zugangszahlen.

Wie aus einer Bestandsmeldung vom 29.8.1944 hervorgeht, scheint die Provinzial-Heil- und Pflegeanstalt *Bonn* in Bezug auf Räumung und anderweitige Nutzung ihrer Betten von allen Rheinischen Anstalten am besten über den Krieg hinweggekommen zu sein. Von 1160 „friedensmäßigen" Betten waren an diesem Stichtag immer noch 933 von psychiatrischen Patienten belegt, nur 100 waren an ein Lazarett abgegeben. Ob diese Verschonung etwas damit zu tun hat, daß Bonn eine Art Zentrum der NS-Psychiatrie im Rheinland war, kann nur gemutmaßt werden: Immerhin befand sich dort seit 1935 das „Rheinische Provinzialinstitut für psychiatrisch-neurologische Erbforschung", die Professoren Pohlisch und Panse[191] betätigten sich als „T4"-Gutachter und die „Rheinische Landesklinik für Jugendpsychiatrie" arbeitete eng mit der Kinderfachabteilung Waldniel zusammen.[192]

Nach dem in der Nachkriegszeit verfaßten Bericht des Leiters der Prosektur der Provinzialanstalt Bonn, Dr. Gierlich, stieg auch dort während des Krieges die Sterblichkeit massiv an: Von 214 Todesfällen im Jahr 1940 auf 443 in 1944 und schließlich auf 649 im Jahr 1945. Merkwürdig mutet es an, daß während des Krieges trotz zunehmenden Ärztemangels fast alle Verstorbenen seziert wurden. Da das in Ander-

[190] Die zugrundeliegenden Zahlen aus Kuhn 1977. Da sich die Daten auf das Wirtschaftsjahr beziehen, berücksichtigt die Tabelle die Zeit bis Ende März 1945.
[191] Panse war auch Vorreiter bei der „Wiederentdeckung" der Elektroschockbehandlung für „Kriegsneurotiker" im Zweiten Weltkrieg (vgl. Roth 1987).
[192] Zu letzterem vgl. Orth 1989.

nach ebenso war, kann es sich nicht nur um die unerbittliche Wissenschaftlichkeit eines universitätsnahen Instituts gehandelt haben.[193]
Über die Provinzial-Heil-und Pflegeanstalt *Andernach* liegen nur fragmentarische Erkenntnisse vor.[194] Immerhin hat aber Arnold in seiner Habilitationsschrift die Sterberaten von Andernach mitgeteilt.[195] Ich will sie hier in etwas veränderter Anordnung zusammen mit den ermittelbaren Sterbefällen wiedergeben:

Tab. 99: (22) Sterberaten in der Rheinischen Provinzialanstalt *Andernach* 1938–1945[196]

	1938	1939	1940	1941	1942	1943	1944	1945
Sterberate	6,5	9,6	12,5	7,8	8,0	11,5	13,5	16,3
Sterbefälle	128	150	234	201				

Wie fast überall findet man den charakteristischen Anstieg der Sterberate, der in Andernach bereits 1939 einsetzt. Der Rückgang von 1941 ist auf die 635 Patienten der Zwischenanstalt zurückzuführen, die, wie mehrfach diskutiert, die Gesamtpatientenzahl erhöhen. Von ihnen sind nach meinen Feststellungen während ihres kurzen Aufenthaltes in Andernach 36 verstorben. – Da ab 1942 die Zahl der Sterbefälle nicht bekannt ist, läßt sich die Übersterblichkeit nicht berechnen.
Auch Andernach wurde ab 1943, möglicherweise sogar schon früher, zu großen Teilen geräumt. Auf wieviele „Betten" die Anstalt schrumpfen mußte, ist nicht bekannt, auch nicht der neue Verwendungszweck. (Im Prozeß gegen Direktor Recktenwald, – der ebenfalls mit Freispruch endete[197] – wird etwas von der „Rheinischen landwirtschaft-

---

[193] Trotz intensiver Bemühungen ist es mir leider nicht gelungen, aus Bonn die zur Berechnuntg der Sterblichkeit erforderlichen Basisdaten zu erhalten.
[194] Eine Dissertation über „Die Geschichte der Landesnervenklinik Andernach" von Beate Kufferath, die in den 70er Jahren verfaßt wurde und wie die von Kuhn aus dem Schadewaldtschen Institut für Medizingeschichte in Düsseldorf hervorging, spart die NS-Zeit praktisch aus. Meine Versuche, vor Ort mehr zu erfahren, scheiterten daran, daß keine Sterbebücher aus der Kriegszeit erhalten waren. Dennoch konnte ich einige andere Fragen klären und bedanke ich mich bei den Chefärzten Dr. Hilgenstock und Dr. Korn für die Möglichkeit, das Archiv einzusehen.
[195] Arnold 1970, 191.
[196] Die Sterberaten wurden in den sechziger Jahren von Arnold ermittelt. Offenbar waren damals noch alle Unterlagen vorhanden. Die Zahl der Sterbefälle ist dem Sektionsbuch der Anstalt Andernach entnommen, das mit September 1942 abbricht.
[197] Verfahren 5 Kls 41/48 vor dem Landgericht Koblenz gegen „Recktenwald und andere". Urteil abgedruckt in: Rüter/Rüter-Ehlermann et al. (Hg.) 1974, Bd. XX, 598f.

lichen Berufsgenossenschaft" erwähnt, die dort einziehen sollte.) Ende April und Anfang Mai 1943 wurden zusammen mit 249 Menschen aus Ebernach und Neuß 250 Patienten aus Andernach nach Kulparkow und Tworki verlegt, den am weitesten östlich im Generalgouvernement gelegenen Deportationsanstalten. Nach den Aussagen von Creutz hatte er gegen die Verlegung rheinischer Patienten in diese entlegenen und völlig unbekannten Anstalten gewisse Bedenken, weshalb er veranlaßte, daß sie alle in Kulparkow zusammengezogen und dort von rheinischem Personal und dem aus Galkhausen abgeordneten Dr. Rohde betreut wurden. Im August 1943 folgten noch Deportationen in die brandenburgische Anstalt Landsberg/Warthe und die niederschlesische Anstalt Lüben.

Aus all diesen Anstalten trafen bald Sterbenachrichten ein, die in dem Kataster der Provinzialverwaltung gesammelt wurden. Unter dem handschriftlichen Titel „Tote aus dem Osten (nur von Andernach)" hat sich eine Liste der verstorbenen Andernacher Patienten erhalten.[198] Die Auswertung in Bezug auf die Höhe der Sterblichkeit und die Überlebensdauer erbrachte bemerkenswerte Aufschlüsse.

In allen Anstalten herrschte eine hohe Sterblichkeit, die höchste merkwürdigerweise in Landsberg. Während sich die Sterblichkeit in den

Tab. 100: Transporte aus *Andernach* in den Osten, Datum, Größe und Sterblichkeit [199]

Zielanstalt	Transport(e)	Patienten	verstorben nach 8 Wochen	1 Jahr = %	bis 1945 = %[200]
Kulparkow	Apr./Mai 1943	250	10	59 = 37,2	107 = 42,8 %
Landsberg	2. Aug. 1943	100	9	65 = 59,0	88 = 88,0 %
Lüben	2. Aug. 1943	160	7	77 = 48,1	117 = 73,1 %
Meseritz	6/10. Juli 1944	100	34	36 = 48,0	42 = 42,0 %

---

198 Hess. HStA Wiesbaden 631a/287. Vgl. dazu auch Schaffer, in: ALVR (Hg.) 1955, 165.

199 Größe und Datum der Transporte habe ich Ankerstein et al. (Hg.) 1985 entnommen, die Todesfälle der Aufstellung „Tote aus dem Osten". Gegenüber der von der Landesnervenklinik Andernach erstellten Aufstellung über die Opfer der „T4" und der späteren Transporte ergeben sich Abweichungen, die ich mir nicht erklären kann. Nach der Aussage von Creutz, daß alle ins Generalgouvernement verbrachten Patienten in Kulparkow zusammengezogen wurden, habe ich die nach Tworki Verbrachten unter Kulparkow berücksichtigt.

200 Beim Kulparkow-Transport ist der letzte Sterbefall im Februar 1945 vermerkt, bei den anderen Transporten sind jeweils zum 31.12.1945 zahlreiche Sterbefälle eingetragen, in Lüben z.B. 27. Wahrscheinlich handelt es sich dabei um eine Sammelmeldung für das gesamte Jahr.

drei erstgenannten Anstalten – erkennbar an der relativ geringen Zahl der Verstorbenen nach 8 Wochen – ganz allmählich entwickelte und erst im Winter 1943/44 erhebliche Ausmaße annahm, starben in Meseritz fast die Hälfte der antransportierten Patienten innerhalb der ersten acht Wochen, – ein deutlicher Hinweise auf die dort praktizierten aktiven Tötungsmethoden. Ob in Meseritz fast die Hälfte der Patienten tatsächlich überlebt hat, erscheint mir sehr zweifelhaft. Wahrscheinlich sind die Eintragungen nicht vollständig. Aus den anderen Evakuierungsanstalten wird glaubhaft von der Rückkehr einiger Patienten nach dem Krieg berichtet. Die Übersicht gibt aber einen Eindruck davon, wie gering die Überlebenschancen von Patienten waren, die in außerrheinische Anstalten deportiert wurden.

In Andernach selbst muß die Sterblichkeit im Winter 1944/45 so erheblich angestiegen sein, daß die französische Besatzungsmacht von einer „ins Zwielicht geratenen" Ärztin dazu einen Bericht einholte.[201] Sie begründete die hohe Sterblichkeit mit dem hohen Alter der Patienten, schlechter Verpflegung, mangelnder Heizung, ungenügender Wasserzufuhr und mangelndem Licht, fügte dem aber noch ein fast verräterisches Argument hinzu: Um den von großen seelischen Erschütterungen betroffenen Kranken zu helfen, sei es manchmal notwendig gewesen, „die Anzahl der unter Arzneiwirkung stehenden Personen zu erweitern, um eine drohende Panik zu vermeiden". Nitsche hatte 1939 ähnlich argumentiert.

Nach der oben gegebenen Zusammenfassung der Transporte in außerrheinische Anstalten, die allerdings trotz mancher Ergänzungen immer noch unvollständig ist, wurden ab 1942 rund 8.000 Menschen aus Provinzial- wie Privatanstalten abtransportiert. Nach Kaminsky enthielten die 1947 zum Düsseldorfer „Euthanasie"-Prozeß noch vorliegenden drei Katasterbände aus den Jahren 1941, 1943 und 1944 die Namen von 5657 Patienten, die in Anstalten außerhalb der Rheinprovinz verstorben waren.[202] Ein verschollener vierter Band soll nach Aussagen eines Zeugen noch einmal rund 2000 Namen enthalten haben[203]. Von dieser Gesamtzahl von rund 7.500 Todesfällen wären die rund 1900 Mordopfer der „Aktion T4" abzuziehen (die im Kataster mitverzeichnet sind), um auf die Zahl der Opfer der späteren Deporta-

[201] Ähnlich wie in Baden und Württemberg stellte die französische Militärregierung offenbar auch in Rheinland-Pfalz Ermittlungen an. Auszüge des Berichts sind bei Kaminsky (1995b, 500) wiedergegeben.

[202] Kaminsky 1995a, 111.

[203] Nach Werner (1995, 185) soll sich eine beglaubigte Abschrift des Katasterbds. 4 unter der Signatur 584,1/1230 im Landeshauptarchiv Koblenz befinden.

tionen zu kommen. Sie würde somit bei rund 5.700 Opfern liegen. Werner geht von „etwa 6000 rheinischen Psychiatriepatienten" aus, die „in der zweiten Kriegsphase" verstorben sind.[204] Die beiden Zahlen liegen nicht weit auseinander.

Tab. 101: (23) Gesamtpatientenzahl, Sterbefälle, Sterberaten und Übersterblichkeit (gegenüber durchschnittlich 6,2 % zwischen 1937–1939) in der Provinzialanstalt Johannistal *Süchteln*[205]

Jahr	„Belegung"	Zugänge	Gesamtpatientenzahl	Sterbefälle	Sterberate	NS-Opfer
1940	2500	329	2829	379	13,4	204
1941	2100	588	2688	341	12,7	174
1942	1750	328	2078	359	17,3	230
1943	1400	296	1696	276	16,3	171
1944	1000	339	1339	222	16,6	139
1945	637	347	984	306	31,1	245
						1163

Zur Geschichte dieser großen Anstalt liegen keine Publikationen vor. Aus diesem Grund fällt es schwer, die vorliegende Tabelle, die durch einen ständigen Rückgang der Belegung gekennzeichnet ist, zu interpretieren. Der markante Anstieg der Sterberate von 8,4% im Jahr 1939 auf 13,4% in 1940 läßt aller Wahrscheinlichkeit nach auf eine drastische Verschlechterung der Lebens- und Ernährungsbedingungen bei Kriegsbeginn schließen. Zwischen Februar und Juli 1943 transportierte man nicht weniger als 790 Patienten im Rahmen der „Aktion Brandt" nach Bayern, Hessen-Nassau, Sachsen und nach Wiesengrund, Ueckermünde und Meseritz-Obrawalde. Wohin die auch 1942 und 1944 noch durchgeführten Verlegungen führten, ist weitgehend unbekannt.

In der hohen Zahl der Sterbefälle sind die der Kinderfachabteilung Waldniel enthalten, die der Anstalt angeschlossen war und von Oktober 1941 bis August 1943 bestand. In dem Prozeß gegen das Ärzteehepaar Dr. Wesse ging das Gericht von 30 nachweisbaren Tötungen

204 Werner 1992, 229.

205 Die Tabelle wurde mir in der vorliegenden Form freundlicherweise von Herrn Dr. Pöppe, dem leitenden Arzt der heutigen Rheinischen Landesklinik Viersen zur Verfügung gestellt (die Berechnung der Übersterblichkeit stammt von mir). Die Zahlen für die „Belegung" sind offensichtlich abgerundet. Wie genau sie sind, d.h. ob eventuell auch Schätzungen eingeflossen sind, kann ich nicht beurteilen.

aus. Nach Schulte sind aber rund 100 Morde wahrscheinlicher.[206] Anläßlich der bevorstehenden Schließung der „Fachabteilung" im Juli 1943 wurden rund 180 Kinder in fünf Anstalten im ganzen Reich verlegt, die – wie Ueckermünde und Uchtspringe – alle über aktive „Fachabteilungen" verfügten. Was dies zu bedeuten hat, ist offensichtlich. Nach Gerüchten sollen in Waldniel, das aus mehreren Abteilungen bestand, zusätzlich auch erwachsene geistig Behinderte getötet worden sein. Das würde der Erfahrung entsprechen, daß sich in Anstalten, die eine Kinderfachabteilung betrieben, das Töten auch auf andere Bereiche der Anstalt ausdehnte.

Die psychiatrische Versorgung der Rheinprovinz lag traditionsgemäß zu großen Teilen in den Händen privater und konfessioneller Träger. Während die Quellenlage sich bei den staatlichen Anstalten als äußerst schwierig herausstellte, konnten durch günstige Umstände wenigstens in der evangelischen *„Stiftung Tannenhof" in Remscheid* die erforderlichen Daten ermittelt werden.[207] Zur Geschichte dieser Einrichtung liegen inzwischen die überaus gründlichen Arbeiten von Uwe Kaminsky vor.[208]
Nach Kaminsky hat auch der Tannenhof durch die in den evangelischen Einrichtungen praktizierte Verzögerungstaktik in der Abgabe der Meldebögen gerade noch den Abtransport von Patienten im

Tab. 102: (24) Gesamtpatientenzahl, Sterbefälle, Sterberaten und Übersterblichkeit (gegenüber durchschnittlich 7,2 % zwischen 1935–1938) in der *Stiftung Tannenhof, Remscheid*[209]

Jahr	Patientenstand am 1. Januar	Zugänge	Gesamtpatientenzahl	Sterbefälle	Sterberate	NS-Opfer
1940	642	377	1019	124	12,2	51
1941	620	451	1071	155	14,5	78
1942	506	656	1162	142	12,2	58
1943	324	624	948	110	11,6	42
1944	244	612	856	152	17,8	90
1945	286	773	1059	182	17,2	106
						425

206 Schulte 1987, 102.
207 Für den Hinweis auf das weitgehend vollständige Archiv bin ich Herrn Dr. Schaffer von der Archivberatungsstelle in Brauweiler, für die Möglichkeit, darin zu arbeiten, Herrn Pfarrer Wolf dankbar.
208 Kaminsky 1995a; 1995b.
209 Die Zahlen konnte ich der sogenannten „Präsenzliste" und dem Sterberegister der Stiftung Tannenhof entnehmen.

Rahmen der „Aktion T4" verhindern können, mußte dann aber in der „Rückholaktion" der Provinzialverwaltung im September 1941 rund 110 Patienten, deren Kostenträger der Landesfürsorgeverband war, an die teilentleerten Anstalten Grafenberg und Süchteln abgeben.
Am 22. Oktober 1942 kündigte eine Kommission die Einrichtung eines Ausweichkrankenhauses für Düsseldorf als „Krankenhaus-Sonderanlage Aktion Brandt" mit 500 Betten an. Bis auf 200 Patienten sollte die Anstalt im Lauf des November durch Transporte nach Süd- und Ostdeutschland geräumt werden. Auf diese Ankündigung hin entspann sich ein zähes Ringen, in dem es der Leitung vor allem darum ging, die Patienten vor dem Abtransport durch die Gekrat zu bewahren, aber auch die Einrichtung als Ganzes zu erhalten und Herr im Hause zu bleiben. Dabei kam der Anstalt das Gegeneinander der NS-Institutionen zugute: Im Januar 1943 beschlagnahmte die Stadt Remscheid auf Weisung des Gauleiters den Tannenhof als Ausweichkrankenhaus, was eindeutig den Intentionen Brandts widersprach. Die Beschlagnahme wurde vom Generalbevollmächtigten denn auch nicht anerkannt. Mit der Aufnahme von ausgebombten Kranken aus Duisburg im Lauf des Mai trat das Sonderkrankenhaus, das erst im November 1944 voll funktionsfähig wurde, notdürftig in Aktion. Daneben entstand mit Billigung Brandts, der den Tannenhof selbst besuchte, ein Hilfskrankenhaus der Stadt Remscheid.
Trotzdem mußten viele Patienten das Haus verlassen, zwischen November 1942 und Ende März 1943 waren es mehr als vierhundert. Man kündigte die Pflegeverträge und suchte, wenn die Patienten nicht in ihren Familien aufgenommen werden konnten, gemeinsam mit den Angehörigen nach neuen Unterkunftsmöglichkeiten, vorzugsweise in konfessionellen, auch katholischen Einrichtungen. Die Aufnahmebereitschaft wurde zweifellos dadurch gefördert, daß es sich fast durchweg um Privatpatienten handelte. Patienten, die auf Kosten des Landesfürsorgeverbandes untergebracht waren, mußten den gefährlicheren Weg nach Galkhausen antreten.
Wie schon bei den Verlegungen im September 1941 trennte man sich auch jetzt hauptsächlich von den Dauerpatienten, sodaß die Einrichtung mehr und mehr klinischen Charakter erhielt. Tatsächlich erkannte der Amtsarzt von Remscheid den Tannenhof als „Fachanstalt für Nervenkranke" an, was angeblich die Zuteilung von Krankenhauszulagen durch das Ernährungsamt zur Folge hatte.[210] Die gegenüber den

---

[210] Vgl. Kaminsky 1995b, 508. Dort wird auch erwähnt, daß die evangelische Einrichtung in Kaiserswerth nach Verlegung ihrer Dauerpatienten als „Klinik" anerkannt wurde.

Provinzialanstalten zwar niedrigeren, aber doch noch erheblichen Sterberaten lassen Zweifel an dieser Darstellung aufkommen.
Andere evangelische Einrichtungen im Rheinland, vor allem Hephata, aus dem 1943 insgesamt 199 Patienten verlegt werden mußten, kamen nicht so gut durch diese schwierigen Jahre. Aus den Darstellungen Kaminskys geht hervor, daß die Kranken überall an den Rand gedrängt, d.h. immer schlechter untergebracht wurden und daß auch intern eine zunehmende Selektion nach dem Kriterium der Arbeitsfähigkeit stattfand. Zwischen Bad Kreuznach und Hephata kam es sogar zu einem regelrechten Ringtausch in der Absicht, bessere Arbeitskräfte zu erhalten. Zum Verhalten der Anstaltsverantwortlichen bemerkt Kaminsky:

> „Typisch war das letztlich sich den übergeordneten Kriegsentwicklungen einpassende Verhalten der Anstaltsverantwortlichen trotz der gehegten Befürchtungen um das Schicksal der Kranken und Behinderten. Grundsätzlicher Widerspruch gegen die einer sozialdarwinistischen Verdrängungslogik folgende Raumplanung, welche die Schwächsten unter den Kranken zu Betroffenen der Verlegung machte, kam nicht auf. (...) Das kompromißhafte Mitwirken an der Selektion der eigenen Kranken und Behinderten hatte seinen Vorlauf in der Vorselektion der eigenen Kranken angesichts der Kommmissionsbesuche im Juli 1941."[211]

Kritisch wäre zu Kaminskys Buch anzumerken, daß er entsprechend den von ihm ermittelten Sterbequoten der Verlegten von Hephata (von denen über 90% starben) auch bei den anderen aus den rheinischen Anstalten Verlegten ein ebenso ungünstiges Schicksal annimmt. Das scheint zum Glück nicht der Fall zu sein. Auf der anderen Seite läßt sich Kaminsky doch wohl etwas zu sehr von der Zufriedenheit der Anstaltsverantwortlichen über die Versorgung mit Lebensmitteln anstecken. Einer von ihnen bedankte sich sogar in seinem Bericht an den Verwaltungsrat im Jahr 1942 ausdrücklich dafür, „daß die behördlichen Stellen den Schwachen und Kranken die gleichen Lebensmittelrationen zuweisen wie den Gesunden draußen."[212] Wieder einmal muß daran erinnert werden, daß dies für Anstaltsinsassen ganz allgemein eine konkrete Minderversorgung von 10–15% gegenüber den „Gesunden" bedeutete.
Was die Anstaltsleiter zu ihrer positiven Beurteilung der Ernährungslage brachte, geht aus einigen der zitierten Dokumente hervor: Es war der Vergleich mit den Verhältnissen im Ersten Weltkrieg, an die man sich noch mit Schrecken erinnerte. Demgegenüber ging es der deut-

[211] Ebd., 494.
[212] Ebd., 503.

schen Zivilbevölkerung, mit denen die Anstaltsinsassen in beiden Kriegen gleichgestellt waren, aufgrund der Ausbeutung der besetzten Gebiete tatsächlich besser. Bei der Darstellung der Ernährungsverhältnisse in den Verwaltungsberichten kann man sich aber des Eindrucks der Schönrederei nicht erwehren. Das gilt vor allem für die Feststellung des Anstaltsleiters von Bad Kreuznach vom November 1944 (!): „Der Gesundheitszustand aller Anstaltsinsassen ist normal, auch die Sterblichkeit blieb in friedensmäßigen Grenzen."[213] Der Wahrheitsgehalt dieser Behauptung müßte einer Überprüfung zugänglich sein. Die Sterberaten des – offenbar noch begünstigten – Tannenhof sagen jedenfalls etwas anderes aus.

Die Verhältnisse in den zahlreichen katholischen Einrichtungen des Rheinlandes wurden noch nicht in der gleichen Ausführlichkeit und Genauigkeit untersucht, wie die der evangelischen. Über Ernährungssituation und Sterblichkeit in den katholischen Einrichtungen ist fast nichts bekannt. Harry Seipolt konnte allerdings über das zuständige Standesamt in Erfahrung bringen, daß die Zahl der Sterbefälle in der Heil- und Pflegeanstalt „Maria-Hilf" in Gangelt während des Krieges kontinuierlich zunahm: Von 13 Sterbefällen im Jahr 1939 stieg sie bis 1944 auf das zehnfache, d.h. genau 139 Todesfälle an. Eine ehemalige Krankenschwester hat ihm mehrfach versichert, daß „gelegentlich Patientinnen mit Nahrungsmittelentzug getötet worden seien". Der zuständige Anstaltsarzt soll diese Tötungen veranlaßt und – von Pflegerinnen zur Rede gestellt – folgendermaßen begründet haben: „Och, was stellt Ihr Euch an. Die nicht arbeiten, brauchen auch nichts mehr zu essen!"[214]

Über die Verhältnisse in den rheinischen Provinzialanstalten im letzten Kriegsjahr haben sich im Archiv des Landschaftsverbandes nur wenige Unterlagen erhalten. Ein sehr aufschlußreiches Dokument fand sich jedoch über *Düren*. Zur Entwicklung dieser 1600-Betten-Anstalt in der vorausgegangenen Zeit ist nur soviel bekannt, daß in der Frühphase der „Aktion T4" neben Bedburg-Hau auch Düren Transporte mit Sicherungsverwahrten in Marsch setzte, die über Waldheim in die Vergasungsanstalt Brandenburg führten.[215] Die anderen „T4"-Transporte gingen über Andernach nach Hadamar. Schon

---

[213] Ebd., 502. Bei solchen Äußerungen stellt sich die Frage, ob die Verwaltungsberichte nicht auch offiziellen Stellen, wie etwa der Provinzialverwaltung, vorgelegt werden mußten.

[214] Ich danke Herrn Seipolt für die Mitteilung der Sterbezahlen und die Zeitzeugenaussagen.

[215] Vgl. Hermeler/Schröter 1995, 135–156.

frühzeitig war ein Lazarett eingerichtet werden, das schließlich 300 Betten in Anspruch nahm. 1943 mußten dann weitere 500 Betten für das „Pflegeheim der Hansestadt Köln", die sogenannten „Richler Heimstätten" zur Verfügung gestellt werden. Der Abtransport von 100 Kranken nach Meseritz im Mai 1943 könnte damit in Zusammenhang stehen.

Am 18. Februar 1944 erschien in Düren aus dringendem Anlaß eine vierköpfige Delegation aus Köln unter der Leitung des Bürgermeisters Dr. Heringhaus, um mit Direktor Dr. Steinbrecher und seinem Verwaltungsleiter über Fragen der Ernährung der Kölner Heimpatienten zu sprechen.

> Wie in einer „Niederschrift" festgehalten,[216] begründete Bürgermeister Heringhaus den Besuch mit den „zahlreichen Beschwerden über das Anstaltsessen, die von Seiten der Kölner Heimpfleglinge und ihren Angehörigen, ja von Soldaten an der Front (...) dauernd schriftlich und mündlich bei ihm eingingen". Es stellte sich heraus, daß man den Kölnern die ihnen zustehenden Krankenhauszulagen vorenthalten hatte und sie dafür genau so verpflegte wie die eigenen Patienten. Heringhaus über das Essen: „Es bestände mit der alleinigen Ausnahme des Essens an Sonntagen mittags und abends lediglich aus dünnen, wässerigen Suppen; damit könne kein Mensch bestehen. Die hohe Sterblichkeit der hiesigen Anstaltsinsassen spräche gleichfalls für eine unzureichende Ernährung. (...) Er habe heute in der hiesigen Anstalt das Essen probiert und müsse aufgrund seiner Feststellungen die Klagen der Kölner Insassen als voll berechtigt anerkennen. Es habe eine dünne Gemüsesuppe gegeben; in drei Kesseln habe er keine Spur von Fett erkennen können. (...) Aus den genannten 3 Kesseln habe er Proben entnommen und werde sie dem Kölner Nahrungsmitteluntersuchungsamt übergeben, insbesondere zur Feststellung des Fettgehaltes." Heringhaus hatte ein Liste von 32 Sterbefällen mitgebracht, die seit 1. Dezember 1943, also in etwa 11 Wochen unter den Kölner Heimbewohnern aufgetreten waren, um seine Klagen zu untermauern.

Die Reklamationen des Kölner Bürgermeisters lösten eine „Debatte" aus, die sich bis zu „persönlichen Bemerkungen zuspitzte". Obwohl für die Rheinprovinz derartiges bisher noch nicht nachgewiesen werden konnte, kommt man um die Feststellung nicht herum, daß die fettfreien Gemüsesuppen stark an die bayerische Hungerkost, zumindest aber an die „Nichtarbeiterkost" in den badischen Anstalten erinnern! Das letztere ist sogar wahrscheinlicher, da ja die Insassen des Altersheimes nicht mehr arbeiteten. Das Dokument ist auf jeden Fall als Hinweis darauf bedeutsam, daß auch in der Rheinprovinz getrennte Kostformen für Arbeitende und Nichtarbeitende eingeführt waren.

---

[216] ALVR 14295.

Obwohl die Aktion „Vernichtung durch Arbeit" längst abgebrochen war, verlegte man aus Düren am 15. Januar 1944 noch 83 Patienten – wahrscheinlich „Sicherungsverwahrte"- in das „Arbeitslager Buchenwald", wo sie „zur Waffenfertigung in einer unterirdischen Fabrik eingesetzt wurden".[217]

Über die allgemeinen Verhältnisse in Düren in der Endzeit des Krieges geben die Antworten auf den von Linden zugesandten Fragebogen Auskunft: Ende August 1944 befanden sich noch 884 Patienten in der Anstalt, von denen rund 500 als „nichttherapiebedürftig" aber „dauernd arbeitsfähig" bezeichnet wurden. Davon würden 300 in der Hauptanstalt und 90 in Hommelsheim „zur Aufrechterhaltung des Anstaltsbetriebs" benötigt. Waren die anderen „überflüssig"? Jedenfalls wurde das Gesamt der Patienten von zwei Ärzten und 99 Pflegepersonen versorgt, was einer Arzt/Patientenrelation von 1:400 und dem Verhältnis von einem Pfleger auf fast 9 Patienten entspricht. Auch in der Betreuung also desolate Bedingungen. Leider sind keine Zahlen zur Sterblichkeit in Düren bekannt.

Als sich die alliierten Invasionstruppen der deutschen Westgrenze näherten, wurden von der Provinzialverwaltung in Verbindung mit der Heeresführung differenzierte Verhaltensrichtlinien für den Fall ausgearbeitet, daß die Anstalt in das Kampfgebiet geriete. Bevor es aber dazu kam, wurden aus Düren Ende November 1944 noch 361 Patienten nach Wiesengrund ins Protektorat und 164 nach Bonn verlegt. Nach Creutz geriet die Anstalt danach „unmittelbar in schwerste Erdkämpfe".[218] Was dabei mit den rund 300 Patienten des verbliebenen „Arbeitskommandos" geschah, ist nirgends festgehalten.

---

[217] Aus einem Brief des Direktors des Landschaftsverbands Rheinland an den Generalstaatsanwalt Frankfurt vom 24.10.1960. HHStA Wiesbaden 631a/312.

[218] ALVR 14295. Bericht von Creutz zur „gewaltsamen Tötung von Geisteskranken", den dieser „schon bei früherer Gelegenheit für den Herrn Oberpräsidenten der Nord-Rheinprovinz" angefertigt hatte und am 24. Oktober 1946 dem Sozialminister des Landes Nordrhein-Westfalen in Abschrift vorlegte. Es muß dies eine der letzten Amtshandlungen von Creutz gewesen sein, da er noch im gleichen Monat „aus politischen Gründen" entlassen wurde.

Westfalen[219]

Diese Provinz wurde von der „Aktion T4" noch später erfaßt als das Rheinland:[220] Der erste Transport in eine der hessischen Zwischenanstalten ging am 24. Juni 1941 ab. Bis zum 26. August wurden 2890 Patienten nach Hessen überstellt, von denen noch 1350 Menschen nach Hadamar weitergeleitet und dort ermordet wurden. Die meisten der Durchgangspatienten verblieben in den Zwischenanstalten Herborn, Eichberg, Scheuern, Kalmenhof und Weilmünster, nur wenige wurden zurückverlegt.[221] Beim Prozentsatz der Deportierten stellt Walter erhebliche Unterschiede zwischen den einzelnen Anstalten fest und konnte einen Zusammenhang mit der Zahl der abgegebenen Meldebögen nachweisen.

Nach dem Abbruch der „Aktion" wurden auffallend viele Betten von Lazaretten in Anspruch genommen. Zum Teil wurden auch Patienten aus Privatanstalten in die Provinzialanstalten verlegt. Das trifft zumindest für die normalerweise mit 1400 Menschen belegte „westfälische evangelische Heilerziehungs- und Heil- und Pflegeanstalt Wittekindshof" bei Bad Oeynhausen zu, die weitgehend geräumt und von der Organisation Todt zum Ausweichkrankenhaus für Hannover umgebaut wurde.

Als die Becker-Kommission im Mai 1942 die Provinz bereiste, fand sie die sieben Provinzialanstalten in folgendem Zustand vor:

In Münster waren nach den Angaben im Kommissionsbericht zusätzlich noch zwei Pavillons, in Dortmund-Aplerbeck ein Haus für Katastrophenfälle freigemacht worden. Wenn Beckers Belegungszahlen zutreffen, dann muß besonders in den Anstalten Lengerich, Eickelborn und Gütersloh drangvolle Enge geherrscht haben, denn bei der Fremdnutzung so vieler Betten blieb für die immer noch zahlreichen Patienten nur wenig Raum. Im Bericht der Kommission wird dies

---

[219] Über Westfalen gibt es vergleichsweise wenige, dafür aber um so gewichtigere Publikationen über die NS-Psychiatrie aus dem Westfälischen Institut für Regionalgeschichte in Münster. Zu nennen sind insbesondere: Teppe (Hg.) 1987; Teppe 1989; Kersting/Teppe/Walter (Hg.) 1993. Die schon lange erwartete große Publikation über die westfälische Psychiatrie erschien leider erst kurz vor Abschluß dieses Manuskripts, so daß sie nicht in allen Teilen berücksichtigt werden konnte: Walter 1996. Anstaltsmonographien gibt es offenbar nur wenige.

[220] Auch Landeshauptmann Kolbow soll nach Creutz an der „gemeinsamen Abwehrfront" beteiligt gewesen sein. Werner, in: ALVR (Hg.) 1995, 183 setzt sich damit kritisch auseinander. Bei Walter 1996, 736 wird die „Abwehrfront" erst gar nicht erwähnt; vielmehr spricht er von einer „positiven Haltung Kolbows zur ‚Aktion T4'".

[221] Zahlen und Daten sind entnommen Walter 1987, 115–133.

Tab. 103: Belegung und Fremdnutzung der westfälischen Anstalten 1942

Anstalt	Belegung „normal"	Belegung tatsächlich	für „andere Zwecke" genutzt
Münster	1000	845	100 Lazarettbetten
Lengerich	1000	920	600 Lazarettbetten
Aplerbeck	1000	1072	
Warstein	1900	1036	800 Betten für Reservelazarett
Eickelborn	1500	1397	700 " "
Marsberg	1650	1410	160 " "
Gütersloh	1200	1250	500 " "
	9250	7930	2860

nicht erwähnt. Ausgerechnet in bezug auf Aplerbeck, der einzigen Anstalt, die keine Betten für Lazarette hergeben mußte, heißt es dann aber: „Die Anstalt ist stark überbelegt ...".
Becker teilt auch noch andere bemerkenswerte Einzelheiten über die Lebens- und Betreuungsbedingungen in einzelnen Anstalten mit: Zur Ernährung heißt es bei Aplerbeck, daß 0,44 RM pro Tag genehmigt seien, aber „nur 0,33 RM" verbraucht würden, und zur Pfleger-Patientenrelation in Gütersloh, daß man durch „die vielleicht etwas zu militärisch betriebene" Arbeitstherapie mit einem „Personalsatz" von „nur 1 : 9" auskomme.
Der sich verschärfende Luftkrieg führte in Westfalen bereits im August 1942 zu Planungen für Anstaltsevakuierungen, wobei man zunächst noch von einer „autonomen Lösung" ausging, also von Verlegungen innerhalb der Provinz und auch nur von Teilräumungen im Katastrophenfall.[222] Kolbows darin erkennbare Absicht, die Planungshoheit für Westfalen nicht an „dritte Stellen" abzugeben, ließ sich aber nicht lange durchhalten. Ähnlich wie im Rheinland kam es zu immer dringlicheren Forderungen der Städte auf Bereitstellung von Bettenreserven durch die Räumung ganzer Anstalten, was nicht mehr provinzintern zu regeln gewesen wäre. Die entscheidende Weichenstellung kam im Frühjahr 1943 zustande, als die Luftoffensive gegen das Ruhrgebiet, gleichzeitig aber auch der Kompetenzkonflikt zwischen Brandt und Conti ihren Höhepunkt erreichten. Nachdem Conti im April 1943 die reichsweiten Umquartierungen wegen Luftkriegsgefährdung zwar zu regeln versuchte, „zur Vereinfachung des Verfahrens" aber „den Reichsverteidungskommissaren die Freiheit überließ, die Verlegung von Kranken und Verletzten aus den „Entsendegauen" in die „Aufnahmegaue" selbst in die Hand zu

[222] Vgl. Walter 1996, 749 u. 755.

nehmen."[223] riß Brandt – so die Formulierung von Bernd Walter – „das Heft an sich", nachdem er auf einer Rundreise mit einzelnen Gauleitern der betroffenen Regionen gesprochen und sich vom Führer die Genehmigung zur Entwicklung einer „Zentralplanung" eingeholt hatte. Er machte sich „als zentrale Instanz, die auf Anforderung der lokalen Verantwortlichen schnell und unbürokratisch für den Abtransport von Kranken und Verwundeten sorgte, unentbehrlich. Zu Brandts Konzept gehörte insbesondere auch die Räumung der Irrenanstalten", wobei er aber auf „die Kooperation mit den lokalen Entscheidungsträgern, den Reichsverteidigungskommissaren" angewiesen blieb.
Am 12. Juni 1943 wandte sich das für den Gau Westfalen-Süd zuständige Regierungspräsidium Arnsberg mit der Frage an das Reichsinnenministerium, wohin die 5000 Geisteskranken des Bezirks transportiert werden könnten, Westfalen Nord bat „in entsprechender Weise um die Verlegung der ‚insgesamt 5.500 Anstaltsinsassen'".[224] Antwort kam vom Reichsbeauftragten für die Heil- und Pflegeanstalten, der nach Rücksprache mit dem Beauftragten Brandts mitteilte, daß eine dringende Räumungsnotwendigkeit vorerst nur für Aplerbeck und Warstein anerkannt werden könne, da zuvor noch weitere Anstalten im Rheinland „entleert" werden müßten. Am 21. Juni erschienen „im Auftrag des Generalinspektors für das Sanitätswesen Professor Dr. Brandt" zwei Herren der Gekrat, mit denen in Dortmund-Aplerbeck vier Stunden lang gründlich über die Räumung von Aplerbeck, Münster und Warstein beraten wurde. (Kolbow bemerkte über diese Besprechung in seinen Tagebüchern betrübt, „daß zwischen den beiden ärztlichen Machtsäulen Brandt und Conti keinerlei Kontakt besteht und daß jeder planlos für sich hinarbeitet und keiner vom anderen etwas weiß.") Im Unterschied zum Rheinland war Brandt in Westfalen also von Beginn an bei der Planung und Durchführung der Anstaltsräumungen beteiligt. Diese wurden dann auch verwaltungsintern mit der Chiffre „Sonderaktion Brandt" belegt.[225]
Schon vor der Besprechung in Aplerbeck hatte Kolbow in einem geheimen Schreiben die Anstalten auf eine mögliche Teilevakuierung vorbereitet, bei der nach seinen Vorstellungen zunächst die pflegebedürftigen Kranken abtransportiert werden sollten. Der Gesamtkrankenbestand solle dementsprechend in drei Kategorien aufgeteilt werden: Die Kategorie I umfaßte die „ständig pflegebedürftigen, insbesondere bettlägerigen, siechen altersschwachen und ähnliche Kran-

---

[223] Ebd., 751 f.
[224] Ebd., 757 f.
[225] Ebd., 761.

ken", die Kategorie II die „aus sonstigen Gründen ständig arbeitsunfähigen Kranken".[226] Patienten, die „unter Aufsicht mit Regelmäßigkeit eine nützliche Arbeitsleistung" erbringen konnten, bildeten die III. Kategorie, die man in den Anstalten zurückbehalten wollte.

Mit diesen klaren Selektionsanweisungen konnten die Räumungen sofort beginnen: Nachdem der schwere Luftangriff auf Dortmund vom 24. Mai 1943 zu einem fünfzigprozentigen Verlust an Krankenhausbetten geführt hatte, wurden am 17. Juni zunächst 120 Patienten von Aplerbeck nach Marsberg verlegt und am 24. Juni im ersten der für Westfalen typischen Großtransporte 482 Patienten per Eisenbahn nach Bayern verbracht und dort auf die Anstalten Regensburg und Eglfing-Haar verteilt. Die Stadt richtete unmittelbar danach ein Ausweichkrankenhaus mit 600 Betten ein.

In Münster hatte ein Schreiben der Gekrat vom 23.Juni die Anstaltsleitung darüber informiert, daß sie die Anstalt „auf Anordnung des Generalkommissars und ausdrücklichen Wunsch des Gauleiters und Reichsverteidungskommissars" zu räumen habe. Am 29. Juni, einen Tag später als vorgesehen, setzte sich hier ein Eisenbahnzug mit 466 Personen Richtung Hessen-Nassau in Bewegung, wo man die Patienten auf die Anstalten Eichberg, Scheuern und Weilmünster verteilte. Am 26. Juli begann die Teilräumung von Warstein durch den Abtransport von 564 Patienten nach Weilmünster, Hadamar und Gießen. Ein weiterer Transport mit 88 Frauen führte einen Tag später nach Pfafferode in der preußischen Provinz Sachsen. Damit waren 652, also 57% der Patienten verlegt, in die freigewordenen Räume zog ein TBC-Heilstätte ein. Eickelborn schließlich, wohin die Landesfrauenklinik Bochum schon seit längerem umziehen wollte, konnte erst nach dem Abtransport von 319 Patienten in bayerische Anstalten (Erlangen, Regensburg, Günzburg und Kaufbeuren) am 3. September den erforderlichen Platz zur Verfügung stellen.

Als auch die stark überfüllten Anstalten Marsberg, Gütersloh und Lengerich geräumt werden sollten, schob der Reichsbeauftragte diesem Verlangen einen Riegel vor, da kaum noch freie Plätze vorhanden seien. Gauleiter Meyer gelang es dann aber über seine „Berliner Verbindungen" und durch einen persönlichen Brief an Brandt, das Gewünschte zu erreichen. Am 4. Oktober konnten aus Marsberg 203 Patienten nach Meseritz-Obrawalde und einen Tag später 76 Kranke, unter ihnen viele Kinder, nach Lüben in Schlesien verlegt werden. Zwischen dem 8. Oktober und 11. November wurden dann noch 649 Patienten aus Gütersloh in mehreren Transporten nach Osten in Marsch gesetzt

[226] Ebd., 759.

Tab. 104: Evakuierungstransporte aus den westfälischen Anstalten 1943 und Sterblichkeit der verlegten Patienten bis Kriegsende (nach Walter[227])

Anstalt	Transport am	Patienten	Zielanstalt	Sterbefälle bis Kriegsende	Sterbequote
Aplerbeck	23.06.1943	219	Eglfing	156	71%
Aplerbeck	24.06.1943	263	Regensburg	98	37%
Münster	29.06.1943	130	Weilmünster	114	88%
Münster	29.06.1943	112	Scheuern	110	98%
Münster	29.06.1943	223	Eichberg	188	84%
Warstein	26.07.1943	340	Weilmünster	275	82%
Warstein	26.07.1943	174	Hadamar	152	87%
Warstein	26.07.1943	50	Gießen	6	12%
Warstein	27.07.1943	88	Pfafferode	75	85%
Eickelborn	03.09.1943	110	Erlangen	58	53%
Eickelborn	03.09.1943	36	Regensburg	23	64%
Eickelborn	03.09.1943	53	Günzburg	31	58%
Eickelborn	03.09.1943	120	Kaufbeuren	88	73%
Marsberg	04.10.1943	203	Meseritz	142	70%
Gütersloh	08.10.1943	60	Bernburg	41	68%
Gütersloh	14.10.1943	160	Warta	100	63%
Gütersloh	18.10.1943	75	Bernburg	36	48%
Gütersloh	29.10.1943	50	Bernburg	32	64%
Gütersloh	12.11.1943	139	Warta	61	44%
Gütersloh	12.11.1943	50	Meseritz	39	78%
Gütersloh	12.11.1943	100	Tiegenhof	80	80%

und in Bernburg, Warta im Warthegau, Meseritz und Tiegenhof ausgeladen.

In der westfälischen „Sonderaktion Brandt" wurden 1943 insgesamt 2846 Patienten in weit entfernt liegende Anstalten im gesamten Reichsgebiet verlegt. Von diesen „und den Patienten, die aus der ersten Verlegungsphase noch in den Durchgangsanstalten verblieben waren, lebten am Ende des 2. Weltkrieges noch ca 15%, d.h. nur noch etwa 430".[228]

Die nachfolgende Karte gibt nicht nur ein Bild vom weiten Weg der Transporte, sondern auch eine sehr gute Übersicht über die geographische Lage fast aller deutscher Heil- und Pflegeanstalten.

[227] Die Zahlen sind der großen Verlegungsübersicht in Walter (1996, 930–969) entnommen. Da Walter jeweils genau angibt, wieviele der Patienten bis Kriegsende verstarben, konnten die Sterbequoten bis zu diesem Zeitpunkt exakt errechnet werden. Nur bei Pfafferode war dies nicht möglich. Die hohe Sterbequote der von Münster nach Scheuern verlegten Patienten rührt daher, daß die meisten dieser Patienten nach Hadamar weiterverlegt wurden (in Scheuern selbst starben nur 25 der Patienten). Andererseits sind die relativ „mäßigen" Sterbequoten von Meseritz-Obrawalde darauf zurückzuführen, daß bei vielen dorthin verlegten Patienten das Schicksal nicht genau ermittelt werden konnte.

[228] Walter 1987, 133; vgl. auch Walter 1996, 769–774.

Abb. 11: Verlegungen aus den westfälischen Provinzial-Heilanstalten von Juni bis November 1943 (nach Walter 1996, 764)

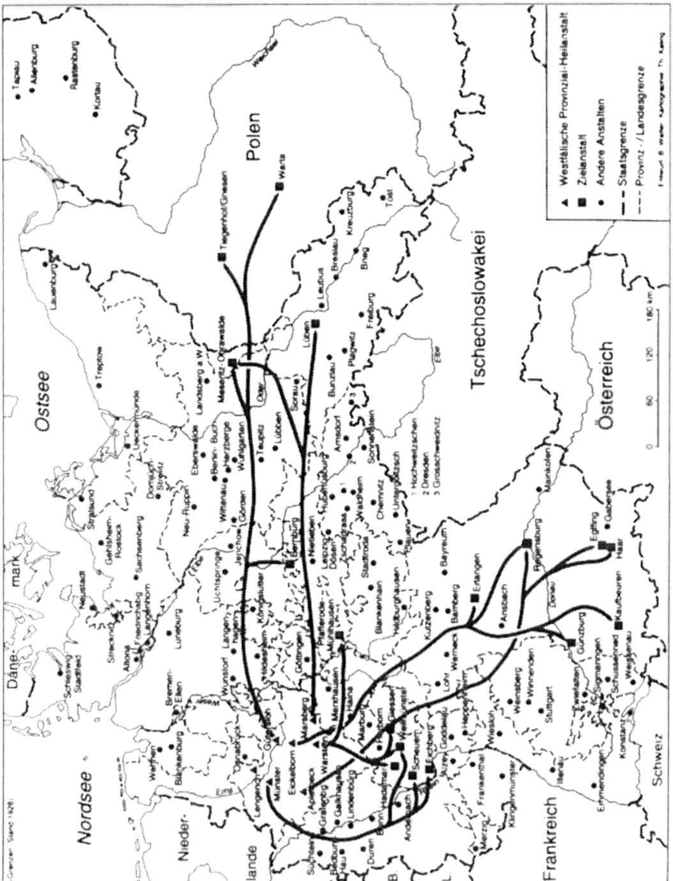

Das unterschiedliche Ausmaß der Evakuierungen aus den einzelnen Anstalten wird in den nachfolgenden Anstaltstabellen deutlich sichtbar: Bei Münster, Dortmund-Aplerbeck, Warstein und Gütersloh erkennt man den drastischen Belegungsrückgang am Anfangsbestand von 1944. Marsberg, Eickelborn und Lengerich behielten trotz der Evakuie-

rungs-Transporte noch jeweils über 1000 Patienten, darunter wohl auch solche, die in der Kategorie I eingestuft worden waren. Erstaunlich ist die Tatsache, daß selbst in weitgehend geräumten Anstalten wie Dortmund-Aplerbeck und Warstein 1944 relativ hohe Sterberaten zu beobachten sind und daß diese nicht, wie sonst in den geräumten Anstalten auf niedrigere Werte wie etwa in Münster zurückgehen.
In Ermangelung detaillierter Beschreibungen kann ich die Entwicklungen in den einzelnen Anstalten fast nur anhand von Zahlen dokumentieren.[229]

Tab. 105: (25) Gesamtpatientenzahl, Sterbefälle, Sterberaten und Übersterblichkeit (gegenüber durchschnittlich 4,6 % zwischen 1935–1938) in der Provinzial-Heil-und Pflegeanstalt *Münster*

Jahr	Patientenstand am 1. April	Zugänge	Gesamtpatientenzahl	Sterbefälle	Sterberate	NS-Opfer
1940	1109	461	1570	76	4,8	4
1941	1110	403	1513	92	6,1	23
1942	896	378	1274	102	8,0	43
1943	918	345	1263	77	6,1	19
1944	508	320	828	30	3,6	......
1945	101	230	331	11	3,3	......
						89

Die Zahl der Sterbefälle liegt insgesamt recht niedrig, wobei der Rückgang von 1943 auf 1944 besonders bemerkenswert ist. Als bei dem Luftangriff am 30. September 1944 größere Teile der Anstalt zerstört wurden, verlegte man 537 Patienten nach Marsberg, Warstein und Lengerich.[230]
Auch in Lengerich (s. Tab. 106 auf der folgenden Seite) liegt die Sterblichkeit relativ niedrig, wobei 1941 die lebhafte „Krankenbewegung" eine Rolle gespielt haben mag: 452 Patienten wurden im Rahmen der „Aktion T4" abtransportiert. Die freigewordenen Betten belegten Kinder des aufgelösten Wittekindshofes. Die hohe Zugangszahl von 1944 beruht auf der Übernahme von Patienten aus Münster.
In Dortmund-Aplerbeck (s. Tab. 107 auf der folgenden Seite) ist die hohe Zahl der Sterbefälle im Jahr 1942 auch darauf zurückzuführen, daß man 200 im Rahmen der „Aktion T4" nach Idstein verlegte Patienten nach Aplerbeck zurückholte, von denen viele aufgrund der erlit-

[229] Alle Zahlen der folgenden Tabellen sind entnommen Provinzialverband Westfalen (Hg.) 1951.
[230] Die Erläuterungen zu besonders auffälligen Entwicklungen in den westfälischen Anstalten verdanke ich Bernd Walter.

Tab. 106: (26) Gesamtpatientenzahl, Sterbefälle, Sterberate und Übersterblichkeit (gegenüber durchschnittlich 5,3 % von 1935–1938) in der Provinzial-Heil-und Pflegeanstalt *Lengerich*

Jahr	Patientenstand am 1. April	Zugänge	Gesamtpatientenzahl	Sterbefälle	Sterberate	NS-Opfer
1940	1208	211	1419	99	7,0	24
1941	1171	537	1708	89	5,2	—
1942	1030	200	1230	130	10,6	65
1943	903	227	1130	72	6,4	12
1944	745	545	1290	83	6,4	15
1945	945	136	1081	111	10,3	54
						170

Tab. 107: (27) Gesamtpatientenzahl, Sterbefälle, Sterberaten und Übersterblichkeit (gegenüber durchschnittlich 5,7 % zwischen 1935–1938) in der Provinzialanstalt *Dortmund-Aplerbeck*

Jahr	Patientenstand am 1. April	Zugänge	Gesamtpatientenzahl	Sterbefälle	Sterberate	NS-Opfer
1940	1052	258	1310	114	8,7	39
1941	1028	699	1727	148	8,6	50
1942	1148	453	1601	254	15,9	163
1943	1086	460	1546	180	11,6	92
1944	413	417	830	153	18,4	106
1945	505	648	1153	178	15,5	112
						562

Tab. 108 (28) Gesamtpatientenzahl, Sterbefälle, Sterberaten und Übersterblichkeit (gegenüber durchschnittlich 5,3 % zwischen 1935–1938) in der Provinzialanstalt *Warstein*

Jahr	Patientenstand am 1. April	Zugänge	Gesamtpatientenzahl	Sterbefalle	Sterberate	NS-Opfer
1940	2231	779	3010	286	9,5	127
1941	2200	448	2648	201	7,6	61
1942	1080	617	1697	285	16,8	195
1943	1144	578	1722	190	11,0	99
1944	551	667	1218	201	16,5	136
1945	765	575	1340	231	17,2	160
						778

tenen Entbehrungen doch noch verstarben.[231] Dazu kommt die unbe-

[231] Persönliche Mitteilung von Bernd Walter. Wegen der hohen Sterblichkeit der

kannte Zahl der Opfer der Kinderfachabteilung, die Ende 1941 von Marsberg nach Dortmund-Aplerbeck verlegt wurde.
Aus Warstein (s. Tab. 108 auf S. 413) wurden im Jahr 1941 902 Patienten im Rahmen der „Aktion T4" in hessische Zwischenanstalten abtransportiert. Die „Aktion Brandt" führte 1943 zum Transport von 340 Patienten in die hessische „Sterbeanstalt" Weilmünster und von 174 Menschen in die Mordanstalt Hadamar. Weitere Patienten wurden nach Gießen und Pfafferode abgeschoben, so daß in dieser Aktion insgesamt noch einmal 640 Patienten deportiert wurden. Werner Tröster schätzt, daß von den abtransportierten Menschen mehr als 1200 ihr Leben verloren.[232] In den freigewordenen Abteilungen wurde eine Lungenheilstätte eingerichtet. Trotz des massiv reduzierten Patientenbestandes ist auch in Warstein ab 1942 und noch mehr in 1944 eine hohe Sterblichkeit zu verzeichnen.

Tab. 109: (29) Gesamtpatientenzahl, Sterbefälle, Sterberaten und Übersterblichkeit (gegenüber der Friedenssterblichkeit von 3,8 %) der Jahre 1940–1945 in der Provinzialanstalt *Eickelborn*

Jahr	Patientenstand am 1. April	Zugänge	Gesamtpatientenzahl	Sterbefälle	Sterberate	NS-Opfer
1940	1577	494	2071	100	4,8	21
1941	1681	537	2218	109	4,9	25
1942	1639	360	1999	181	9,1	105
1943	1578	314	1792	129	7,2	61
1944	1109	299	1408	100	7,1	47
1945	1141	480	1621	170	10,5	109
						368

Die Sterblichkeit in Eickelborn blieb auffallend niedrig, was vielleicht mit den vielen, in der Regel jüngeren und arbeitsfähigen Sicherungsverwahrten zusammenhing. Wegen ihrer guten Arbeitsleistungen blieben sie bis zuletzt von Verlegungen verschont, obwohl selbst der Anstaltsdirektor Dr. Kanis im November 1944 die Verlegung „dieser gemeingefährlichen Individuen" verlangte.[233]

westfälischen Patienten in Idstein war es zu einer handfesten Auseinandersetzung zwischen Kolbow und Bernotat gekommen, weshalb ersterer die Rücknahme verfügte. Vgl. Walter 1996, 742f. u. 770.
[232] Tröster 1980, 129. Ich danke Karl-H. Beine für die Übersendung der vorliegenden historischen Darstellungen. Das Schicksal der Verlegten wurde inzwischen von Bernd Walter aufgeklärt.
[233] Vgl. Walter 1996, 765.

Tab. 110: (30) Gesamtpatientenzahl, Sterbefälle, Sterberate und Übersterblichkeit (gegenüber der Friedenssterblichkeit von 5,1 %) in der Provinzialanstalt *Marsberg*

Jahr	Patientenstand am 1. April	Zugänge	Gesamtpatientenzahl	Sterbefälle	Sterberate	NS-Opfer
1940	1667	333	2000	183	9,2	81
1941	1705	681	2386	262	11,0	140
1942	1475	226	1701	148	8,7	61
1943	1388	576	1964	171	8,7	71
1944	1363	553	1916	245	12,8	147
1945	1510	542	2052	285	13,9	180
						680

Der Belegungsrückgang von 1941 auf 1942 entstand durch die Verlegung von 223 Patienten nach Weilmünster und 309 Patienten nach Idstein (Kalmenhof). Im gleichen Jahr gab es zahlreiche Zugänge durch Übernahme von Patienten aus Einrichtungen der freien Träger, darunter laut Becker „schlechtestes Kindermaterial vom Wittekindshof“. 40 Todesfälle der Jahre 1940 und 1941 gehen auf das Konto der Kinderfachabteilung, die unter der Leitung des „T4“-Gutachters Dr. Steinmeyer stand. Ende 1941 wurde sie nach Dortmund-Aplerbeck verlegt.

Tab. 111: (31) Gesamtpatientenzahl, Sterbefälle, Sterberaten und Übersterblichkeit (gegenüber durchschnittlich 5,2 % zwischen 1935–1938) in der Provinzialanstalt *Gütersloh*

Jahr	Patientenstand am 1. April	Zugänge	Gesamtpatientenzahl	Sterbefälle	Sterberate	NS-Opfer
1940	1530	281	1811	114	6,3	20
1941	1515	570	2085	108	5,2	—
1942	1280	290	1570	129	8,2	47
1943	1216	582	1798	86	4,8	—
1944	866	288	1154	113	9,8	53
1945	773	423	1196	181	15,1	119
						239

Während der „Aktion T4“ wurden 541 Patienten „in andere Anstalten“ verlegt. 350 Patienten mußten in Hadamar sterben. In der „Sonderaktion Brandt“ mußten zwischen 8. Oktober und 13. November 1943 insgesamt 649 Patienten den Weg nach Bernburg, Warta und Tiegenhof antreten. Die meisten von ihnen waren bei Kriegsende tot. Zur Entwicklung der berühmten „aktiveren Krankenbehandlung“ nach Simon in der Spätphase des Krieges schreibt Christine Teller:

„Hier in Gütersloh wurde dann spätestens seit 1943 keine Simon'sche Arbeitstherapie durchgeführt, (...) denn hier wurde von den Patienten, die hierbleiben, sprich überleben durften, Zwangsarbeit verrichtet. Diese Arbeit ermöglichte den Betrieb eines großen Wehrmachtslazarettes hier auf dem Gelände der Anstalt."[234]

Vergleicht man die Sterblichkeitsentwicklung in den westfälischen Anstalten miteinander, so fallen erhebliche Unterschiede auf: Dortmund-Aplerbeck, Marsberg und Warstein haben die höchste Zahl an Todesfällen und entsprechend hohe Sterberaten, Gütersloh, Lengerich und vor allem Münster bleiben weit darunter, Eickelborn liegt etwa in der Mitte. Woher diese Unterschiede kommen, kann ich ebenso wenig beantworten wie die Frage, warum fast überall das Jahr 1942 die höchste Sterblichkeit aufweist. Zu letzterem könnte Beckers Bemerkung über die extrem niedrigen Verköstigungssätze in Dortmund ein Hinweis sein, wobei aber unklar bleibt, ob diese überall so niedrig lagen. Keine der Anstalten weist in irgendeinem der untersuchten Jahre so hohe Sterberaten auf, daß daraus auf aktive Maßnahmen zur Lebensverkürzung, etwa auch in Form von Hungerkost für größere Patientengruppen geschlossen werden könnte. Die höchste Sterberate ist in Dortmund-Aplerbeck mit 18,4 % im Jahr 1944 festzustellen, in einem Jahr also, in dem die Belegung auf etwa 400 arbeitsfähige Patienten abgesenkt worden war. Abgesehen davon, daß sich unter den 153 Todesfällen möglicherweise auch Opfer der Kinderfachabteilung befinden, kann ich mir die hohe Sterblichkeit nur damit erklären, daß sich unter den 830 Zugängen vermutlich viele alte und hinfällige Menschen befunden haben.
Eine letzte Erklärung für die vielen Sterbefälle der letzten Kriegsjahre könnte auch ein Tagebucheintrag des Landeshauptmanns Kolbow vom April 1944 geben: „Von den 11.207 Anstaltsplätzen der Provinz habe ich bisher 9.450 geopfert, sodaß mir nur noch 1.757 geblieben sind." Diese verbliebenen Anstaltsplätze „teilten sich zu diesem Zeitpunkt rund 5.500 Kranke".[235]

Provinz Hannover[236]

In den fünf Landes-Heil-und Pflegeanstalten der Provinz Hannover befanden sich zu Beginn des Jahres 1940 insgesamt 4.835 Patienten.

---

234 Teller 1985, 77–87.
235 Walter 1996, 768.
236 Über das heutige Land Niedersachsen, in welchem diese Regionen aufgegangen sind, existiert die gründliche Darstellung von Thorsten Sueße und Heinrich

Auch hier setzten die „T4"-Transporte mit einer ersten Verlegungswelle im März 1941 erst spät ein, die zweite Welle folgte im April. Nur diese ersten Transporte mit rund 1380 Patienten wurden in die Tötungsanstalten Hadamar und Sonnenstein weitergeleitet. Die im Juli und August in einer dritten Verlegungswelle abtransportierten Menschen – darunter erstmals auch Patienten der evangelischen Anstalt Rotenburg – waren durch die Einstellung der Aktion vorerst gerettet und verblieben in den Zwischenanstalten Scheuern, Weilmünster, Eichberg und Altscherbitz.

Das Schwurgericht Hannover ging im niedersächsischen „Euthanasie"-Prozeß des Jahres 1950[237] von höchstens 1500 Opfern unter allen Abtransportierten aus, setzte diese Zahl aber in Beziehung zu „7000 im Bereich der Provinz Hannover in Anstalten befindlichen Geisteskranken" und stellte fest, daß dieser Prozentsatz von 21 % „ganz erheblich unter dem Durchschnitt" liege. Das wurde auch hier auf die Widerstandsbemühungen der Hauptangeklagten Geßner und Andreae zurückgeführt und verhalf ihnen zu einem Freispruch. Sie seien im Amt geblieben, um Schlimmeres zu verhüten und hätten ihre „Gegnerschaft zur Tötungsaktion durch tatsächliche Maßnahmen eindeutig bewiesen". Wie in der Rheinprovinz und in Westfalen war auch in Hannover viel von „gemeinsamer Abwehrfront" die Rede, genau wie dort fehlten auch hier wieder die letztlich beweisenden Dokumente, aber die Tatsache, daß nur so „wenige" abtransportiert wurden, war Beweis genug. Dabei hatte dies allein mit dem späten Beginn der Transporte und nichts mit dem Widerstand zu tun. – Erst im Kampf mit der Nachkriegsjustiz scheint die „gemeinsame Abwehrfront" so richtig funktioniert zu haben.[238]

Nach Plänen, die schon seit längerem bestanden, wurde *Wunstorf* zum 1. September 1941 aufgelöst und auf Anordnung des Oberpräsidenten in ein Fürsorgeerziehungsheim umgewandelt. Rund 400 Patienten verlegte man nach Hildesheim und Lüneburg.[239]

Meyer (Diss. 1984, gek. Fass. 1988), die sich allerdings hauptsächlich mit der „Aktion T4" befaßt und – so der Untertitel – das „Schicksal der Patienten und Verhalten der Therapeuten und zuständigen Verwaltungsbeamten" minutiös beschreibt. Die späteren Entwicklungen sind leider nicht so genau erfaßt. Die Seitenangaben beziehen sich auf die Dissertation.

[237] Akten im Niedersächsischen Hauptstaatsarchiv Hannover: Nds. 721 Hannover Acc 61/68 Nr. 28/7 Über die einzelnen Anstalten sind Sonderhefte angelegt worden. Als besonderer Glücksfall für diese Untersuchung stellte sich heraus, daß der Oberstaatsanwalt sich von den Anstalten auch Sterblichkeits- und Belegungszahlen mitteilen ließ.

[238] Sueße/Meyer (1984, 499–528) widmen der Strafverfolgung der Beteiligten ein eigenes Kapitel.

[239] Vgl. Finzen 1983, 99.

Ganz anders scheint die Räumung der *Rotenburger Anstalten* verlaufen zu sein: Nach der Aussage von Pastor Unger, dem zweiten Anstaltsgeistlichen, teilte die Gekrat dort am 18. September telefonisch mit, daß die Anstalt bis zum 26. September zu räumen sei und ergänzte diese überraschende Aufforderung wenige Tage später durch die schriftliche Mitteilung, man habe „im Auftrage des Reichsverteidigungskommissars" die Anstalt zu räumen und die Patienten in staatliche Anstalten zu verlegen.[240]
Im Unterschied zu den früheren Transporten durften die Angehörigen von der Verlegung benachrichtigt werden. Das war neu. Auch die angegebene Begründung, die Anstalten würden zu einem Ausweichkrankenhaus für Bremen und Hamburg umgebaut, beruhigte Leitung und Mitarbeiter, wenn auch nicht vollständig. Unter Zurücklassung von 158 Bewohnern zur Aufrechterhaltung des großen landwirtschaftlichen Betriebes wurden in der Zeit zwischen 30. September und 10. Oktober 1941 371 Erwachsene nach Eberswalde und Sorau im östlichen Reichsgebiet und nach Kaufbeuren und Günzburg in Bayern verlegt. 147 Kinder kamen nach Lüneburg, 35 nach Uchtspringe – in beiden Anstalten befanden sich Kinderfachabteilungen oder waren im Aufbau[241] – der Rest nach Bethel und Lemgo. Insgesamt wurden in dieser Räumungsaktion 676 Menschen deportiert. Aufgrund einiger Details, wie z.B. der Information der Angehörigen, der neuen Zweckbestimmung der Anstalt und des Umbaus durch die Organisation Todt ist unschwer zu erkennen, daß hier nach den von Brandt im Anschluß an die Konferenz von 24. August herausgegebenen Richtlinien verfahren wurde. Ich möchte diese Räumungstransporte deshalb der frühen „Aktion Brandt" zuordnen.
Als im Juni 1942 Becker mit seiner Kommission die Provinz Hannover durchleuchtete, war er über die Entwicklungen nicht gerade erfreut. Deswegen hielt er auch Wünsche, „Osnabrück oder Lüneburg anderen Zwecken zuzuführen (für) indiskutabel". In den vier verbliebenen Anstalten waren noch 3249 Patienten anzutreffen, also fast 1600 weniger als vor der Aktion. Da von den 3550 Betten der Normalbelegung 885 für andere Zwecke – wahrscheinlich Lazarette – genutzt wurden, lief das Ganze auf „Engerlegen", also Überbelegung hinaus.
Als vorwiegend landwirtschaftlich geprägter Flächenstaat scheint die Provinz von Luftangriffen und damit auch von der „Aktion Brandt" weniger betroffen worden zu sein als ihre westlichen Anrainer. Dafür bildete sie das Auffanggebiet für die schwer getroffenen Küstenstädte

240 Sueße/Meyer 1984, 345.
241 Vgl. ebd., 353ff.; Roer 1992, 15–38.

Hamburg und Bremen. Nach der Katastrophe von Hamburg und dem Evakuierungsbefehl des dortigen Gauleiters strömten viele Hamburger in das hannoveranische Umland, besonders nach Lüneburg. In der dortigen Anstalt fanden zahlreiche Kranke, Verletzte und Obdachlose, aber auch Bewohner von Altenheimen eine erste Zuflucht. Gauleiter Tetschow verlangte deshalb die sofortige Räumung der Anstalt von den Geisteskranken und wandte sich, weil die Provinzbehörden nicht sofort reagierten, an den Reichsärzteführer Conti in Berlin. Dieser antwortete am 26.8.1943, daß alle Anstalten, auch die im Generalgouvernement überfüllt und deshalb eine Evakuierung unmöglich sei.[242]
Der offenbar massiven Überfüllung der Provinzialanstalt Lüneburg wurde dadurch abgeholfen, daß man am 4. September 1943 247 Hamburger nach Langenhorn zurückverlegte, von denen 104 Patienten kurz darauf nach Meseritz weitertransportiert wurden. In einem zweiten großen Transport wurden 300 Patienten aus Lüneburg nach Pfafferode in Thüringen verlegt. Nach der Hannoveraner Anklageschrift waren von diesen Ende 1944, also knapp ein Jahr später, nur noch 101 am Leben.

Tab. II 2: Chronologische Tabelle der bekannten Transporte, die nach August 1941 in niedersächsische Anstalten hinein- oder aus ihnen wegverlegt wurden.

Datum	Abgangsanstalt	Patienten	Zielanstalt
20.09.41	Wehnen	180	Kutzenberg (Oberfranken)
30.09.41	Rotenburg	100	Eberswalde
01.10.41	"	40	Sorau
03.10.41	"	140	Günzburg
08.10.41	"	91	Kaufbeuren
09.10.41	"	147	Lüneburg
10.10.41	"	24	Lemgo
08.10.41	"	99	Bethel
12.10.41	"	35	Uchtspringe
10.10.41	Ilten	70	Regensburg
17.10.41	Langenhorn	75	Ilten
21.10.41	Langenhorn	75	Ilten
24.03.42	Langenhorn	30	Königslutter
05.08.42	Langenhorn	20	Königslutter
16.02.43	Osnabrück	25	Meseritz-Obrawalde
19.03.43	Hildesheim	?	Uchtspringe
13.04.43	"	65	Altscherbitz
29.08.43	Eberswalde	?	Königslutter
Sept. 43	Lüneburg	300	Pfafferode
26.09.44	Hildesheim	?	Pfafferode
16.11.44	Ilten	149	Kaufbeuren
01.02.45	Langenhorn	103	Königslutter

242 Nieders. HStA Hannover 122a XII Nr. 197.

In der Aufstellung sind die frühen Transporte der „Aktion Brandt" gut zu erkennen, die durch die Räumung von Teilen der Anstalten Wehnen und fast der gesamten Rotenburger Anstalten zugunsten von Ausweichkrankenhäusern verursacht wurden. In der Zeit der großen Angriffe tritt neben Lüneburg Königslutter als „Bergungsanstalt" für Hamburger Patienten auf. Die Räumung des Michaelisklosters in Hildesheim mit dem Abtransport einer unbekannten Anzahl von Patienten hatte offenbar nichts mit dem Luftkrieg zu. Vielmehr wurde dieser Teil der Anstalt von der SS beschlagnahmt. Ob in dem Transport aus Eberswalde im August 1943 diejenigen Patienten zurückkehrten, die 1941 aus Rotenburg dorthin verlegt worden waren, ist unbekannt. Bevorzugtes Verlegungsziel waren die Provinz Sachsen und die Länder Thüringen und Bayern. Aus fast allen Verlegungsanstalten wird über hohe Sterblichkeit berichtet. Aber auch zuhause war die Sterblichkeit nicht gering, wie in den Anstalten gezeigt werden kann.[243]

Tab. 113: (32) Gesamtpatientenzahl, Sterbefälle, Sterberaten und Übersterblichkeit (gegenüber 6,4% im Durchschnitt der Jahre 1936–1938) in der Anstalt *Hildesheim* von 1940–1945

Jahr	Patientenstand am 1. Januar	Zugänge	Gesamtpatientenzahl	Sterbefälle	Sterberate	NS-Opfer
1940	1240	396	1636	196	12,0	91
1941	1049	623	1672	134	8,0	27
1942	928	501	1429	229	16,0	138
1943	745	154	899	93	10,3	36
1944	351	511	862	166	19,3	111
1945	472	157	629	117	18,6	77
						480

Der ständige Rückgang der Belegung zeigt die Folgen der Abtransporte und der zunehmenden Beschlagnahmung von Anstaltsraum. Direktor Grimme hatte sich 1941gegen die Abholung seiner Patienten gewehrt, unter anderem mit der Weigerung, seinen Mitgliedsbeitrag an die Gesellschaft Deutscher Neurologen und Psychiater zu zahlen, weil diese nichts gegen „die Planbewirtschaftung der Anstalten" unternehme. Er muß schon damals unangenehm aufgefallen sein. Als er sich 1943 beim Regierungspräsidenten wegen der Wegnahme von Teilen der Anstalt schriftlich beschwerte, wurde er kurz darauf verhaftet und seines Amtes enthoben.[244]

[243] Die Anstalten sollen in der Reihenfolge wie bei Sueße/Meyer 1984 dargestellt werden. Die Zahlen entsprechen dem kalendarischen Jahr.
[244] Vgl. Sueße/Meyer 1984, 216.

Tab. 114: (33) Gesamtpatientenzahl, Sterbefälle, Sterberate und Übersterblichkeit (gegenüber 6,9 % im Durchschnitt der Jahre 35–38) in der Landes-Heil-und Pflegeanstalt *Göttingen*[245]

Jahr	Patientenstand am 1. Januar	Zugänge	Gesamtpatientenzahl	Sterbefälle	Sterberate	NS-Opfer
1940	810	489	1299	198	15,2	108
1941	769	625	1394	147	10,5	51
1942	650*	617	1267	138	10,9*	51
1943	578	925	1503	209	13,9	105
1944	Keine Daten					
1945	Keine Daten					
						315

Der Leiter der Anstalt – in Personalunion auch Direktor der angeschlossenen kleinen Universitätsklinik – war Prof. Ewald, der wohl prominenteste unter den wenigen erkennbar widerständigen Psychiatern. Abtransporte konnte auch er jedoch nicht verhindern. Unter der „Aktion Brandt" hatte sein Krankenhaus nicht zu leiden. Die abnehmende Belegung dürfte durch Lazarette und Ausweichbetten bedingt sein, die zunehmende Zahl der Aufnahmen durch den Wegfall von Wunstorf und später auch Hildesheim.

Tab. 115: (34) Gesamtpatientenzahl, Sterbefälle, Sterberate und Übersterblichkeit (gegenüber 6,5 % im Durchschnitt 1935–38) in der Heil- und Pflegeanstalt *Lüneburg*[246]

Jahr	Patientenstand am 1. Januar	Zugänge	Gesamtpatientenzahl	Sterbefälle	Sterberate	NS-Opfer
1940	1202	421	1623	135	8,3	30
1941	1201	931	2132	229	10,7	90
1942	1076	575	1651	247	15,0	140
1943	1132	773	1905	301	15,8	177
1944	783	834	1617	286	17,7	181
1945	947	753	1700	456	26,8	346
						964
Kinderfachabteilung						418
						1382

[245] Da ich in den Akten der Staatsanwaltschaft keine Aufstellung über die Sterblichkeit fand, mußte ich die Zahlen aus dem Aktenbestand Hann. 155 Göttingen Acc. 58/83 Nr. 11 extrahieren. Darin waren von 1935 bis1943 die Statistikformulare des Deutschen Vereins für Psychiatrie abgeheftet. Die Statistik wurde nach 1943 eingestellt. Für 1942 fehlten Angaben über den Anfangsbestand. Die in der Tabelle angegebene Zahl wurde nach dem erkennbaren Trend geschätzt.

[246] In den Tabellen für den Oberstaatsanwalt im „Sonderheft Lüneburg" waren

Dr. Bräuner, der Direktor der Anstalt, stand nach eigenem Bekunden „einer richtig verstandenen Euthanasie nicht gerade ablehnend gegenüber". So war er auch damit einverstanden, daß in seinem Hause eine Kinderfachabteilung eingerichtet wurde, für die man den Obersturmführer der Waffen-SS Dr. Baumert und besonderes Pflegepersonal anforderte. In der Zeit von Oktober 1941 bis Mai 1945 sind auf dieser Abteilung 418 Kinder ermordet worden, darunter auch viele der 1941 aus Rotenburg aufgenommenen Kinder.[247] Neben diesen aktiven Tötungsmaßnahmen ist auch die Sterblichkeit der anderen Patienten hoch. Ob dies auf unterschiedliche Ernährung und Behandlung je nach Arbeitsfähigkeit und anderen Kriterien zurückzuführen ist, bleibt zunächst unklar.

Die von Eveline Sonn durchgeführte subtile Analyse der von Langenhorn nach Lüneburg verlegten Patienten gibt allerdings interessante Hinweise.[248] Zunächst einmal sind dort überraschende Fakten mitgeteilt: In insgesamt 11 Transporten wurden 374 Hamburger Patienten nach Lüneburg verlegt und zwar 125 schon im März 1941, also noch während der „Aktion T4", aber ohne Weiterverlegung! Alle Überlebenden wurden im September 1943 nach Langenhorn zurückgeholt und gegen Insassen Hamburger Altersheime ausgetauscht. Gestorben waren bis dahin 105 der 374 Patienten, die meisten im Jahr 1942. Sonn konnte anhand der Krankengeschichten nachweisen, daß von jenem ersten Transport vorwiegend nicht arbeitsfähige Frauen gestorben waren und von einem Transport mit 34 vorwiegend älteren Menschen im April 1942 sogar 53 Prozent der Betroffenen. Dies deutet auf unterschiedliche Behandlung der Patienten in Abhängigkeit von ihrer Verwertbarkeit hin. Daß bei der Auswahl der 300 im September 1943 nach Pfafferode verlegten Patienten nach dem gleichen Prinzip selektiert wurde, kann mit Sicherheit angenommen werden.

Osnabrück sollte Vergasungsanstalt der „Aktion T4" werden. Noch vor den ersten Transporten erschien eine Kommission, welche Kellerräume und Zufahrtswege besichtigte und nach Parteizugehörigkeit und Verschwiegenheit des Personals fragte.[249] Als die maßgeblichen Stellen aber erfuhren, daß die Gegend streng katholisch und der Anstaltsdirektor Dr. Kracke kein Parteigenosse sei, ließen sie von ihrem Plan wieder ab.

---

die Anfangsbestände jedes Jahres für die Kinderfachabteilung gesondert angegeben, so daß sich mithilfe der von Sueße/Meyer 1984, 364 mitgeteilten Zugangs- und Sterblichkeitszahlen die Opfer der Kinderfachabteilung ausgliedern ließen.

247 Vgl. Quelle 1992, 59–76. Danach sind von 140 verlegten Kindern und Jugendlichen in Lüneburg 123 verstorben.

248 Sonn 1993, 268–286.

249 Sueße/Meyer 1984, 293.

Tab. 116: (35) Gesamtpatientenzahl, Sterbefälle, Sterberate und Übersterblichkeit (gegenüber 4,0% im Durchschnitt der Jahre 1935–1938) in der Heil-und Pflegeanstalt *Osnabrück*[250]

Jahr	Patientenstand am 1. Januar	Zugänge	Gesamtpatientenzahl	Sterbefälle	Sterberate	NS-Opfer
1940	903	197	1100	60	5,5	16
1941	936	276	1212	76	6,3	28
1942	759	187	946	83	8,8	45
1943	713	209	922	103	11,2	66
1944	779	263	1042	149	14,3	107
1945	773	280	1053	158	15,0	116
						378

Die am Rande von Osnabrück liegende Anstalt wurde bei Luftangriffen mehrfach getroffen, wobei es auch zu Entweichungen von Patienten kam. Anscheinend sind dabei „Belästigungen" der Bevölkerung vorgekommen. Die Stadtverwaltung verlangte deshalb die Verlegung der „kriminellen, unsozialen und gefährlichen Geisteskranken". Vor diesem ganz speziellen Hintergrund kam es am 16. Februar 1943 zur Verlegung von 25 „gemeingefährlichen Geisteskranken" nach Meseritz-Obrawalde.[251] Nur einer der Verlegten kehrte später zurück.

Selbst in Osnabrück mit seinem relativ geringen Sterblichkeitsanstieg veränderte sich im Lauf der Kriegsjahre das optische Bild der Entlassungsbücher insofern deutlich, als immer mehr Sterbekreuze auftauchen. Waren es beispielsweise 1939 in dem Entlassungsbuch der Frauen noch ein bis zwei Sterbefälle auf einer Seite mit jeweils 12 Entlassungen, so konnte bereits Ende 1942 die Zahl der Todesfälle die der regulären Entlassungen übersteigen. Auch tauchen bei den Todesursachen erstmals Bezeichnungen wie „Inanition" – eines der Synonyme für extreme Abmagerung – auf, ferner als Teilursachen Ödeme und Darmkatarrh, wobei – wie schon im Ersten Weltkrieg – differentialdiagnostisch an Typhus abdominalis gedacht wurde. Sektionen wurden selten durchgeführt. Am Ende des Krieges erfolgten die Entlassungen fast nur noch durch Tod. Auffallend viele Patientinnen waren sehr alt und starben bereits nach wenigen Tagen. Die häufige Diagnose „Marasmus senilis" weist darauf hin, daß diese Frauen schon in sehr schlechtem Zustand in die Anstalt gekommen waren.

[250] In der Antwort an den Oberstaatsanwalt in Hannover waren die Belegungs- und Sterbezahlen nur in Fünfjahresperioden angegeben, so daß ich vor Ort recherchieren mußte. Für die Möglichkeit zur Einsicht in die Aufnahme- und Sterbebücher bin ich Herrn Weig und Herrn Thuberg zu Dank verpflichtet.
[251] Ebd., 299.

Ein 79jähriger Mann, der am 12. November 1944 eingeliefert worden war, starb bereits am folgenden Tag. Über ihn heißt es: „Nicht Geisteskrank – Als Obdachloser aus Bremen überwiesen."
Neben den ursprünglich fünf Provinzialanstalten besaß Hannover auch noch zwei große Privatanstalten, die eine in Ilten, die andere in Rotenburg. In Rotenburg zog nach der Räumung ein Wehrmachtslazarett mit 800 Betten ein, zusätzlich wurden von der Organisation Todt zahlreiche Baracken für das Ausweichkrankenhaus aufgestellt, die im Katastrophenfall 1000 Patienten aus den Krankenhäusern von Bremen und Hamburg aufnehmen sollten. Unter den zurückgebliebenen 250 Rotenburger Arbeits-Patienten blieb die Sterblichkeit konstant unter zwei Prozent, nur 1945 stieg sie als Ausnahme auf 2,45% an.
Die Geschichte der *Wahrendorffschen Anstalten in Ilten* im Kriege zeigt, daß es durch geschicktes Taktieren möglich war, Anordnungen aus Berlin zu unterlaufen. Durch allerlei Verzögerungsmaßnahmen erreichte der Chefarzt Prof. Willige, daß keiner der von der „T4"-Kommission bereits selektierten 300 Patienten vor dem Stop der Aktion abtransportiert wurde. Im Oktober 1941 sollte die Anstalt aber auf „Führerbefehl" vollständig geräumt und durch die Organisation Todt zum Ausweichkrankenhaus für Hannover umgebaut werden. Mit energischen Interventionen und geschickten Täuschungen erreichte es der Mitinhaber Starke in letzter Minute, daß man diesen Plan wieder fallen ließ. Sein Hauptargument war, daß die Anstalt zu nahe bei Hannover liege und deshalb ebenso stark bombengefährdet sei.[252] Der erste Räumungs-Transport nach Regensburg war aber schon abgegangen.
Zwischen 1941 und 1944 kamen 517 Patienten aus anderen Anstalten nach Ilten, darunter allein 379 Hamburger. Am 16. November 1944 wurden dann aus Platzmangel „auf Veranlassung der Organisation Brandt" 149 Patienten nach Kaufbeuren verlegt. Der Platzmangel war aber nicht durch die vorangegangenen Aufnahmen aus anderen Anstalten bedingt, sondern dadurch, daß am 6. November ohne Voranmeldung ein Zug mit 147 Patientinnen aus Liebenburg im Harz am Bahnhof Sehnde vorgefahren kam. Diese Frauen waren in Liebenburg durch einen aus dem Rheinland kommenden Evakuierungstransport verdrängt worden. Jetzt mußten Patienten aus Ilten zur Aufnahme der Liebenburger weichen – eine Illustration des Chaos der letzten Kriegsmonate. Zu allem Unglück war mit dem Lazarettzug aus dem Rheinland auch noch Flecktyphus eingeschleppt worden. Bereits im Dezember 1944 kam es zur Ausbreitung der Seuche, die im Folgejahr

[252] Ebd., 318.

viele Todesopfer fordern sollte. Die Sterblichkeit war aber schon lange vorher, nämlich seit Kriegsbeginn erheblich angestiegen:

Tab. 117: (36) Gesamtpatientenzahl, Sterbefälle, Sterberate und Übersterblichkeit (gegenüber 3,9% in vier Vorkriegsjahren) in den Wahrendorff'schen Anstalten zu *Ilten*

Jahr	Patientenstand am 1. Januar	Zugänge	Gesamtpatientenzahl	Sterbefälle	Sterberate	NS-Opfer
1940	1162	350	1512	122	8,1	63
1941	1147	263	1410	117	8,3	62
1942	1153	339	1492	238	16,0	180
1943	1085	397	1482	226	15,2	168
1944	1071	465	1536	208	13,5	147
1945	985	293	1278	296	23,2	246
						620

Die Sterblichkeit lag in dieser Privatanstalt bemerkenswerterweise höher als in den staatlichen Anstalten der Provinz Hannover.

Oldenburg

Dr. Petri, Direktor der Heil- und Pflegeanstalt *Wehnen*, konnte unter etwas mysteriösen Umständen[253] verhindern, daß seine Anstalt zur Mordanstalt für die „Aktion T4" umgebaut wurde. Unabhängig davon gingen aus Wehnen keine „T4"-Transporte ab.[254] Hingegen wurden im September 1940 zwei jüdische Frauen und zwei jüdische Männer in die Sammelanstalt Wunstorf überführt, 1944 in der Aktion „Vernichtung durch Arbeit" fünf Sicherungsverwahrte an Konzentrationslager und im gleichen Jahr 29 AusländerInnen an das Sammellager für Ostarbeiter in Lüneburg ausgeliefert.
Ähnlich wie in Rotenburg erhielt der im Gertrudenheim des Klosters Blankenburg zuständige Diakon „Ende August oder Anfangs September" 1941 einen Anruf aus Berlin, daß diese Sonderabteilung der Anstalt Wehnen, in der man ca. 280 „geistesschwache und epileptische" Kinder betreute, in 14 Tagen zu räumen sei, um dort ein Ausweich-

---

[253] So will Petri, der nach Berlin beordert worden war, sogar mit Bormann darüber diskutiert haben. Auch sei er „auf mehrere Tage" in eine Anstalt geschickt worden, „um mir das Verfahren als solches genauer anzusehen" (vgl. Sueße/Meyer 1984, 452).

[254] In einer Selbstdarstellung des Niedersächsischen Landeskrankenhauses Wehnen aus dem Jahr 1979 ist dies – außer dem Rücktritt des Direktors Dr. Münch im Jahr 1937 – das einzige Faktum, das über die Zeit des NS-Regimes mitgeteilt wird. Der Niedergang des Hauses und das Massensterben werden nicht erwähnt. Vgl. Niedersächsischer Sozialminister (Hg.) 1979.

krankenhaus für Oldenburg einrichten zu können.[255] Innerhalb weniger Wochen mußten 30 infektiöse Kinder nach Erlangen und am 20. September 180 Kinder nach Kutzenberg in Oberfranken verlegt werden. Bis 1946 starben 101 der nach Kutzenberg verlegten 180 Kinder.[256] Über die weiteren Entwicklungen im Gertrudenheim wird im Zusammenhang mit der „Aktion Brandt" noch zu berichten sein.
Nach Sueße/Meyer kürzte der Verwaltungsleiter Siems schon frühzeitig und eigenmächtig die Lebensmittelrationen der Kranken. Nachdem er aufgefordert worden war, im kommenden Jahr mehr Getreide abzuliefern, schrieb er am 5. Oktober 1942 an die Kreisbauernschaft Ammerland in Bad Zwischenahn:

> „Von hier wird ganz bestimmt alles getan, was im Interesse der Sicherstellung der Ernährung des deutschen Volkes getan werden kann. Wie Ihnen bekannt ist, stehen den Patienten nach den Bestimmungen über die Lebensmittelverteilung jene Mengen zu, die an die Normalverbraucher ausgeteilt werden. Ich habe aber freiwillig auf einen erheblichen Teil der zustehenden Mengen verzichtet und dadurch sehr große Einsparungen erzielt, die der übrigen Volksgemeinschaft zugute kommen. Viele 1000 Kilogramm Fleisch, Fette, Butter, Zucker sowie viele 10 000 Stück Eier habe ich weniger verbraucht. (...) Ein aus dem Reich kommender Revisor hat diese grossen Erfolge im Interesse der Sicherstellung der Volksernährung ausdrücklich anerkannt und in seinem Bericht festgelegt."[257]

Die in der Anstalt tätigen Ärzte reklamierten angeblich wiederholt wegen der schlechten Verpflegung, konnten aber bei Siems, der sich auf eine „geheime Verfügung" berief, nichts erreichen.
Ingo Harms hat jetzt die zentrale Rolle des Verwaltungsleiters bei den Lebensmittelkürzungen infragegestellt.[258] Anhand neuer Quellen kann er nachweisen, daß wesentliche Impulse vom Träger der Anstalt, dem Landesfürsorgeverband Oldenburg ausgingen, der schon lange vor dem Krieg den Pflegesatz auf 1,85 RM herabgesetzt hatte. Die „Geheimverfügung", auf die sich Siems berief und die etwas ähnliches wie den bayrischen Hungererlaß erwarten ließ, konnte allerdings nicht

---

[255] Diese im „Sonderheft Wehnen" protokollierte Aussage wurde von Sueße/Meyer 1984, 456 übernommen. Im Becker-Bericht über Oldenburg heißt es hingegen, daß das Hilfskrankenhaus für Wilhelmshaven bestimmt gewesen sei, was insofern plausibler ist, als dieser Kriegshafen häufiger angegriffen wurde. In dem Bericht ist u.a. auch von „neuerrichteten Baracken" die Rede, welche von der OT erstellt worden seien.
[256] Vgl. Zenk 1995, 202.
[257] Sueße/Meyer 1984, 458.
[258] Harms 1996a. Harms konnte die offenbar noch umfänglich erhaltenen Akten der Anstalt sowie regionaler Archive auswerten, während Sueße/Meyer von dem recht schmalen „Sonderheft Wehnen" der Staatsanwaltschaft Hannover ausgingen.

gefunden werden. Wahrscheinlich gab es sie gar nicht. Immerhin stellte sich heraus, daß 1939 für die Verköstigung der Patienten noch 43 Pfennige ausgegeben wurden, 1940 aber nur noch 37 Pfennige, was sehr wahrscheinlich zum Anstieg der Sterberaten um 4 % gegenüber dem Vorjahr beitrug.
In die Tötungen durch vorsätzliche Unterernährung müssen auch die beiden Ärzte, Dr. Petri und Dr. Moohrarend stärker verstrickt gewesen sein, als sie nach dem Krieg zuzugeben bereit waren. Das Gestrüpp gegenseitiger Beschuldigungen und Entlastungen, welches sich in der Nachkriegszeit anläßlich von juristischen Ermittlungen und Entnazifizierungsverfahren über die Vorgänge in der Anstalt Wehnen legte, ließ selbst Ingo Harms trotz akribischer Recherchen in seiner Suche nach dem Verantwortlichen letztlich resignieren.[259] Daß es viel zu vertuschen gab, zeigt die Entwicklung der Sterberaten. Sie lassen Wehnen als eine Sterbeanstalt erscheinen.

Tab. 118: (37) Gesamtpatientenzahl, Sterbefälle, Sterberate und Übersterblichkeit (gegenüber 9,2 % im Durchschnitt der Jahre 1935–1938 und von 6,9 % im Durchschnitt der Jahre 1927–1935) in der oldenburgischen Anstalt *Wehnen*[260]

Jahr	Patientenstand am 1. Januar	Zugänge	Gesamtpatientenzahl	Sterbefälle	Sterberate	NS-Opfer bei zugrundegelegter „Friedenssterblichkeit" von 9,2 %	6,4 %
1940	797	303	1100	156	14,2	55	80
1941	771	339	1100	164	14,8	63	88
1942	760	328	1088	261	24,0	162	186
1943	668	714	1382	325	23,5	198	230
1944	806	554	1360	322	23,7	197	228
1945	701	716	1417	435	30,7	337	337
						980	1149

Angesichts der hohen Sterblichkeit von durchschnittlich 9,2 % in den letzten Jahren vor dem Krieg hat Harms – auch durch Vergleich mit vorhandenen Angaben in der Literatur – sehr viel Mühe darauf verwendet, eine „Normalsterblichkeit" für Wehnen zu ermitteln.[261] Er

[259] Vgl. Harms 1996a, 114–148.
[260] Die Daten sind dem „Sonderheft Wehnen" entnommen.
[261] Vgl. Harms 1996a, 77–83 einschließlich der im Anhang abgedruckten Tabellen. In seiner Argumentation unterliegt Harms zwei Irrtümern: Die von Siemen angegebene Steigerung der Sterberate von 5,0 % im Jahr 1933 auf 6,6 % im Jahr 1939 soll eben gerade den Anstieg der Sterblichkeit infolge der Sparmaßnahmen des NS-Regimes kenntlich machen. Zum zweiten begeht Harms den Fehler, aufgrund einer Meldung des oldenburgischen Landesernährungsamtes aus dem Jahr

greift dabei aus nicht ganz erfindlichen Gründen[262] auf das Jahr 1928 mit der Sterberate von 6,87 % zurück. Wie in kaum einer anderen Anstalt scheint es besonders für Wehnen zuzutreffen, daß die Sterblichkeit in der zweiten Hälfte der dreißiger Jahre durch Maßnahmen des neuen Regimes wie extreme Überbelegung – von 1933 bis 1936 stieg der Bestand um mehr als das Doppelte an! – nach oben getrieben worden war.[263] Aus diesem Grunde habe ich ausnahmsweise eine zweite Berechnung der Übersterblichkeit aufgrund der Sterberate von 1928 angefügt, die sich übrigens mit dem Durchschnitt der Sterberaten von 1927–1935 deckt. Es ist klar, daß die niedrigere Vergleichssterberate zu einer höheren Zahl von Opfern der Aushungerungsmethoden in der Anstalt führt.
Harms konnte in seinen Recherchen auch „einzelne Injektionstötungen" nachweisen, geht aber im übrigen davon aus, daß neben dem „verordneten Hunger in Wehnen" auch „eine mehr oder minder systematische Vernachlässigung der pflegerisch-medizinischen Bedingungen und mangelnder Hygiene bei gleichzeitiger Überbelegung" für den Tod vieler Menschen verantwortlich gemacht werden müssen.[264]

Braunschweig

Die Heil- und Pflegeanstalt *Königslutter* war die einzige staatliche Anstalt des Landes. In der Vorkriegszeit hatte sie die höchste Sterblichkeit aller in dieser Arbeit genauer beschriebenen Einrichtungen. Die Gründe dafür sind unbekannt. 1940 übernahm Dr. Meumann die Direktion, der sich selbst als überzeugten Nationalsozialisten und „Optimisten von Natur" bezeichnete. In der „Aktion T4" wurde Königslutter zur Zwischenanstalt für Patienten aus Hamburg und Schleswig-Holstein. Obwohl er in Berlin auf die Funktion der Zwischenanstalten als letztem Filter vor dem Abtransport in die Vergasungsanstalt (Bernburg) hingewiesen worden war, hielt Meumann von sich aus keine Patienten zurück.
In den letzten Kriegsjahren erreichte die Sterblichkeit solche Ausmaße,

1945 anzunehmen, es habe während des Krieges keine Ernährungsprobleme gegeben.

262 Man hätte auch die mit 5,64 % niedrigere Sterberate von 1933 nehmen können. Da aber der Durchschnitt der Sterberaten der neun Jahre von 1927 bis 1935 einen Wert von 6,86 ergibt, hat Harms (1996a, 78 f.) möglicherweise diesen Durchschnitt gemeint.

263 Aus den Tabellen 3.2 und 3.1 im Anhang von Harms (1996a) ist ersichtlich, daß es von 1935 auf 1936 einen sprunghaften Anstieg der Sterberate um 3,1 Prozent gegeben hat.

264 Ebd., S. 104.

daß die Staatsanwaltschaft Hamburg 1973 den Verdacht äußerte, „daß Pfleglinge in der Anstalt Königslutter getötet wurden". Sie bestellte sogar einen Gutachter zu dieser Frage. Der Marburger Ordinarius für Psychiatrie Prof. Erhardt kam zu dem Ergebnis „daß aufgrund des vorliegenden Aktenmaterials die gezielte Tötung (...) im Einzelfall nicht mit ausreichender Sicherheit nachweisbar sei."[265] Da einige seiner Ausführungen von grundsätzlicher Bedeutung für unser Thema sind, seien sie hier in der Darstellung Sueßes ausführlicher zitiert:[266]

> „Es sei zwischen direkten und indirekten Vernichtungsmethoden zu unterscheiden. Der Tod durch Vergasung oder eine Überdosis von Morphium oder Luminal sei eine direkte Tötungshandlung. Viel schwieriger werde es, wenn man von drastischer Reduzierung der Nahrung oder von grober Vernachlässigung der bei diesen – vielfach noch alten – Kranken oft besonders aufwendigen Körperhygiene höre. Beides könne in sehr plausibler Weise mit den besonderen Verhältnissen gerade in den späteren Kriegsjahren in Zusammenhang gebracht werden. Die Grenze zwischen situationsadäquater Mangelversorgung hinsichtlich Ernährung und Hygiene und gezielter Reduktion im Hinblick auf Vernichtung lasse sich im Einzelfall kaum präzisieren. Bei Patienten, die ohnehin in ihrer körperlichen Verfassung, vielleicht infolge ihrer Grundkrankheit reduziert seien, bedeutet natürlich jede zusätzliche Belastung, etwa durch Witterungseinflüsse auf einem längeren Transport oder durch Verabfolgung von Medikamenten in sonst noch keineswegs letaler Dosis eine Schädigung, die leicht und unauffällig zum Tode führen könne. Der Tod vieler Patienten sei sicherlich so zu erklären, auch wenn im Einzelfall ein gezieltes Vorgehen oder eine direkte Tötungshandlung nicht nachweisbar sei. Für die Beweise im Einzelfall seien im Übrigen auch die von oben angeordneten Tarnungsmaßnahmen bestimmend, wonach unter Umständen eine andere als die wirkliche Todesursache verzeichnet worden sei, die registrierte Todesursache im konkreten Einzelfall aber immer eine Möglichkeit bleibe."

Erhardt hat hier sehr gut die Problematik der Anstalten herausgearbeitet, die eine hohe Sterblichkeit aufweisen, aber nicht als Tötungsanstalten im engeren Sinne bekannt sind. Er argumentiert streng juristisch im Sinne der Rechtssprechung, wie sie sich im Nachkriegsdeutschland in der Beurteilung von NS-Verbrechen entwickelte: Nur die konkret nachweisbare Beteiligung eines Täters am Tod eines Menschen konnte zur Verurteilung führen, egal wieviele Menschen in den Konzentrationslagern oder – wie hier – in einer Sterbeanstalt ums Leben gekommen waren.

---

[265] Sueße/Meyer 1984, 422. Das Hamburger Verfahren (Az.: 147 Js 58/67) war speziell wegen der zahlreichen Todesfälle unter den Langenhorner Patienten eingeleitet worden und richtete sich gegen „L. und Dr. Str."
[266] Sueße/Meyer 1984, 422.

Tab. 119: (38) Durchschnittsbelegung (?), Sterbefälle, Sterberaten und Übersterblichkeit (gegenüber 10,7% von 1936–1938 in den vorliegenden Daten) der Anstalt *Königslutter*[267]

Jahr	Durchschnittsbelegung?	Sterbefälle	Sterberate	NS-Opfer
1940	856	133	15,5	42
1941	875	208	23,8	114
1942	694	99	14,3	25
1943	831	160	19,2	71
1944	904	291	32,2	194
1945	922	226	24,5	127
				573

Auf den ersten Blick erscheint die Zahl der „NS-Opfer", etwa im Vergleich zu Lüneburg oder Wehnen, nicht einmal sehr hoch. Man wird aber bei der Bewertung dieser Tabelle trotz ihrer unklaren Belegungszahlen berücksichtigen müssen, daß Königslutter mit 680 „Plätzen" (1936) eine relativ kleine Anstalt war und daß die hohe Vorkriegssterblichkeit berücksichtigt werden mußte. (Bei 5% Friedenssterblichkeit hätten sich 862 „Kriegsopfer" ergeben.) Die hohen Sterberaten sind auf jeden Fall auffällig genug.
Am deutlichsten wird das Ausmaß der Sterbens in dieser Anstalt, wenn man das Schicksal der 162 Zwischenanstalts-Patienten betrachtet, die infolge des Abbruchs der „Aktion T4" in Königslutter verblieben. Von ihnen sind bis 1944 in Königslutter 130, d.h. 80 Prozent verstorben! Wegen der großen Zahl der Hamburger Opfer, die sich darunter befanden, hatte ja die Hamburger Staatsanwaltschaft noch einmal eigene Ermittlungen angestellt, das Verfahren aber aufgrund des Gutachtens von Erhardt und fehlender eindeutiger Beweise von Tötungshandlungen 1975 eingestellt.
Peter von Rönn konnte durch genaue Analyse der Krankengeschichten indirekt den Nachweis führen, daß in Königslutter durch aktive Maßnahmen getötet worden sein muß:[268]

---

[267] Die Belegungszahlen in dieser Tabelle sind unklar: Da ich die Antwort von Königslutter an den Oberstaatsanwalt in Hannover im dortigen Archiv nicht gefunden habe, gehe ich von der Zahl der Sterbefälle und den Sterberaten aus, die mir Thorsten Sueße persönlich mitgeteilt hatte und die er z.T. auch in seinem Buch verwendet. Aus diesen Zahlen ließ sich eine Belegungszahl errechnen, die aber nicht der Gesamtpatientenzahl entsprechen kann, da sie z.B. 1941 nur unwesentlich höher ist als 1940, obwohl 396 Patienten in der Zwischenanstalt aufgenommen wurden (allerdings hat man in Königslutter die zwischenverlegten Patienten nicht in den Patientenstand aufgenommen). Auffälligerweise steigt 1942 die Belegung auch nicht an, obwohl 162 Zwischenverlegte nach dem Stopp nicht mehr abtransportiert wurden.
[268] Von Rönn 1991, 8–13.

Gegenstand der Analyse war der Transport von 70 männlichen Hamburger Patienten nach Königslutter am 14.8.1941. Von diesen starben 21 innerhalb der ersten 12 Monate nach ihrer Ankunft (30%), 29 weitere (d.h. 41,4%) bis zum Ende des Krieges, 20 Patienten (28,6) überlebten. Aufgrund der Verlaufseinträge in die Hamburger Krankengeschichten während des Aufenthaltes in Königslutter konnte von Rönn in Bezug auf die relevantesten Hauptvariablen „Pflegeaufwand" und „Arbeitsfähigkeit" drei Kategorien feststellen: „Typ I" waren besonders pflegeaufwendige Personen, die als „bettlägerig", „ungeordnet", „gereizt und unruhig", „aggressiv und explosiv" und „erregt" beschrieben wurden. In die zweite Kategorie (Typ II) „fallen Patienten, die ruhig und/oder mit sogenannten „mechanischen Arbeiten" beschäftigt sind." Typ III leistet „produktive Arbeit". Durch Kreuztabellierung ergab sich, daß von den 17 „Störenden" alle bis auf einen im ersten Jahr ihres Aufenthaltes in Königslutter verstorben sind, von den 17 „produktiv Beschäftigten" aber keiner. In der mittleren Gruppe starben die Patienten erst ab dem zweiten Jahr ihres Aufenthaltes, aber dann doch noch 27 von 30. Das Lebensalter hatte auf die Sterblichkeit keinen Einfluß, d.h. es starben junge wie alte Patienten. Einzig der intensive Kontakt zu den Angehörigen konnte sowohl in der ersten wie in der zweiten Gruppe die Lebensdauer verlängern.

Diese Ergebnisse sind frappierend eindeutig und könnten wenigstens teilweise die extrem hohe Sterberate des Jahres 1941 erklären. Dennoch bleibt die Frage, woran die Patienten gestorben sind. Von Rönn erwähnt, daß sich nur in der Gruppe der „Störenden" Eintragungen über die Verabreichung von Medikamenten fanden und zwar von Veronal, Skopolamin, Morphin und Morphium-Dilaudid, also Medikamenten „die im Zusammenhang der Tötungen in der Phase der sogenannten ‚wilden Euthanasie' genannt werden". Die „Störenden" erhalten aber herkömmlicherweise in der Psychiatrie auch am ehesten Medikamente. Allerdings ist auffällig, daß so teure Medikamente wie die Opiate gegeben wurden und nicht billigere Sedativa wie Luminal. Anhand der offenbar erhaltenen Krankengeschichten hätte man vielleicht den zeitlichen Abstand zwischen Medikamentengabe und Tod und auch die Häufigkeit der Verabreichung noch genauer herausarbeiten sollen. Eindrucksvoll und durchaus glaubhaft ist in diesem Zusammenhang die Schilderung eines als „Paranoiker" abgestempelten Patienten über Versuche, ihn zu vergiften.
Von Rönn geht in dieser Arbeit nicht auf die Möglichkeit gezielter Unterernährung bei den „Pflegeaufwendigen" ein. Entscheiden könnte aber gewesen sein, daß bei einem durch Hunger Geschwächten selbst geringe Dosen oftmals tödlich wirken. Der gleiche Autor teilt aber noch Einzelheiten über die Unterbringungssituation der nach Königslutter Verlegten mit: Nach Zeugenaussagen lagen sie zum Teil auf

Strohsäcken auf dem Boden oder in Doppelbetten, eine Schwester berichtete auch über schlechte Ernährung und mangelnde Heizung. Die hohe Sterblichkeit bei dem Frauentransport vom 29. Juli 1944 – von 30 Frauen starben bis Kriegsende 29! – konnte sie sich nur so erklären, daß „Hamburg vermutlich schon sehr hinfällige Patienten verschickt hatte".[269]

Bremen

Am 1. Dezember 1939 tauschte Direktor Steinmeyer seine Stelle mit dem in Niedermarsberg als Direktor tätigen Dr. Walter Kaldewey. Der Tausch wurde offenbar von dem neuen Bremer Innensenator Joachim Fischer eingefädelt, der mit Steinmeyers administrativen Leistungen unzufrieden war, während er Kaldewey aus seiner früheren Tätigkeit als Landesrat in Westfalen als ebenso guten Nationalsozialisten wie ehrgeizigen Psychiater mit Verwaltungsfähigkeiten schätzte.[270] Eine von Kaldeweys Forderungen für die Übernahme der Bremischen Heil- und Pflegeanstalt war die Umbenennung in Psychiatrisch-Neurologische Klinik, was ihm gestattet wurde. Im Frühjahr 1940 verlegte er wegen Überfüllung viele Pflegefälle nach Wehnen. Sie waren nach denselben Kriterien wie die Hamburger Patienten selektiert, welche nach Königslutter kamen, also aufgrund ungünstiger Arbeitsleistungen und störendem Verhalten.
Die Frage, ob in Bremen Patienten getötet worden seien, hat Gerda Engelbracht lange beschäftigt. Sie konnte schließlich eindeutig eine besonders infame, aus anderen Anstalten nicht bekannte Tötungsmethode nachweisen: Im Februar 1940 brachte Kaldewey mehrere chronisch Epilepsie-Kranke dadurch um, daß er das anfallsverhütende Luminal einfach absetzte. Die Patienten gerieten in einen sogenannten Status epilepticus mit anhaltenden schweren Anfällen, in welchem sie starben. „Der Tod von mindestens vierzehn PatientInnen ist auf den Entzug des anfallhemmenden Mittels zurückzuführen."[271]
Nach Ausbruch des Krieges waren in Bremen auch noch andere Besonderheiten festzustellen: So starben 1940 auffällig viele Schizophrene, darunter 21 Patienten, die das fünfundvierzigste Lebensjahr noch nicht erreicht hatten. Bis auf zwei Ausnahmen hatten sie nicht gearbeitet, fast alle wurden als „störend" und „schwierig" eingestuft

---

[269] Von Rönn, 1993, 204.
[270] Engelbracht 1997. Dort ausführliche Angaben zur Biographie von Steinmeyer (S. 71) und Kaldewey (S. 76).
[271] Ebd., 157.

und erforderten einen hohen Pflegeaufwand. Die in den Krankenblättern enthaltenen Gewichtstabellen offenbarten bei den Verstorbenen erhebliche Gewichtsabnahmen seit Kriegsbeginn. Die Patienten waren also ab diesem Zeitpunkt nicht nur auf eine „reduzierte Kriegskost"[272], wie Engelbracht annimmt, sondern auf eine Hungerkost gesetzt worden, so wie das etwa zur gleichen Zeit auch in Sachsen mit den „Niedergeführten" geschah. Auch unter alten Menschen, die zunehmend häufiger in die Klinik gelangten, lag die Sterblichkeit auffallend hoch. Alle diese Faktoren trugen dazu bei, daß die Sterberate 1940 (von 8,7 % in 1939) auf 15,0 Prozent hochschnellte.

Diese mörderischen Entwicklungen waren offensichtlich noch zu Steinmeyers Zeiten eingeleitet worden und wurden von Kaldewey – unter Hinzufügung des Luminalentzugs – konsequent fortgesetzt. Wohl nicht zufällig wurden beide von Brack zusammen mit Nitsche, Schreck und Rodenberg zu jener Besprechung vom 28. Februar 1940 in die Kanzlei des Führers geladen, bei der es um die Anwerbung neuer Gutachter für die „Aktion T4" ging.[273] Beide stellten sich zur Verfügung.

Obwohl die Meldebogen gewissenhaft ausgefüllt worden waren, gingen aus Bremen keine „T4"-Transporte ab. Das hing offensichtlich damit zusammen, daß der äußerste Nordwesten und der Norden des Reichsgebietes von den Planern der Aktion als letzte Region zur Erfassung vorgesehen war. Dafür spricht unter anderem auch, daß Dr. Petri aus Wehnen nach seinen Angaben erst im August 1941, also kurz vor dem Abbruch der Aktion, nach Berlin beordert wurde, um ihn als Leiter einer Vernichtungsanstalt für den Nordwesten zu gewinnen. Von Wehnen gingen übrigens ebenfalls keine Transporte ab.

Bei der ersten sich bietenden Gelegenheit sollte das Versäumte nachgeholt werden. Kaldewey verhandelte ab Mai 1942 mit seinen vorgesetzten Dienststellen und auch mit Linden, wegen des angeblich „ungeheuren Mangels an Pflegepersonal" und im Hinblick auf mögliche Katastrophenfälle Bettlägerige und Pflegefälle zu verlegen. Sofort nach Wiedereröffnung von Hadamar gingen dorthin am 13. und 14. August 1942 zwei Transporte mit insgesamt 126 Patienten ab, ein weiterer mit 40 Patientinnen Ende August nach Uchtspringe. Die

---

[272] Ebd., 153. Der Begriff „reduzierte Kriegskost" wurde zur teilursächlichen Erklärung des allgemeinen Ansteigens der Sterberaten ab 1939 von mir bei meinem ersten Versuch einer Systematisierung des Hungersterbens 1990 eingeführt.

[273] Es zählt zu den bis heute noch ungeklärten Fragen dieser „Aktion", wie die Auswahl der Gutachter zustande kam. Schreck nahm an, daß er aufgrund einer Empfehlung von Sprauer nach Berlin beordert wurde. Wenn dies in Bremen ebenfalls so lief, müßten die vorgesetzten Dienststellen über das Tun ihrer beiden Direktoren informiert gewesen sein.

nächste Stufe der Belegungsreduzierung hing mit der Verschärfung des Luftkriegs zusammen: Am 9. Dezember 1943, zwei Wochen nachdem die Klinik von Bomben schwer getroffen worden war und 57 Patienten dabei ihr Leben verloren hatten, transportierte man per Bahn 307 Patienten nach Meseritz-Obrawalde.
Dieser Transport kam sogar im Nürnberger Ärzteprozeß durch die Aussage des Bremer Medizinaldezernenten Dr. Wex zur Sprache:

> „When the Bremen institution was hit in air attack on 26 November 1943, it became necessary to evacuate the bulk of the patients. Dr. Wex got in touch with Dr. Linden, Ministerial Dirigent in the ministry of the Interior, who, on 9 December 1943, offered space for 341 patients in the Meseritz-Obrawalde Asylum; after some difficulties a special train of coaches with wood seats was made available, most of them unheated and otherwise inadequate, and a number of patients (380 according to Wex, 305 according to Koster – this figure is also supported by documents) was shipped to Meseritz. One patient died on the trip. Of the others, 242 died by February 1944."[274]

Gerda Engelbracht hat das Schicksal der Verlegten erforscht und stellte die Zahl der Überlebenden fest.[275] Daraus ließ sich die Sterbequote der einzelnen Transporte errechnen:

Tab. 120: Sterbequoten der aus *Bremen* abgehenden Evakuierungstransporte

Transporte vom	Zielanstalt	Patienten	Überlebende	Sterbequote
31.01.39 und 29.05.40	Wehnen	76	8	89,4 %
13.08. und 14.08.1942	Hadamar	126	11	90,5 %
26.08.1942	Uchtspringe	40	1	97,5 %
09.12.1943	Meseritz	307	26	91,5 %

Die Tabelle zeigt noch eindrücklicher als diejenige der „Toten aus dem Osten" von Andernach wie gering die Überlebenschancen der Deportierten waren. Wie für Tötungsanstalten üblich, starben in Hadamar 70% der Verlegten innerhalb von drei Wochen, in Meseritz waren es bis zum 2. Februar 1944, also innerhalb von neun Wochen 79 Prozent. Wehnen und Uchtspringe standen ihnen in nichts nach. Etwa die Hälfte der Abtransportierten war älter als 66 Jahre. Von den 988 Patienten, die zwischen 1938 und 1944 aus der Bremer Anstalt in andere Einrichtungen verlegt wurden, haben 701 Frauen und Männer das Kriegsende nicht überlebt. Aber auch in der Klinik starben nicht wenige:

274 Zit. n. Aly 1985a, 64.
275 Die Zahlen sind einem Vortragsmanuskript aus dem Jahre 1993 entnommen, das mir Gerda Engelbracht freundlicherweise zur Verfügung stellte. In ihrem Buch sind die Überlebenszeiträume anders dargestellt.

Tab. 121: (35) Gesamtpatientenzahl, Sterbefälle, Sterberaten und Übersterblichkeit (gegenüber 7,2% in 4 Vorkriegsjahren) in der Nervenklinik *Bremen*

Jahr	Patientenstand am 1. Januar	Zugänge	Gesamtpatientenzahl	Sterbefälle	Sterberate	NS-Opfer
1940	968	811	1779	266	15,0	138
1941	859	797	1656	226	13,6	107
1942	829	997	1826	293	16,0	162
1943	725	981	1706	297	17,4	174
1944	131	533	664	42	6,3	—
1945	179	731	910	123	13,5	58
						639

In der Anstalt sind also über 600 Patienten mehr gestorben, als es aufgrund der mit 7,2 Prozent angenommenen „Friedenssterblichkeit" zu erwarten wäre.

Hamburg[276]

Peter von Rönn steht der These von der „Aktion Brandt" als wichtigstem Bestandteil der zweiten Phase der „Euthanasie" nicht zuletzt deshalb skeptisch gegenüber, weil in Hamburg alles anders war. Das hing vor allem damit zusammen, daß man sich in dieser, den englischen Flughäfen so nahe gelegenen großen Hafen- und Industriestadt von Anfang an der extremen Gefährdung durch Luftangriffe bewußt gewesen sein muß. Dementsprechend wurde in Langenhorn schon bei Kriegsbeginn anstelle eines Lazarettes ein großes Hilfskrankenhaus für körperlich Kranke eingerichtet. Gleichzeitig wurde aber auch die alte Politik der Verlegung der Geisteskranken in billige Umlandanstalten fortgesetzt. Ab 1941 nahmen die Angriffe der Royal Air Force an Intensität zu.

Während in anderen Teilen des Reiches die Tötungstransporte der „Aktion T4" rollten, gab es in Hamburg ständig und besonders nach den Luftangriffen des Mai 1941 Evakuierungstransporte in Umlandanstalten, aber auch schon in das ferne Meseritz sowie nach Schus-

---

276 Im Gegensatz zur Darstellung anderer Regionen des Reichsgebietes fällt es bezüglich Hamburgs schwer, unter der Fülle und dem Gewicht der vorhandenen Publikationen die für unser Thema relevanten Fakten auszuwählen. Ich werde mich deshalb im Folgenden auf das zuletzt veröffentlichte, in der Gründlichkeit seiner Nachforschungen einzigartige Buch von Böhme/Lohalm (Hg.), „Wege in den Tod" (1993) stützen, in das auch die Forschungsergebnisse von Michael Wunder eingeflossen sind. Es vermittelt darüber hinaus den letzten Stand der Forschungen.

senried und Zwiefalten.[277] Die drei relativ kleinen „T4"-Transporte in die Zwischenanstalt Königslutter, von denen nur noch der erste vor dem Abbruch der „Aktion" nach Bernburg weitergeleitet werden konnte, müssen unter den 20 Evakuierungstransporten dieses Jahres, die zum Teil auch in hannoveranische Anstalten führten, kaum aufgefallen sein. Zweck der Verlegungen war immer die Schaffung von mehr Unterbringungsmöglichkeiten für körperlich Kranke, aber auch für ausländische Rüstungsarbeiter. Dazu wurden neben Betten in Langenhorn auch die Unterkünfte in den sogenannten Versorgungsanstalten und -heimen benötigt, in die man während der vergangenen Jahre viele Patienten abgeschoben hatte und in denen schon vor dem Krieg eine erhebliche Sterblichkeit bestanden haben soll. Ein erster Katastrophenplan vom Mai 1941 sah auch die Räumung von Altersheimen vor, wobei Langenhorn zur „Einheitlichkeit der Verlegung" als Zwischenanstalt für die zu evakuierenden Heimbewohner dienen sollte.
Die auf der Führerbesprechung vom 24. August 1941 beschlossenen Sofortmaßnahmen zur Schaffung von Hilfskrankenhäusern, die nach Aussage des Hamburger Dezernenten Kurt Struve „zu Ehren von Karl Brandt" den Namen „Aktion Brandt" erhielten[278], führten zur Räumung von Strecknitz und Teilen von Rickling, sowie zur Errichtung von Ausweichkrankenhäusern in Barackenbauweise in Wintermoor und Bevensen. Zur Gewinnung weiterer Betten für körperlich Kranke rollten kurz nach dem Abbruch der „Aktion T4" aus Langenhorn größere, von der Gekrat durchgeführte, Transporte nach Ilten, Rickling und Tiegenhof.

> Ein Detail am Rande offenbart handfeste finanzielle Interessen dieser früheren Geheimorganisation, die nach dem Abbruch der Aktion beschäftigungslos zu werden drohte. Als die Gesellschaft für den Transport nach Ilten überhöhte Rechnungen stellte, vermerkte Struve: „In Zukunft wollen wir Beförderungsangebote, auch wenn sie aus der Kanzlei des Führers kommen, ablehnen. Wir machen es billiger." Später versuchte die Gekrat mit Hamburg wieder ins Geschäft zu kommen und warb anläßlich eines im Frühjahr 1943 vorgesehenen Transportes von ca. 100 Patienten nach Königslutter wie ein privater Reiseunternehmer mit preisgünstigen Angeboten: „... schlagen wir Ihnen vor, den Transport nach Königslutter doch durch uns durchführen zu lassen, da dadurch Verbilligungen eintreten. Wir bekommen von der Reichsbahn erheblich Fahrpreisermäßigung."[279]

---

[277] Auch in den württembergischen Anstalten, die von den Autoren nicht besonders untersucht wurden, war die Sterblichkeit „unter den aus Hamburg verlegten Alterspflegefällen" sehr hoch. Vgl. May et al. 1991, 54.
[278] Vgl. von Rönn 1993, 82.
[279] Hess. HStA Wiesbaden 631a/212 Bl. 218 (handschr. Paginierung).

Königslutter war aber nicht aufnahmefähig. Darauf schrieb die Gekrat am 29. April 1943 an die Hamburger Gesundheitsverwaltung: „Ich schlage daher auf Grund einer Mitteilung des Herrn Reichsbeauftragten für die Heil- und Pflegeanstalten die Anstalt Erlangen/Bayern vor. Gleichzeitig erneuere ich mein Angebot auf Durchführung des Transportes." (Da Erlangen die Abordnung von Personal verlangte, landete der Transport schließlich in Weilmünster.) Auch andere Institutionen, wie zum Beispiel die Anstalten Tiegenhof, Königslutter und Ilten, machten die fortdauernden Hamburger Transporte zu einem lukrativen Geschäft: So mußten die Wahrendorffschen Anstalten nach dem Krieg einräumen, daß sie aufgrund des fortgezahlten hohen Hamburger Pflegesatzes von RM 5,00 „sehr große Gewinne" gemacht hätten.[280]

Nachdem die im Frühjahr 1943 rollende Luftoffensive gegen das Ruhrgebiet die zunehmende Schlagkraft der alliierten Luftflotten demonstriert hatte, stieg die Gefahr, daß auch Hamburg das Ziel schwerer Angriffe werden könne, von Tag zu Tag. Im April legte ein „Organisationsplan für einen durch Luftangriff hervorgerufenen Groß-Katatastrophen-Fall" vielfältige Schutz- und Vorbeugungsmaßnahmen fest: Um eine hinreichende Bettenreserve bereitzustellen, wurden schon *vor* der britischen „Operation Gomorrha", die vom 25. Juli bis 3. August dauern sollte, 16 Transporte in Marsch gesetzt, unter anderem auch nach Meseritz und Hadamar. Die Betten reichten angesichts des Ausmaßes der Katastrophe dann aber doch nicht aus. Zwischen dem 5. und 19. August kam es zu einer Katastrophen-Räumungsaktion, die 950 Patienten aus Langenhorn und Alsterdorf betraf und die nach Rönn „zurecht mit dem Namen des inzwischen zum „Generalkommissar des Führers für das Sanitäts- und Gesundheitswesen" aufgestiegenen Karl Brandt verbunden werden kann."[281] Aufgrund eines Gespräches mit Ofterdinger und Struve, den für die Anstalten zuständigen Beigeordneten in Hamburg, hatte Brandt ad hoc eine in Lüneburg stationierte Transportkolonne mit zehn Omnibussen zusammengestellt, die im „Sondereinsatz Brandt" Patienten zum Verladebahnhof oder auch direkt in die Zielanstalten verbrachte.

In dem Wirrwarr nach der Katastrophe wurde eine weitere Hamburger Besonderheit beinahe zum System: Anstatt den „Dienstweg" über den Reichsbeauftragten und die Gekrat zu gehen, verhandelte der Langenhorner Anstaltsverwalter Freese – oder, wenn es schwierig wurde, sein Vorgesetzter Struve – zum Teil direkt mit Übernahmeanstalten wie Hadamar und Meseritz und ließ sich die ausgemachten Plätze erst im Nachhinein von Berlin bestätigen.

---

[280] Vgl. von Rönn 1993, 79.
[281] Ebd., 100.

Insgesamt wurden von 1939 bis 1945 in nicht weniger als achtzig (!) Transporten 4.097 Menschen aus *Langenhorn* verlegt.[282] Entscheidend für diesen eskalierenden Verdrängungsprozeß waren in Hamburg nicht so sehr zentrale Anordnungen aus Berlin, sondern eine schon in der Vorkriegszeit praktizierte sozialdarwinistische Politik gegenüber den psychisch Kranken, die im Krieg in der Vorbereitung auf befürchtete und dann auch eintretende Katastrophen durch Anordnungen und Maßnahmen der lokalen Machthaber in größte Dimensionen gesteigert wurde. Diese Machthaber, vom Gauleiter Kaufmann bis hinunter zum Anstaltsverwalter Freese wußten aufgrund eingegangener Todesnachrichten frühzeitig über die tödlichen Folgen der Verlegungen Bescheid, trotzdem verfolgten sie ihre Deportationspolitik unbeirrt weiter. Es gehört zu den besonderen Vorzügen des beeindruckenden Buches „Wege in den Tod", daß nicht bloß erschütternde Zahlen und Fakten mitgeteilt werden und das „kaum überschaubare Geflecht von situationsbedingten und langfristigen, regionalen und zentralstaatlichen Planungsaktivitäten" mit ihren ständigen Kompetenzverschiebungen eine Klärung erfährt, sondern daß vor allem die Selektionsmechanismen, die am Beginn des Weges der Kranken in den Tod standen, bis hin zur Nennung der Namen der beteiligten Abteilungsärzte genau beschrieben werden. Was sich in den – teilweise zur eigenen Entlastung vorgebrachten und daher übertriebenen – Äußerungen von Creutz über die Auswahl der Abzutransportierenden schon andeutete, durch meine allerdings nur stichprobenartigen Recherchen über die ins Elsaß abgeschobenen Wieslocher Patienten bereits konkretisierte, erfährt hier seinen definitiven Nachweis:

> „Gemeinsames Kriterium für die dezentral und sukzessiv erfolgende Auswahl der Kranken zum Abtransport war, zumindest in Langenhorn, störendes Verhalten im immer eingeschränkteren Anstaltsbetrieb. Dieses Ausschließungskriterium konnte sich gewissermaßen frei flottierend und situationsverhaftet an den unterschiedlichsten Merkmalen festmachen: der mangelnden Arbeitsfähigkeit oder dem zu hohen Pflegeaufwand, der ehemaligen Straffälligkeit oder dem zu hohen Alter, der sexuellen Abweichung oder der bloßen Verwirrung nach einem Bombenangriff. Grenzen der Selektion sind kaum noch auszumachen, denn selbst wenn ein Patient in der einen Dimension nicht auffiel, z.B. bei der Arbeitsleistung, so reichte doch die Auffälligkeit in der anderen Dimension, um ihn in eine Tötungsanstalt abzuschieben."[283]

Hinzuweisen ist in diesem Zusammenhang noch darauf, daß auch die Verlegungsorte unter Umständen Einfluß auf die Zusammensetzung

[282] Ebd., 490–493.
[283] Ebd., 91.

des Transportes hatten. Michael Wunder weist an den fast gleichzeitig aus Langenhorn abgehenden Transporten im Frühjahr 1944 nach, daß nach Rickling eher alte Menschen mit kurzer Aufenthaltsdauer und keinem oder wenigen Voraufenthalten in der Psychiatrie verlegt wurden, nach Meseritz mehr jüngere Patienten mit mehrfacher Psychiatrieerfahrung und längerer Verweildauer.[284] Wie Peter von Rönn am Beispiel von Königslutter zeigen konnte, kam es dann auch in der Aufnahmeanstalt noch einmal zu Selektionen, die letztlich darüber entschieden, wie lange der Betroffene noch zu leben hatte.
Die Besonderheiten der einzelnen Deportationsorte werden, soweit dies noch nicht geschehen ist, beim weiteren Rundgang durch Länder und Provinzen darzustellen sein. In der nachstehenden Übersicht sind die Hamburger Transporte unter Hinzufügung der von der Autorengruppe ermittelten Sterbequoten zusammengefaßt:

Tab. 122: Verlegungen aus *Hamburg-Langenhorn*[285] und Sterblichkeit der Verlegten bis Kriegsende[286]

Transport am	Zielanstalt	Patienten		dort verstorben	Sterbequote
23.04.40	Rickling	31			43 %
23.09.40	Brandenburg	136	jüdische Patienten		100 %
05.11.40	Rickling	20			30 %
1940		207	(80 Frauen, 241 Männer)		
17.02.41	Rickling	31		17	55 %
10.03.41	Rickling	23		9	39 %
19.03.41	Rickling	50		18	36 %
21.03.41	Neustadt	100			
26.05.41	Lüneburg	20			
26.06.41	Lüneburg	20			
03.07.41	Lüneburg	20			
10.07.41	Königslutter	50			
18.07.41	Lüneburg	20			
29.07.41	Königslutter	30		29	97 %
08.08.41	Rickling	20		7	35 %
14.08.41	Königslutter	75		50	67 %
16.09.41	Rickling	45		16	36 %

[284] Wunder 1993c.
[285] Zusammengestellt nach der „Gesamtübersicht über die aus Langenhorn abgegangenen Transporte geisteskranker Patienten während des Zweiten Weltkrieges" aus Böhme/Lohalm (Hg.) (1993), 490–493. Die Transporte des Jahres 1939 mit 321 Patienten, die fast ausschließlich nach Rickling führten und die des Jahres 1945 mit 76 Patienten, die ebenfalls in Einrichtungen in unmittelbarer Nähe gingen, wurden aus Platzgründen weggelassen.
[286] Vgl. Böhme/Lohalm (Hg.) 1993. Die Zahl der Verstorbenen wurde aus den jeweiligen Sonderkapiteln des Buches über das Schicksal der Deportierten in den einzelnen Verlegungsanstalten entnommen.

09.10.41	Rickling	40		27		68 %
17.10.41	Ilten	75		35		47 %
21.10.41	Ilten	75		53		71 %
14.11.41	Tiegenhof	69				
20.11.41	Tiegenhof	65				
27.11.41	Tiegenhof	69				
bis 23.09.41	Strecknitz	228				
1941		1250	(502 Frauen, 748 Männer)			
06.02.42	Lüneburg	30				
17.02.42	Rickling	27		14		52 %
18.02.42	Ilten	35		20		57 %
24.03.42	Königslutter	30				
25.03.42	Rickling	20		12		60 %
14.04.42	Lüneburg	34				
04.05.42	Rickling	90				
20.05.42	Ilten	50		30		60 %
22.05.42	Lüneburg	35				
12.06.42	Rickling	22		10		45 %
16.06.42	Liebenburg	35				
31.07.42	Lüneburg	30				
25.08.42	Ilten	65		34		52 %
13.10.42	Lüneburg	20				
06.11.42	Rickling	32		14		44 %
1942		555	Pat. (231 Frauen, 324 Männer)			
12.01.43	Rickling	39		22		56 %
13.01.43	Lüneburg	20				
25.02.43	Ilten	40		26		65 %
25.03.43	Meseritz	50		31		62 %
02.04.43	Meseritz	50		33		66 %
09.04.43	Meseritz	50		44		88 %
16.04.43	Meseritz	50		29		58 %
25.05.43	Weilmünster	60		37	von 46[287]	80 %
01.06.43	Weilmünster	45		31	von 35	89 %
08.06.43	Weilmünster	50		28	von 42	67 %
18.06.43	Rickling	18		8		44 %
22.06.43	Hadamar	49		44		90 %
29.06.43	Hadamar	50		49		98 %
06.07.43	Hadamar	50		48		96 %
14.07.43	Hadamar	51		46		90 %
21.07.43	Hadamar	50		43		86 %
01.08.43	Sachsenberg	8				
05.08.43	Königslutter	20				
05.08.43	Uchtspringe	59				
07.08.43	Eichberg	78		28	von 42	78 %
07.08.43	Hadamar	97		81		84 %
07.08.43	Scheuern	99		25	von 34	74 %
16.08.43	Wien	72		61	von 69	88 %
						(Ende 1945)

[287] Von den Transporten in die hessischen Zwischenanstalten Weilmünster, Eichberg und Scheuern wurde jeweils eine bekannte Zahl von Patienten nach Hadamar weiterverlegt. Die angegebenen Sterbefälle beziehen sich daher auf die in der ersten Zielanstalt verbliebenen Patienten, deren Anzahl hinzugefügt ist.

19.08.43	Meseritz	57 (5 Kinder)	42	74 %
22.10.43	Meseritz	50	43	86 %
02.11.43	Meseritz	50	44	88 %
16.12.43	Rickling	18	13	62 %
1943		1333 Patienten (795 Frauen, 533 Männer, 5 Kinder)		
25.01.44	Meseritz	50	44	88 %
01.02.44	Meseritz	50	38	76 %
28.04.44	Rickling	40	15	38 %
09.05.44	Meseritz	50	40	80 %
23.06.44	Rickling	50	29	58 %
21.09.44	Sachsenberg	50		
26.09.44	Sachsenberg	50		
03.11.44	Schleswig	13		
1944		353 (187 Frauen, 166 Männer)		
Insgesamt 1940–1944		3698		

Nur 488 der Deportierten haben nachweislich den Krieg überlebt. Wie Peter von Rönn in der Einleitung des Buches feststellt, war „für über 70% der Verlegten der Abtransport ein Weg in den Tod".
Wie aber erging es den Patienten, die in Langenhorn bleiben durften? – Durch die Aufnahme zahlreicher somatisch Kranker, die an Infektionskrankheiten wie Tuberkulose, Typhus, Diphtherie und Scharlach litten, später auch von Geschlechts- und internistischen Kranken war das Hilfskrankenhaus bereits 1942 auf über 900 Betten angewachsen. Kranke Fremdarbeiter waren in sechs Baracken untergebracht. Ab 1943 mußten 600 Betten für den Fall einer Katastrophe freigehalten werden. Das Gesicht der Anstalt hatte sich nachhaltig verändert, sie war, wie es den Verantwortlichen schon immer vorgeschwebt hatte, zu einer reinen „Arbeitsanstalt" geworden.
Offensichtlich wurden bei den „Arbeitspatienten" Unterschiede in der Ernährung und Betreuung gemacht: Ende 1942 setzte sich die Abteilung Ökonomie beim Ernährungsamt dafür ein, die Kartoffelration der Insassen von 750 g täglich auf 900 g zu erhöhen. Aus dem Antrag ist zu erfahren, daß „in den bisherigen Kriegsjahren die Essensportionen der Männer dadurch erhöht worden waren, daß man bei den Zuteilungen für die weiblichen Kranken etwas abgezweigt hatte." Der Antrag wird wie folgt begründet: „Mit der Rationierung der Kartoffeln und mit der weiteren Herabsetzung der Rationen überhaupt konnte diese Verbesserung der Männerverpflegung auf Kosten der Frauenseite nicht mehr vorgenommen werden."[288] Die schließlich geneh-

[288] Von Rönn 1993, 90. Dort auch das folgende Zitat über die Sicherungsverwahrten.

migte Erhöhung der Kartoffelzuteilung kam natürlich wieder in erster Linie den schwerer arbeitenden Männern zugute.
Neben den Frauen gab es noch eine andere benachteiligte Gruppe, die im festen Haus untergebrachten Sicherungsverwahrten. Sie hatten nicht die geringste Möglichkeit, zusätzlich „etwas Eßbares zu erhaschen, was den übrigen in der Gärtnerei und der Landwirtschaft oder als Essensfahrer tätigen Nichtkriminellen eher möglich ist, sei es in Form von rohem Gemüse oder Essensresten, die ihnen bei der Beschäftigung zufallen." Als Resultat des zusätzlichen Mangels kam es bei den „Kasernierten" zu einer Häufung von Tuberkuloseerkrankungen. Nicht nur deswegen ergibt sich die Frage nach der Entwicklung der Sterblichkeit in Langenhorn:

Tab. 123: (40) Gesamtpatientenzahl, Sterbefälle, Sterberaten und Übersterblichkeit (gegenüber 4,6% im Durchschnitt der Jahre 1936, 1937 und 1939) in der Anstalt *Langenhorn*

Jahr	Gesamtpatientenzahl	Todesfälle	Sterberate	NS-Opfer
1940	3759	218	5,8	45
1941	3713	281	7,6	110
1942	3914	489	12,5	309
1943	3877	402	10,4	224
1944	2801	497	17,7	368
1945	3233	664	20,5	515
				1571

Dafür, daß in Langenhorn offensichtlich ständig selektiert und deportiert wurde, ist die Zahl der NS-Opfer erstaunlich hoch. Unwillkürlich fragt man sich sich, ob etwa in Langenhorn auch aktiv getötet wurde, zumal ja dort von anfangs 1941 bis August 1942 unter Dr. Knigge eine Kinderfachabteilung bestand. (Über die Zahl der ermordeten Kinder konnte ich keine Angaben finden.) Bis jetzt haben sich dafür anscheinend noch keine sicheren Anhaltspunkte ergeben. Im übrigen ist darauf hinzuweisen, daß, wie die Zahl der behandelten Patienten zeigt, sehr viele Menschen die Anstalt durchliefen. Peter von Rönn stellt zu dieser Frage fest, daß die meisten Todesfälle in den Jahren auftraten, in denen nur wenige Deportationen stattfanden, also 1942, 1944 und 1945.
Obwohl über die *Alsterdorfer Anstalten* der Inneren Mission eine hervorragende Veröffentlichung vorliegt,[289] die wohl auch zum Vorbild der großen Langenhorn-Studie wurde, ließ sich für diese Anstalt keine Sterblichkeitstabelle zusammenstellen, da die notwendigen Ausgangsdaten nicht vollständig sind. Aus einer Graphik ergeben sich aber

[289] Wunder/Genkel/Jenner 1987.

(nicht genauer definierte) Sterblichkeitsraten von bis zu 10,1 % während des Krieges gegenüber Sterberaten von weniger als 2 Prozent in der Vorkriegszeit.
Obwohl man auch hier die Meldebogen gewissenhaft ausgefüllt hatte, kam kein Bewohner der Alsterdorfer Anstalten in der „Aktion T4" zu Tode. Der von der „Gekrat" am 28. Juli 1941 durchgeführte Transport von 70 Behinderten nach Langenhorn diente aber zweifellos der Vorbereitung für den Weitertransport nach Königslutter und dann nach Bernburg. 66 Behinderte wurden dann den November-Transporten aus Langenhorn nach Tiegenhof mitgegeben, wo bereits zu dieser Zeit mit Medikamenten und gezieltem Nahrungsentzug gemordet wurde. Eine Mutter, die ihren Sohn zu Pfingsten 1942 besuchte dort, fand ihn zum Skelett abgemagert vor.[290]
Zu den Räumungstransporten des Jahres 1943 erfährt man die für eine konfessionelle Anstalt überraschende Tatsache, daß Pastor Lensch, der Leiter der Einrichtung, am 30. Juli 1943 selbst bei der Gesundheitsverwaltung um den Abtransport von „rd. 750 Anstaltsinsassen" gebeten hat, ohne vorher durchaus mögliche Ausweichquartiere zu sondieren[291]. Innerhalb weniger Wochen erfolgte der Abtransport von 468 zumeist jugendlichen Patienten nach Idstein, Eichberg, Mainkofen und – im größten Transport – nach dem Steinhof in Wien. Auf das Schicksal der Deportierten wird noch zurückzukommen sein.

Schleswig-Holstein

Quellenlage: Die Erforschung der Kriegsentwicklungen in der Psychiatrie Schleswig-Holsteins war erheblich dadurch behindert, daß die Akten der Provinzialverwaltung bei Kriegsende vorsätzlich vernichtet wurden.[292] Da sich auch der Landeshauptmann Schow bei Kriegsende umgebracht hatte, wurde in den Ermittlungsverfahren der Justiz die Schuld hauptsächlich auf ihn abgewälzt, sodaß es zu keinem einzigen Hauptverfahren kam. – Schleswig-Holstein tat sich mit der Aufarbeitung der NS-Vergangenheit ohnehin schwer, war diese Provinz doch schon vor 1933 eine der Hochburgen des Nationalsozialismus und bei Kriegsende sowie in den Folgejahren zu einem Refugium ehemaliger Nazis geworden. Man

[290] Ebd., 185.
[291] Vgl. Wunder 1987, 189.
[292] Nach SL (Schleswig-Holsteinisches Landesarchiv) 761/10390 sind zwar auch in Kiel bei den Bombenangriffen Akten der Provinzialverwaltung verbrannt; die Verlegungsakten aber wurden auf Anordnung des Landeshauptmanns Schow 1945 in Schleswig vernichtet. Dementsprechend findet man im Landesarchiv keinerlei Akten über die in der Psychiatrie begangenen Verbrechen.

denke nur an Heyde-Sawade, der sich dort jahrelang mit Wissen hoher Amtsträger vor dem Zugriff der Justiz verbergen konnte. Eine erste zusammenfassende Darstellung der NS-Psychiatrie in Schleswig-Holstein hat Harald Jenner kürzlich vorgelegt; weitere wichtige Arbeiten stammen von Peter Delius und Michael Wunder.[293]

Die Nähe zu England, die lange Küstenlinie und das Vorhandensein zahlreicher Marinestützpunkte machten Schleswig-Holstein zu einem bevorzugten Angriffsziel der Royal Air Force. Dies und die Funktion als Ausweichgebiet für Hamburg hatten nachhaltige Auswirkungen auf das Anstaltswesen. Wie präsent die Luftgefahr war, geht schon daraus hervor, daß jener Erlaß des Oberpräsidenten, mit dem im Mai 1941 die Verlegungen im Rahmen der „Aktion T4" angekündigt wurden, als Begründung neben einer angeblichen Verwaltungsvereinfachung auch „zwingende Gründe des Luftschutzes" nannte und heuchlerisch die Verlegung „in andere, weniger luftgefährdete Anstalten" als Schutzmaßnahme für die Patienten ausgab.[294]
Während andere Provinzen in der Regel erst nach schweren Luftkriegsschäden die Patienten ihrer Anstalten zwecks Schaffung von Ausweichkrankenhäusern evakuierten, geschah dies in Schleswig-Holstein vorbeugend bereits im Jahr 1941, unmittelbar nach dem Abbruch der „Aktion T4". In der frühen „Aktion Brandt" wurden zwei der drei staatlichen Anstalten fast vollständig geräumt. Es handelte sich um das inzwischen zu Schleswig-Holstein gehörende Lübeck-Strecknitz und die große Anstalt Neustadt. Beide wurden von der Organisation Todt zu „Sonderanlagen der Aktion Brandt"[295] umgebaut, d.h. auch durch Baracken ergänzt. Sie sollten als Ausweichkrankenhäuser für Hamburg, Lübeck und Kiel dienen.[296] Auch Teile der evangelischen Einrichtung Rickling wurden beschlagnahmt, später noch die Diakonissenanstalt Kropp.
Auch in Schleswig-Holstein gilt, wie schon in Rotenburg und Oldenburg, daß diese vor allem für die Patienten, aber auch für den Krankenhausträger einschneidende Maßnahme von Berlin aus *telefonisch* und ohne genauere Regelung des Verfahrens angeordnet wurde. Wahr-

[293] Jenner 1996, 5–20. Vom gleichen Autor gibt es mehrere Arbeiten über Rickling und Kropp sowie eine Jubiläumsschrift über Schleswig-Stadtfeld, die sich ausführlich mit der NS-Zeit befaßt (Jenner 1995); Delius 1988; Wunder 1993b.
[294] Jenner 1995, 106.
[295] Der Begriff taucht auch in einer der wenigen erhaltenen Akten der Provinzialverwaltung in einem Brief des Landeshauptmanns Schow auf. Landesarchiv Schleswig-Holstein SL 761/10390.
[296] Für den norddeutschen Raum waren insgesamt 20.000 Betten in Ausweichkrankenhäusern vorgesehen. Vgl. Koch 1993, 54.

scheinlich operierte auch hier, wie in Wehnen von dem für das Gertrudenheim verantwortlichen Diakon bezeugt, der nicht identifizierbare Anrufer mit dem sakrosankten Begriff des „Führerbefehls", der jeden Widerspruch ausschloß. Der Befehl zur Einrichtung der Ausweichkrankenhäuser ging ja tatsächlich, wie u.a. aus Brandts Schreiben an die Gauleiter hervorgeht, auf die Führerbesprechung vom 24. August 1941 zurück, auf der offenbar die „Aktion T4" direkt in die „Aktion Brandt", also die Räumung von Anstalten in unmittelbar luftgefährdeten Gebieten umgewandelt wurde. Selbst in einer Gesellschaft von Befehlsempfängern war es aber nicht möglich, durch einen einzigen Telefonanruf ganze Anstalten zu räumen. Zumindest höhere Verwaltungen verlangten eine schriftliche Anweisung:

Ein Lübecker Verwaltungsbeamter (Unterschrift unleserlich) hatte am 12. September 1941 gerade einen „Aktenvermerk. Betr. Heilanstalt Strecknitz" angelegt, als er einen Anruf erhielt, den er sogleich als Nachschrift ebenfalls protokollierte: „ Soeben erfahre ich aus Kiel – Verwaltung des Provinzialverbandes (Direktor Strube) – dass auch die Provinzialverwaltung in Ansehung ihrer Anstalt Neustadt dasselbe fernmündliche Ersuchen zur Räumung erhalten hat. Die Provinzialverwaltung hat schriftlich zurückgegeben, dass sie sich auf fernmündliche Ersuchen nicht einlassen könne. Sie hat inzwischen ein vorläufiges Antwortschreiben erhalten, und zwar von der Gemeinnützigen Krankentransport G.m.b.H. z.Hd. von Herrn Hinterthal, Berlin, Potsdamer Platz 1. Ich nehme an, dass diese Stelle im Auftrage des Reichs (welche Dienststelle?) auch in Lübeck angerufen hat."[297] (Tatsächlich würde der Ton, in welchem angerufen wurde, und die Geheimniskrämerei, die sich auch jetzt noch in der Verwendung des Decknamens Hinterthal für Vorberg kundtat, sehr gut zur Gekrat passen.)

Der Aktenvermerk des Lübecker Beamten ist erhellend: „ Die Notwendigkeit, die Heilanstalt für die Belange der Hansestadt Lübeck freizuhalten, ergibt sich insbesondere *mit Rücksicht auf die Luftangriffe, die auf Lübeck stattgefunden haben und die in verstärkter Form während des kommenden Winters erwartet werden.*" (Hervorhebung H.F.) Auch aus diesen Sätzen geht klar hervor, wie ernst man die Luftkriegssituation um die Zeit der Einstellung der „Aktion T4" einschätzte.

Wie immer, wenn die Gekrat unter Zeitdruck arbeiten mußte, lief auch jetzt einiges schief: Immerhin war am Tag, da die Aktenvermerke niedergelegt wurden, wenigstens ein Brief der Gekrat vom 11. September an den Oberbürgermeister von Lübeck unterwegs, in welchem die Verlegung von 750 Geisteskranken aus Strecknitz in bayrische Anstalten für den 23. Sep-

297 Hess. HStA Wiesbaden 631a/289 Bl. 1 (Handschr. Pag., Bl. 00464 fortlaufender Stempel). Daraus der gesamte folgende Schriftwechsel. Reinhold Vorberg war der Leiter der Gekrat.

tember „im Auftrage des Reichsverteidigungskommissars" angekündigt wurde. Der Oberbürgermeister wird darin freundlich gebeten, der Anstalt von seiner Seite aus die gleiche Anweisung zu geben, „damit der Transport am 23. ds. Mts. reibungslos vonstatten geht". Die Verwirrung stellte sich aber bei der Frage ein, wieviele Kranke abtransportiert und von wem sie bis wohin begleitet werden sollten. Am 16. September stellte nämlich Direktor Enge in einem Schreiben an den OB fest, daß ein von der Gekrat eingegangenes Schreiben „viele Unrichtigkeiten" enthalte: Weder werde die Anstalt vollständig geräumt (es sollten zwei Aufnahmeabteilungen mit je 50 Betten bestehen bleiben), noch diene sie ausschließlich für Hamburg als Ausweichkrankenhaus. Vielmehr erhalte auch Lübeck für diesen Zweck 400 Betten. Der sarkastische und bemerkenswert offene Kommentar von Dr. Enge: „Mir scheint, dass in Berlin jede Stelle für sich arbeitet, ohne sich um die andere zu kümmern. Ich bin der Meinung, dass dieses Schreiben nach den Abmachungen mit Professor *Heider* (Hervorhebung im Original) einer Beantwortung noch bedarf."[298]
Als wenig später dem Direktor über den Oberbürgermeister auch noch mitgeteilt wurde, daß der Transport bis zum Bestimmungsort von Anstaltspersonal begleitet werden müsse, war die Verwirrung vollkommen. Enge schrieb sofort an die Gekrat und erhielt unter dem Datum des 20. September (Eingang 22.9.41) folgende Antwort: „Jede andere Nachricht, die Ihnen zwischenzeitlich zugegangen ist, entspricht nicht den Tatsachen und Sie brauchen sich nicht danach zu richten." Da alles für einen Transport von 750 und nicht von 650 Patienten vorbereitet sei, „möchte ich Sie bitten, unbedingt dafür zu sorgen, dass dem Transport 750 Kranke mitgegeben werden".

Verlegt wurden dann tatsächlich nur 605 Patienten, von denen 245 Lübecker waren, die anderen Hamburger. Zurück blieben 80 Patienten in zwei Aufnahmestationen.[299] Der Güterzug fuhr am Abend des 23. September 1941 Richtung Hessen-Nassau ab und traf dort in den Mittagstunden des folgenden Tages ein. 302 Patienten wurden in Weilmünster, 20–30 in Herborn, 272 in der Nähe des Eichberg und 33 in Scheuern ausgeladen.

Über das Schicksal der Hamburger Patienten stellt Peter von Rönn fest: „... auf dem Eichberg starben während der Kriegszeit 80%, in Weilmünster 70% der Hamburger Kranken. Ihr Tod war zumeist die Folge von Nahrungsentzug und extremer pflegerischer Vernachlässigung."[300] Die Patienten, welche nach Scheuern verbracht worden waren, hatten scheinbar zu-

---

[298] Welche Abmachungen es mit Prof. Heyde gab, um den es sich wohl handelt, ist unbekannt.
[299] Vgl. Delius 1988, 74. Daraus auch die weiteren Informationen.
[300] Von Rönn 1993, 79. Der Autor berichtet von 395 „Hamburger Pfleglingen", die mit dem Transport aus Strecknitz verlegt worden seien. Das stimmt aber nicht mit den Angaben von Delius über die Gesamtzahl der Abtransportierten überein.

nächst ein günstigeres Schicksal: Nach meinen Feststellungen sind von den 33 Männern im Lauf der nächsten 15 Monate „nur" vier verstorben, im Januar 1943 wurden aber 28 von ihnen nach Hadamar in den sicheren Tod weiterverlegt. Das Schicksal eines Patienten ließ sich nicht aufklären.

Am 7. Oktober fand in Lübeck eine große Konferenz unter Beteiligung der Organisation Todt statt, auf der die Pläne für das Ausweichkrankenhauses besprochen wurden, die unter anderem die Errichtung von 16 Baracken vorsahen. Die Arbeiten sollten sofort beginnen.
Zwischen dem 11. und 19. September 1941, also zur gleichen Zeit, als die Transporte vorbereitet wurden, besuchte die Planungskommission Schleswig-Holstein. Im Gegensatz zur sonst üblichen Praxis sind die Mitglieder der Kommission nicht namentlich aufgeführt. Unterschrieben ist der am 2. Oktober ausgefertigte Bericht von einem Dr. Ullrich[301]. Aus dem Bericht über Rickling ist zu entnehmen, daß die Planungskommission offenbar auch an der Inspektion der für die „Aktion Brandt" zu beschlagnahmenden Anstalten teilgenommen hatte:

„Am nächsten Morgen eröffnete Amtmann Koops die Besprechung in sehr ungehaltenem Ton. Es wäre ihm unser Auftrag völlig unklar, das letzte Mal (O.T.) wären wir angeblich aus Luftschutzgründen dort gewesen ..."

Die „T4"-Organisation hat also für die frühe „Aktion Brandt" nicht nur Transportkapazitäten zur Verfügung gestellt.
Neustadt, vor dem Krieg mit rund 1400 Plätzen ausgewiesen, wurde bis auf ein Arbeitskommando von 198 Patienten geräumt. Die Transporte fuhren hier in östliche Richtung zu brandenburgischen und schlesischen Anstalten. 1943 nahm die Anstalt dann doch wieder mehrere Transporte aus dem westlichen Reichsgebiet auf, u.a. 250 Patienten aus dem Rhein-Ruhr-Gebiet. 300 Betten mußten für Hamburg ständig freigehalten werden.
Die folgende Tabelle zeigt die luftkriegsbedingten Transporte aus schleswig-holsteinischen Anstalten:

---

[301] Es handelte sich offensichtlich um den „T4"-Arzt Aquillin Ullrich, der bis Dezember 1940 als „Tötungsarzt" in Brandenburg tätig war, und ab 1941 kurzzeitig – vor dem Eintreffen von Becker – der Planungskommission der „T4" angehörte. Im letzten deutschen „Euthanasie"-Prozeß wurde er zusammen mit dem Tötungsarzt Dr. Bunke, nachdem sie über Jahrzehnte hinweg ihr Verfahren verzögern konnten, 1987 vom Schwurgericht Frankfurt wegen Beihilfe zum Mord zu einer relativ geringen Gefängnisstrafe verurteilt, die vom BGH noch weiter reduziert wurde. Im Gegensatz zu früheren „Euthanasie"-Prozessen hatte das Verfahren große öffentliche Resonanz; vor allem Ernst Klee und Ute Daub berichteten eingehend darüber.

Tab. 124: Räumungstransporte (ohne „Aktion T4") aus schleswig-holsteinischen Anstalten 1941–1945[302]

Anstalt	Datum	Patienten	Zielanstalten
Lübeck-Strecknitz	23.09.41	605	Weilmünster, Eichberg, Herborn, Scheuern
Neustadt	26.09.41	366	Sorau, Landsberg/Warthe, Branitz
Neustadt	28.09.41	350	Neuruppin
Rickling	Nov. 41	200	Pfafferode
Kropp	März 42	519	Altscherbitz, Pfafferode, Jerichow
Schleswig	März 42	122	Uchtspringe, Pfafferode, Jerichow
Schleswig	14.09.44	697	Meseritz- Obrawalde
		2859	

Die Übersicht, die keinen Anspruch auf Vollständigkeit erhebt,[303] läßt erkennen, daß aus Schleswig-Holstein aus Luftkriegsgründen viele Menschen in andere Gebiete des Reichs verschleppt wurden. Im Unterschied zu Hamburg geschah dies aber in wenigen Großtransporten, was mit der Räumung ganzer Anstalten wie Strecknitz und Neustadt zusammenhing. Unter den Deportierten befanden sich viele Hamburger, die früher in die „Umlandanstalten" verlegt worden waren.

Die einzige der Provinz nach 1941 noch verbliebene staatliche Anstalt war *Schleswig-Stadtfeld*, die nach Laehr 1937 über 1678 Plätze verfügte. Ihre Entwicklung in der Kriegszeit ist recht kompliziert, zumal es in den ersten Jahren ein Hin und Her mit dem nicht weit entfernt liegenden Landesaufnahme- und Erziehungsheim Hesterberg gab, das schließlich ganz in der Anstalt aufging. (Einzelheiten sind in Harald Jenners Geschichte dieser berühmten alten Anstalt nachzulesen.[304]) Vor Beginn der „T4"-Transporte befanden sich 1916 Patienten in der Anstalt. Über 400 von ihnen wurden ab Mai 1941 in die Zwischenanstalt Königslutter deportiert, von denen aber „nur" etwa 100 Patienten nach Bernburg weiterverlegt wurden.[305] Die meisten starben in Königslutter. Ähnlich wird es 56 Männern und 24 Frauen ergangen sein, die im August nach Uchtspringe deportiert wurden. Wohl im Zusammenhang mit der Räumung der Diakonissenanstalt Kropp und des Pflegeheims Vorwerk in Lübeck, die auf Anordnung von Linden erfolgte und noch einmal Platz für Hamburger Ausweichkranken-

[302] Die Angaben über Strecknitz entnahm ich Delius (1988), über Neustadt der Arbeit von Koch (1993, 53), über Kropp und den großen Meseritz-Transport aus Schleswig Jenner (1996, 113 u. 116) und über Rickling dem Vortragsmanuskript von Jenner (1993).

[303] Unter anderem ist in der Akte LS 761/10390 des Landesarchivs Schleswig-Holstein noch ein Transport mit 203 Patienten nach Meseritz am 1.6.1942 verzeichnet, den ich keiner bestimmten Anstalt zuordnen kann.

[304] Jenner 1995, 92ff.

[305] Vgl. Sueße/Meyer 1985, 397–417.

häuser schaffen sollte, wurden im März 1942 auch 122 Patienten aus Schleswig verlegt. Nachdem im Juli 1944 Kiel durch Bombenangriffe verwüstet worden war, benötigte man Platz für die Kieler Universitätskliniken. Das hatte den Großtransport nach Meseritz am 14. September 1944 zur Folge. Kurz danach zog auch die Provinzialverwaltung von Kiel nach Schleswig-Stadtfeld.

In der von Direktor Grabow geleiteten Anstalt wurde 1941 eine Kinderfachabteilung eingerichtet, für die Dr. Burckhard zuständig war. In dieser Kinderabteilung, die im Februar 1942 auch die Patienten von Hesterberg übernommen hatte, soll die Sterblichkeit auf das vier- bis fünffache angestiegen sein. Burckhard stritt nach dem Krieg hartnäkkig die Tötung von Kindern ab.[306]

Über die Lebensumstände der Patienten in Schleswig ist in den erhaltenen Dokumenten wenig zu erfahren. Sie dürften hauptsächlich durch die zunehmende Einengung des ihnen zugestandenen Raumes, aber auch durch schlechte Ernährung geprägt gewesen sein: Bereits seit Kriegsbeginn war in Schleswig ein Lazarett untergebracht, das schließlich alle Gebäude von Hesterberg in Anspruch nahm. 1941/42 wurde zusätzlich ein Krankenhaus für körperlich Kranke eingerichtet. Nachdem Teile der Kieler Universitätskliniken eingezogen waren, wurde Schleswig auch noch Sammelstelle für geisteskranke Ostarbeiter. Nach Aussage von Dr. Grabow soll Landeshauptmann Schow ihn ihm Februar 1945 zu sich bestellt und von ihm verlangt haben, 200 Kinder zu töten, „um die Ernährungslage der Anstalt zu verbessern". Schon 1943 hatte die Anstaltsleitung wegen der erhöhten Sterblichkeit zusätzliche Haushaltsmittel beantragt, nicht jedoch zur Verbesserung der Ernährung, sondern um die Angehörigen der Verstorbenen per Telefon rascher und zuverlässiger informieren zu können. 1000 RM wurden bewilligt. Die Ermittlung der Sterberaten erwies sich als äußerst schwierig, so daß hier zum ersten Mal die Tabelle (s. folgende Seite) unvollständig ist, zum Teil auf Schätzwerten beruht und außerdem aus verschiedenen Quellen zusammengesetzt werden mußte.[307]

---

[306] In einem 1990 vor dem Landgericht Berlin geführten Verfahren gegen Burckhardt und Grablein, in dem auch Grabow aussagte, kam Burckhardt straflos davon. Andererseits lehnte das Gericht die einstweilige Verfügung gegen einen Autor ab, der anderes behauptet hatte (Götz Aly Archiv, Aktenordner Schleswig).

[307] Die Klinikleitung war bei meiner Erhebung sehr kooperativ, konnte mir allerdings nur die Aufnahmezahlen und die Belegung von 1940 mitteilen. Die Belegungszahl für 1941 ist aufgrund der Belegung im Mai geschätzt, die beiden folgenden unter Berücksichtigung des Abtransportes von rund 400 Patienten. – Die Sterbefälle der Jahre 1940 bis 1943 konnte ich aus dem „Sterbehauptregister" des Standesamtes Schleswig ermitteln. In diesem Register waren die Sterbefälle der Anstalt in den ersten Kriegsjahren noch gut zu identifizieren, ab 1944 nicht mehr.

Tab. 125: (41) Gesamtpatientenzahl, Sterbefälle, Sterberaten und Übersterblichkeit (gegenüber durchschnittlich 7,6 % von 1936–1939) in der Heil-und Pflegeanstalt *Schleswig-Stadtfeld.*

Zwei Sterne hinter der Zahl bedeuten, daß die Zahl geschätzt ist, aber unter Berücksichtigung bekannter Entwicklungen (Abtransporte!).

Jahr	Patientenstand am 1. Januar	Zugänge	Gesamtpatientenzahl	Sterbefälle	Sterberate	NS-Opfer
1940	1718	443	2161	170	7,9	6
1941	1900 *	410	2310	186	8,1	11
1942	1600 **	1072	2672	334	12,5	131
1943	1600 **	939	2539	419	16,5	226
1944	keine Angaben					
1945	1125	1337	2462	598	24,3	411 [308]

Da die Sterbezahlen für 1944 aus den angemerkten Gründen nicht ermittelt werden konnten, mußte dieses Jahr offen bleiben. In den Zahlen von 1945 sind sehr viele Flüchtlinge aus den Ostgebieten enthalten, die zum großen Teil erst nach Kriegsende aufgenommen wurden. Auch sie sind als „NS-Opfer" zu betrachten. Wenn man für 1944 eine Zahl von etwa 500 Sterbefällen annimmt, die genau zwischen den Zahlen von 1943 und 1945 liegt, dann ist mit einer Gesamtzahl von etwa 1100 Opfern von Unterernährung und Mangelversorgung zu rechnen.

An den im Sterberegister angegebenen Todesursachen fällt übrigens auf, daß ab 1942 die Zahl der Fälle von „Marasmus" oder „Tuberkulose bei Schizophrenie" erheblich ansteigt, auch die Kombination von „Enteritis" und Psychose kommt bereits in fünf Fällen vor, alles Verdachtsmomente auf zunehmende Fehl- und Unterernährung. Unter den Verstorbenen befinden sich auch Kinder und Jugendliche, 1943 allein 33. Die hohe Zahl der Zugänge ab 1942 dürfte auf den Ausfall von Neustadt und Strecknitz zurückzuführen sein.

Dank der verdienstvollen Arbeiten von Harald Jenner und Michael Wunder weiß man über die Lebensumstände in den zwei großen evangelischen Einrichtungen in Schleswig-Holstein, den Anstalten der Inneren Mission in Rickling und in Kropp genaueres.[309] Sie waren

[308] Die Zahlen stammen aus Jenner 1995, 125. Vor allem bei der hohen Aufnahmezahl ist zu berücksichtigen, daß 1945 im allgemeinen Zusammenbruch zahlreiche Kriegsflüchtlinge, z.T. mit Schiffen über die Ostsee gebracht, nach Schleswig-Holstein strömten.

[309] Jenner 1990; Wunder 1992; 1993b; Jenner 1993. Harald Jenner hat mir das Manuskript seines auf dem LWV-Symposium in Hadamar 1993 gehaltenen Vortrags freundlicherweise zur Verfügung gestellt. Der lange Zeit geplante Tagungsband konnte aus finanziellen Gründen nicht erscheinen.

schlimm genug und dürften auch Rückschlüsse auf die staatlichen Anstalten zulassen. In den ursprünglich für 500 Patienten gedachten *Ricklinger Anstalten* befanden sich 1941 fast 1000 Bewohner. Im Rahmen der frühen „Aktion Brandt" wurde im Herbst 1941 das Hauptgebäude beschlagnahmt und zu einem Ausweichkrankenhaus für Hamburg umfunktioniert. Zusammen mit den auf dem umgebenden Gelände von der Organisation Todt errichteten Baracken bildeten sie ab 1943 die „Krankenhaussonderanlage Aktion Brandt, Anlage Rickling".

Die Planungskommission stellte im Herbst 1941 fest, „daß die Kranken von der Anstaltsleitung kaum, richtiger gesagt, überhaupt nicht beschäftigt werden. (...) In jeder der vier Anstalten fanden wir eine große Anzahl niedergeführter Fälle." Während die Kommission die Unterbringung in der Teilanstalt Tethmarshof als „ausreichend bis gut" bezeichnet und im Fichtenhof von „ausreichender Unterkunft" spricht, weiß Michael Wunder zu berichten, daß in der letztgenannten Anstalt statt der ursprünglich vorgesehenen 30 Fürsorgezöglinge über 100 Patienten zusammengedrängt waren:

„Teilweise wurden Ställe zur Unterbringung von Patienten verwandt. Dreistockbetten, Mangelernährung und Seuchen bei fehlender medizinischer Versorgung gehörten zu den katastrophalen Lebensbedingungen der Patienten. Der Kostgeldsatz wurde auf 35 Pfennig pro Tag abgesenkt. Das Verhältnis von Pflegekraft zu Patienten fiel ab Januar 1940 unter 1:15. (...) Die noch arbeitsfähigen Patienten wurden zusammen mit den osteuropäischen Zwangsarbeitern der Ricklinger Arbeitskolonne im Moor zur Zwangsarbeit herangezogen. Rickling wurde so zu einer Verwahranstalt für Psychiatrie-Patienten und ehemalige Pflegeheiminsassen mit einer herbeigeführten oder durch die Verantwortlichen zumindest gebilligten überhöhten Sterblichkeit."[310]

Nach Harald Jenner stieg die Sterblichkeit in der Gesamtanstalt von durchschnittlich 4–5% in Friedenszeiten 1941 auf 9%, 1942 auf 15%, 1944 auf 20% und 1945 auf „über 30%" an. Die höchste Zahl der Sterbefälle trat im Winter 1944/45 auf. „Zu diesem Zeitpunkt herrschte in Rickling eine Typhus-Epidemie". Die von Hamburg-Langenhorn seit 1939 in insgesamt 23 Transporten nach Rickling verlegten 704 Patienten waren von der Sterblichkeitsentwicklung überproportional betroffen. Von ihnen starben bis Ende 1945 329 Menschen, d.h. 47 Prozent. Bei einzelnen Transporten mit überwiegend älteren Menschen erreichte die Sterblichkeit sogar mehr als 60%.[311]

Michael Wunder, der die Hamburger Transporte von 1944 nach Rickling und Meseritz vergleicht, kommt dabei auch zu aufschlußreichen Unter-

---

310 Wunder 1992a, 85.
311 Vgl. Wunder 1993b, 259, Tab. 1.

schieden bei den tatsächlichen oder angeblichen Todesursachen: „Eine Auswertung der in den Akten genannten Todesursachen zeigt abweichend von den Eintragungen in typischen Tötungsanstalten eine breite Streuung. Häufig werden zwar Darmgrippe, Schlaganfall und Marasmus eingetragen, aber auch die plausibel erscheinenden Todesursachen Typhus, Gangrän oder Erysipel. Die (für Tötungsanstalten, H.F.) typischen stereotypen Todesursachen „Tod im Anfall" und „Lungenentzündung" fehlen ganz, die Todesursache Herztod wird nur selten genannt. Die Schlußfolgerung, daß damit quasi natürliche Tode belegt seien, kann jedoch angesichts der enorm hohen Todeszahlen nicht gezogen werden."[312]

Die Heime der Diakonissenanstalt *Kropp* bei Schleswig, die 1942 zugunsten der Hamburger Sozialverwaltung beschlagnahmt wurden, kann man nach Jenner nur als „Abschiebe- und Sterbeort" bezeichnen. In der 1946 geschriebenen Chronik der Kirchengemeinde Kropp heißt es dazu für das Jahr 1944: „Unter den Insassen des Hamburgischen Versorgungsheimes setzt ein großes Sterben ein. Auf besonderen Wunsch des Hamburgischen Staates sollen die Verstorbenen auf dem Gemeindefriedhof beigesetzt werden. (...) Ende des Jahres mußte der Kirchenvorstand beschließen, daß die Hamburger sich einen eigenen Friedhof anlegen sollen."[313]

Mecklenburg[314]

Von den drei staatlichen Anstalten Mecklenburgs – Rostock, Schwerin-Sachsenberg und Domjüch – war nur über die beiden erstgenannten genaueres in Erfahrung zu bringen, über Rostock durch einen fast komplett ausgefüllten Erhebungsbogen[315], über Sachsenberg durch die Ermittlungen des Schwurgerichts Schwerin in der unmittelbaren Nachkriegszeit[316]. Aus dem Bericht der Becker-Kommission, die das Land Ende Juni 1941 bereiste, ist zusätzlich zu entnehmen, daß die beiden Anstalten zu diesem Zeitpunkt unterbelegt waren (Rostock-Gehlsheim mit 283 Patienten statt 420 Normalbelegung, Sachsenberg 610 statt 700), was auf Abtransporte im Rahmen der „Aktion T4" hinweist. Aus Sachsenberg ist dazu bekannt, daß von der Gekrat im Juli und August 1941 zwei Bahntransporte mit je 140 Patienten nach Bernburg durchgeführt wurden.[317] Domjüch war im Juni 1941 bei ei-

[312] Ebd., 266.
[313] Jenner (1990).
[314] Zur Quellensituation vgl. meine Vorbemerkung auf S. 176.
[315] Für die Überlassung danke ich Prof. Ernst von der Universität Rostock.
[316] Vgl. Klee 1986, 209.
[317] Graf 1980, 74. Zugrunde liegt vermutlich die Aussage des Dr. Medow vom

ner „Normalbelegung“ von 250 noch mit 303 Patienten belegt. Es sollte auf Vorschlag der Kommission weiter bestehen bleiben.

Tab. 126: (42) Gesamtpatientenzahl, Sterbefälle, Sterberate und Übersterblichkeit (gegenüber 7,5% im Durchschnitt der Jahre 1937 und 1938) der Nervenklinik und Heil-und Pflegeanstalt *Rostock-Gehlsheim*

Jahr	Patientenstand am 1. Januar	Zugänge	Gesamtpatientenzahl	Sterbefälle	Sterberate	NS-Opfer
1940	214	1056	1270	117	9,2	22
1941	270	1156	1426	132	9,3	25
1942	255	1130	1385	191	13,8	87
1943	149	1343	1492	79	5,3	......
1944	146	1397	1543	77	5,0	......
1945	194	651	845	173	20,5	110
						224

Über die Entwicklung der Anstalt liegen keine weiteren Informationen vor. Der plötzliche Rückgang der Belegung und der Sterbefälle von 1942 auf 1943 läßt aber den Schluß zu, daß die Anstalt nach den schweren Bombenangriffen gegen Ende April 1942 von den „Pflegefällen“ geräumt und ein Hilfskrankenhaus eingerichtet wurde. Die Versorgung der Akutkranken und der Arbeitenden war danach, wie an der Sterberate erkennbar, offensichtlich besser, vielleicht durften die „Geisteskranken“ sogar an den Verwöhnungen teilhaben, welche man den Bewohnern der ersten verwüsteten Städte angedeihen ließ[318]. Erst im Zusammenbruch des Jahres 1945 schnellte die Sterblichkeit hoch.

Sachsenberg mit seiner großen Kinderabteilung in Lewenberg war eine Tötungsanstalt. In keiner anderen Einrichtung ist so gut wie dort nachgewiesen, daß sich die Tötungsaktivitäten von der Kinderfachabteilung, welche von Dr. Leu geleitet wurde, allmählich auch auf

---

14.5.1946 vor dem Landgericht Schwerin. (Hess. HStA Wiesbaden 631a/253). Graf macht keine Angaben zum Zeitpunkt dieser Transporte; dieser läßt sich aber aus dem plötzlichen Rückgang der Belegung um rund 240 Patienten zwischen Ende Juni und Ende August 1941 erschließen. (Mecklenburgisches Landeshauptarchiv Schwerin, MfU 10224) Die Zahlen wurden mir freundlicherweise von Dietmar Schulze zur Verfügung gestellt.

[318] Nach Groehler (1990) überschüttete man die Menschen in Lübeck und wahrscheinlich auch in Rostock nach diesen ersten Großangriffen geradezu mit wertvollen Lebens- und Genußmitteln, die schon lange nicht mehr erhältlich waren, um sie „bei Laune“ zu halten.

andere Abteilungen ausdehnten. Im Dezember 1941 wird die Tötung von Patienten in einem ausgewählten Ärztekreis ausdrücklich angesagt[319]. Getötet wurde bis zum Ende des Krieges und zwar mit Veronal oder Luminal, das man in Kaffee, Wasser oder Suppe auflöste.[320] Das Schweriner Gericht hält in seinem Urteil fest:

„Ende 1940 bzw. 1941 fiel es den Ärzten (...) allgemein auf, daß hauptsächlich auf der Station des Dr. Leu Patienten, die vorher munter herumgegangen waren, in tiefem Schlaf lagen. (...) Einige röchelten stark, und eine Untersuchung zeitigte die Symptome einer schweren Lungenentzündung. Später sickerte durch, daß solchen Patienten Dr. Leu Veronal-Tabletten oder -Tropfen in tödlicher Dosis verabreichen ließ. Bei den täglichen Ärztekonferenzen wurde diese Angelegenheit zur Sprache gebracht. Dr. Leu eröffnete nun den anderen Ärzten, daß er diesen unheilbar Kranken „aus Idealismus" den Tod durch Veronal oder Morphium gab ..."[321] Als diese dagegen protestierten, wurde einer von ihnen sogar nach Berlin beordert, wo ihm Dr. Hefelmann eröffnete, daß Leu im Auftrag der Reichsregierung handele. Zur Person des Dr. Leu wird im Urteil festgestellt, daß er „der eigentliche Leiter der Anstalt" gewesen sei und die „besten Beziehungen zur Gestapo" unterhalten habe. Auch sei er „die rechte Hand des damaligen Reichsstatthalters Hildebrand" gewesen.
Dr. Leu konnte in Schwerin nicht angeklagt werden, da er sich rechtzeitig nach Holstein abgesetzt hatte. 1949 siedelte er nach Köln über, um die Stelle des zweiten Gerichtsarztes anzutreten. Bereits in der Probezeit wird er wieder entlassen, nachdem zwei Ärzte anonym auf seine „Euthanasie"-Aktivitäten in Sachsenberg hingewiesen hatten und die Staatsanwalt Ermittlungen aufnahm. Im Verfahren gab er zu, etwa 100 Personen, meist Kinder „eingeschläfert" zu haben. Das Gericht nahm ihm aber ab, daß er es für seine „Pflicht" gehalten habe, „eine begrenzte Zahl geisteskranker Kinder zu töten, um damit die Möglichkeit zu haben, eine entsprechend größere Zahl sonst verlorener Kinder retten zu können." Eine abenteuerliche Argumentation, die auch im zweiten Prozeß aufrecht erhalten wurde, nachdem der Bundesgerichtshof das erste Urteil wegen Widersprüchlichkeit aufgehoben hatte.

Wieviele Menschen Dr. Leu umgebracht hat, ist nicht genau bekannt. In der „Kinderfachabteilung" sollen ihm an die 400 Kinder zum Opfer gefallen sein. Die Schweriner Tageszeitung „Die Volksstimme" vom 20 November 1945 schätzt die Gesamtzahl der Opfer des „Massenmörders Dr. Leu" auf 2.500. Dem liegen wahrscheinlich die unvoll-

---

319 Klee 1983, 418.

320 Aussage des zum Tode verurteilten Pflegers Gräfenitz vom 16.5.1946 vor dem AG Schwerin (1 Ks 3/46 OSTA Schwerin), zit. n. Klee 1983, 436.

321 Aus dem Urteil des AG Schwerin vom 16.8.46, zit. n. Klee 1986, 209. Daraus auch das Folgende.

ständigen Ergebnisse einer statistischen „Sonderuntersuchung" über die Sterblichkeit in Sachsenberg zugrunde. Danach verstarben „bei gleichbleibender Belegungsstärke in der Irrenheilanstalt Sachsenberg 1939 122 Kranke, im Jahr 1944 bereits 550 und 1945 innerhalb der ersten 4 Monate 333 Kranke"[322] Für die dazwischenliegenden Jahre ließen sich offenbar keine Zahlen ermitteln. Wenn sie aber ab 1942 ähnlich hoch oder auch nur etwas geringer waren als 1944, dann dürfte die von der „Volksstimme" geschätzte Gesamtzahl nicht übertrieben sein. Ob die zahlreichen Sterbefälle aber ausschließlich auf das Konto des Dr. Leu gehen, ist eine andere Frage. Auf Initiative der Verwaltung wurde die Anstalt „mit Zuteilungen an Lebensmitteln und Brennstoffen äußerst schlecht bedacht"; viele Patienten sind also vermutlich auch durch unzureichende Ernährung verstorben.

Pommern

Aufgrund der Recherchen von Heike Bernhardt[323] weiß man seit einigen Jahren genau, was in Pommern zu Anfang des Krieges geschah: In einer Sonderaktion, die der Gauleiter Schwede-Coburg[324] mit Himmler, nicht aber mit der erst im Entstehen begriffenen T4-Organisation abgesprochen hatte, wurden bereits im November 1939 „etwa 1300" Patienten aus allen pommerschen Anstalten in einem Wald bei Neustadt von einem SS-Sonderkommando unter Sturmbannführer Eimann erschossen. Eine zweite Tötungsaktion, bei der das Einsatzkommando Lange mobile Gaswagen einsetzte, führte im Februar 1940 zum Tod von etwa 1600 Menschen, darunter 600 Patienten der vorher polnischen Anstalt Kosten. Durch diese frühen Vernichtungsaktionen war es entsprechend der Vereinbarung mit Himmler möglich, die Anstalt Stralsund bereits im Dezember 1939 und Lauenburg drei Monate später an die Waffen-SS zu übergeben. Im Mai 1940 folgte die Beschlagnahme der großen Anstalt der Inneren

---

[322] Graf 1980, 73.

[323] Bernhardt 1994. Klee (1983, 95) hatte zuerst über die SS-Massaker berichtet; Rieß (1995) hat in seinen Untersuchungen zu den frühen Patientenmorden nähere Einzelheiten mitgeteilt, u.a auch darauf hingewiesen, daß Himmler wegen des raschen Aufbaus der Waffen-SS dringend an den pommerschen Anstalten interessiert war.

[324] Franz Schwede war ein „alter Kämpfer" und machte 1929 Coburg zur ersten nationalsozialistisch regierten Stadt in Deutschland, deren Oberbürgermeister er 1931 wurde. Hitler, mit dem er befreundet war, verlieh ihm den Namenszusatz Coburg und ernannte ihn 1934 wegen seiner „besonderen Verdienste" zum Gauleiter von Pommern.

Mission in Kückenmühle, die zur Hälfte ebenfalls der Waffen-SS zur Verfügung gestellt, zur anderen in ein Jugenderziehungs- und Altersheim umgewandelt wurde. Aus Treptow an der Rega machte man im Herbst 1940 ein Lazarett.

Es ist nicht ganz klar, wohin die rund 2800 Patienten aus den geräumten Anstalten verlegt wurden, die die SS-Aktionen überlebt hatten. In der Denkschrift von Pastor Braune heißt es „... nach dem Wartheland, nach Meseritz, aber auch nach Grafeneck." Letzteres trifft mit Sicherheit nicht zu, wahrscheinlicher ist da schon Brandenburg, das im Februar 1940 seinen Betrieb als Tötungsanstalt aufnahm. Auch Meseritz kommt in Betracht, zumal es seit 1939 der Provinzialverwaltung von Pommern unterstellt war. Nachgewiesen sind größere Verlegungen aus Stralsund nach Ueckermünde.

In dieser Anstalt, die als einzige der genuin pommerschen Anstalten überdauern sollte, fand die T4-Planungskommission, welche Pommern anfangs September 1941 bereiste, trotz des Abtransportes von über 800 Menschen im Rahmen der verschiedenen Aktionen noch 925 „belegte Betten" vor. In Meseritz-Obrawalde hatte man die Belegungsfähigkeit durch Auflösung verschiedener fachfremder Abteilungen von 800 auf 1700 Betten erhöht und 1939 einen Belegungsvertrag mit Berlin abgeschlossen. Im September 1941 befanden sich dort 1525 Patienten.

> Bezeichnend sind die Anmerkungen der Planungskommission zu Treptow an der Rega, dessen Auflösung zu dieser Zeit gerade im Gange war: „Es ist dringend die weitere Auflösung (...) abzustoppen, (...) Falls eine ähnliche Hilfskrankenhaus-Aktion für Berlin oder Stettin in nächster Zeit in Frage kommen sollte, so wäre Treptow bestens geeignet, die Geisteskranken aus den Anstalten aufzunehmen, die für ev. Hilfskrankenhäuser in Frage kommen." Die Planer gingen mit der Zeit und versuchten den Verlust weiterer Anstalten durch Hinweise auf aktuelle Entwicklungen zu verhindern.

Die Entwicklung der beiden verbliebenen Anstalten läßt sich auf folgende Formel bringen: Ueckermünde wurde zu einer Heil-, aber auch zu einer Sterbeanstalt, Meseritz-Obralde zur größten Tötungsanstalt in der zweiten Phase der Anstaltsmorde. Während die Vorgänge in Meseritz hauptsächlich von Untersuchungskommissionen und Gerichten aufgeklärt wurden, hat Heike Bernhardt die Entwicklungen in *Ueckermünde* minutiös beschrieben. Von ihr stammen auch die der folgenden Tabelle (s. folgende Seite) zugrundeliegenden Zahlen.

In dieser Tabelle sind zwei Stufen im Anstieg der Sterblichkeit zu erkennen, die erste 1942 und die zweite 1945. Während das Massensterben von 1945 mit dem allgemeinen Zusammenbruch, der Flucht

Tab. 127: (43) Gesamtpatientenzahl, Sterbefälle, Sterberaten und Übersterblichkeit (gegenüber 6,6% im Durchschnitt der Jahre 1935–1937) in der Provinzialheilanstalt *Ueckermünde*

Jahr	Patientenstand am 1. Januar	Zugänge	Gesamtpatientenzahl	Sterbefälle	Sterberate	NS-Opfer
1940	1084	839	1923	143	7,4	16
1941	912	963	1875	196	10,5	72
1942	1018	760	1778	358	20,1	241
1943	932	1189	2121	517	24,4	377
1944	1198	965	2163	567	26,2	424
1945	1230	713	1943	1069	55,0	941
						2071

des Pflegepersonals und der katastrophalen Versorgungslage in den von der Roten Armee besetzten Gebieten relativ einfach zu erklären ist, bereitet die Interpretation des Sterbens ab 1942 Schwierigkeiten. Das hängt damit zusammen, daß Direktor Hilweg fast alle belastenden Akten bei Kriegsende vernichten ließ. Einige Fakten waren aber nicht zu vertuschen, wie zum Beispiel die Tatsache, daß bereits 1940 in Ueckermünde ein Krematorium erbaut wurde, das am 7. Dezember den Betrieb aufnahm. (Daß Ueckermünde „T4"-Tötungsanstalt werden sollte, läßt sich aber nicht belegen.) Nachdem schon ab 1941 verstärkt Kinder und Jugendliche aufgenommen worden waren, kam es 1943 zur Einrichtung einer „Kinderfachabteilung". In ihr wurde aber nicht, wie Heike Bernhardt wahrscheinlich machen kann, mit Medikamenten, sondern ähnlich wie in Eglfing-Haar durch Verhungernlassen getötet. Dieselbe Methode scheint auch bei Erwachsenen angewendet worden zu sein.

Da über Ueckermünde trotz der Einrichtung einer Kinderfachabteilung von der Justiz nie ermittelt worden ist, fehlen Zeugenaussagen, die genauere Informationen über Ausmaß und Form des Hungerns hätten erbringen können. Nur ein ehemaliger Verwaltungsangestellter erinnerte sich anläßlich des Ende der sechziger Jahre in Hannover geführten Prozeßes gegen Eimann: „Ich möchte sagen, daß die Vernichtung von Geisteskranken, so wie sie in anderen Heilstätten erfolgt ist, in Ueckermünde nicht geschah, allerdings begann zu dieser Zeit die Quote der Todesfälle erheblich zu steigen. Ich kann dazu sagen, daß man einen Teil der Geisteskranken, darunter auch sehr viele Kinder, vorsätzlich hat verhungern lassen."[325]

[325] Zit. n. Bernhardt 1994, 79.

Bei den Todesursachen, die im Sterbebuch einzutragen waren, machte man sich erst gar nicht die Mühe, das Hungersterben mit fiktiven Diagnosen zu tarnen, sondern schrieb in den meisten Fällen einfach „Entkräftung" oder „Erschöpfung". Wenn es aber für Zweifelnde – einmal abgesehen von der auffallend großen Zahl an Todesfällen – noch eines weiteren Beweises für die mörderischen Tendenzen des Anstaltsdirektors bedarf, dann wurde dieser von einem Mittäter geliefert: Als Runckel 1944 seine schon erwähnte Rundreise durch die Anstalten machte, stellte er bei Direktor Hilweg eine „durchaus positive" Einstellung zur „Euthanasie" fest: „Aus seinen Andeutungen glaube ich herausgehört zu haben, daß er im gewissen Sinne bereits eine Art Sterbehilfe betreibt."[326]

Die oben angesprochene Heilfunktion von Ueckermünde bestand im wesentlich aus einer auch 1944 noch betriebenen Insulinstation. Offenbar war Ueckermünde neben Eglfing-Haar (wo v.Braunmühl forschte) sowie Hildburghausen und Stadtroda in Thüringen eine der wenigen Anstalten, welche noch Insulin zugeteilt bekamen. Dabei hatte anscheinend wieder Schwede-Coburg seine Finger im Spiel, wobei der Trick darin bestand, an der Anstalt gleichzeitig ein Lazarett zur Behandlung zuckerkranker Wehrmachtsangehöriger einzurichten.[327] Mehr ist an therapeutischen Aktivitäten nicht bekannt. Da die Landwirtschaft laut Beckers Bericht seit 1. Januar 1939 nicht mehr bestand, gab es außer einigen angeblich „gut eingerichteten" Werkstätten keine Möglichkeit mehr, die Patienten zu beschäftigen. Man hatte sie dadurch auch weitgehend einer Möglichkeit beraubt, ihre Arbeitsfähigkeit und damit ihren „Lebenswert" zu beweisen. Sollte dies, in Verbindung mit den zahlreichen Aufnahmen, die wegen der Auflösung der anderen Anstalten jetzt alle nach Ückermünde kamen, der Grund gewesen sein, daß man sich ihrer durch Verhungernlassen entledigte?

In die „Aktion Brandt" war auch Ueckermünde als Aufnahmeanstalt für Transporte aus dem Westen eingespannt: Am 7. und 8. Juli 1943 kamen 159 Patienten, darunter 19 Kinder und viele ältere Menschen, aus Süchteln und seiner Außenstation Waldniel in Ueckermünde an. Ein Jahr später war nur noch die Hälfte von ihnen am Leben, bei Kriegsende waren 131 verstorben. Anscheinend wurden im Rahmen der Aktion auch Baracken aufgestellt, wobei unklar bleibt, ob dies im Zusammenhang mit einem geplanten Ausweichkrankenhaus für Stettin oder zur Unterbringung von Tuberkulösen geschah. Auf jeden Fall aber sollten die körperlich Kranken in den massiven Häusern unterge-

---

[326] Zentralstelle der Länderjustizverwaltungen Ludwigsburg, Heidelberger Dokumente, 133, Bl. 125129.
[327] Zur spannenden Vorgeschichte vgl. Bernhardt 1994, 128.

bracht werden und die Geisteskranken in die Baracken ausweichen. (Drei Baracken überstanden den Krieg.) Doppelbetten muß es in Ueckermünde in großer Zahl gegeben haben. Das beweist ein Hinweis von Runckel, daß ihre allzu dichte Aufstellung nicht ideal sei. Die Kinderfachabteilung, der an die 20 „Reichsausschußkinder" zum Opfer fielen, wurde von Heike Bernhardt ausführlich beschrieben.[328] Auch außerhalb dieser Abteilung befanden sich unter den Verstorbenen zahlreiche Kinder und Jugendliche.

Es ist sicher kein Zufall, daß in einer Region, deren Gauleiter schon vor der „Aktion T4" 2000 seiner Anstaltspatienten erschießen und vergasen ließ, bald nach deren Abbruch in großem Stil weitergemordet wurde. Bereits 1942 setzte in Ueckermünde ein offensichtlich geplantes Hungersterben ein, und in der zweiten Hälfte des gleichen Jahres begann man in *Meseritz-Obrawalde* mit der aktiven Tötung.[329] mit der aktiven Tötung von Patienten durch Einflößen und Einspritzen von Medikamenten. Pommern erscheint so als eine Provinz des besonders ausgeprägten Vernichtungswillens, mit einer Arbeitsteilung zwischen Ueckermünde als Ort des Hungersterbens für die Landesbewohner und Obrawalde als Vernichtungsanstalt für die Deportierten aus dem ganzen Reich.

Daß Schwede-Coburg mit Obrawalde besonderes vorhatte, ist schon daran zu erkennen, daß er im November 1941 seinen angeblichen Duzfreund und Träger des Goldenen Parteiabzeichens Walter Grabowski nach Meseritz schickte. Seit November 1939 Leiter der „Zentralstelle für Krankenverlegungen" in Kosten, hatte er die Angehörigen der nach Neustadt und Kosten verlegten pommerschen, aber auch der polnischen Kranken von deren Tod zu benachrichtigen. Grabowski, der also wußte, worum es ging, wurde in Obrawalde dem erst im April von Ueckermünde dorthin gekommenen Direktor Banse als „Wirtschaftsdirektor" übergeordnet, – ein in der Anstaltspsychiatrie ziemlich einmaliger Vorgang. Nach der einen Version trat Banse we-

---

[328] Vgl. ebd., 91–126.

[329] Die Anstalt hieß eigentlich Obrawalde, wird aber in der Literatur zumeist mit dem 2 km enfernt gelegenen Ort Meseritz zusammen genannt. Sie war vor dem Ersten Weltkrieg eine der vier Anstalten der Provinz Posen, danach die einzige auf deutschem Gebiet verbliebene Anstalt in der Grenzmark Posen/Westpreußen. 1938 wurde sie der Provinz Brandenburg und kurz darauf Pommern zugeteilt. Die folgenden Ausführungen stützen sich neben Bernhardt 1994 auf Wunder 1992a; 1993a; Härtel 1988, 191ff.; Josef Radzicki, Gutachten für die Staatsanwaltschaft bei dem Landgericht Hamburg im Strafverfahren gegen Lensch und andere (Az. 147/Js 58/67) Das Gutachten wurde mir freundlicherweise von Michael Wunder zugänglich gemacht.

gen dieser Unterordnung, nach einer anderen deswegen zurück, weil Grabowksi ihn zur Tötung von Patienten aufforderte.[330] In der Person des bereits 72 jährigen Dr. Mootz fand sich ein tötungswilliger Nachfolger, dem die Oberärztin Dr. Wernicke und eine Reihe von Pflegern und Schwestern zur Seite standen. Ab Sommer 1942 rollten dann die Transporte an, wobei sich die Abgelegenheit und Abgeschlossenheit der Anlage und ein eigener Gleisanschluß für die vorgesehene Aufgabe als besonders zweckmäßig erwiesen. Eine mit Pistolen, Gewehren und Knüppeln ausgerüstete Wachmannschaft hatte Fluchtversuche und Kontakte der Patienten mit der Außenwelt zu unterbinden.
Am Beginn der Transporte soll nach Radzicki ein Großtransport mit 700 Menschen gestanden haben, dessen Herkunft allerdings nicht genannt wird.[331] Danach kamen 1942 Transporte aus Hamburg, Berlin, Bremen und Westfalen. Offenbar wurden – wie in den Vernichtungslagern des Holocaust – bereits an der Rampe Selektionen vorgenommen, d.h. arbeitsfähige Patienten herausgesucht. Die zur Vernichtung vorgesehenen Patienten kamen in zwei Pavillons auf der Männer- und drei auf der Frauenseite, in deren Isolierzellen die Tötungen stattfanden. Bereits in der zweiten Hälfte des Jahres 1942 stieg die Zahl der Ermordeten auf 500 an. Unter dem Druck der ab 1943 in Abständen von zwei bis drei Wochen anrollenden großen Transporte wurde die Zahl der täglichen Tötungen von anfänglich drei bis vier auf bis zu vierzig gesteigert.
In welcher Perfektion das Morden schließlich betrieben wurde, geht aus der Aussage eines Zeugen im Berliner Wernicke-Prozeß hervor.[332] Danach nahmen Grabowski und Mootz im Herbst 1944 den großen Transport aus Schleswig mit 697 Patienten persönlich in Empfang. „Da hörte man Grabowski fragen: „Wie lange werden sie für diesen

[330] Es ist eines der ungeklärten Geheimnisse von Ueckermünde, daß Banse wegen seines Protestes gegen das Krematorium seine Stelle mit dem „euthanasie"-willigen Direktor von Obrawalde, Dr.Hilweg tauschte. Heike Bernhardt (1984, 85) stellt mit Recht die Frage, ob möglicherweise zuerst Ueckermünde als Tötungsanstalt, vielleicht sogar noch in der „T4-Aktion", vorgesehen war. Aus der Tatsache, daß man den protestierenden Banse noch im April 1940 nach Obrawalde versetzte, schließt sie, daß die Entscheidung, Obrawalde zur Tötungsanstalt zu machen, erst danach gefallen sein muß. Von Grabowski mit neuen Tötungsplänen konfrontiert, quittierte Banse den Dienst.
[331] Vielleicht ist damit der Transport von 569 Patienten aus Treptow gemeint, der allerdings schon am 31. Juli 1941 nach Obrawalde kam. (Bernhardt 1984, 76)
[332] Der Prozeß gegen die Dr. Hilde Wernicke und die Krankenschwester Helene Wieczorek fand 1946 vor dem Schwurgericht in Berlin-Moabit statt und endete mit Todesurteilen. Die Aussage stammt von dem Zeugen Reinicke.

Transport brauchen?" worauf Dr. Mootz antwortete: ‚14 Tage' und richtig, – nach 14 Tagen lagen alle unter der Erde." Michael Wunder, der die Transporte aus Langenhorn nach Obrawalde analysiert hat, stellt fest: „Im Jahr 1944 steht der Zahl von 3.814 Todesfällen die Zahl von 3.948 Neuaufnahmen gegenüber, sodaß zumindest für dieses Jahr die Zahl der getöteten Patienten ungefähr der Zahl der neu antransportierten Patienten entspricht."[333] Wenn sich die Sterbefälle nur auf die Neuaufnahmen bezögen, entspräche dies einer Sterbequote von 97 Prozent. Es starben vermutlich aber auch Patienten, die schon länger in Meseritz-Obrawalde waren. Bei den zehn Hamburger Transporten konnte Wunder Sterbequoten von 58–88% feststellen, letzteres besonders bei den Transporten mit alten, bombengeschädigten Menschen. Die Überlebenszeit der Hamburger Patienten ging von 7,5 Monaten beim ersten Transport im März 1943 auf rund 12 Tage beim letzten Transport im Mai 1944 zurück.[334]

Getötet wurde auf vielfältige Weise: Entweder wurde den Patienten eine tödliche Dosis von Barbituraten wie Veronal, Luminal und Evipan in Getränken aufgelöst gegeben oder die Tabletten einfach in den Mund gestopft, oder man flößte sie bei zu starkem Widerstreben durch eine Magensonde oder sogar als Klistier ein. Der Todeskampf konnte dabei über Tage gehen. Reichte die gegebene Dosis nicht aus oder war aus irgendwelchen Gründen besondere Eile geboten, dann verabreichte man Morphium und Skopolamin als Injektion, was in wenigen Stunden durch Lähmung des Atemzentrums zum Tode führte. Wenn die Medikamente einmal ausgegangen waren, was bei dem ungeheuren Verbrauch vorkam, wurde Luft in die Venen injiziert. Die Leichen verbrachte man – nach Entfernen von Goldplomben, Ringen etc. – mit Handkarren auf den Friedhof und warf sie dort in Massengräber hinein, anfänglich noch in Verdunkelungspapier eingehüllt, später nackt. Der vorgesehene Bau eines Krematoriums kam nicht mehr zur Durchführung, die Sowjetarmee fand beim Einmarsch eine Ofentüre, die der von Majdanek glich und die schon angelieferten Urnen.[335]

In allen Darstellungen von Meseritz-Obrawalde wird angesichts der grauenhaften Tötungstechniken die Ernährungssituation nur kurz gestreift. Es muß aber davon ausgegangen werden, daß die zur Tötung vorgesehenen Patienten in dieser Hinsicht sehr kurz gehalten, möglicherweise sogar einem abrupten Nahrungsentzug ausgesetzt wurden.

---

[333] Wunder 1993a, 380.

[334] Ebd., 381.

[335] Klee 1985, 306–322 dokumentiert die Berichte der sowjetischen Untersuchungskommissionen fast vollständig.

Schon Nitsche hatte bei seinen Experimenten zur Entwicklung des Luminalschemas erkannt, daß bei „niedergeführten" Patienten Medikamente eingespart werden können, und in Hadamar, das etwa zur gleichen Zeit wie Obrawalde mit den medikamentösen Tötungen begann, machte man das vorangehende Aushungern der Opfer aus diesem Grund zu einem wichtigen Bestandteil der mörderischen Prozedur.

Wie wir aus den ergreifenden Schilderungen von Fritz Niemand wissen, dem vermutlich einzigen heute noch lebenden ehemaligen Langenhorner Patienten, mußten selbst die Arbeitenden Hunger leiden: „Die gearbeitet haben, bekamen in der Suppe etwas weniger Wasser und vor allem keine Kartoffelschalen darin. Gehungert haben wir aber alle."[336] Ein polnischer Mitgefangener hat beobachtet, wie Patienten „die Lebensmittelabfälle, die für die Schweine bestimmt waren, gesammelt und in der Heizung angewärmt und verzehrt haben."[337]. Nicht nur die von vorneherein zur Vernichtung Bestimmten, sondern alle der zeitweise bis zu 2000 Insassen der Anstalt waren einem brutalen System unterworfen, das aus Unterernährung, Mißhandlung bei den geringfügigsten Anläßen und Schwerstarbeit bestand und letztlich auf „Vernichtung durch Arbeit" hinauslief. Wie in einem KZ mußten die Patienten morgens vor dem Block zum Appell antreten, um dann unter Bewachung des teilweise bewaffneten Pflegepersonals in einen der zahlreichen Wirtschaftsbetriebe abzurücken.[338] Andererseits wurden, wie Fritz Niemand berichtet, in allen Häusern durch die Oberpfleger ständig Selektionen vorgenommen: „Die kamen ins Haus und suchten diejenigen aus, die apathisch waren, abgemagert oder schwach. Am anderen Tag ging es ins Haus 18. Vorher bekamen die noch ein Beruhigungsmittel. Dann wurden sie in Haus 18 abgespritzt." Er selbst hat nur überlebt, „weil ich wußte, daß es darauf ankam, zu arbeiten." Vor der kleinsten Erkrankung hatte er eine panische Angst, denn sie hätte den sicheren Tod bedeutet.

Wie es scheint, hatte man in Obrawalde gar nicht die Zeit, um an Hunger zu sterben. Die Selektion zum „Abspritzen" kam dem zuvor, was die Täter vielleicht sogar noch als „Sterbehilfe" verstanden. In Wirklichkeit ging es aber darum, auf den Abteilungen Platz für neu ankommende, noch rüstige und durch Arbeit ausbeutbare Patienten zu schaffen.

---

336 Wunder 1993a, 390–394.

337 Josef Radzicki, Gutachten für die Staatsanwaltschaft bei dem Landgericht Hamburg im Strafverfahren gegen Lensch und andere (Az. 147/Js 58/67), 84.

338 Bernhardt 1994, 51.

Die genaue Zahl der auf diese Weise in Obrawalde ums Leben gebrachten Menschen ist wohl nicht mehr zu ermitteln. Aufgrund der allerdings unvollständigen, aber genau analysierten Sterbebücher und Karteien kommt Radzicki für die Jahre von 1942 bis 1945 auf 6487 Ermordete. Der polnische Arzt Dr. Rosenberg, „der bis zur Besetzung durch die Russen Anstaltsinsasse und danach Leiter der Anstalt war", konnte anscheinend noch das Patientenhauptbuch einsehen und die Todesfälle auszählen. Dabei kam er auf „etwa 10.000" Tötungen. Von dieser Zahl wird heute allgemein ausgegangen.
Bei meinem Versuch, anhand der bisher bekannt gewordenen Transporte zur Klärung dieser Frage beizutragen, kam ich auf 6.800 Menschen, die aus verschiedenen Regionen des Reiches nach Meseritz verschleppt wurden. Die meisten und größten Transporte kamen dabei aus Berlin (rund 2000 Deportierte), der Rheinprovinz (1538), Görden (800) Schleswig (697) Treptow (569) Hamburg (507) Bremen (279) und Uchtspringe (232) Radzicki nennt aber noch viele andere Herkunftsanstalten, die noch nicht genauer erforscht sind. Zu vermuten ist vor allem, daß zahlreiche Opfer aus den nahegelegenen brandenburgischen Anstalten kamen, über die noch wenig bekannt ist.

Ostpreussen

In dieser Provinz wurden ebenfalls 2400 Anstaltsbetten von der SS „übernommen", was die Vermutung einer gewaltsamen Räumung wie in Pommern nahelegt. Zunächst scheinen aber in den ersten Monaten des Jahres 1940 einige Hundert Kranke aus Ostpreußen mitsamt ihrem Personal in die von dem SS-Sturmbann Eimann leergemordete Anstalt Conradstein bei Danzig verlegt worden zu sein.[339] (Wieviele von ihnen mit dem „T4"-Eisenbahntransport vom 22. Juli 1941 mit 550 Patienten nach Arnsdorf und Sonnenstein weitergeleitet wurden, ist wohl kaum mehr feststellbar.) Der eigentliche Vernichtungsfeldzug begann im Mai 1940, als „zwecks" Räumung der ostpreußischen Heil- und Pflegeanstalten viele Patienten aus Allenberg, Tapiau, Kortau und Carlshof in das „Durchgangslager" Soldau verlegt wurden. Mit Billigung Himmlers hatte Gauleiter Koch über seinen „Höheren SS und Polizeiführer" (HSSPF) Rediess von dessen Kollegen im Warthegau, Koppe, das dort operierende „Sonderkommando Lange" ausgeliehen, das sich auf die Vernichtung von Geisteskranken mit Hilfe von Last-

[339] Vgl. Polnische Gesellschaft für Psychiatrie (Hg.) 1993, 59.

wagen, in die Kohlenmonoxyd eingeleitet wurde, spezialisiert hatte. Die in Soldau „wie eine Viehherde" zusammengetriebenen 1558 Patienten wurden zwischen dem 21. Mai und dem 8. Juni 1940 „zu je etwa 40 mit ‚Gaswagen' abgeholt, die nach drei Stunden leer zurückkehren und neue Opfer holen (auch der berüchtigte Wagen mit der Aufschrift „Kaisers-Kaffee-Geschäft" ist dabei)".[340] Die Leichen wurden im Wald verscharrt. Der Sondereinsatz hatte noch ein makabres finanzielles Nachspiel, indem Koppe für die „anderweitige Unterbringung" dieser „lästigen Personen" ein „Kopfgeld" von 10,– RM verlangte.
Von der Räumungsaktion betroffen war vor allem Allenberg, das 1936 1381 Plätze aufwies, jetzt vollständig geräumt und am 15. Juni 1940 an die SS verpachtet wurde, die dort u.a. eine „Versuchsanstalt für Ernährung und Verpflegung" einrichtete. Die private 900-Bettenanstalt Carlshof war teilweise bereits 1939 von der Gestapo beschlagnahmt worden und wurde jetzt ebenfalls der SS übergeben. Im Rahmen der „Aktion T4" erfolgten aber weitere Abtransporte: So traf in der Zwischenanstalt Zschadraß am 9. Juli 1941 ein Transport aus Kortau ein und wurde am 18. August nach Sonnenstein weitergeleitet. Am gleichen Tag trafen auch 272 Patienten aus Kortau in Großschweidnitz ein. Der Transport aus Tapiau vom 13. August 1941 mit 143 Frauen und ein weiterer mit 223 Männern am 20 .August führten in die Zwischenanstalt Altscherbitz.[341] Rund sechs Monate später kam in Altscherbitz ein ähnlich großer Transport mit 348 Menschen (229 Frauen und 119 Männer) aus Kortau an. Während die beiden Transporte aus Tapiau noch eindeutig der „Aktion T4" zugeordnet werden können, aber durch deren Abbruch zunächst gerettet schienen, handelte es sich bei dem letzten Kortau-Transport anscheinend um eine Räumungsaktion zugunsten eines „Sportlazaretts" für Beinamputierte.[342]
Nach dem Bericht der Planungskommission vom Oktober 1942 beließ man in Kortau und Tapiau jeweils rund 500 Patienten als Arbeitskommandos zurück, die den wirtschaftlichen Betrieb der großen Reservelazarette mit jeweils mehr als 1000 Betten aufrechtzuerhalten hatten.

---

[340] Vgl. Klee 1983, 190–193.

[341] Laut „Diagnoseliste" im Archiv des Fachkrankenhauses Altscherbitz. Das weitere Schicksal dieser Patienten aus Ostpreußen konnte nicht eruiert werden, da die entsprechende „Große Aufnahme-Liste" fehlt.

[342] Dies geht aus einem Brief von St. Piechockij vom 12.6.1992 hervor, den ich in einem Aktenordner über „Euthanasie" im „Traditionskabinett" der Anstalt Altscherbitz fand. Piechockij erkundigte sich anläßlich seiner Forschungen zur Geschichte von Kortau nach dem Schicksal der verlegten Patienten.

In Kortau bewohnten sie sieben, in Tapiau nur drei Gebäude. Erstaunlicherweise durften in Tapiau, dieser traditionsreichen Stätte der Familienpflege, 200 Patienten in ihren Pflegestellen bleiben. Wahrscheinlich waren sie gute Arbeitskräfte. Wieviele der Deportierten und der in beiden Anstalten Zurückgebliebenen überlebt haben, ist nicht bekannt. Man muß aber davon ausgehen, daß nur wenige der annähernd 5000 Patienten, die früher in den ostpreußischen Anstalten gelebt haben, den Krieg überstanden.

Berlin

Die Entwicklung der Berliner Psychiatrie, zumal in ihrer engen Verflechtung mit jener der Provinz Brandenburg, war während des Krieges genauso kompliziert wie in der Vorkriegszeit. Vieles ist auch – trotz der ausgezeichneten Publikation aus der Karl-Bonhoeffer-Klinik[343] – noch nicht erforscht, was nach Auffassung von Götz Aly zum großen Teil dem Desinteresse der Berliner Justiz an der Aufklärung der Psychiatrieverbrechen zuzuschreiben ist.[344] In der „Aktion T4" wurden nach einem frühen Bericht von Alfred Döblin „schätzungsweise Fünftausend bis Sechstausend" Berliner auf eine „Fahrt ins Blaue"[345] geschickt, d.h. über die Zwischenanstalten Neuruppin, Görden und Teupitz in die Tötungsanstalten Brandenburg und Bernburg. Die größte Berliner Anstalt Buch konnte daraufhin bereits am 31. Oktober 1940 geschlossen und anderen Zwecken zugeführt werden, Herzberge wurde im Juni 1941 zum Lazarett umgewandelt, Wuhlgarten 1943 zum Hospital. „1939 lebten 9204 psychiatrische Patienten in Berliner Heilstätten, Ende 1941 noch 3525."[346]
Wittenau wurde zur einzigen großen psychiatrischen Einrichtung der „Reichshauptstadt" und hatte die enorm gestiegene Zahl der Aufnahmen allein zu bewältigen. Dabei war der zur Verfügung stehende Raum durch Abgabe zweier Häuser mit rund 300 Betten an ein Allgemein-

---

343 Arbeitsgruppe zur Erforschung der Geschichte der Karl-Bonhoeffer-Nervenklinik (Hg.) 1988.
344 Vgl. Aly 1988, 137.
345 Unter dieser Überschrift erschien am 3. Juni 1946 in der Badischen Zeitung in Freiburg ein Artikel Döblins, der zu dieser Zeit als Kulturoffizier der französischen Besatzungsmacht in Baden-Baden tätig war. Döblin hatte im Schwarzwald einen ihm von seiner früheren Tätigkeit in Berlin-Buch bekannten Kollegen getroffen, der sich das Erlebte von der Seele reden wollte. – Ein vollständiger Abdruck des Artikels findet sich in: Aly et al. (Hg.) 1988, 208–211.
346 Aly 1988, 140.

krankenhaus und die weitgehende Zerstörung zweier weiterer Häuser durch Bombentreffer im November 1943 zunehmend eingeengt. Der chronischen Überfüllung wurde durch ständige Transporte in die brandenburgischen Anstalten oder nach Obrawalde abgeholfen. Aus den Wittenauer Heilstätten wurden nach den Feststellungen von Christina Härtel von 1939 bis Ende 1944 insgesamt 2.019 Patienten nach Obrawalde deportiert, davon weitaus die meisten im Jahr 1944.[347]
Aber auch in der Anstalt selbst gestaltete sich, wie die Zunahme der Sterblichkeit zeigt, die Lage der Patienten zunehmend gefährlicher: „Die Ernährungslage für die Patienten in Wittenau war schlecht. 1941 hatten die Patienten gegenüber 1938 fast 10% ihres Körpergewichts verloren. Die allgemein kriegsbedingte schlechte Versorgungssituation aber reicht allein als Erklärung für die hohe Todesrate in der Anstalt nicht aus. Vieles weist vielmehr darauf hin, daß auch das Essen entsprechend der Produktivität, der Arbeitsfähigkeit, verteilt wurde. Die Arbeitsunfähigen erhielten Hungerrationen."[348]
In den Krankengeschichten vieler, nach kurzer Zeit Verstorbener fanden sich typische Abläufe, die nicht anders als durch aktive Tötungsmaßnahmen zu erklären sind. Besonders ältere, verwirrte und bei Luftangriffen „Ausgebombte" starben nach weniger als 20 Tagen Aufenthalt." Die Patienten waren oft in einem reduzierten körperlichen Zustand, körperliche Erkrankungen aber, die zu einem schnellen Tod hätten führen können, wurden in der Regel nicht diagnostiert. Dennoch verfielen die Patienten schnell, „verweigerten die Nahrung", wurden in die Siechenhäuser 7 und 8 verlegt, dort starben sie nach wenigen Tagen an „Herzmuskelentartung", „Herz- oder Kreislaufschwäche" und „Lungenentzündung". (...) Der sehr rasche körperliche Verfall und auch der sehr häufig beschriebene Zustand der Benommenheit, der Tod wenige Tage nach der Verlegung in eines der Siechenhäuser zwingt zu dem Schluß, daß auch in den Wittenauer Heilstätten selbst viele Hunderte Menschen systematisch durch Arzneigifte umgebracht wurden."[349] Exemplarisch sind die beiden folgenden Krankengeschichten:

„*Wilhelm F.* geb. 1876 wurde am 12. Mai 1942 in das Haus 3 aufgenommen, Diagnose: „Arteriosklerosis cerebri" Er wurde zunehmend hinfällig, verwirrt und unsauber. Am 18. Mai 1942 wurde er in das Haus 7 verlegt,

---

347 Härtel 1988, 191–205.

348 Härtel/Hühn/Emmerich, in: Arbeitsgruppe zur Erforschung der Geschichte der Karl-Bonhoeffer-Nervenklinik (Hg.) 1988, 186.

349 Ebd., 189. Die folgenden Krankengeschichten stammen aus dem gleichen Abschnitt des Buches.

er war benommen, nahm keine Nahrung zu sich und war inkontinent. Am 23. Mai starb er „unter zunehmender Herzschwäche". Todesursache: „Herzmuskelentartung".

Else F., geb. 1903 wurde am 15. Oktober 1943 im Haus 10 aufgenommen, Diagnose: „Schizophrenie". Sie war in einem ausreichenden Allgemeinzustand, lag im Bett, blickte starr vor sich hin und sprach kein Wort. Sie wurde am 22. Oktober 1943 in das Siechenhaus 8 verlegt. Dort war sie „bettflüchtig", biß und schlug um sich, sie bekam Paraldehyd und wurde zunehmend hinfällig. Am 27. Oktober 1943 war sie tot. Eine Todesursache wurde nicht angegeben."

Neben der beschriebenen Gruppe der älteren Menschen war die Sterblichkeit vor allem bei jüdischen Patienten und bei ausländischen Zwangsarbeitern besonders hoch. Von 175 Kindern, die vom „Reichs-

Tab. 128: (44) Basisdaten, Sterbefälle, Sterberaten und Übersterblichkeit (gegenüber 7,1 % im Durchschnitt der Jahre 1935–1938) in den *Wittenauer Heilstätten*

Jahr	Patientenstand am 1. Januar	Zugänge	Gesamtpatientenzahl	Sterbefälle	Sterberate	NS-Opfer
1940	1748	2003	3751	485	12,9	219
1941	1781	1986	3767	578	15,3	311
1942	1232	3108	4340	854	19,7	546
1943	1500 *[350]	4054	5554	784	14,1	390
1944	1250 *	4000 *	5250	919	17,5	546
1945	1230 *	2507 [351]	3737	2291	61,3	2026
						4038

[350] Der Anfangsbestand der Jahre 1943–1945 mußte geschätzt werden, da keine genauen Angaben vorliegen. Wegen der hohen Zugangszahl in 1942 habe ich für 1943 einen höheren Anfangsbestand angenommen. Die Zahl für 1944 stützt sich einerseits auf den Verlust von rund 250 Betten durch Bombenschaden, andererseits auf Angaben von Dr. Kurt Hasse, der am 1.August 1944 das Amt des Direktors übernahm. In einem, aus Anlaß des Wernicke-Prozesses geschriebenen Brief an das Moabiter Gericht, spricht er von 4.000–4.500 Aufnahmen in den Jahren 1943 und 1944 „für eine Irrenanstalt mit ca. 1250 Betten" (Archiv von Götz Aly, Akten zum Wernicke-Prozeß). Der Anfangsbestand für 1945 berücksichtigt trotz der anhaltend hohen Zugangszahl die zahlreichen Abtransporte und Sterbefälle des Vorjahres.

[351] Die Zahl der Aufnahmen in 1945 stammt aus „Berlin in Zahlen", einer Nachkriegspublikation, die mit 1945 einsetzt. In meinem Aufsatz von 1990 war ich noch von 4.000 Aufnahmen ausgegangen und dadurch zu einer Sterberate von 43,98 % gekommen. Durch die geringere Gesamtpatientenzahl steigt die Sterberate jetzt auf über 60 %.

ausschuß" auf die Kinderfachbteilung Wiesengrund eingewiesen wurden, starben „mehr als die Hälfte".[352]
In der Tabelle wird neben der von Anfang an hohen Sterblichkeit eine erste Steigerungsstufe im Jahr 1942 erkennbar. Dies könnte mit dem Beginn der aktiven Tötungen und der Eröffnung der Kinderfachabteilung zusammenfallen. Das Massensterben des Jahres 1945 mit seiner extrem hohen Sterberate hielt das ganze Jahr hindurch in gleicher Intensität an. Nach Norbert Emmerich starben „allein 1608 Kranke" nach Kriegsende.[353] Da außer den 683 Sterbefällen bis Mai 1945 keine anderen Bezugszahlen bekannt sind, werden die Werte für das ganze Jahr 1945 zugrundegelegt. Über die Frage, wie die Opfer der Nachkriegszeit im Kontext der NS-Psychiatrie zu betrachten sind, muß ohnehin noch gesprochen werden.
Die Bilanz für Berlin ist erschütternd: Wenn Götz Aly davon spricht, daß „weit mehr als 10.000 kranke Berliner Bürger in den Jahren 1939–1945 unter aktiver Mitwirkung der Institutionen und Bediensteten des städtischen Gesundheitswesens umgebracht wurden", dann muß die Betonung wahrscheinlich auf „weit mehr" gelegt werden.

Brandenburg

Quellenlage: Die Akten der Provinzialverwaltung sind im Brandenburgischen Landeshauptarchiv in Potsdam nur sehr lückenhaft erhalten. Auch in den Anstalten selbst fehlen wichtige Dokumente wie Sterbe- und Aufnahmebücher. Mit Ausnahme der Vortragsmanuskripte von Hans-Hinrich Knaape über Brandenburg-Görden existiert keine spezielle Veröffentlichung über eine Brandenburger Anstalt in der NS-Zeit, noch viel weniger eine zusammenfassende Darstellung.[354]

In Anbetracht der ungünstigen Quellenlage, insbesondere des Fehlens von Sterbezahlen aus fast allen Anstalten, kann hier nur ein allgemeiner Überblick über die Entwicklung der psychiatrischen Versorgung in Brandenburg während des Krieges gegeben werden, soweit er sich aus einigen Generalia, den Berichten der Planungskommission und vereinzelten Akten und Dokumenten aus verschiedenen Anstalten erschloß. Eine erste Orientierung ist anhand der folgenden Aufstellung möglich.

---

[352] Krüger, in: Arbeitsgruppe zur Erforschung der Geschichte der Karl-Bonhoeffer-Nervenklinik (Hg.) 1988, 151–176.
[353] Emmerich, in: Arbeitsgruppe zur Erforschung der Geschichte der Karl-Bonhoeffer-Nervenklinik (Hg.) 1988, 92.
[354] Knaape 1990a; 1990b.

Tab. 129: Planbettenzahlen der *brandenburgischen Anstalten* für 1940 und August 1941 nach dem Bericht der Planungskommission und für 1943 laut Haushaltsplan.[355] Die tatsächliche Belegung für August 1941 ist dem Becker-Bericht entnommen, für 1944 aufgrund der Entwicklungen geschätzt.

Jahr	Görden	Teupitz	Neuruppin	Eberswalde	Sorau	Lübben	Landsberg
1940	2345	1810	1907	1602	1879	1050	1915
1941	1945	1260	1797	1252	1020	0	1915
belegt	1627	753	1147	1120	1000	0	1282
1943	1600	420	1160	1380	1140	0	1670
1944	900	420	530	400	?	0	?

Schon allein diese Zahlen enthüllen ein Drama: Die bei Kriegsbeginn in sieben Anstalten vorhandenen 12.508 Betten waren im August 1941 nur noch von 6.929 Patienten belegt, Lübben war geschlossen und die meisten anderen Anstalten in ihrer Belegung erheblich reduziert. Es muß also davon ausgegangen werden, daß in Brandenburg etwa 5.500 Patienten der „Aktion T4" zum Opfer gefallen sind.
Rund 2300 der „freigemachten" Betten wurden für Lazarette verwendet, die im Spreewald gelegene Anstalt Lübben völlig aufgelöst und in ein Offiziersgefangenenlager umgewandelt. Da immer noch ausreichend Platz war, empfahl die Planungskommssion ganz gegen ihre Gewohnheiten, die Anstalt Teupitz mit ihren verbliebenen 1260 Betten der Stadt Berlin als Krankenhaus „anzubieten". (Wie aus den Haushaltsansätzen für 1943 hervorgeht, wurde Teupitz 1942 bis auf 420 „Arbeitspatienten" geleert. Diese hatten ein 910 Betten-Lazarett und 321 Betten des Hilfskrankenhauses mitzuversorgen.) Um Einnahmeausfälle zu vermeiden, wurde das Kontingent zur Übernahme von Berliner „Hospitaliten", also körperlich Siechen, von 400 auf 1000 Betten aufgestockt.[356]
In der Frühphase der „Aktion Brandt" war Brandenburg noch Aufnahmegebiet, wie die Unterbringung von etwa 600 Patienten aus Neustadt in Schleswig-Holstein im September 1941 beweist. Selbst im Sommer 1943 wurden noch Patienten aus dem Rheinland in Brandenburg aufgenommen, so 59 Patienten aus Waldniel in Görden, 48 Patienten aus Grafenberg in Eberswalde und am 2. August die Aufnahme

---

[355] Brandenburgisches Landeshauptarchiv Potsdam Rep. 55c Neuruppin Nr. 43 „Etat- und Kassensachen" – Unterhaushaltspläne der Landesanstalten zu Eberswalde, Sorau N.-L., Landsberg (Warthe), Neuruppin, Teupitz, Görden für 1943.
[356] Rep 55c Neuruppin Nr. 71 „Die Aufnahme und Entlassung der Kranken aus Berlin", Bl. 246.

von 110 Patienten aus Andernach in Landsberg an der Warthe. Wie berichtet, starben von den letztgenannten in Landsberg innerhalb eines Jahres 65, was einer Sterberate von 59% entspricht.
Im August 1943 liefen aber bereits die Vorbereitungen für eine Räumungsaktion größten Ausmaßes, welche praktisch alle brandenburgischen Anstalten zu Ausweichkrankenhäusern für Berlin machen sollte. Die mit den Transporten beauftragte Gekrat berief sich auf eine Anordnung von Brandt, wonach 4000 Betten in den brandenburgischen Anstalten zu räumen seien. Daß diese Pläne im August 1943 so plötzlich aufkamen, hängt aller Wahrscheinlichkeit nach mit der Katastrophe von Hamburg und dem in Panik verfaßten Evakuierungsbefehl von Goebbels, dem Gauleiter der Reichshauptstadt, zusammen.
Unklar blieb lange, wohin die Kranken evakuiert werden sollten. Auf einer „Besprechung des Herrn Landeshauptmanns mit den Direktoren der sechs Landesanstalten und der Pflegeanstalt Wittstock am 19. August 1943" zu Potsdam wurde den Anwesenden zunächst „die Zuschrift des Geschäftsführers der ‚Gekrat' vom 13. August 43 bezüglich der Räumung der Brandenburgischen Landesanstalten" mitgeteilt und danach lange über die unbekannte Anstalt Bialystok[357] gesprochen, die allein 2000 Patienten aufnehmen sollte. Direktor Dr. Syring von Landsberg wurde beauftragt, zunächst dorthin zu fahren und Einzelheiten, darunter die völlige Übernahme dieser Anstalt durch die Brandenburger Provinzialverwaltung mit den dort zuständigen Stellen abklären. Weiter heißt es in einem fast geschäftsmäßig formulierten „Vermerk":[358]

> „Für die Belegung von Bialystok sei vorgesehen, daß die Anstalt Landsberg a.W. etwa 1200 Kranke dorthin liefere und 450 Kranke zur Arbeit zurückbehalte; die dann noch zu liefernden 800 Kranken seien aus den Beständen der Landesanstalt Sorau (etwa 600) und der Landesanstalt Neuruppin (etwa 200) zu entnehmen. Bei der Auswahl der zurückbleibenden Kranken sei ein strenger Maßstab bezüglich der Arbeitsleistung anzulegen.

---

[357] Es handelte sich vermutlich um die polnische Anstalt Choroszcz, die 12 km von Bialystok entfernt lag. Vor dem Krieg wurden in ihr 2.000 Kranke betreut, davon allerdings nur 900 im Krankenhaus, die anderen bei Bauern in der Umgebung in der hervorragend organisierten Familienpflege. Nach dem deutschen Einmarsch wurde das Gebiet an die Russen übergeben, die die Patienten auf andere Krankenhäuser verteilten und Militär unterbrachten. 564 Kranke, die in ihren Pflegestellen verblieben waren, wurden nach dem zweiten deutschen Einmarsch in der Anstalt versammelt und zusammen mit anderen in in einem nahegelegen Wald erschossen – angeblich durch Militärpersonal. Vgl. Borowski in: Polnische Gesellschaft für Psychiatrie (Hg.) 1993, 147.
[358] Rep. 55c Neuruppin Nr. 73, Bl. 14/15.

Es ergibt sich danach, dass

Eberswalde	etwa	350	behält und etwa	900–1000 abgibt.
Sorau	"	400	" "	600 "
Landsberg a. W	"	450	" "	1200 "
Neuruppin	"	400	" "	600 "
Görden	"	900	" "	750 Geisteskranke und Jugendliche abgibt."

Noch am Tag der Besprechung sollten die Arbeitspatienten in Teupitz auf 300 reduziert werden. Die Pflegeanstalt Wittstock hatte bis auf „60 wegen ihrer Arbeitsleistung" dort verbleibende Geisteskranke alle anderen auszuliefern. „Es werden auf diese Weise etwa 4200 Geisteskranke aus den Landesanstalten abgegeben werden können."
Die zukünftige psychiatische Versorgung in Brandenburg war so konzipiert, daß alle Anstalten neben den Quartieren für die Arbeiter noch eine kleine Abteilung für eilige Aufnahmen behalten sollten. Als Hauptaufnahmeanstalt war aber Brandenburg-Görden – „wo ja eine Menge Platz entsteht" – vorgesehen. Dorthin seien diejenigen Fälle zu verlegen, die eine längere Behandlung benötigen. „Unheilbare Dauerfälle" würden in Sammeltransporten „nach Maßgabe dort entstehender freier Plätze" nach Bialystok verbracht. „Berliner Kranke sollen in den Irrenanstalten vorläufig nicht mehr aufgenommen werden."

Der Bialystok-Plan konnte wahrscheinlich deswegen nicht realisiert werden, weil diese Anstalt zu klein war. Man mußte deshalb nach neuen Evakuierungsanstalten suchen, und dabei war offenbar der Reichsbeauftragte behilflich. Aus den Akten von Neuruppin ergibt sich, daß allein aus dieser Anstalt in der Zeit vom 19. September bis zum 3. November 1943 in insgesamt 21 Transporten 735 Patienten verlegt wurden. Die Verlegungsziele waren Pfafferode und Stadtroda in Thüringen, Neuhaldensleben, Jerichow, Uchtspringe und Altscherbitz in der Provinz Sachsen, Regensburg, Erlangen, Mainkofen und Kaufbeuren in Bayern, schließlich auch Konradstein bei Danzig, Rochlitz und Wittstock, welches offenbar doch wieder belegt werden konnte. 126 Patienten mußten nach Meseritz-Obrawalde. Über Eberswalde war zu erfahren, daß auch dort „ca. 1000 Patienten" in Einrichtungen überall im Reich verlegt wurden.[359] Offen ist, was mit Landsberg an der Warthe geschah, welches die meisten Patienten nach Bialystok hätte „abgeben" sollen. Die Tatsache, daß bis 1945 alle Andernacher Patienten in Landsberg verstarben, weist darauf hin, daß die Anstalt weiterbestand, allerdings müssen dort schlimme Zustände geherrscht haben.

---

[359] Persönliche Mitteilung von G. Sänger, der an einer Dissertation über Eberswalde arbeitet.

Wie immer bei überstürzten Großaktionen gab es auch in Brandenburg zahlreiche Pannen: Am 1. November 1943 kündigte Brandenburg per Depesche in Sachsen die Ankunft eines Transportes aus Neuruppin mit 31 Männern und 4 Frauen an, der in einem Pflegeheim in Dresden Aufnahme finden sollte. Während der Transport unterwegs war, traf ein Telegramm des Stadtwohlfahrtsamtes Dresden ein, wonach die Aufnahme des Transports „auf Anordnung des Reichsstatthalters und Gauleiters Mutschmann" abgelehnt werde. „Heutiger Transport geht sofort nach Ankunft wieder zurück."[360]

So geschah es dann auch. Als der Neuruppiner Direktor am 10.12.43 dem Oberpräsidenten die Verlegung von 25–30 Frauen nach Landsberg vorschlug, antwortete dieser, daß Landsberg Kranke aus Berlin aufnehmen müsse, weshalb die Patienten nach Görden verlegt werden sollten. In diesem Verwirrspiel mit dem Hin- und Herschieben von Menschen und der Aufhebung gerade getroffener Entscheidungen wird das zunehmende Chaos sichtbar.

Wohin die Transporte aus Görden, Sorau und möglicherweise aus Landsberg gingen, ist weitgehend ungeklärt. Sicher hat Meseritz-Obrawalde dabei eine große Rolle gespielt. Wahrscheinlich aber wurde der große Räumungsplan in Brandenburg ebensowenig vollständig erfüllt wie im Rheinland und in Westfalen. Wie ein finanzielles Nachspiel zeigt, war nämlich der Bedarf an Ausweichkrankenhäusern für Berlin nicht so groß wie angenommen:

Die Brandenburger Provinzialverwaltung beklagte in einem Schreiben des Oberpräsidenten an die Reichsarbeitsgemeinschaft vom 12. Oktober 1943, daß ihm durch das Leerstehen von 900 Betten in Eberswalde und von 700 in Neuruppin keine Einnahmen zuflössen, während „die allgemeinen Unkosten" eher anstiegen. Hierfür sei ein Ausgleich angebracht. Die Antwort der RAG ließ auf sich warten, kam dann aber am 18. Januar 1944 mit dem Bescheid, daß „nach Vortrag beim Herrn Generalkommissar des Führers" die Kosten vom Reich übernommen würden. Schließlich bezwecke die Verlegungsaktion die „Freihaltung der Krankenhausplätze für die Reichshauptstadt Berlin". Neuruppin berechnete am 3. Mai 1944 den Ausfall von 30.324 Belegungstagen zum Selbstkostensatz von 1,91 RM pro Tag und Bett auf 57.918,84 RM.[361]

Abschließend sollen noch einige Details aus Neuruppin, Görden und Teupitz mitgeteilt werden, die wenigstens Bruchstücke der Entwicklung in diesen Anstalten erkennen lassen:
Aus *Neuruppin* meldete der Direktor, Oberfeldarzt Dr. Voß am 7. Oktober 1943 nach Potsdam, daß die Anstalt weitgehend geräumt sei, bis

---

[360] Rep. 55c Neuruppin Nr. 45 Bl. 65–70:
[361] Rep. 55c Neuruppin Nr. 45, Bl. 137–139:

auf vier Häuser für die „Stammbelegschaft" von 528 Patienten zur Aufrechterhaltung des Betriebes. Vorläufig seien noch vier Häuser von Berliner Kranken belegt. Am 15. November 1943 waren auch diese geleert.[362]

Brandenburg-Görden war in der „T4"-Aktion ebenso wie Neuruppin Zwischenanstalt. Über Görden wurden 454 Menschen in die Vernichtungsanstalt im alten Zuchthaus verlegt und ab November 1940 noch einmal 1107 Patienten nach Bernburg. Das Besondere an dieser Anstalt war aber entsprechend der wissenschaftlichen Ausrichtung ihres Direktors Prof. Heinze die große Kinder- und jugendpsychiatrische Abteilung, die ständig mehr als 700 Patienten beherbergte. In ihr wurde ab Kriegsbeginn, möglicherweise aber auch schon vorher, das praktiziert, was nach den später von Heinze, Nitsche und Schneider entwickelten Planungen für die zukünftige Psychiatrie in allen psychiatrischen Anstalten eingeführt werden sollte: die permanente „Ausmerze" der als „lebensunwert" Befundenen. Nach Knaape stieg die Zahl der monatlich verstorbenen Kinder bis zu 14 Jahren ab September 1939 deutlich an. „Insgesamt sind zwischen 1938 bis April 1945 1264 Kinder und Jugendliche bis zum vollendeten 19. Lebensjahr in Görden verstorben."[363] In dieser Zahl sind vermutlich auch die 103 Kinder enthalten, die in der Kinderfachabteilung ermordet wurden. Die im Januar 1942 eröffnete Forschungsabteilung mit 80 Betten mußte wie diejenige Carl Schneiders in Heidelberg Ende März 1943 wieder schließen.

Nach Knaape sollen von Mai 1940 bis November 1943 in 25 Transporten 1100 Patienten nach Eichberg, Hadamar und Meseritz-Obrawalde weggeschafft worden sein. (Weder bei Dickel noch bei Roer/Henkel sind für 1940 Transporte aus Görden registriert, hingegen ist in Eichberg am 5.8.1942 die Ankunft von 79 Patienten aus Görden verzeichnet, in Hadamar am 18.11.1943 ein Transport mit 100 Menschen.[364]) Das könnte bedeuten, daß weitaus die meisten der zur Verlegung vorgesehenen Patienten nach Obrawalde verbracht wurden. Diesen Eindruck gewann man auch in in dem Frauenaufnahmebuch, das im Potsdamer Archiv aufbewahrt wird und in dem die Art und Weise, sowie die Ziele der Entlassungen verzeichnet sind: Die Frauen waren im August 1942 aus Teupitz nach Görden gekommen. Sie wurden, wie zumeist mit Stempel eingetragen, entweder nach Meseritz oder Ansbach und Hadamar verlegt oder starben, weil der für den

---

[362] Ebd., Bl. 46 u. 360.
[363] Knaape 1990a, 13.
[364] Dickel 1988, 109, Roer/Henkel 1986, 374.

23.11.1943 vorgesehene Transport nach Meseritz anscheinend ausfiel, doch noch in Brandenburg-Görden, was durch dicke Sterbekreuze angezeigt wird.[365] Wieviele Erwachsene insgesamt in Görden verstorben sind, ist unbekannt.
Aus der Zeit vor der Räumung von *Eberswalde* waren einige wichtige Informationen zugänglich: Die Brotration lag im Juli 1942 mit 278 g um 116 g unter der vom Juli 1939. Auch die Kartoffelrationen waren gekürzt. Das durchschnittliche Körpergewicht der Männer war von 62,5 kg in 1939 auf 51,3 kg im Juli 1942 gefallen, das der Frauen von 58 auf 48 Kilogramm. Im Jahr 1942 starben 162 Patienten, d.h. 12,2 Prozent aller Kranken.[366] In Eberswalde war der „T4"-Gutachter Otto Hebold tätig.[367]
Teupitz[368] hatte 1940 viele Patienten der geräumten Anstalt Lübben aufnehmen müssen. Trotzdem waren am Ende der Aktion T4 nur noch 753 Betten in der 1500-Bettenanstalt mit psychisch Kranken belegt. Im Herbst 1942 wurde die Anstalt entsprechend den Vorschlägen der Planungskommission unter Belassung eines Arbeitskommandos von 420 Patienten aufgehoben. Einer der Räumungstransporte mit 102 Patienten traf am 28. Juli 1942 auf dem Eichberg ein – nur vier Patienten überlebten dort bis Kriegsende- zwei weitere Transporte mit Frauen gingen am 4. und 5. August nach Brandenburg- Görden. Viele von ihnen wurden später in den schon erwähnten Transporte nach Ansbach, Hadamar und Meseritz-Obrawalde verschleppt.
Unter Verwendung der von der Planungskommission und der im Haushaltsplan für 1943 mitgeteilten Belegungszahlen und der mir von der

---

365 Brandenburgisches Landeshauptarchiv Potsdam Rep 55c Görden Nr. 2. Vgl. auch die Umschlagabbildung des vorliegenden Buchs. Der Transport nach Hadamar mit 100 Patienten ging am 17.11.1943 in Görden ab und traf am folgenden Tag in Hadamar ein. (Roer/Henkel 1986, 374). Wie groß der Transport vom 22.9.44 nach Ansbach war, ist nicht bekannt.

366 Ich danke G. Sänger für diese Vorausmitteilungen seiner ersten Forschungsergebnisse.

367 Vgl. Klee 1983, 362.

368 In einer „Chronik von Teupitz bis 1945" (Herausgeber, Autor und Erscheinungsjahr unbekannt) wird mitgeteilt (S. 60), daß gegen zwei Ärzte wegen des Verdachts auf Vornahme von Selektionen „vorgegangen" worden sei. Der eine, Dr. Kurt Hellwig sei SS-Obersturmführer gewesen und in der Haft verstorben, der andere „ein Dr. Sitzler" habe sich der Verhaftung durch die Flucht nach Westdeutschland entzogen. Letzteres kann aber nicht stimmen, da Dr. Karl Sitzler im März 1948 einen Bericht über Teupitz in der NS-Zeit abschloß, und dieser war in Teupitz geschrieben. Kurioserweise stützt sich der Autor der „Chronik" zu wesentlichen Teilen auf Sitzlers Bericht, der auch im Potsdamer Archiv unter Rep 211-659 verwahrt wird. Sollten die Ermittlungen erst später angelaufen sein?

Tab. 130: (45) Gesamtpatientenzahl, Sterbefälle und Sterberaten in der brandenburgischen Anstalt *Teupitz* für die Jahre 1942 bis 1944[369]

Jahr	Bestand	Aufnahmen	Gesamtpatientenzahl	Sterbefälle	Sterberate
1942	750*	359	1109	189	17,0
1943	420*	397	817	126	15,4
1944	420*	200	620	132	21,3

Landesklinik Teupitz zur Verfügung gestellten Aufnahme- und Sterbezahlen lassen sich für Teupitz als einziger brandenburgischer Anstalt wenigstens für drei Kriegsjahre die Sterberaten ermitteln.[370] Auch wenn diese Tabelle wegen fehlender Informationen unvollständig bleiben mußte, zeigt sie doch eine erhebliche Sterblichkeit an, die anscheinend auch die in der Regel gesünderen Patienten des Arbeitskommandos betraf. Die wirkliche Katastrophe kam auch hier erst 1945 mit 539 Sterbefällen, die aber wegen der Unübersichtlichkeit der Verhältnisse in Teupitz während und nach dem Ende des Krieges nicht in die Tabelle Eingang finden konnten.

Teupitz wurde – so heißt es in der Festschrift zum 75jährigen Bestehen – „am 22.4.1945 am Rande der großen Kesselschlacht Märkisch Buchholz-Halbe direkt in das Kriegsgeschehen einbezogen."[371] Trotz ausgehängter Rotkreuzfahnen postierten SS-Truppen Panzerabwehrkanonen mitten im Anstaltsgelände. Schwere Zerstörungen und hohe Verluste an Menschenleben waren die Folge, zumal sich an die 3000 Menschen aus der Umgebung in die Keller der Krankenpavillons geflüchtet hatten.

Ein Erlaß des Oberpräsidenten vom 23. Februar 1945 hatte für den Fall, daß eine Anstalt in das sich auf 15 km hinter der Frontlinie erstreckende Kampfgebiet geriet, festgelegt, daß die Anstalt „zu entleeren" sei. Wird die Einrichtung aber zu „Kampfgebiet, das zum besetzten Gebiet wird, verlassen Behörden des Gesundheitsdienstes zusammen mit der letzten kämpfenden Truppe" die Einrichtung.[372] Während in Ueckermünde und Obrawalde sowie im schlesischen

[369] Da die Belegungsdaten nur Annäherungswerte darstellen, nicht alle Kriegsjahre erfaßt werden und auch Vergleiche mit der Vorkriegszeit nicht möglich sind, wurde auf die Errechnung der Kriegsopfer verzichtet.

[370] Chefarzt Runge und seinen MitarbeiterInnen möchte ich herzlich für Ausfüllung meines Erhebungsbogens danken, ebenso für die Übersendung der Chronik und der Festschrift von 1987.

[371] Nervenklinik Teupitz (Hg.) 1987.

[372] Brandenburg. Landeshauptarchiv Potsdam, Rep 55c Wittstock Nr. 50, Bl. 40.

Loben dieser Befehl allem Anschein nach befolgt wurde, kam es in Teupitz nicht dazu, daß die Patienten ihrem Schicksal überlassen wurden. „Das Personal der Anstalt hatte, von ganz wenigen Ausnahmen abgesehen, treu auf seinem Posten ausgehalten."[373]

Schlesien[374]

Bestand noch 1937 der Plan, Ober- und Niederschlesien im folgenden Jahr zu vereinigen, so war 1940 vorgesehen, sie 1942 endgültig zu trennen, vermutlich deshalb, weil sich Oberschlesien durch die Rückeroberung der früher dazu gehörenden Gebiete wieder vergrößert hatte.
Zur Belegungsfähigkeit und tatsächlichen Belegung teilt der im Herbst 1941 abgeschlossene Bericht der Becker-Kommission folgendes mit:

Tab. 131: Belegungskapazität und tatsächliche Belegung der *niederschlesischen Anstalten* Ende 1941

Anstalt	Höchstbelegung	Tatsächliche Belegung
Breslau, Einbaumstr.	273	159
Bunzlau	1400	978
Kraschnitz	900	657
Leubus	1100	813
Lüben	1400	815
Plagwitz	1000	747
Summe	6073	4169

Mit einiger Wahrscheinlichkeit stellt die Differenz zwischen den beiden Summen, also 1904, die Mindestzahl der in der „Aktion T4" ermordeten niederschlesischen Patienten dar, und zwar aus folgenden Gründen: Zum einen war ja schon in der Vorkriegszeit eine Tendenz zur Überbelegung erkennbar geworden, so daß man von der Höchstbelegung als Stand zu Beginn der „Aktion T4" ausgehen kann. Zum anderen aber, so anerkennend in Beckers Bericht, waren „sämtliche

[373] Sitzler 1948, 16.
[374] Über das Schicksal der schlesischen Patienten gibt es außer polnischen Arbeiten noch keinerlei Veröffentlichungen. Harald Jenner arbeitet zur Zeit über die evangelischen Einrichtungen in dieser Region. Die Quellensituation ist völlig unübersichtlich. Juristische Ermittlungen wurden m.W. nur bei Dr. Buchalik, dem Direktor von Loben eingeleitet. Für das Folgende war der Bericht der „T4"-Planungskommission von einigem Wert.

Geisteskranke aus den Altersheimen herausgenommen worden". Wahrscheinlich geschah dies während der „Aktion T4". Die Transporte nach Sonnenstein, bzw. in die vorgelagerten Zwischenanstalten fanden nach meinen Recherchen erst relativ spät statt. Zum Beispiel traf ein Transport aus Leubus am 12.4.1941 in Zschadraß ein und ging am 29.5. weiter.[375] Rund 600 schlesische Patienten kamen im Frühjahr und Sommer 1941 in die Zwischenanstalt Großschweidnitz. Nach Schröter nahm Waldheim zwischen Ende Mai und Anfang September 1941 insgesamt 457 Patienten aus Plagwitz, Bunzlau, Rybnik, Lüben und Kraschnitz auf.[376]

Gegenüber der Vorkriegstabelle tauchen neue Anstaltsnamen auf. Bei *Kraschnitz* handelt es sich um das Deutsche Samariter Ordensstift, das mit einem Mutterhaus der Diakonie verbunden war und nach Laehr „Geisteskranke, Schwachsinnige und Epileptiker" pflegte. Offenbar hatte man das Haus „verstaatlicht". Das gleiche gilt für die Städtische Heil- und Pflegeanstalt Nord in Breslau. In *Leubus* hatte der 1906 erbaute neue Teil der Provinzialanstalt immer noch zahlreiche Betten, während der ca. 3 km entfernt liegende und aufgegebene Teil der Anstalt im alten Kloster von der Volksdeutschen Mittelstelle genutzt wurde. Zum Zeitpunkt der Inspektion kursierten Pläne, auch die neue Anstalt aufzulösen und in eine Napola zu verwandeln, was Becker dazu veranlaßte, in Berlin Alarm zu schlagen. Bei *Plagwitz* freute sich die Kommission zunächst darüber, daß die Anstalt direkt am Bahnhof lag und einen eigenen Gleisanschluß besaß. „Jedoch kann auf dieser Station kein größerer Umschlag stattfinden, sodaß zahlenmäßig größere Transporte in dem 2 ½ km entfernten Löwenberg verladen werden müßten." Was die Überlegungen zu bedeuten hatten, ist unklar. Gutes verhießen sie jedenfalls nicht.

Tab. 132: Belegungskapazität und tatsächliche Belegung der *oberschlesischen Anstalten* Ende 1941

Anstalt	Höchstbelegung	Tatsächliche Belegung
Branitz	1700	1524
Loben	1300	1351
Rybnik	1500	1350
Summe	4500	4225

[375] Die Größe dieses Transportes ist unbekannt, da sich im Archiv von Zschadraß keine Transportlisten finden ließen. Erhalten ist aber eine Kartei über rund 10.000 Patienten, die noch nicht vollständig ausgezählt ist. Anhand der Karten über schlesische Patienten konnte ich das Datum der Ankunft und des Weitertransportes feststellen.

[376] Vgl. Schröter 1994, 149.

In der gleichen Berechnungsweise wie in Niederschlesien würden sich nur 275 Opfer der „Aktion T4" ergeben. Sicher sind diese Zahlen aber nicht. Fest steht, daß Tost 1940 aufgelöst wurde und daß aus den anderen Anstalten mehrere „T4"-Transporte abgingen, wie z.B. derjenige, der aus der großen katholischen Anstalt Branitz kommend, am 21.6.1941 in Zschadraß eintraf und bereits am 4.7. „in eine andere Anstalt" weitergeleitet wurde. Andererseits war am 26. September 1941 im Rahmen der frühen „Aktion Brandt" ein Transport mit 219 Menschen aus Neustadt in Holstein nach Branitz abgegangen[377], der vermutlich bei der „tatsächlichen Belegung" schon mitberücksichtigt wurde, so daß die Zahl der „T4"-Opfer sicher höher liegt.
Von zwei oberschlesischen Anstalten, die vor dem Überfall auf Polen unter polnischer Verwaltung standen, gibt es aufgrund polnischer Forschungen ausführliche Berichte über ihr Schicksal in der NS-Zeit.[378] In dem von Zdzislaw Jaroszewski herausgegebenen Sammelband über „Die Ermordung der Geisteskranken in Polen"[379] beschreiben Irina Krupka-Matuszczyk und Wlodzimierz Bloch die Entwicklungen in Loben (Lubliniec) und Pawel Dragon und Rufin Marcol die schrecklichen Ereignisse in Rybnik.
Loben scheint beim Einmarsch der Deutschen im Vergleich zu vielen anderen polnischen Anstalten von den sonst üblichen barbarischen Maßnahmen einigermaßen verschont geblieben zu sein. Jedenfalls ist von Patiententötungen bisher nichts bekannt. Allerdings wurde ein Teil der Patienten evakuiert. Ihr Schicksal konnte noch nicht aufgeklärt werden. In der Anstalt, deren Leitung am 17. September 1939 von dem deutschen Arzt Dr. Buchalik übernommen wurde, müssen polnische und deutschstämmige Patienten nebeneinander gelebt haben. Buchalik eröffnete 1942 eine Kinderabteilung, die später in eine Kinder-und Jugendpsychiatrische Klinik umgewandelt wurde und die auch eine „Kinderfachabteilung" umfaßte.[380] Dort wurden, wie polnische Ermittlungen ergaben, 256 Kinder aus dem ganzen Reich, aber auch aus Polen durch Überdosen von Barbituraten durch deutsches Personal ermordet.[381]

---

377 Landesarchiv Schleswig-Holstein 761/10390.

378 Die beiden Anstalten werden nicht aus revisionistischen Gründen hier einbezogen, sondern deshalb, weil sie als einzige genauer erforscht sind und so ein Bild vom Schicksal der schlesischen Anstalten vermitteln können. Auch sind sie in der polnischen Publikation ausdrücklich als „schlesische Anstalt" bezeichnet.

379 Polnische Gesellschaft für Psychiatrie (Hg.) 1993.

380 Einzelheiten zu dieser Kinderabteilung in Loben finden sich bei Aly 1985b, 38.

381 Die Ermittlungsergebnisse wurden von polnischer Seite nach Westdeutschland weitergeleitet, wo man Buchalik im Januar 1974 in Essen einer Vernehmung

Von den Ermittlungsergebnissen ist ein Detail von allgemeinem Interesse: In einem auf der Tötungsstation, der Kinderabteilung B, geführten Arzneibuch, waren die genauen und sehr hohen Tötungsdosen eingetragen, während die Krankengeschichten nur Einträge über normale Dosen enthielten. So wird man es wohl in vielen Anstalten gemacht haben, in denen mit Medikamenten gemordet wurde.
Die letzten Sätze des kurzen Berichts über Loben sollen wörtlich zitiert werden: „So wie in anderen psychiatrischen Krankenhäusern ließ sich nur eine erhöhte Sterblichkeit der Patienten wegen Unterernährung beobachten. Vor der Befreiung Schlesiens durch die Rote Armee ist das deutsche Personal geflohen und im Krankenhaus wurden ca. 1000 Kranke ohne Betreuung zurückgelassen. Nach kurzer Zeit sind aber polnische Ärzte und andere, früher im Krankenhaus beschäftigte Personen zurückgekehrt, welche die Fürsorge über die Kranken übernahmen."[382]
Rybnik hatte unter beiden Weltkriegen schwer zu leiden: „Während des Ersten Weltkriegs, und später während der Abstimmungen und der schlesischen Aufstände, waren im Krankenhaus nacheinander deutsche Truppen, französische und schlesische Einheiten (...) und schließlich auch Truppen des Grenzschutzes stationiert. Infolgedessen war die Anstalt ausgeplündert und die Kranken litten Hunger."[383] Unter polnischer Administration erneuert und erweitert, konnte die Anstalt zuletzt 1650 Kranke versorgen. Nach dem Einmarsch der Deutschen begannen nach der Erinnerung von Zeitzeugen – das gesamte Archiv wurde später vernichtet – in Rybnik „Verhaftungen und Erschießungen", denen auch einige Mitarbeiter der Anstalt zum Opfer fielen. Polnisches Personal wurde zum Teil durch deutsches ersetzt, die ärztliche Leitung mehrfach gewechselt. Auch in Rybnik gab es – wohl im Rahmen der „Aktion T4" – Abtransporte, denen zuerst die jüdischen, dann eine unbekannte Anzahl polnischer und deutscher Patienten zum Opfer fielen. „Die Patienten, die noch im Krankenhaus geblieben waren, hungerten, was eine Massensterblichkeit bewirkte, sodaß jeden Tag ungefähr 10 Tote beerdigt werden mußten."[384]
Am Ende des Krieges konnte nur ein Teil der Patienten vor der herannahenden Front evakuiert werden. Danach verlief über mehrere Tage die Kampflinie mitten durch die Anstalt. Nach Abflauen der Kämpfe waren

---

unterzog (Polnische Gesellschaft für Psychiatrie (Hg.) 1993, 175). Der Ausgang wird der übliche gewesen sein.

[382] Jaroszewski, in: Polnische Gesellschaft für Psychiatrie (Hg.) 1993, 175.

[383] Ebd., 177.

[384] Ebd., 179.

80% der Gebäude zerstört und 700 Patienten getötet. Nur 81 Kranke überlebten. Der Wiederaufbau dauerte Jahre. – Die Verfasser schätzen, daß in Rybnik „insgesamt mindestens 3000 Patienten umgekommen sind, wobei der größte Teil von ihnen ermordet wurde."[385]

Sachsen

Die Entwicklung der sächsischen Anstalten in der Vorkriegszeit, insbesondere die 1938 einsetzenden Sparmaßnahmen auf dem Gebiet der Krankenernährung mit Einführung der Sonderkost in allen Anstalten, wurden bereits ausführlich dargestellt. Bei Kriegsbeginn wurden diese Maßnahmen drastisch verschärft und führten zu einem bisher noch unbekannten Hungersterben größten Ausmaßes.

Das Hungersterben nach Kriegsbeginn

Am 22. September 1939 ordnete das Inneninisterium mit Erlaß Xc: 63105 unter Ziffer 1 folgendes an: „Der Kostsatz für die untere Verpflegklasse wird von 60 bezw. 55 Rpfg. auf *50 Rpfg.* je Kopf und Tag herabgesetzt." Butter, Vollmilch und andere „hochwertige Nahrungsmittel" durften an die untere Verpflegungsklasse nicht mehr abgegeben werden, Weißbrot nur noch auf ärztliche Anordnung.[386]
Am 2. Oktober hatte Regierungsrat Dr. Fernholz, der für die Anstalten zuständige Dezernent im Innenministerium, die Direktoren und leitenden Wirtschaftsbeamten der Landesanstalten zu sich gebeten. Was er verkündete, ist nicht bekannt. In der anschließenden „Sonderbesprechung" mit den Wirtschaftsbeamten, wurden zur Einstimmung Musterspeisezettel für Kriegsgefangene und Speisezettel außersächsischer Heil-und Pflegeanstalten herumgereicht und darauf hingewiesen, „daß auch die Speisezettel der sächsischen Heil- und Pflegeanstalten so einfach wie nur möglich zu halten seien". Diese Konferenz erinnnert in ihrem Ablauf an diejenige vor dem Hungererlaß in Bayern, und wie dort folgte ihr auch ein Erlaß:
Nur eine Woche später verfügte Dr. Pfotenhauer „in Abänderung von Ziffer 1 meiner Verordnung vom 22. September 1939" die Herabsetzung auf „*45 Rpfg.* ab 1. Oktober". Am 1. Januar 1940 erfolgte eine weitere Reduktion des Kostsatzes auf jetzt nur noch 35 Pfennige.[387]

---

[385] Ebd.
[386] Sächs.HStA Dresden, Min.des Innern Nr 16830 „Tageskostsätze, Kostkäufersätze" Daraus auch die folgenden Zitate und Informationen.
[387] Nach Krumpolt (1995) soll dies allerdings erst am 17. Januar 1940 durch Dr. Fritsch „mit sofortiger Wirkung" verfügt worden sein. Zu beachten ist aber, daß die Kostsätze der „Breikost-Patienten" wesentlich niedriger lagen.

Praktisch lief das auf eine Halbierung der Kost innerhalb von zehn Wochen hinaus.
Wie die Anstalten damit umgingen, ist am eindrucksvollsten im Jahresbericht 1939 der Anstalt Arnsdorf dargestellt: Zunächst heißt es darin ganz harmlos: „Infolge Ausbruch des Krieges und der Einführung der Lebensmittelkarten wurde die Sonderkost eingeschränkt". Dann aber kommt die entscheidende Neuerung:

> „Die Beköstigung der unteren Klasse gliederte sich in zwei Gruppen:
> 1.) Vollkost für noch nicht niedergeführte Kranke, die produktive Arbeit leisten;
> 2.) Suppenkost für niedergeführte Kranke.
> Suppenkost erhielt bis August 1939 nur der kleinere Teil der Kranken. Das Verhältnis wurde aber bis Ende des Berichtsjahres auf etwa 1 zu 1 umgestellt."[388]

Konkret hieß das nach einer Statistik vom 4.12.1939, daß 960 Kranke der unteren Klasse Vollkost erhielten und fast ebensoviele Breikost. In Sachsen wurde also schon unmittelbar nach Beginn des Krieges die Verköstigung eines Patienten von seiner Arbeitsleistung abhängig gemacht. In den anderen Anstalten teilte sich die Ernährung der Patienten wie folgt auf:

Tab. 133: Statistik vom 4.12.1939 über die Zahl der Vollkost- und Breikostpatienten in den *sächsischen Anstalten*[389]

Anstalt	„Kost unterer Klasse"	Breikost
Großschweidnitz	516	478
Hochweitzschen	615	320
Hubertusburg	769	797
Dösen	910	350
Sonnenstein	150	45
Untergöltzsch	389	480
Zschadraß	680	460
Chemnitz	467	532
Gesamtzahl	4496	3462

Mit 3462 „Breiköstlern" war demnach fast die Hälfte der Patienten (genau: 43,5 %) auf Hungerkost gesetzt. Die Einhaltung der Kostvorschriften wurde von Amtmann Kießig anhand der eingehenden Speisezettel genau kontrolliert, wie aus einem Schreiben an die Wirtschaftsverwaltung der Landesanstalt Großschweidnitz vom 18. November zu ersehen ist.

[388] StA Leipzig, Bestd. Dösen, Nr. 60 Jahresbericht Arnsdorf 1939.
[389] HStA Dresden M.d.I. 16830 „Tageskostsätze".

Er bat um Mitteilung, „wie die Bemerkung auf dem Speisezettel auf die Zeit vom 19.11. bis 25.11.1939 zu verstehen ist, „Als Arbeitsbelohnung von „Breikost“ nach unterer Klasse Vollkost übernommen, wöchentl. 70 g Fleisch und 80 g Wurst“? Unter Arbeitsbelohnung sind doch nur Frühstückszulagen zu verstehen, die nicht auf dem Speisezettel erscheinen. Für die Kost selbst sollen doch nur höchstens bis 300 g Fleisch- und Fleischwaren wöchentlich gegeben werden. Nach den Weisungen des Herrn Ministers in verschiedenen Anstalten soll bei der Breikost soweit als möglich kein Fleisch oder Fleischwaren gegeben werden.“[390]
Die Antwort von Großschweidnitz enthüllt noch ein anderes Faktum, das in das System paßt: Die arbeitenden sollten noch zusätzlich auf Kosten der nicht arbeitenden Kranken besser ernährt werden. Großschweidnitz antwortete nämlich, der fragliche Satz „sollte dartun, daß der unteren Klasse Vollkost außer der wöchentlich bis zu 300 gr. zugebilligten Menge Fleisch- oder Fleischwaren noch 150 gr. *auf Kosten der Breikost* als Zulage zukommen soll. An die Breiköstler selbst ist Fleisch- oder Fleischware *nicht* verabreicht worden.“ (Unterstreichungen im Original, Hervorhebung H.F.)

Der letzte Satz dieses Briefes aus Großschweidnitz vom 26.11.1939 läßt aufhorchen: „Die Maßnahme ist ein Versuch (...) und geschehen im Einverständnis mit dem Herrn Chefarzt, der bei den einzelnen Verpflegten nachweislich höhere Gewichtsverluste zu verzeichnen hatte.“ Als einzige Anstalt erwähnt Untergöltzsch bereits 1939 eine Zunahme der Sterbefälle – 109 gegenüber 75 im Vorjahr – und kündigt an: „Die Zahl der Sterbefälle wird im Jahre 1940 erheblich höher liegen.“
Als Zschadraß im Februar 1940 beim Ministerium anfragte, ob der Kostsatz für die untere Klasse nicht wieder von 35 auf 45 Pfennige erhöht werden könne, antwortete Pfotenhauer am 28.2.1940 in ziemlich barschem Ton, daß dies „unter den gegenwärtigen Verhältnissen abgelehnt werden“ müsse. Solche „Vorstellungen“ seien im übrigen von anderen Landesanstalten nicht erhoben worden. Wie in diesen müsse es auch in Zschadraß möglich sein, zugunsten der arbeitenden Kranken „ bei den vollständig niedergeführten Kranken gewisse Einsparungen zu erzielen“, – bis in die Formulierung hinein eine Vorwegnahme des bayerischen Hungererlasses vom 30. November 1942!
Das Ausmaß des Hungersterbens in den sächsischen Anstalten als Folge der drastischen Kostreduzierung wird in einem berühmten zeitgenössischen Dokument festgehalten, der Denkschrift des Pastors Braune vom 9. Juli 1940, die im Auftrag der Inneren Mission entstand

[390] HStA. Dresden, M.d.I. Nr. 16830. Darin anschließend auch die Antwort von Großschweidnitz.

und an Hitler weitergeleitet werden sollte. Braune, der die Einzelheiten der angelaufenen und damals noch streng geheim gehaltenen „Aktion T4“ nicht kennen konnte, brachte die Ereignisse in Sachsen irrtümlich, aber angesichts des Ausmaßes verständlich, mit dieser Mordaktion in Zusammenhang:

„Ein zweites Gebiet, in dem diese Beobachtungen (gemeint sind die zahlreichen Sterbefälle, H.F.) in stärkerem Maße gemacht wurden, ist das Land Sachsen. Dort wurden zunächst die staatlichen Heil- und Pflegeanstalten durch diese Maßnahmen betroffen. Es handelt sich dabei um die Anstalten Hohenweitzschen bei Westerwitz, Großschweidnitz bei Löbau, Arnsdorf und Hubertusburg. In der ersten Anstalt betrug z.B. die Zahl der Sterbefälle:

im Jahr	1938	rd. 80
	1939	102
bis 15. Mai	1940	124

In der Anstalt Großschweidnitz betrug die Zahl der Sterbefälle:

	1938	50
	1939	141
bis 25. Mai	1940	228

Während also normalerweise vierteljährlich etwa 12 Patienten starben, so sind im Jahr 1940 im Vierteljahr bereits 125 gestorben. Die erhöhte Sterbeziffer des Jahres 1939 stammt ausschließlich aus dem letzten Vierteljahr. Als Todesursache wurde überwiegend angegeben: allgemeine Entkräftung.

Ähnlich liegt es in der Anstalt Arnsdorf, wo die Zahl der Sterbefälle

	1938	101
	1939	200
bis 25. Mai	1940	301 betrug.

Das bedeutet eine Verdreifachung der Todesfälle.

Aus den sächsischen Anstalten ist eindeutig durch Besuche festgestellt, daß die Sterblichkeit durch Entziehung der Nahrungsmittel erhöht wird. Die Ernährung wird, wie durch eine vertrauenswürdige Person berichtet wird, auf einen täglichen Wert von 22–24 Rpf. herabgesetzt. Da die Kranken damit unmöglich auskommen können, wird ihnen Medizin (Paraldehyth) zwangsweise gegeben, wodurch sie in einen apathischen Zustand geraten. Durch mündlichen und schriftlichen Bericht wird in erschütternder Weise deutlich, wie die Kranken immer wieder ihr „Hunger, Hunger!“ rufen. Angestellte und Pfleger, die das nicht mehr ertragen können, haben hier und da von ihren Privatmitteln etwas Hunger gestillt, aber das Ergebnis steht eindeutig fest. Hunderte sind durch diese Maßnahmen in den letzten Monaten eines schnellen Todes gestorben. Es handelt sich aber nicht nur um Kranke, die absolut geistig stumpf sind, sondern im Gegenteil um Kranke, die ziemlich genau die Vorgänge erkennen und beobachten, wie oft am Tage Beerdigungen stattfinden.“

„Eine Besucherin berichtet, daß die Patienten in Waldheim morgens nur eine Schnitte Brot bekämen, mittags einen Teller Essen und abends einen Teller Suppe. Aus Zschadraß wird Ähnliches berichtet. Diese Versorgung gäbe es aber nur für arbeitende Kranke. Diejenigen, die nicht arbeiten können, bekämen nur eine halbe Schnitte Brot, einen viertel Teller Essen und einen halben Becher Suppe. Wird jemand bettlägerig, so gibt es noch weniger, in der Zelle gar nichts. Wenn dabei die arbeitenden Patienten ihren hungernden Gefährten von ihrem Wenigen etwas abgeben, so wird ihnen zur Strafe die nächste Mahlzeit gekürzt, weil sie offenbar noch zuviel bekämen. Sämtliche Patienten sehen erschreckend blaß, abgezehrt und elend aus. Die Unterbringung der Patienten sei katastrophal. Sie liegen auf dünnen Matratzen auf dem Fußboden, 51 in einem Saal. Sie bekommen auch keine Anstaltskleidung mehr, sondern müssen ihre eigenen Kleider tragen. Dabei müssen die kostenpflichtigen Stellen noch 3,50 RM für die Kranken zahlen."[391]

Dieses Dokument eines Zeitzeugen ist ob der Fülle der mitgeteilten Fakten und der Genauigkeit der Beobachtungen einzigartig. Braune muß – wohl mit Hilfe seiner Amtsbrüder und deren Vertrauten – sehr genau recherchiert haben, sonst hätte er nicht solche Details wie die Zusammensetzung der Nahrung einschließlich ihrer Kosten bis hin zu den angeblichen Todesursachen ermitteln können. Auf diese Weise ist ein erschütterndes Dokument des ersten großen Hungersterbens im Zweiten Weltkrieg entstanden, dem mindestens 1500 Menschen zum Opfer gefallen sind.[392]
Die innerhalb kurzer Zeit durchgeführte Reduktion der Kost auf fast die Hälfte – und bei den „Breiköstlern" auf noch weniger! – war ernährungsphysiologisch äußerst gefährlich. Wenn eine Ernährungumstellung, wie das in Hessen geschah, über Jahre hinweg, also sehr langsam vorgenommen wurde, dann konnte sich der Organismus bis zu einem gewissen Grad anpassen. In Nordhessen hat man die Anstaltsküchen sogar speziell geschult, mit immer weniger Geld auszukommen und trotzdem eine noch einigermaßen ausreichende Kost herzustellen. In Sachsen war dies aber nicht der Fall, die Folgen waren entsprechend.

---

[391] Klee 1985, 154 ff.
[392] Zu dieser Mindestzahl gelangt man, wenn man in den (noch darzustellenden) Tabellen der einzelnen Anstalten die NS-Opfer der Jahre 1939 und 1940 zusammenzählt, welche die Übersterblichkeit gegenüber der Friedenssterblichkeit beinhalten. Dabei fehlen aber noch die Daten für Hubertusburg und Hochweitzschen. Da nach der Statistik vom 4.12.1939 an diesem Tag rund 3.500 Patienten auf „Breikost" gesetzt waren, könnte die Zahl der Opfer noch wesentlich höher liegen.

Hervorgehoben sei noch der kurze Hinweis Braunes auf die Verabreichung von Medikamenten zur Beruhigung der hungernden Kranken. Hier scheint mir ein Zusammenhang mit den Empfehlungen zu bestehen, die Nitsche im Sommer 1939 den Anstaltsdirektoren gegeben hatte:

> „Mitte 1939, als der Krieg in Sicht kam, habe ich vor Antritt meines Urlaubs die Leiter der Heilanstalten Sachsens im Ministerium zusammenrufen lassen, um ihnen für den Kriegsfall Verhaltungsmaßnahmen zu geben. (…) Ich habe ausgeführt, daß in Ermangelung geeigneten und ausreichenden Anstaltspersonals zur stärkeren Anwendung von Narkotika gegriffen werden müsse, um die Umgebung vor den Ausschreitungen von Kranken zu schützen …“[393]

All dieses geschah, darauf sei eigens hingewiesen, noch vor Beginn der „Aktion T4“ in Sachsen. Auch 1940 wurde die Hungerkost noch weiter verabreicht und traf die in den Zwischenanstalten angesammelten Patienten besonders hart.

Weitere Entwicklungen

Über die Folgen der „Aktion T4“ und die weiteren Entwicklungen in Sachsen liegt eine aufschlußreiche Arbeit von Achim Thom vor,[394] die exemplarisch die Merkmale der Kriegspsychiatrie in Sachsen in den Zusammenhang mit der Entwicklung der „faschistischen Psychiatrie“ insgesamt stellt. In einer seiner zahlenmäßigen Übersichten stellt Thom die Auswirkungen der „Aktion T4“ und der Zweckentfremdung von Anstaltsraum dar. Danach waren am 7. Februar 1942 von den 9647 Patienten zu Beginn des Jahres 1940 nur noch 4565 in den sächsischen Anstalten nachweisbar, also 53% weniger.[395] Colditz, Sonnenstein und Hubertusburg waren de facto aufgelöst, in mehreren Anstalten große Lazarette eingerichtet: „Arnsdorf hatte 1400 Betten abgegeben, Leipzig-Dösen 980 und Zschadraß 550, was auch bedeutete, daß die noch in den Anstalten verbliebenen Patienten in total überbelegten Häusern untergebracht werden mußten. Die Gesamtzahl der abgegebenen Betten betrug nach einem am 7. Januar 1942 nach Berlin übermittelten Bericht 7231 von 11 568.“[396]

---

[393] Aussage Nitsches vom 25. März 1946, zit. n. Kaul 1979, 59.

[394] Thom 1991, 201–216.

[395] Reimer beziffert in seiner Dissertation über Hubertusburg die Zahl der sächsischen Patienten, die in der Aktion T4 „verschwunden“ sind, mit 4.874. Zit. n. Schröter 1994, 146.

[396] Thom 1991, 208.

Thom, der in den von ihm vergebenen Dissertationen immer auch die Entwicklung der Therapie und anderer wichtiger Faktoren genau untersuchen läßt, kommt dabei zu Feststellungen, die sich wahrscheinlich generalisieren lassen. So verkommen die früher so hoffnungsvoll beurteilten Schocktherapien,[397] zuletzt ohnehin nur noch mit dem Krampfgift Cardiazol durchgeführt, schließlich fast zu einem reinen Disziplinierungsinstrument, worauf auch die von Nitsche empfohlenen „Cardiazol-Schläge" hinweisen. Auch die Einweisungspraxis hatte sich mit Kriegsbeginn verändert:

> „Während ehedem das Bestreben dahin ging, jeden Patienten so lange wie möglich der Anstalt fernzuhalten, muß es jetzt das Ziel sein, die Anstaltsunterbringung zu bewirken, bevor der Kranke in irgendeiner Form seine Umgebung zu schädigen vermag." Als eine solche Schädigung wurde auch die Nichteinhaltung von Verdunkelungsvorschriften angesehen. Später spielte dann die Erhaltung der Arbeitskraft der Gesunden eine wichtige Rolle: „Einweisungen von pflegebedürftigen Patienten in die bereits überfüllten Anstalten erfolgten besonders dann, wenn durch die Pflege des Kranken ein sonst noch rüstiges Familienmitglied gehindert wurde, sich in die produktive Arbeit einschalten zu können."[398]

Als die Wehrmacht 1942 weiteren Lazarettraum beanspruchte, mußten in Arnsdorf, Untergöltzsch und Zschadraß noch einmal 720 Betten abgegeben werden. Nach der Meldung an den Reichsbeauftragten vom 31.9.1944 befanden sich in sieben Anstalten nur noch 3.433 Patienten, von denen 1505 als arbeitsfähig angesehen wurden. In der folgenden Tabelle kann man an der geringen Zahl der Patienten in Arnsdorf, Hochweitzschen, Leipzig-Dösen und Zschadraß erkennen, daß es sich um reine Arbeitskommandos handelte, die in den weitgehend zweckentfremdeten Anstalten den Wirtschaftsbetrieb aufrecht zu erhalten hatten.
Die Tabelle (s. folgende Seite) zeigt anhand der Differenz zwischen dem 1.1.1940 und dem 7.2.1942 eindrücklich die große Zahl der Mordopfer der „Aktion T4", daneben aber auch den weiteren Rückgang der Patientenzahlen in den folgenden Jahren. Von den zehn sächsischen Anstalten behielten nur zwei ihre Belegung bei, ja steigerten sie sogar.

[397] Mit der Cardiazol- und Insulinbehandlung und zuletzt der Elektrokrampftherapie glaubten die Psychiater in den dreißiger Jahren endlich Möglichkeiten gefunden zu haben, kausal in den Krankheitsprozeß eingreifen zu können, was entscheidend zur Entwicklung der Konzeption des „Heilens und Vernichtens" in der NS-Psychiatrie beitrug.
[398] Thom 1991, 210. Es handelt sich zum großen Teil um Zitate aus den Jahresberichten von Dösen, wobei das letztere bemerkenswerterweise schon Ende 1941 niedergeschrieben wurde.

Tab. 134: Belegung der *sächsischen Heil- und Pflegeanstalten* während des Krieges nach Thom

Anstalt	31.12.38	1.1.1940	7.2.1942	1.9.1943	31.9.44	1.1.1945
Colditz	366	aufgelöst				
Sonnenstein	784	aufgelöst				
Hubertusburg	1535	1564	aufgelöst			
Arnsdorf	1751	2034	695	536	397	395
Großschweidnitz	942	1053	1160	1353	1441	1492
Hochweitzschen	1066	1066	591	373	404	212
Lpzg.-Dösen	1488	1436	597	695	226	229
Untergöltzsch	851	858	815	406	411	411
Waldheim	204	244	309	313	272	272
Zschadraß	1146	1226	254	328	282	251
	10097	9647	4565	4004	3433	3262

Es handelt sich um Großschweidnitz, das vor dem Krieg mit 875 (!) Plätzen ausgewiesen war und Waldheim mit nur 235 „Planbetten". Beide Anstalten hatten Sonderfunktionen, die noch zu beschreiben sind. Alle anderen Anstalten waren entweder aufgelöst oder die Zahl der psychiatrischen Betten zugunsten anderer Zwecke drastisch reduziert. An dieser Stelle taucht die Frage auf, was zu dieser dramatischen Reduktion der Zahl der Patienten in der zweiten Hälfte des Krieges führte. Waren es, wie etwa im Rheinland, das einen ähnlichen Rückgang aufweist, große Evakuierungstransporte im Rahmen der „Aktion Brandt"? Das ist unwahrscheinlich, da Sachsen lange Zeit nicht zu den besonders luftgefährdeten Gebieten zählte. Eher hätte man in dem „Aufnahmegebiet" Sachsen sogar mit großen Antransporten rechnen müssen. Wie sich noch zeigen wird, wurden aber nur relativ wenige Patienten aus den großen Evakuierungsgebieten in sächsische Anstalten verbracht.

> Auf die Umfrage Lindens vom 5. August 1942 meldeten die sächsischen Anstalten trotz bestehender Platznot doch insgesamt 1180 Betten, die im Katastrophenfall zur Verfügung stünden. Allein Untergöltzsch gab 450 zusätzlich in Gängen, Kellern, Festsaal und Kirche aufstellbare Betten an. Als Linden am 12. Oktober 1942 reichsweit für 1250 Patienten aus dem Rheinland Plätze anforderte und Sachsen zur Übernahme von 125 Patienten verpflichtete, regte sich kein Widerstand gegen die Übernahme. Ab Februar 1943 wurden die Plätze dringend benötigt und so kam es zu den beiden Transporten von Süchteln und Galkhausen nach Großschweidnitz mit insgesamt 125 Patienten. Ein kleiner Transport nach Dösen folgte Mitte Mai.

Als dann aber am 19.Juni 1943 die Ankündigung der Verlegung von 23.000 Geisteskranken aus dem Rheinland und Westfalen im Rahmen der „*Aktion Brandt*" in Dresden eintraf, zog Sachsen die Notbremse. Per Fernschreiben II 1b: 60101 teilte der Anstaltsdezernent Dr. Fernholz der RAG in Berlin noch am gleichen Tage mit:

> „Die sächsischen Heil- und Pflegeanstalten sind bis auf den letzten Platz besetzt. Ein sehr großer Teil der Betten ist an die Wehrmacht abgegeben. In Leipzig-Dösen ist u.a. die große Kinderfachabteilung des Reichsausschusses untergebracht. Die Aufnahme außersächsischer Geisteskranker ist nicht möglich. Dieser Bericht erfolgt auf Anordnung des Gauleiters und Reichsstatthalters."[399]

Gauleiter Mutschmann hatte also angeordnet, daß keine weitere Patienten mehr aufgenommen werden dürften. Über Wochen hinweg spielte sich dann ein zähes Ringen, eigentlich ein Machtkampf zwischen Berlin und Dresden ab. Innerhalb kurzer Zeit trafen in mehreren Anstalten, so in Leipzig-Dösen, Arnsdorf und Untergöltzsch Ankündigungen von terminlich bereits festgelegten Transporten ein. Vor allem ein vorgesehener weiterer Transport nach Dösen löste heftige Reaktionen aus, wie aus einem Aktenvermerk des Regierungsamtmanns Weber vom 24.6.1943 hervorgeht:

> „Ich habe Herrn Geschäftsführer Allers-Berlin anordnungsgemäß fernmündlich darauf aufmerksam gemacht, daß das Telegramm nach Dösen nicht zutreffe. Herr Reg.-Dir. Dr. Fernholz habe vielmehr gebeten, die Krankentransporte nach Sachsen abzustoppen. Herr Allers erklärte darauf, daß das Telegramm schon vorgestern nach Dösen abgesandt worden sei und zwar noch bevor Amtsrat Bernhardt-Dresden (Handschriftliche Anmerkung unter dem Text: „Offenbar Hörfehler? Ob Reg.Dir.Dr. Fernholz gemeint?") ihn – Herrn Allers – fernmündlich benachrichtigt habe, dass die Transporte von Kranken nach Sachsen auf Anordnung des Herrn Reichsstatthalters unterbleiben sollten. In der Sache habe er – Herr Allers – nunmehr gestern Herrn Prof. Dr. Brandt Meldung gemacht und dieser habe dem Vertreter des Reichsministers des Innern Dr. Stuckardt (?) Vortrag gehalten, worauf dem Reichsverteidigungskommissar für Sachsen gestern Weisung erteilt worden sei, die Kranken in Sachsen aufzunehmen."

Wie die Sache mit Dösen schlußendlich ausging, war den Akten nicht zu entnehmen. Wahrscheinlich wurde der Transport ebenso wie ein von der RAG am 17. Juni 1943 in Untergöltzsch angekündigter Transport mit 65 Männern aus Warstein in eine andere Anstalt umgeleitet. Als aber die Gekrat der Anstalt Arnsdorf am 13. Juli 1943 mitteilte, daß diese „voraussichtlich am Sonnabend, den 17.7.1943 im Laufe

---

[399] HStA Dresden, M.d.I. Nr. 16850 „Benutzung der Landesanstalten als Ausweichen im Krieg 1939–1945, angefangen August 1942" Bl. 49 Auch die im Folgenden dargestellten Abläufe sind Schriftstücken aus dieser Akte entnommen.

des Tages 75 geisteskranke Frauen aus der Privat- Heil- und Pflegeanstalt St. Josefskloster Neuss/Rhein" aufzunehmen habe, gab es noch einmal großen Wirbel. Der Transport traf, wie von Direktor Leonhardt sofort nach Dresden gemeldet, am genannten Tag in Arnsdorf ein, die begleitende Oberschwester habe angekündigt, daß noch weitere Transporte nach Arnsdorf unterwegs seien. Diesesmal rief Regierungsrat Dr. Plange direkt bei Linden an und wies noch einmal darauf hin, daß es nicht möglich sei, Kranke in Sachsen unterzubringen.

> Man habe bisher ja alles mögliche getan, jetzt aber scheitere die Unterbringung weiterer Kranker an den völlig überlasteten technischen Einrichtungen in den überfüllten Landesanstalten. Linden verteidigte sich damit, daß die Belegung ja durch Brandt erfolge und zwar nach der Maßgabe der ihm gemeldeten freien Betten. Plange erwiderte laut Aktenvermerk: „Ich habe dazu erklärt, daß wir jetzt nochmals in den einzelnen Anstalten gewesen wären und hätten feststellen müssen, dass die Chefärzte bei den Meldungen von falschen Voraussetzungen ausgegangen wären. Sie hätten jede auch nur ausnutzbare Ecke mit zum Unterbringen angenommen. (...) Ich habe ihn dringend gebeten, dafür einzutreten, daß weitere Transporte nicht kämen." Das half aber in der aktuellen Situation nicht mehr, wie der Nachsatz zeigt: „11.30 Uhr wird mir das folgende Blitz-Telegramm zugesprochen: Transport nach Arnsdorf läßt sich nicht mehr stoppen. Patienten treffen im Laufe des heutigen Tages ein. ORR Allers." Offenbar war also noch ein weiterer Transport unterwegs.[400]

Die sächsischen Abschottungsmaßnahmen scheinen dann aber doch Erfolg gehabt zu haben. Die Züge aus dem Rheinland fuhren von da an nach Bayern und Brandenburg und sogar nach Ueckermünde in Pommern und Lüben in Oberschlesien. Aus Westfalen ging kein einziger Transport nach Sachsen.[401] In dieser Hinsicht ist also aufgrund neuerer Befunde die Annahme von Achim Thom zu korrigieren, daß Sachsen trotz seiner Weigerung doch einen großen der Teil der angekündigten 23.000 Patienten aus dem Westen hätte aufnehmen müssen.[402] Auch wenn der eine oder andere Transport möglicherweise nicht bekannt ist, kamen nach meiner Schätzung höchstens 500 rheinische Patienten in die sächsischen Anstalten. Außerdem hatte die geplante große Evakuierungsaktion, wie gezeigt werden konnte, ohnehin nicht den geplanten riesigen Umfang.

---

[400] In einer Aufstellung über Belegung, Transporte und Sterbefälle in Arnsdorf, die für den „Nitsche-Prozeß" angefertigt wurde, ist für 1943 allerdings nur im August ein größerer Transport mit 87 Patienten vermerkt. BA-P DP 3, Bd. 1, Anlage A zu Bl. 116.

[401] Walter 1996, 764. Vgl. die dort wiedergegebene Karte mit den Zielen der Transporte.

[402] Thom 1991, 215.

Bei Lichte besehen waren die Argumente der sächsischen Medizinalbeamten schwach: Sanitätspolizeiliche Bedenken, wie sie Plange vorgebracht hatte, zählten zu dieser Zeit nichts mehr. Über die Meldung der Betten für den Katastrophenfall war Dresden informiert, wie aus den Akten des Ministeriums hervorgeht, allenfalls war man bezüglich der monatlichen Belegungsmeldungen, die von den Anstalten direkt nach Berlin zu richten waren, nicht so auf dem Laufenden. Letzten Endes war es wohl, neben der tatsächlich bestehenden Bettenknappheit, die Entscheidung des mächtigen Gauleiters Mutschmann, die in Berlin Eindruck machte.[403] Die Bettenknappheit war nicht durch zu viele Zuverlegungen verursacht, sondern durch die Aufgabe von drei Anstalten und die Unterbringung von mehreren großen Lazaretten in den anderen.
Im übrigen scheint man Ende 1943 auch schon an Bettenreserven für Katastrophenfälle im eigenen Land gedacht zu haben, das zunehmend vom Luftkrieg bedroht war. Aus diesem Grunde schickte das Innenministerium den mit einer Vollmacht ausgestatteten Direktor von Großschweidnitz, Dr. Schulz in alle Anstalten, um jeden Winkel zu durchleuchten. (Schulz hatte sich durch besondere Methoden in der Beschaffung von immer neuen Plätzen in seiner Anstalt verdient gemacht.) Über Zschadraß berichtete er beispielsweise folgendes:

> „Die mit Geisteskranken belegten Häuser sind praktisch voll. In Kirche und Festsaal, welche zur Belegung gut geeignet sind, können 150 Betten aufgestellt werden. Neben der A 26 befindet sich eine unbenutzte Isolierbaracke, die mit 30 Kranken belegt werden kann. Ausserdem entdeckte ich, daß im Hause A 10 (früher für 25 Kranke) Kriegsgefangene (arbeitende Franzosen) untergebracht sind. Es besteht demnach eine weitere Belegungsmöglichkeit mit ca. 200 Kranken."[404]

Schulz schlug aber nicht die Belegung mit Geisteskranken, sondern mit „lungenkranken Zivilisten aus Leipziger und Dresdener Krankenhäusern" vor. Offenbar handelte es sich um einen Vorlauf für die ab November 1944 generelle Einrichtung von „Kriegssiechenheimen", über die Thom berichtet. In diesen sollten Patienten aus Allgemeinkrankenhäusern aufgenommen werden, deren körperliche Erkrankung nicht innerhalb von vier Wochen zu heilen war. In den letzten Kriegsmonaten gab es nach Thom „regelmäßig Transporte aus den großen sächsischen Krankenhäusern in die Restanstalten, die damit zu Abschiebequartieren für Menschen geworden waren, deren Arbeitsfä-

---

[403] Zur besonderen Machtposition Mutschmanns unter den Gauleitern vgl. Schröter 1994, 158.
[404] HStA Dresden, M.d.I. Nr. 16849, Bl. 75.

higkeit wiederherzustellen nicht rasch möglich oder nicht mehr lohnend erschien." Vermutlich wurde dabei auch ihr vorzeitiger Tod in Kauf genommen oder sogar aktiv herbeigeführt.

Am 25. Januar 1944 kam Linden nach Sachsen und besichtigte die Anstalten Großschweidnitz und Arnsdorf. Laut Protokoll der abschließenden Besprechung war „der Gesamteindruck der, daß Arnsdorf völlig überfüllt ist, daß es aber in Großschweidnitz möglich sein muß, im Notfalle noch einige Kranke aufzunehmen. Im übrigen ist er überzeugt davon, daß Sachsen, vor allem durch die Abgabe verschiedener Anstalten, in einer äußerst schwierigen Lage ist. Er sagt seine Hilfe zu und verspricht bei dem Generalbevollmächtigten vorstellig zu werden."[405]

Die versprochene Hilfe sollte einerseits darin bestehen, Colditz oder Hubertusburg wieder zurück zu gewinnen, andererseits vermehrt Baracken aufzustellen. Ersteres war Teil eines zu dieser Zeit laufenden, aber bald als hoffnungslos aufgegebenen Versuchs von Brandt, in größerem Umfang früher aufgegebene Anstalten wieder ihrem alten Zweck zuführen. In dem Barackenerlaß vom September 1943 waren für Sachsen 19 Baracken geplant. Jetzt wurden „fürs erste" 12 angefordert. Als das Ministerium Ende Februar 1944 diesbezüglich bei Linden nachfragte, mußte dieser bekennen, „daß er nicht sagen könne, ob wir die von ihm gestellten Baracken in einem halben oder einem Jahr bekämen."

Über die Entwicklung der Personalzahlen und der Kostsätze gibt es nur wenige Unterlagen. Aus einer Zusammenstellung vom September 1944 geht hervor, daß man in den auf Arbeitskommandos reduzierten Anstalten mit Pfleger-Patientenrelationen von 1:5 bis 1:6,5 offenbar ausreichend Stammpersonal zurückgelassen hatte, dafür ging es den voll- bis überbelegten Anstalten um so schlechter: Waldheim mußte mit 1:7 und Großschweidnitz sogar nur mit 1:10,3 auskommen. Für 1441 Patienten hatte diese Anstalt nur drei Ärzte, davon einer ein Russe für die zahlreichen Zwangsarbeiter aus dem Osten.[406] In Zschadraß durfte ab 1. September 1940 wieder für 40 und ab 1. April 1941 für 45 Pfennige pro Kopf und Tag gekocht werden, Unterschreitungen waren, wie schon vorher, erwünscht.

Im folgenden sollen die einzelnen Anstalten auf ihre Sterblichkeit genauer untersucht und mit zusätzlichen Informationen zu ihrer Entwicklung während der Kriegszeit beschrieben werden:

Die aus mehreren, sich zum Teil widersprechenden Quellen zusammengestellte Tabelle über *Arnsdorf* (s. folgende Seite) bedarf der Er-

---

[405] Ebd., Bl. 108.

[406] HStA Dresden M.d.I. 16849.

Tab. 135: (46) Gesamtpatientenzahl, Sterbefälle, Sterberaten und Übersterblichkeit (gegenüber 4,3 % im Durchschnitt der Jahre 1935 und 1938) in der Heil- und Pflegeanstalt *Arnsdorf*[407]

Jahr	Patientenstand am 1. Januar	Zugänge	Gesamtpatientenzahl	Sterbefälle	Sterberate	NS-Opfer
1939	1715	1485	3200	288	9.0	150
1940	2082	1148	3230	330	10.2	191
1941	1225	1905	3130	257	8.2	122
1942	695[408]	700 **	1395	197	14.1	137
1943	801	700 **	1501	145	9.7	80
1944	521	700 **	1121	161	13.2	108
1945	395	600 **	995	323	32.5	280
					1701	1068

läuterung: Die gegenüber den Vorjahren mit ihren durchschnittlich 600 Aufnahmen wesentlich gesteigerte Aufnahmezahl von 1939 rührt von der Auflösung von Colditz und Sonnenstein, sowie der Übernahme von 305 deutschstämmigen psychisch Kranken aus dem Baltikum her, die von Riga aus per Schiff nach Pommern und von dort nach Arnsdorf verbracht worden waren. Der auffällige Anstieg der Sterberate von 4,7 % in 1938 auf 9,0 % im Jahr 1939 ist wohl hauptsächlich darauf zurückzuführen, daß immer mehr Patienten auf „Breikost" gesetzt wurden, mit Kriegsbeginn praktisch die Hälfte aller Patienten. „Die Klassifizierung der Kranken wirkte sich so aus, daß Kranke der unteren Klasse, die keine produktive Arbeit verrichten konnten, von diesem Zeitpunkt an Suppenkost erhielten."[409] Daß die Sterberate

---

[407] Die Zusammenstellung dieser Tabelle war besonders schwierig, da es für bestimmte Daten mehrere voneinander abweichende Quellen gab, ab 1942 aber keine Angaben mehr über die Zahl der Zugänge. Diese mußten deshalb geschätzt werden, wobei ich von der um 600 schwankenden Zahl der Vorkriegszugänge ausging und 100 zusätzliche Aufnahmen durch Vergrößerung des Versorgungsgebietes annahm. Bestand, Zugänge und Sterbefälle für 1939 und 1940 sind den Jahresberichten (Stadtarchiv Leipzig, Bestand Dösen BKH Nr. 60) entnommen, die Zahl der Sterbefälle aus den mir von der Klinik zur Verfügung gestellten Daten. Hierfür danke ich herzlich Herrn Dr. Heilemann und seinen Mitarbeitern. Der Anfangsbestand 1943 und 1944 ist aus den Prozeßakten (BA-P,DP 3) entnommen, der von 1945 aus der Arbeit von Thom (1991).

[408] Diese Zahl entspricht der Angabe von Thom (1991). In der mir von Arnsdorf übermittelten höheren Zahl sind, wie aus einem Vermerk in den Dresdner Akten (HStA M.d.I. Nr. 16849) hervorgeht, 450 Patienten in Wiesengrund mitgezählt, die früher dorthin verlegt worden waren.

[409] Aus der handgeschriebenen, nach dem Krieg erstellten Chronik der Anstalt Arnsdorf im Eintrag für das Jahr 1939.

1941 wieder absank, war auf die zahlreichen Zugänge der Zwischenanstalt zurückzuführen,[410] die aus anderen Anstalten zugeführt und nach Sonnenstein weitergeleitet wurden.
In diesem Zusammenhang ist zu erwähnen, daß in Abwesenheit des Direktors Sagel sein Stellvertreter Dr. Ernst Leonhardt die Verlegungen organisierte und besonders unter den Patienten, die aus nichtstaatlichen Einrichtungen kamen, Selektionen vornahm. Wie sein Kollege Liebers aus Zschadraß fuhr er im Frühjahr 1941 zu einer Konferenz der Zwischenanstaltsdirektoren nach Berlin. Damit soll angedeutet werden, daß in Arnsdorf aktive NS-Psychiater tätig waren, worauf auch der Satz in der Chronik hinweist, daß noch 1942 „das Unfruchtbarmachen der Kranken nach dem Gesetz zur Verhütung erbkranken Nachwuchses (…) in vollem Gange" sei, – ein für diese Zeit höchst ungewöhnliches Faktum. Nach den Feststellungen im Dresdener „Euthanasie"-Prozeß soll Leonhardt durch eine Ministerialverfügung vom 30. September 1941 „mit der Weiterbearbeitung der Sonderaktion betraut" worden sein, was immer das zu diesem Zeitpunkt bedeuten konnte.[411] Das Gericht ging aber davon aus, daß in Arnsdorf nicht aktiv getötet wurde.
Daß Arnsdorf als Lazarettstandort für die Wehrmacht besonders attraktiv war, hängt sicher mit der Nähe zu Dresden, aber auch damit zusammen, daß es sich um eine besonders schöne und moderne Krankenhausanlage handelte. Ähnlich wie in Wiesloch wurden die Psychiatriepatienten nach und nach an den Rand gedrängt, ab 1944 auch durch ein Ausweichkrankenhaus für die Dresdner Städtischen Krankenanstalten und ein Kinderheim. Zuletzt blieben nur noch zwei Häuser zur Unterbringung von 400 Kranken übrig. Bereits 1941 hatte man im Zuge der Ausweitung des Lazaretts 450 Kranke in die sudetendeutsche Anstalt Wiesengrund verlegt, 1943 folgten ab April zunehmend häufigere Transporte, u.a. nach Großschweidnitz und ein erster Transport mit 150 Patienten nach Meseritz-Obrawalde. In diesem Jahr wurden 562 Patienten auf „Anordnung des Reichskommissars" verlegt, 1944 in praktisch monatlichen Transporten noch einmal 424.

[410] Die Zahlenangaben über die „Durchgeschleusten" weichen stark voneinander ab. In einer Aufstellung der Nitsche-Prozeßakten werden für 1940 1.148 „Eingänge" und 2.004 „Ausgänge" angegeben, für 1941 1.905 Zu- und 2.180 Abgänge. Die Chronik hingegen meldet 1.879 Zugänge (1.173 aus anderen Anstalten) und 2.082 Abgänge, davon 1.999 in andere Anstalten. Für 1941 ist die Differenz noch größer: Laut Chronik kamen 2.480 Zugänge gegenüber 2.730 Abgängen. Um die Sterberate nicht noch stärker zu verfälschen, habe ich mich an die niedrigeren Zahlen gehalten, die das Gericht ermittelt hatte.
[411] Diese und die vorangehenden Informationen stammen aus BA-P, DP 3, Bd. III „Sammelbericht".

In der Chronik findet sich noch ein aufschlußreicher Hinweis aus dem Jahre 1944: „Die Mindestarbeitszeit der Personals wird im August auf 60, im Oktober auf 63 Stunden wöchentlich erhöht, der Kostsatz für arbeitende Kranke im November auf 0,50 RM." Letzteres muß als Hinweis darauf verstanden werden, daß an der Aufteilung der Kost für Arbeitende und Nichtarbeitende bis zuletzt festgehalten wurde. Die trotz des Abschiebens der meisten Unproduktiven immer noch hohe Sterblichkeit dürfte damit zusammenhängen.

Tab. 136: (47) Gesamtpatientenzahl, Sterbefälle, Sterberate und Übersterblichkeit (gegenüber 6,9 % im Durchschnitt der Jahre 1935–1938) in der Landesanstalt *Untergöltzsch*[412]

Jahr	Gesamtpatienenzahl	Sterbefälle	Sterberate	NS-Opfer
1939	1142	101	8,8	22
1940	1488	247	16,6	144
1941	1469	221	15,0	120
1942	1355	279	20,6	186
1943	1234	232	18,8	147
1944	1031	157	15,2	86
1945	1037	389	37,5	318
		1626		1023

Aus der Tabelle von Thom ging hervor, daß die Belegung 1942 um die Hälfte auf rund 400 Patienten reduziert wurde, was in der Gesamtpatientenzahl nicht erkennbar ist. In diesem Jahr müssen also noch zahlreiche Zugänge gekommen sein, von denen man diejenigen mit ungünstigen Prognosen in laufenden Transporten nach Großschweidnitz weiterleitete. Insgesamt sollen „ungefähr 700 Patienten" dorthin verlegt worden sein.[413] Im September 1944 befand sich ein Lazarett mit 800 Betten in der Anstalt, dazu 41 evakuierte Altersheimbewohner aus Leipzig.[414] Während das Dresdener Schwurgericht noch davon ausging, daß in Untergöltzsch keine Patienten getötet wurden, sollen nach späteren Erkenntnissen „in der Zeit von 1941 bis Ende 42

412 Die Tab. stützt sich auf Zahlen, die mir von Herrn Baron vom heutigen Sächsischen Krankenhaus für Psychiatrie und Neurologie Rodewisch freundlicherweise zur Verfügung gestellt wurden. Für die Jahre ab 1939 verwendete ich eine „Statistische Zusammenstellung" aus den Akten des Nitsche-Prozesses (BA-P DP 3, Bd. II), in der genau zwischen Geistes- und anderen Kranken unterschieden wird und durch die Zahl der „Behandelten Kranken" auch die sonst nicht zugänglichen Zugangszahlen miterfaßt sind.

413 BA-P, DP 3 Bd. III, Bl. 512.

414 Sächs. HStA Dresden MdI. Nr. 16849, Bl. 115.

ca. 30 bis 50 Kranke durch Überdosierung von Arzneimitteln verstorben sein."[415]

Für *Hochweitzschen* läßt sich mangels geeigneter Daten keine Tabelle erstellen. Nur die Zahl der Sterbefälle in den einzelnen Jahren ist bekannt, wobei zwei Sterblichkeitsgipfel auffallen: Der erste lag mit 301 Sterbefällen im Haushaltsjahr 1940/41, der zweite mit 299 Toten im Jahr 1942/43. Insgesamt starben von April 1939 bis Ende März 1945 1047 Menschen. Die Belegung der Anstalt wird in der Tabelle von Thom angegeben. Der Rückgang ist durch die Einrichtung eines 470 Betten-Lazarettes bei Kriegsbeginn und die spätere Unterbringung eines Ausweichkrankenhauses mit 846 Betten bedingt. Ende 1944 stand nur noch ein Krankengebäude für die Unterbringung von 211 psychisch Kranken zur Verfügung.

Zu Beginn des Jahres 1942 befanden sich rund 600 Patienten in der Anstalt. Nimmt man noch einmal zusätzlich 600 Aufnahmen an, dann käme man auf die bemerkenswert hohe Sterberate von rund 25 Prozent. Auch dem Dresdner Schwurgericht ist die hohe Sterblichkeit in diesem Jahr aufgefallen, es fand jedoch keine Anhaltspunkte dafür, daß in Hochweitzschen „Pflegebefohlene umgebracht worden wären".[416]

Tab. 137: (48) Gesamtpatientenzahl („behandelte Geisteskranke"), Sterbefälle, Sterberaten und Übersterblichkeit (gegenüber im Durchschnitt 6,9% aus 36–38) in der Landesanstalt *Leipzig-Dösen*

Jahr	Gesamtpatientenzahl	Sterbefälle	Sterberate	NS-Opfer
1939	2382	166	7,0	2
1940	1976	312	15,8	176
1941	1147	269	23,5	190
1942	1148	251	21,9	172
1943	1323	305	23,1	214
1944	415	19	4,6	—
1945	347	32	9,2	8
		1354		762

In *Leipzig-Dösen* wurden aktiv Kranke getötet. Im ersten Vierteljahr 1940 führte Nitsche dort mit Hilfe der Assistenzärzte Dr. Renno und Dr. Schulze Experimente zur medikamentösen Tötung von Kranken durch und entwickelte das nach ihm benannte Luminal-Schema. 60 Patienten fielen diesen Versuchen zum Opfer. Im Oktober 1940 wurde dann unter Leitung von Dr. Mittag eine große Kinderfachabteilung

415 Nach einem mir von Dr. Baron freundlicherweise zur Verfügung gestellten „Auszug aus der Chronik unserer Einrichtung".
416 BA-P DP 3, Bd. III, Bl. 510.

eingerichtet, in der bis Ende 1943 rund 500 Tötungen vorgekommen sein sollen.[417]
Nach dem schweren Luftangriff auf Leipzig am 4. Dezember 1943 wurde fast die gesamte Anstalt dem ausgebombten Krankenhaus St. Jakob zur Verfügung gestellt und die Kinderfachabteilung und der größte Teil der erwachsenen Patienten nach Großschweidnitz verlegt. Ein Teil der Patienten kam aber auch nach Waldheim und wurde, wie aus dem Bericht von Dr. Wischer bekannt, dort zu Tode gespritzt.

Tab. 138: (49) Gesamtpatientenzahl, Sterbefälle, Sterberaten und Übersterblichkeit (gegenüber 4,4% im Durchschnitt der Jahre1935–1938) in der Landesanstalt *Zschadraß*[418]

Jahr	Patientenstand am 1. Januar	Zugänge	Gesamtpatientenzahl	Sterbefälle	Sterberate	NS-Opfer
1939	1146	428	1574	108	6,9	39
1940	1226	2080	3306	455	13,8	310
1941	720	2274	2994	192	6,4	60
1942	423	39	462	5	1,1	—
1943	204	222	426	27	6,3	8
1944	352	310	662	69	10,4	40
1945	251	186	437	82	18,8	63
						520

Während der „Aktion T4" wurden 3.910 Patienten aus Sachsen, Thüringen, Schlesien und Ostpreußen nach Zschadraß verbracht und von dort zusammen mit zahlreichen Stammpatienten in Tötungsanstalten weitergeleitet. Aus den erörterten Gründen war die Sterblichkeit auch unter diesen Durchgangskranken erheblich, was sich in der hohen Zahl der Todesfälle des Jahres 1940 niederschlägt. Direktor Dr. Liebers war natürlich eingeweiht. Einmal kam sogar Dr. Schumann, der Tötungsarzt von Sonnenstein (vorher Grafeneck) zusammen mit Dr. Fernholz nach Zschadraß, um Fragen in Zusammenhang mit den Transporten zu besprechen. Bei der Konferenz der Direktoren von Zwischenanstalten im Frühjahr 1941 in Berlin will Liebers zu spät gekommen sein.[419]

---

[417] Ich entnehme diese Zahl dem Sammelbericht der Ermittlungsbehörden im Nitsche Prozeß BA-P DP 3 Bd. III, 24.
[418] Dargestellt anhand einer „Aufstellung über die Krankenbewegung in der Landesanstalt Zschadraß" vom 26.Juni 1946, in BA-P, DP 3, Bd. II, Bl. 232–234.
[419] Aussage Dr. Liebers vom 24.6.1946, Protokoll in Bd. II der Akten des Nitsche-Prozesses, Bl. 216 Rs.

Nach Abschluß der Aktion wurde die Anstalt fast vollständig geräumt und eine große Lungenheilstätte eingerichtet, die zahlreiche Patienten durchschleuste und 1944 ebenfalls 280 Todesfälle zu verzeichnen hatte. Diese Heilstätte hatte nach Zeugenaussagen während des Krieges den Ruf, daß dort Lungenkranke „beseitigt" würden, konkret ließen sich vier Fälle nachweisen. Tötungen von psychisch Kranken kamen in der Anstalt angeblich nicht vor.[420] 1941 richtete man auch ein Heim für Umsiedler ein, 1944 ein Hilfskrankenhaus. Die vier Einrichtungen, Lungenheilstätte, Umsiedlerlager, psychiatrische Abteilung und Hilfskrankenhaus hatten 1945 zusammen 540 Todesfälle, was einer Sterberate von 22,6% entspricht.

Ab 1943 mußte Zschadraß doch wieder psychisch Kranke aufnehmen, außerdem waren gelegentlich Patienten aus anderen Anstalten zu übernehmen. Die Sterblichkeit stieg allmählich wieder an. War die Anstalt überfüllt, dann meldete Dr. Kurt Schulze, der dem pensionsreifen Direktor viele Geschäfte abnahm, dies nach Dresden, von wo dann die Anweisung kam, „Kranke nach auswärts abzugeben". Einer der Transporte ging nach Meseritz-Obrawalde, die anderen nach Großschweidnitz. „Da ich nur arbeitsfähige Patienten behalten sollte, habe ich namentlich alte, sieche und stark störende Kranke für diese Transporte ausgesucht."[421]

Zum Schluß sollen noch zwei Anstalten vorgestellt werden, die in besonderer Weise in die Tötungsmaßnahmen involviert waren: Waldheim und Großschweidnitz. Die Entwicklungen in *Waldheim* sind von Sonja Schröter umfassend beschrieben worden.[422] Die Anstalt, im Komplex des gleichnamigen großen Zuchthauses gelegen, war in Sachsen für die Unterbringung von kriminell gewordenen Geisteskranken nach § 42b zuständig. Möglicherweise deswegen, weil es sich bei Waldheim mit seinen regulär 235 Plätzen um eine sehr kleine Anstalt handelte, sicher auch deshalb, weil „kriminelle Geisteskranke" in den Anfangszeiten der Aktion besonders hart verfolgt wurden,[423] war der Ablauf der „Aktion T4" in dieser Anstalt für das gesamte Reichsge-

---

[420] Vgl. aber die merkwürdige Angabe im Jahresbericht 1940 über die Todesursachen, S. 257.

[421] Aussage Dr. Schulze am 25.6.1946 vor dem Ermittlungsbeamten im Verfahren 1 Ks 58/47 vor dem Volksgerichtshof Dresden. BA-P, DP 3, Bd. II.

[422] Schröter 1994.

[423] Zu dieser Zeit hatten die pseudowissenschaftlichen „erbbiologischen" Gründe bei der Selektion der Opfer noch einen hohen Stellenwert; unter dem Eindruck des allgemeinen Arbeitskräftemangels wurden die Sicherungsverwahrten als Arbeitskräfte später zunehmend geschätzt und von Selektionen weitgehend ausgenommen.

biet einmalig: Man tauschte mehrfach hintereinander fast die gesamte Belegschaft aus!

Zuerst wurden ab 2. Februar 1940 235 „Stammpatienten“ in sechs Transporten nach Brandenburg verbracht. Dort waren sie – nach der sog. „Probevergasung“ vom Januar – die ersten „T4“-Opfer der Vernichtungsanstalt. Die Verlegungsanordnung war bemerkenswerterweise von Gauleiter Mutschmann unterschrieben. Zu den fünf in der Anstalt verbliebenen Patienten stießen ab 2. März innerhalb einer Woche 299 Sicherungsverwahrte aus den rheinischen Anstalten Düren und Bedburg-Hau. Auch diese mußten vier Wochen später den Weg nach Brandenburg antreten. Waldheim war jetzt Zwischenanstalt. Wieder blieben nur fünf Patienten zurück. Am 18. April kamen 434 Männer aus dem eilig aufgelösten Hubertusburg nach Waldheim, die wegen des knappen Raumes zum Teil auf Bodenbetten und Strohlagern untergebracht werden mußten. Die ungeheure Überfüllung hatte ähnliche Folgen wie in Zschadraß: Schon Ende Mai waren 49 Hubertusburger Patienten in Waldheim verstorben und 204 nach Brandenburg weitergeleitet. Kaum war wieder etwas „Platz“, da kamen am 15. Mai 149 Patienten aus Dösen, das zu dieser Zeit sein Lazarett erweiterte. Mehrere hundert Dösener Patienten wurden auch noch in dem schon geräumten Hubertusburg „zwischengelagert“, wo sie nach Schröter „in Massen“ dahinstarben. 140 Menschen kamen von dort nach Waldheim, um bald darauf abtransportiert zu werden. Sonnenstein hatte nämlich Ende Juni seinen mörderischen Betrieb aufgenommen, und die ersten Opfer kamen wieder aus – Waldheim! Nach einer längeren Transportpause ging es dann in Waldheim ab Frühjahr 1941 wie in allen Zwischenanstalten Schlag auf Schlag: Nach Transporten aus Hochweitzschen und Hildesheim kamen in diesem Jahr noch zehn Transporte mit zusammen 457 Patienten aus praktisch allen schlesischen Anstalten.

Während ihres Zwischenaufenthaltes in Waldheim waren diese als „lebensunwert“ eingestuften Menschen nicht nur unerträglichen Lebensbedingungen, sondern auch ständigem Hunger ausgesetzt[424]. Im ärztlichen Teil des Jahresberichts 1940 heißt es dazu fast zynisch: „Die Beköstigung war selbstverständlich ganz auf die Erfordernisse des Krieges umgestellt. (...) entsprechende Verteilung der Kost je nach der Arbeitsleistung des Kranken (...) Von den Kranken haben 18% an Gewicht zugenommen, 21% sind stehengeblieben und 61% haben an Gewicht abgenommen. Wirklich bedrohliche Gewichtsabnahmen oder das Auftreten von Hungerödemen wurde nicht beobachtet. (...) Der Gesundheitszustand war im allgemeinen genügend.

[424] Vgl. dazu auch den Bericht von Pastor Braune, S. 483 im vorliegenden Band. Seine Informationen stammten nach Mitteilung von Schröter (1994, 153) von einem Mitarbeiter des Wohlfahrtsdienstes der Inneren Mission in Grimma.

Endemien traten nicht auf …" Tatsächlich aber stieg die Zahl der Sterbefälle von durchschnittlich 3–7 in den Vorjahren 1940 abrupt auf 156 an. Das wird dann so kommentiert: „Die große Zahl der Todesfälle ist einmal durch die zahlreichen Zuführungen bedingt, unter denen sich eine große Anzahl sehr hinfälliger Kranker befand, zum anderen spielt natürlich auch die an Güte und und Menge eingeschränkte Ernährung eine gewisse Rolle."[425]

Die brutale Durchführung von Hungerkost und Abtransporten war in Waldheim an die Person des stellvertretenden Direktors Dr. Gerhard Wischer geknüpft, der durch seinen Gönner Nitsche frühzeitig in die Aktion eingeweiht worden war. Immerhin hatte er bereits 1933 über „Das Problem der Vernichtung lebensunwerten Lebens" promoviert.[426] Nachdem er einige Zeit als „T4"-Gutachter tätig war, wurde er am 1. Oktober 1941 für eineinhalb Jahre in die „T4"-Zentrale nach Berlin abgeordnet. Nach seiner Rückkehr erhielt er eine Sonderermächtigung zur Einzeltötung mit Injektionen.[427] Sonja Schröter hält es aber für „höchstwahrscheinlich", daß Wischer bereits im Januar 1940 mit medikamentösen Krankentötungen begonnen hat.[428] Nach Aussagen von Hans Hefelmann aus der Kanzlei des Führers soll es sich dabei um eine „wilde Euthanasieaktion" auf Initiative des Gauleiters Mutschmann gehandelt haben.[429] Wischer selbst räumte im Rahmen der Vernehmungen in den sogenannten „Waldheim-Prozessen" ein, daß er „während des Krieges (…) in stärkerem Maße bei unruhigen Kranken von der Anwendung von Dämmerschlafkuren[430] Gebrauch gemacht" habe. Sie seien „bei der dichten Belegung unvermeidbar" gewesen. Als Todesursache habe er dann immer „allgemeine Erschöpfung" oder „akute Herzschwäche" angegeben. Allem Anschein nach hat Wischer diese Art von Tötungen auch während der „Aktion T4" fortgeführt – 1941 gab es 151 Todesfälle – und nach seiner Rückkehr von der RAG im Mai 1943 wieder aufgenommen, bald auch mit stärkeren Giften.

---

[425] Jahresbericht Waldheim 1940, 5, zit.n. Schröter 1994, 153.

[426] Vgl. Schröter 1994, 194.

[427] Schröter (1994, 193ff.) widmet der Beschreibung Wischers, der 1950 zum Tode verurteilt und hingerichtet wurde, eine umfangreiche Analyse.

[428] Vgl. ebd., 202.

[429] Vgl. ebd., 158.

[430] Wischer versteckt sich hier hinter einem Begriff, den Klaesi in den zwanziger Jahren für die von ihm entwickelten ersten medikamentösen Beruhigungskuren eingeführt hat, der also therapeutisch gemeint war. In seiner Verteidigung schwenkt er aber rasch auf Nitsches Version ein, nach der es darum ging, die Patienten ruhigzustellen, um Ausschreitungen zu verhindern. Dabei sei der Tod nicht intendiert, aber in ungünstigen Fällen in Kauf zu nehmen.

Wischer gehörte zu jener Gruppe von „besonders ausgewählten" Ärzten, die Nitsche am 17. August 1943 nach Berlin geladen hatte, um sie „in Verfolg des E.-Auftrages von Prof. Br." in die medikamentöse Tötung von Patienten einzuweisen. Seine bekannten „Erfolgsmeldungen" sollen an anderer Stelle wiedergegeben werden.
Eine Tabelle der Sterberaten läßt sich für Waldheim nicht aufstellen, da die Anfangsbestände nicht eruierbar waren. Außerdem würden die Sterberaten durch die hohe Zahl von Zugängen wenig aussagekräftig. Die Zahl der Todesfälle in den einzelnen Jahren ist jedoch ebenso bekannt,[431] wie die Gesamtzahl der Mordopfer: „Von Januar 1940 bis zum 7. Mai 1945 starben in der 250-Betten-Anstalt Waldheim 767 Patienten!"[432]

Die Tötungsanstalt Großschweidnitz

Es scheint wenig bekannt zu sein, daß jenes Dresdener Gerichtsverfahren, das als „Nitsche-Prozeß" in die Literatur eingegangen ist, in der Hauptsache ursprünglich gar nicht gegen Nitsche, sondern „gegen *Dr. Schulz und Gen.*",[433] also gegen Dr. Alfred Schulz, den Direktor von Großschweidnitz, gerichtet war. Erst als dieser am 16. Juni 1947 bei der Eröffnung der Hauptverhandlung wegen Krankheit nicht erscheinen konnte, wurde das Verfahren gegen ihn abgetrennt und das Verfahren nun „gegen Nitsche und andere" genannt. Daß Großschweidnitz im Mittelpunkt der juristischen Aufarbeitung stand, kommt nicht von ungefähr: Großschweidnitz war – einmal abgesehen von der Vergasungs-Anstalt Sonnenstein – diejenige sächsische Anstalt, in welcher die meisten Patienten ums Leben gekommen sind, genauer: Es war die sächsische Sterbeanstalt und ab 1942 eine Vernichtungsanstalt. Die ursprünglich zentrale Bedeutung von Großschweidnitz in diesem Verfahren ist in den – heute im Bundesarchiv Potsdam verwahrten – Akten auch daran zu erkennen, daß weitaus die meisten Vernehmungsprotokolle Personal und Zeugen zu Großschweidnitz betreffen.[434]

---

431 Vgl. Schröter 1994, 161.
432 Ebd., 157.
433 BA-P, DP 3, Bd. II, Vernehmung vom 15. März 1946.
434 Auch die Protokolle der Vernehmungen von Nitsche sind deutlich kürzer als die von Schulz. Die Prozeßakten des Verfahrens I Ks 58/47 sind im Bundesarchiv als Bestand DP-3 verwahrt und bestehen aus neun Aktenbänden. Die Potsdamer Prozeßakten sind umfangreicher als der Dresdener Bestand zu diesem Verfahren, was manche Unterschiede der vorliegenden Darstellung zu der von Krumpolt

Ehe ich auf die Zeugenaussagen genauer eingehe, soll eine kurze Skizze der Entwicklung dieser Anstalt in der NS-Zeit gezeichnet werden: Nach der Amtsenthebung von Direktor Dr. Maas wurde 1933 Dr. Sabel und ab Mai 1939 Dr. Schulz als Direktor eingesetzt. Nach Krumpolt soll er von Anfang an als „T4"-Gutachter tätig gewesen sein.[435] Mit 4500 Sterilisierungen bis zum Kriegsende vollzog man das Gesetz zur Verhütung erbkranken Nachwuchses in Großschweidnitz besonders intensiv.[436] In der „Aktion T4" schleuste Großschweidnitz rund 3400 Patienten aus sächsischen, schlesischen und bayerischen Anstalten durch und transportierte auch viele eigene Patienten nach Sonnenstein. Nach dem Abbruch der „Aktion" kamen aus Anlaß der Räumung vieler sächsischer Anstalten weitere Transporte, in der „Aktion Brandt" auch zwei aus dem Rheinland. 1943 wurde Großschweidnitz offiziell als „Sammellandesanstalt" bezeichnet.[437] Die für 875 Patienten bestimmte Anstalt war zeitweise mit bis zu 1800 Menschen belegt.
Die Aussagen von Dr. Schulz sind in vielerlei Hinsicht bemerkenswert. Am 15. März 1946 antwortete er dem Ermittlungsrichter des Volksgerichts Sachsen auf die Frage nach der „sogenannten Sterbehilfe":

> „Schon immer hat man es aber bei hoffnungslosen Fällen hingenommen, daß man ihnen höhere Dosen an Schlaf- und Beruhigungsmedikamenten gab. Das war m.E. auch außerhalb der Irrenpflege so. In gleicher Weise habe ich es bis Anfang des letzten Krieges gehandhabt. Anfang des Kriegs, wohl im September 1939 sind die Leiter der Irrenanstalten von Sachsen zu dem Psychiater Dr. Fernholz, dem als Regierungsdirektor die Anstalten unterstanden, zu einer Besprechung zusammengerufen worden. (...) Er hat dabei zum Ausdruck gebracht, daß die Kranken, wenn es hoffnunglose Fälle wären, nicht auf Kosten ihrer Umgebung – der Mitkranken und des Personals – durchgeschleppt werden sollten. (...) Damals ist uns auch eine ministerielle Anweisung, die schriftlich war, bekanntgegeben worden, nach der die Lebensmittelsätze für hoffnungslose Fälle, in minderem Maße aber auch für die übrigen, stark herabgesetzt würden. Diese Herabsetzung hatte eine erhöhte Erregung der Kranken zur Folge, was erhöhte Verabreichung entsprechender Beruhigungsmedikamente nötig

---

erklären kann. Boris Böhm, der über Sonnenstein forscht, ist der Auffassung, daß die Stasi in den Prozeßakten einige Stellen gefälscht hat (persönliche Mitteilung).

[435] Krumpolt 1995, 76. In der bei Klee (1983, 228) abgebildeten Gutachterliste der „T4"-Organisation wird er allerdings erst ab 7.5.1943 als solcher geführt.

[436] Die Zahl entnehme ich dem Aufsatz von Krumpolt 1993, 91–101. Bei der hohen Zahl von Sterilisationen ist allerdings zu berücksichtigen, daß die Vornahme des Eingriffs in Sachsen auf wenige Anstalten konzentriert war.

[437] SHStA Dresden M.d.I. Nr 16850, Bl. 28.

machte. Insofern hat die Ermäßigung der Verpflegung zur Erhöhung der Sterblichkeit ganz erheblich beigetragen."[438]

Das ist eine neue, fast teuflisch zu nennende Begründung für die medikamentösen Tötungen, die diese unmittelbar mit dem vorsätzlichen Nahrungsentzug verknüpft: Wenn die Kranken vor Hunger brüllten und tobten, wie es aus manchen Anstalten berichtet wird, dann mußten sie sediert werden und wenn die Unruhe sich nicht legte, wurden sie so lange „ruhiggestellt", bis sie tot waren. Wie vor ihm schon Nitsche und Wischer stritt auch Schulz eine Tötungsabsicht ab, vielmehr habe man versucht, „die Kranken im eigenen und im Anstaltsinteresse zu beruhigen, allerdings im Bewußtsein, daß die Behandlung, wenn die Erregtheit der Kranken nicht nachließ und die Behandlung der Kranken deshalb fortgesetzt werden mußte, ihren Tod herbeiführen würde".
Bei einer späteren Vernehmung bezeichnete Schulz das Vorgehen ausdrücklich und mehrfach als „die Tablettenaktion".[439] Diese muß sehr früh, wahrscheinlich unmittelbar nach Kriegsbeginn eingesetzt haben und parallel zur „Aktion T4" fortgeführt worden sein. Die in Sammeltransporten angelieferten „Durchgangspatienten", die man im Aufnahmebuch mit einem „D" kennzeichnete und offenbar abrupt auf Hungerkost setzte, waren schon in dieser Zeit und erst recht nach dem Wiederaufleben der Transporte im Jahr 1942 in besonders starkem Maße von den aus Nahrungsentzug und Medikamentengabe bestehenden Vernichtungsmaßnahmen betroffen:

Tab. 139: Sterbefälle unter den mit „D" gekennzeichneten „Durchgangspatienten" in *Großschweidnitz* in den Jahren 1940–1943 und Anteil an den Gesamtsterbefällen der Anstalt.[440]

Jahr	„Durchgangspatienten"	Sterbefälle „D"-Pat.	Prozent „D"-Pat.	Anteil an Gesamtsterbefällen (in %)
1940	1462	347	23,7	57
1941	1920	484	25,2	80
1942	659	399[441]	60,5	49
1943	1780	912	51,2	83

[438] Aussage Schulz vom 15.3.1946 vor dem Ermittlungsrichter. BA-P, DP3, Bd. II, Bl. 21 Rs.

[439] Aussage Schulz vom 27. Juni 1946. Das Schwurgericht Dresden hatte sich während der Hauptverhandlung eigens zu dieser Vernehmung in das Friedrichstädter Krankenhaus in Dresden begeben, wo Schulz behandelt wurde. Das Protokoll findet sich in Bd. V der Prozeßakten.

[440] Die zugrundeliegenden Zahlen sind der Disseration von Krumpolt (1995, 89) entnommen. In Unkenntnis der „Tablettenaktion" – möglicherweise ist die Aus-

Schulz beschreibt den in dieser Tabelle als Vernichtungsaktion deutlich werdenden Fortgang der „Tablettenaktion":

> „Als die Vergasungsaktion von Kranken in Sonnenstein aufhörte, habe ich wiederholt mit Dr. Fernholz als meinem unmittelbaren Vorgesetzten und gelegentlich auch mit Prof. Nitsche gesprochen und sie gefragt, ob in der Handhabung der Sterbehilfe durch Medikamente eine Änderung eintreten solle oder nicht. Meiner Erinnerung nach haben dies beide Herren verneint. Wir haben deshalb unsere bisherige Handhabung in Großschweidnitz beibehalten."[442]

Die beiden werden gewußt haben, warum sie für die Fortsetzung der Tablettenaktion eintraten. Großschweidnitz war die einzige, vollständig zur Verfügung stehende größere Anstalt und mit ihrem „euthanasie"-willigen Direktor der geeignete Platz, um zukünftige Belegungsprobleme in den sächsischen Anstalten, sei es bei weiteren Räumungen oder – sofern man daran schon gedacht hat – bei Transporten aus anderen Teilen des Reiches, sozusagen auf „elegante Weise" zu lösen. Nicht umsonst wurde Großschweidnitz zur „Sammellandesanstalt" bestimmt. Nach Aussage der Oberschwester der Frauenseite, Elsa Sachse, die in den Ermittlungen wohl als einzige die Wahrheit sagte und auch Reue zeigte, wurde Großschweidnitz ständig vom Ministerium gedrängt „Platz zu schaffen".[443]
Nachdem zwei größere Transporte aus Arnsdorf und Zschadraß eingetroffen waren, befanden sich im Februar 1942 schon wieder zuviele Patienten in der Anstalt. Die medikamentösen Tötungen wurden, wie an der steigenden Zahl der Todesfälle ab 1942 zu erkennen ist, weiter intensiviert.[444] Nach Krumpolt kamen bereits 1942 dreizehn Transporte mit 659 Menschen an, 1943 waren es dann 43 Transporte mit

---

sage von Schulz nicht in den Dresdener Akten enthalten – geht Krumpolt allerdings von einem „passiven Niederführen" der Patienten als Ursache der zahlreichen Todesfälle aus, womit er jedenfalls den Nahrungsentzug meint. Vgl. ebd., 88 f.).

441 1942 sind nach Krumpolt noch weitere 288 „Durchgangspatienten" verstorben, unter denen sich wahrscheinlich die meisten der nach dem Abbruch der Aktion zurückgebliebenen 215 Transportpatienten befanden.

442 Aussage vom 12. April 1946 in Bd. II der Prozeßakten.

443 BA-P, DP-3, Bd. III, Bl. 379. Die Aussagen von Elsa Sachse haben natürlich auch exkulpatorische Anteile.

444 Zu dieser Zeit gab es noch keine „Ermächtigung" durch Brandt, wie Krumpolt irrtümlich annimmt. Vielmehr wurde in dem bereits eingespielten Verfahren weitergemordet, wobei die Verlegung vieler sächsischer Patienten aus anderen Anstalten die wesentliche Ursache für die Intensivierung war.

1780 Patienten![445] Nachdem am 8. Dezember der Räumungstransport mit 445 Patienten, darunter vielen Kindern, aus Leipzig-Dösen angekommen war, starben noch im gleichen Jahr, also innerhalb von dreieinhalb Wochen, 83 Patienten[446] – Sterbequoten, wie sie auch aus anderen Tötungsanstalten wie Obrawalde, Hadamar und Eichberg bekannt sind. Im Unterschied zu diesen waren aber in Großschweidnitz fast ausschließlich sächsische Patienten betroffen.
Zum Schluß sei noch kurz auf die Selektion der Opfer, die Methode des Tötens, die Großschweidnitzer „Vitaminkost“ und das Selbstgefühl der Täter bei ihrem Handeln eingegangen. Die genaueste Beschreibung stammt wieder von Elsa Sachse:

> „Insbesondere wurden in unsere Anstalt meist solche Kranke eingeliefert, die schon halb tot waren. (…) Die Geisteskranken, die so stark an äußerlichem Mangel litten, starben meist nach kurzer Zeit von selbst. Andere Kranke, die kräftemäßig noch nicht so stark heruntergekommen waren, die entweder geistig völlig abgestumpft oder vertiert waren oder infolge ihrer Verunreinigungen allzuviel Arbeit machten oder aber infolge häufiger Tobsuchtsanfälle gefährlich erschienen, schließlich auch die besonders Niedergeführten, die mit Ausschlägen, Abszessen und sonstigen Verwundungen zu tun hatten, ihre Verbände immer wieder abrissen, dadurch einen abnormalen Verbrauch an Medikamenten verursachten, auch die Bettwäsche mit Eiter und Blut beschmierten, wurden von mir auf Anordnung des Stationsarztes Dr. Herzer „ruhiggestellt“, d.h. den Kranken wurden übernormale Dosen an Veronal und Luminal verabreicht, damit die Kranken in einen tiefen Schlaf verfielen, aus dem sie nach Möglichkeit nicht wieder erwachen sollten. (…) … es wurden an 3–4 aufeinanderfolgenden Tagen jeweils 9 Tabletten gegeben.“[447]

Anscheinend war das Vorgehen auf den Stationen unterschiedlich: Eine Schwester berichtet von einer Kombination von Veronal oder Luminal mit Paraldehyd. Nur solche Patientinnen, „die sich mit dem Tode quälten“, das heißt zu lange zum Sterben brauchten, erhielten auf Anordnung des Arztes eine Morphiumspritze. Nach Dr. Langer wurden die zur „Sterbehilfe“ bestimmten Patienten in ein Einzelzim-

---

445 Vgl. Krumpolt 1995, 91ff. Mit der freundlichen Unterstützung von Chefarzt Kaumeier und Herrn Krumpolt konnte ich selbst auch einige Aufnahmebücher einsehen.

446 Das dürfte zum großen Teil dem Einfluß des Dr. Mittag geschuldet sein, der aus Leipzig mit vielen Kindern seiner Kinderfachabteilung nach Großschweidnitz mitgekommen war.

447 BA-P, Dp 3, Bd. III, Bl. 380. Daraus auch die folgenden Zitate. Die am Schluß angegebene Dosierung entspricht dem Luminalschema von Nitsche (3 mal pro Tag 0,3g Luminal).

mer verbracht, wenn Platz war. Eine andere Schwester sagte aus, daß man die Auserwählten „einbetten" mußte, was schon fast wie „einsargen" klingt. Eine erschütternde Beschreibung der allgemeinen Lebensbedingungen der Patienten gab Elsa Sachse:

> „Die Situation, wie sie damals herrschte, war schrecklich, wir hatten zu wenig zu essen für unsere Patienten, (...) es war ein großes Elend unter den Kranken. Dann hatten wir auch nur wenig Personal, die die Kranken ordnungsgemäß betreuen konnten, sodaß die armen Kranken meist sich selbst überlassen blieben. (...) Ich war der Ansicht, dass es für die armen hilflosen kranken Menschen besser sei, dass sie schmerzlos ins jenseits befördert würden, als wenn man sie in dieser immer schwieriger werdenden Situation dem Hunger und dem Elend ohne geeignete Pflege überlassen würde."

Der für die Männerseite zuständige Oberarzt Dr. Langer führt die hohe Sterblichkeit in der Anstalt darauf zurück, „daß die Ernährungssätze für die Insassen unter das lebensnotwendige Maß herabgesetzt wurden und daß infolge der fehlenden Widerstandsfähigkeit der Betroffenen schädliche Krankheiten wie Tbc oder auch Durchfälligkeit u.a. zum Tode führten". Den Kranken sei es unter der Einwirkung von Hunger „unvorstellbar schlecht" gegangen. „Um den vorzeitigen Tod der Betroffenen herbeizuführen, brauchte ich aber meist nicht mehr als tägl. 0,6 gr auf die Dauer von zwei bis 4 Tagen verabreichen zu lassen. Es genügten so geringe Dosen, eben weil sich die Kranken in so traurigem Zustand befanden."[448]

Von wem der Ausdruck *„Großschweidnitzer Vitaminkost"* geprägt wurde und was er genau bedeuten sollte, ist nicht eindeutig festzustellen. Krumpolt führt den zynischen Ausdruck auf Nitsche zurück, der von einer „Schweidnitzer Vitaminkur" gesprochen und damit die tödliche Kombination von Mangelkost und Medikamentenüberdosierung gemeint habe. Schulz selbst beschrieb die Kost folgendermaßen: „Für liegende Kranke gab es sogenannte Breikost, die bestand aus Gemüse, Kartoffeln, Kartoffelwalzmehl, und Kartoffelschalen in Form eines dicken Breies. Es waren auch andere Bestandteile darin. Die Breikost wurde 3mal täglich verabfolgt. (...) Die Breikost wurde auch gemischt zusammengestellt aus Vitaminen." Letzteres klingt völlig unglaubwürdig, aber irgendwie scheint man sich des Mangels an Vitaminen bewußt gewesen zu sein. Anscheinend hat jemand diese Kost in makabrem Humor nach dem benannt, was in ihr hauptsächlich fehlte. Schulz will angeblich nichts von einer speziellen Tötungsermächtigung in der „Aktion Brandt" gewußt haben, was durch die Zuteilung

---

[448] Aussage Dr. Langer vom 16.3.1946, Bd. II der Prozeßakten.

von injizierbaren Medikamenten widerlegt wird. Allerdings verlangte er Luminal, sein bevorzugtes Tötungsmittel, in Ampullen. „Zur moralischen Seite", so sagte er bei seinen Vernehmungen einmal aus, „muß ich noch erklären, daß wir uns für Erlöser der Schwerkranken und nicht für Mörder gehalten haben."[449]

Tab. 140: (50) Gesamtpatientenzahl, Sterbefälle, Sterberate und Übersterblichkeit (gegenüber 5,3 % in 1935) in der Landesanstalt *Großschweidnitz*[450]

Jahr	Patientenstand am 1. Januar	Zugänge	Gesamtpatientenzahl	Sterbefälle	Sterberate	NS-Opfer
1939	942	548	1490	157	10,5	78
1940	1053	1812	2865	603	21,0	451
1941	772	2296	3068	607	19,8	444
1942	925	992	1917	813	42,4	711
1943	876	2155	3031	1097	36,2	936
1944	1603	1801	3404	1333	39,2	1153
1945	1492	?	bis 3.5.45	1012	60 **	1000 **
				5622		4773

Krumpolt gibt die Gesamtzahl der Sterbefälle von September 1939 bis Mai 1945 mit 5717 an.[451] Tatsächlich nahm die Belegung der Anstalt von 1492 Patienten zu Beginn des Jahres 1945 auf 254 im Mai ab. Die daraus ableitbare Intensivierung des Tötens ab Januar 1945 wird von vielen Bediensteten zugegeben. Nach Dr. Langer habe die Wehrmacht Lazarettraum gefordert und aus dem Osten seien körperlich Kranke antransportiert worden, für die Platz gebraucht wurde. Da eine Verlegung der eigenen Kranken nicht möglich war, sei vermehrt „Sterbehilfe" geleistet worden.

Der Belegungsrückgang ist nach Krumpolt allerdings auch „auf die nahezu vollständige Räumung der Anstalt kurz vor Kriegsende" zurückzuführen. Wie in vielen Konzentrationslagern wurden vor der herannahenden Front „alle gehfähigen Kranken" auf einen Fußmarsch in Richtung Böhmen in Marsch gesetzt. Nach etwa zehn Tagen traf der „Treck" wieder in der Anstalt ein, „wobei wohl etwa die Hälfte der

[449] Aussage Dr. Schulz vom 15.3.1946, Bd. II der Akten. Die Paginierung ist unklar: Entweder Bl. 25 oder 259.

[450] Die Daten für 1939 fanden sich in der Akte M.d.I 16800 im Sächsischen Staatsarchiv Dresden. Für 1940–1944 fand ich im Hessischen Hauptstaatsarchiv im Bestand des Heyde-Prozesses (631a/254) von Schulz persönlich und bis zuletzt sorgfältig ausgefüllte Statistikbögen für das Reichsgesundheitsamt. Diese Zahlen sind wohl genauer, weichen aber von den Dresdner Zahlen leicht ab.

[451] Krumpolt 1994, 98.

Patienten die Strapazen nicht überlebten."[452] Wieviele Patienten zu diesem Todesmarsch aufgebrochen waren, ist nicht bekannt.
Am Eingang des Friedhofes der Anstalt Großschweidnitz erinnert eine Gedenktafel an die zahlreichen, in Massengräbern beerdigten Opfer des Mordens.

Abb. 12: Gedenktafel in Großschweidnitz

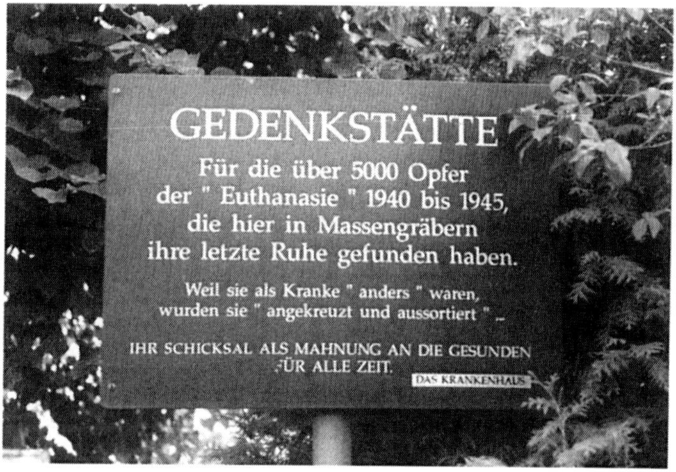

Anhalt

Im Sommer 1940 besichtigte eine Kommission, die angeblich im „Führerauftrag" unterwegs war, die Anstalt Bernburg und hielt sie für geeignet, als Tötungsanstalt für den mittel-und norddeutschen Raum genutzt zu werden.[453] Die Verantwortlichen, der Reichsstatthalter Rudolf Jordan und der Leiter des Landesfürsorgeamtes in Dessau, Ministerialrat Bierwirth, über den dann die Kontakte zur „T4"-Organisation liefen, waren damit einverstanden.[454] Geheimhaltung schien

[452] Die Vorgänge werden von Krumpolt (1995, 108f.) geschildert. Das Zitat im Zitat stammt aus der Festrede des späteren Direktors Dr. Fabian anläßlich der 50-Jahrfeier der Anstalt am 5.7.1952.
[453] Diese und die folgenden Informationen entnehme ich der Magisterarbeit von Dietmar Schulze (1993), die mir der Autor freundlicherweise zur Verfügung stellte.
[454] Vgl. Klee 1985, 131 und Schnierer (Diss.) 1996, 128.

zu diesem Zeitpunkt keine große Rolle mehr zu spielen, denn es wurden nur sechs Gebäude beschlagnahmt, in den anderen sollte der übliche Anstaltsbetrieb weiterlaufen. Durch Verlegung von 95 Patienten nach Hoym und 140 weiteren nach Neuhaldensleben wurde der für die Mordanstalt erforderliche Platz geschaffen. Am 21. November 1940 fanden unter Leitung von Irmfried Eberl die ersten Vergasungen statt. Beim Abbruch der Aktion im August 1941 waren nach der Hartheim-Statistik in Bernburg 8.601 Menschen ermordet. Wie das Nebeneinander von Heilen und Massentötungen in der gleichen Anstalt ablief, ist auch heute noch weitgehend unklar.
Als die Becker-Kommission Ende November 1941 Anhalt besuchte, war die Tötungsanstalt immer noch in Betrieb. Im Rahmen der „Sonderbehandlung 14 f 13" wurden bis zum Frühjahr 1943 rund 5000 Häftlinge aus Konzentrationslagern vergast und zwar keineswegs nur geisteskranke. Im Becker-Bericht heißt es diskret, daß „5 Häuser mit 250 Betten" für „andere Zwecke" genutzt seien. Für psychiatrische Zwecke waren noch 225 Betten verfügbar und davon 223 belegt. Im Bericht wird die „wissenschaftlich fortschrittliche Einstellung des Chefs, Herrn Prof. Enke", ausdrücklich erwähnt.
Die Krankengebäude wurden nach Rückgabe an die Anstalt wieder belegt und zwar genau zu der Zeit, als die Anstalten in luftgefährdeten Gebieten zu räumen waren. Im Rahmen der „Aktion Brandt" kamen dann 185 Patientinnen aus Gütersloh nach Bernburg, von denen bis Kriegsende „ca. 70%" verstarben[455]. Da die Zahl der Aufnahmen

Tab. 141: (51) Gesamtpatientenzahl, Sterbefälle und Übersterblichkeit (gegenüber 6,5% im Durchschnitt der Jahre 1935–38) in der Landes-Heil- und Pflegeanstalt *Bernburg*[456]

Jahr	Patientenstand am 1. Januar	Zugänge	Gesamtpatientenzahl	Sterbefälle	Sterberate	NS-Opfer
1939	535 *	253	788	67	8,5	16
1940	567	334	901	68	7,5	9
1941	225 *	426	651	67	10,3	25
1942	225 *	522	747	63	8,4	14
1943	400 **	529	929	59	6,4	—
1944	600 **	721	1321	87	6,6	1
1945	600 **	652	1252	188	15,0	107
						172

[455] Die Zahlen stammen offenbar vom Provinzialinstitut für Westfälische Landes- und Volksforschung Münster, das 1989 eine Anfrage an die Gedenkstätte für die Opfer der NS-„Euthanasie" in Bernburg richtete. Zit. n. Schulze 1993, Bd. 1, 32.
[456] Bei den Bestandszahlen bedeutet ein Stern, daß sie aufgrund zeitlich nahe gelegener Angaben geschätzt sind, zwei Sterne bedeuten, daß die Schätzung auf-

1944 noch einmal um rund 200 zunahm, ist die Ankunft weiterer Transporte zu vermuten.
Die Aufstellung ist insofern problematisch, als bei bekannten Zugangs- und Sterbezahlen alle Anfangsbestände mit Ausnahme von 1940 geschätzt werden mußten.[457] Auch wenn die angenommenen Werte vielleicht etwas zu hoch sind, würden die Sterberaten doch nicht dramatisch ansteigen. Das heißt aber, daß die Sterblichkeit in Bernburg auf erstaunlich niedrigem Niveau blieb. Ein Zusammenhang mit Enkes aktiver Therapie ist nicht auszuschließen: Von den 426 Zugängen des Jahres 1941 wurden immerhin 348 wieder entlassen, 1943 waren es sogar mehr Entlassungen als Zugänge. Andererseits ist aber bekannt, daß Enke therapieresistente „Endzustände" in die von ihm ebenfalls geleitete Landessiechenanstalt Hoym zu verlegen pflegte.
In Bernburg blieb das Sterbebuch mit den Todesursachen erhalten und Dietmar Schulze hat es ausgewertet. Dabei ergab sich, daß Marasmus als Todesursache in den Jahren 1940 und 1941 mit 10 bzw. 17 Fällen auffallend häufig war, danach auf Werte zwischen 5 und 9 zurückging, um 1945 auf 31 Fälle hochzuschnellen. Es scheint also doch Zusam-

Tab. 142: (52) Gesamtpatientenzahl, Sterbefälle, Sterberaten und Übersterblichkeit (gegenüber 12,4% im Durchschnitt der Jahre 1935–38!) in der Landes-Siechenanstalt *Hoym*[458]

Jahr	Patientenstand am 1. Januar	Zugänge	Gesamtpatientenzahl	Sterbefälle	Sterberaten	NS-Opfer
1939	598	143	741	116	15,7	3
1940	591	285	876	168	19,2	61
1941	626	303	929	101	10,9	—
1942	453	230	683	124	18,2	39
1943	514	206	720	169	23,5	80
1944	517	283	800	206	25,8	107
				884		290

grund erkennbarer allgemeiner Entwicklungen erfolgt. Zugangs- und Sterbezahlen sind den Tabellen von (Schulze 1993, V, XIV) entnommen.

[457] Die Bestandszahl von 1940 stammt aus Schulze (1993, IV, Tab. 2 der Dokumente), für 1941 und 1942 folge ich der Angabe von Becker, daß nur 225 Betten zur Verfügung standen, bei 1943 bis 1945 berücksichtigte ich die steigende Zahl der Zugänge. Ob die vielen Sterbefälle von 1945 vor oder nach Kriegsende lagen, ist nicht bekannt. Nach vorliegenden Erfahrungen muß ein sowohl als auch angenommen werden. Schulze 1993, 29 setzt die Sterbefälle in Bezug zu den „Abgängen" und kommt dadurch zu ganz anderen (höheren) „Mortalitätsprozenten".

[458] Die Daten entnahm ich Schnierer 1996, 69 u. 201.

menhänge zwischen der Tötungs- und der Heilanstalt geben zu haben, vielleicht in der Form, daß die Heilanstalt 1940/41 gelegentlich auch die Rolle einer Zwischenanstalt spielen mußte. Oder man hat unabhängig davon wie in Sachsen eine stark reduzierte Kost eingeführt. Das sind zwei der vielen noch offenen Fragen.

Hoym: Die absolute Zahl der Sterbefälle ist für die relativ kleine Anstalt sehr hoch. Durch die extreme Sterblichkeit in der Vorkriegszeit – mit 12,4 % als Durchschnitt der Jahre 1935 bis 1938 eine der höchsten in Deutschland – wirkt die „Übersterblichkeit" allerdings gering. Das Jahr 1941 mit seiner Sterberate, die unter der der Vorkriegszeit lag, ist aufschlußreich: Der Rückgang hängt zweifellos mit der Verlegung von 322 Patienten im Rahmen der „Aktion T4" zusammen. Nach den Intentionen dieser Aktion waren die vielen Pflegefälle der Einrichtung als „Ballastexistenzen" von vornherein besonders gefährdet. Die meisten Transporte gingen über die Zwischenanstalt Altscherbitz nach Bernburg, der letzte im Juli zunächst nach Zschadraß und von dort vermutlich nach Sonnenstein.

In der Folgezeit wurden offenbar vermehrt Alterspflegefälle aufgenommen, so daß sich der Charakter der Einrichtung allmählich veränderte. Am 21. Mai 1942 erfolgte auf Vorschlag von Enke die Umbenennung in „Anhaltisches Alters- und Pflegeheim".[459] Die Sterblichkeit blieb aber weiterhin so hoch, daß vorsätzliche Tötungen durch Hunger und Mangelversorgung nicht auszuschließen sind. In einem Brief an Nitsche vom 6. Juli 1942 – es ging um das Thema der Trennung von Heil- und Pflegeanstalten – hatte sich Enke dazu wie folgt geäußert:

> „Die unheilbaren, nicht mehr sozialisierungsfähigen Irren finden sich in Idiotenanstalten oder -abteilungen (wieder), in denen ihnen in Zukunft noch eine begrenzte Frist ihres traurigen und lebensunwerten Daseins zugemutet werden wird."[460]

Es könnte also durchaus sein, daß die Umbenennung nur Kosmetik war und Enke seine chronischen Patienten weiterhin für die begrenzte Frist „ihres lebensunwerten Daseins" nach Hoym abschob. Nach Aufzeichnungen der linientreuen Oberschwester Hanna Krempf begann im August 1944 der „totale Kriegseinsatz": Am Ende dieses Jahres hatte sich die Einrichtung zu einem „Auffanglager für Flüchtlinge und Evakuierte" gewandelt, in welchem bis Oktober 1945 insgesamt 2.723 Flüchtlinge „betreut" wurden. Bis Februar 1945 waren es Flüchtlinge aus dem Westen, danach aus dem Osten, schließlich kamen auch im-

---

459 Vgl. Schnierer 1996, 204.
460 Zit. n. Schmuhl 1987, 267.

mer mehr Wehrmachtsangehörige und KZ-Häftlinge. Viele zogen noch am gleichen Tag weiter, andere durften wohl für einige Tage bleiben.[461] Wieviele der Flüchtlinge in Hoym verstorben sind, konnte nicht genau ermittelt werden.

Provinz Sachsen[462]

Vor dem Krieg standen in den fünf Landesanstalten für „Höchstbelegung" 7.285 Betten zur Verfügung. Die T4-Transporte nach Brandenburg und später nach Bernburg setzten bereits im Juli 1940 ein, dabei dienten Uchtspringe, Jerichow und Altscherbitz als Zwischenanstalten. Nach Schulze und Roer wurden im Rahmen der „Aktion T4" rund 4000 Menschen aus der Provinz abtransportiert. Etwa 1400 starben in Brandenburg, die anderen in Bernburg.[463] Ende 1941 standen nach dem Bericht der Planungskommission vom Dezember 1941 nur noch 5248 Betten zur Verfügung. Rund 2000 waren im Lauf der Aktion „anderen Zwecken" zugeführt worden, beispielsweise in Altscherbitz je ein Haus für Wehrmacht und Rüstungsarbeiter, in Haldensleben 775 Betten für ein Reservelazarett, in Pfafferode 600 Betten für Umsiedler, 300 für ein Reservelazarett und noch einmal 300 für Rüstungsarbeiter. Von psychisch Kranken belegt waren im Dezember 1941 nur noch 3821 Betten, d.h. rund 2900 weniger als bei „Normalbelegung". Vor allem in Altscherbitz und Uchtspringe standen Ende 1941 Betten leer, weshalb die Kommission die Übernahme von 550 Geisteskranken empfahl, die sich nach dem Abtransport vieler Leidensgenossen noch immer in Alters- und anderen Pflegeheimen befanden.
Die erst 1929 eröffnete, neu erbaute Anstalt *Neuhaldensleben* war Ende 1941 zugunsten des großen Lazarettes bis auf 400 Betten geräumt und

---

[461] Schnierer 1996, 207f. u. 275–279.

[462] Über die Anstalten der preußischen Provinz Sachsen liegen zwei Publikationen von unterschiedlichem Gewicht vor: Wertvoll ist Roer 1992; für das Thema weniger gut verwertbar ist die medizinische Dissertation von Elke Schreiber und Tatjana Heilek 1990.

[463] Nach Roer (1992, 21) wurden zwischen Juli und Oktober 1940 exakt 898 Patienten aus Uchtspringe nach Brandenburg verschleppt, aus Altscherbitz waren es nach den vorläufigen Feststellungen von Schulze (1993, 46) zwischen 500 und 600. Nach Bernburg gingen 390 Patienten aus Jerichow, 888 aus Uchtspringe und 1385 aus Altscherbitz in den Tod. Unter den letzteren befanden sich 218 Patienten aus Hoym. Die endgültigen Zahlen werden in der Dissertation von Dietmar Schulze, der mir freundlicherweise seine Erkenntnisse im Voraus mitteilte, zu erwarten sein.

beherbergte nur noch 343 Patienten. Dabei wird es wahrscheinlich geblieben sein. *Jerichow* blieb während der Kriegszeit geöffnet, wenn auch mit ständig abnehmender Belegung. Anfang 1945 wurden nur noch 216 Patienten registriert.[464] Anläßlich der „amtlichen Besichtigung" stellte Prof. Ruffin, damals noch Direktor der Nervenklinik Sudenburg in Magdeburg am 25. Januar 1940 fest, daß die Ernährung bei einem Verköstigungssatz von 0,42 RM „noch ausreichend" sei, daß aber „die Belegung der Anstalt (...) infolge Zunahme der Todesfälle von siechen und alten Kranken wieder zurückgegangen" ist. Mehr war über diese beiden Anstalten nicht zu erfahren. Im Gegensatz dazu sind über Altscherbitz, Uchtspringe und Pfafferode viele und vielfach erschreckende Einzelheiten bekannt.

Tab. 143: (53) Gesamtpatientenzahl, Sterbefälle, Sterberaten und Übersterblichkeit (gegenüber 7,4 % im Durchschnitt der Jahre1936–1938) in der Landesheilanstalt *Altscherbitz*[465]

Jahr	Patientenstand am 1. Januar	Zugänge	Gesamtpatientenzahl	Sterbefälle	Sterberate	NS-Opfer
1939	1695	430	2125	255	12,0	98
1940	1553	918	2471	335	13,6	152
1941	1100	1806	2906	267	9,2	52
1942	1162	998	2160	611	28,3	451
1943	1240	1281	2521	707	28,0	520
1944	1629	641	2270	527	23,2	358
1945	1200*	1097	2297	848	36,9	678
				3550		2310

In dieser Tabelle bedarf beinahe jede Zeile der Hinterfragung. Wie ist es beispielsweise zu erklären, daß die Sterberate bereits 1939 (von 6,7 in 1937 und 8,4 in 1938) auf 12 Prozent anstieg?
Ein Blick auf die anderen Anstalten der Provinz Sachsen zeigt, daß es sich dabei in Altscherbitz nicht um ein isoliertes Phänomen handelt:

[464] LHA Magdeburg Rep 28 I g, Nr. 314.
[465] Die Zahlen stammen aus mehreren Quellen: Die Sterblichkeit 1936 wurde nach den Angaben von Laehr berechnet. Für 1937–1941 benutzte ich die von der Anstalt ausgefüllten „Erhebungsformblätter" für die „Krankenanstaltsstatistik für das Deutsche Reich" (Landeshauptarchiv Magdeburg Bestand Rep. C 20 I u. Ib, Nr. 4024, Bd. 3, S. 82, 105, 142, 158 u. 168). Für die Jahre 1942 und 1943 entnahm ich die Zugangs- und Sterbezahlen der Diss. von Schreiber/Heilek 1990, 12. Die Anfangsbestände konnte ich durch eigene Recherchen in Altscherbitz ermitteln, bei denen ich von Chefärztin Hagen und ihren Mitarbeiterinnen sehr freundlich unterstützt wurde. Der Stand zu Jahresbeginn 1945 wurde von mir geschätzt. Zugangs-und Sterbezahlen habe ich den Aufnahmebüchern und „Totenlisten" entnommen.

Auch in Pfafferode steigen die Sterberaten von 1938 auf 1939 sprunghaft um 4,2 und in Uchtspringe um 4,3 Prozent an. Zu einer massiven Verschlechterung der Lebensbedingungen durch drastische Kostenreduktion wie im benachbarten Sachsen scheint es in den preußisch-sächsischen Anstalten jedoch nicht gekommen zu sein: Die Kostsätze, wie sie von Dorothee Roer für Uchtspringe mitgeteilt werden (46 Pfg für 1938 und 41 Pfg. im Juni 1940)[466] lassen zwar eine deutliche Senkung erkennen, sind aber nicht mit den viel niedrigeren Sätzen in Sachsen zu vergleichen. Außerdem zeigt die Entwicklung der monatlichen Sterblichkeit in Altscherbitz im Jahr 1939, daß in der ersten Jahreshälfte mehr Patienten starben als in der zweiten (135:120). Bei Kriegsbeginn ist kein Anstieg festzustellen. Woher also der Sterblichkeitsanstieg des Jahres 1939 kam, ist noch ungeklärt.
1940 steigt die Zugangszahl durch die ersten Transporte in die Zwischenanstalt Altscherbitz auf das Doppelte an, 1941 aus dem gleichen Grund sogar auf das Vierfache, wobei sich der Antransport von 366 Menschen aus Tapiau kurz vor dem Abbruch der „Aktion T4" besonders bemerkbar machte. Nach den Feststellungen von Dietmar Schulze wurden 1940 und 1941 mindestens 1800 Menschen in die Tötungsanstalten Brandenburg und Bernburg abtransportiert. Trotz verdoppelter Zugangszahl steigt die Sterberate auch 1940 noch an, sank dann aber 1941 als Folge der rückläufigen Sterbefälle und zahlreichen Zugänge wieder ab.[467]
Die am 14. Februar 1942 angekommenen 350 Patienten aus der Anstalt Kortau in Ostpreußen sorgten auch 1942 für eine hohe Aufnahmezahl. Erstaunlich ist der enorme Anstieg der Sterblichkeit in diesem Jahr, als deren Ursache man annehmen muß, daß sie hauptsächlich die von der Tötungsaktion verschont gebliebenen und vor allem die ostpreußischen Patienten betraf.[468] Allein von den 64 „Entlassungen" des Monats Juli waren 52 Todesfälle! Ein derartig hoher Anteil von Sterbefällen an den monatlichen Abgängen wird in der Folgezeit immer häufiger, vor allem im Jahr 1943.
1943 muß es in Altscherbitz drunter und drüber gegangen sein, denn die Anstalt war in stärkstem Maße von den Anstaltsräumungen in verschiedenen Regionen des Reiches betroffen: Allein aus dem Rheinland wur-

[466] Roer 1992, 28.
[467] Für 1941 weichen die im Statistikbogen angegebenen Zugangszahlen von den bei Schreiber/Heilek (1990) notierten ebenso ab, wie die für 1942 von mir im „Zu- und Abgangsbuch" ermittelten Zugangszahlen. Offenbar sind in der Tab. von Schreiber/Heilek 1990 die Zahlen für 41 und 42 versehentlich vertauscht.
[468] Leider war die „Große Aufnahmeliste" von 1942, in der man Einzelschicksale und auch Herkunftsanstalten erkennen könnte, nicht auffindbar.

den 900 Patienten nach Altscherbitz verlegt, dazu kamen noch Transporte aus den Provinzen Hannover und Brandenburg mit 214 Menschen. Der massive Anstieg der Sterblichkeit in diesem Jahr ließ die Frage aufkommen, wer davon hauptsächlich betroffen war, die Stammpatienten oder die Antransportierten? Bei den meisten Transporten ließ sich diese Frage anhand der „Großen Aufnahmeliste" beantworten.

Tab. 144: Das Schicksal von 819 der 1943 im Rahmen der „Aktion Brandt" nach *Altscherbitz* transportierten 1164 Patienten[469]

Ankunft	Herkunftsanstalt	Pat.	verstorben in 12 Mon./ bis Ende 1945	Sterberate im 1. Jahr	im April 1944 weiter in den Osten
17.03.43	Galkhausen	245	80/97	32,6 %	74
	Grafenberg	150	72/84	48,5 %	37
19.03.43	Essen (Sales)	50	20/23	40,0 %	20
13.04.43	Hildesheim	65	30/48	46,2 %	6 (Pfafferode)
29.04.43	Bedburg-Hau	50	28/34	56,0 %	14
08.05.43	Kühr-Niedergfell	50	11/11	22,0 %	35
30.07.43	Bedburg-Hau	60	20/23	33,3 %	31
22.08.43	Eberswalde	99	66/72	66,7 %	28
24.09.43	Neuruppin	50	27/31	54,0 %	15
		819	354/423	42,1 %	260

Daß nicht alle Antransportierten des Jahres 1943 erfaßt werden konnten, liegt daran, daß die erhalten gebliebene „Große Aufnahmeliste" erst mit dem 17.3.1943 beginnt, als der Eisenbahntransport mit 395 Patienten aus Galkhausen und Grafenberg eintraf. Der zwei Tage vorher zugegangene Transport mit 50 Patienten aus dem Franz-Sales-Haus in Essen konnte deshalb ebensowenig einbezogen werden wie die beiden Transporte vom 24. März mit 100 Männern und am 26. März mit 100 Frauen aus Galkhausen. Sie sind in dem Aufnahmebuch nur als Gesamtzahl erfaßt, aber nicht mit den Namen der einzelnen Patienten, die im übrigen als „Durchgangskranke" bezeichnet waren. (Tatsächlich fanden noch Ende März acht Transporte zu je 25 Patienten in sächsische und thüringische Anstalten statt, darunter nach Stadtroda und Hildburghausen, wobei aber nicht absolut sicher ist, ob es sich um die gleichen Patienten handelt.) Schließlich konnten aus zeitlichen Gründen auch die Transporte vom 13. Mai aus Krefeld mit 55 und vom 3. August mit 40 Patienten aus Bedburg-Hau

[469] Die zugrundeliegenden Einzelschicksale der antransportierten Patienten sind der „Großen Aufnahmeliste" des Archivs von Altscherbitz entnommen. Darin sind in der Reihenfolge der Aufnahme alle Patienten verzeichnet. In der Spalte „Abgang" wird beschrieben, ob der betreffende Patient entlassen, verstorben oder weiterverlegt worden ist. Da bei Transporten alle dazugehörigen Patienten unter dem gleichen Aufnahmedatum eingetragen sind, läßt sich das weitere Schicksal jedes einzelnen sehr gut verfolgen.

nicht ausgewertet werden. Der Übersichtlichkeit wegen habe ich auf die Darstellung des Schicksals kleinerer Gruppen von Patienten verzichtet, die in andere Einrichtungen (Jerichow, Zeitz) verlegt, entlassen oder 1951 nach Galkhausen zurückgeführt wurden, da es sich pro Transport jeweils nur um wenige Patienten handelte.

Auffällig ist die hohe Sterblichkeit im ersten Jahr nach der Ankunft, wobei sich durch die monatliche Auszählung der Sterbefälle auch die Sterberate der einzelnen Transporte für das erste Aufenthaltsjahr errechnen läßt. Insgesamt starben in den ersten zwölf Monaten nach der Ankunft 354 der 819 Patienten, also 42,2 Prozent. Die Sterblichkeit war also unter den Antransportierten wesentlich höher als unter den „Stammpatienten". Wenngleich sich die Zeiträume nicht genau dekken, kann auch angenommen werden, daß fast die Hälfte der Sterbefälle des Jahres 1943 unter den Transportpatienten auftraten. Auffällig ist auch, daß nach Ablauf der für die einzelnen Transporte unterschiedlichen Jahresfristen – für die Galkhausener endet sie am 17. März, für die Neuruppiner aber erst am 1. September 1944 – bis zum Ende des Jahres 1945 nur noch 78 Patienten starben, was damit zusammenhängt, daß 1944 viele Patienten „in den Osten" weiterverlegt wurden.
Die unter der Rubrik „Sterberate im 1. Jahr" aufgeführten Prozentwerte weisen erhebliche Schwankungen auf, was zumindest bei einzelnen Transporten erklärt werden kann:

Beispielsweise waren von Kühr-Niedergfell hauptsächlich Kinder nach Altscherbitz verbracht worden, von denen in den ersten zwölf Monaten „nur" elf verstarben. 34 Kinder wurden dann 1944 in die Tötungsanstalten im Osten verschleppt. Umgekehrt ist es bei dem Transport vom 22. August aus Eberswalde, der übrigens fast ausschließlich aus Berlinern bestand. Mit 66 Patienten starben die meisten innerhalb der ersten zwölf Monate, acht von ihnen sogar schon in den restlichen acht Tagen des August 1943, zwölf weitere im September. Bei diesem Transport ist noch am ehesten jenes Verteilungsmuster zu erkennen, wie es Peter von Rönn in Königslutter als charakteristisch für nochmalige Selektion und aktive Tötungsmaßnahmen bei den als besonders „unwert" oder störend empfundenen Neuankömmlingen herausgearbeitet hat. Bei den anderen Transporten sind die Todesfälle zumeist auf das ganze Jahr verteilt.

Als zweiten wichtigen Befund zeigt die Tabelle, daß ein erheblicher Teil der erfaßten Patienten – und zwar 260 der 819 Patienten, also rund 32 Prozent – Ende April 1944 in den Osten weiterverlegt wurden, und zwar in die Tötungsanstalten Meseritz-Obrawalde, Tiegenhof und Warta. Für diese Patienten war Altscherbitz wieder „Zwischenanstalt" und zwar in ähnlicher Weise wie etwa Eichberg, Scheuern und andere nassauische Anstalten, die 1944 immer wieder Patienten nach Hada-

mar weiterleiteten. Warum diese Patienten weiterverlegt wurden, ist genau so unklar wie in Hessen. Für Altscherbitz könnten Platzprobleme ausschlaggebend gewesen sein, wie sie 1944 durch die Einrichtung von Ausweichkrankenhäusern in den ohnehin überfüllten Anstalten entstanden. (Das zunehmend häufiger bombardierte Leipzig liegt nur 15 km von Altscherbitz entfernt, und es gibt Hinweise, daß Teile der Universitätskliniken dorthin ausgelagert wurden.) Mit Sicherheit kann angenommen werden, daß vor dem Abtransport wieder eine Selektion nach den Kriterien der Pflegeintensität stattfand.
Creutz hatte behauptet, daß man bei den Räumungstransporten der Jahre 1943 und 1944 „in unverhältnismäßig großer Zahl alte und sieche Menschen in andere Anstalten übergeführt" habe. Eine genauere Analyse des Großtransports vom 17. März 1943 ergab das Gegenteil.[470] Bei den 125 Frauen aus Galkhausen lag das Durchschnittsalter bei 51,8 Jahren, bei den 120 Männern bei 49,2 Jahren. Das Durchschnittsalter der 50 Frauen aus Düsseldorf-Grafenberg lag mit 48,9 Jahren und das der 100 Männer mit 48,5 Jahren noch niedriger. Das dürfte etwa dem Durchschnitt der Altersverteilung in den damaligen Heil- und Pflegeanstalten entsprechen, die ja zahlreiche Langzeitpatienten verwahrten.[471] Von einem vermehrten Abtransport alter Menschen kann also keine Rede sein.

Das bestätigt sich auch weitgehend in den Diagnosen: In Galkhausen waren 80 der 125 Männer als Schizophrene etikettiert, nur 12 hatten altersspezifische psychische Störungen wie Hirnarteriosklerose oder senile Demenz. Etwas anders lagen die Verhältnisse bei den Grafenberger Patienten. Bei den Männern überwogen tatsächlich die Alterskrankheiten mit 22 Nennungen gegenüber 20 mit der Diagnose Schizophrenie. Bei den Frauen ergab sich mit 21 Fällen von Schizophrenie gegenüber 10 Patientinnen mit altersspezifischen Störungen immer noch ein relativ hoher Anteil gerontopsychiatrischer Störungen. Dazu wäre aber noch anzumerken, daß die Grafenberger Diagnostik sehr viel differenzierter war als in Galkhausen und zum Beispiel mehr Fälle von „symptomatischer Psychose" auftauchen, die in Galkhausen wahrscheinlich als Schizophrenie diagnostiziert worden wären.

Lassen sich anhand des Verlaufs der Sterblichkeit bei den antransportierten, aber auch bei den anderen Patienten Hinweise auf aktive Tö-

---

[470] Verwendet wurden dazu die für Männer und Frauen getrennt geführten „Diagnosenlisten", in welchen das Alter bei der Aufnahme bereits in absoluten Zahlen ausgerechnet war.

[471] Zum Vergleich: Das Durchschnittsalter der 3.755 Patienten, die aus Hamburg-Langenhorn abtransportiert wurden, betrug sogar 53 Jahre. Vgl. Böhme/Lohalm (Hg.) 1993, 477.

tungsmaßnahmen herausarbeiten? Allein die ungeheure Sterblichkeit im ersten Jahr nach der Verlegung ist Beweis genug, daß die Patienten unerträglichen Lebensbedingungen ausgesetzt wurden. Diese bestanden aller Wahrscheinlichkeit nach (da es ja nach Creutz ausschließlich arbeitsunfähige Patienten gewesen sein sollen) in einer Hungerkost, in beengter Unterbringung in überfüllten Gebäuden und in unzureichender pflegerischer und medizinischer Versorgung. Waren also schon die allgemeinen Lebensbedingungen mörderisch, so läßt besonders die Sterblichkeitsentwicklung bei den Berliner Patienten aus Eberswalde an aktive Maßnahmen in Form medikamentöser Tötungen denken. In Altscherbitz wird zwar die Legende hochgehalten, daß in der Anstalt nicht getötet worden sei, aber schon Schreiber und Heilek stellen angesichts der Schreckenszahlen des Jahres 1943 fest:

„Hier könnte möglicherweise die „wilde Euthanasie" eine Rolle gespielt haben, denn in dieser Zeit fanden wir in den Akten sehr viele Patienten, die zunächst mehrmals verlegt wurden, dann in Altscherbitz bei körperlich gutem Zustand aufgenommen wurden und nach wenigen Tagen infolge körperlicher Erschöpfung oder aufgrund von Herzmuskelentartung gestorben sind. (...) Direkte Hinweise auf die Injektion von Überdosen von Schlafmitteln oder die Verordnung der sogenannten „Sonderkost" mit fettarmer und fleischloser Nahrung waren jedoch nicht nachweisbar."[472]

Man sollte zwar mit dem Begriff der „wilden Euthanasie" vorsichtig sein, aber aus der genaueren Beschreibung dieser rätselhaften Todesfälle – es habe sich um „viele jüngere Schizophrene" gehandelt – wird klar, was die Autorinnen konkret damit meinen. Nach allem, was weiter oben über die Vorgänge in Waldheim und Großschweidnitz zu erfahren war, hätte man auch nicht nach injizierbaren Hypnotika fahnden müssen, sondern nach Luminal-, Veronal- oder Trionaltabletten, als den um diese Zeit gebräuchlichsten Tötungsmitteln. (Die Frage ist allerdings, ob ihre Vergabe in den Krankengeschichten notiert wurde.) Darauf, daß in Altscherbitz aller Wahrscheinlichkeit nach auch medikamentös getötet wurde, weisen auch die Aussagen eines Arztes im Hannoverschen „Euthanasie"-Prozeß hin, der mit Pflegerinnen gesprochen hatte, die bei der Verlegung von Hildesheimer Patienten dorthin versetzt worden waren:

---

[472] Schreiber/Heilek 1990, 85. In der Arbeit werden zwei große Zeiträume miteinander verglichen, nämlich 1918–1932 und 1933–1945. Die sehr genauen Vergleiche nach Diagnosen, Alter, Todesursache usw. werden durch die Einbeziehung der Vorkriegszeit leider nicht sehr aussagekräftig. Immerhin fällt im zweiten Untersuchungszeitraum auf, daß mit körperlicher Erschöpfung, senilem Marasmus und Herzmuskelentartung drei relativ „verdächtige" Todesursachen an erster Stelle stehen.

„Ich erinnere mich, daß Pflegerinnen, die aus Altscherbitz zu Besuch kamen, sich entsetzt über die Art und Weise der Behandlung dort äußerten und auch erzählten, daß die Zahl der Todesfälle dort sehr hoch gewesen sei. Ich habe auch erfahren, daß dort in Altscherbitz den unruhigen Patienten größere Schlafmitteldosen gegeben wurden, als das in Hildesheim üblich war."[473]

Tab. 145: (54) Gesamtpatientenzahl, Sterbefälle, Sterberaten und Übersterblichkeit (gegenüber 8,2% im Durchschnitt der Jahre 1935–1938) in der Landesheilanstalt *Pfafferode*[474]

Jahr	Patientenstand am 1. Januar	Zugänge	Gesamtpatientenzahl	Sterbefälle	Sterberate	NS-Opfer
1939	1290[475]	539	1829	247	13,5	97
1940	1290 *	403	1693	302	17,8	163
1941	640[476]	564	1204	125	10,4	26
1942	440[477]	800	1240	349	28,1	247
1943	1000[478]	1214	2214	650	29,4	469
1944	1200 **	1168	2368	1168	49,3	974
				2841		1976

Obwohl diese Anstalt in der „Euthanasie"-Literatur in vielen Zusammenhängen erwähnt wird, gibt es über sie noch keine zusammenfas-

[473] Sueße/Meyer 1984, 213.

[474] Die Aufnahme- und Sterbezahlen wurden mir freundlicherweise von Chefarzt Walther vom heutigen Landesfachkrankenhauses für Psychiatrie und Neurologie Mühlhausen zur Verfügung gestellt. Zahlen über die Belegung waren nur vereinzelt aufzufinden, so daß ich nicht ohne Schätzungen auskam, die natürlich die Ergebnisse etwas beeinträchtigen können.

[475] Die letzte sichere Zahl über den Anfangsbestand habe ich aus dem Laehr'schen Anstaltsverzeichnis von 1937 entnommen. Sie betrug damals 1.270 Patienten. Am 4.10.1939 wurden 1.291 Patienten gezählt. (Hauptstaatsarchiv Weimar, Außenstelle Gotha, Bestand: Regierung Erfurt, Nr. 21000): Die tatsächliche Belegung zum 1.1. mag etwas niedriger gewesen sein.

[476] Im Gothaer Archiv findet sich im Bestand: Gesundheitsamt Mühlhausen, Nr. 14 eine Zahl von 637 anwesenden Patienten, dazu 32 Saarländer und 679 Bessarabiendeutsche, die am 21.10.1940 in der Anstalt waren. Der Anfangsbestand von 1941 dürfte nicht viel höher als die 637 Patienten gewesen sein.

[477] Die Planungskommission traf bei ihrem Besuch Anfang Dezember 1941 nur 440 Patienten an. Das dürfte in etwa auch dem Anfangsbestand von 1942 entsprechen.

[478] Für 1943 und 1944 habe ich keinerlei Belegungszahlen mehr gefunden. Da aber die 600 Umsiedler laut Becker-Bericht die Anstalt Ende 1942 verlassen haben, müssen mindestens 1.000 Betten zur Verfügung gestanden haben, die dann mit Transporten der „Aktion Brandt" gefüllt wurden. Wegen der zahlreichen Zugänge im Jahr 1943 nehme ich für 1944 eine höhere Anfangsbelegung an.

sende Darstellung. Die Quellenlage ist recht dürftig, wie die mühsam zusammengestückelte und dadurch für die letzten Kriegsjahre etwas ungenaue Tabelle zeigt. An den horrenden Sterbezahlen und an der Tatsache, daß Pfafferode eine Tötungsanstalt war, kann allerdings kein Zweifel bestehen.

Ähnlich wie in Altscherbitz begannen auch in Pfafferode die Sterberaten schon 1938 zu steigen und genau wie dort begann auch hier 1942 das große Sterben.Was in der Zwischenzeit geschah, läßt sich aufgrund der Zugangs- und Belegungszahlen mit einiger Sicherheit rekonstruieren: Die niedrigen Zugangszahlen von 1940 und 1941 weisen darauf hin, daß Pfafferode keine Zwischenanstalt der „Aktion T4" war.[479] Die erwähnte Nutzung als Lazarett und Quartier für Rüstungsarbeiter scheint zumindest bis Anfang 1942 fortbestanden zu haben, danach zogen Lazarett und Rüstungsarbeiter offenbar wieder aus und die Belegung nahm durch vermehrte Zugänge, darunter auch Transporte aus Schleswig-Holstein, Sachsen und Ostpreußen, rasch zu. Die Sterberate stieg schlagartig auf 28% an.

Die Provinz Sachsen war von Anfang an das Ziel von Transporten im Rahmen der „Aktion Brandt", und neben Altscherbitz scheint Pfafferode die wichtigste Aufnahmeanstalt gewesen zu sein. Von 1940 bis 1945 kamen dort nicht weniger als 28 Transporte mit jeweils mehr als 30 Patienten aus Anstalten im gesamten Reichsgebiet an, dazu 1944 noch zahlreiche kleinere Transporte mit „Ostarbeitern".[480] Im Gegensatz zu Altscherbitz hat man in Pfafferode die antransportierten Patienten nicht weiterverlegt. Die meisten von ihnen starben in Pfafferode.

Daß die hohe Sterblichkeit bereits 1942 einsetzte, ist insofern bemerkenswert, als Steinmeyer erst im Frühjahr 1943 die Leitung der Anstalt übernahm. Im Hinblick auf parallele Entwicklungen in Altscherbitz muß daraus gefolgert werden, daß es bereits 1942 unabhängig von der Person des leitenden Arztes Anordnungen von höherer Stelle gegeben haben muß, die Patienten extremen Mangelbedingungen auszusetzen, um ihren baldigen Tod herbeizuführen (vgl. dazu S. 616).

---

[479] Inzwischen durch die Forschungen von Dietmar Schulze (1993) über Bernburg bestätigt.

[480] Herr Chefarzt Dr. Walther ließ für mich freundlicherweise aus den Aufnahmebüchern eine Liste der Transporte zusammenstellen. Die Sterbedaten gehen daraus nicht hervor. Ohne Zweifel sind aber die meisten Patienten vor Kriegsende gestorben. Das geht u.a. aus einer von Engelbracht 1997, 183, Anm. 40 eingesehenen Statistik über die Transporte im Jahr 1942 hervor, nach der von 535 Frauen und Männern bis Kriegsende 392, also 73% verstorben sind.

Tab. 146: Sterblichkeit der in der „Aktion Brandt" nach *Pfafferode* deportierten Patienten[481]

Ankunft	Herkunftsanstalt	Patienten	in Pfafferode verstorben	= Prozent
29.11.41	Rickling	34	32	94,1
14.03.42	Kropp	65	47	72,3
18.03.42	Kropp	62	51	82,2
21.03.42	Kropp	64	53	82,8
20.02.43	D.-Grafenberg	297	251	84,5
27.07.43	Warstein	88	75	85,2
08.09.43	Lüneburg	300	260	86,6
21.09.43	Neuruppin	53	46	86,7
22.09.43	Neuruppin	52	42	80,7
29.07.44	Hildburghausen	271	211	77,8

Unter Steinmeyer kam es dann zur Verschärfung dieser Politik.[482] Wie Faltlhauser gehörte er zu jenem engeren Kreis um Nitsche, der ab August 1943 die intensivierte Tötung von Kranken durch Injektionen betrieb. Die Häuser 17 und 18 wurden zu „Sterbehäusern", für die Steinmeyer die Todeskandidaten auswählte. Nach der Erinnerung eines Arztes war es verboten, in die Krankengeschichten „verlegt nach Haus 17 bzw. 18" einzutragen. Obwohl ihre „körperliche Konstitution recht gut war", seien Kranke schon nach einigen Tagen verstorben.
Im Januar 1944 schreibt Steinmeyer in einem Brief an Nitsche, daß in Pfafferode „von Professor Brandt über Ministerialrat Linden (...) seit kurzer Zeit eine sehr groß aufgezogene Abteilung für Fiebertherapie der Luftwaffe" eingerichtet worden sei. Nur wenige durften die etwa fünfhundert Personen umfassende Station betreten. Angeblich soll es sich um Versuche mit Malaria-Erregern gehandelt haben, die auch an Patienten durchgeführt wurden.[483] Auch hier war Steinmeyer an den Selektionen beteiligt.
In einem Brief vom 20. März 1944 an seinen Freund aus alten Gutachterzeiten, Fritz Mennecke, berichtet Steinmeyer abgesehen von „der Sache" (womit er das Abspritzen der Patienten meint, H.F.) auch von aktuellen Ernährungsproblemen in seiner Anstalt:

> „Ich arbeite übrigens hier eifrig an der Sache weiter! (...) Große Sorgen macht jetzt die Verpflegungsfrage, nachdem die Kartoffelration auf 150 g (!) pro Tag herabgesetzt ist. Es ist kaum noch die genügende Ernährung

[481] In der Liste der Transporte ist vermerkt, wieviele Patienten davon in Pfafferode gestorben sind, allerdings fehlen Hinweise auf das Sterbejahr. Vgl. aber die vorangehende Anmerkung.
[482] Vgl. Engelbracht 1997, 71–76 (Abschnitt über Steinmeyer)
[483] Vgl. Klee 1997, dort zu Pfafferode besonders 130–133.

der produktiv arbeitenden Kranken sicherzustellen. Die Mortalität der anderen ist ohnehin phantastisch."[484]

Der Brief wirft ein Schlaglicht auf die Ernährungssituation im Frühjahr 1944 und bestätigt für Pfafferode, daß man auch dort zwischen Arbeitenden und „anderen" unterschied, und die Nichtarbeitenden massenhaft sterben ließ. – Im September 1944 wurde Pfafferode zur Sammelstelle für geisteskranke Ostarbeiter bestimmt. Ein neuer Brief an Mennecke vom 4. November 1944 beschreibt den Umfang der Aufgabe und die sich daraus ergebenden Konsequenzen:

„Ich glaube, ich habe Dir noch nicht geschrieben, daß ich jetzt hier auch noch die Ostarbeiterzentrale für Provinz und Land Sachsen, Thüringen und Anhalt habe. Dadurch habe ich die richtige Ostarbeiterinvasion. Mit Berlin stehe ich augenblicklich in ständiger Verbindung. (...) Ich soll übrigens den gleichen Bau errichtet bekommen wie Faltlhauser, Du weißt doch, was ich meine (...) Ich kann mir aber kaum noch anders helfen. Die Ostarbeiterzentrale macht sich da sehr bemerkbar."[485]

Im Klartext hieß das, daß Pfafferode zur Beseitigung der zahlreichen Toten ein Krematorium erhalten sollte. Die „ständige Verbindung" mit Berlin betraf wohl die Lieferung der tödlichen Medikamente. Nach Engelbracht starben zwischen September 1944 und April 1945 116 Menschen russischer Staatsangehörigkeit, „die meisten zwischen 15 und 25 Jahre alt".[486] Wenn man sich in der Tabelle aber die immense Zahl der Sterbefälle des Jahres 1944 ansieht, muß man feststellen, daß das Krematorium nicht nur für die Ostarbeiterzentrale benötigt wurde. Das Sterben in Pfafferode blieb in der Nachkriegszeit nicht unbeachtet. Unter der Überschrift „Heilanstalt Pfafferode, das Auschwitz von Mühlhausen" berichtete die Thüringer Volkszeitung vom 3. Januar 1946, daß „in den Jahren 1942 bis 1945 2420 Kranke starben, bei einer Gesamtbelegschaftsstärke von 3701."[487] Steinmeyer konnte nicht mehr zur Rechenschaft gezogen werden: Er nahm sich acht Tage nach seiner Verhaftung im Mai 1945 das Leben, laut Polizeibericht mit „demselben Gift, das er seinen Kranken verabreicht hatte."

[484] Zit. n. Klee 1983, 443.
[485] Ebd., 365.
[486] Vgl. Engelbracht 1997, 76.
[487] Zit. n. Engelbracht 1993. Wenn man noch die Sterbefälle bis zum Kriegsende berücksichtigt, stimmt die Zahl der Todesfälle mit den oben genannten überein. Was mit „Gesamtbelegschaftsstärke" gemeint ist, weiß ich nicht.

Tab. 147a: (55) Sterbefälle und Sterberaten in Relation zur Durchschnittsbelegung in der Landesheilanstalt *Uchtspringe* von 1939 bis 1944[488] (Friedenssterblichkeit, ebenfalls bezogen auf Durchschnittsbelegung, in den Jahren 1936–1938 im Durchschnitt 8,9%)

Jahr	Durchschnittsbelegung	Sterbefälle	Sterberate	NS-Opfer
1939	1637	221	13,5	75
1940	1746	330	18,9	173
1941	1517	286	18,9	151
1942	1300	733	56,4	617
1943	1568	779	49,7	640
1944	1769	695	39,3	538
		3044		2194

Tab. 147b: Paralleltabelle in der „Standardberechnung", d.h. mit Anfangsbeständen, Zugangs- und Sterbezahlen und daraus berechnete Sterberaten und „Übersterblichkeit" für die Jahre 1939 bis 1941 (Friedenssterblichkeit 1936–1938 im Durchschnitt 6,4%)

Jahr	Patientenstand am	Zugänge	Gesamtpatientenzahl	Sterbefälle	Sterberaten	NS-Opfer"
1939	1708	747	2455	217	8,8	60
1940	1748	1187	2935	326	11,1	138
1941	1211	1394	2605	287	11,0	120

Die Berechnung der Sterberate in Relation zur Durchschnittsbelegung ergibt, wie wir das bereits am Beispiel von Kaufbeuren gesehen haben, wesentlich höhere Prozentwerte. Das soll hier noch einmal für Uchtspringe demonstriert werden, wo für die Jahre 1939–1941 genauere, aber wie üblich leicht abweichende Daten vorliegen.[489]

In der oberen Tabelle liegen die Sterberaten und auch die Zahl der NS-Opfer deutlich höher. Beim Vergleich der in der Standardmethode errechneten Sterberaten mit jenen, die sich auf die Durchschnittsbelegung beziehen, ergibt sich, daß letztere durchschnittlich um 40% höher liegen. Bei der Berechnung der „Übersterblichkeit" liegt die Zahl der Opfer mit Bezug auf die Durchschnittsbelegung um rund

[488] Die Zahlen der Durchschnittsbelegung wurden mir freundlicherweise von Dorothee Roer zur Verfügung gestellt. Die daraus ermittelten Sterberaten sind in Roer (1992, 27) abgedruckt. Daraus auch die meisten der nachfolgenden Informationen. Wieso Roer allerdings zu anderen Prozentwerten gelangt, ist mir unerklärlich.

[489] Erhebungsformblätter der Krankenanstaltsstatistik für das Deutsche Reich. Landeshauptarchiv Magdeburg Rep 20 I und Ib Nr. 4024, Bd. 3, 141, 156 u. 169. Die Abweichungen zeigen sich beispielsweise in der Zahl der Sterbefälle.

20% höher.[490] In Uchtspringe muß also von rund 1800 NS-Opfern ausgegangen werden, einer Zahl, die zwischen denen von Altscherbitz und Pfafferode liegt.
In den niedrigeren Sterberaten der zweiten Tabelle für 1940 und 1941 wirken sich wieder die hohen Zugangszahlen der Zwischenanstalt aus, die man in dieser Darstellungsweise allerdings sehr viel besser erkennen kann, als in der mäßigen Erhöhung der Durchschnittsbelegung in der ersten Tabelle. Wie in Altscherbitz stellt sich auch in Uchtspringe angesichts der Zunahme der Sterbefälle in den Jahren 1940 und 1941 die Frage, wie man mit den „Durchgangspatienten" umgegangen ist. Darauf gibt es noch keine Antwort.
Wie in den beiden vorher beschriebenen Anstalten frappiert aber der geradezu unheimliche Anstieg der Sterblichkeit im Jahr 1942. Daß dahinter System steckte, ist nach diesem Befund nicht mehr zu bezweifeln. Die Erhöhung wird auch durch die „mindestens 753 Kinder und Jugendliche"[491] die auf der großen Kinderabteilung, einschließlich der Kinderfachabteilung ab 1941 starben, nicht ausreichend erklärt. (Nach Dorothee Roer starben 1941:115, 1942:180, 1943:240, 1944:198 und 1945 bis Kriegsende noch einmal 70 PatientInnen unter 20 Jahren[492]) Wahrscheinlicher ist vielmehr, daß die arbeitsunfähigen unter den antransportierten Patienten dem bekannten System von Hunger und Mangelversorgung, sowie der Gabe von „Beruhigungsmitteln" in tödlichen Dosen ausgesetzt wurden. Ab Spätsommer 1944 richtete man auch in Uchtspringe sowohl auf der Männer- als auch auf Frauenseite eine „Todesstation" ein, in der mittels Injektionen getötet wurde.[493]
Deutliche Hinweise auf die in Uchtspringe betriebene Unterernährung der Arbeitsunfähigen ergeben sich aus einem anderen Zusammenhang: Im März 1943 wurde als Ersatz für das in Schönebeck für Wehrmachtszwecke geräumte Landespflegeheim eine solche Einrichtung für 105 Menschen innerhalb der Anstaltsmauern von Uchtspringe eingerichtet. Ähnlich wie bei den nach Düren verlegten Kölner Heimbe-

---

490 Diese Relationen habe ich dadurch ermittelt, daß ich sowohl bei Uchtspringe als auch Kaufbeuren die jeweils niedrigeren Werte nach der Standardmethode mit denen der anderen einfach rechnerisch verglich. Die angegebenen Vergleichswerte sind stark abgerundet.
491 Roer 1992, 24. Nach Laehr befanden sich 1937 282 Kinder und Jugendliche im Krankenhaus. Die früher bestehende sonderpädagogische Einrichtung war zu diesem Zeitpunkt bereits aufgelöst, und die „bildungsfähigen" Kinder und Jugendlichen durch „schwerere" Fälle ersetzt. Seit Herbst 1941 wurden etwa 550 Kinder und Jugendliche aus dem ganzen Reichsgebiet nach Uchtspringe verlegt.
492 Persönliche Mitteilung von Dorothee Roer.
493 Roer 1992, 27.

wohnern wurden die alten Menschen wie „unnütze Esser" verpflegt, was ebenfalls zu lebhaften Protesten und schließlich zur Wiederauflösung des Heimes führte. Eindrücklich beschreibt ein Heimbewohner die Mangelernährung:

> Andere, noch Ärmere „... essen das Süppchen, das wir auf dem Teller lassen ... nur Wasser, dicke Kartoffeln, auch mal Möhren, das ist alles. Soeben haben wir eine Schnitte Brot bekommen, zwei kriegen wir nicht. Am Sonntag haben wir Kartoffeln, nur mit Soße, bekommen, kein Fleisch, abends eine Schnitte Brot ... mit etwas Mainzer drauf ... ich habe geweint vor Hunger."[494]

Eine typische Hungerkost, die sich durch das Fehlen von Eiweiß und den Mangel an Fett auszeichnete und die über kurz oder lang zum Tode führen mußte, zumal, wie weiter geklagt wurde, die hygienischen Verhältnisse katastrophal waren und keine medizinische Versorgung stattfand.
Ab der Jahreswende 1943/44 wurden im Rahmen einer „Geheimaktion", in welcher „Irrenanstalten ihre Insassen mit denen von Krankenhäusern in Großstädten tauschen sollten", mehrere Abteilungen des städtischen Krankenhauses Magdeburg nach Uchtspringe, und umgekehrt zwischen 22.12.1943 und 25.1.1944 „mindestens 433" Patienten im Austausch nach Magdeburg „in den Bombenhagel" verlegt.[495] Über Hintergründe und Auswirkungen dieser von Dorothe Roer erstmals beschriebenen Geheimaktion konnte ich noch einige zusätzliche Informationen sammeln:

Exkurs: Psychisch Kranke „in den Bombenhagel"!

> Lindens Brief an die Länderregierungen vom 24. September 1943, in welchem er diese beschworen hatte, von weiteren Anträgen auf Anstaltsräumungen Abstand zu nehmen, hatte noch einen Zusatz enthalten, der auf diese bisher noch kaum bekannte und besonders perfide Idee im Rahmen der katastrophenpolitischen Maßnahmen hinweist, welche in Übereinstimmung mit den allgemeinen Zielen dieser Maßnahmen auf die Opferung der Geisteskranken zugunsten der körperlich Kranken hinausläuft. Der Zusatz am Ende des Briefes lautete:
>
> „*Zusatz beim Reichsverteidigungskommissar für den Bezirk Halle-Merseburg* (Hervorhebung im Original, H.F.) Auf das Schreiben vom 17. September 1943 – Nr. RVK (03) 829/43.
> Ich stelle aber anheim, zu prüfen, inwieweit die von Ihnen gewünschte Verlegung der Universitätskliniken nach der Anstalt Altscherbitz dadurch ermöglicht werden kann, daß die Geisteskranken in die Kliniken verlegt

[494] Ebd., 33.
[495] Ebd., 29.

werden. Gegen einen derartigen Austausch hätte ich nichts einzuwenden und überlasse es Ihnen, im Einvernehmen mit dem Herrn Landeshauptmann, der meines Wissens hiegegen auch keine Bedenken hat, das Erforderliche in die Wege zu leiten."[496]

Die Geheimaktion war durch das Rundschreiben an die Reichsverteidigungskommissare auch in Sachsen bekannt geworden und hatte sogar zu einer entsprechenden Verordnung geführt, welche auch die unteren Verwaltungsbehörden erreichte. Nur so wird der Brief verständlich, den der Landrat von Auerbach im Vogtland an die Direktion von Untergöltzsch richtete, und der die möglichen Dimensionen der Aktion erkennen läßt:[497]

„Der Landrat
zu Auerbach i.V.

Auerbach i.V., am 29. Februar 1944

VII LS: 34/44 g.

Geheim!

An
den Herrn Leiter der Landesanstalt
U n t e r g ö l t z s c h

Wie der Reichsverteidigungskommissar für den R.V. Bezirk Sachsen mit Verordnung vom 21. Februar 1944 – Stk. I C 365 (39)/44g – mitteilt, sollen Irrenanstalten ihre Insassen mit denen von Krankenhäusern in Großstädten tauschen. Zweck der Maßnahme ist insbesondere Beschaffung von Raum für Geburts- und Kinderkliniken. Ich wäre für eine Mitteilung, ob dortseits die Durchführung einer solchen Maßnahme beabsichtigt ist, dankbar.

In Vertretung:
Dr. Hoernecke"

In Dresden waren nach der Verordnung vom 21. Februar offenbar schon Rückfragen eingegangen, denn ein Beamter des Innenministeriums fragte den „Medizinaldirigenten Dr. Linden", als dieser am 25. Februar in Dresden aus anderen Gründen anrief, ob denn diese Verordnung auch für Sachsen gültig sei. Dessen Antwort wird im Protokoll des Gespräches unter Ziffer 5 wie folgt notiert:

---

[496] Sächs. HStA. Dresden, M.d.I. 16850 „Benutzung der Landesanstalten als Ausweichen im Kriege 1939–1945", Bl. 79. Aufgrund der Einleitung des Zusatzes hätte man erwarten können, daß dieser nur dem an den Reichsverteidungskommissar (RVK) von Halle-Merseburg gerichteten Exemplar des Rundbriefes angefügt werden sollte. Der Zusatz war aber auch in dem an Sachsen gerichteten Exemplar enthalten. Demnach haben wohl alle RVK's von solchen Möglichkeiten erfahren, ihre Kranken in Sicherheit zu bringen. Es ist nicht erwähnt, um welche Universitätskliniken es sich handelte, die ausgetauscht werden sollten.

[497] Ebd., Bl. 92 (Unterstreichungen und Sperrungen im Original).

„Zu der neuen Verordnung, Austausch von Landesanstalten und Krankenhäusern in luftgefährdeten Orten, erklärt Dr. Linden, daß Sachsen hier nichts zu unternehmen brauche. Sachsen habe genug geleistet. Die Verordnung sei auf andere Gaue zugeschnitten, z.B. Magdeburg."[498]

Welche anderen Gaue außer Magdeburg noch gemeint waren, hat Linden nicht gesagt. In einem Schreiben des Reichsbeauftragten an den Leiter der RAG Allers vom 2. Juni 1944 finden sich jedoch Hinweise, daß man auch in Ostpreußen daran dachte, „Kranke aus der Anstalt Kortau in die Räume der Landesfrauenklinik zu verlegen und für die Schwangeren und Säuglinge ein Haus der Anstalt bereitzustellen." Der Luftgau hatte die Räumung der Klinik in Insterburg verlangt, weil „die Anstalt aus besonderen Gründen als luftgefährdet angesehen werden müsse".[499]
Daß man hilflose und eingesperrte Patienten schutzlos Luftangriffen aussetzte war allerdings nicht neu: In Bremen durften nur die „bunkerfähigen" Patienten bei Fliegeralarm den Schutzbunker aufsuchen,[500] die anderen – und das war die Mehrzahl – mußten auf den Abteilungen ausharren. Ähnliches wird aus Hadamar berichtet.[501] Wahrscheinlich wird in vielen Anstalten genau so verfahren worden sein, – nur weiß man nichts darüber.

Nach der Aussage eines Zeugen in einem Nachkriegsverfahren sahen die letzten Kriegsmonate in Uchtspringe wie folgt aus:
„Ende des Krieges, und zwar seit Ende 1944, füllte sich die Anstalt Uchtspringe sehr stark auf. Es kamen Lazarettzüge mit Verwundeten, für die Platz geschaffen werden mußte. Auf Weisung des Anstaltsleiters ... wurde deshalb die Euthanasie auch an schwerkranken Erwachsenen durchgeführt."[502] In der allgemeinen Eskalation des Tötens könnte es sich dabei auch um alte, körperlich Kranke gehandelt haben.

Mit der Aufnahme zahlreicher Transporte aus den Evakuierungsgebieten, dem massiven Anstieg der Sterblichkeit ab 1942 und der Ermordung von mehr als 6.000 Menschen hatte die Provinz Sachsen zweifellos in der zweiten Phase der „Euthanasie" einen besonderen Auftrag zu erfüllen. Darauf weist auch die Verpflichtung des T4-Gutachters Steinmeyer zum Direktor von Pfafferode hin. Der Direktor von Uchtspringe, Dr. Beese, wurde bereits während der „Aktion T4" als Leiter einer Zwischenanstalt als „unbedingt positiv" eingestellt beurteilt. Das gleiche Prädikat gab Irmfried Eberl, der Direktor der

---

[498] Ebd., Bl. 94. Die Aktennotiz ist lediglich paraphiert, so daß der Empfänger des Anrufs nicht genau identfizierbar ist. Vermutlich war es Fernholz oder Pfotenhauer.
[499] BA-All.Proz. 7, Roll 12, Nr. 127939. Wahrscheinlich spielte dabei die Nähe des „Führerhauptquartiers" eine Rolle.
[500] Vgl. Engelbracht 1997, 132.
[501] Vgl. Daum 1986, 203.
[502] Zit. n. Klee 1983, 446.

Tötungsanstalt Bernburg, auch dem Landeshauptmann Otto von der Provinzialverwaltung Sachsen.[503]

Thüringen[504]

Im November 1939 traf in Weimar ein an den Reichsstatthalter und den Leiter des Innenministeriums gerichteter Brief vom Rechnungshof des Deutschen Reiches in Leipzig ein, der unter Aktenzeichen „L.U. 2138/39" und dem Betreff „Kriegssparmaßnahmen" folgendes beinhaltete:[505]

> „In Verfolgung der Kriegsanordnungen des Reichsministers der Finanzen vom 14.9.1939 – LG 14a 117 I – für die Haushaltsführung der Länder hat ein Land als Kriegsmaßnahme mit sofortiger Wirkung zwei Heil- und Pflegeanstalten geschlossen und deren Insassen (mehrere Hundert Verpflegte) auf die anderen Heil- und Pflegeanstalten verteilt. Darüber hinaus wurden für die Verpflegung der Geisteskranken unterer Klasse folgende einschneidende, sich aber geldlich beachtlich auswirkende Maßnahme angeordnet: 1.) Der Kostensatz für die Verpflegten u.Kl. wurde von 60 Rpfg. (…) allgemein auf 45 Rpf. herabgesetzt. Dieser Satz gilt ebenfalls für geisteskranke und asoziale Lungenkranke, wenn nicht Gewähr für die Heilbarkeit ihres Leidens besteht und die asoziale Veranlagung offenbar nicht erblich ist." Unter 2.–4. werden Lebensmittel wie beispielsweise Butter und Weißbrot aufgeführt, die nicht mehr verabreicht werden dürfen. Sodann folgt ein „Hinweis auf die aus den Reihen der Anstaltsdirektoren angeregte Einführung einer (…) Sonderkost für geistig niedergeführte Kranke". – Das Ganze werde zur Kenntnis gegeben, mit der „Bitte um Mitteilung der bei den thüringischen Heil-und Pflegeanstalten (…) etwa angeordneten Sparmaßnahmen."
> Staatsrat Astel gab das Schreiben am 8. Dezember 1939 an die Anstaltsleiter mit dem Zusatz weiter: „Die vorstehenden Ausführungen liegen in der

---

[503] Vgl. Klee 1985, 131.

[504] Allem Anschein nach hat der Psychiatrie-Dezernent Prof. Astel, bevor er 1945 Suizid beging, alles geheime Material vernichten lassen. Die im Hauptstaatsarchiv Weimar noch vorhandenen Bestände des Innenministeriums enthalten keine einzige breiter angelegte Statistik, vor allem auch keine Angaben über die Transporte in und aus den Anstalten sowie über die dort aufgetretenen Todesfälle. Die Aufarbeitung der NS-Zeit in den Anstalten steht erst am Anfang, allerdings wird in Stadtroda zur Zeit intensiv daran gearbeitet.

[505] Die Kenntnis von diesem außergewöhnlichen Brief, der noch an keiner anderen Stelle aufgetaucht ist, verdanke ich Frau Renner vom Fachkrankenhaus für Psychiatrie in Stadtroda, die dort zur Zeit die NS-Geschichte erforscht und im Februar 1997 in einem Vortrag über „Das FKH Stadtroda während der Zeit des Nationalsozialismus" erste Ergebnisse mitgeteilt hat. Für die Überlassung des Manuskripts bin ich ihr sehr dankbar.

Richtung meiner wiederholt gegebenen Anordnungen." Er ersuche deshalb, den Anregungen des Rechnungshofes „Rechnung zu tragen" und ihm bis Ende des Monats mitzuteilen, welche Anordungen im Einzelnen getroffen worden sind und welche Einsparungen hierdurch voraussichtlich eintreten werden."

Der Rechnungshof empfahl den Thüringern also unverhohlen die Übernahme des sächsischen Hungerregimes. Ob dieser Brief einer hohen Reichsbehörde nur nach Thüringen oder auch in andere Länder und Provinzen geschickt wurde, ist bisher unbekannt. Nach einem Bericht von Direktor Kloos wurde in Stadtroda ab Oktober 1939 der Verköstigungssatz von 58 auf 46 Pfennige gesenkt.[506]
Über die Auswirkungen der „Aktion T4" erfährt man in einer Akte des Innenministeriums, daß von den in drei Anstalten unmittelbar vor Kriegsbeginn untergebrachten 1728 Patienten Ende August 1941 in jetzt zwei Anstalten nur noch 917, also 53 Prozent der ursprünglichen Belegschaft vorhanden waren. Die Gründe für diesen Schwund werden natürlich nicht genannt. *Blankenhain* war im Oktober 1940 aufgegeben und in eine Adolf-Hitlerschule umgewandelt worden. Im Bericht der Planungskommission von November 1941 wird moniert, daß Thüringen jetzt zu wenige psychiatrische Betten habe, zumal „in den größeren Altersheimen noch über 500 Geisteskranke untergebracht sind". Offenbar hatte man bei der „Umstellung des Irrenwesens" vor dem Krieg die unheilbar Kranken hauptsächlich in die billigeren Altersheime abgeschoben.
Hildburghausen mußte 1940 ebenfalls 250 Betten abgeben, und zwar für kranke englische Kriegsgefangene, dazu noch zwei Häuser an die Hitlerjugend. Dem Direktor Dr. Schottky, der auf einer „modernen Insulinstation" 80% Heilungen erziele, wird von der Kommision wissenschaftliches Interesse bescheinigt. Von ihm fand ich im Weimarer Archiv ein interessantes Schriftstück aus dem Jahre 1944:

Es trug den Betreff „Moderne Behandlung der Geistesstörungen" und war am 21.2.1944 an den „Staatssekretär u. Leiter des Thür. Ministeriums des Innern" gerichtet. Seit Übernahme der Anstalt im Dezember 1936 habe er – Schottky – sich bemüht, diese „klinisch und therapeutisch auszubauen", sodaß sie sich heute nicht mehr von einer mittelgroßen Nervenklinik unterscheide. „Es werden hier alle modernen Behandlungsmethoden (Insulinbehandlung, Schlafkuren, Hormonbehandlung, Elektroschockbehandlung, Fieberbehandlung usw.) ausgeführt, überdies hat sich (...) die Beschäftigungsbehandlung hier in der Anstalt soweit steigern lassen, dass 95 und mehr vom 100 aller Kranken entweder laufend arbeiten oder wenigstens beschäftigt werden." Schottky führt weiter aus, daß durch seine

[506] Renner 1997.

„neuzeitlichen Methoden" viele Kranke aus „einem mittelschweren bis schweren Stadium in leichtere bis mittlere Stadien überführt" und manche auch wieder durch Entlassung in den Arbeitsprozeß eingegliedert werden konnten. Schottkys Anliegen war es, der Anstalt den Namen „Nervenklinik und Heilanstalt" zu geben, um „immer wieder auftauchende Mißverständnisse aus dem Wege zu räumen".[507]

Da über Karriere und Persönlichkeit von Johannes Schottky nicht viel bekannt ist,[508] kann aus dem Brief vorerst nur geschlossen werden, daß er zumindest über gute Beziehungen zu seinen Vorgesetzten verfügt haben muß, um auch im Jahr 1944 noch Insulinbehandlungen durchführen zu dürfen. – Nachdem die Belegung im Oktober 1943 wieder auf 438 Patienten angestiegen war, wurde sie durch Unterbringung eines großen Lazaretts bis August 1944 auf 288 und dann in einer „plötzlichen Räumung" auf nur noch 146 Patienten reduziert.[509] Die verbliebenen Frauen und Männer waren alle arbeitsfähig. Die nicht arbeitenden Männer wurden nach Stadtroda verlegt, wohin die Frauen deportiert worden sind, ist nirgends festgehalten. Es war übrigens Schottky, der nach dem Krieg aussagte, Astel habe nach dem Stopp der „Aktion T4" anläßlich eines Besuchs in Hildburghausen die Ärzte aufgefordert, „die Euthanasie fortzusetzen".[510]
In der von Gerhard Buchda verfaßten Festschrift zum hundertjährigen Bestehen von *Stadtroda* werden einige, aber nicht alle wichtigen Ereignisse in dieser Anstalt angedeutet:

„Die Jahre waren voller Unruhe und brachten zahlreiche Verlegungen von Kranken mit sich. Nachdem Psychisch-Kranke an sächsische Anstalten abgegeben worden waren, übernahmen die Stadtrodaer Landesheilanstalten im Oktober 1940 fast 80 Geisteskranke aus der damals in Auflösung begriffenen Blankenhainer Irrenanstalt. Im September 1941 siedelten 54 schwachsinnige Kinder aus dem Anna-Luisen-Stift in Bad Blankenburg nach Stadtroda über. Fortlaufend vom Frühjahr bis zum Herbst 1943 hatte das Stadtrodaer Krankenhaus für etwa 200 geisteskranke Männer und Frauen und für etwa 30 schwachsinnige oder psychopathische Kinder aus rheinischen, westfälischen und markbrandenburgischen Anstalten Platz zu schaffen. Im Mai 1943 wurden schwachsinnige Kinder, im Okto-

[507] HStA Weimar, M.d.I., E 1072/1.
[508] Schottky soll bis 1936 Leiter der Gesundheitsabteilung beim Stabsamt des Reichbauernführers und rassenhygienisch besonders engagiert gewesen sein (vgl. Schilter 1996, 38). In der Anstaltsgeschichte wird Schottky praktisch verschwiegen (vgl. Auert 1991). In dieser sehr geistreichen Schrift bleibt die Geschichte der Anstalt von 1914–1945 wegen des Fehlens „jeglicher zusammenhängender Aufzeichnungen" praktisch ausgespart.
[509] M.d.I., E 1072. Antwort auf Lindens Anfrage vom 3.8 1944.
[510] Vgl. Klee 1983, 341.

ber 1944 geisteskranke Männer aus der Hildburghäuser in die Stadtrodaer Anstalt verlegt. Durch Verfügung vom 5. Februar 1943 erhielten die „Thüringischen Landesheilanstalten Stadtroda" den neuen Namen „Thüringisches Landeskrankenhaus Stadtroda". Die Umbenennung trug der Tatsache Rechnung, daß die Anstalt mit einer psychiatrisch-neurologischen, einer jugendpsychiatrischen, einer medizinisch-chirurgischen, einer Tuberkulose- und einer inzwischen eingerichteten Geschlechtskrankenabteilung mehr und mehr den Charakter eines allgemeinen Krankenhauses angenommen hatte."[511]

Mit der „Abgabe von Kranken" an sächsische Anstalten ist die „Aktion T4" angesprochen, mit den zahlreichen Verlegungen aus dem Rheinland und anderen Gebieten die „Aktion Brandt". Daß so viele Kinder nach Stadtroda verlegt wurden, hat sicher etwas mit der jugendpsychiatrischen Abteilung zu tun, wahrscheinlich aber auch mit der „Kinderfachabteilung", die am 1. Januar 1943 eröffnet wurde. Die Umbenennung schließlich hing nicht nur mit den zahlreichen alten und neuen Fachabteilungen zusammen, sondern ebenfalls mit der „Aktion T4": Direktor Prof. Dr. Dr. Kloos wollte ebenso wie sein Kollege Schottky, allerdings wesentlich früher, das Odium loswerden, welches der Bezeichnung „Anstalt" seit dieser Aktion anhaftete.
In seinem Brief an das Thüringische Innenministerium vom 29.8.1941, in welchem Kloos erstmals die Umbenennung beantragte,[512] nennt er „gewisse psychologische Gesichtspunkte. Aus Gründen, die ich dort als bekannt voraussetzen darf, hat die Bezeichnung ‚Anstalt' in der Bevölkerung heute keinen guten Klang." Auch gebe es – und das war zweifellos eine Folge des Abtransports von 80 Kranken nach Zschadraß – „unheilbare Dauerfälle" als Wesensmerkmal einer Anstalt „bei uns überhaupt nicht mehr. Die Behandlung der frischen Fälle erfolgt mit derselben Sorgfalt wie in Kliniken." (Die Planungskommission hatte befriedigt „Therapie mit Insulin und Azoman-Schock" registriert.) Kloos hatte sich als guter NS-Psychiater neben dem Vernichten also auch das „Heilen" aufs Panier geschrieben und durfte sogar noch Insulin einsetzen.[513] Selbst bei den Tuberkulösen wurden, wie im Brief weiter ausgeführt, inzwischen durch intensive, auch chirurgische The-

---

[511] Buchda 1948, 48.
[512] HStA Weimar M.d.I.,E-1111. Der Brief ist teilweise abgedruckt bei Klee 1983, 434, allerdings mit Datum vom 17.3.1942. Möglicherweise handelt es sich um eine Erinnerung an den am 29.8.1941, also unmittelbar nach Beendigung der „Aktion", erstmalig gestellten Antrag.
[513] Dies steht in einem gewissen Gegensatz zu dem Psychogramm des Dr. Kloos von Masuhr/Aly (1985, 91), die ihn hauptsächlich als „Tester, Sortierer und Klassifizierer" sehen: „Schon gar nicht ging es ihm ums Heilen, das stand nicht in der Macht seiner Art von Psychiatrie."

rapie „seit etwa 2 Jahren über 50% ausgesprochene Heilfälle" erzielt. Das galt allerdings nicht für die „rücksichtslos Offentuberkulösen" die er bei gleicher Ernährung wie die Geisteskranken einsperrte und ihrem unausweichlichen Schicksal überließ. – Auch hier also Heilen und Vernichten direkt nebeneinander.
Kloos, eine in mehrfacher Hinsicht gespaltene Persönlichkeit, hatte mit verschiedenen Handicaps zu kämpfen: Er selbst hatte eine schwere Tuberkulose durchgemacht und er war, wie die Nazis erst ziemlich spät herausfanden, durch seine Frau „jüdisch versippt", letzteres sicher ein Grund dafür, sich als besonders linientreu zu beweisen. Die Gefährdung seiner Familie sei dann auch der Grund gewesen, der Einrichtung einer „Kinderfachabteilung" mit zehn Betten zuzustimmen.[514] Als er 1961 in den Vorermittlungen gegen Hefelmann, den Leiter des Reichsausschusses, in Göttingen vernommen wurde, spielte er alles, was mit dieser Fachabteilung zu tun hatte, in raffinierter, aber auch verräterischer Weise herunter, indem er zunächst Schreckensbilder vom aggressiven und zerstörerischen Verhalten psychisch Kranker und geistig Behinderter entwarf, um dann die Notwendigkeit der medikamentösen Sedierung zu begründen, die manchmal auch zum Tode führen könne:

> „Wenn man bettlägerigen Menschen, sowohl Kindern als auch Erwachsenen, wochen- und monatelang, wie es in solchen Fällen in Stadtroda geschehen musste, Barbitursäurepräparate gibt (…), entwickelt sich häufig eine gewisse Kreislaufschwäche mit vermindertem Blutumlauf in den Lungen, und es kommt dann nicht selten zu Stauungs-Lungenentzündungen (hypostatische Pneumonien). Auf diese Weise sind dann tatsächlich nach monatelanger Pflege solche ohne dämpfende Mittel nicht erträglich gewesenen idiotischen Kinder gestorben. Einige andere starben an Infektionskrankheiten. Eine auffällige Sterbeziffer, die den Durchschnitt der Todeserwartung solcher psychiatrischer Anstaltspatienten überstiegen hätte, gab es in meiner Kinderfachabteilung nicht." Zynisch ergänzt er, daß er sich eine solche Steigerung der Todesfälle „gar nicht leisten" konnte, weil über den Friedhof ein viel begangenener Spazierweg führte. Den Passanten wären viele Gräber sicher aufgefallen.[515]

Kloos beschreibt nicht die Tötungsmethoden einer Kinderfachabteilung – dort wurden in der Regel tödlich wirkende Injektionen eingesetzt –, sondern von psychiatrischen Anstalten, die sich des Luminalschemas nach Nitsche bedienten, um, wie z.B. in Großschweidnitz, ihrer Platzprobleme Herr zu werden. Mit der „gewissen Kreislaufschwäche", die schließlich zu einer „hypostatischen Pneumonie" füh-

---

[514] Vgl. ebd., 86 u. 94.
[515] HHStA Wiesbaden 631a/299.

re, schildert er im übrigen wissenschaftlich exakt die Wirkungen der Luminalüberdosierung, wie sie dann in Tötungsanstalten in Form den stereotypen Diagnosen einer Lungenentzündung als scheinbar natürlicher Todesursache häufig auftaucht. Wenn Kloos von „monatelanger Pflege" spricht, dann hat er den Zeitraum der Medikamentengabe wohl absichtlich verlängert, um den Zusammenhang nicht so deutlich werden zu lassen. In Stadtroda gab es viele An-, aber wenige Abtransporte. Zusätzlich wurde der ohnehin geringe Raum für die psychiatrische Abteilung durch Lazarette u.ä. zunehmend eingeschränkt, eine damals typische Situation, die es nahelegte, andere Mittel und Möglichkeiten zu ergreifen.

Was die Zunahme der Sterbefälle anbetrifft, berichtet Buchda in seiner Festschrift deutlich anderes: „Die hohe Sterblichkeit unter den Patienten nötigte die Anstaltsleitung im April 1945, einen eigenen Anstaltsfriedhof anzulegen (östlich des St. Jacob-Friedhofes)."[516] Auch hierzu sagte Kloos also die Unwahrheit, wenn er in Göttingen behauptete: „Ein Massensterben setzte in der Jugendpsychiatrischen Abteilung und auch in der psychiatrischen Abteilung für Erwachsene erst nach der „Befreiung" durch die Amerikaner im Mai 1945 ein ..." Ein gegen ihn eingeleitetes Verfahren wurde übrigens eingestellt, er hatte zu diesem Zeitpunkt bereits eine beachtliche Nachkriegskarriere gemacht.[517]

Am Ende des Abschnitts über Thüringen kehre ich noch einmal zum Ausganspunkt, d.h. zu jenem Schreiben des Rechnungshofs vom Herbst 1939 zurück. Bei ihren Recherchen im Archiv von Stadtroda konnte Frau Renner auch die von Astel geforderten Berichte des Anstaltsleiters über die getroffenen Sparmaßnahmen finden und die Zahl der Sterbefälle unter den psychiatrischen Patienten während der NS-Zeit ermitteln.[518]

Die erste Stufe des Sterblichkeitsanstiegs hängt mit der Eröffnung der Abteilung für „asoziale Tuberkulöse" im Jahr 1935 zusammen.[519] Die zweite Stufe von 1940/41, die überhaupt den Höhepunkt der Sterb-

---

[516] Buchda 1948, 49.

[517] In dieser kurzen Skizze der Entwicklungen in Stadtroda konnten nicht alle Besonderheiten des Hauses, wie z.B. auch die spezielle Behandlung von gerichtlich Untergebrachten usw. genauer dargestellt werden. Hierzu verweise ich auf die äußerst gründliche und detailreiche Darstellung von Masuhr/Aly 1985. – In den Weimarer Akten fanden sich einige Zahlen (allerdings keine Sterbezahlen) über Stadtroda. Auf ihre Wiedergabe wurde verzichtet, da nie ganz klar ist, ob sie sich auf den Gesamtkomplex der Anstalten oder nur die psychiatrischen Abteilungen beziehen.

[518] Ich danke Frau Renner für die Überlassung dieser Graphik.

[519] Vgl. dazu den Brief der Kirchgemeinde Stadtroda wegen der Erweiterung des Friedhofes im Vorkriegskapitel, S. 211.

Abb. 13: Krankenhaus *Stadtroda* – Verstorbenenstatistik 1933–1945 (nach Renner)

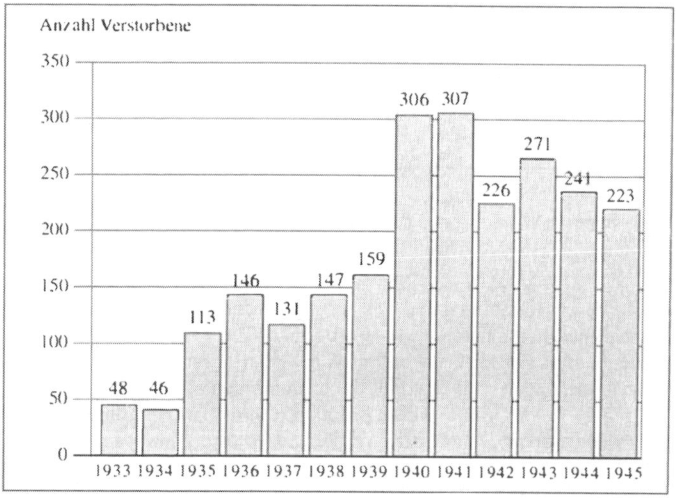

lichkeit in Stadtroda markiert, wäre nicht so ohne weiteres interpretierbar, wenn es nicht den eingangs zitierten Brief des Rechnungshofes gäbe. Offensichtlich hat man zumindest in Stadtroda die darin gegebenen Anregungen wörtlich genommen und eine dem frühen Hungersterben von Sachsen vergleichbare Tragödie heraufbeschworen. Nachdem Sachsen schon das Vorbild war, würde es nicht verwundern, wenn zur Beruhigung der am Hunger verzweifelnden Patienten auch Medikamente gegeben worden wären.

Hessen-Nassau, Regierungsbezirk Kassel

Obwohl sich die beiden Regierungsbezirke der Provinz in ihrer rigorosen Sparpolitik und in anderen Belangen zunehmend angeglichen hatten, soll wegen der besonderen Funktionen des Regierungsbezirks Wiesbaden an der getrennten Darstellung festgehalten werden. In Kurhessen waren die Kost und damit auch die Patienten systematisch „niedergeführt" worden, mit 31 Pfennigen lagen die Speisungskosten Ende 1939 noch unter den offiziellen Sätzen in Sachsen.
Es ist nicht bekannt, ab wann dieser extrem niedrige Verköstigungssatz in Kraft trat, ob zu Beginn des Wirtschaftsjahres 1939/40, also ab

1. April 1939 oder erst bei Kriegsbeginn. Über die Auswirkungen liegen jedoch genaue Informationen vor und zwar durch ausführliche Jahresberichte über die Jahre 1939 und 1940 in Merxhausen und für Haina sogar in Form exakter Sterblichkeitszahlen für die einzelnen Quartale in diesen Jahren.

Tab. 148: Sterbefälle und Belegung nach Quartalen 1939 und 1940 in *Haina*

Jahr		1. Quartal	2. Quartal	3. Quartal	4. Quartal
1939	Sterbefälle	11	13	15	**36**
	Belegung	1050	1000	1050	1250
1940	Sterbefälle	**64**	**63**	30	31
	Belegung	1200	1200	1200	1100

Nach dieser Aufstellung sieht es aufgrunde der abrupten Zunahme der Sterbefälle im 4. Quartal 1939 so aus, als ob die Kostreduktion erst mit Kriegsbeginn eingeführt worden wäre. Überlagert ist diese Entwicklung jedoch auch von der massiven Überbelegung ab dem gleichen Zeitpunkt. Leider gibt es keine genaueren Informationen darüber, welcher der beiden Faktoren sich stärker auswirkte. Eine wechselseitige Verstärkung ist wahrscheinlich. Der spätere Rückgang der Sterbezahlen ist möglicherweise darauf zurückzuführen, daß man 1940 den Kostsatz wieder geringfügig auf 33 Pfennige erhöhte. Vielleicht waren auch die Hinfälligsten bis dahin bereits gestorben. Die weitere Entwicklung der Sterblichkeit in Haina ergibt sich aus der folgenden Tabelle:

Tab. 149: (56) Gesamtpatientenzahl, Sterbefälle, Sterberaten und Übersterblichkeit (gegenüber 3,65 % im Durchschnitt der Jahre 1935–1938) in der hessischen Landesheilanstalt *Haina*[520]

Jahr	Patientenstand am 1. Januar	Zugänge	Gesamtpatientenzahl	Sterbefälle	Sterberate	NS-Opfer
1939	1016	418	1434	77	5,4	25
1940	1238	163	1401	192	13,7	142
1941	1092	132	1224	79	6,5	35
1942	630	60	690	50	7,2	25
1943	583	229	812	79	9,7	50
1944	684	113	797	91	11,4	62
1945	625	237	862	143	16,6	112
				711		451

[520] Die Zahlen von 1939 bis1943 stammen aus der Krankenanstaltsstatistik für das Reich, die für 1944 bis 1945 zum Teil aus Becker 1949 sowie den Stationsbüchern der Oberpfleger. Eine schriftliche Auswertung dieser Quellen wurde mir von Bettina Winter freundlicherweise zur Verfügung gestellt.

Trotz der immer noch niedrigen Sterberate von 5,4% im Jahr 1939 ist der Anstieg gegenüber den 3,65% der anderen Vorkriegsjahre doch deutlich. Das wahre Ausmaß des Hungersterbens in Nordhessen zeigt sich aber erst 1940 mit dem sprunghaften Anstieg der Sterberate auf 13,7%. Daß sie 1941 wieder zurückging, hängt höchstwahrscheinlich damit zusammen, daß sich unter den im Rahmen der „Aktion T4" bereits im Frühjahr 1941 abtransportierten 461 Patienten viele befanden, die schon am Rande des Hungertodes standen. In den folgenden Jahren stieg die Sterblichkeit kontinuierlich wieder an – sicherlich eine Folge der immer katastrophaleren Lebensbedingungen.

Die Jahresberichte von *Merxhausen* liefern aufschlußreiche Details über die Entwicklungen nach Kriegsbeginn. Von den allgemeinen Informationen zur Belegung, die am Anfang jedes Jahresberichtes stehen, ist erwähnenswert, daß am 14.10.1939 als „Rückführung" 258 Frauen „aus nassauischen Anstalten zugeführt (wurden),von denen die meisten aus den Anstalten des Saargebietes stammten". Die Belegung erhöhte sich dadurch von 875 Patienten am 1. April 1939 auf 1083 am 31.3.1940. Da es sich bei Merxhausen um eine Anstalt für weibliche Kranke mit ebenfalls fast ausschließlich weiblichem Personal handelte, war die Anstalt personalmäßig vom Ausbruch des Krieges fast nicht betroffen. Allerdings lag der Schwestern/Patientinnenschlüssel mit 1:13,7 im April 1939 niedrig genug. Zum Ende des Berichtsjahres kam es trotz Belegungszunahme sogar zu einer „Verbesserung" auf 1:11,6. Anscheinend hatte man saarländisches Personal mitgeschickt.
Wichtiger sind jedoch die Mitteilungen, die der Jahresbericht 1939/40[521] über die Auswirkungen der Kostreduktion enthält. Bei dem vorliegenden Exemplar handelte es sich offenbar um den Entwurf für den endgültigen Bericht, was insofern von Bedeutung ist, als mehrere Stellen mit X-Zeichen überschrieben sind, um sie zu löschen oder unkenntlich zu machen. Sie sind aber trotzdem noch lesbar:

> „*Die durch die Vereinfachung der Beköstigung bei nicht wenigen Kranken der II. Verpflegungsklasse bedingte Gewichtsabnahme machte sich in diesem Jahr verstärkt bemerkbar.*" (Hervorhebung im Original) Auf der folgenden Seite heißt es zum allgemeinen Gesundheitszustand: Dieser „ließ im Berichtsjahr zu wünschen übrig, was ja auch aus der Häufung der Todesfälle (...) hervorgeht". Unter anderem kamen 56 Fälle von „fieberhaftem Darmkatarrh", (...) Furunkulose in 35 Fällen" und 16 Todesfälle durch Tuberkulose zur Beobachtung, – alles Gesundheitsstörungen, die mit dem Hungerzustand in Verbindung gebracht werden können.

---

[521] Preußische Jahresberichte halten sich an das Wirtschaftsjahr vom 1. April des einen bis zum 31. März des folgenden Jahres.

> Die meisten Überschreibungen finden sich im Abschnitt „Todesfälle": (Zur Verdeutlichung sind die überschriebenen Stellen in doppelte Klammern gesetzt) „Auch in diesem Jahr starben ((auffallend)) viele Kranke. ((1937/38: 57)) 1938/39: 114, 1939/40: 165. ((Bei zahlreichen dieser Verstorbenen, die meist der II. Verpflegungsklasse angehört hatten, und keineswegs alle sehr bejahrt waren, mußte als Todesursache allgemeiner körperlicher Verfall festgestellt werden.)) Die Mortalitätsziffer betrug bei einer Durchschnittsbelegung von 1028 Kranken 16,05% gegenüber ((6,51% im Berichtsjahr 1937/38 und)) 12,52% im Berichtsjahr 1938/39."[522]

Auch im Jahresbericht 1940/41 gibt Direktor Malcus eindeutige Hinweise auf das Fortbestehen von Gesundheitsstörungen als Folge der Unterernährung:

> „Der körperliche Gesundheitszustand der Pfleglinge ließ auch in diesem Berichtsjahr zu wünschen übrig. Das wichtigste sei kurz hervorgehoben:

Zahl	der	Grippeerkrankungen:	45	
"	"	unspezifischen Darmkatarrhe	77	
"	"	Wundrosefälle	16	
"	"	Furunkulosefälle	31	
"	"	Fälle von Lungentuberkulose	29	(davon starben im Berichtsjahr 26)

> (...) Sehr auffällig war im Berichtsjahr das Auftreten zahlreicher krätzeähnlicher Hautausschläge, vor allem in Haus III, aber auch auf anderen Stationen. Die Erkrankungen waren vermutlich auf Vitaminmangel zurückzuführen."[523]

Mit Ausnahme der Grippeerkrankungen, gegen die auch ein Wohlgenährter nicht gefeit ist,[524] können alle anderen Gesundheitsstörungen ursächlich mit der Unter- und Fehlernährung in Verbindung gebracht werden. Das gilt vor allem für die „unspezifischen Darmkatarrhe", aber auch für die Erkrankungen der Haut.
Schon Ilberg hatte in seiner 1922 erschienenen Arbeit über das Hungersterben in Sachsen festgestellt: „ Hautkrankheiten, insbesondere Furunkulose und Skabies (Krätze, H.F.) vermehrten sich infolge des Mangels an Seife und infolge Einschränkung der Bäder." Wird in dieser Feststellung vor allem auf den Zusammenhang mit unzureichender Pflege und Hygiene hingewiesen[525], so weiß man durch neuere

---

[522] LWV-Archiv Merxhausen Nr. 17/134.
[523] Ebd.
[524] Allerdings könnte bei dem gehäuften Auftreten von Grippeerkrankungen auch die im Hungerzustand auftretende Immunschwäche eine Rolle spielen.
[525] Malcus erwähnt in diesem Zusammenhang, daß 1940 zwei Häuser vorübergehend „wegen Personalmangels" geschlossen werden mußten.

Untersuchungen, daß der Körper als Reaktion auf die Unterernährung die Schweiß- und Talgausscheidung einschränkt. Die daraus resultierende trockene und spröde „Hungerhaut" erleichtert das Eindringen von Bakterien, Pilzen und Parasiten, so daß es im Zusammenwirken mit der unzureichenden Hygiene häufig zu Furunkulose und anderen eitrigen Infekten, sowie Pilzerkrankungen und Krätze kommt. Was die Zunahme der Tuberkulose bei Unterernährten anbetrifft, so ist dieses Phänomen schon lange bekannt und in der Literatur immer wieder beschrieben.

Zur Mortalität bemerkt Malcus in diesem Bericht: „Die Zahl der Todesfälle stieg im Berichtsjahr im Vergleich zu den vorangegangenen Jahren weiterhin und betrug insgesamt 233.[526] Auch diesmal war als Todesursache sehr häufig ‚allgemeiner körperlicher Verfall' anzusehen." Über die Zeit von April 1941 bis März 1942 berichtete Malcus ein Jahr später, daß die Fälle von Darmkatarrh und Furunkulose an Zahl abgenommen hätten. Auf eine Besserung der Verhältnisse kann man daraus jedoch nicht schließen, denn 1941 wurde der Verköstigungssatz sogar noch weiter und zwar auf 29 Pfennige gesenkt.[527] Wahrscheinlich war der zahlenmäßige Rückgang der Gesundheitsstörungen nur ein scheinbarer, weil man – ähnlich wie in Haina – viele Hungerkranke nach Hadamar abtransportiert hatte. Damit und mit der später stark reduzierten Belegung hängt dann auch der Rückgang der Sterbefälle in erster Linie zusammen. „Allgemeiner körperlicher Verfall" war als Todesursache immer noch häufig.

Tab. 150: (57) Gesamtpatientenzahl, Sterbefälle, Sterberaten und Übersterblichkeit (gegenüber 6,6% im Durchschnitt der Jahre 1936–1938) in der Landesheilanstalt *Merxhausen*[528]

Jahr	Patientenstand am 1. Januar	Zugänge	Gesamtpatientenzahl	Sterbefälle	Sterberate	NS-Opfer
1939	908	513	1421	123	8,7	29
1940	1172	168	1340	268	20,0	180
1941	922	215	1137	94	8,3	19
1942	434	118	552	73	13,2	37
1943	375	225	600	95	15,8	55
1944	427	271	698	120 **	17,2 *	74 *
				773		394

[526] Diese Zahl bezieht sich auf das Wirtschaftsjahr ab 1. April und erfaßt deshalb nicht das erste Quartal 1940 mit seinen zahlreichen Todesfällen.

[527] LWV-Archiv Merxhausen 17/178 „Anlage C" der Jahresberichte.

[528] Für Merxhausen gibt es mehrere und voneinander leicht abweichende Quellen zu Belegung, Zugängen und Sterbefällen. Bei den Basisdaten habe ich mich

Die Entwicklung der Sterblichkeit bei den in Merxhausen untergebrachten Frauen zeigt auffallende Parallelen zu jener der Männer in Haina, die Sterberate liegt 1940 mit 20,0% sogar noch wesentlich höher. Und genau wie dort lag auch hier der im Vergleich zu anderen Regionen durchaus atypische Höhepunkt der Sterblichkeit bereits im Jahr 1940!
Mit dem dramatischen Anstieg der Sterbefälle im Winterhalbjahr 1939/40 und auch noch in der Folgezeit lassen sich die Verhältnisse in Haina und Merxhausen, wahrscheinlich auch in Marburg, weitgehend mit denen in Sachsen vergleichen. Das Hungersterben in Kurhessen zu Beginn des Krieges reichte allerdings in seinen Dimensionen nicht an das Geschehen in Sachsen heran. Zählt man die in den Tabellen als NS-Opfer ausgewiesenen Todesfälle aus, die zusätzlich zur Friedenssterblichkeit auftraten, dann kommt man für 1939 und 1940 in den beiden beschriebenen Anstalten auf 376 Opfer dieses frühen Hungersterbens. In Marburg dürften es in diesen beiden Jahren ebenfalls mindestens 150 NS-Opfer gewesen sein, so daß eine Gesamtzahl von 500 Hungertoten nicht zu hoch gegriffen ist.
Im Rahmen der „Aktion T4" wurden 1941 aus den drei kurhessischen Anstalten 1162 Patienten in nassauische Zwischenanstalten verlegt und dann nach Hadamar in den Tod geschickt. In den freigewordenen Häusern brachte man in Haina zunächst 500 Kriegsgefangene und später ein Lazarett unter. In Merxhausen sollten nach dem Vorschlag der Becker-Kommission vom März 1941 sieben Häuser als Soldatenheim abgetrennt werden. Auch daraus wurde schließlich ein Lazarett, welches neun von 13 Krankengebäuden in Anspruch nahm.
Im März 1944 erschien in Kurhessen noch einmal eine Kommission, bestehend aus dem „T4"-Arzt Dr. Runckel und dem Wirtschaftsfachmann Trieb. Wieder ging es, wie sieben Jahre zuvor beim Besuch der Wirtschaftsprüfungskommission, ums „Engerlegen" der Patienten, dieses Mal allerdings nicht aus wirtschaftlichen Gründen, sondern wegen „der außerordentlichen Raumnot, zum großen Teil bedingt

---

an die 1950 angefertigte Belegungstabelle (LWV-Archiv Nr. 17/133) gehalten, bei den Sterbefällen an die Angaben der „Reichsstatistik". Dort fehlten allerdings die Sterbefälle des Jahres 1944. Hier habe ich die von Klüppel 1983, 347 angegebene Sterberate des Rechnungsjahres 1944/45 von 30,6% unter Annahme einer Durchschnittsbelegung von 400 Patienten auf die Zahle der Sterbefälle zurückgerechnet. Klüppel geht bei seinen Angaben über Sterberaten generell von der Durchschnittsbelegung aus und kommt dadurch zu erheblich höheren Werten. Da die von mir errechneten Werte genau im Trend der Vorjahre liegen, erscheint mir das hier ausnahmsweise angewandte Verfahren zulässig zu sein. Für das gesamte Jahr 1945 gibt es keine Informationen über die Zahl der Sterbefälle.

durch die feindlichen Terrorangriffe": „Nach Lage der Dinge müßte eine etwa 50%ige Erhöhung der Belegung gegenüber dem Normalstand gefordert werden."[529] Mit diesem Vorsatz waren die Herren angereist. Sie ließen sich dann aber von der bereits bestehenden Überfüllung beeindrucken und forderten für Haina nur noch die Aufstellung von 88 und in Marburg von 70 Doppelbetten. Außerdem sollten insgesamt 12 Baracken errichtet werden, in Merxhausen sechs, in Haina vier und in Marburg zwei. Während die Kommissionsmitglieder andeuteten, daß die Belegung durch den Reichsbeauftragten erfolgen werde, stellte Linden im Juni klar, daß es ihm nicht um Zuweisung von Geisteskranken aus anderen Gauen gegangen sei, sondern um die „Unterbringung von körperlich Kranken" die jetzt noch in Lazarettbetten lägen. Das lief auf eine geplante Vergrößerung der Lazarette hinaus.[530] Für die großen Evakuierungen der „Aktion Brandt" wurde Kurhessen offenbar nicht herangezogen.

Fünf Monate nach dem Besuch der Runckel-Kommission waren in Haina wesentlich mehr als die geforderten 88, nämlich insgesamt 236 Doppelbetten aufgestellt. Im Lazarett waren jetzt 550 Betten belegt, dazu 84 in einem „Altersheim", das offenbar der Evakuierung von Kasseler Altersheimen diente.[531] In Merxhausen waren nach der Belegungsmeldung vom 1.9.1944 von den ursprünglich vorhandenen 1030 „Betten für Geisteskranke" nur noch 382 mit psychisch kranken Patienten belegt. 620 Betten standen dem Lazarett zur Verfügung, 98 dem Lazarettpersonal, weitere 50 ebenfalls einem Altersheim.[532] Ein großer Teil der Frauen wird für das Lazarett gearbeitet haben, einschließlich einer kleinen Männerkolonie, die einige Jahre zuvor von Haina hierher verlegt worden war und die Landwirtschaft besorgte. Wie viele Patienten in Doppelbetten lagen, ist nicht aufgezeichnet, ob es zur Aufstellung der geplanten Baracken kam, ebenfalls nicht.

Über die *Landesheilanstalt Marburg* kann nicht detailliert berichtet werden, da keine Belegungs- und Sterbezahlen zur Verfügung stehen.[533] In Marburg stieg aber schon ab 1937 die Sterblichkeit erheblich an,[534] was Direktor Langelüddeke mit großer Offenheit auf die

[529] LWV Archiv Kassel, Bestand Oberpräsident Kassel, Nr. 1/173.
[530] Ebd.
[531] Ebd.
[532] Ebd.
[533] Nach Mitteilung des Ärztlichen Direktors Dr. Kanzow sollen die Akten an das LWV-Archiv abgegeben worden sein, wo sie aber nicht aufzufinden waren. In seinem Schreiben, für das ich mich bedanke, waren einige Daten zur „T4-Aktion" und der nachfolgenden Fremdnutzung enthalten.
[534] Siehe Vorkriegstabelle der kurhessischen Anstalten, S. 215 im vorliegenden Band.

„Unzulänglichkeit der Ernährung (zu wenig Kalorien, speziell Mangel an Eiweiß)“ zurückgeführt hatte. 1939 stieg die Sterberate abermals, jetzt auf 10,2 Prozent, an. Leider fehlen gerade für 1940 die Ausgangsdaten zur Berechnung der Sterberate und der Opfer des Hungersterbens.
Nach dem Abtransport von 239 Patienten in der „Aktion T4“ wurde im August 1941 das Lazarett auf 385 Betten vergrößert, 1944 sogar auf 540 Betten. Zeitweise waren auch kriegsgefangene Zwangsarbeiter in den Krankengebäuden untergebracht. Am 1. September 1944 befanden sich noch 379 Patienten in der Anstalt. In Anbetracht der Größe des Lazarettes fragt man sich, wo die Patienten untergebracht waren. Sicher in Doppelbetten, vielleicht auch in Baracken, aber darüber gibt es keine Aufzeichnungen.
In seinem ausführlichen Brief, den Runckel im Sommer 1944 im Anschluß an seine Reise durchmehrere Provinzen an Nitsche richtete, geht er auch auf Beobachtungen in Kurhessen ein:

> „Ich frage überall in den Anstalten die leitenden Ärzte nach Therapie und auch, was das Problem der Euthanasie anbetrifft, und habe bisher außer in den Anstalten, mit denen wir zusammenarbeiten, für eine aktive Tätigkeit in dieser Richtung keine Liebe gefunden, weder in Haina, noch in Merxhausen, noch in Marburg, was den Gau Hessen betrifft (...) Was mich immer wieder erstaunt, ist die einerseits ablehnende Haltung vieler Direktoren gegenüber der Sterbehilfe, andererseits die selbstverständliche Billigung der verminderten Ernährung unheilbar Geisteskranker, die auf manchen Anstalten wirklich unschöne Formen zeigt. Man lehnt es ab, den Patienten die Leiden zu verkürzen durch Darreichung von Medikamenten, und ist aber absolut damit einverstanden, daß der Patient wirklich hungert und unterernährt eines Tages den Weg geht, den man ihm durch eine kleine Hilfe hätte erleichtern können. So in Haina, Merxhausen ...“[535]

Hessen-Nassau, Regierungsbezirk Wiesbaden

Am Ende des Rundganges durch die Länder und Provinzen des Altreichs steht jene Hälfte der Provinz Hessen-Nassau, die in der Vorkriegszeit durch die radikalsten Sparvorschläge und -maßnahmen aufgefallen war. Auf die Höhe der Sterblichkeit hatte dies vor dem Krieg merkwürdigerweise nur geringe Auswirkungen. Wie gezeigt werden konnte, gab es andere Provinzen, wie z.B. das Rheinland, die sich an den Spardiskussionen kaum beteiligten, in der Praxis aber viel härter

---

[535] Ausschnitt aus dem Brief vom 30.4.1944 (vollständiger Abdruck, s. S. 651).

sparten und eine kontinuierlich zunehmende Sterblichkeit aufwiesen. Über die Kriegsentwicklungen in den anderen Regionen des heutigen Landes Hessen ließ sich inzwischen herausarbeiten, daß mit Ausnahme der südhessischen Anstalt Goddelau, wo dieser Verdacht besteht, nirgendwo sonst aktiv getötet wurde. Das war im Regierungsbezirk Wiesbaden anders.

Auf den ersten Blick scheint die mörderische Entwicklung in dieser Region durch die Einrichtung der Tötungsanstalt Hadamar mit ihrem Netz von Zwischenanstalten ausreichend erklärt. Die Frage ist aber doch, warum die größte Vernichtungsanstalt des westlichen Reichsgebietes ausgerechnet hier eingerichtet wurde. Angesichts der Tatsache, daß sich beispielsweise sowohl die Rheinprovinz[536] als auch Oldenburg[537] erfolgreich gegen eine solche Einrichtung wehren konnten, Hessen-Nassau jedoch diese Aufgabe offenbar bereitwillig übernahm, wird diese Frage noch brisanter. Wieso, kann man weiter fragen, stellte sich Wiesbaden auch für die zweite Phase der Anstaltsmorde im Rahmen der „Aktion Brandt" so willig zur Verfügung? Warum entwickelten sich jetzt sogar manche Zwischenanstalten selbst zu Mord- oder Sterbeanstalten?

Es wäre wohl zu bequem, alles an der Person von Fritz Bernotat festzumachen, auch wenn dieser wiederholt äußerte, man solle doch alle Geisteskranken „totschlagen". Ernst Klee moniert mit Recht den historiographisch „schonenden Umgang mit den höchsten Medizinalbeamten" und hält es für absurd, daß Bernotat „nach seinem Untertauchen von den Beteiligten als Alleinschuldiger gebrandmarkt" wurde. Bernotat hat diese Entwicklung allerdings begünstigt, indem er alle Akten seines Ressorts sorgfältig vernichtete und danach von der Bildfläche verschwand.[538] Viel-

[536] Eine „T-4" Kommission besichtigte dort im Mai 1940 mehrere Anstalten, u.a. auch die Stiftung Tannenhof in Remscheid. Landeshauptmann Haake soll die Einrichtung einer „Verbrennungsanstalt" aber abgelehnt haben. Vgl. Kaminsky 1995, 96.

[537] Petri, Direktor von Wehnen, wurde im August 1941 (?) in die Reichskanzlei nach Berlin bestellt und besichtigte auch eine Vergasungsanstalt, um das „Verfahren" kennenzulernen. Wehnen sollte, wie er später erfuhr, zum „Sammelpunkt" für Nordwestdeutschland werden, wo man das „Verfahren" durchführen wollte (vgl. Sueße/Meyer 1984, 452). Auch Osnabrück wurde als Standort für eine Vergasungsanstalt ins Auge gefaßt und von einer Kommission für geeignet befunden. Als die Verantwortlichen hörten, daß die Gegend streng katholisch und der Anstaltsleiter keine Parteigenosse sei, ließen sie von dem Vorhaben ab (vgl. ebd., 293).

[538] Nach Klee (1986, 84) lebte Bernotat bis zu seinem Tod im Jahr 1951 angeblich unerkannt unter falschem Namen in der Nähe von Fulda; aus Klee (1986) auch die folgenden Zitatfragmente.

leicht hätte ihn sogar einiges entlasten und andere dafür umso stärker belasten können.
Bettina Winter nennt die Namen von einigen dieser höheren Medizinalbeamten, die in dem Geschehen eine – weitgehend ungeklärte -Rolle spielten:[539] Da ist zum Beispiel der Oberpräsident der Provinz Hessen-Nassau, Prinz Philipp von Hessen, der am 15. Februar 1941 (nachträglich) den Vertrag mit der „Gemeinnützigen Stiftung für Anstaltspflege" aus der Tiergartenstraße 4 zu Berlin bezüglich der Überlassung der Anstalt Hadamar unterschrieb und 1947 im Verlauf des Hadamar-Prozesses aussagte, er habe nichts von dem fürchterlichen Zweck der Einrichtung gewußt. Auch sein Vertreter Wilhelm Traupel, SS-Offizier und seit 1936 Landeshauptmann der beiden Bezirksverbände Kassel und Wiesbaden, stellte sich im Nachhinein unwissend, ebenso wie dessen Stellvertreter, Landesrat Dr. Otto Schellman.
Da waren aber noch andere: Zum Beispiel der Anstaltsdezernent Schlüter, Bernotats Vorgänger, der bereits 1934 in der Dezernenten-Konferenz des Deutschen Gemeindetages den Antrag auf Einführung eines Einheitshaushaltsplans für alle deutsche Anstalten eingebracht hatte und Landesamtmann Rücker, Nassau, der dieses Vorhaben hartnäckig weiterverfolgte, ferner Dr. Stemmler, der auf Initiative von Traupel am 1.7.1934 im Wiesbadener Landesamt ein für das ganze Reich als Vorbild dienendes Amt für Erb- und Rassepflege eingerichtet hatte und selbst zum Vorsitzenden der erbbiologischen Kommission des Deutschen Gemeindetages avancierte. Die Aufzählung läßt eine bemerkenswerte Konzentration von Rasse- und Sparfanatikern in Wiesbaden erkennen, die für die späteren Entwicklungen sicher bedeutungsvoll ist. Nach Boberach wurde gegen keinen einzigen dieser „Schreibtischtäter" ein strafrechtliches Ermittlungsverfahren eingeleitet.[540]
In diesem Umfeld avancierte Fritz Bernotat – vorher ein unbedeutender Verwaltungsbeamter – 1937 zum verantwortlichen Dezernenten für die nassauischen Anstalten und entwickelte sich, wie seine Sekretärin bezeugt, zu einem Tyrannen, der sich vieles leisten konnte, weil er „über beste Beziehungen zu Gauleiter Jakob Sprenger" verfügte, der ihn „in allen Fällen schützte und unterstützte".[541] Bernotat selbst hat einem gleichrangigen Mitarbeiter einmal anvertraut, daß der Gauleiter persönlich bei der Verpachtung von Hadamar an die „Gemeinnützige Stiftung für Anstaltspflege" mitgewirkt habe.[542] War Sprenger also die im Hintergrund zu vermutende treibende Kraft?

---

539 Winter 1991a.
540 Boberach 1991, 165–173.
541 Vgl. Winter 1991a, 92, und die dazu gehörige Anm. 8.
542 Aussage von Landesrat Kranzbühler vom 17. September 1946 (im Verfahren 4a Js 13/46).

Hadamar

Die Eckdaten der Geschichte dieser Anstalt in der entscheidenden Zeit lassen sich stark vereinfacht wie folgt darstellen:[543]

Kriegsbeginn	Räumung fast der gesamten Anstalt zugunsten eines Lazarettes.
Nov. 1940–Jan. 1941	Nach Auflösung des Lazarettes Umbau zur Vergasungsanstalt.
Jan. 1941–22.8.1941	Vergasung von 10.072 Menschen im Rahmen der „Aktion T4".
31.7.1942	Rückgabe der Anstalt an den Bezirksverband Wiesbaden.
13.8.1942	Wiederbelegung und Beginn der zweiten Phase der „Euthanasie".
Kriegsende	Von August 1942 bis Ende März 1945 sterben 4.418 Menschen.

Nach der Räumung bei Kriegsbeginn waren zunächst doch noch rund 270 Patienten zur Aufrechterhaltung des Betriebes zurückgeblieben, die aber bis Anfang 1941 auf 65 arbeitsfähige Männer und Frauen reduziert wurden. Die Männer im abseits gelegen Hofgut Schnepfenhausen blieben dort auch tätig, während in der Anstalt auf dem Mönchberg gemordet wurde. Die Sterblichkeit unter ihnen war gering. Die nachfolgende Tabelle beginnt erst mit dem Jahre 1942, als die Anstalt ab August wieder dem Provinzialverband unterstand. Schon vorher waren einzelne Patienten aufgenommen worden, und das blieb auch so, nachdem die Transporte wieder anrollten. Da es sich in den folgenden Jahren de facto um eine ständige Neubelegung durch Antransport immer neuer Opfer handelte, wird die Unterscheidung zwischen einer „normalen Grundsterblichkeit" und einer „Übersterblichkeit" obsolet. Sämtliche Toten sind Mordopfer.
Am 13. August 1942 kam der erste von insgesamt 63 größeren Transporten in Hadamar an. Es handelte sich um 53 Patienten aus Bremen, denen am nächsten Tag noch einmal 73 folgten. Mit dem großen Transport aus Kloster Hoven im Rheinland und drei Transporten aus der Provinz Sachsen wurden 1942 zusammen 729 Patienten nach Hadamar verbracht. Von den insgesamt anwesenden 838 Patienten starben noch im gleichen Jahr, das heißt innerhalb von viereinhalb Monaten 502, das sind 59,9%!

---

[543] Ich folge dabei der Darstellung von Schmidt-v. Blittersdorf/Debus/Kalkowsky 1986, 58–120.

Tab. 151: (58) Gesamtpatientenzahl, Sterbefälle und Sterberate in der Landesheilanstalt *Hadamar* von 1942–1. April 1945[544]

Jahr	Patientenstand am 1. Januar	Zugänge	Gesamtpatientenzahl	Sterbefälle	Sterberate
1942	86	752	838	502	59,9
1943	315	1790	2105	1583	75,2
1944	463	2048	2511	1903	75,8
1945	578	245 (bis 1.4.)	823	430	52,2 (1. Quartal!)
				4418 Mordopfer	

Diese ungeheure Sterblichkeit unmittelbar nach Wiedereröffnung der Anstalt kann nur so interpretiert werden, daß von Anfang an planvoll nicht nur durch Nahrungsentzug, sondern auch mit Hilfe von überdosierten Medikamenten gemordet worden sein muß. Das heißt aber auch, daß Hadamar bereits bei seiner Wiedereröffnung einen klaren Mordauftrag hatte. „Klein sagte, daß alle Kranken, die nach Hadamar kamen, von den Anstalten und Berlin zur Euthanasie bestimmt waren ..."[545] Wer aber, diese Frage stellt sich schon jetzt, hat im Herbst 1942 diesen Auftrag gegeben?
Dieter Debus und Heidi Schmidt-v. Blittersdorf versuchen das Geschehen in die Vernichtungsplanungen und -aktionen der Nationalsozialisten einzuordnen. Völlig zu Recht lehnen sie die Auffassung ab, daß es sich um eine Form von „wilder Euthanasie" gehandelt habe und weisen auf die vielfältigen Beziehungen dieser „zweiten Mordphase" zur Berliner „T4"-Zentrale hin. Mit der Annahme allerdings, daß die antransportierten Patienten aufgrund der zu diesem Zeitpunkt wieder regelmäßig auszufüllenden Meldebögen von Berlin aus selektiert und, wie in der „Aktion T4", zur Abholung bestimmt wurden, dürften sie einem Irrtum unterliegen. Das belegen die Hamburger Untersuchungen über die Selektion der Abzutransportierenden eindeutig.

> Die Wiedereinführung der Meldebogenpflicht ab November 1942 – jetzt sogar für alle Patienten – dürfte ebenso wie die Durchuntersuchung der Bewohner vieler Anstalten und Altersheime durch Ärztekommissionen

---

[544] Die Zahlen beruhen auf der sehr genauen „Verlegungsstatistik 2" in Roer/Henkel 1986, 369–372. Trotz mehrfachen Nachrechnens komme ich allerdings „nur" auf eine Zahl von 4.418 Mordopfern. Vielleicht ist in der Statistik noch ein ähnlicher Druckfehler versteckt wie der vom Februar 1943, wo unter „gestorben – ges." statt 128 nur 12 Todesfälle aus den davor angegebenen 77 männlichen und 51 weiblichen Todesopfern zusammengezählt werden.
[545] Aussage Wahlmann, zit. n. Schmidt-v. Blittersdorf/Debus/Kalkowsky 1986, 113.

im Spätjahr 1941 und im Verlauf des Jahres 1942 noch den großen Planungsaktivitäten nach dem Abbruch der „Aktion T4" zuzurechnen sein, in denen man sich den vollkommenen Überblick über das gesamte psychiatrische Anstaltswesen und alle darin lebenden Patienten verschaffen wollte, – auch im Hinblick auf eine für möglich gehaltene Wiederaufnahme der „Aktion". Dabei erhielt die „T4"-Zentrale einschließlich des Reichsbeauftragten für die Heil- und Pflegeanstalten natürlich auch einen Eindruck davon, wieviele „Lebensunwerte" sich noch in den Anstalten befanden und sie konnten diese Erkenntnisse bei den ab 1942 in den Vordergrund tretenden katastrophenmedizinischen Planungen mitverwerten.

Die Wiederaufnahme der massenhaften Tötungen in der zweiten Phase der „Euthanasie" stand jedoch eindeutig im Zeichen der neuen Forderungen nach Betten für Ausweichkrankenhäuser, Lazarette etc., also den zentralen Inhalten der „Aktion Brandt". Die Selektion der Patienten geschah dabei nicht mehr zentral, sondern durch die „Abgabeanstalten" nach den Kriterien Arbeitsfähigkeit und Pflegeaufwand. Beides konnten die Anstaltsleiter und ihre Abteilungsärzte aus eigenem Augenschein ohnehin am besten beurteilen. (Die Verlagerung der Selektion in die „abgebenden" Anstalten hatte sich schon im Lauf der „Aktion T4" vollzogen, wie Götz Aly für Berlin und Brandenburg nachweisen konnte.[546]) Natürlich gab es wieder Transportlisten, aber diese stammten nicht aus Berlin, sondern wurden aus administrativen und kostentechnischen Gründen von den Abgabeanstalten selbst zusammengestellt. Der wesentliche Tatbeitrag der Berliner Behörden bestand im Ausfindigmachen (aufgrund der monatlichen Belegungsmeldungen) und der Zuweisung von „freien Plätzen" sowie der Bereitstellung von Transportmitteln unter Regie der Gekrat. Bezüglich der nassauischen Anstalten hatte Bernotat offenbar sogar das Privileg, an der Festlegung von freien Plätzen beteiligt zu werden.[547]
Die Organisation der Tötungsanstalt Hadamar in der zweiten Mordphase erinnert stark an diejenige der Anstalten Großschweidnitz und Meseritz-Obrawalde – und auch an die von Konzentrationslagern: Bereits beim Eintreffen eines Transports fand eine erneute Selektion statt: Die noch rüstig und arbeitsfähig erscheinenden Patienten kamen

---

[546] Vgl. Aly 1988, 144f. In den erst kürzlich von Gabriel Richter wieder aufgefundenen Verlegungsakten der Anstalt Emmendingen in Südbaden fand sich ein Schreiben des ansonsten nicht sehr kooperativen Direktors Dr. Mathes vom 30.7.1941, in welchem er als Reaktion auf widersprüchliche Verlegungsanordnungen anregt: „Wäre es nicht zweckmäßiger, die Direktoren der Anstalten zu veranlassen, die Kranken zu benennen, die für eine Verlegung im Rahmen planwirtschaftlicher Maßnahmen in Betracht kommen?"
[547] Vgl. Schmidt-v. Blittersdorf/Debus/Kalkowsky 1986, 103.

auf je eine Station für arbeitsfähige Männer oder Frauen, die anderen auf die überfüllten „Warte"-Stationen mit ihren „Sterbezimmern". Durch eine radikale „Hungerkost", die nach den Berechnungen von Schmidt-v. Blittersdorf etwa 400 Kalorien enthielt,[548] wurden die Patienten dem Tode entgegengeführt, so daß sie nur noch geringe Dosen an Barbituraten benötigten. Dr. Wahlmann, der aus dem Ruhestand zurückgeholte ehemalige Oberarzt, den Bernotat jetzt zum Chefarzt, aber nicht zum Direktor ernannte – der eigentliche Leiter der Anstalt war der Verwaltungsinspektor Klein –, bestimmte in Zusammenarbeit mit dem Pflegepersonal, wer getötet werden sollte.
Durch überlieferte Anstaltsakten und Krankengeschichten, aber auch durch die Aussagen von Zeugen in den Gerichtsverfahren weiß man über Hadamar mehr als über jede andere Tötungsanstalt in den letzten Kriegsjahren. Ich möchte einige charakteristische Einzelheiten von Hadamar herausgreifen und unter bestimmten Themen zusammenfassen:

Die antransportierten Patienten: In den schon erwähnten 63 Transporten wurden bis Kriegsende 4817 Menschen nach Hadamar verbracht. Es handelte sich um

- arbeitsunfähige und „pflegeaufwendige" Patienten aus den zu räumenden Anstalten;
- Personen, die nach Bombennächten verwirrt aufgegriffen wurden;
- Kinder;
- jüdische „Mischlings"-Kinder und Jugendliche in Fürsorgeerziehung;
- psychisch kranke Zwangsarbeiter aus östlichen und westlichen Ländern;
- Insassen von Altersheimen;
- deutsche und ausländische Soldaten.

Jede Gruppe der Betroffenen hat ihre eigene Geschichte, die hier aus Platzgründen nicht ausführlicher dargestellt werden kann.[549] Die Aufstellung zeigt im übrigen, wie sich das Spektrum der Mordopfer in der zweiten Mordphase immer mehr ausweitete.

Das Leben der Arbeitsfähigen in der Mordanstalt: Sie waren wahrscheinlich besser untergebracht als die übrigen Insassen und erhielten – auf Kosten der anderen – ein besseres Essen. Ihre Arbeitsfähigkeit wurde jedoch skrupellos ausgebeutet. Im Zusammenhang mit Lindens Erlaß vom 18. März 1943 bezüglich der „vermehrten Ausschöpfung der Arbeitskraft" der Anstaltsinsassen wurde in Hadamar ein groß angelegtes und für die Anstalt gewinnbringendes *System von Leiharbeit* mit nicht weniger als 41 Arbeits-Stellen in der Stadt aufgebaut.[550] In der Anstalt selbst wa-

[548] Ebd., 110.
[549] Vgl. dazu Scholz/Singer 1986; Kaufmann/Schulmeyer 1986, ferner ausführlich auch Winter 1991b.
[550] Schmidt-v. Blittersdorf/Debus/Kalkowsky 1986, 105.

ren über 200 Männer und Frauen an allen möglichen Arbeitsplätzen eingesetzt. Geradezu teuflisch war die Nötigung der „Arbeitskranken" auf den Stationen beim Töten der Patienten mitzuhelfen, indem sie die sich sträubenden Leidensgenossen beim Einflößen der Todesmedizin festhalten mußten. Auch der Transport der Leichen und ihre Beerdigung war Sache von Patienten, auf dem Friedhof waren nicht weniger als neun Kranke beschäftigt.[551] Arbeiten zu können bedeutete aber auch, eine Überlebenschance zu haben. Wer jedoch in seiner Arbeit nachließ, disziplinarische Schwierigkeiten bereitete oder in der Stadt Einzelheiten über die Anstalt herumerzählte, wurde gnadenlos beseitigt.

Unterkunft und „Betreuung": Auf den „Todesabteilungen", wie ich die Stationen der Arbeitsunfähigen einmal nennen will, waren die Patienten auf engstem Raum zusammengepfercht, „... daß man oft kaum durch die Krankensäle hindurchgehen konnte"[552]. Im Winter wurden große Teile der Anstalt nicht beheizt. Bei Fliegeralarm überließ man die Patienten auf ihren verschlossenen Stationen sich selbst. Wenn die Transporte kamen und die Schlafstellen nicht ausreichten, wurden Strohsäcke aus einem Lager herbeigeschafft. „Die verseuchten und urindurchtränkten Strohsäkke wurden niemals erneuert. (...) Es gab nur alle 14 Tage frische Leibwäsche. (...) Die meisten Menschen (hatten) einen sehr quälenden Hautausschlag." Eine medizinische Betreuung der Patienten auf diesen Abteilungen war nicht vorgesehen. Dr. Wahlmann, ohnehin einziger Arzt für bis zu 700 Patienten, schrieb dem Oberpräsidenten der Rheinprovinz auf dessen Anfrage wegen der hohen Sterblichkeit unter den aus Kloster Hoven zuverlegten Patienten unter anderem: „Ich kann es aber mit meiner nationalsozialistischen Einstellung nicht vereinbaren, irgendwelche medizinischen Maßnahmen anzuwenden, seien sie medikamentöser oder sonstiger Art, damit das Leben dieser für die menschliche Gesellschaft vollkommen ausfallenden Individuen verlängert wird, ganz besonders in der jetzigen Zeit unseres Existenzkampfes, bei dem jedes Bett für die Wertvollsten unseres Volkes benötigt wird". Nach den Berechnungen von Schmidt-v. Blittersdorf stand für 33 Kranke eine Pflegekraft zur Verfügung.[553]

Ernährung: Trotz der knappen Zuteilungen verzichtete Verwaltungsleiter Klein am 17.9.1942 auf zwei Drittel der Hadamar zustehenden Fleisch- und ein Drittel der Buttermenge, verlangte dafür aber die doppelte Menge an Nährmitteln und Teigwaren. Er steuerte damit also auf eine fett- und fleischfreie Sonderkost zu, wie sie aus anderen Anstalten bekannt ist, in denen man durch Nahrungsentzug tötete. Konkret hieß das dann: „ Das Essen bestand morgens aus zwei dünnen Schnitten, mittags einer dünnen Suppe, ohne Fett und Mehl mit schwimmenden Kartoffelschalen, abends wieder einer Wassersuppe. (...) Daß bei dieser Ernährung eine schnelle

---

551 Vgl. Daum 1986, 173–213; daraus auch viele der folgenden Einzelheiten.
552 Ebd., 199; daraus auch die folgenden Zitate.
553 Vgl. Schmidt-v.Blittersdorf/Debus/Kalkowsky 1986, 110.

Abmagerung eintreten mußte, ist wohl erklärlich."[554] Ein aus Strecknitz schließlich nach Hadamar verbrachter lungenkranker Patient beklagte sich in einem von der Anstalt zurückgehaltenen Brief an seinen Bruder darüber, daß er die von dort gewohnten Medikamente und Nahrungszulagen nicht mehr erhalte, auch keine ärztliche Betreuung. Hier bekomme er „nichts, sodaß ich schon 42 Pfund abgenommen habe. Bin unterernährt und entkräftet ..." Kurz darauf war er tot.

Krankheiten und Todesursachen: Viele Patienten waren schon bei der Ankunft am Bahnhof in Hadamar so geschwächt, daß sie nicht auf den Mönchberg hinaufgehen konnten, sondern per Lastwagen regelrecht „hinaufgekarrt" wurden. Einige Patienten starben bereits in der ersten Nacht. Die anderen, nicht durch Arbeit Ausbeutbaren, verloren ständig an Gewicht und Widerstandskraft, so daß sie sich alle möglichen Infekte zuzogen, zum Teil auch an diesen interkurrenten Erkrankungen starben. Nach Wahlmann hatten viele „ekelhafte Krankheiten, Hungerödeme waren an der Tagesordnung".[555] Mit den ekelhaften Krankheiten wird er wohl die Hautausschläge und die häufigen Durchfälle gemeint haben, beides direkte Folgen des Hungers. Wenn „Darmkatarrh" oder „Darmgrippe" als eine der häufigsten Todesursache genannt wurde, dann war dies keine reine Verfälschung der Todesursache, sondern die teilweise korrekte Beschreibung des präfinalen Zustandes. Eine „Vergiftung durch Medikamente" tauchte in der Diagnose natürlich nicht auf, insofern wurde die wahre Todesursache gefälscht.

Ermordung: Gemordet wurde, wie sich aus den Todestagen ergibt, fast nur an Wochentagen, lediglich die osteuropäischen Zwangsarbeiter, die Ende 1944 in großer Zahl in die Hadamarer Sammelstelle verbracht wurden, bildeten in dieser Hinsicht eine Ausnahme. Besonders intensiv gemordet wurde nach der Ankunft großer Transporte und der daraus resultierenden Überbelegung. Das war besonders im Herbst 1944 der Fall. Noch am 6. Januar 1945 bestellte Dr. Wahlmann die riesige Menge von 10.000 Veronaltabletten[556]. Schon vorher waren bei Lorant, dem Leiter der Beschaffungsstelle der „T4" immer wieder größere Mengen an Tabletten, vor allem aber von Morphium- und Scopolaminampullen bestellt worden. Die Opfer, durch den Hunger geschwächt und extrem abgemagert, benötigten nur geringe Dosen der Mordgifte Luminal, Veronal und Trional, um „einzuschlafen". Verwaltungsinspektor Klein brüstete sich, dadurch „20.000 Reichsmark gespart zu haben."[557] Die zur Tötung Vorgesehenen wurden „in der Regel nachmittags ins „Sterbezimmer" verbracht,

---

[554] Daum 1986, 199; dort auch die Krankengeschichte des Patienten aus Strecknitz.

[555] Aussage Wahlmann, zit. n. Schmidt-v. Blittersdorf/Debus/Kalkowsky 1986, 110. Es ist dies eine der seltenen Aussagen, in denen das Auftreten von Hungerödemen von einem Arzt zugegeben wird.

[556] Schmidt-v. Blittersdorf/Debus/Kalkowsky 1986, 115.

[557] Ebd., 111.

das niemand lebend verließ. Dort verabreichte das Pflegepersonal die vorher festgelegte Menge der todbringenden Medikamente, meist 6–10 in Wasser aufgelöste Tabletten. (...) Die meisten Menschen erlebten danach den nächsten Morgen nicht mehr. Den wenigen Überlebenden wurde eine Spritze mit Morphium-Scopolamin verabreicht, die in jedem Fall zum Tode führte."[558]

Das neue System der mordenden Zwischenanstalten

Zwischen der zweiten und der ersten Mordphase in Hadamar gibt es einen wichtigen Zusammenhang, – das System der vorgelagerten Zwischenanstalten. Wie im Folgenden am Beispiel der Anstalt Scheuern demonstriert werden soll, gehörten viele der beim Stop der „Aktion T4" in den Zwischenanstalten verbliebenen Patienten aus Nord- und Westdeutschland zu den ersten, die nach Wiederaufnahme des Tötungsbetriebes nach Hadamar abtransportiert wurden. Sie trafen also mit einer Verspätung von rund eineinhalb Jahren doch noch an ihrem ursprünglichen Bestimmungsort ein. Weil es sich offenbar so gut bewährt hatte, behielt man das System der Zwischenanstalten als Puffer zwischen Verlegungs- und Mordanstalt auch in der zweiten Mordphase bei, mit dem bedeutsamen Unterschied allerdings, daß sich mindestens zwei der Zwischenanstalten nun selbst zu Mordanstalten entwickelten, der Eichberg und der Kalmenhof in Idstein. Hadamar blieb gleichwohl das Zentrum des Tötens in Nassau. Wo diese Entscheidungen zur Beibehaltung des Systems der Zwischenanstalten getroffen wurden, muß wegen des Verschwindens der Akten des Provinzialverbandes offenbleiben. Sowohl Berlin als auch Wiesbaden kommen dafür in Frage, höchstwahrscheinlich waren beide Stellen beteiligt.
Im folgenden sollen die Zwischenanstalten mit ihren jeweils verschiedenen Bedingungen vorgestellt werden, wobei ich mit der Anstalt beginne, in der die wenigsten Opfer zu verzeichnen sind.
Mit seinen 800 Betten war auch *Scheuern* 1940 stark überbelegt. Die wie in allen Einrichtungen für geistig Behinderte niedrige Sterberate stieg in diesem Jahr leicht an. Daß sie 1941 scheinbar sogar sank, ist auf das bekannte meßtechnische Problem zurückzuführen, denn in diesem Jahr herrschte lebhafter Verlegungsbetrieb: Nach dem Abtransport von 284 „Stammpatienten" nach Hadamar kamen neun Zwischentransporte mit 328 Patienten, die bis zum 24. Juli fast vollständig – sechs Patienten starben noch in Scheuern – in die Mordanstalt weitertransportiert wurden. Bis zum 14. August 1941 kamen aber noch einmal vier Transporte aus Gütersloh, Wunstorf, Herborn und

[558] Ebd., 114.

Tab. 152: (59) Gesamtpatientenzahl Sterbefälle, Sterberaten und Übersterblichkeit (gegenüber 2,2% nach Laehr im Jahr 1936) in der Heilerziehungs- und Pflegeanstalt *Scheuern*[559]

Jahr	Patientenstand am 1. Januar	Zugänge	Gesamtpatientenzahl	Sterbefälle	Sterberate	NS-Opfer
1940	897	134	1031	32	3,1	10
1941	936	862	1798	53	2,9	14
1942	965	188	1153	95	8,2	70
1943	963	937	1900	50	2,6	8
1944	1096	284	1303	44	3,2	15
1945	614	218	832	17	2,0	—
				291		117

Eickelborn in Scheuern an, am 24 September zusätzlich 33 Patienten aus der im Rahmen der „Aktion Brandt" geräumten Anstalt Strecknitz. Diese 421 Patienten verblieben in Scheuern und unter ihnen kam es dann bis Anfang 1943 zu einem großen Sterben, das sich 1942 auch auf die Sterberate auswirkte: Von den insgesamt 95 Sterbefällen dieses Jahres fielen nicht weniger als 60 auf die Patienten der Zwischenanstalt, die als isolierbare Gruppe in diesem Jahr also eine Sterberate von 14,3% aufwiesen! Wie oben bereits angedeutet, wurden die meisten Zwischenverlegten, einschließlich der Strecknitzer, im Januar 1943 nach Hadamar in den sicheren Tod geschickt.
Im Rahmen der „Aktion Brandt" diente Scheuern dann wieder als Zwischenanstalt. Die Transporte kamen jetzt aus Hamburg, Münster und Düsseldorf, also aus bombardierten Städten. Mit dem Kalmenhof wurden aus unbekannten Gründen mehrfach Patienten ausgetauscht, wobei auffällt, daß von den 135 dorthin Verlegten 63 im Kalmenhof starben. Die zahlreichen Zugänge des Jahres 1943 und auch die hohe Belegung zu Beginn des Jahres 1944 weisen auf den Umfang der Krankenbewegungen hin. Während 1944 kaum noch Transporte ankamen, gingen noch einmal zwei größere Transporte nach Hadamar ab, und zwar am 2. September mit 165 Personen (davon 61 Frauen aus Münster) und am 3. September mit 53 Menschen. Wie schon früher war die Sterblichkeit unter den Zwischenverlegten besonders hoch. Daß trotzdem die Zahl der Hungertoten in der Gesamteinrichtung vergleichsweise gering blieb, muß ähnlich wie im Tannenhof in Remscheid auf eine letztlich doch bessere Betreuung als in den staatlichen Anstalten zurückgeführt werden.

559 Die Zahlen beruhen auf eigenen Recherchen anhand der „Hauptbücher", die ich im Oktober 1995 mit freundlicher Genehmigung von Pfarrer Metzner und der Unterstützung durch Herrn Minor und Frau Bianc vor Ort durchführen konnte.

Tab. 153: (60) Gesamtpatientenzahl, Sterbefälle, Sterberaten und Übersterblichkeit (gegenüber 5,2 % im Durchschnitt der Jahre 1935–1938) in der Heil-und Pflegeanstalt *Herborn*[560]

Jahr	Patientenstand am 1. Januar	Zugänge	Gesamtpatientenzahl	Sterbefälle	Sterberate	NS-Opfer
1939	1287	876	2163	148	6,8	36
1940	1591	552	2143	249	11,6	138
1941	1569	245	1814	97	5,3	3
1942	276	76	352	1	0,3	—
1943	278	80	358	3	0,8	—
1944	321	14	335	8	2,4	—
1945	301	99	400	14	3,5	—
				520		177

Der Vergleich der Zahlen von 1939 und 1940 zeigt einerseits die erhebliche Belegungszunahme, andererseits den Anstieg der Sterblichkeit gegenüber den Vorjahren, – ein erster Hinweis darauf, daß anscheinend auch im Kernland von Hessen-Nassau bei Beginn des Krieges besondere Maßnahmen zur Niederführung der Patienten, wie beispielsweise eine drastische Kürzung der Krankenkost getroffen wurden. Von einem betroffenen Zeitzeugen wird das bestätigt:

> Herr B. war 1928 nach Mexiko ausgewandert und wurde auf einer Geschäftsreise in Deutschland im August 1938 wegen Spionageverdachts verhaftet. Ende 1939 lieferte man ihn in Herborn ein. Gegenüber der Staatsanwaltschaft Frankfurt machte er 1946 folgende schriftliche Aussage: „Ich muß (...) besonders darauf hinweisen, daß die Ernährung (...) in keinem Fall auch nur annähernd dem von uns verlangten körperlichen Einsatz entsprach. – Morgens eine Tasse schwarzen Kaffee und ein Stück Brot, bestenfalls mit etwas Marmelade beschmiert, mittags einen Teller Wassersuppe, etwas Gemüse und 3 bis 4 Pellkartoffeln, oft erfroren und schwarz, die wir des Hungers wegen, der uns unaufhörlich plagte, selbst mit der Schale aßen, nachmittags wiederum eine Tasse schwarzen Kaffee und ein Stück Brot und abends wiederum eine Wassersuppe oder bestenfalls wiederum erfrorene oder zum Teil schon verfaulte Pellkartoffeln und etwas Gemüse ... – Dies geschah wohlgemerkt schon in den ersten

[560] Die Zahlen entnahm ich einer von 1911–1960 reichenden Aufstellung über die „Krankenbewegung" in Herborn, die mir Chefarzt Dr. Haedke, Herborn, freundlicherweise zur Verfügung stellte. Für das Jahr 1941 sind darin allerdings die 877 Patienten als Aufnahmen nicht berücksichtigt, die aus Merxhausen, Marburg, Lüneburg, Warstein und Aplerbeck als Zwischenverlegte nach Herborn kamen und nach Hadamar weiterverlegt wurden. Beim Berechnen der Sterberaten unterstelle ich, daß sich die Sterbefälle ebenfalls nur auf die Stammpatienten und regulären Zugänge bezogen.

Kriegsjahren 1939 und 1940, wo diese Verpflegung nicht mit der allgemeinen Ernährungslage entschuldigt werden kann. – Wir haben oft, wenn wir zu Arbeiten auf dem Gutshof herangezogen wurden, versucht, unseren Hunger an dem Schweinetrog zu stillen und mußten dabei zu unserem Erstaunen die Feststellung machen, daß die an die Schweine verfütterten Kartoffeln nicht nur bedeutend größer, sondern vor allen Dingen auch weder durch Frost noch Fäulnis angegriffen waren. – Es darf aus diesem Grunde auch niemand verwundern, wenn schon zu Beginn des Krieges die Mehrzahl der Insassen der Anstalt (...) unterernährt waren."[561]

1941 wurden neben den Zwischenverlegten auch 773 eigene Patienten der Anstalt nach Hadamar verlegt, insgesamt 1630 Kranke. Ende Juli 1941 verbrachte man 504 Überlebende der „Aktion T4" nach Scheuern[562], Kalmenhof, Eichberg und Weilmünster, lediglich 270 „Arbeitspatienten" blieben in der Anstalt zurück, die am 1. August 1941 in ein großes Lazarett umgewandelt wurde. Obwohl die Arbeitenden vermutlich bessere Nahrung erhielten, stieg auch bei ihnen in den folgenden Jahren die Sterblichkeit allmählich wieder an.
Herborn ist meines Wissens die einzige Anstalt, die nach dem Krieg auf einer Gedenktafel auch an die Hungertoten erinnerte. Darauf heißt es u.a.: „Von 1937 bis 1945 starben viele Patientinnen und Patienten, weil die Ernährung und Unterbringung absichtlich drastisch verschlechtert wurde."
Über die Heilerziehungsanstalt *Kalmenhof bei Idstein* gibt es viele Zahlen, die aber bis auf die Gesamtzahl von rund 720 Sterbefällen in den Kriegsjahren nicht übereinstimmen. Um wenigstens einen allgemeinen Eindruck von der Entwicklung der Sterblichkeit zu vermitteln, gebe ich eine etwas ungewöhnliche Tabelle wieder, die ich in dem Aufsatz von Gerber über das Schicksal der saarländischen Patienten fand.[563] Was darin mit dem Begriff „Belegung" gemeint ist, ob Anfangs- oder Durchschnittsbelegung, wird nicht genauer definiert. Da für die Jahre 1943 und 1944 die entsprechenden Zahlen fehlen, würden sich die Sterberaten nicht durchgängig berechnen lassen, weshalb ich darauf verzichte. Zum Verständnis der Tabelle ist außerdem der Hinweis angebracht, daß in dieser Anstalt hauptsächlich Kinder und Jugendliche Aufnahme fanden und daß entsprechend der größeren Lebenserwartung jugendlicher Menschen zwischen 1934 und 1937 pro Jahr nur zwischen fünf und sechzehn Todesfälle auftraten.

[561] Chefarzt Dr. Haedke, Herborn, hat mir diesen Text, wie auch den der Gedenktafel mitgeteilt. Ich bin ihm für seine Unterstützung sehr dankbar.
[562] Von den 79 Patienten, die nach Scheuern verbracht wurden, sind bis 1944 dreißig dort verstorben, einer wurde entlassen, zwei nach Eichberg und 46 nach Hadamar verlegt. Das Schicksal der anderen Verlegten wird noch aufgeklärt.
[563] Gerber 1988, 87.

Tab. 154: Belegung und Sterblichkeit von 1939–1945 in der Heilerziehungsanstalt *Kalmenhof/Idstein* nach Gerber

Jahr	„Belegung"	Sterbefälle
1939	996	49
1940	846	58
1941	612	199
1942	520	86
1943		176
1944		138
1945	325	20
		726

1938 stieg deren Zahl aber bereits auf 47 an, was mit der „Gleichschaltung" des Kalmenhofs zusammenhängen könnte. Durch massiven Druck, u.a. mit der Drohung, die vom Fürsorgeverband untergebrachten Patienten abzuziehen, waren der Kalmenhof und auch Scheuern dem Anstaltsdezernenten Bernotat unterstellt worden, der damit Kraft seines Amtes dem Aufsichtsrat vorstand.

Nachdem 1939 eine größere Zahl von Saarland-Patienten nach Idstein evakuiert worden waren, diente der Kalmenhof in der „Aktion T4" als Zwischenanstalt für Hadamar. Wieviele Patienten durchgeschleust wurden, ist nicht genau bekannt, weil die Zwischenverlegten weder im Hauptbuch noch in den Aufnahme- und Abgangsbüchern registriert wurden.[564] Nach der Aussage von Direktor Großmann war „es ein Kommen und Gehen von Verlegungen, Zwischentransporten". Die aus anderen Anstalten Antransportierten wurden „anfangs notdürftig auf Strohlagern in der Turnhalle, später im Kellergeschoß des Altenheims untergebracht". Beim Abbruch der „Aktion" im August 1941 befanden sich noch viele Zwischenverlegte in der Anstalt. Berger und Oelschläger geben an, daß es unter diesen bereits ab August 1941 zu einem erheblichen Anstieg der Sterblichkeit kam. Bis Januar 1942 starben 77 Zwischenanstaltspatienten.[565] Angesichts des auch in der Tabelle sichtbaren plötzlichen und massiven Sterblichkeitsanstiegs stimme ich mit Berger und Oelschläger darin überein, daß diese Patienten vermutlich getötet worden sind.

Daß man im Kalmenhof bereits so früh aktive „Sterbehilfe" leistete, hängt sicher damit zusammen, daß dort im Lauf des Jahres 1941 unter der Leitung von Frau Dr. Weber eine „Kinderfachabteilung" entstanden war. Die Technik des Mordens mit Hilfe von Medikamenten war

---

[564] Berger/Oelschläger 1988, 304. Auf der gleichen Seite wird erwähnt, daß inzwischen nach vorhandenen Unterlagen anderer Anstalten Transporte aus Gütersloh und Haina mit zusammen 554 Patienten bekannt geworden sind.

[565] Ebd., 310. Die Sterbefälle konnten im Standesamt Idstein ermittelt werden.

also in der Anstalt bekannt und mußte für die Erwachsenen nur modifiziert zu werden. Nach Berger und Oelschläger sind im Jahr 1941 auch etwa 75 Kinder getötet worden, so daß die hohe Zahl der Sterbefälle in diesem Jahr nicht mehr erstaunt. Dr. Weber infizierte sich 1944 mit einer Tuberkulose und Dr. Wesse, zuvor in den „Kinderfachabteilungen" von Waldniel, Brandenburg-Görden und Uchtspringe tätig, übernahm die Leitung der Abteilung. Gegenüber der vorher praktizierten Methode der Vergiftung mit Tabletten soll er Injektionen vorgezogen haben. Auch bei den Kindern zählte das Aushungern zur Vorbereitung auf das Sterben. Unter den Todesursachen fand sich auffallend häufig die Angabe „Marasmus".
Von den rund 720 Sterbefällen des Kalmenhofs waren etwa 450 Kinder und Jugendliche.[566] Unter den Erwachsenen befanden sich etwa 70 aus dem Saarland evakuierte Patienten und viele Zwischenverlegte. In der ersten Hälfte des Krieges starben mehr Erwachsene als Kinder, in der zweiten mehr Kinder und Jugendliche, unter ihnen auch sehr viele derjenigen Patienten, die 1943 im Rahmen der „Aktion Brandt" aus Hamburg-Alsterdorf und Bonn nach Idstein verbracht worden waren.
Die wahren Absichten der Anstaltsleitung gegenüber den „ihnen anvertrauten Patienten" wurden schon während des Krieges ruchbar, als der Oberstaatsanwalt eines Sondergerichts in Frankfurt am 21. Dezember 1944 Anklage gegen den Kalmenhof wegen fortgesetzter Kriegswirtschaftsverbrechen erhob. Den Zöglingen des Kalmenhofs sollen von 1939 bis 1943 jährlich 47 Zentner Butter (= ca 3 kg pro Kopf und Jahr) und 33 Zentner Fleisch vorenthalten worden sein, dazu insgesamt 40.000 Liter Vollmilch.[567] Über den Ausgang dieses einmaligen Verfahrens ist ebenso wenig bekannt, wie über die angeklagten Personen. – Sollte etwa auch Bernotat unter ihnen gewesen sein, der schon 1937 die Ausgabe von Butter an Patienten verboten hatte?
Die Funktion von *Weilmünster* bezeichnete Bettina Winter als „Zwischenanstalt und Sterbeanstalt".[568] Zu letzterem scheint sie bereits im ersten Kriegsjahr geworden zu sein, wozu zweifellos die enorme Überbelegung der auf 1250 Betten ausgelegten und schon 1939 mit 1501 Patienten belegten Anstalt beigetragen hat. Bei Kriegsbeginn waren noch einmal 412 Patienten aus dem Saarland hinzugekommen,[569] von denen ein Teil, aber wohl nicht alle im Oktober 1939 in nordhessische

566 Das ergibt sich aus den Graphiken von Berger/Oelschläger 1988, 317–319.
567 Ebd., 320.
568 Winter 1991c. Das Vortragsmanuskript wurde mir freundlicherweise von der Autorin zur Verfügung gestellt.
569 Gerber 1988.

Tab. 155: (61) Gesamtpatientenzahl, Sterbefälle, Sterberaten und „Übersterblichkeit" (gegenüber 6,0% nach Laehr im Jahr 1936) in der Landesheilanstalt *Weilmünster* (Wirtschaftsjahre)[570]

Jahr	Patientenstand am 1. April	Zugänge	Gesamtpatientenzahl	Sterbefälle	Sterberate	NS-Opfer
1940/41	1959	510	2469	400 **	16,2	252
1941/42	1100	2525	3625	428	11,8	211
1942/43	1600	604	2204	762	34,6	630
1943/44	1218	1317	2535	820	32,3	668
1944/45	1597	339	1936	735	38,0	619
				3145		2380

Anstalten weiterverlegt wurden. Alles zusammen, verbunden mit der kriegsbedingten Personalreduktion und der offenbar auch hier drastisch verringerten Kost führte zu der enorm hohen Sterblichkeit im ersten Kriegsjahr, die an jene im Regierungsbezirk Hessen-Kassel erinnert. Damit erhärtet sich der Verdacht, daß es auch in Hessen-Nassau bei Kriegsbeginn ein Hungersterben größeren Ausmaßes gegeben haben muß. Durch die hohen Durchgangszahlen der Zwischenanstalt und den Abtransport von 735 Stammpatienten ging die Sterberate 1941 scheinbar zurück. Erst 1942 wird auch in der Sterberate das wahre Ausmaß des Massensterbens wieder sichtbar.
Wie in den anderen Zwischenanstalten blieben auch in Weilmünster beim Abbruch der „Aktion" zum Weitertransport nach Hadamar bestimmte Patienten zurück. Die Sterblichkeit unter ihnen muß sehr hoch gewesen sein, wie die Antwort des Krankenhauses auf eine Anfrage der Staatsanwaltschaft Hannover im Jahr 1949 erkennen läßt: Zu den 70 Männern, die am 30. Juli 1941 aus Rotenburg nach Weilmünster gekommen waren, mußte die Anstalt mitteilen: „Diese 70 Kranke sind in der Anstalt Weilmünster verstorben." – Sterbequoten von 100 Prozent für eine Gruppe abtransportierter Patienten sind für die „Aktion

570 Die Zahlen dieser Tabelle sind verschiedenen Quellen entnommen: So stammen die Belegungszahlen aus einer 1949 erstellten Belegungsstatistik (LWV-Archiv, Bestand 19/79), die Zugangszahlen aus LWV-Archiv 19/14, die aufgrund genauerer Zahlen in einer anderen Quelle nach unten korrigiert werden mußten, die Sterbezahlen aus dem „Sterbe-und Sektionsbuch" (LWV-Archiv 19/54), das allerdings erst am 9.6.1940 beginnt und die Sterbefälle bis zum 21. Dezember 1945 erfaßt. Für die zweite Hälfte des Wirtschaftsjahres 1940/41 sind darin 208 Sterbefälle verzeichnet. In Anbetracht der schlechten Ernährungs- und Betreuungsverhältnisse und der enormen Überbelegung bei Kriegsbeginn glaubte ich für die erste Hälfte des Jahres 1940 annähernd ebenso viele Sterbefälle annehmen zu dürfen. Die vorgenommene Schätzung wird durch die beiden Sterne hinter der Zahl angezeigt.

T4" typisch, nicht aber für die Transporte in der zweiten Phase der Anstaltsmorde!
Die 60 Frauen, die am 12. September 1941 aus Liebenburg im Harz eintrafen, erlitten ein ähnliches Schicksal: Von ihnen verstarben 48 in Weilmünster, zwei wurden 1942 entlassen, neun im Verlaufe des Jahres 1944 und eine Frau sogar noch am 23. März 1945 nach Hadamar verlegt. In seiner Ahnungslosigkeit oder auch im Versuch, das Geschehene zu verharmlosen, schrieb der damalige Direktor nach dem Krieg an die Staatsanwaltschaft: „Alle in der Landesheilanstalt Weilmünster verstorbenen Kranken sind eines natürlichen Todes gestorben, was in jedem einzelnen Falle durch die noch vorhandenen Krankenakten und andere ärztliche Aufzeichnungen nachgewiesen werden kann."[571]
Von den noch im Rahmen der „T4" nach Weilmünster verlegten westfälischen Patienten waren nach den Feststellungen von Bernd Walter 20% bis Mitte 1942, bis Ende 1942 bereits 45% und bis Ende 1943 insgesamt 75 Prozent verstorben. Walter weiß dazu noch aufschlußreiche Einzelheiten aus Weilmünster zu berichten: „Auf Betreiben des Verwaltungsleiters, eines engen Vertrauten Bernotats, wurden die Aufwendungen für Lebensmittel auf ein Minimum zurückgefahren. (...) Im Winter 1943 gab es zeitweise Rüben statt Kartoffeln, im darauf folgenden Winter wurde die Kartoffelration erst auf 250g pro Tag, dann auf 150g pro Tag und Kopf festgesetzt."[572]
Weilmünster wurde zu einer der großen Aufnahmeanstalten der „Aktion Brandt". So trafen aus Hamburg-Langenhorn bereits im Frühjahr 1943 drei Transporte mit zusammen 155 Patienten ein und im Juli 110 Patienten aus Süchteln im Rheinland. Bei den Räumungstransporten aus Westfalen folgten am 29. Juni 130 Patienten aus Münster und am 26. Juli 340 Patienten aus Warstein.
Bis jetzt gibt es noch keine Anhaltspunkte dafür, daß in Weilmünster „aktiv", d.h. mit Hilfe von Medikamenten getötet wurde. Dafür existieren umso mehr Beweise, daß die Patienten an Hunger starben. Einige davon sollen hier vorgelegt werden:

> Im „Rapportbuch" der Männerstation M IIu,[573] in welchem alle besonderen Vorkommnisse aufzuzeichnen waren, finden sich am 9. August 1943 Einträge über neun Patienten, von denen vier über das offenbar unzureichende Essen klagten: „Pat. L. schimpft viel über das Essen, er müßte dauernd Hunger leiden. (...) R., W. und B. schimpften beim Arzt über das

---

[571] HStA Hannover, Bestand Nds. 721 Hannover Acc 61/81 Nr. 28/7:
[572] Walter 1996, 741.
[573] LWV-Archiv 19/42

Essen:" Die Patienten nahmen den Hunger also keineswegs widerstandslos hin. Über drei weitere Patienten heißt es:"husteten viel". Hatten sie eine Tuberkulose oder eine beginnenden Pneumonie?
Der damalige katholische Krankenhausseelsorger Walter Adlhoch erinnerte sich 1982 in einem Gespräch mit Ernst Klee: „Sie bekamen nur Gemüse, sind auf den Stationen weithin eingegangen, hatten dauernd Durchfall. Die Wäsche reichte nicht mehr, die Betten waren durchgefault, die Matratzen. Da die Betten durchgefault waren, lagen die Sterbenden in der Badewanne im Wasser. Da hab' ich ihnen da drin die Krankensalbung gespendet, das Wasser grün gefärbt und mit Kot. Sie waren nur noch Haut und Knochen, Haut und Knochen."[574]

Anhand des Sektionsbuches ließen sich genauere Informationen über die psychiatrischen Diagnosen, das Alter der Verstorbenen und die Todesursachen ermitteln. Um die vermuteten Unterschiede zwischen frühen und späten Kriegsjahren genauer erfassen zu können, habe ich dazu die ersten 100 Sterbefälle der Jahre 1941 und 1944 genauer untersucht. Die Ergebnisse waren in mancher Hinsicht überraschend. – 1941 war übrigens der einhundertste Todesfall erst am 6. Juni, 1944 aber schon am 5. Februar zu verzeichnen! Das ist ein weiterer Hinweis darauf, daß der größte Teil der 428 Todesfälle von 1941 erst im zweiten Halbjahr, also nach Abbruch der Vergasungsaktion unter den zurückgebliebenen Zwischenverlegten eingetreten ist.

Bezüglich der psychiatrischen *Diagnosen* ergaben sich bis auf die leichte Zunahme der Krankheiten des höheren Lebensalters (Dementia senilis und Arteriosklerose) im Jahr 1944 keine wesentlichen Verschiebungen. Die in psychiatrischen Anstalten immer überwiegenden Krankheitsformen wie Schizophrenie und Schwachsinn sind in beiden Jahren am häufigsten vertreten.
Auch bei einem Vergleich der *Altersgruppen*, denen die Verstorbenen angehörten, zeigte sich nicht die erwartete starke, sondern nur eine mäßige Verschiebung in Richtung älterer Patienten. Zumindest in Weilmünster wurden mit den späten Evakuierungstransporten aus luftgefährdeten Gebieten nicht so viele verwirrte alte Menschen antransportiert, wie das aus den Evakuierungsgebieten häufig berichtet wird.
Vor der Interpretation der Ergebnisse sind zunächst einige Hinweise auf die Führung des „Sektionsbuches" angebracht. Die Einträge des Jahres 1941 unterscheiden sich von denen des Jahres 1944 dadurch, daß in fast allen Fällen zunächst festgestellt wurde: „Nicht seziert". Als Todesursachen werden 1941 häufig mehrere Gründe angegeben, wie z.B. „Herzschwäche bei Darmkatarrh" oder „Herzschwäche bei Entkräftung". Der „Marasmus" wird häufig mit der Grundkrankheit in Zusammenhang gebracht, wie z.B. „Marasmus bei Schizophrenie", oder „ Marasmus paraly-

[574] Zit. n. Klee 1983, 427.

Tab. 156: Todesursachen der ersten 100 Verstorbenen in den Jahren 1941 und 1944 in *Weilmünster*[575]

	1941	1944
Marasmus	33	26
Enteritis	11	28
Herzschwäche	12	5
Marasmus senilis	7	18
Tuberkulose	7	14
Lungenentzündung	7	3
Altersschwäche	5	
Apoplexie	4	
Status epilepticus	3	
Grippe	2	
Postencephalitis	1	
akute Leberatrophie	1	
Ileus	1	
Vitium cordis	1	1
Thrombose	1	
Progressive Paralyse	2	1
Gehirnverletzung	1	
Hirnarteriosklerose	2	
Carcinom	1	
Erschöpfung	2	
	100	100

ticus", was im Grunde nicht viel besagt. – In der Tabelle ist für 1941 jeweils die als erste genannte Todesursache erfaßt. 1944 hat man im Sektionsbuch auf dieses Beiwerk verzichtet und jeweils nur eine Todesursache genannt. Auffallend ist 1944 eine Tendenz, eine bestimmte Diagnose, wie z.B. Enterocolitis" (hier unter Enteritis subsummiert) mehrere Male hintereinander einzutragen, um dann auf eine andere Diagnose überzuwechseln. Das läßt erhebliche Zweifel an der Gültigkeit der angegebenen Todesursachen aufkommen.

Wichtigstes Ergebnis dieser Statistik ist die Tatsache, daß die fünf am häufigsten aufgeführten Todesursachen eindeutig mit Hungerzuständen in Zusammenhang gebracht werden können und daß offenbar auch schon 1941 die meisten Menschen an Unterernährung und ihren Folgen verstorben sind. Das gilt in erster Linie für den Marasmus und die Enteritis, welche die von Pfarrer Adlhoch so drastisch beschriebenen häufigen Durchfälle sozusagen wissenschaftlich zu umschreiben

575 Zur Bedeutung der einzelnen Begriffe vgl. das medizinische Glossar, S. 750. Neben der schon diskutierten „Herzschwäche" sind auch „Altersschwäche" und „Erschöpfung" eigentlich keine medizinischen, sondern Verlegenheitsdiagnosen. Dahinter verbergen sich aller Wahrscheinlichkeit nach ebenfalls durch Hunger bedingte Zustände extremer körperlicher Entkräftung, die ohne spezifische Symptomatik zum Tode führen.

versucht, aber auch für die Tuberkulose. Vor allem die Enteritis, aber auch die Tuberkulose treten 1944 häufiger als Todesursache auf.

„Herzschwäche" ist eindeutig eine Verlegenheitsdiagnose, wie sich an den Zusatzdiagnosen des Jahres 1941 erkennen läßt, vor allem aber an der einzigen Sektion, die bei den einhundert Verstorbenen des Jahres 1944 im Januar bei einem zwanzigjährigen Mann durchgeführt wurde: Hinter der zunächst vermuteten „Herz- u. Kreislaufschwäche" verbarg sich nach dem Ergebnis der Sektion eine „Miliare Lungentuberkulose", also eine sich als Folge der fehlenden Widerstandskraft rasch ausbreitende Streuung von tuberkulösen Herden in der gesamten Lunge. Beim Tod eines Zwanzigjährigen ist die Miliartuberkulose als Todesursache sehr viel plausibler als eine Herz-Kreislaufschwäche. – Daß in relativ wenigen Fällen „Lungenentzündung" als Todesursache angegeben wurde, kann bis zu einem gewissen Grad als Beweis dafür angesehen werden, daß nicht mit Medikamenten getötet wurde. Bei der Gabe von Barbituraten als Tötungsmittel tritt sie häufig auf und wurde dementsprechend gerne als scheinbar harmlose, weil „natürlich" klingende Todesursache angegeben.

Nicht wenige Anstalten geben in ihren historischen Darstellungen bei der Erwähnung einer erhöhten Sterblichkeit vorbeugend an, daß alle Patienten eines „natürlichen Todes" gestorben seien. Weilmünster zeigt, was sich hinter einer solchen Aussage verbergen kann.[576]
Die Entwicklung des *Eichberg* während des Krieges ist wahrscheinlich die komplizierteste von allen hessischen Anstalten und kann deshalb nicht im Detail ausgeführt werden. Ich muß dazu auf andere Darstellungen verweisen, vor allem auf die hervorragende Arbeit von

[576] Die Aussagen, die hier über Weilmünster gemacht werden konnten, stützten sich auf das, was bis vor kurzem über diese Anstalt bekannt und in zusätzlichen, eigenen Studien im Archiv des LWV in Kassel herauszufinden war. Inzwischen hat Peter Sandner von der Gedenkstätte Hadamar außerordentlich gründliche Recherchen über Weilmünster angestellt und kommt zu präziseren Aussagen, die den mörderischen Charakter dieser Anstalt bestätigen. Da mir seine Arbeit erst kurz vor Abschluß dieses Manuskripts zuging, kann sie nicht in allen Einzelheiten referiert werden. Sandner fand nun doch deutliche Hinweise auf Tötungen mit Medikamenten. Die wichtigste Mordmethode war aber das Aushungern der Patienten, das von Bernotat „in Zusammenwirken mit dem Verwaltungsleiter F." organisiert wurde, wobei offensichtlich auch Lebensmittelunterschlagungen eine Rolle spielten. Ähnlich wie auf dem Eichberg gab es auch in Weilmünster ein Terrorsystem mit „Kotzspritzen", „Schwefelspritzen" und „Kreuzigungen". Noch ein letztes Detail erscheint mir wichtig: Zwischen April und August 1942 war in Weilmünster „T4"-Personal, darunter Pauline Kneissler, tätig, das gemeinsam mit dem Oberarzt Wahlmann im August 1942 nach Hadamar übersiedelte, um das Morden in großem Stil fortzusetzen. Es ist wahrscheinlich, daß sie in Weilmünster die Technik des Aushungerns „erlernten", die auch in Hadamar eine große Rolle spielen sollte. Vgl. Sandner 1996.

Tab. 157: (62) Gesamtpatientenzahl, Sterbefälle und Übersterblichkeit (gegenüber 5,9% im Durchschnitt der Jahre 1935–1938) in der Landesheilanstalt *Eichberg*[577]

Jahr	Patientenstand am 1. Januar	Zugänge	Gesamtpatientenzahl	Sterbefälle	Sterberate	NS-Opfer
1939	1191	574	1765	116	6,6	12
1940	1395	512	1907	285	14,9	172
1941	1354	2107	3461	465	13,4	261
1942	1600 *	529	2129	749	35,2	623
1943	1327	1375 *	2702	762	28,2	603
1944	1068	500 *	1568	599	38,2	506
1945			bis 31. März 1945		179	130 *
				3155		2307

Horst Dickel.[578] Da ich mich vorwiegend auf die Problemkreise Belegung, Betreuung, Ernährung und Tötung konzentrieren will, sei eine Kurzfassung markanter Entwicklungen in den einzelnen Jahren vorangestellt:

1939: Aufnahme von Patienten aus dem Saarland, Eichberg wird bis Ende 1940 Aufnahmeanstalt für das Saargebiet.[579]
1940: Friedrich Mennecke kehrt nach kurzem Kriegseinsatz an die Anstalt zurück und wird „T4"-Gutachter.
1941: Nach dem Abtransport von 660 Stammpatienten treffen ab 8. April viele Transporte mit „Zwischenpatienten" aus Anstalten in Hessen, Westfalen und Niedersachsen ein. Beim Abbruch der „Aktion" waren noch 788 Zwischenverlegte in der Anstalt, zu denen am 21.9.41 noch 272 Patienten aus Strecknitz hinzukamen.

---

577 Auch diese Tabelle setzt sich aus Zahlen unterschiedlicher Provenienz zusammen: Die Daten für 1940 und der Anfangsbestand von 1941 stammen aus der „Statistik für den Deutschen Verein für Psychiatrie" in HHStA Wiesbaden 430/1 Nr. 12376. Danach wird es schwierig, weil in den bis 1942 an das Reichgesundheitsamt abgegeben Meldungen die Patienten der Zwischenanstalt ausgeklammert bleiben. Die Zugänge von 1941 und den Anfangsbestand von 1942 berechnete ich nach den Angaben von Dickel 1988. Die Zugänge 1943 sind geschätzt nach der Durchschnittszahl von rund 500 Normalzugängen plus exakt 875 antransportierten Patienten, die sich aus einer Aufstellung bei Dickel 1988, 109 ergeben. Für die Anfangsbestände 1943 und 1944 standen „Monatliche Meldungen an die RAG" in den Eichberg-Akten (wie oben) zur Verfügung. Sämtliche Sterbezahlen habe ich Dickel (1988, 124) entnommen.

578 Dickel 1988. Hinzuweisen ist ferner auf Klee (1983), der viele Details zum Eichberg berichtet; LWV Hessen (Hg.) 1991; Delius 1988; Böhme/Lohalm 1993.

579 Vgl. Gerber 1988. Vor allem scheinen Patienten aus Homburg nach Eichberg verlegt worden zu sein. Genaue Zahlen sind nirgends zu finden. Vermutlich waren es an die 300 Patienten. Dickel 1988 geht auf diese Evakuierungstransporte, welche die hohe Anfangsbelegung 1940 erklären würden, leider nicht ein.

Im April 1941 nahm die „Kinderfachabteilung" unter Dr. Walter Schmidt ihre Tätigkeit auf. Bis Kriegsende starben auf dem Eichberg 430 Kinder unter zehn Jahren.
1942: Im Mai wird zwischen Bernotat, Nitsche und Prof. Schneider aus Heidelberg die Einrichtung einer „Therapiestation" im Sinne der modernen NS-Psychiatrie vereinbart. Bernotat macht dann zwar Schwierigkeiten bei der Zuteilung von Ärzten, die Station scheint aber doch mit der Möglichkeit von Insulin- und Elektroschockbehandlungen bis 1944 bestanden zu haben.[580]
Im Sommer zwei große Transporte aus brandenburgischen Anstalten (Görden und Teupitz), deren Hintergründe unklar sind.
Ab Dezember 1942 werden „auf Bestellung" Patienten der Wieslocher Forschungsabteilung getötet und ihre Gehirne zu Forschungszwecken nach Heidelberg zurückgesandt. Die Zusammenarbeit mit Prof. Schneider wurde auch nach Schließung der Wieslocher Abteilung fortgesetzt, in 2 ½ Jahren gingen 110 Gehirne von Kindern unter 10 Jahren nach Heidelberg zurück.
1943: Zunehmendes Zerwürfnis zwischen Bernotat und Mennecke, der Anfang 1943 von seinen Ämtern entbunden wird. Schmidt wird neuer Direktor.
Ab Juni treffen im Rahmen der „Aktion Brandt" 8 Transporte mit 875 Patienten aus rheinischen, westfälischen und südhessischen Anstalten sowie aus Hamburg-Langenhorn ein. Im Herbst sind über 1800 Patienten in der Anstalt.
Aufnahme von ausländischen Zwangsarbeitern und von minderjährigen Fürsorgezöglingen, die zu Zwangsarbeit in der Rüstungsindustrie eingesetzt werden.
Im Oktober Einrichtung eines SS-Lazarettes mit 600 Betten, deshalb Abtransporte von Patienten nach Hadamar und Weilmünster.
1944: Im Februar Ausweichkrankenhaus „Rheinhöhe" für körperlich Kranke aus Frankfurt und Wiesbaden eingerichtet.

Mit Ausnahme der kurzen Zeit nach dem Abtransport der Stammpatienten war der Eichberg während des gesamten Krieges überbelegt. Wie aus mehreren Äußerungen von Anstaltsdirektoren, u.a. von Mennecke hervorgeht, hat Bernotat auch während des Krieges im Rahmen der verschiedenen Mordaktionen seine Überbelegungspolitik fortgesetzt, um aus den höheren Pflegesätzen der anderen Provinzen Kapital zu schlagen.
Den ersten Gipfel der Überbelegung gab es um die Jahreswende 1939/40. Zur gleichen Zeit wurde die Ernährung drastisch gekürzt. Nur so ist zu verstehen, daß Sterblichkeit und Sterberate 1940 auf das zweieinhalbfache hochschnellten. In Zusammenhang mit den Sterberaten

[580] Vgl. den „Erfolgsbericht" von Dr. Schmidt vom Januar 1944, in: Dickel 1988, 106.

von Herborn und Weilmünster und den Befunden in Nordhessen kann es jetzt als gesichert gelten, daß die drastische Verschlechterung der Lebensbedingungen ab Kriegsbeginn offenbar die gesamte Provinz Hessen-Nassau betraf und zu einem ersten größeren Hungersterben führte, dem insgesamt etwa 1000 Menschen zum Opfer fielen.
Den zweiten Gipfel der Überbelegung muß es im Herbst 1941 mit ca. 1700–1800 Patienten gegeben haben, als zu den etwa 700 überlebenden Stammpatienten 1060 Zwischenverlegte und Räumungspatienten aus Strecknitz hinzugekommen waren. Um diese Zeit begann das große Sterben auf dem Eichberg. Nach der Tabelle von Dickel über das Schicksal der in Sammeltransporten angekommenen Patienten nach der „Aktion T4"[581] sind noch im gleichen Jahr 216 der Antransportierten verstorben, 1942 sogar 351. Siebzehn Monate nach ihrer Ankunft war also mehr als die Hälfte dieser Menschen tot. Einer der Gründe für die hohe Sterblichkeit unter den Durchgangspatienten war deren miserable Unterbringung und Versorgung.
Frau Dr. Vigano, eine suchtkranke Ärztin, die zur Entziehung eingewiesen war, aber ärztliche Dienste leisten mußte,[582] hat die erschütternden Lebensbedingungen dieser Patienten genau beschrieben:

> „Ein neues Bild für mich boten auch die sog. Durchgangsabteilungen im Frauenhaus. Dort waren solche Kranke untergebracht, die der „Aktion" zum Opfer fallen sollten, aber durch deren plötzliches Aufhören hier gewissermaßen hängen geblieben waren. Diese Stationen waren stark überfüllt, die Kranken hatten zum großen Teil kein Bett, sondern schliefen auf Strohsäcken auf dem Boden. Soweit ich mich erinnere, waren damals Aufenthaltsräume in diesen Abteilungen nicht vorhanden. Im krassen Gegensatz zu der hohen Patientenzahl stand die geringe Zahl des Pflegepersonals. Es wurde oft darüber geklagt, daß eine Schwester öfter mit 80–90 Kranken allein auf der Station war. Dementsprechend war natürlich die Betreuung der Kranken und deren Zustand. Die meisten waren körperlich reduziert bis an die Grenze der Skelettierung. Dies war wohl die Folge davon, daß das Essen qualitativ und quantitativ völlig unzureichend war ... (...) Da durch die hohe Belegungszahl die Kapazität der Anstalt auf jedem Gebiet weit überschritten war, fehlte es an ausreichender Bett- und Leibeswäsche, wovon die Folge war, daß einerseits viele Kranke nackt umherliefen und sich Erkältungskrankheiten zuzogen und andererseits

---

[581] Ebd., 109.

[582] Es scheint dies ein für Bernotat typischer Trick gewesen zu sein, um die hohen Kosten für Arztstellen einzusparen. Auf dem Eichberg waren zeitweise drei süchtige Ärzte, in der Regel wohl Morphinisten, eingesetzt. Bereits 1939 hatte die SS-Kommission aus Berlin, die im Übrigen Bernotats Sparmaßnahmen billigte, in Scheuern beanstandet, daß ein süchtiger Arzt Dienst tat. Süchtige Ärzte waren nach einer persönlichen Mitteilung von Ute Daub auch in der „Sonderanlage Brandt Köppern im Taunus" eingesetzt.

eine Fülle von Hautkrankheiten und Schmierinfektionen auftraten, deren Verbreitung natürlich bei der mehr als dichten Belegung in schnellstem Tempo vor sich ging."[583]

Über die Zustände, wie sie ein Jahr später, also Anfang 1943 auf dem Eichberg herrschten, existiert das Dokument eines unverdächtigen Zeugen, nämlich des Heidelberger Professors Carl Schneider. Dieser hatte 1939 schon einmal den Eichberg besucht und sich damals voll hinter die Sparmaßnahmen von Bernotat gestellt.[584] Nur die auch bei Tuberkulösen als Schlafgelegenheit verwendeten Strohsäcke hatten ihn damals gestört, – allerdings aus Sorge um das Personal. Als er am 9. Februar 1943 wiederkam, um Fragen der „wissenschaftlichen Zusammenarbeit" zu besprechen, machte er einen Rundgang durch die Abteilungen und fand die Verhältnisse „in der Tat wenig erquicklich". Dabei scheint vieles von dem, was Vigano beschreibt, von ihm gar nicht wahrgenommen worden zu sein. Was er berichtet, ist aber immer noch deutlich genug:

„Die Anstalt ist völlig überbelegt. In einzelnen kleinen Zimmern, in denen vielleicht zur Not 2 Kranke hätten untergebracht werden dürfen, lagen bis 5, ja 6 Kranke. Alle Stationen sind übermäßig dicht belegt. Die Kranken lagen zum Teil auf bloßen Pritschen, ja selbst auf Matratzen auf dem Fußboden, ohne daß es sich um isolierte Kranke handelte. (...) Eine Abteilung schwerstkatatoner Kranker gilt als pflegerlose Abteilung. (...) Im Verhältnis zur Zahl der Kranken ist das Personal besonders auf der Frauenseite sehr gering. Die für Küche, Waschküche und sonstige Aufgaben abgegebenen Schwestern nicht eingerechnet, ist der Personalbestand 1:20. (...) Erträgliche Verhältnisse herrschen praktisch nur auf der Therapieabteilung (Schockabteilung)."[585]

Wieder eineinhalb Jahre später suchte „gelegentlich einer Ermittlung bei einem Typhusfall auf der Station Unruhe-Männer" ein Arzt des Gesundheitsamtes Rüdesheim die Anstalt auf und „mußte feststellen, daß die hygienischen Verhältnisse auf dieser Station denkbar ungünstig sind und sehr im Argen liegen. Damit sind natürlich Infektionen seitens der Luftwege und des Magen- und Darmtraktus Tür und Tor geöffnet. Nicht nur, daß die Zimmer selbst (...) einen sehr abgenutzten Eindruck machen, läßt auch die allgemeine Sauberkeit viel zu wünschen übrig."[586]

---

[583] Zit. n. Dickel 1988, 88. Es handelt sich um eine Aussage aus dem Eichbergprozeß.

[584] Vgl. oben, S. 223 ff.

[585] Zit. n. Dickel 1988, 107 Für wen der Bericht geschrieben war, ist nicht ersichtlich.

[586] Brief des Staatlichen Gesundheitsamtes Rüdesheim vom 19. Juni 1944 (HHStAW 461/32442, H. 13).

Deutlich kommen in diesen drei Berichten die Dichte der Belegung und die daraus resultierenden Gefahren zum Ausdruck, vor allem die Begünstigung der Ausbreitung von Infektionen jedwelcher Art.
In Analogie zur „E-Kost" in Kaufbeuren und zur Großschweidnitzer „Vitaminkost" hatte auch auf dem Eichberg die Hungerkost einen besonderen Namen: Sie wurde „B-Kost" genannt, wahrscheinlich, wie auch in anderen Anstalten üblich, um sie von der besseren „A-Kost" für Arbeitende und Therapiefälle zu unterscheiden. Wesentliche Bestandteile sind wieder Kartoffelschalen, aber auch Brennesseln und Löwenzahn in einer wässrigen Brühe. Auch Hungerstationen muß es auf dem Eichberg gegeben haben,[587] sie wurden nur anders benannt. In einem Brief, in welchem Schmidt 1944 seine Therapieerfolge beschrieb, nannte er sie „Siechenhäuser" und führt dazu noch aus, daß „... unbeinflußte Fälle, d.h. solche Fälle, die trotz energischer und kombinierter Schockbehandlung im Sinne von Herrn Prof. Schneider nicht ansprechen, auf Siechenhäuser der Anstalt verlegt werden, wo sie der pflegerischen und fürsorglichen ärztlichen konservativen Behandlung überlassen bleiben." Was darunter zu verstehen ist, kann man sich vorstellen.
Eine Abteilung, auf der man Patienten ohne Verpflegung sterben ließ und die zum vielfältigen System der Disziplinierungsmittel und Strafen des Dr. Schmidt gehörte, war allgemein berüchtigt: Im Anstaltsjargon hieß sie der „Tritt".[588]
An sich hätte der Eichberg, von einer bevorzugten klimatischen Lage begünstigt und mit einem großen Gutshof und sogar einem Weinberg ausgestattet, seine Patienten besser ernähren können als viele andere Anstalten. Auf Anordnung Bernotats mußten jedoch viele Produkte an andere Einrichtungen, wie z.B. Gauerholungsheime und BdM-Schulen, abgegeben werden, den Wein bekam, soweit nicht selbst abgezweigt, die Gauleitung.[589]
Wann auf dem Eichberg das Morden mit Medikamenten begann, weiß man nur im Fall der „Kinderfachabteilung" genau, deren Leiter von Anfang an Dr. Schmidt war: Es muß im April oder Mai 1941 gewesen sein. Dickel geht davon aus, daß die Tötungen Erwachsener „unmittelbar nach dem Ende der ‚T4-Aktion' einsetzten."[590] Dafür spricht

---

[587] Alice von Platen-Hallermund 1948, 71, die außer den Nürnberger Ärztprozessen auch hessische „Euthanasie"-Verfahren beobachtet hatte, erwähnt für Eichberg sowohl Hungerstationen als auch die „B-Kost".
[588] Vgl. Dickel 1988, 18.
[589] Vgl. Klee 1983, 431f.
[590] Dickel 1991, 105–114. In diesem Aufsatz werden die Lebensbedingungen der Patienten auf dem Eichberg eindringlich und überzeugend dargestellt.

vieles, wie beispielsweise die hohe Zahl der Sterbefälle unter den Antransportierten und vor allem der massive Sterblichkeitsanstieg im Jahr 1941. In die gleiche Richtung weisen auch die Feststellungen, die Delius anhand der von ihm eingesehenen Krankengeschichten der Strecknitzer Patienten machen konnte: Alle 28 Patienten, die in Strecknitz als bettlägerig bezeichnet worden waren, starben bis Ende Februar 1942, also innerhalb von nur vier Monaten. Unter den 90 Patienten, die im Lauf der ersten fünf Monate starben, waren viele, deren Gesundheitszustand im Strecknitzer Abschlußbericht noch als „gut" oder sogar als „sehr gut" bezeichnet worden war. Obwohl im Winterhalbjahr 1941/42 nur wenige Einträge in die Krankengeschichten gemacht wurden, konnte Delius trotzdem bei den Verstorbenen ein Selektionsmuster erkennen: „erstens Arbeitsfähigkeit/Arbeitswilligkeit der Patienten und zweitens Arbeitsaufwand für das Personal."[591] Das spricht für gezielte Tötungen.

Aus der schon erwähnten Aufstellung von Horst Dickel über die Sammeltransporte kurz vor, sowie nach dem Ende der „T4-Aktion" läßt sich errechnen, daß zwischen Juli 1941 und Juli 1944 insgesamt 2290 Patienten aus vielen deutschen Anstalten auf den Eichberg gebracht worden waren. Von diesen sind bis 1945 nur 90 entlassen worden oder entwichen. 759 wurden nach Hadamar verlegt. Nur 154 Patienten konnten 1945 als Überlebende festgestellt werden. Gestorben waren seit Juli 1941 1220 dieser herantransportierten Patienten, das sind 53 Prozent.

Sie gehören ebenso zu den rund 2.300 „NS-Opfern" des Eichberg, wie die über 400 Kinder, wie viele „Stammpatienten", mancher Fürsorgezögling, die Ostarbeiter und wohl auch etliche der im Ausweichkrankenhaus untergebrachten „Siechen" aus Frankfurt und Wiesbaden, unter denen ebenfalls eine hohe Sterblichkeit auftrat. Der Krieg gegen die psychisch Kranken hatte sich auch auf dem Eichberg immer weiter ausgedehnt, bis hin zu „lebensunwert" gewordenen körperlich Kranken.

Anhang: Österreich

Mit dem „Anschluß" im Frühjahr 1938 geriet die „Ostmark" in den Strudel der NS-Psychiatrie. Der Diskriminierungs- und Vernichtungsfeldzug gegen psychisch Kranke, für den es auch in Österreich ideologische Vorläufer gegeben hatte, wurde im Zeitraffertempo und mit besonderer Intensität und Brutalität durchgeführt: Schon vor Inkrafttreten des Zwangssterilisationsgesetzes am 1. Januar 1940 begannen

[591] Delius 1988, 87.

in Hartheim die Umbauarbeiten für die Vernichtungsanstalt, die dann im Mai ihre „Arbeit" aufnahm. Um keine Zeit zu verlieren, verzichtete man in Österreich auf die Erfassung der Anstaltsinsassen durch Meldebogen. Stattdessen reisten hochrangig besetzte Ärztekommissionen durch die Anstalten, die sich bei der Durchsicht der Krankengeschichten von Studenten unterstützen ließen und wesentlich härter durchgriffen als im Altreich. Im Unterschied zu dort wurden schon in der „Aktion T4" ganze Anstalten durch die Ermordung ihrer Patienten geräumt, so geschehen in Ybbs und Mauer-Öhling. Mit rund 18.000 Ermordeten allein in der „Aktion T4" und etwa 10.000 KZ-Häftlingen in der nachfolgenden „Aktion 14 f 13" wurde Hartheim zur größten Mordanstalt innerhalb der Reichsgrenzen. Peter von Rönn, der sich aufgrund der Hamburger Patientransporte nach Wien eingehender mit der NS-Psychiatrie in Österreich befaßte, urteilt über diese speziellen österreichischen Entwicklungen:

> „Vergegenwärtigt man sich das Ausmaß der Patienten-Tötungen in der „Ostmark" schon während der T4-Phase, so muß man zu dem Schluß gelangen, daß hier – im Unterschied zu den im Altreich aufgrund der Vorgaben bei den Selektionskriterien immerhin noch geltenden Beschränkungen – sämtliche Dämme frühzeitig brachen. Die Maske medizinischer Wissenschaftlichkeit scheint man sich gar nicht erst aufgesetzt zu haben, sondern umstandslos von schieren Effektivitätskriterien ausgegangen zu sein."[592]

In der „T4-Aktion" wies die „Ostmark" noch andere Eigenheiten auf: Die umfangreichen Transporte aus den größeren Anstalten in Österreich und Deutschland wurden nach der Aussage des T4-Arztes Dr. Renno „in der Regel mit der Eisenbahn" durchgeführt und er selbst ging in Linz durch den Zug, um festzulegen, wer sofort nach Hartheim kommen sollte oder vorerst in die Zwischenanstalt Niedernhart. Dr. Rudolf Lonauer, der ärztliche Direktor dieser Anstalt war gleichzeitig auch der ärztliche Leiter von Hartheim, – eine in der „T4" einmalige Personalunion, die selbst in der Zwischenanstalt für die Patienten tödliche Konsequenzen haben konnte: In der ihm unterstehenden Abteilung 5 soll Lonauer – „um Hartheim zu entlasten"- schon während der „Aktion" Patienten mit Spritzen und Giften getötet haben. Eine letzte Besonderheit bestand in Österreich darin, daß während der „Aktion T4" auch Altersheime, Siechenanstalten und „Versorgungshäuser" nach „Lebensunwerten" durchkämmt und die Selektierten direkt per Omnibus nach Hartheim verschubt wurden.[593] In Vorarlberg kämmte

---

[592] Von Rönn 1993, 439.

[593] Im Altreich wurden Menschen aus derartigen, meist kommunalen Einrichtungen in der Regel nur über staatliche Zwischenanstalten abtransportiert. Wenn ich

der Direktor der Anstalt Valduna, Dr. Josef Vonbun persönlich diese Einrichtungen nach „Lebensunwerten" durch und nahm sie in seine Anstalt mit, von wo sie dann abtransportiert wurden.[594]

Über die Zeit nach der „T4" gibt es wegen der bekannten Schwierigkeiten in der österreichischen Aufarbeitung der Vergangenheit nur spärliche Informationen.[595] Da Ausgangsdaten fehlen, können auch die Sterberaten nicht berechnet werden. Bekannt ist aber, daß schon relativ früh zwei „Kinderfachabteilungen" ihre Tätigkeit aufnahmen, eine davon im „Feldhof" bei Graz, die andere in der „Städtischen Nervenklinik für Kinder – Spiegelgrund" in Wien. In letzterer sollen bis zum Ende des Krieges „hunderte von Kindern" mittels Gift, Injektionen oder Aushungern ermordet worden sein. Neben den Kindern wurden im „Feldhof" von dem SS-Arzt Dr. Sorger auch Erwachsene durch „Spritzen und Gift" getötet. Nach Nausner war in dieser Anstalt aber das Verhungernlassen die wichtigste Tötungsmethode.[596] Während hier die Zahl der Opfer nicht bekannt ist, hielt der zuständige Ortspfarrer bezüglich der niederösterreichischen Anstalt Gugging in seiner Chronik für das Jahr 1943 fest: „Großes Sterben in der Landesanstalt. Dr. Gelny findet in dem Pflegepersonal, das unter seinem Druck steht, seine Mithelfer. In der hiesigen Pfarrkirche fanden heuer 423 Begräbnisse statt." 1944 notierte er: „Sterben in der Landesanstalt. Die Zahl der Geisteskranken ist von 1300 auf etwa 200 gesunken."[597]

In dieser zweiten Phase der „Euthanasie" scheint es eine weitere österreichische Besonderheit gewesen zu sein, daß auf das Morden spezialisierte Ärzte von Anstalt zu Anstalt zogen. Die Ermordung von Zwischenanstaltspatienten in Niedernhart durch Lonauer wurde bereits erwähnt. In der gleichen Anstalt liquidierte er im Sommer 1942 einen Transport mit 51 Pfleglingen, die Ende Juli aus einer kleineren Einrichtung angekommen waren, innerhalb von fünf Wochen. Von März bis Mai 1943 fielen Lonauer in Gugging täglich bis zu 18 Menschen zum Opfer. – Dr. Gelny bereicherte wenige Monate nach seiner Rückkehr nach Linz das übliche Repertoire an Mordmethoden – Medikamente und Evipan-Injektionen – noch durch eine eigene Erfindung: Indem er Transformatoren und Widerstände aus einem Elektroschockapparat entfernte, baute er ihn zu einer Art „elektrischem Stuhl" um.

---

es richtig sehe, fand ihre Erfassung durch Ärztekommissionen auch erst nach dem Abbruch der „Aktion" statt, was aber Ausnahmen nicht ausschließt.

[594] Vgl. Egger 1990, 205ff.

[595] Vgl. Hubenstorf 1980, 102–112.

[596] Nausner 1986, 29.

[597] Ebd., 31.

Das Exekutionsverfahren soll er sogar vor einem Kongreß in Klosterneuburg demonstriert haben. Noch im April 1945 zog Gelny mit seinem mörderischen Werkzeug in die Anstalt Mauer-Öhling, um damit innerhalb von vierzehn Tagen 147 Patienten zu liquidieren.
Nach Peter von Rönn liegen die Vorgänge in der *Wiener Heil-und Pflegeanstalt Steinhof* während der letzten Kriegsjahre „noch weitgehend im Dunkeln". Ein möglicherweise entscheidender Richtungswechsel soll dort mit der Ernennung von Dr. Hans Bertha zum Direktor ab 1. Januar 1944 eingetreten sein. Dieser hatte sich schon während der „Aktion T 4" als Gutachter betätigt und war 1943 zu dem engeren Kreis der „Euthanasie"-Ärzte um Nitsche gestoßen. Nach Michael Hubenstorf war er einer der „Hauptverantwortlichen der Vernichtung der Geisteskranken in Österreich"[598] Es unterliegt keinem Zweifel, daß er die während der Besprechungen am Attersee und in Wien entwickelten Grundsätze zur Tötung von Patienten mittels Injektionen auch an seiner Anstalt in die Tat umsetzte. Die Zahl der Opfer in der Gesamtanstalt ist nicht bekannt.

Durch Peter von Rönns subtile Recherchen anhand der erhaltenen Krankengeschichten weiß man aber, daß von den 69 Langenhorner Patientinnen, die am 16.August 1943 im Rahmen eines großen Hamburger Sammeltransportes nach dem Steinhof verlegt wurden, 61 bis Ende 1945 verstorben sind, das entspricht einer Sterbequote von 88,4 Prozent. Für 1944 läßt sich bei ihnen eine Sterberate von 41,4% errechnen. Obwohl ein gewisser Altersfaktor für die hohe Sterblichkeit mit verantwortlich war, zeigte sich doch wieder das bekannte Selektionskriterium der Pflegebedürftigkeit im weitesten Sinne als das wesentliche. Ebenso wie die Tatsache, daß auch jüngere Patienten verstarben, wenn sie nur als „störend" empfunden wurden, weist dies auf vorsätzliche Tötungen hin. Peter von Rönn konnte sogar die Abteilungen ermitteln, in denen getötet wurde. Die Tatsache, daß beispielsweise in Haus 21 auffallend häufig Durchfälle auftraten, die in der Todesursache mit „Enterocolitis" umschrieben wurden, könnte ein Hinweis darauf sein, daß es sich bei diesen Häusern um ausgesprochene Hungerstationen handelte. Auch aus anderen Pavillons werden rapide Gewichtsabnahmen berichtet.

Eine andere Feststellung, die von Rönn anhand der Krankengeschichten treffen konnte, ist von allgemeinerer Bedeutung: In ihrem Versuch, die Krankentötungen – entgegen der vorher eingerissenen willkürlichen, nur Nützlichkeitserwägungen folgenden Praxis – wieder auf eine „wissenschaftlich-medizinische" Basis zu stellen, waren von Nitsche wieder Meldebogen ausgegeben worden, die auf der Tagung

598 Zit. n. von Rönn 1993, 442. Dort auch eine Darstellung seiner erstaunlichen Karriere, die sich in die Nachkriegszeit hinein fortsetzte.

in Wien zur Beurteilung vorgelegt werden sollten. (Auch Faltlhauser hatte offenbar welche mitgebracht!) Von den 19 (pflegeaufwendigen!) Patientinnen, die auf diese Weise zur Meldung kamen, starben 15 im Anschluß an die Wiener Tagung.

Zusammenfassungen

Die wichtigsten Befunde in den Ländern und Provinzen[599]

Bayern

Die Mordquote im Rahmen der „Aktion T4" liegt mit durchschnittlich 50 Prozent sehr hoch. Die Aktion begann bereits 1940 mit Transporten nach Grafeneck, wurde mit Transporten nach Sonnenstein und Hartheim fortgesetzt und forderte rund 7.000 Opfer.

Im Rahmen der „Aktion T4" wurden drei staatliche Anstalten (Bayreuth, Werneck, Gabersee) aufgelöst, eine weitere (Günzburg) in der „Aktion Brandt".

Die „Aktion Brandt", in der ab Herbst 1941 bis zum Kriegsende mindestens 3.000 Patienten nach Bayern verbracht wurden, führte zu erneuter Überbelegung.

In Ansbach und Kaufbeuren ist belegbar, daß arbeitende Patienten schon ab 1941 auf Kosten der Nichtarbeitenden besser verpflegt wurden. In den anderen Anstalten war es vermutlich genau so.

Der Hungererlaß vom 30. November 1942 ist die nachträgliche Rechtfertigung dieser bereits gängigen Praxis. Die in der vorangegangen Münchner Besprechung mündlich ergangene Weisung, spezielle Hungerdiäten und -abteilungen einzurichten, wurde nicht nur von zwei, sondern von acht Anstalten befolgt.

Aktive Tötungen mit Medikamenten sind vor allem in Kaufbeuren und Eglfing-Haar, sowie in der Kinderfachabteilung in Ansbach vorgenommen worden, in Klingenmünster besteht der Verdacht.

Bayern besaß drei „Kinderfachabteilungen" (Ansbach, Eglfing-Haar, Kaufbeuren), in denen mindestens 715 Kinder ermordet wurden.

In acht Anstalten war die Errichtung von Baracken vorgesehen. Von Kutzenberg ist definitiv bekannt, daß dies nicht geschah.

In den genauer untersuchbaren staatlichen Anstalten sind während des Krieges rund 9.400 Menschen an Unterernährung, Mangelversorgung und Verabreichung tödlicher Dosen von Medikamenten verstorben.

Württemberg

2005 Patienten der staatlichen Anstalten fielen der „Aktion T4" zum Opfer, das sind rund 55 Prozent der Anfangsbelegung von 1940.

[599] Literatur- und Quellenbelege finden sich in den vorangegangenen ausführlichen Darstellungen der Regionen.

Bis auf Weißenau, das im weiteren Verlauf des Krieges neben Rüstungsarbeitern auch noch ein Kriegsgefangenenlazarett aufnehmen mußte, blieben alle Anstalten „in Betrieb". Weinsberg mußte allerdings zunehmend mehr Betten an das Heilbronner Krankenhaus abgeben.
Keine Aufnahmetransporte im Rahmen der „Aktion Brandt".
Die für Schussenried vorgesehenen vier Baracken wurden nicht errichtet.
Ostarbeiter wurden in Schussenried nicht getötet, obwohl es Sammelanstalt war.
Mit 43 Rpfg. pro Kopf und Tag lag 1943 der Verköstigungssatz während des Krieges in Weinsberg am niedrigsten, in den anderen Anstalten betrug er zwischen 44 und 48 Rpfg.
Zulagen für Arbeitende auf Kosten der Bettlägerigen waren anscheinend bereits frühzeitig üblich.
Zwiefalten entwickelte sich zur „Sterbeanstalt" des Landes. Dort wurde durch die Chefärztin auch aktiv mit Medikamenten gemordet.
Die Sterblichkeit war in Zwiefalten am höchsten, gefolgt von Winnental
Mit 2648 Todesfällen über die normale Friedenssterblichkeit hinaus fielen in den staatlichen Anstalten dem Hungersterben mehr Menschen zum Opfer als der „Aktion T4".

Baden
Von fünf staatlichen Anstalten wurden drei im Rahmen der „Aktion T4" aufgelöst, nachdem 50% der Patienten umgebracht worden waren.
In Wiesloch wurde das Lazarett immer mehr vergrößert und 1944 auch noch ein Ausweichkrankenhaus installiert. Ab Sommer 1944 blieb nur noch Arbeitskommando von 450 Patienten zurück.
Emmendingen hatte ebenfalls ein großes Lazarett, das im Dezember 1944 auf die ganze Anstalt ausgedehnt wurde, unter Zurückhaltung eines Arbeitskommandos von 150 Patienten.
Wegen der Bettenknappheit infolge der Anstaltsauflösungen und der zunehmenden Fremdnutzung von Anstaltsbetten wurden ab 1942 arbeitsunfähige Patienten in elsässische Anstalten abgeschoben und 1944 in der „Aktion Brandt" rund 550 Patienten, darunter 100 aus dem Elsaß, in die Tötungsanstalten Hadamar, Eichberg und Kaufbeuren verlegt.
In Wiesloch kam es zu wenigen Tötungen auf der Kinderfachabteilung, die nach kurzer Zeit wieder aufgelöst wurde.
Anfang 1942 läßt sich in Emmendingen und Wiesloch eine wahrscheinlich schon 1941 eingeführte Zweiteilung der Kost für arbeitende und nichtarbeitende Patienten nachweisen.
Die Sterberaten liegen, besonders in Wiesloch, relativ niedrig, dafür steigen sie in der elsässischen Anstalt Hoerdt 1944 auf hohe Werte an. Der starke Gewichtsverlust bei allen Verstorbenen erweckt den Verdacht, daß dort -wahrscheinlich auf eigenen Hungerabteilungen- eine spezielle Hungerkost verabreicht wurde.
In der „Aktion Brandt" wurden keine Baracken, wohl aber Doppelbetten aufgestellt.

In Wiesloch und Emmendingen starben 760 Patienten mehr als es der Friedenssterblichkeit entsprechen würde, im Elsaß etwa 500. Die Zahl der Hungertoten in den Kreispflegeanstalten und in nichtstaatlichen Einrichtungen ist noch unerforscht.

Volksstaat Hessen

Die hohe Sterberaten in Gießen und Goddelau im Jahr 1940 gehen höchstwahrscheinlich auf massive Überbelegung und Versorgungsmängel, sowie auf drastische Kostreduktionen bei Kriegsbeginn zurück.

In der „Aktion T4" wurden etwa 50 Prozent der Patienten in Hadamar ermordet.

Alzey und Heppenheim wurden nach der „T4-Aktion" für Wehrmachtszwecke genutzt, von den beiden übrig gebliebenen Anstalten vor allem Goddelau zunehmend überbelegt.

Goddelau mußte ein Ausweichkrankenhaus für Darmstadt einrichten und in der „Aktion Brandt" Patienten aus dem Rheinland aufnehmen.

Die außergewöhnlich hohe Sterblichkeit in Goddelau deutet zumindest auf massive Kostreduktionen bei den Pflegefällen, wenn nicht auf „aktive" Tötungen mit Medikamenten hin. Vieles ist noch unklar.

Zählt man die „Übersterblichkeit" in den beiden Anstalten, die als solche den Krieg überdauerten, zusammen, dann kommt man auf eine Summe von 2876 NS-Opfern.

Saarland

Die Patienten der beiden Anstalten (Merzig und Homburg) wurden bei Kriegsbeginn nach Hessen-Nassau evakuiert und fielen dort in großer Zahl den Mordaktionen zum Opfer. Die Anstalten blieben während der Kriegszeit geschlossen. Nacheinander übernahmen Eichberg, die lothringische Anstalt Lörchingen und das pfälzische Klingenmünster die psychiatrische Versorgung.

Rheinprovinz

Aufgrund der späten Erfassung war mit 1951 Menschen die Zahl der Opfer der „Aktion T4" im Rheinland relativ gering. Anstalten wurden nicht geschlossen, nur in Bedburg-Hau der Bettenbestand auf etwa die Hälfte reduziert.

In der „Aktion Brandt", der hier bereits 1942 beginnenden Räumung von Anstaltsbetten in luftgefährdeten Gebieten zugunsten von Ausweichkrankenhäusern, wurden mindestens 8.000 Menschen in außerrheinische Anstalten verlegt. Mit 1554 Menschen war Meseritz-Obrawalde die Anstalt mit den meisten Aufnahmen, gefolgt von Altscherbitz mit 900. Wie am Beispiel von Altscherbitz und den in Polen liegenden Aufnahmeanstalten für Andernach gezeigt werden kann, war die Sterblichkeit in den Aufnahmeanstalten sehr hoch. Werner schätzt die Zahl der Todesopfer unter den Deportierten auf 6000.

In der „Aktion Brandt" wurden keineswegs alle Anstalten geräumt. Am stärksten war offenbar Galkhausen betroffen, während Bonn beinahe un-

berührt blieb. In der evangelischen Anstalt Tannenhof in Remscheid wurde eine „Sonderanlage Brandt" eingerichtet.
Aus der „Chronik" von Düsseldorf-Grafenberg geht hervor, daß die Patienten bereits 1941 an Hunger litten und an Gewicht verloren.
Aus Düren gibt es Hinweise, daß die nichtarbeitenden Patienten 1944 eine fettfreie Hungerkost erhielten.
Die Sterberaten bewegen sich im allgemeinen zwischen 9 und 20 Prozent, dieser Wert wird 1942 in Galkhausen, 1944 in Grafenberg und 1945 in Süchteln überschritten.
In den drei Anstalten, über die genauere Informationen vorliegen, starben während des Krieges 2973 Menschen mehr als es der Friedenssterblichkeit entsprechen würde. Dazu kommen 425 NS-Opfer in der evangelischen Klinik Tannenhof.
Insgesamt dürfte in den sieben Provinzialanstalten mit 5–6.000 Menschen zu rechnen sein, die an Hunger und Mangelversorgung zugrundegingen.
Aktive Tötungen sind bisher nur aus der „Kinderfachabteilung" Waldniel bekannt.

Westfalen
Obwohl durch die „Aktion T4" noch später erfaßt als das Rheinland, wurden 2.890 Menschen nach Hessen abtransportiert, von denen vor dem Abbruch noch 1.350 nach Hadamar in den Tod gingen.
Die Betten der Abtransportierten wurden vollständig von Lazaretten in Anspruch genommen, zusätzlich mußten noch ca. 1.000 Bewohner des Wittekindhofes in die Anstalten hineingepreßt werden, da in Bad Oeynhausen ein Lazarett mit 650 Betten eingerichtet wurde und ein Ausweichkrankenhaus für Hannover geplant war. Das größte Lazarett befand sich in der 2000- Bettenanstalt Warstein.
In der „Aktion Brandt" wurden ab Juni 1943 2.864 Patienten in andere Provinzen deportiert, von denen nach Walter etwa 85 % starben.
In Dortmund-Aplerbeck wurde ein großes Ausweichkrankenhaus eingerichtet.
Die Sterberaten liegen niedriger als in der Rheinprovinz. In Münster, Eickelborn und Gütersloh bleiben sie (mit Ausnahme von 1945) unter 10 Prozent. Die höchste Sterberate erreichte Dortmund-Aplerbeck 1944 mit 18,4 %. Dort wurde 1942 für nur 33 Pfennige pro Kopf und Tag verpflegt.
Aktive Tötungen fanden aller Wahrscheinlichkeit nach nur in der „Kinderfachabteilung" statt, die zuerst in Marsberg, dann in Aplerbeck untergebracht war.
Mit rund 2.800 Menschen, die über die Friedenssterblichkeit hinaus innerhalb der westfälischen Anstalten verstorben sind, wird die Zahl der „T4"-Opfer weit überschritten.
Zählt man die 2864 Patienten Westfalens, die in andere Provinzen deportiert worden sind mit den 8–9000 Menschen zusammen, die im Rheinland das gleiche Schicksal erlitten, dann wird eine Größenordnung von maxi-

mal 12.000 Deportierten erreicht. Diese Zahl liegt weit unter der in der „Aktion Brandt" vorgesehenen Verlegung von 25–30.000 Menschen aus dem Rhein-Ruhr-Gebiet.

Niedersachsen
In der Provinz Hannover begannen die „T4"-Transporte nach Hadamar und Sonnenstein im März 1941. Nach dem Abtransport von 166 eigenen Patienten übernahm Königslutter die Funktion einer Zwischenanstalt für Bernburg.
Aus Oldenburg gingen in der „Aktion T4" keine Transporte ab.
Wunstorf wurde im September 1941 aufgelöst.
In der frühen „Aktion Brandt" wurde nach dem eiligen Abtransport der Patienten die große evangelische Einrichtung für geistige Behinderte in Rotenburg zum Ausweichkrankenhaus für Bremen und Hamburg umgebaut, ebenso das Kloster Blankenburg im Oldenburgischen.
In der Hauptphase der „Aktion Brandt" war Niedersachsen sowohl Evakuierungs- als auch Aufnahmegebiet, letzteres insbesondere für Hamburger Patienten, die in Lüneburg, Königslutter und Ilten Zuflucht fanden. Patienten aus Niedersachsen mußten durch Evakuierung in andere Regionen des Reiches Platz machen für die Opfer der Katastrophe von Hamburg.
Die höchsten Sterberaten weisen die Anstalten Lüneburg, Wehnen und Königslutter auf. In der Sterbeanstalt Wehnen lag sie bereits 1942 bei 24 Prozent.
Für Königslutter konnte Peter von Rönn nachweisen, daß nach Ankunft der im August 1941 dorthin verlegten Hamburger Patienten noch einmal eine Selektion stattfand und die „Störenden" zuerst starben. Aktive Tötungen durch Medikamente sind wahrscheinlich.
In der von Oktober 1941 bis Mai 1945 bestehenden „Kinderfachabteilung" in Lüneburg wurden 418 Kinder ermordet.
Mit mindestens 4700 „NS-Opfern" allein in den sechs staatlichen Anstalten und in einer privaten Einrichtung dieser Region ist zu rechnen.

Bremen
Ab Kriegsbeginn traten bei einer Gruppe von als „störend" eingestuften Patienten erhebliche Gewichtsverluste und zahlreiche Todesfälle auf. Wahrscheinlich waren sie Opfer einer speziellen Hungerkost.
Im Februar 1940 tötet Direktor Dr. Kaldewey 14 Epilepsiekranke durch plötzlichen Luminal-Entzug.
Aus Bremen gingen ebenso wie aus Oldenburg keine „T4"-Transporte ab, – wahrscheinlich eine Folge des vorzeitigen Abbruchs der Aktion.
Sofort nach der Wiedereröffnung von Hadamar wurde im August 1942 ein großer Transport dorthin in Marsch gesetzt, kurze Zeit später ein kleinerer Transport nach Uchtspringe.
Nach dem Luftangriff im November 1943 Verlegung von 307 Patienten nach Meseritz-Obrawalde.
In der Bremer Anstalt starben 600 Patienten mehr als in Friedenszeiten.

Hamburg
Die Hamburger Gesundheitsbehörden steuerten auch im Krieg einen weitgehend selbstständigen Kurs: Die schon in der Vorkriegszeit begonnene Politik der Verlegung von psychisch Kranken in Umlandanstalten wurde, auch während die „Aktion T4" im Gange war, wegen der Luftbedrohung noch weiter intensiviert und nach dem Wegfall der Verlegungsmöglichkeiten nach Schleswig-Holstein und dem zunehmenden Bedarf an Betten für körperlich Kranke auf das gesamte Reichsgebiet ausgedehnt.
In einer Sonderaktion wurden am 23.September 1940 136 jüdische Patienten aus Hamburg und Schleswig-Holstein über Langenhorn abtransportiert und wahrscheinlich in Brandenburg ermordet.
Zwar gingen ab Juli 1941 drei Transporte in die Zwischenanstalt Königslutter ab, aber nur einer mit 50 Patienten wurde noch vor dem Abbruch der „Aktion T4" nach Bernburg weitergeleitet.
Nach der Bombardierung Hamburgs Ende Juli 1943 nahmen die Deportationen im Rahmen der „Aktion Brandt" enorme Ausmaße an. Neben den hannoveranischen Bergungsanstalten (Lüneburg, Ilten, usw.) gingen die Transporte jetzt vor allem nach Meseritz, in hessische und bayerische Anstalten und sogar nach Wien.
Insgesamt wurden während des Krieges aus Langenhorn in mehr als 80 Transporten 4097 Menschen deportiert, die schon in Hamburg nach Kriterien der Pflegebedürftigkeit selektiert worden waren. Mindestens 70 % der Verlegten sind bis zum Ende des Krieges umgekommen.
In Langenhorn selbst starben trotz der zahlreichen Transporte über 1.500 Menschen, wobei die unbekannte Zahl der Opfer der Kinderfachabteilung nicht abgrenzbar ist.
Eine Hamburger Variante der Verpflegungsteilung war die bessere Ernährung der Männer auf Kosten der Frauen.
Aus Alsterdorf kam es zur Deportation von 538 Behinderten, von denen 87% den Krieg nicht überlebten. In der Anstalt selbst blieb die Sterblichkeit mit maximal 10% relativ niedrig.

Schleswig-Holstein
Unmittelbar nach dem Abbruch der „Aktion T4" wurden wegen der besonderen Luftgefährdung der Region Lübeck-Strecknitz und Neustadt fast vollständig und die evangelische Einrichtung Rickling zu großen Teilen geräumt und zu „Sonderanlagen Aktion Brandt" umgebaut. Erste Anweisungen dazu kamen telefonisch von der „Gekrat" aus Berlin, diese führte auch den Transport von 2200 Patienten in hessische und brandenburgische Anstalten durch. Im Frühjahr 1942 stellte man nach dem Abtransport von 519 Patienten die Diakonissenanstalt Kropp der Hamburger Sozialverwaltung zur Verfügung.
Rickling und Kropp wurden zu Sterbeanstalten für die in anhaltenden Verlegungen zugeführten Hamburger Patienten.
In der einzigen verbleibenden Landesanstalt Schleswig-Stadtfeld wurde der Lebensraum der Patienten durch Lazarette und Ausweichkrankenhäu-

ser zunehmend eingeengt. Die Sterblichkeit nimmt ab 1942 deutlich zu, in den Todesursachen mehren sich Hinweise auf Unterernährung.
Während des Krieges waren in der jugendpsychiatrischen Abteilung, einschließlich „Kinderfachabteilung", 216 Todesfälle zu verzeichnen.
Allein in Schleswig-Stadtfeld ist mit rund 1100 Opfern von Unterernährung und Mangelversorgung zu rechnen. Zusammen mit den zahlreichen Todesfällen in Rickling und Kropp dürfte ein Gesamtzahl von 2000 NS-Opfern in den psychiatrischen Einrichtungen der Provinz nicht zu hoch geschätzt sein.

Mecklenburg
Zur „Aktion T4" ist nur soviel bekannt, daß im Juli/August 1941 zwei Eisenbahntransporte mit je 140 Patienten aus Schwerin-Sachsenberg nach Bernburg in Marsch gesetzt wurden.
In der kleinen Anstalt Rostock-Gehlsheim (Höchstbelegung 270) blieben die Sterberaten niedrig, zumal die Belegung Ende 1942 auf 149 Patienten reduziert worden war.
Schwerin-Sachsenberg wurde aufgrund der Initiativen des Dr. Leu zu einer Tötungsanstalt mit entsprechend hohen Sterbezahlen. Ausgehend von einer „Kinderfachabteilung", in der etwa 400 Kinder getötet wurden, breitete sich das Morden mit Medikamenten auch auf andere Abteilungen aus. Die Verwaltung zweigte auf eigene Initiative Lebensmittel und Brennmaterial für andere Zwecke ab.
Insgesamt ist mit mindestens 2.000 NS-Opfern in dieser und den anderen Anstalten zu rechnen.

Pommern
In der von Gauleiter Schwede-Coburg mit Himmler vereinbarten Sonderaktion wurden im November 1939 etwa 1300 Kranke vom Wachsturmbann Eymann in den Wäldern bei Neustadt erschossen und im Februar 1940 noch einmal 1000 Patienten durch das Kommando Lange in fahrbaren Gaswagen ermordet.
Die Anstalten in Stralsund und Lauenburg wurden der SS übergeben, Treptow an der Rega machte man im Herbst 1940 zu einem Lazarett.
In der verbliebenen Anstalt Ueckermünde starben bis 1945 über 2000 Patienten unter den Bedingungen von Überbelegung, Mangelversorgung und vor allem an Unterernährung. Während eine Insulinstation die Illusion von Therapie aufrecht erhielt, beseitigte eine Kinderfachabteilung angeblich „minderwertige" Kinder.
In der „Aktion Brandt" nahm Ueckermünde 159 Patienten aus dem Rheinland auf, darunter auch Kinder aus dem aufzulösenden Waldniel. Gegen Kriegsende wurde ein Ausweichkrankenhaus für Stettin eingerichtet. In der Anstalt waren mehrere Baracken und zahlreiche Doppelbetten aufgestellt.
Die ab 1939 Pommern unterstellte und auf 1800 Betten vergrößerte Anstalt Meseritz-Obrawalde entwickelte sich ab Mitte 1942 zur größten Tö-

tungsanstalt im Rahmen der „Aktion Brandt." Wie in einem KZ wurden aus den anrollenden Transporten arbeitsfähige Patienten herausselektiert und einem System von Schwerstarbeit, drakonischen Strafen und Unterernährung ausgesetzt. Die Arbeitsunfähigen erhielten kaum etwas zu essen und wurden nach und nach abgespritzt. Rund 10.000 Menschen aus allen Regionen des Reiches starben in Meseritz-Obrawalde.

Ostpreußen
In einer Sonderaktion wurden im Mai 1940 1.558 Patienten aus allen ostpreußischen Anstalten durch das Sonderkommando Lange bei Soldau vergast.
„T4"-Transporte mit rund 500 Patienten fuhren ab Juli 1941 nach Zschadraß und Altscherbitz, nur ein Transport ging noch nach Sonnenstein weiter. Im Februar 1942 traf ein weiterer Transport mit 348 Menschen aus Kortau in Altscherbitz ein.
Die Anstalten Allenberg und Carlshof wurden 1940 der SS übergeben. Kortau und Tapiau, in denen jeweils ein „Arbeitskommando" von 500 Patienten zurückblieb, nahmen große Lazarette auf.
Einschließlich der Sonderaktion Lange ist mit 2500 Opfern außerhalb der „Aktion T4" zu rechnen.

Berlin
Berlin wurde früh von der „Aktion T4" erfaßt. 5–600 Patienten mußten über die Zwischenanstalten Neuruppin, Görden und Teupitz den Weg in Vergasungsanstalten Brandenburg und Bernburg antreten.
Noch während der Aktion wurden Buch und Herzberge geschlossen, 1943 dann auch noch Wuhlgarten.
In der einzigen, während des gesamten Krieges geöffneten Anstalt Wittenau stieg die Sterblichkeit ab 1942 als Folge der Unterernährung der Arbeitsunfähigen an. Bis Kriegsende starben rund 2.400 Menschen, bis Ende 1945 noch einmal 1.600.
Aktive Tötungen durch Medikamente sind nachweisbar.
In der 1942 eröffneten „Kinderfachabteilung" starben etwa 70 Kinder.
Allein aus Wittenau wurden im Rahmen der „Aktion Brandt" rund 2.000 Patienten nach Meseritz-Obrawalde verlegt.

Brandenburg
Im alten Zuchthaus von Brandenburg nahm im Februar 1940 die zweite „T4"-Vergasungsanstalt ihre Tätigkeit auf, in welcher fast 10.000 Menschen, hauptsächlich Patienten der Berliner und Brandenburger Anstalten ermordet wurden.
Durch die „Aktion T4" wurden über 5.000 Betten frei. 2.300 dienten danach als Lazarett, Lübben ab 1941 als Offiziersgefangenenlager. Teupitz wurde 1942 bis auf Arbeitskommando geräumt.
In der „Aktion Brandt" war Brandenburg von September 1941 bis Sommer 1943 Aufnahmegebiet für Evakuierungen aus Nord- und Westdeutschland, danach sollten auf Anordnung von Brandt 4.000 Betten zur Aufnahme von

Ausweichkrankenhäusern für Berlin freigemacht werden. Ein bis ins Detail ausgearbeiter Plan, 2000 Patienten nach Bialystok in Ostpolen zu verlegen, wurde nicht realisiert. Weitgehend gesichert ist der Abtransport von mindestens 2.500 Patienten aus Eberswalde, Neuruppin und Görden in zahllose Anstalten im Reichsgebiet. In den geräumten Anstalten werden größere Arbeitskommandos hinterlassen und Ausweichkrankenhäuser eingerichtet. Für bereitgestellte, aber nicht genutzte Betten erhielt die Provinzialverwaltung auf Anordnung von Brandt Ausgleichzahlungen.
In der Evakuierungsbesprechung vom 19.8.1943 (kurz nach der Hamburger Katastrophe und Goebbels Evakuierungsbefehl für Berlin) erging die strikte Anweisung, nur arbeitsfähige Patienten zurückzubehalten.
In Brandenburg-Görden scheint ab Kriegsbeginn durchgehend „Euthanasie" betrieben worden zu sein. Dort starben von 1939 bis 1945 rund 1200 Kinder und Jugendliche, 80 von ihnen auf der „Kinderfachabteilung". Die Sterblichkeit unter den Erwachsenen ist nicht bekannt.
Gewichtsverluste von durchschnittlich 10 kg bis 1942 bei den Patienten von Eberswalde und die zahlreichen Todesfälle bei den nach Landsberg evakuierten Andernacher Patienten (Sterberate 1944 = 59%!) machen es wahrscheinlich, daß viele Patienten hungerten. Selbst die „Arbeitspatienten" müssen gedarbt haben, wie die hohe Sterblichkeit in Teupitz zeigt.
In den Brandenburger Anstalten ist von 4–5.000 Opfern von Unterernährung und Mangelversorgung auszugehen.

Schlesien

In der „Aktion T4", von der Schlesien erst im Frühjahr und Sommer 1941 erfaßt wurde, sind etwa 3.000 Patienten in Sonnenstein ermordet worden. Die Anstalt Tost wurde bereits 1940 aufgelöst. Über die Zeit nach der „Aktion T4" ist fast nichts bekannt.
In der frühen „Aktion Brandt" nahm Branitz 219 Patienten aus Neustadt in Holstein auf, später folgten rund 400 Patienten aus dem Rheinland.
Aus Loben und Rybnik wird von polnischen Autoren über eine erhebliche Hungersterblichkeit berichtet.
Aktiv gemordet wurde in der Kinderfachabteilung des Dr. Buchalik in Loben.
Vor allem Rybnik hatte schwer unter den Kämpfen am Schluß des Kriegs zu leiden, dabei kamen 700 Patienten ums Leben.
Vermutlich in mehreren Anstalten floh bei Herannahen der Sowjetarmee das deutsche Personal und überließ die Patienten ihrem Schicksal.
Neben den „T4"-Opfern sind vermutlich noch einmal mindestens 3.000 Anstaltspatienten durch Unterernährung, Mangelversorgung und Kriegseinwirkungen ums Leben gekommen.

Sachsen

Sachsen hat im Krieg wie nur wenige andere Provinzen einen besonders harten Kurs gegenüber seinen Anstaltspatienten eingeschlagen, den man durchaus als *Sonderweg* bezeichnen kann:

Zu Beginn des Krieges wurden alle nichtarbeitenden Patienten abrupt auf eine völlig unzureichende Kost gesetzt, was ein *massenhaftes Hungersterben* auslöste, dem mindestens 1.500 Menschen zum Opfer fielen. Auf Empfehlung Nitsches wurden unruhigen und hungernden Patienten seit Kriegsbeginn vermehrt Medikamente gegeben. 1940 entwickelte er in Leipzig-Dösen das Luminalschema bei „Niedergeführten".
An der Zweiteilung der Kost für Arbeitende und „Niedergeführte" wurde während des gesamten Krieges festgehalten.
In der „Aktion T4" wurde über die Hälfte der sächsischen Patienten in den Vergasungsanstalten Brandenburg und Sonnenstein getötet.
Drei Anstalten wurden früh aufgelöst, in den anderen zunehmend größere Lazarette eingerichtet.
Die *Tablettenaktion*, mit der in Waldheim und Großschweidnitz spätesten 1940 begonnen und die bis Kriegsende durchgeführt wurde, forderte zahlreiche Todesopfer. Ein großer Teil der Sterbefälle in den Tötungsanstalten Waldheim und Großschweidnitz sind auf das Zusammenwirken von extremer Unterernährung und Medikamentenüberdosierung zurückzuführen.
In der „Aktion Brandt" übernahm Sachsen zunächst einige Transporte aus dem Rheinland, weigerte sich aber ab Juli 1943, weitere Kranke aus luftgefährdeten Gebieten aufzunehmen. Statt dessen wurden die Lazarette weiter vergrößert und vier Anstalten bis auf ein Arbeitskommando von Patienten entleert.
Leipzig-Dösen hatte eine große Kinderfachabteilung, in der über 400 Kinder getötet worden sein sollen. Nach einem schweren Luftangriff auf Leipzig verlegte man die meisten Patienten einschließlich der Kinder nach Großschweidnitz und Waldheim.
Die „Sammellandesanstalt" Großschweidnitz nahm die meisten der aus ihren Heimatanstalten verdrängten Patienten auf. Allein hier verstarben während des Krieges 5.000 Menschen.
In den sächsischen Anstalten sind 9.600 Opfer von Unterernährung, Mangelversorgung und tödlichen Medikamenten nachzuweisen.

Anhalt
Die in eine Nervenklinik umgewandelte Anstalt Bernburg beherbergte in ihren Mauern ab November 1940 auch die Vergasungsanstalt, die bis 1943 tätig war (Aktion 14 f 13). Danach nahm die Anstalt Transporte im Rahmen der „Aktion Brandt" auf. Während die Sterblichkeit unter den Antransportierten hoch war, sank die Sterberate für die Gesamtanstalt nach einem Maximum von 10,1 % in 1941 fast auf Vorkriegsniveau.
Die Landes-Siechenanstalt Hoym, die u.a. alle therapieresistenten Fälle aus Bernburg aufzunehmen hatte, entwickelte sich zu einer Sterbeanstalt. Insgesamt ist mit 800 Opfern von Unterernährung und Mangelversorgung zu rechnen.

Provinz Sachsen
Die schon in der Vorkriegszeit erkennbare psychiatriefeindliche Politik der Provinzialverwaltung wurde im Krieg noch verschärft.

Mindestens 2.900 Patienten – das entspricht 44 Prozent – fielen der „Aktion T4" zum Opfer.
Der sprunghafte Anstieg der Sterblichkeit ab 1942 deutet auf eine allgemeine, massive Kostverschlechterung (Sonderkost für Arbeitsunfähige?), mit Sicherheit aber auf erhebliche Verschlechterung der Lebensbedingungen in den Anstalten Altscherbitz, Pfafferode und Uchtspringe hin.
Bereits 1942, besonders stark ab 1943 nahm die Provinz im Rahmen der „Aktion Brandt" zahlreiche Räumungstransporte aus den luftgefährdeten Gebieten auf.
Mit der Aufnahme von 1.164 Patienten aus anderen Provinzen allein im Jahr 1943 nimmt Altscherbitz eine herausragende Stellung ein. Während dort die allgemeine Sterberate in diesem Jahr auf 28 Prozent anstieg, betrug sie bei neun gesondert ausgewerten Transporten im ersten Aufenthaltsjahr im Durchschnitt 42 Prozent, wobei Schwankungen von 22–67 Prozent zwischen den einzelnen Transporten festzustellen sind. 260 der 1943 angekommenen Patienten wurden im April 1944 in den Osten nach Meseritz, Tiegenhof und Warta weiterverlegt.
Ab 1943 wurde mit Sicherheit in Uchtspringe und Pfafferode, sehr wahrscheinlich auch in Altscherbitz mit Medikamenten getötet.
Eine bisher nur in dieser Provinz nachweisbare Besonderheit war der Austausch von rund 400 Uchtspringer Patienten gegen körperlich Kranke aus Magdeburger Krankenhäusern.
In Uchtspringe existierte seit Herbst 1941 eine große jugendpsychiatrische Abteilung, einschließlich „Kinderfachabteilung"mit 753 Sterbefällen bis 1945.
In Pfafferode befand sich ab Herbst 1944 die Sammelstelle für Ostarbeiter. Steinmeyer, der dem engeren Kreis um Nitsche angehörte, beantragte wegen der zahlreichen Todesfälle ein Krematorium.

Thüringen
Aufgrund neuester Hinweise ist es nicht auszuschließen, daß Thüringen aufgrund einer Initiative des Rechnungshofes des Deutschen Reiches ab Kriegsbeginn die sächsischen Kosteinschränkungen übernahm. Die Tatsache, daß Stadtroda bereits 1940/41 die höchste Zahl an Sterbefällen hatte, scheint dies zu bestätigen.
In der „Aktion T4", die hier im Herbst 1940 einsetzte, wurde rund die Hälfte der Anstaltspatienten in Sonnenstein ermordet.
Blankenhain wurde 1940 geschlossen und zur Adolf-Hitlerschule gemacht. Hildburghausen gab im gleichen Jahr 200 Betten für ein Kriegsgefangenenlazarett ab, 1944 wurde die Anstalt bis auf 146 Patienten zugunsten eines großen Lazaretts geräumt.
Staatsrat Prof. Astel forderte die Anstaltsärzte nach dem Abbruch der „Aktion T4" auf, die „Euthanasie fortzusetzen".
Stadtroda beantragte schon Ende 1941, Hildburghausen 1944 die Umbenennung in Klinik, bzw. Landeskrankenhaus, um das Odium der „An-

stalt" zu verlieren. Als weitere Thüringer Besonderheit konnten in beiden Häusern bis Kriegsende Insulinkuren durchgeführt werden.
In der „Aktion Brandt" übernahm Stadtroda 200 Erwachsene und 30 Kinder aus luftgefährdeten Gebieten, 1944 die meisten Patienten von Hildburghausen.
Stadtroda besaß ab 1.1.1943 eine Kinderfachabteilung.
Auch auf den psychiatrischen Abteilungen wurde in Stadtroda mit großer Wahrscheinlichkeit mit Hilfe von Medikamenten getötet. „Asoziale Offentuberkulöse" überließ man „ihrem Schicksal".

Hessen-Nassau, Regierungsbezirk Kassel
Nachdem die Patienten durch unzureichende Ernährung schon in der Vorkriegszeit an den unteren Rand des Existenzminimums gebracht worden waren, führte die offenbar erhebliche Reduktion der Kost im ersten Kriegswinter zu einem verbreiteten Hungersterben.
Haina und Merxhausen, wahrscheinlich auch Marburg, hatten bereits 1940 die höchste Sterberate der gesamten Kriegsperiode!
Nach Ermordung von rund 1.200 Patienten in der „Aktion T4" wurden in allen drei Landesanstalten große Lazarette eingerichtet.
Die 1941 zurückgegangene Sterblichkeit nahm durch anhaltend ungünstige Bedingungen allmählich wieder zu, erreichte aber mit Ausnahme des Jahres 1945 nicht mehr das Niveau des Jahres 1940.
Von den Evakuierungstransporten der „Aktion Brandt" wurde Kurhessen allem Anschein nach nicht berührt. Dafür wurden die Lazarette weiter vergrößert. Die Patienten mußten in Doppelbetten in den verbliebenen Gebäuden am Rande der Anstalt, vielleicht sogar in Baracken ausweichen.
Aktive Tötungen wurden offenbar nicht durchgeführt. Eine „Kinderfachabteilung" gab es nicht.
Da exakte Daten aus Marburg fehlen, kann die Zahl der Opfer von Hunger und Mangelversorgung in den staatlichen Anstalten nur geschätzt werden: Sie liegt bei etwa 1.100.

Hessen-Nassau, Regierungsbezirk Wiesbaden
Der Regierungsbezirk Wiesbaden in der preußischen Provinz Hessen-Nassau war in herausragender Weise an den Mordaktionen gegen die psychisch Kranken beteiligt.
Schon vor der Einrichtung der Mordfabrik in Hadamar kam es im ersten Kriegsjahr in den drei psychiatrischen Anstalten Herborn, Weilmünster und Eichberg zu einem verbreiteten Hungersterben. Zusammen mit den rund 500 Toten in Nordhessen ist mit etwa 1000 Opfern dieses frühen Hungersterbens in der Provinz Hessen-Nassau zu rechnen.
In Hadamar fanden während der „Aktion T4" von Januar bis August 1941 über 10.000 Menschen den Tod, davon die Hälfte aus hessischen Anstalten.
Bei Abbruch der „Aktion T4" setzte in den Zwischenanstalten Eichberg, Weilmünster, Idstein und Scheuern ein großes Sterben unter den vom Abtransport Verschonten ein.

In der „Aktion Brandt“ nahmen die Anstalten des Regierungsbezirks Wiesbaden mehrere Tausend Patienten aus Evakuierungsgebieten auf. Das System der Zwischenanstalten lebte wieder auf, nur mordeten diese jetzt auch selbst.
Hadamar wurde wieder zur zentralen Mordanstalt, in die viele Patienten aus den Zwischenanstalten weitergeleitet wurden. Von August 1942 bis Kriegsende gingen in Hadamar rund 4.400 Menschen an Unterernährung, mangelnder Pflege und überdosierten Medikamenten zugrunde.
Idstein und Eichberg richteten schon frühzeitig „Kinderfachabteilungen“ ein, in welchen 880 Kinder und Jugendliche den Tod fanden. In beiden Anstalten wurden aber auch Erwachsene getötet.
Auf der Kinderabteilung des Eichberg wurden im Auftrag der Forschungsstelle von Carl Schneider in Heidelberg Kinder getötet und ihre Gehirne dorthin zurückgesandt.
In allen Anstalten waren die zum Sterben bestimmten Patienten massiver Unterernährung und pflegerischer Vernachlässigung ausgesetzt. In Weilmünster, wo über 2.000 Menschen starben, war dies die bevorzugte Tötungsmethode.
Die Zahl der Mordopfer in den Anstalten des Regierungsbezirks Wiesbaden beträgt rund 10.000 Menschen. Zusammen mit den rund 1.200 Menschen, die in den Anstalten des Regierungsbezirks Kassel starben und den 2.900 Opfern im Volksstaat Hessen kommt man auf rund 14.100 Menschen, die in dem Gebiet des heutigen Landes Hessen als Opfer des Krieges gegen die psychisch Kranken außerhalb der „Aktion T4“ ihr Leben verloren.

Die Zahl der Opfer von Hungersterben, Mangelversorgung und Medikamentenmord

In der Literatur wurde immer wieder versucht, eine Gesamtzahl der Opfer unter den psychisch Kranken während des Zweiten Weltkrieges anzugeben, wobei man aber weitgehend auf Schätzungen angewiesen war. Hans-Walter Schmuhl beispielsweise, ein gründlicher Kenner der NS- Psychiatrie, führt zu dieser Frage folgendes aus:

> „Wieviele Anstaltsinsassen im zweiten Weltkrieg insgesamt getötet wurden, läßt sich nur schätzen. Aus den Heil- und Pflegeanstalten des Deutschen Reiches dürften es in den Jahren 1939–1945 – die ‚Aktion T4‘, die ‚wilde Euthanasie‘ und die ‚Aktion Brandt‘ zusammengenommen – mit Sicherheit über 100.000 gewesen sein.“[600]

Andere Autoren schätzen die Zahl der Opfer auf bis zu 300.000. Die Untersuchung der Hungersterblichkeit in den Anstalten erlaubt zusammen mit den Erkenntnissen, die über das Geschehen in den einzel-

[600] Schmuhl 1987, 236.

Tab. 158: Vorläufige Zusammenstellung der NS-Opfer in den staatlichen Anstalten der deutschen Länder und Provinzen außerhalb der „Aktion T4"

Land/Provinz	weitgehend gesichert	geschätzt
Bayern	9.500	
Württemberg	2.600	
Baden	1.200	
Volksstaat Hessen	3.000	
Rheinprovinz		5.500
Westfalen	2.800	
Hannover, Oldenburg, Braunschweig	4.700	
Bremen	600	
Hamburg-Langenhorn	1.500	
Schleswig-Holstein		2.000
Mecklenburg		2.000
Ostpreußen (einschl. der Opfer der SS-Aktion in Soldau)		2.500
Pommern	14.000	
(einschl. 2000 Opfer der SS-Massaker zu Beginn des Krieges)		
Berlin	2.400	
Brandenburg		4.500
Schlesien		3.000
Sachsen	9.600	
Anhalt	800	
Provinz Sachsen	6.000	
Thüringen		1.000
Hessen-Kassel	1.100	
Hessen-Wiesbaden	10.100	
	70.000	20.500
zusammen ca.	90.000	
Hinzu kommen vermutlich (geschätzt)		
in Österreich		5.000
in Kulparkow und Tiegenhof		2.000
in konfessionellen, privaten und Kreispflegeanstalten		20.000
Gesamtzahl der Opfer ca.	117.000	

nen Regionen gewonnen wurden, nun doch präzisere Aussagen, wobei aber auf Schätzungen nach wie vor nicht verzichtet werden kann. Zusammen mit den rund 70.000 Opfern der „Aktion T4" wäre demnach mit rund 185.000 Opfern unter den deutschen Anstaltsinsassen zu rechnen. Dem „Krieg gegen die psychisch Kranken" fielen aber nicht nur deutsche Patienten zum Opfer, sondern in den Anstalten Polens und der Sowjetunion jeweils mindestens 20.000 Menschen. Letztlich sind auch die 40.000 Hungertoten in den französischen Anstalten Opfer des nationalsozialistischen Aggressionskrieges, so daß in Europa mit mindestens 260.000 psychisch Kranken zu rechnen ist, die diesem Vernichtungskrieg zum Opfer fielen.

Die Entwicklung der Sterberaten

Tab. 159: Sterberaten in 59 staatlichen und 3 Privatanstalten (P) von 1939–1945

(Bei abweichender Berechnung aufgrund der Durchschnittsbelegung sind die Sterberaten in Klammern gesetzt, als Vergleich zum ersten Mal bei Kaufbeuren. Die Sterberaten liegen dabei um etwa 40% höher als bei Berechnung nach der Standardmethode.)

Land/Anstalt	1939	1940	1941	1942	1943	1944	1945
Bayern							
1. Lohr	4,1	4,6	6,1	8,0	9,3	14,6	16,2
2. Erlangen	6.9	9,6	7,0	12,2	14,6	17,1	***21,5***
3. Kutzenberg		5,7	5,6	9,8	12,3	15,0	13,3
4. Regensburg	4,7	5,6	6,5	13,4	13,7	**22,1**	***24,1***
5. Ansbach	4,3	7,6	4,9	8,3	18,9	19*	***30****
6. Eglfing-Haar	5.7	8,2	5,8	8,7	12,9	17,4	19,3
7. Klingenmünster			9,2	13,7	18,0	**24,7**	***36,0***
8. Kaufbeuren	4,1	4,3	5,8	13,8	11,1	**25,1**	***24,5***
(alternativ)	(6,0)	(7.2)	(9,5)	(12,8)	(21,0)	(46.8)	(46.0)
Württemberg							
9. Schussenried	4,0	5,1	5,4	7,1	9,0	7,4	17,5
10. Weißenau	3,7	6,3	5,6	7,7	9,0	2,4	5,9
11. Zwiefalten	4,7	5,9	7,3	16,8	15,4	**23,5**	***46,5***
12. Weinsberg	5,7	(9,9)	(15,7)	(15,1)	(13,6)	(23,9)	(28,0)
13. Winnental			(6,3)	(11,2)	(13,4)	(28,5)	(51,5)
Baden/Elsaß							
14. Emmendingen	7,4	4,1	7,6	11,1	10,2	12,7	4.8
15. Wiesloch	5,2	5,7	8,1	7,6	7,9	6.8	9,0
16. Stephansfeld			7,8	7,8	10,1	7,0	
17. Hoerdt			9,3	12,1	11,8	**26,1**	
Freistaat Hessen							
18. Gießen	8,1	13,5	6,7	11,9	11,2	16,8	***25,1***
19. Goddelau	5,0	8,6	5,9	18,1	14,9	**27,3**	***30,0***
Rheinprovinz							
20. Galkhausen	14,0	15,3	11,9	**21,2**	16,5	18,7	
21 Düsseldorf	9,9	13,9	15,3	16,9	14,5	**20,8**	
22. Andernach	9,6	12,5	7,8	8,0	11,5	13.5	16,3
23. Süchteln	8,1	13,4	12,7	17,3	16,3	16.6	***31,1***
24. Tannenhof (P)	9,9	12,2	14,5	12,2	11,6	17,8	17,2
Westfalen							
25. Münster	4,4	4,8	6,1	8,0	6,1	3,6	3,3
26. Lengerich	5,5	7,0	5,2	10,6	6,4	6,4	10,4
27. Aplerbeck	6,3	8,7	8,6	15,9	11,6	18,4	15,4
28. Warstein	7,0	9,5	7,6	16,8	11,0	16,5	17,2
29. Eickelborn	5,2	4,8	4,9	9,1	7,2	7.1	10.5
30. Marsberg	4,9	9,2	11,0	8,7	8,7	12,8	13,9
31. Gütersloh	6,3	6,3	5,2	8,2	4,8	9,8	15,1
Hannover							
32. Hildesheim	8,9	12,0	8,0	16,0	10,3	19,3	18.6
33. Göttingen	9,4	15,2	10.5	10.9 *	13,9		

34. Lüneburg	8.1	8.3	10.7	15.0	15.8	17.7	***26,8***
35. Osnabrück	5.9	5.5	6.3	8.8	11.2	14.3	15.0
36. Ilten (P)	4.5	8.1	8.3	16.0	15.2	13.5	***23,2***
Oldenburg und Braunschweig							
37. Wehnen	10.1	14.2	14.8	**24,0**	**23,5**	**23,7**	***30,7***
38. Königslutter	12.3	15.5	**23,8**	14.3	19.2	**32,2**	***24,5***
Bremen							
39. Nervenklinik	8.7	15.0	13.6	16.0	**20,8**	6.3	13.5
Hamburg							
40. Langenhorn	5.7	5.7	7.6	12.5	10.4	17.7	***20,5***
Schleswig-Holstein							
41. Schleswig		7.9	8.1	12.5	16.5		
Mecklenburg							
42. Rostock		9.2	9.3	13.8	5.3	5.0	***20,5***
Pommern							
43. Ueckermünde		7.4	10.5	**20,1**	**24,4**	**26,2**	***55,0***
Berlin							
44. Wittenau	9.0	12.9	15.3	19.7	14.1	17.5	***61,3***
Brandenburg							
45. Teupitz				17.0	15.4	**21,3**	
Sachsen							
46. Arnsdorf	9.0	10.2	8.2	14.1	9.7	13.2	***32,5***
47. Untergöltzsch	8.8	16.6	15.0	**20,6**	18.8	15.2	*37,5*
48. Leipzig-Dösen	7.0	15.8	**23,5**	**21,9**	**23,1**	4.6	9.4
49. Zschadraß	6.9	13.8	6.4	1.1	6.3	10.4	18.8
50. Großschweidnitz	10.5	**21,0**	19.8	**42,4**	**36,2**	**39,2**	
Anhalt							
51. Bernburg	8.3	7.5	10.3	8.4	6.4	6.6	15.0
52. Hoym	15.6	17.8	10.9	18.2	**23,5**	**25,8**	
Provinz Sachsen							
53. Altscherbitz	12.0	13.6	9.2	**28,3**	**28,0**	**23,2**	
54. Pfafferode	13.5	17.8	10.4	**28,1**	**29,4**	**49,3**	
55. Uchtspringe	(13,5)	(18,9)	(18,9)	**(56,6)**	**(49,7)**	**(39,3)**	
Hessen-Nassau – Kassel							
56. Haina	5.4	13.7	6.5	7.2	9.7	11.4	16.6
57. Merxhausen	8.7	**20,0**	8.3	13.2	15.8	17.2 *	
Hessen-Nassau – Wiesbaden							
58. Hadamar				**59,9**	**75,2**	**75,8**	***52,2***
59. Scheuern (P)		3.1	2.9	8.2	2.6	3.2	2.0
60. Herborn	6.8	11.6	5.3	0.3	0.8	2.4	3.5
61. Weilmünster		16.2	11.8	**34,6**	**32,3**	**38,0**	
62. Eichberg	6.6	14.9	13.4	**35,2**	**27,0**	**38,2**	

In dieser Tabelle sind in den Jahren 1940–1944 alle Sterberaten fett markiert, die zwanzig Prozent überschreiten. Die betreffenden Anstalten sind – mit wenigen Ausnahmen – als *Sterbe- oder Tötungsanstal-*

ten zu betrachten, in denen entweder allein durch Hungerkost oder in Kombination mit Medikamenten Menschen ermordet wurden.[601]
Bei den Ausnahmen handelt es sich unter anderem um die beiden rheinischen Anstalten Galkhausen und Düsseldorf-Grafenberg, für die bisher noch keine derartigen Aktivitäten bekannt sind. (Hier könnte eventuell die hohe Zahl von nach Bombenangriffen eingewiesenen alten Menschen für die hohe Sterblichkeit verantwortlich sein.) Umgekehrt gibt es Anstalten wie beispielsweise die Berliner Anstalt Wittenau oder Ansbach in Bayern in denen aktive Tötungen nachgewiesen sind, die aber in den Sterberaten dieser Jahre die 20-Prozent-Grenze nicht überschreiten. Das zeigt die Problematik der Festlegung von bestimmten Grenzwerten.
Nichtsdestoweniger weist die Massierung fettgedruckter Zahlen in bestimmten Regionen darauf hin, daß es sich um ein Land oder eine Provinz mit besonders hoher Tötungsaktivität handelt, wie das beispielsweise von Hessen-Nassau oder Pommern schon lange bekannt war, nicht so genau aber vom Land Sachsen und noch weniger von der preußischen Provinz Sachsen.
Als Ganzes fordert die Tabelle zu Vergleichen zwischen den einzelnen Ländern und Anstalten heraus. Diese sind jedoch nur bedingt möglich, am ehesten noch für die Jahre bis 1942. Über diese Zeit konnten denn auch wichtige Aussagen über den Anstieg der Sterblichkeit und seine Ursachen gemacht werden. Ab 1943 kann wegen der umfangreichen Patientenverschiebungen beinahe jede einzelne Anstaltstabelle nur im Kontext mit der kriegsbedingten Entwicklung der jeweiligen Anstalt richtig interpretiert werden. So findet man in vielen Evakuierungsgebieten 1943 einen Rückgang der Sterberaten, der zweifellos mit dem Abtransport der arbeitsunfähigen Schwerkranken und dem Verbleiben der „gesünderen" Arbeitsfähigen zusammenhängt. Am extremsten stellt sich dieses Verhältnis bei Anstalten dar, die, wie zum Beispiel Herborn, weitgehend geräumt wurden. Aufgrund des be-

[601] Wenn hier die Überschreitung der Sterblichkeitsrate von 20% als Grenze angenommen wird, von der an zusätzliche Maßnahmen zur Tötung von Patienten anzunehmen sind, könnte dies den Eindruck einer gewissen Willkür erwecken. Tatsächlich liegen einige Anstalten unter dieser Grenze, in denen, wie beispielsweise in Berlin-Wittenau mit seiner Sterberate von 19,7% oder Zwiefalten mit 16,8% bereits 1942 ebenfalls mit großer Wahrscheinlichkeit „aktiv" getötet wurde. Entscheidendes Kriterium für die Hervorhebung war die durch die Sterberate belegte Tatsache, daß in der genannten Anstalt bedeutend mehr Menschen starben als im Durchschnitt der anderen, daß die Sterberate gegenüber dem Vorjahr sprunghaft angestiegen war, oder daß es in den vorhandenen Quellen deutliche Hinweise auf ein aktives Vorgehen im angedeuteten Sinne gibt.

kannten Meßfehlers der Sterberatenberechnung – viele Aufnahmen erhöhen die Gesamtpatientenzahl und damit den Divisor! – können auch in einzelnen Aufnahmeanstalten die Sterberaten scheinbar absinken, wie beispielsweise 1943 in Kaufbeuren. Hier ist also größte Vorsicht bei Vergleichen geboten.
Als weitgehend objektives Maß für extrem hohe Sterblichkeit und damit in der Regel auch für aktive Maßnahmen zur Tötung behält jedoch das Ansteigen der Sterberate über 20 Prozent seine Bedeutung. Im Zusammenhang mit dieser Grenzwert-Frage habe ich versuchsweise die Sterberaten von 16 „unverdächtigen", aber auch in ihrer Belegung nicht gravierend veränderten Anstalten für das Jahr 1944 zusammengestellt und komme auf einen Durchschnitt der Sterberaten von 15 Prozent in diesem letzten Jahr, das noch vollständig in NS-Zeit fällt. Zählt man hingegen die Sterberaten aller 54 Anstalten zusammen, bei denen für 1944 die Daten vorliegen, dann ergibt sich ein Durchschnittswert von 18,8 Prozent. Der Unterschied scheint nicht besonders groß zu sein, es ist jedoch zu berücksichtigen, daß in diesem Durchschnitt sowohl die extrem hohen Werte der Tötungsanstalten, als auch die besonders niedrigen von evakuierten, oder vorwiegend mit geistig Behinderten belegten Einrichtungen enthalten sind. Der Durchschnittswert besagt hier also nicht sehr viel, während derjenige der „unverdächtigen" Anstalten schon mehr aussagt: Man könnte es etwa so ausdrücken, daß die allgemeine – durch Minderernährung und Mangelversorgung gegenüber der Normalbevölkerung gesteigerte – Sterblichkeit in den Anstalten sich gegen Ende des Krieges bis zu Sterberaten in Höhe von 15 Prozent steigerte. Darüber beginnt eine Grauzone, in der sich entweder besonders ungünstige örtliche Verhältnisse wie etwa in Düsseldorf-Grafenberg oder Galkhausen niederschlagen oder auch aktive Tötungsmaßnahmen wie etwa in Kaufbeuren oder Berlin-Wittenau verbergen können.
Die Tabelle kann – worauf hier noch einmal ausdrücklich hingewiesen werden soll – nur diejenigen Anstalten beschreiben, für welche die zur Berechnung von Sterberaten erforderlichen Basisdaten vorlagen. Sicher gibt es noch die eine oder andere Anstalt wie beispielsweise der Sachsenberg in Schwerin oder einzelne brandenburgische und schlesische Anstalten, die den Grenzwert von 20 Prozent überschreiten, aber das Gros der Sterbe- und Tötungsanstalten dürfte doch erfaßt sein. Daß Meseritz-Obrawalde und Waldheim in der Tabelle nicht auftauchen, ist allein auf die fehlenden Daten zurückzuführen. Über ihren Charakter als Tötungsanstalten gibt es ohnehin keinen Zweifel. Die Sterberaten dürften jene von Hadamar noch wesentlich überschreiten.

An dieser Stelle erscheint es sinnvoll, zunächst einige biographische Daten zu Karl Brandt voranzustellen[602], um dann seine Verbindungen mit dem „Euthanasie"-Geschehen und speziell mit den Deportationen genauer herauszuarbeiten.

Abb. 14: Karl Brandt

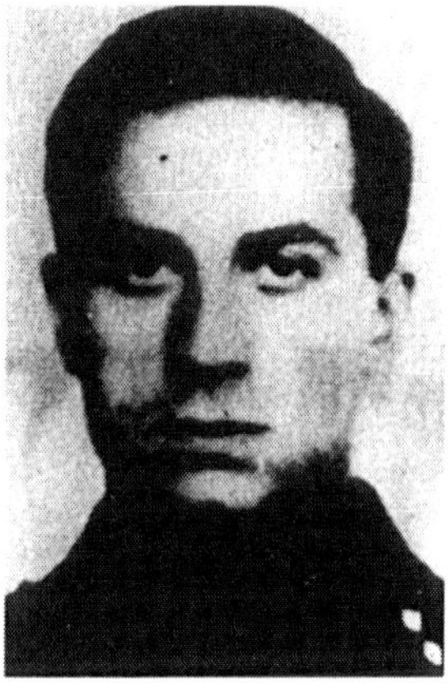

1904 in Mühlhausen bei Basel geboren, siedelte Brandt 1919 nach der Rückkehr des Elsaß zu Frankreich nach Thüringen über. Da seine Mutter aus einer Arztfamilie stammte, wandte er sich dem Medizinstudium zu, das er in Jena begann und 1928 in Freiburg beendete. Seine chirurgische Ausbildung erhielt er bei Prof. Magnus in Bochum, wobei er sich besonders für Schädelbrüche und Rückenmarkverletzungen interessierte. Schon damals hätten ihn Schwerverletzte „nach einer gewissen Zeit" angefleht, sie von ihrem Leiden zu erlösen. Zeitweise habe er auch unter Albert Schweitzer gearbeitet, dem er 1932 nach Lambarene folgen wollte. Der Plan scheiterte daran, daß er vorher in der französischen Armee hätte dienen und die französische Staatsbürgerschaft annehmen müssen. Seine spätere Frau hatte 1925, nachdem sie eine Schwimmmeisterschaft gewonnen hatte, Hitler kennengelernt. 1932 verlobte sie sich mit Brandt und stellte ihn, der 1932 in die Partei eingetreten war, ein Jahr später Hitler vor.[603] Als Brandt im März 1934 heiratete, erschien Hitler zusammen mit Göring als Trauzeuge. Dem war allerdings ein entscheidendes

---

[602] Ich folge dabei hauptsächlich einem in „Ich-Form" geschriebenen Lebenslauf aus dem Buch des französischen Militärpsychiaters Francois Bayle (1953), der Brandt während seiner Haft in Nürnberg untersucht hat. Bei dieser „Biographie" handelt es sich offenbar um die Angaben Brandts „zur Person", die in der bei der Justiz üblichen Weise als persönliche Aussage protokolliert wurden. Da ich nirgendwo sonst eine ausführliche Biographie Brandts finden konnte, habe ich diese Darstellung benutzt und durch Einzelheiten aus anderen Quellen angereichert. Ich danke Ralph Seidel für eine Fotokopie des Buches.

[603] Sereny 1995, 230. Die Speers waren mit den Brandts befreundet, so daß sowohl Speer als auch seine Frau bei den Interviews durch Gitta Sereny viele persönliche Dinge über Brandt mitteilen konnten. Interessant ist u.a. die Mitteilung, daß sich die beiden Familien auf dem Obersalzberg von den Parteiklüngeln fernhielten.

Ereignis vorausgegangen: Nach seiner Aussage war Brandt 1933 „bei einem Autounfall dabei, bei dem ein Adjudant des Führers, Wilhelm Brückner, einen schweren Schädelbruch erlitt. Eine Nichte Hitlers, die im selben Auto saß, und mehrere Passagiere wurden ebenfalls verletzt. Ich kümmerte mich sofort um die Verletzten (...). Auf Bitten des Führers verbrachte ich sechs Wochen im Krankenhaus (...), wo Wilhelm Brückner behandelt wurde. (...) 1934, anläßlich des ersten Treffens zwischen Hitler und Mussolini in Venedig, brauchte Hitler einen Arzt im Falle eines Attentats. (...) Das war der eigentliche Beginn meiner späteren Funktion als Begleitarzt Hitlers. Als solcher mußte ich immer bereit sein, Hitler zu begleiten, wenn er Berlin verließ."[604]
Im gleichen Jahr begann Brandt wieder unter seinem alten Lehrer, Professor Magnus, zu arbeiten, der an die Chirurgische Universitätsklinik Berlin, Ziegelstraße berufen worden war. Inzwischen zum Oberarzt ernannt, plante Brandt 1937 zusammen mit den Architekten Karl Piepenburg und Albert Speer den Um- und Neubau des Operationssaales und erreichte, daß Hitler die Kosten aus einem seiner besonderen Fonds übernahm.[605] Ein Jahr später wurde er zusammen mit dem Generalbauinspektor für die Reichshauptstadt Albert Speer damit beauftragt, „Pläne für chirurgische Kliniken zu erstellen und danach den für die gesamte chirurgische Klinik der Universität Berlin." Die Gesamtbaukosten für das Projekt, das „in den ersten Kriegsjahren" vollendet wurde, betrugen 280 Millionen Mark. In diesem Zusammenhang machte er mehrere Auslandsreisen zum Studium des Krankenhausbaus.
1934 wurde Brandt nach der Venedigreise von der SA in die SS versetzt, 1940 dem Führerhauptquartier zugewiesen und in die Waffen-SS versetzt. Nach Wistrich schätzte Hitler an Brandt „die persönliche Gediegenheit und Zuverlässigkeit, sein ärztliches Können und sein Organisationstalent".[606]

---

[604] Bayle 1953, 41.
[605] Liere 1980, 52.
[606] Wistrich 1983, 36. Die Quelle dieser Beurteilung Brandts durch Hitler ist leider nicht angegeben. Auf jeden Fall steht sie in auffallendem Kontrast zur Beschreibung Brandts in der „Euthanasie"-Literatur. Blasius (1994, 181) beispielsweise spricht davon, Brandt sei „schon in der ‚T4'-Aktion Hitler liebedienerisch ergeben" gewesen und habe im Zusammenhang mit dem Ausbau seiner Machtposition diesem „zwei weitere Erlasse abringen" können. Andere Autoren formulieren, er habe bestimmte Positionen „an sich gerissen". – Brandt, soviel steht für mich fest, war sicher nicht der Speichellecker und wahrscheinlich auch nicht der nur nach Macht gierende Mensch, als der er häufig dargestellt wird. Eher sind Parallelen zu Speer in der Form anzunehmen, daß er aufgrund seiner intellektuellen und organisatorischen Überlegenheit gegenüber den Parteibonzen rascher erkannte, wo ein Problem lag und wie es zu lösen sei. Dabei konnte er sicher auch ungeduldig werden und „durchgreifen". Im übrigen ist ja bekannt, wie Hitler-Erlasse zustande kamen: Sie beruhten in der Regel auf Referentenentwürfen, die von Hitler abgesegnet wurden oder nicht. Nachdenklich müßte auch die Bemerkung von Bodelschwinghs machen, den mit Brand über Jahre hinweg ein „beson-

Hinsichtlich der „Euthanasie"-Aktivitäten lassen sich fünf Phasen der Beteiligung (oder Nichtbeteiligung) Brandts unterscheiden:

(1) Von Hitler neben Bouhler persönlich dazu beauftragt und ermächtigt, war Brandt Hauptverantwortungsträger der „Aktion T4". Hier hatte er vor allem an den vorbereitenden Besprechungen und Weichenstellungen wesentlichen Anteil, während die praktische Durchführung in den Händen der Kanzlei des Führers und ihrer Sonderbehörden lag. In diese Zeit fällt auch sein offenbar über längere Zeit anhaltender Diskurs mit Pastor Bodelschwingh über ethische Fragen der „Euthanasie".
(2) Brandt nahm persönlich an jener entscheidenden Sitzung vom 24. August 1941 im Führerhauptquartier teil, die im Ergebnis zum Abbruch der „Aktion T4" und zum Beginn der Anstaltsräumungen in luftgefährdeten Gebieten führte. Damit und mit dem Ausbau der „Krankenhaus-Sonderanlagen", die später seinen Namen trugen, scheint er in den restlichen Monaten des Jahres 1941 beschäftigt gewesen zu sein.
(3) Von Anfang 1942 bis zum Sommer 1943 taucht der Name Brandt in Verbindung mit Anstaltsräumungen und anderen psychiatriebezogenen Aktivitäten fast nicht mehr auf.
(4) Ab Juni 1943 zieht er in seiner Eigenschaft als Generalkommissar des Gesundheitswesens und aufgrund eines von Hitler gebilligten „Zentralplans" die Anstaltsräumungen in der Rheinprovinz und in Westfalen und Brandenburg an sich.
(5) Im August 1943 übernimmt er die Verantwortung für die von Nitsche und Catel vorgeschlagenen medikamentösen Tötungen bei Anstaltspatienten und äußert im Sommer 1944 sogar den Wunsch auf „unauffällige Ausweitung" dieser Tötungsmethode.
In dieser Chronologie von Brandts Einflußnahme auf die deutsche Psychiatrie bedarf vor allem der Zeitraum ab August 1941 und seiner scheinbaren Handlungsabstinenz von Anfang 1942 bis Sommer 1943 einer genaueren Untersuchung.

Die frühe „Aktion Brandt"

Über die frühen Anstaltsräumungen und ihre mögliche Bedeutung für zukünftige Entwicklungen geben zwei Briefe Brandts Auskunft, von

---

deres Verhältnis" verband und der im Februar 1943 nach einem längeren Gespräch notierte: „Persönlich der gleiche gute Eindruck wie früher." Nachdem Brandt 1947 in Nürnberg wegen der Menschenversuche in Konzentrationslagern zum Tode verurteilt worden war, reichte „die Anstalt Bethel ein Gnadengesuch ein" (vgl. Klee 1983, 423 f.).

denen der erste – in Teilen bereits zitierte – am Tag der Besprechung im Führerhauptquartier am 24. August 1941 an Martin Bormann gerichtet war, der andere ging Anfang Oktober 1941 an die Parteizentrale. Die wichtigsten Teile des ersten Briefes lauten:

„Der Führer hat (…) angeregt, dass bestimmte luftgefährdete Städte (Hannover, Hamburg, Bremen usw.) Ersatzbauten für beschädigte Krankenhäuser erhalten sollen und darüber hinaus diese Ersatzkrankenhäuser so gross angelegt werden, dass sie in der Lage sind, eventl. übermässig anfallendes Krankengut aufzunehmen. Sie sind bei den Besprechungen, die auch mit Dr. Todt gehalten wurden (…) dabei gewesen …
1.) Bestimmte (…) luftgefährdete Städte erhalten Zusatz-Krankenhäuser.
2.) Die Kosten (…) damit verbundener Krankenverlegungen usw. sind vom Reiche aus zu tragen.
3.) Die Gebäude werden von der Organisation Todt (…) in Verbindung mit mir gebaut.
4.) Soweit es möglich ist, können im Gebiet der betreffenden Städte liegende Heil- und Pflegeanstalten als Grundlage für derartige Krankenhäuser herangezogen werden. Die Bereitsstellung (…) erfolgt im Einverständnis mit dem Sonderbeauftragten (Dr. Linden) im Reichsinnenministerium …
6.) Die Gebäude (Baracken) werden später, wenn sie nicht mehr notwendig sind, der O.T. … zur Verfügung gestellt.
Es ist selbstverständlich, dass Maßnahmen (…) im Einverständnis und in stetiger Fühlungnahme mit den Gauleitern erfolgen (…) Solange es notwendig ist, habe ich mit der O.T. (Dr. Poschmann), Abteilung Sanitätswesen, direkte Verbindung.“[607]

Der zweite, vom 8. Oktober 1941 datierte Brief an die Parteizentrale wiederholt im ersten Absatz die wesentlichen Inhalte des ersten, weist im zweiten Absatz aber – möglicherweise aufgrund negativer Erfahrungen bei der Räumung von Blankenburg, Strecknitz und Neustadt – auf die unbedingt erforderliche „propagandistische Begleitung“ solcher Anstaltsräumungen hin, um nicht wieder Unruhe in der Bevölkerung aufkommen zu lassen:

„Der Führer hat auf Grund entstandener Notwendigkeiten am 24. August 1941 angeordnet, daß für bestimmte luftgefährdete Städte Ersatzbauten für beschädigte Krankenhäuser hergestellt oder eingerichtet werden. (…) Diese Zusatzbauten müssen demnach angeschlossen werden an Heil- und Pflegeanstalten und dergleichen, die geländemäßig und in bezug auf die Entfernung von den bestimmten luftgefährdeten Städten günstig gelegen sind. Die Bereitstellung derartiger Anstalten erfolgt im Einvernehmen mit dem Sonderbeauftragten des Reichsinnenministeriums (Dr. Linden). (…) Zweck dieser Maßnahme ist also zunächst, Krankenhäuser in luftgesicherter Lage für bestimmte Städte zu erhalten, dann aber auch bereits

[607] Zit. n. Daub 1992, 43.

vorhandene Anstalten als Basis für die barackenmäßigen Erweiterungsbauten zu benutzen, um so jetzt schwer zu beschaffende technische und sanitäre Einrichtungen zu ersparen. (...)
Diese zweckmäßige Maßnahme wird infolge der Verlegung von Patienten aus Heil- und Pflegeanstalten in andere Heime in bestimmten Kreisen der Bevölkerung eine gewisse Unruhe hervorrufen. Da die Patienten aber tatsächlich nur für die Kriegsdauer verlegt werden, werden deren Angehörige auch über den Aufenthaltsort vorher unterrichtet. Es soll auch ermöglicht werden, daß in entsprechend sinnvollem Umfang die Kranken besucht werden können. (...) Es erscheint angebracht, daß in den örtlichen Tagespressen der betroffenen Städte die Gründe dieser Gesamtmaßnahme propagandistisch besprochen werden. (...) Es wird unter diesen Umständen möglich sein, durch diese Aufklärung eine schon vorhandene Beunruhigung zu vermindern und Gerüchte zu entkräften, da die Öffentlichkeit die oben genannten Maßnahmen voll mitkontrollieren kann."[608]

In diesen beiden Briefen vom Herbst 1941 tauchen schon alle Kennzeichen der gesamten, also auch der späteren Evakuierungs-Aktion auf: der Zusammenhang mit dem Luftkrieg, die Inanspruchnahme von Heil-und Pfleganstalten für Krankenhauszwecke, die Deportation von Patienten unter der Beteiligung des „Sonderbeauftragten" Dr. Linden und schließlich sogar, wenn auch noch mit anderer Bedeutung, die Barackenbauten. Damit sind wesentliche Übereinstimmungen mit der Gesamtaktion feststellbar, so daß man meines Erachtens ohne weiteres von der „frühen", oder vom ersten Teil der „Aktion Brandt" sprechen kann, zumal Brandt als Hitlers Beauftragter wieder im Zentrum der Verantwortung stand. Nach der Aussage des Hamburger Senatsrats Kurt Struve soll diese Aktion, die auch die Errichtung von Sonderanlagen vorsah, „zu Ehren von Karl Brandt" auch ausdrücklich als „Aktion Brandt" bezeichnet worden sein.[609] Ute Daub ist also mit ihrer Formulierung, die „Aktion Brandt" habe schon im Sommer 1941 begonnen, „ohne freilich schon so zu heißen", offenbar zu vorsichtig gewesen.[610]

---

608 Dieser Brief wurde erstmals von Aly (in: Jungfer u.a. 1993, 203) veröffentlicht. In seinem ersten Teil gleicht er weitgehend dem von 24. August. Der zweite Teil könnte von der Parteikanzlei hinzugefügt worden sein. Unterschrieben ist er aber von Brandt.
609 Vgl. von Rönn 1993, 82. Dort auch Hinweise, daß die Räumung von Strecknitz und die Erbauung von Krankenhaus-Sonderanlagen mit der Hamburger Gesundheitsverwaltung abgesprochen waren. Marien-Lunderup (in: Böhme/Lohalm (Hg.) 1993, 249) zitiert in ihrem Beitrag über Strecknitz einen längeren Brief des Obersenatsrats Struve an die Langenhorner Direktion über die Räumung von Strecknitz, der direkt auf Brandts Brief Bezug nimmt.
610 Dauh 1992, 43.

Tab. 160: Geräumte Anstalten, Patientzahlen und Deportationsziele in der „frühen Aktion Brandt"

Blankenburg	20.9.41	180	Kutzenberg,
		30	Erlangen
Lübeck-Strecknitz	23.9.1941	605	Hessen-Nassau
Neustadt	26.9	366	Brandenburg, Schlesien
	28.9.	350	Neuruppin
Rotenburg	30.9.–10.10	676	Eberswalde, Sorau, Kaufbeuren, Günzburg, Lüneburg, Uchtspringe Bethel und Lemgo
Rickling	Nov. 41	200	Pfafferode
Kropp	März 1942	519	Altscherbitz, Pfafferode, Jerichow
Schleswig-Stadtfeld	März 1942	122	Provinz Sachsen
		3048	

Diese erste Phase der „Aktion Brandt" bestand aus der Räumung von Anstalten und der Errichtung von „Zusatzkrankenhäusern", wie sie in Brandts Brief vom 24.8.41 noch genannt wurden. Die Anstaltsräumungen wurden in den Abschnitten über Schleswig-Holstein, Hannover und Oldenburg bereits ausführlich beschrieben, sodaß das Wesentliche hier kurz zusammengefaßt werden kann:
Als Sofortmaßnahme für die besonders bedrohte Küstenregion wurden drei große Anstalten geräumt, Neustadt und Lübeck-Strecknitz in Schleswig-Holstein, sowie die Rotenburger Anstalten in der Nähe von Bremen, ferner Teile kleinerer Einrichtungen in Rickling und im Kloster Blankenburg bei Wehnen. Im Frühjahr 1942 kam noch Kropp hinzu.
Die in den kleineren Häusern nur telefonisch angekündigten und mit einem „Führerbefehl" begründeten Räumungen fanden unmittelbar nach dem Abbruch der „Aktion T4" statt, wurden von der Gekrat durchgeführt und führten zum Teil in „T4"-Zwischenanstalten in Hessen. Auch in anderen Belangen sind bei dieser Sofortaktion Ähnlichkeiten und Überlappungen mit der „Aktion T4" festzustellen, nur mit dem offensichtlichen Unterschied, daß das Hauptmotiv nicht die Tötung der Abtransportierten gewesen zu sein scheint, sondern die Schaffung von Anstaltsraum in luftgefährdeten Gebieten. An den Planungsbesprechungen vor Ort nahmen neben lokalen Machthabern sowohl die bauausführende „Organisation Todt" teil, als auch – zumindest in Rickling – die Planungskommission der T4-Zentrale.
Das Schicksal der in dieser frühen Phase der Aktion Deportierten glich sich aber – zumindest in den hessischen Zwischenanstalten – sehr bald dem der Menschen an, die beim Stopp der „Aktion T4" dort zurückgeblieben waren und ab Herbst 1941 in großer Zahl starben. Ähnliches geschah in den früheren Zwischenanstalten der Provinz

Sachsen – Altscherbitz und Uchtspringe – und in Pfafferode, die ab 1942 eine hohe Sterblichkeit aufwiesen.
Wenn man die „Aktion Brandt" zunächst als eine große Deportationsaktion im Rahmen der Katastrophenmedizin auffaßt, die in ihrem Verlauf zunehmend radikaler wurde, immer neue Gruppen von Abweichenden einbezog und zunehmend auch die Tötung der Deportierten vorsah, dann ist fast kein Unterschied zwischen diesen frühen und den späteren Transporten festzustellen, denen eine immer größere Zahl von Patienten zum Opfer fiel. Ein Unterschied existiert aber doch: Hier ist die zentrale Anordnung durch höchste Stellen belegbar und die schriftliche Anordnung trug die Unterschrift von Karl Brandt.

„Krankenhaus-Sonderanlagen Aktion Brandt"

Die Existenz dieser Sonderanlagen wurde lange Zeit von der Forschung nicht wahrgenommen. In Klees Standardwerk aus dem Jahre 1983 kommen sie ebensowenig vor wie bei Schmuhl. Selbst in Götz Alys bahnbrechendem Aufsatz zur „Aktion Brandt" werden sie nicht konkret benannt. Im Schlußsatz weist er aber vorwegnehmend auf den durch kommunale Verwaltungen und Fürsorgebehörden „organisierten Verwaltungsmord an unproduktiven und gebrechlichen Leuten" in der Endphase des NS-Regimes hin, der bisher unerforscht sei.
Zwar hat Klaus-Peter Liere in seiner medizinischen Dissertation aus dem Jahre 1980 anhand der Akten der Reichskanzlei den ersten „Versuch einer Darstellung der „Aktion Brandt", d.h. „der Errichtung von Ausweichkrankenhäusern durch das Reich im letzten Kriege" – so der letzte Teil des langatmigen Titels – unternommen.[611] Er beschäftigt sich aber ebensowenig wie Delius[612] mit den besonderen Entwicklungen, welche zumindest einige der Sonderanlagen nahmen. Diese wurden 1992 zum ersten Mal von Ute Daub in ihrem Aufsatz über die „Krankenhaus-Sonderanlage Aktion Brandt in Köppern im Taunus. Die letzte Phase der „Euthanasie" in Frankfurt am Main" aufgedeckt.[613] Inzwischen hat Ingo Harms ähnliches für eine Sonderanlage im Oldenburgischen nachgewiesen.[614]

> Wichtigster allgemeiner Bestandteil dieses Programms sollte der Neubau von Ausweichkrankenhäusern in Barackenbauweise in größerer Entfernung von luftgefährdeten Städten sein. Nach der Niederschrift über die

---

[611] Liere 1980.
[612] Delius 1988. Obwohl auch Strecknitz 1944 als Sonderanlage der „Aktion Brandt" an die Stadt Lübeck überging, wird darauf leider nicht eingegangen.
[613] Daub 1992, 39–68.
[614] Harms 1996b.

erste Besprechung mit der „Organisation Todt" (OT) in Strecknitz am 7.10.1941 hatte die OT im Auftrag des Führers allein in Norddeutschland „20.000 Betten in Ausweich-Krankenhäusern außerhalb der Flakzone" zu erstellen.[615] Allem Anschein nach baute man zunächst diejenigen Anlagen aus, die sich an geräumte Anstalten anschließen ließen, um – so Brandt – „jetzt schwer zu beschaffende technische und sanitäte Einrichtungen zu ersparen".[616]

In Strecknitz sah dies so aus, daß zusätzlich zu den von ihren Patienten geräumten „Hamburger Bauten" 16 Baracken mit 600 Betten errichtet werden sollten, insgesamt also 1000 Ausweich-Betten. – Schon hier zeigte sich aber, daß die Realisierung der Pläne auf Schwierigkeiten stieß. Obwohl man noch im Oktober 1941 und wohl mit der gleichen „unguten Hektik" wie in Rotenburg zu bauen begonnen hatte, war der Ausbau zwei Jahre später immer noch nicht abgeschlossen.[617] Schuld daran war der kriegsbedingte Mangel an Baustoffen und Arbeitskräften. Außerdem erhielt die Errichtung von Luftschutzbunkern durch die OT immer größere Bedeutung und damit Vorrang.

Speer, der das Programm nach Todts Tod bei einem Flugzeugabsturz übernommen hatte, stellte aus diesen Erfahrungen heraus in seinem gemeinsam mit Brandt verfaßten Schnellbrief vom 8.Oktober 1942 fest, daß es die „Bauwirtschaftslage" nicht gestatte, „das gesamte Programm gleichzeitig durchzuführen. Es ist deshalb eine Durchführung in mehreren Wellen beabsichtigt."[618] Die erste Welle, zu der Sonderanlagen mit je 500 Betten für die Städte Wilhelmshaven, Hannover, Dortmund, Düsseldorf, Essen, Frankfurt/Main, München, Linz, Potsdam, Bitterfeld und eine mit 1000 Betten für Berlin gehörten, „soll am 1.4.1943 übergabereif sein". Über die Planung der zweiten Welle erfolge weiterer Bescheid. Im Sommer 1943 wurden die Vorbereitungen für die angekündigte zweite Welle getroffen, die den Bau von Krankenhaussonderanlagen für fast alle größeren Städte und mit insgesamt 82.000 Betten vorsah. Dieses gigantische Programm war durch die Zerstörung zahlreicher Krankenhäuser während

---

615 Delius 1988, 16.

616 Brandt klagte in einem Brief vom 29.11.1941 an den Chef der Reichskanzlei, Lammers, über die Schwierigkeiten bei der Beschaffung der Installationseinrichtungen und schlug vor, sie für 300.000 dänische Kronen in Dänemark zu beschaffen. Die Beschaffung wurde mit Einverständnis der Führers über die Reichskanzlei abgewickelt. Liere 1980, 77.

617 Delius 1988, 20.

618 Liere 1980, 144–146. Nach Auffassung Lieres wurden die Krankenhaus-Sonderanlagen erst nach dem Oktober 1942 erbaut. Das kann aber so nicht stimmen, denn schon bei der ersten Besprechung in Strecknitz war von der Schaffung von 20.000 Betten in Ausweichkrankenhäusern die Rede, die trotz der zusätzlichen Baracken nicht alle in den geräumten Anstalten unterzubringen waren. Die für Hamburg bestimmte Sonderanlage Wintermoor wurde bereits im Januar 1943 der Öffentlichkeit vorgestellt, mit dem Bau war offensichtlich schon lange vor Oktober begonnen worden. Wintermoor hieß aber noch „Ausweichkrankenhaus".

des Flächenbombardements vieler Städte ausgelöst. (Als Beleg für die dabei auftretenden Zerstörungen mag der Schnellbrief des Reichsärzteführers Conti vom November 1944 gelten, in welchem er den „Verlust von 25.000 Krankenbetten in den letzten Monaten" beklagt.[619])
Wie schon bei den Ausweichkrankenhäusern der ersten Welle kam es nur zu einer bruchstückhaften Verwirklichung der Planungen.[620] Dafür gab es nach einem Brief Speers vom April 1944 hauptsächlich zwei Gründe: Zum ersten hatten die alliierten Bomber im Frühjahr 1944 die meisten Hydrierwerke zur Herstellung synthetischen Benzins zerstört, weshalb deren Wiederaufbau oberste Priorität erhielt. Zum zweiten erwiesen sich die Sonderanlagen als zu teuer und in der Herstellung als zu material- und zeitaufwendig. „Für eine Normalanlage wird ein Bauaufwand von 2,5 Millionen RM und 250 t Eisen angegeben." Die Bauzeit betrage mehr als ein Jahr.[621] Speer empfahl statt dessen den Umbau von Hotels und den Ausbau kleinerer Krankenhäuser, für die nur ein Fünftel der Kosten zu veranschlagen sei.
Liere machte sich in Kenntnis der in den Akten der Reichskanzlei niedergelegten großzügigen Pläne auf die Suche nach noch vorhandenen Sonderanlagen oder einschlägigem Archivmaterial und fand – fast nichts. Die von ihm angeschriebenen Archive der Städte, welche in der ersten Welle Sonderanlagen erhalten sollten, meldeten Fehlanzeige. Statt dessen übersandten sie ihm seitenlange „Listen von eingerichteten oder geplanten Ausweichkrankenhäusern, meist Schulen oder ähnlichem", regelmäßig waren darin auch die nächstgelegenen Heil- und Pflegeanstalten aufgeführt. In den Staatsarchiven Düsseldorf und Münster befaßten sich große Aktenpakete mit der durch „die Bombenangriffe verursachten Bettennot" in den Kriegsjahren. Die „Aktion Brandt" wird demgegenüber fast nicht erwähnt.[622] Mit viel Spürsinn konnte Liere schließlich neun Einrichtungen ausfindig machen, die damals als „Sonderanlagen Aktion Brandt" entstanden waren.[623] Nur eines dieser „Barackenkrankenhäuser"[624] war

[619] Ebd., 106.
[620] Für Frankfurt sollten beispielsweise drei Anlagen erstellt werden. Nach Daub (1992) wurde aber offenbar nur die Anlage in Köppern realisiert.
[621] Liere 1980, 95.
[622] Ebd., 85.
[623] Es handelt sich um die Sonderanlagen Wimbern (für Dortmund), Sandhorst bei Aurich, Bad Saarow/Mark (für Berlin), Hösel bei Ratingen, Stiftung Tannenhof in Remscheid, Bad Rothenfelde (Westfalen), Ehrhorn bei Munster (für Hamburg), Schwarmstedt (für Hannover) (vgl. ebd., 81–92).
[624] Medizinhistorisch gesehen, waren Baracken zur Unterbringung von körperlich Kranken durchaus nichts Ungewöhnliches: Von damals herrschenden Anschauungen über die Verbreitung von Krankheitskeimen beeinflußt und unter dem Eindruck der deutlich geringeren Anzahl von Infektionen bei den im amerikanischen Unabhängigkeitskrieg verwundeten und in Zelten untergebrachten Soldaten wurden in zahlreichen Krankenhäusern – in Deutschland erstmals in der Berliner Charité – ab 1860 reihenweise Baracken errichtet. Erst nach der Ent-

zum Zeitpunkt seiner Recherchen noch fast unverändert als Krankenhaus in Betrieb: Es handelte sich um die 1944 gebaute Sonderanlage Marienheide im Oberbergischen Land.

Die Gründe für diese weitgehend erfolglose Suche sind vielfältig: Zum einen sind zweifellos viele der geplanten Anlagen nie erbaut,[625] zum anderen ihre Entstehungs- und Wirkungsgeschichte vielfach verdrängt worden. Ein weiteres Problem dürfte die Identifizierung gewesen sein, da die Einrichtungen offenbar erst nach Fertigstellung der ersten Welle anläßlich der Übergabe an die nutzenden Städte, d.h. ab Mitte 1943, die Bezeichnung „Krankenhaus-Sonderlage Aktion Brandt" erhielten.[626] Außerdem gab es in einigen Archiven, so in Frankfurt und Wilhelmshaven, noch unerschlossene Aktenbestände. Beide Städte hatten auf Lieres Anfrage geantwortet, über „Sonderanlagen Aktion Brandt" sei nichts bekannt. Die Forschungen von Ute Daub und Ingo Harms bewiesen das Gegenteil.

Für welche Zwecke waren diese Sonderanlagen offiziell gedacht? Im Gegensatz zu den euphorischen Überschriften, welche die zur Einweihung von Wintermoor am 27. Januar 1943 geladenen Hamburger Pressevertreter ihren Artikeln gaben – „Gesundung zwischen Erika und Kiefernstämmen" (Hamburger Fremdenblatt), „Ein Krankenhaus ohne Fliegeralarm" (Hamburger Anzeiger) „Hamburger Gesundungshaus öffnet die Pforten – Idylle zwischen Birken und Wacholder" (Bergedorfer Zeitung)[627] – sprach ein den Journalisten übergebenes „Merkblatt" schon etwas ernster davon, daß die Ausweichkrankenhäuser „in erster Linie solche Kranken der III Verpflegungsklasse" aufnehmen sollten, „die nach der Art ihrer Erkrankungen die Bettplätze in hamburgischen Krankenhäusern überdurchschnittlich lange in Anspruch nehmen. Gedacht ist dabei an Stoffwechselkranke, Herzkranke, Ulcuskranke, Diabetiker, Rheumakranke, Lungenkranke, Scharlachrekonvaleszenten, chirurgische, gynäkologische und geburtshilfliche Fälle. Zu diesem Zwecke sind vorgesehen: je eine Allgemeine Innere Abteilung, Infektionsabteilung, Lungenabteilung und Chirurgisch-gynäkologische Abteilung."[628] In Brandts Brief an die Parteidienststellen vom

---

wicklung neuer bakteriologischer und hygienischer Erkenntnisse kehrte man wieder zu soliden Krankenhausbauten zurück (vgl. Murken 1988, 122ff.).

[625] Nach Brandts Lebenslauf wurden bis 1944 „dreißig Einrichtungen mit fünfhundert Betten gebaut" (vgl. Bayle 1950, 42).

[626] Ursprünglich sollten die Anlagen der NSV zur Nutzung übergeben werden: auf Wunsch der Gauleiter gingen sie dann aber in den Besitz der Städte über, für die sie bestimmt waren. Brandt knüpfte die Schenkung an die Bedingung, daß die Sonderanlagen seinen Namen tragen sollten. Vgl. die Schenkungsurkunde für Strecknitz bei Delius 1987, 253.

[627] Delius 1988, 19.

[628] Ebd., 226.

Herbst 1941 ist ein weiterer Zweck genannt: „Diese neuen Krankenhäuser sollen neben dem üblich anfallenden Krankengut vor allem Kindern zur Genesung dienen und werdenden Müttern für die Zeit der Entbindung einen ruhigen Aufenthalt sichern." Natürlich hatten die Anlagen auch noch die Funktion einer Bettenreserve für den Katastrophenfall. Angesichts des eskalierenden Luftkrieges klang das geradezu fürsorglich, weshalb Karl Brandt auch großen Wert darauf legte, daß die Sonderanlagen seinen Namen trugen. In dem Merkblatt für die Vertreter der Hamburger Presse wird er sogar ausdrücklich als Urheber der Idee bezeichnet: „Den Charakter der Einrichtung sämtlicher Anlagen bestimmt im wesentlichen der Urheber der Idee, der Leibarzt des Führers, Generalkommissar Prof. Dr. Brandt."[629] Noch im Januar 1945 ließ er sich dafür in einer Pressenotiz feiern.

Zumindest zwei, wahrscheinlich aber auch noch andere Sonderanlagen verloren jedoch im Lauf der letzten Kriegsjahre ihren fürsorglichen Charakter und wurden zu Orten des Todes. Die am 6. Oktober 1943 eröffnete „Krankenhaus-Sonderanlage Aktion Brandt in Köppern im Taunus" war ähnlich wie Wintermoor als „Vollkrankenhaus" konzipiert, zeichnete sich jedoch durch einige Besonderheiten aus: Sowohl der Verwaltungsleiter Carl Hofacker als auch der Chefarzt Dr. Willi Gutermuth machten in der „Aktion Brandt" Karriere, – ersterer indem er 1942 zum Inspekteur der Sonderanlagen aufstieg und in Frankfurt die Verwaltungsleitung aller Sonderanlagen aufbaute, letzterer – Gutermuth war Mitglied der SS –, indem er ab September 1943 Chefarzt der „Aktion Brandt" wurde. Mit Hilfe eines Pflegesatzes von zeitweise über 6,– RM konnte sich das Haus einen großen und überdurchschnittlich bezahlten Ärztestab leisten. Die meisten Patienten kamen aus Frankfurter Universitätskliniken.

Im Frühjahr 1944 wurde dieser prominenten Einrichtung offensichtlich der Auftrag erteilt, bestimmte Patienten zu töten: In einem Brief des Frankfurter Oberbürgermeisters an Karl Brandt vom 19. Mai 1944 ist jedenfalls von einer Vereinbarung die Rede, nach der Dr. Gutermuth die für die Sonderanlage bestimmten Medikamente stets aus Berlin mitbringen sollte.[630] Zwei Monate später wurde von der zu-

---

[629] Wie Brandt in seinen biographischen Aussagen feststellte, hat er sich seit seiner Tätigkeit in Berlin in den dreißiger Jahren im Zusammenhang mit Ausbauplänen für die Berliner Universität intensiv mit Fragen des Krankenhausbaus auseinandergesetzt und „zusammen mit einem Architekten zahlreiche Reisen ins Ausland gemacht, um Krankenhäuser anzuschauen und deren Organisation zu untersuchen". Dabei kam es auch zu einer ersten Zusammenarbeit mit Speer (vgl. Bayle 1950, 40).

[630] Vgl. Daub 1992, 50.

ständigen Behörde wegen „erheblich vermehrter Todesfälle" die Anlage eines neuen Friedhofes erwogen. In dem zur Aufbewahrung von höchstens drei Leichen konzipierten Leichenraum lagen, auch im Hinblick auf die zahlreich und wahrscheinlich aus „wissenschaftlichen" Gründen durchgeführten Sektionen, an manchen Tagen bis zu 16 Leichen. Unter den Ermordeten befanden sich „Evakuierte aus Aachen", russische Zwangsarbeiterinnen und -arbeiter und „offen Tuberkulosekranke". Getötet wurde mit Morphium in Kombination mit Pernocton, Novalgin und Scopolamin oder durch Luftinjektionen. Ute Daub hebt hervor, daß hier die Täter keine Psychiater waren, sondern somatische, noch dazu eng mit den Universitätskliniken verbundene Ärzte – „Internisten, Chirurgen, Röntgenologen und Gynäkologen". Entsprechend intensiv waren die Versuche, das Geschehen zu vertuschen. Der Frankfurter Bürgermeister Wilhelm Hollbach, der sich nach dem Krieg hartnäckig um die Aufklärung der begangenen Verbrechen bemühte, stieß auf ein „Kartell des Schweigens" von seiten der „Tätergemeinschaft". Wahrscheinlich ist dies ein weiterer Grund dafür, daß die Sonderanlagen dem „Vergessen" anheimfielen.
Im Oldenburgischen sollte das Gertrudenheim Kloster Blankenburg nach seiner Räumung ab Herbst 1941 zum Ausweichkrankenhaus für Wilhelmshaven umgebaut werden. Auf eine Weisung von Brandt stellte man aber im Oktober 1942 den schon fortgeschrittene Bau der Baracken ein, riß sie wieder ab und stellte sie in 20 km Entfernung in der Nähe von Huntlosen wieder auf. In den ersten Monaten des Jahres 1944 ging die „Sonderanlage Brandt Huntlosen" in Betrieb. Der „bedeutende Chirurg und SS-Obersturmbannführer Prof. Dr. Walter Koennecke", ein alter Freund Karl Brandts, bewarb sich um die Leitung.[631] Es ist aber unklar, ob er je diese Funktion innehatte.

Wie in Frankfurt war auch in Huntlosen vieles vergessen oder verdrängt. Zeitzeugen machten widersprüchliche Aussagen und die schriftlichen Quellen gaben nicht viel her. Ingo Harms konnte aber aufgrund des Sterberegisters der Gemeinde feststellen, daß zwischen der Eröffnung der Anlage und Kriegsende nicht weniger als 215 Menschen in der Einrichtung starben, fast die Hälfte von ihnen erst 1945. Zum großen Teil handelte es sich dabei um alte Menschen, aber auch um Fürsorgezöglinge, Säuglinge, Zwangsarbeiterinnen und -arbeiter und zwei Strafgefangene. Auch in Huntlosen stapelten sich die Leichen, in einer auffallend großen Pathologie wurden offenbar Sektionen durchgeführt. Die festgestellten Todesursachen waren aber, wie so oft in Tötungseinrichtungen, stereotyp und unspezifisch.

Die beiden vorgestellten „Krankenhaus-Sonderanlagen Aktion Brandt" weisen auffällige Gemeinsamkeiten auf: Vor allem 1944 werden in ih-

[631] Harms 1996b, 64.

nen zahlreiche Menschen ermordet, die vorher „normale" Patienten von somatischen Krankenhäusern waren. Wegen der längeren Krankheitsdauer verlegte man sie in die Sonderanlagen, wo allem Anschein nach noch einmal eine Selektion in Bezug auf ihren „Lebenswert", d.h. die Wiederherstellbarkeit der Arbeitsfähigkeit stattfand. (Bei den Zwangsarbeitern, die in Köppern und Huntlosen starben, ist die Parallele zu den Sammellagern für psychisch kranke Ostarbeiter, denen man ebenfalls nur einen Therapieversuch von einigen Wochen zugestand, unübersehbar.) Vor allem in Frankfurt gibt es Hinweise auf medizinische Experimente, denen die Opfer vor ihrem Tod ausgeliefert waren, in beiden Einrichtungen wurde auffallend häufig seziert.

Ingo Harms nennt die Sonderanlagen „Orte der Selektion und Vernichtung der für die NS-Wirtschaft Unbrauchbaren". Das trifft für Köppern und Huntlosen zweifelsfrei zu. Eine noch ungeklärte Frage ist es allerdings, ob alle Sonderanlagen diese mörderische Entwicklung genommen haben. Liere, der die Sonderanlage Marienheide wiederentdeckt und in ihrem architektonischen Aufbau genauer beschrieben hat, berichtet nichts dergleichen, hat aber wohl auch nicht danach gefahndet. (Außer den Bauplänen waren allerdings die Akten aus der Kriegszeit verschwunden, was in diesem Zusammenhang von Bedeutung sein könnte![632]) Auch aus Strecknitz, das anfangs 1944 der Stadt Lübeck als „Sonderanlage Aktion Brandt" vermacht wurde, weiß Delius nichts Verdächtiges zu berichten. In dem von Uwe Kaminsky genau untersuchten evangelischen Stift Tannenhof in Remscheid wurde nur ein Teil der Einrichtung als Sonderanlage genutzt. Unter den wachsamen Augen der kirchlichen Leitung ist dort sicher nicht gemordet worden. Ehe man also zu einer allgemeinen Beurteilung der „Krankenhaus-Sonderanlagen Aktion Brandt" kommen kann, müßte demnach jede einzelne der bekannt gewordenen Sonderanlagen untersucht werden. Nach dem Vorbild von Ingo Harms dürfte es dabei zweckmäßig sein, sich als erstes die Sterberegister der zuständigen Gemeinden anzuschauen, um verborgene Tötungsaktivitäten aufzudecken.

Daß im totalen Krieg auch körperlich Kranke in die Vernichtungsmaßnahmen mit einbezogen wurden, ist schon seit längerem bekannt. Vor allem nach den großen Bombenkatastrophen wie in Hamburg wurden auch körperlich kranke oder vom Schock vorübergehend verwirrte alte Menschen einfach den Vernichtungstransporten nach Meseritz mitgegeben. Bei dem großen Räumungstransport aus Wiesloch nach Hadamar im Sommer 1944 nahm man auch 25 Patienten des Mannheimer Ausweichkrankenhauses mit.

---

[632] Vgl. Liere 1980, 90.

Neben diesen Katastrophenreaktionen gab es aber auch prinzipielle Gründe für die Einbeziehung der nicht wieder Herstellbaren in die Vernichtungsmaßnahmen: Die schweren Verluste im Rußlandfeldzug hatten dazu geführt, daß nun auch die letzten entbehrlichen Männer zum Militär eingezogen wurden, wodurch sich ein allgemeiner Arbeitskräftemangel entwickelte. Umso wichtiger war es, die zurückgebliebenen Arbeitskräfte im Fall von Krankheit oder Verletzung bei Luftangriffen so rasch wie möglich wiederherzustellen und in den Arbeitsprozeß zurückzuholen. Die Zahl der zur Verfügung stehenden Krankenhausbetten war aber durch Luftkriegsschäden und die Verwendung für Lazarette ständig zurückgegangen.[633] Trotz der Einrichtung von Hilfskrankenhäusern waren aber noch immer viele Betten von chronisch Kranken belegt.
Hier nun setzte, wie schon bei den Sonderanlagen andeutungsweise zu erkennen, ein zunehmender Verdrängungsprozeß ein, der vom Kriterium der Wiederherstellbarkeit der Arbeitsfähigkeit bestimmt war. Die Akutpatienten verdrängten die chronisch Kranken aus den immer weniger werdenden Krankenhausbetten, diese wiederum wurden in Alters- oder Siechenheime oder in neu zuschaffende Behelfseinrichtungen verlegt. Ein von Conti unterzeichneter Runderlaß vom 22. November 1944 bestimmte zur „Entlastung der vorhandenen Krankenhäuser", daß chronisch Kranke in „Behelfssiechenheime"- bald auch „Kriegssiechenheime"[634] genannt – verlegt werden sollten. Vorhandene Siechenheime seien generell dichter zu belegen. Es ist zu vermuten, daß in diesen Einrichtungen keine großen therapeutischen Anstrengungen mehr unternommen wurden und auch Pflege wie Versorgung zu wünschen übrig ließen.

[633] Dazu einige Zahlen aus Wien: Die Zweimillionen-Stadt verfügte bei Kriegsausbruch über 13.700 Betten in öffentlichen und privaten Krankenanstalten (ohne Heil- und Pflegeanstalten). Um die Mitte des Jahres 1943 waren davon 4.700 reguläre Krankenhausbetten und zusätzlich 2.300 Betten aus Hilfskrankenhäusern, die für Luftschutzzwecke geschaffen worden waren, für Lazarettzwecke beschlagnahmt. Durch Einrichtung neuer Ausweichkrankenhäuser hatte man schließlich 9.000 Betten zur Verfügung, wobei jedoch zusätzlich der Reichsgau Niederdonau und 90.000 ausländische Arbeiter zu versorgen waren. Vgl. Zeitschrift für das gesamte Krankenhauswesen 40 (1944), 37.

[634] Liere 1980, 107. Thom (1991, 215) erwähnt deren Existenz in Sachsen. Möglicherweise handelte es sich bei diesen „Kriegssiechenheimen" um eine konkurrierende Entwicklung von Seiten Contis zu den Krankenhaus-Sonderlagen Brandts. Beide lagen seit der Verkündigung des Sonderanlagen-Programms durch Karl Brandt in einer Dauerfehde, da sich Conti in seiner Zuständigkeit für die zivile Gesundheitsfürsorge übergangen fühlte. Der Streit, in den auch Lammers, Bormann und andere hineingezogen wurden, wird von Daub (1992, 46) andeutungsweise, von Liere (1980, 97ff.) ausführlich beschrieben.

Was aber geschah bei Überfüllung dieser Ausweichstellen oder im Katastrophenfall? Auch bei somatisch Kranken scheint die weiträumige Deportation von chronisch Kranken ein gängiges Mittel gewesen zu sein, um Platzprobleme zu lösen: So berichtet Kaminsky von umfangreichen Transporten körperlich Kranker aus dem Rheinland: In der Zeit vom 23. Juni bis 13. Juli 1943 wurden allein aus dem Regierungsbezirk Düsseldorf 2.056 Kranke mit Lazarettzügen nach Süddeutschland und Österreich verlegt.[635] Bald schon klagten die Verlegten brieflich über „unzureichende Unterbringung und schlechte Verpflegung". Über ihr weiteres Schicksal ist nichts bekannt.

Erscheint die Verwendung von Lazarettzügen, die ja immerhin über Liegemöglichkeiten verfügten, noch wie ein Privileg der körperlich Kranken – Geisteskranke wurden in der Regel in der „Holzklasse" von Personenzügen, wenn nicht in einfachen Güterwagen transportiert –, so weisen die Vorkommnisse beim Abtransport von 80 pflegebedürftigen Menschen aus dem Hilfskrankenhaus des Tannenhof in Remscheid im November 1944 genauso brutale Züge auf, wie seinerzeit das Verladen der Geisteskranken in die grauen Busse der Gekrat: Der für die Reise nach Mitteldeutschland und Schlesien bestimmte Zug war bei seinem Eintreffen schon fast voll und hielt „mitten zwischen den Gleisen. Da die Tragen zu breit waren, wurden die Kranken teilweise bäuchlings in den Zug gehoben, geschoben und gezerrt". Zwei Patienten scheinen schon auf der Fahrt gestorben zu sein. Möglicherweise mit dem gleichen Zug wurde auch die Frau eines SS-Unterscharführers aus Rheydt abtransportiert. Sie wurde in der ehemaligen Heil- und Pflegeanstalt Kraschnitz ausgeladen und beklagte sich neben der Vernachlässigung während des Transportes vor allem über die merkwürdigen Umstände an ihrem neuen Aufenthaltsort. Alles sei unsauber, das Essen schlecht und das Personal bestehe zum großen Teil aus ehemaligen Insassinnen, „denen man die Erbmasse schon von weitem ansieht". (...) Wir haben die Anstaltskleidung der früheren Patienten an. Grobe Hemden und Nachtjacken mit schwarzen Streifen. Es gibt auch nur Geschirr, was die Idioten hatten."
Ähnliches geschah mit jenem Transport von 284 älteren, größtenteils bettlägerigen Hamburgern, die am 6. August 1943, also unmittelbar nach der Katastrophe von Hamburg, aus dem Altenheim Arensburg in einem Zug nach Osten in Marsch gesetzt und von denen 150 nach tagelanger Irrfahrt in Neuruppin ausgeladen wurden. Nach kurzer Zeit definierte man sie zu psychiatrischen Patienten um, mit allen Konsequenzen, die der neue Status mit sich bringen konnte. Ihr Schicksal ist nicht bekannt.[636] Hingegen weiß man von den „etwa 500 alten, abgeklapperten Frauen", die im Juni 1944 aus Stettin kommend in Meseritz-Obrawalde eintrafen, genau, was

---

[635] Kaminsky 1995, 510f.; daraus auch die folgenden Zitate.
[636] Vgl. Aly 1985a, 67. Dort ist auch der Transport aus Stettin erwähnt.

sie erwartete: Auf Anweisung von Dr. Mootz und Dr. Wernicke waren sie vom Personal zu „beseitigen".

Gegen Ende des Krieges war es offenbar auch gefährlich, chronisch körperlich krank oder auch nur alt sein. Die Vernichtungslinien konvergierten – auch in den „Sonderanlagen Aktion Brandt".

Brandts Aufenthalt in Rußland und mögliche Auswirkungen auf die Anstalten im Reich

Nachdem Brandt die ersten Anstaltsräumungen und das Projekt der Sonderanlagen auf den Weg gebracht hatte, schien er ab 1942 für einige Zeit wie vom Erdboden verschwunden. Er war auf einem Sondereinsatz in Rußland unterwegs, um als gelernter Chirurg die Schwierigkeiten der Behandlung und insbesondere des Abtransportes der Verwundeten im verlustreichen Winterkrieg in Augenschein zu nehmen.

> „In der Folge des Winterfeldzuges in Rußland und eines Berichts von Dr. Todt und anderer Dienststellen an den Führer wurde ich an die Straße von Smolensk nach Moskau geschickt, wo sich zahlreiche Verwundete befanden, die angeblich ohne medizinische Versorgung geblieben wären. Ich fand zehn geschlossene Güterzüge voller Verwundeter vor. (...) Die Temperaturen lagen bei fünfunddreißig oder vierzig Grad unter Null. (...) Die Lokomotiven hatten Frostschäden und die Heizkessel waren zerborsten."[637]

Da sich die verschiedenen Dienststellen des Heeres gegenseitig die Schuld an der Misere gaben und von dort keine Hilfe zu erwarten war, wies Brandt in einem Bericht an Hitler auf brachliegende Kapazitäten der Luftwaffe hin. Hitler ordnete den verstärkten Einsatz von Transportflugzeugen zur Bergung der Verwundeten an.[638]
Brandt scheint sich zumindest in der ersten Hälfte des Jahres 1942 überwiegend um die Probleme der Verwundetenversorgung gekümmert zu haben und hielt sich offenbar auch längere Zeit im Führerhauptquartier auf, welches im Sommer vorübergehend in die Ukraine verlegt wurde. Dort wurde am 28. Juli 1942 auch der häufig zitierte „Erlaß des Führers über das Sanitäts- und Gesundheitswesen" herausgegeben, in welchem Brandt zum Bevollmächtigten „für Sonderauf-

---

[637] Vgl. Bayle 1950, 43.
[638] Auch Guth (1990, 18) weist auf die Schwierigkeiten des Abtransports der Verwundeten und der zahlreichen Erfrierungsfälle infolge der ungünstigen Witterung und zunehmender Partisanentätigkeit hin. Der Wehrmachtssanitätsdienst, der sich allen Problemen gewachsen glaubte und bis dahin auch zufriedenstellend gearbeitet hatte, geriet zunehmend in Schwierigkeiten.

gaben und Verhandlungen zum Ausgleich des Bedarfs an Ärzten, Krankenhäusern, Medikamenten usw. zwischen dem militärischen und dem zivilen Sektor" ernannt wurde. In dem Erlaß ging es, was häufig nicht erwähnt wird, in erster Linie und als „Ziffer 1" ausführlich um die Neuordnung des militärischen Sanitätswesens und nach der Bestätigung von Conti als Chef des zivilen Gesundheitswesens erst unter Ziffer 3 um die neue Funktion Brandts als Vermittler zwischen den vorgenannten Bereichen.
Im Oktober 1942 fand Brandt anscheinend Zeit, sich wieder mehr um die „Heimatfront" zu kümmern: Gemeinsam mit Speer verfaßte er am 8. Oktober jenen Schnellbrief, der die Umsetzung des Sonderanlagen-Programms in Wellen ankündigte. Um die gleiche Zeit ließ er den weiteren Ausbau des Blankenburger Gertrudenheims zur Sonderanlage stoppen und die Verlegung nach Huntlosen durchführen.

In den Forschungen zur „Euthanasie" wird durchgängig auf die zunehmende Inanspruchnahme von Anstaltsbetten für Krankenhauszwecke im Lauf des sich verschärfenden Luftkrieges hingewiesen. Das von Götz Aly geprägte eindrucksvolle, aber nicht allgemein zutreffende Bild der psychisch Kranken als „Platzhalter" für die körperlich Kranken, an die sie im Katastrophenfall ihre Betten abzugeben hatten, wird in diesem Zusammenhang häufig zitiert. Daß aber schon ab Sommer 1941 auch von militärischer Seite immer mehr Anstaltsbetten in Anspruch genommen wurden, ist dagegen kaum aufgefallen, obwohl es in der „Verordnung über die Bestellung eines Reichsbeauftragten für die Heil- und Pflegeanstalten vom 23. Oktober 1941" sogar ausdrücklich erwähnt wird: „Die sich steigernde Nachfrage nach Krankenhausbetten macht eine Inanspruchnahme geeigneter Heil- und Pflegeanstalten oder von Teilen solcher Anstalten als Krankenhäuser oder *Lazarette* erforderlich"[639] (Hervorhebung, H.F.). Die Bestellung des Reichsbeauftragten hatte also neben der Verlagerung der „Euthanasie"-Planungen und Kompetenzen in das Reichsinnenministerium, die von Götz Aly besonders herausgestellt wird,[640] und der beginnenden Vorsorge für die Opfer des Luftkrieges im Herbst 1941 auch noch die ganz aktuelle Bedeutung der Bereitstellung von Betten für die zahlreichen Verwundeten des Rußlandfeldzuges. Es ist höchstwahrscheinlich, wenn auch überhaupt noch nicht erforscht, daß auch Karl Brandt in seiner neuen Funktion als Vermittler zwischen militärischem und zivilem Bedarf daran beteiligt war. Wenn er schon

[639] Veröffentlicht im Reichsgesetzbl. Nr. 122 am 27.10.1941. Hier zit. n. Liere 1980, 74.
[640] Vgl. Aly 1985b, 15ff.

Anstalten zur Umgestaltung in Ausweichkrankenhäuser räumen ließ, dann erst recht für ihre Umwandlung in Lazarette.

Bereits Ende Juli 1941 waren in Rußland mehr Ausfälle zu beklagen als während des gesamten Westfeldzuges. Bis zum 30. September 1941 waren 379.902 Soldaten verwundet und der weitaus größte Teil von ihnen mit oft unzulänglichen Tansportmitteln in die Heimat überführt. Ende November war die Zahl der Verwundeten auf 572.000 angestiegen.[641] Die schlechte Winterausrüstung der deutschen Soldaten führte gerade im ersten Kriegswinter zu zahlreichen Erfrierungen. Ab 1942 kam es aber noch schlimmer: „Der wachsende Widerstand der Roten Armee, der mit sich steigernder Feuerkraft insbesondere der Artillerie und der Raketeneinheiten einherging, ließ die Zahl der Verwundeten und hier auffallend der Schwerverletzten deutlich in die Höhe schnellen ..."[642] Ferner traten infolge der katastrophalen hygienischen Verhältnisse auf dem Kriegsschauplatz zahlreiche Epidemien auf, unter denen die Infektionen mit Fleckfieber besonders gefährlich waren und längerer Lazarettbehandlung bedurften. Allein im Heer wurden bis September 1943 rund 19,5 Millionen Verwundete und Kranke registriert.

Längerdauernde Behandlungen von Verwundungen und schweren Krankheiten wurden ausschließlich in den „Reservelazaretten" innerhalb des Reichsgebietes durchgeführt.[643] Das wirft die Frage nach der Zahl der im Reich überhaupt zur Verfügung stehenden Krankenhausbetten auf: Ende 1939 waren in dem durch Annexionen bereits erweiterten Reichsgebiet insgesamt 6.697 Krankenanstalten mit 662.996 planmäßigen Betten vorhanden. 173.508 dieser Betten, also fast ein Drittel, standen in den 298 Heil- und Pflegeanstalten,[644] die aber wegen der langen Aufenthaltsdauer ihrer Insassen nur rund sechs Prozent aller Krankheitsfälle versorgten.[645] In einer Kriegssituation, die durch

---

[641] Kroener 1988, 878ff. Zusammen mit den Todesfällen, Vermißten und vorübergehend Erkrankten waren die Gesamtverluste derartig hoch, daß etliche Divisionen Ende November 1941 nur noch 50% ihrer Personalstärke aufwiesen.

[642] Guth 1990, 18. Die folgenden Zahlen werden in Anm. 73 der Einführung genannt.

[643] Nach dem allgemeinen Konzept des Heeres-Sanitätsdienstes wurde ein Verwundeter über Sammelstellen auf den 4–5 km hinter der Front gelegenen Hauptverbandsplatz verbracht und von dort in das 10–15 km dahinter postierte Feld- oder Kriegslazarett, welches mit seinen rund 500 Betten die „höchste und letzte Behandlungsebene im außerdeutschen Gebiet" darstellte. Vgl. ebd., 12.

[644] Statistische Jahrbücher des deutschen Reiches, 59. Jahrgang, Berlin 1942. Nach Brandts Auffassung soll es sogar die Hälfte aller Krankenhausbetten gewesen sein.

[645] Diese Relationen sind genau berechnet in: „Die Ergebnisse der Krankenanstaltsstatistik in den Jahren 1931 bis 1934", in: Statistik des Deutschen Reiches

hohe Verwundetenzahlen und den Ausfall von Krankenhäusern durch Luftkriegsschäden gekennzeichnet war, mußte dieses riesige Reservoir an volkswirtschaftlich schlecht genutzten und fast nur von „unnützen Ballastexistenzen" belegten Anstaltsbetten die ohnehin bestehenden Tendenzen massiv verstärken, diese Betten für die wertvolleren Mitglieder der Volksgemeinschaft, vor allem für die verwundeten Soldaten zu nutzen. Nach den Ausführungen, die Viktor Brack 1939 vor einer Versammlung von Ärzten machte, war „ Hitler der Gedanke unerträglich, daß ein Verwundeter kein Bett habe, weil ein Geisteskranker darin liege".[646] Die konkreten Auswirkungen lassen sich an vielen Orten verfolgen:

> In der badischen Heil- und Pflegeanstalt Wiesloch, in unmittelbarer Nähe von Heidelberg gelegen, waren bei Kriegsbeginn fünf Krankengebäude mit 250 Betten für ein Reservelazarett freigemacht worden. Vor dem Frankreichfeldzug mußten zur Vergrößerung des Lazarettes auf 410 Betten zwei weitere Gebäude geräumt werden, von denen die Wehrmacht im Juli 1940 eines wieder an die Anstalt zurückgab. Nach Beginn des Rußlandfeldzuges wurde das Reservelazarett aber wieder vergrößert und zwar bis November 1941 auf 685 Betten. Fast die Hälfte der zur Verfügung stehenden Betten waren nun also für militärische Zwecke in Anspruch genommen.
> Noch dramatischer verliefen die Entwicklungen im sächsischen Arnsdorf: Dort hatte man im Mai 1940 fünf Häuser mit 700 Betten für ein Reservelazarett freigemacht. Nach der „Chronik" des Hauses verlegte man 1941 – wann genau, wird nicht mitgeteilt – 480 Patienten in die sudetendeutsche Anstalt Wiesengrund, „weil noch weitere Häuser für das hiesige Lazarett" benötigt wurden. Für 1942 ist in der Cronik vermerkt: „Der unglückliche Winterfeldzug im Osten brachte ein starkes Anwachsen der Verluste mit sich. Durch Zusatzvertrag ist deshalb auch bei uns im Lazarett die Bettenzahl von bisher 1283 ab 9.1.1942 um 115 erhöht worden. Dem Reservelazarett ist dazu das Haus A3 zu den bisher schon belegten noch übergeben worden."
> In Sachsen hatten neben Arnsdorf auch Leipzig-Dösen, Zschadraß, Hochweitzschen und Untergöltzsch im Verlauf des Krieges zum Teil recht große Lazarette einzurichten. Dasselbe gilt für die westfälischen Anstalten. Dort waren nach dem Bericht der Planungskommission im Mai 1942 insgesamt 2860, also rund 30 Prozent der 9250 Planbetten, für Reservelazarette abgezweigt. Im Rheinland hatte Creutz nach der „T4" zunächst noch versucht, leer gewordene Betten mit Patienten des Provinzialver-

---

Bd. 495,1. Spätere Berechnungen lagen mir nicht vor. 1934 wurden von 4.628.620 Kranken 72,8 % in Allgemeinkrankenhäusern behandelt, aber nur 5,9 % in Heil- und Pflegeanstalten. Das Verhältnis dürfte sich auch im Krieg nicht allzusehr verändert haben.

646 Zit. n. Delius 1988, 13.

bandes aus den konfessionellen Häusern aufzufüllen. Bald war dies aber nicht mehr möglich, da ein Viertel der Betten der Provinzialanstalten für Reservelazarette benötigt wurden.[647] Auch in den evangelischen Einrichtungen in Kaiserswerth und in Bad Kreuznach wurden im Herbst 1941 bestehende Lazarette erweitert, bzw. wieder eingerichtet.[648] In den Rotenburger Anstalten zogen nach deren Räumung im September 1941 keine Bombengeschädigten, sondern zunächst einmal ein Wehrmachtslazarett mit 800 Betten ein. Schließlich beherbergten auch die nordhessischen Anstalten Haina, Merxhausen und Marburg große Lazarette, die wahrscheinlich erst nach Beginn des Rußlandfeldzuges eingerichtet, bzw. erheblich vergrößert worden waren.

Die zunehmende Inanspruchnahme von Anstaltsraum für Lazarettzwecke läßt sich anhand von Übersichten belegen, welche die Reichsarbeitgemeinschaft kurz nach dem Abbruch der „Aktion T4" und zwanzig Monate später erstellen ließ: Danach waren zu Beginn des Jahres 1942 schon 31.000 Betten in den Heil- und Pflegeanstalten für Reserve-Lazarette abgezweigt, im August 1943 aber bereits 53.000.[649] Der Bedarf stieg aber noch weiter an:
In bezug auf Wiesloch machte der „Korpsarzt b. stellv. Gen.- Kdo. XII (Wehrkreisarzt) in Wiesbaden am 14.12.1943 folgenden Vorschlag:

„Zu Auflockerungszwecken für das Res.-Laz. Heidelberg sind bei der Wehrkreisverwaltung XII *4 Baracken* zur Aufstellung auf dem Gelände des Res.-Laz. Wiesloch beantragt. Es wird gebeten, nach Aufstellung dieser Baracken im Sinne der durchgeführten Besprechung diese mit zivilen Kranken der Heil- und Pflegeanstalt Wiesloch zu belegen, sodaß feste Gebäude zu Lazarettzwecken frei werden"[650] (Hervorhebung im Original).

Auch wenn dieser Vorschlag nicht realisiert wurde, kommt in ihm doch die fast selbstverständliche und überall praktizierte Verdrängung der psychisch Kranken innerhalb ihrer eigenen Anstalten zum Aus-

---

647 Vgl. Werner 1991, 141.

648 Vgl. Kaminsky 1995, 447 u. 455. In Kaiserswerth wurden aus diesem Anlaß Schwerkranke nach Grafenberg verlegt.

649 Die erste Zahl stammt aus den bereits diskutierten Übersichten über die „Erfolge" der „Aktion T4", die zweite aus BAK R 96 I/6, p. 127797. Zu beachten sind dabei allerdings die jeweils unterschiedlich angegebenen Zahlen der insgesamt vorhandenen Anstaltsbetten. 1942 werden 282.696 Anstaltsbetten zugrunde gelegt, 1943 jedoch nur 172.132. Die Differenz ist entweder darauf zurückzuführen, daß die Anstaltsbetten tatsächlich schon so stark abgenommen hatten oder auf die bei Statistiken aus jener Zeit häufig festzustellende Veränderung der Ausgangsbasis, je nachdem, was mit der Statistik belegt werden sollte.

650 GLA Karlsruhe, Abt. 463, Zugang 1983/9, Nr. 196. Möglicherweise hat dieser Vorschlag etwas mit Lindens Baracken-Erlaß vom Juli 1943 zu tun. Die Errichtung dieser Behelfsunterkünfte verzögerte sich auch in Wiesloch immer wieder, so daß hier vielleicht die Wehrmacht einspringen wollte.

druck. Der badische Psychiatriedezernent Dr. Sprauer konnte ihn nur deswegen ablehnen, weil die technischen Anlagen der Anstalt, insbesondere die Küche, an der Grenze ihrer Leistungsfähigkeit angelangt waren. Auch müßten die „festen" Anstaltsgebäude dem „zivilen Sektor vorbehalten bleiben".[651] Dabei dachte Sprauer aber nicht an die Geisteskranken sondern an die körperlich Kranken aus Mannheim, für die um diese Zeit gerade ein Ausweichkrankenhaus eingerichtet wurde. Militärischer und ziviler Bedarf prallten hier also in einem einzigen Krankenhaus aufeinander, wobei in diesem Fall die Opfer des Bombenkrieges noch einmal den Vorzug erhielten.

In der Provinz Hannover wurde ein solcher Konflikt ganz im Sinne der gesetzten Prioritäten anders gelöst: Der Streitfall, der sich im Frühjahr 1944 zwischen der Stadt Hannover und Karl Brandt entwikkelte, hat exemplarischen Charakter:[652]

> In Hannover waren nach schweren Bombenangriffen nur noch zwei Krankenhäuser betriebsfähig geblieben. Als die Stadt das Krankenhaus im nahegelegenen Rinteln als Ausweichkrankenhaus in Anspruch nehmen wollte, beschlagnahmte Brandt das Krankenhaus für die Wehrmacht. Versuche, diese Entscheidung rückgängig zu machen, fruchteten nichts. Die Stadt Hannover und die Gauleitung Süd-Hannover/Braunschweig suchten daraufhin „Rat und Hilfe" bei Bormann, der sich gemeinsam mit Conti mit der Bitte an Lammers wandte, er möge doch auf Brandt einwirken, daß dieser seine Haltung ändere. Am 30. Mai 1944 erläuterte Brandt in einem Brief an Lammers seinen Standpunkt: Das Krankenhaus Rinteln sei eine Sonderanlage, die durch den Umbau einer nicht fertiggestellten Kaserne entstanden sei. Aufgrund des Mangels an Lazarettraum halte er den Anspruch der Wehrmacht für gerechtfertigt. Auch als Lammers an ein gemeinsames Gespräch auf dem Obersalzberg erinnerte, bei dem Brandt 500 Ausweichkrankenbetten für Hannover versprochen habe, blieb dieser in der Sache Rinteln hart. Wegen der militärischen Lage könne die Sonderanlage Rinteln der Wehrmacht nicht entzogen werden. „Im Notfall" stehe das Krankenhaus jedoch auch der Zivilbevölkerung zur Verfügung.

Hier wird einerseits die Not der Städte deutlich, andererseits auch, wie stark die Stellung Brandts in dem polykratischen System inzwischen geworden war. Selbst über Bormann und Lammers, die ihm beide nicht gewogen waren, konnte er sich jetzt als nur dem Führer verantwortlicher Reichskommissar hinwegsetzen. Daß er allerdings sogar eine seiner für die Zivilbevölkerung geschaffenen Sonderanlagen an die Wehrmacht übergab, zeigt den dramatisch gestiegenen Bedarf an

---

[651] GLA Karlsruhe, Abt. 463, Zugang 1983/9, Nr. 196. Antwortschreiben Sprauers vom 4. Januar 1944.

[652] Vgl. Liere 1980, 104f.

Lazarettbetten an: In der Phase der Rückzugskämpfe 1944/45, die mit einem allmählichen Zusammenbruch des Sanitätswesens einhergingen, stiegen die Kriegsverluste so stark an, daß sie die Gesamtverluste der vorangegangenen Kriegszeit noch übertrafen. Die immer knapper werdenden Anstaltsbetten wurden jetzt in erster Linie für verwundete Soldaten benötigt und erst in zweiter Linie für Ausweichkrankenhäuser und dergleichen. Das könnte auch erklären, daß Brandt im Sommer 1944 indirekt zur Ausweitung der medikamentösen Tötung der Anstaltspatienten aufforderte.
Die militärische Seite der Funktionen Brandts als „Bevollmächtigter" (ab Juli 1942), „Generalkommissar" (September 1943) und schließlich „Reichskommissar" für das Sanitäts- und Gesundheitswesen (August 1944) ist bisher noch nicht genauer untersucht.[653] Aus diesem Grunde konnten hier auch nur Annahmen über die wahrscheinlichen Auswirkungen seiner Tätigkeit auf das System der deutschen Anstaltspsychiatrie und das Schicksal der Patienten vorgetragen werden, die sich im einzelnen noch nicht belegen lassen. Unklar sind auch die Befehlswege, auf denen er sich einschaltete. Sicher ist aber, daß der nach Beginn des Rußlandfeldzuges zunehmend dringendere Bedarf an Lazarettbetten zunächst mit Hilfe der durch die „Aktion T4" freigemordeten Betten befriedigt wurde.[654] Darüber wußte Brandt ja bestens Bescheid und konnte die entsprechenden Hinweise geben.[655] Über Deportationen von Patienten aus Gründen der Einrichtung und Vergrößerung von Lazaretten ist vorläufig noch wenig bekannt, – nur Arnsdorf und im Effekt auch Rotenburg können konkret benannt werden. Auf jeden Fall ist davon auszugehen, daß in Anstalten, wo neue Lazarette eingerichtet wurden, die Patienten noch dichter zusammenrücken mußten und dadurch weiter an Lebensraum und Lebenschancen einbüßten. Insofern wäre die „Aktion Brandt" mit ihren letztlich vernichtenden Konsequenzen auch in dieser Zeit weitergegangen, zunächst in Form einer „anstaltsinternen Deportation" in ungeeignete Räumlichkeiten, später in die neuen Mordanstalten.

---

[653] Im Nürnberger Ärzteprozeß ist aber Brandts Beteiligung und Verantwortung für medizinische Experimente an Häftlingen und auch Patienten umso genauer untersucht worden. Diese Aktivitäten fielen möglicherweise genau in die Zeit, in der Brandt von der Bildfläche verschwunden war. Der offenbar von ihm initiierte Aufbau einer großen Abteilung für Malariaversuche der Luftwaffe in Pfafferode fand allerdings erst Ende 1943 statt.

[654] Vgl. Walter 1996, 752f.

[655] Eine für die Forschung interessante Frage wäre auch noch, wer den Einsatz von „T4"-Personal, d.h. vorwiegend Schwestern und Pflegern zur Bergung von Verwundeten im Winter 1941/42 veranlaßt hat. Nur Eingeweihte konnten von dem Brachliegen der Arbeitskräfte des lange geheimen Unternehmens wissen.

Die Diskussionen über die „Aktion Brandt" und „wilde Euthanasie"

Nachdem schon mehrfach auf die unterschiedlichen Auffassungen über das Wesen der „Aktion Brandt" hingewiesen wurde, sollen hier die wichtigsten Argumente zusammengefaßt und teilweise auch diskutiert werden.

Götz Aly gebührt das Verdienst, als erster „Euthanasie"-Forscher den Zusammenhang zwischen Luftkrieg, „Katastrophenmedizin und Anstaltsmord" aufgezeigt zu haben.[656] Nach dem Hinweis auf die Ernennung Brandts zum Generalbevollmächtigten im Juli 1942 und die Entwicklung der Planungen in Richtung auf weiträumige Deportationen kommt er zur entscheidenden Definition der „zentral geplanten und dezentral vollzogenen „Euthanasie": Die Reichsarbeitsgemeinschaft „tötete nicht mehr nach einem vorher festgelegten Plan, der sich an den Tötungskapazitäten orientierte, sondern sie tötete nach örtlichem Bedarf – dezentral organisiert. Differenzierte Tötungskriterien gab es nicht mehr. Es zählten allein die Arbeitsfähigkeit, und das Ausmaß der medizinischen Folgen eines Bombenangriffs. (...) Die Täter nannten diese Verbindung von Anstaltstötungen mit einer möglichst guten Versorgung körperlich Verletzter nicht ‚wilde Euthanasie', sondern – ganz zu Recht – ‚Aktion Brandt'".[657]
„Mit einiger Verzögerung war es Ende Juni 1943 soweit, in der beschriebenen Form der dezentralen und individuellen Tötung. (...) Die Räumungen begannen im Rheinland, wurden dann in Hamburg und Westfalen fortgesetzt und sehr schnell auf Berlin ausgedehnt."[658]
Bei der genaueren Lektüre fällt auf, daß Aly auch schon die Evakuierungstransporte *vor* der Billigung von Nitsches „E."-Vorschlag durch Brandt als Tötungstransporte betrachtete. Über die angewendete Mordmethode sagt er allerdings nichts aus, mit Ausnahme jener Transporte aus dem Rheinland, die in die „Absterbeanstalten" im Generalgouvernement geschickt und dort dem Hungertod ausgeliefert worden seien.
Alys Konzeption der „Aktion Brandt" wurde in der Folgezeit von verschiedenen Seiten kritisiert. *Schmuhl* nannte alles, was vor der „Reinstitutionalisierung der Euthanasie" nach Brandts Billigung von Nitsches

[656] Aly 1985a, 56. In diesem Zusammenhang muß festgestellt werden, daß Klee (1983) zwar die Transporte erwähnt, aber nicht im Zusammenhang mit dem eskalierenden Luftkrieg sieht, sondern als Fortsetzung der vielfältigen mörderischen Aktivitäten.

[657] Aly 1985a, 57. Da über die Deportationen aus luftgefährdeten Gebieten 1985 noch nicht sehr viel bekannt war, hatte Aly dabei wohl die Vorkommnisse in Hamburg im Auge. Von der „Räumung im Katastrophenfall" war man in anderen Regionen zugunsten einer frühzeitigen Bereitstellung von „Katastrophenbetten" zwar weitgehend abgegangen, aber in besonderen Fällen wie Hamburg und später auch Leipzig und Kiel kam man doch immer wieder darauf zurück.

[658] Ebd., 60. Wenige Seiten später (S. 63) läßt Aly die Räumungen im Rheinland bereits im Frühjahr 1943 beginnen, was der Wirklichkeit näherkommt.

Vorschlägen im Juli oder August 1943 an Tötungsaktivitäten in den Anstalten geschah, „wilde Euthanasie" und ließ so einen bereits totgeglaubten Begriff wieder auferstehen. Darunter fielen so verschiedenartige Vorgänge, wie die Aufforderung an einzelne Anstaltsdirektoren in Zwiefalten, Hildburghausen und Großschweidnitz, nach der „Aktion T4" mit der „Euthanasie" doch fortzufahren, aber auch die bereits vor dem Krieg empfohlenen sächsischen „Dämmerschlafkuren", der bayerische Hungererlaß und die Hungerkost in Hessen und Sachsen.

Erst für die Zeit nach Brandts Einwilligung gilt für Schmuhl: „Die im Zusammenhang mit der Räumung von Heil- und Pflegeanstalten" durchgeführten Tötungen wurden, „da sich die Euthanasiezentrale vom Bevollmächtigten für das Sanitäts- und Gesundheitswesen autorisiert glaubte, als ‚Aktion Brandt' bezeichnet. (...) Anders als in der Phase der ‚wilden Euthanasie' wurden die Mordopfer nun wieder in großen Transporten, die zentral gelenkt waren, zu den Tötungsanstalten gebracht."[659] Schließlich liefert Schmuhl noch eine, auf den ersten Blick erstaunliche Interpretation des Geschehens, wenn er ausführt:

„Der Druck, der von der Überfüllung der Heil- und Pflegeanstalten infolge der Abtretung von Anstaltsraum an Ausweichkrankenhäuser ausging, und der Sog, der durch die intensivierte ‚Euthanasieaktion' entstand, löste eine Verlegungswelle aus, die im Frühjahr 1943 im Rheinland einsetzte."[660]

Weil im Altreich die Vorbereitungen für die „Aktion Brandt" noch nicht abgeschlossen gewesen seien, habe man die ersten Transporte ins Generalgouvernement nach Kulparkow und Tworki geleitet.

In Schmuhls Schlußfolgerungen geht, wie man aufgrund der Länderbeschreibungen überprüfen kann, nicht nur bezüglich der Umkehrung von Ursache und Wirkung, sondern auch rein zeitlich einiges durcheinander: So hatten im Rheinland die Transporte schon längst, d.h. im Februar 1943, begonnen, als im April und Mai der Großtransport in die beiden polnischen Anstalten abging, – ein Irrtum, den er offenbar von Götz Aly übernommen hat.[661]

Michael Wunder setzte sich 1992 eingehend mit dem Begriff der „wilden Euthanasie" auseinander: Es sei letzten Endes der „nur groben Rezeption des Nürnberger Urteils in der nachfolgenden Literatur geschuldet, daß sich für die zweite Phase der Euthanasie das Bild der nunmehr vollkommen entfesselten, aus dem Ruder laufenden und unkontrollierten Aktion verfestigen konnte."[662] Demgegenüber seien schon allein mit der Ernennung des Reichsbeauftragten, der in Zusammenarbeit mit der RAG planwirtschaftliche Aufgaben durchführen sollte, die Voraussetzungen für den Fortgang der Tötungsaktionen geschaffen worden. „Aly folgend, kann

659 Schmuhl 1987, 233 f.

660 Ebd., 234. Unmittelbar anschließend die im folgenden kritisierte Erklärung der Transporte in den Osten.

661 Vgl. Aly 1985a, 63.

662 Wunder 1992a, 9. In Nürnberg hatte Brandt ausgesagt, daß seine amtliche Verantwortung für die Euthanasie mit dem Ende des Sommers 1941 aufgehört

man damit durchaus für die Monate nach dem offiziellen Stopp eine kurze Reorganisationsphase ausmachen, der dann eine zweite, zahlenmäßig noch weitaus mehr Opfer kostende Phase der Anstaltstötungen folgte, die Aktion Brandt."[663]

Peter von Rönn schreibt 1993 in Bezug auf Alys Konzept unter anderem: „Aus regionaler Sicht werden an den Aussagen dieser vielfach erhellenden Studie darüber hinaus einige Modifikationen vorzunehmen sein. Das reicht von den Datierungen des Wiederauflebens der Euthanasie bis zur Frage, ob man berechtigter Weise diese gesamte Phase als „Aktion Brandt" bezeichnen kann."[664] Bezüglich der Datierungen weist er auf einen Hamburger Schriftwechsel mit dem Reichbeauftragten von Februar 1943 hin, der bald darauf zur Verlegung von etwa 50 Patienten nach Meseritz-Obrawalde führte. Die am 19. August beendete, also im Zusammenhang mit der Hamburger Katastrophe durchgeführte Räumungsaktion könne aber „zurecht mit dem Namen des (...) Karl Brandt verbunden werden".[665]

Dirk Blasius setzt 1994 in der Diskussion einen neuen, in mancher Hinsicht aber fragwürdigen Akzent, indem er feststellt: „Mit dem Namen Karl Brandt ist die sogenannte wilde Euthanasie verknüpft. Sie beruhte unter Einsatz der ‚T4'-Organisation auf einer zentralen Erfassung der Anstaltspopulation unter Leistungsgesichtspunkten und bestand im Töten der Leistungsschwachen durch Giftinjektionen, schädliche Medikamente oder einfach durch Verhungernlassen. Der Mord an Geisteskranken in dieser Phase war ‚Mord nach Bedarf', nach Kriegsbedarf."[666]

Uwe Kaminskys großer Studie über die Rheinprovinz brachte 1995 neue Erkenntnisse in die festgefahrene Diskussion, in der es im Grunde um die Frage ging, wie das Sterben der Patienten zwischen dem Abbruch der „Aktion T4" und dem Wiederauftauchen von Karl Brandt im Zusammenhang mit den katastrophenmedizinischen Maßnahmen im Sommer 1943 zu bewerten und einzuordnen sei.[667] Zunächst aber verteidigte Kaminsky Schmuhls Interpretation dieser Zeit als Phase der „wilden Euthanasie" und weitet dessen Katalog von Beispielen noch durch einige andere aus, wie das frühe Hungersterben in Sachsen, Kaldeweys Mord an den Bremer Epileptikern durch Luminalentzug, die Krankentötungen in Hadamar und Meseritz-Obrawalde, sowie in der Ostmark und im Generalgouverne-

---

habe (Mitscherlich/Mielke 1960, 210), was aber durch seine Bewilligung von Nitsches „E.-Vorschlag" widerlegt wird.

[663] Wunder 1992a, 11.

[664] Von Rönn 1993, 129, Anm. 284.

[665] Ebd., 100.

[666] Blasius 1994, 181. Fragwürdig erscheint daran, daß Dirk Blasius kurzerhand wichtige, von Götz Aly herausgearbeitete Inhalte der „Aktion Brandt" unter der „wilden Euthanasie" subsumiert, vor allem aber, daß er letztere mit Karl Brandt in Verbindung bringt. Die Quelle, auf die er sich dabei stützt (Dreßen 1986, 57 ff.), belegt diese Annahme in keiner Weise.

[667] Kaminsky 1995b, 423ff.

ment.[668] Auch die späteren „Tötungen durch Verhungernlassen" in sächsischen und bayerischen Anstalten werden von ihm als Teil der „wilden Euthanasie" aufgefaßt, gewissermaßen als „Selbstlauf von Tötungen in bestimmten Landesteilen".[669] Die von mir als „frühe Aktion Brandt" bezeichneten Anstaltsräumungen im Norden werden von Kaminsky zwar registriert, aber recht eigenwillig – weil in einem Aktenvermerk vom November 1941 einmal so genannt – in „Todt-Aktion" umgetauft,[670] obwohl nach den bereits existierenden Beschreibungen (Delius, Aly, von Rönn und andere) kein Zweifel daran bestehen konnte, daß Brandt der Initiator der frühen Deportationen war.

Für die Forschung wichtiger sind jedoch Kaminskys durch Quellen gut belegte Feststellungen bezüglich der immer größer werdenden Bedeutung regionaler Stellen, insbesondere der Reichsverteidigungskommissare, im beginnenden Luftkrieg.[671] „Die Initiative lag eindeutig bei den regionalen Stellen, die in ihren Katastrophenplanungen die Verdrängung der Geisteskranken durch die körperlich Kranken als Selbstverständlichkeit ansahen." Dieser „sozialdarwinistischen Verdrängungslogik" konnte sich auch die Provinzialverwaltung nicht entziehen, welche bereitwillig die Funktion als Koordinationsstelle für die Verlegungen übernahm und gegenüber den Anstalten das Todesschicksal der zu verlegenden Patienten verschleierte.[672]

Kaminskys bringt auch noch andere beachtenswerte Argumente vor, wie z.B., daß die Verlegungen keine „planrationale Vernichtung" bezweckten. Dem ist im Hinblick auf die frühe „Aktion Brandt" zuzustimmen. Mit den frühen Räumungen von Anstalten in luftgefährdeten Gebieten war sicher noch keine Tötungsabsicht verbunden, sonst würde die von Brandt gewünschte „propagandistische Begleitung" keinen Sinn machen. Daß Brandts Zustimmung zur „E."-frage mit der von Linden ab Juli 1943 immer häufiger beschworenen Überfüllung der Aufnahmeanstalten, also mit „Raumproblemen in den Zielanstalten" (Kaminsky) zusammenhing, ist ebenfalls ein wichtiger Gedanke, denn das zeitliche Zusammentreffen ist unübersehbar.

Wenn Kaminsky aber formuliert „Die sich abzeichnende Regionalisierung des Geschehens sowohl in den zu räumenden Gebieten als auch in den Zielanstalten der Evakuierungen ließ zudem immer weniger Platz für etwaige zentrale Planungen", dann schießt er in seinem Bemühen, Einflüsse von zentralen Stellen zu relativieren, weit über das Ziel hinaus. Schon in seiner Darstellung der Evakuierung der rheinischen Anstalten ist zu bemerken, daß er die Bedeutung zentraler Instanzen weitgehend igno-

---

668 Ebd.

669 Sowohl Schmuhl (1987, 220f.) als auch Kaminsky (1995b, 423f.) halten sich lange damit auf, daß der Direktor von Brandenburg-Görden, Heinze, diese Maßnahmen „zeitgenössisch" als „wilde Euthanasie" bezeichnete.

670 Kaminsky 1995b, 420.

671 Vgl. dazu aber auch Aly 1985a, 61.

672 Kaminsky 1995b, 445.

riert, um nicht zu sagen „herunterspielt". Schmuhl wird von ihm sogar für die Aussage gerügt, daß die Maßnahmen der „wilden Euthanasie (...) im großen und ganzen von der Euthanasiezentrale initiiert, koordiniert und kontrolliert"[673] worden seien. Dabei zeigte sich doch bereits bei der Evakuierung der rheinischen Anstalt Hoven im Herbst 1942, daß es ohne die Zentrale, d.h. in diesem Fall ohne den „Hinweis aus Berlin" auf freie Plätze im wiedereröffneten Hadamar, nicht ging. Auch an den von mir genauer herausgearbeiteten drei Evakuierungswellen aus den rheinischen Anstalten war jeweils der Reichsbeauftragte und die ihm unterstellte RAG beteiligt. Die Gauleiter konnten fordern, soviel sie wollten, aber an den Grenzen ihrer Gaue hörte ihre Macht auf. Bereits im November 1942 mußte man im Rheinland feststellen: „Die Schwierigkeiten liegen darin, daß der Landeshauptmann nicht weiß, wohin mit den Geisteskranken."[674] Kaminsky versucht in dem zitierten Satz den Eindruck zu erwecken, als ob sich das Evakuierungsgeschehen in der Richtung entwickelt hätte, daß sich die Gauleiter der Evakuierungsgebiete mit jenen der Aufnahmegebiete jeweils über die Transporte abgesprochen und das ganze unter Umgehung der Zentralstellen unter sich ausgemacht hätten. Dafür gibt es bisher bis auf eine einzige Ausnahme noch keinerlei Belege. Die Ausnahme bestand darin, daß der Langenhorner Verwalter Freese nach der Hamburger Bombenkatastrophe zeitweise direkt mit Meseritz und Hadamar wegen der Zuweisung von Plätzen verhandelte und sich das Ergebnis erst im Nachhinein von der RAG bestätigen ließ. Was aber die höheren Verwaltungsebenen anbetrifft, so ist bekannt, daß sowohl Creutz im Rheinland als auch Kolbow in Westfalen mit Bernotat im Streit lagen, was die unterstellte enge Kooperation wohl weitgehend ausschloß.

Überblickt man die Diskussionen bis 1995, so ist zunächst festzuhalten, daß Datierungsprobleme, d.h. das fehlende Wissen über den Ablauf der Deportationen, eine wesentliche Rolle spielen – auch bei Aly, der beispielsweise die frühen Transporte nach Hadamar und Meseritz nicht in seine Überlegungen einbezieht. Die zeitliche Fixierung auf den Beginn der „Aktion Brandt" mit der Erteilung des „E-Auftrages" an Nitsche führt zu der Verlegenheitslösung der Wiedereinführung des Begriffs der „wilden Euthanasie" für einen größeren Zeitraum, über den man im Grunde nichts genaues wußte.

„Regionale Euthanasie" – Bindeglied zwischen „Aktion T4" und „Aktion Brandt"?

Bernd Walter läßt sich in seiner gewichtigen Studie über Westfalen[675] auf die Diskussion über „wilde Euthanasie" versus „Aktion Brandt"

[673] Schmuhl 1987, 224; Kaminskys Kritik (1995b, 429, Anm. 365).
[674] Ankerstein et al. (Hg.) 1985, 106.
[675] Walter 1996.

nicht ein, zumal er – wie auch ich – den Begriff der „wilden Euthanasie" für eigenmächtige Tötungsaktionen fanatisierter Einzeltäter reserviert wissen möchte.[676] Walter stellt vielmehr den in dieser Bedeutung neuen Begriff der „regionalen Euthanasie" in den Vordergrund und gibt ihm eigenständiges Gewicht: Im Grunde löst er dabei das Konglomerat von Vermutungen und Fakten, welches unter dem Begriff der „wilden Euthanasie" angesammelt worden war, in lokale und regionale Aktionen auf:

> „Mit Blick auf das weitere „Euthanasie"-Geschehen, insbesondere nach Abbruch der „Aktion T4", hatten die Ereignisse in Pommern exemplarischen Charakter. Sie standen für die Fortsetzung der „Euthanasie"-Aktivitäten im regionalen Rahmen und für eine Durchführung der „Vernichtung lebensunwerten Lebens" in der Verantwortung von Führungskräften in den Gau- und Gesundheitsverwaltungen, die auf dem Boden sozialdarwinistischer Überzeugungen aus eigenem Antrieb besonders radikal und skrupellos agierten, ausschließlich dem Kosten-Nutzen-Kalkül folgten und sich zentralen Steuerungs- und Kontrollmechanismen weitgehend entzogen. Sie stellten eine Art „Gegenmodell" zur „Aktion T4" dar, die zumindest als zentralisiertes, medizinisch-wissenschaftlich kontrolliertes Unternehmen konzipiert war."[677]

Walter geht aber in seinem Nachweis solcher besonders „radikaler und skrupelloser" Gaue ungenau vor, indem er auf die von Kaminsky angeführten Beispiele für „wilde Euthanasie" zurückgreift, nun aber nicht die einzelnen Anstalten nennt, in denen gemordet wurde, sondern die dazugehörenden Länder.[678] Damit suggeriert er, daß jeweils die gesamte Region als „besonders radikal" zu gelten habe, was in dieser Form sicher unzulässig ist.[679]

---

676 Persönliche Mitteilung, in der Walter von „Morden durch Einzelpersonen" spricht. Für mich gab es dafür in Baden ein charakteristisches Beispiel: Am Abend vor seinem Abrücken in den Militärdienst tötete 1940 der Emmendinger Anstaltsarzt Dr. Theato drei Patienten seiner Abteilung eigenmächtig und eigenhändig durch Injektionen. Freiburger Euthanasieprozeß 1 Ks 5/48, Aussage Dr. Pflüger vom 25.8.1947.

677 Walter 1996, 668. Über diese Auffassung der „Aktion T4" läßt sich natürlich streiten: Die berühmten „Meldebogen" als das hauptsächliche Selektionsinstrument erfüllten keinerlei wissenschaftliche Kriterien und die Art ihrer „Bearbeitung" noch viel weniger.

678 Ebd., 680.

679 Ich möchte noch einmal darauf hinweisen, daß nicht nachweisbar ist, ob Direktor Schottky in Hildburghausen den Weisungen von Staatsrat Astel Folge geleistet hat und daß sich in Württemberg nur die Direktorin von Zwiefalten, Fauser, an die Aufforderung von Stähle zur Fortsetzung der „Euthanasie" gehalten hat, aber – soweit bisher bekannt – keiner der anderen Anstaltsdirektoren.

Auch für Sachsen wäre die von Kaminsky übernommene Beweislage trotz der Hinweise auf das frühe Hungersterben und die „Vitaminkost" von Großschweidnitz zur Charakterisierung als besonders radikale Region wohl nicht eindeutig genug, denn zu den zitierten Belegen gehört wieder eine jener fragwürdigen Informationen, wonach der Direktor von Arnsdorf mit der „Fortführung der Sonderaktion betraut" worden sein „soll",[680] ohne daß man genau weiß, worum es sich tatsächlich handelte und ob er es wirklich gemacht hat.
Die in der vorliegenden Arbeit erbrachten neuen Beweise über das Ausmaß des Hungersterbens in den sächsischen Anstalten zu Beginn des Krieges, über die in Großschweidnitz fortlaufend durchgeführten Krankentötungen in Form der „Tablettenaktion", schließlich die Entwicklung dieser Anstalt zu einer der größten Vernichtungsanstalten in den späten Kriegsjahren lassen neben den Vorgängen in Waldheim jedoch keinen Zweifel mehr daran bestehen, daß Sachsen zu jenen Ländern mit einer eigenständigen, besonders radikalen „Euthanasie"-Politik gehört. Bemerkenswert ist dabei, daß sich der Vernichtungswille vor allem gegen die Bewohner des eigenen Landes richtete, da sich Sachsen ja nach der Aufnahme einiger weniger Transporte weiteren Evakuierungstransporten verschlossen hatte.
Als wichtigste Zonen der „regionalen Euthanasie" stellt Walter aber mit Recht die Provinzen Pommern und Hessen-Nassau heraus, wobei in der letztgenannten Provinz noch die Eingrenzung auf den Regierungsbezirk Wiesbaden, den Wirkungsbereich von Bernotat, vorzunehmen wäre. Beide Provinzen liefern mit ihren Vernichtungsanstalten Meseritz-Obrawalde und Hadamar eindeutige Belege für die „regionale Euthanasie" in der von Walter gegebenen Definition, gleichzeitig aber auch Hinweise auf bestehende Verbindungen zur Berliner Zentrale, indem „die zeitliche Parallelität zwischen der Entwicklung der regionalen „Euthanasie"-Initiativen und dem Aufbau einer Sonderbehörde zur Katastrophenplanung ab Mitte 1942 augenfällig ist".[681] Walter, das wäre hier einzufügen, zweifelt im Unterschied zu Kaminsky nicht am Bestehen zentraler Planungen und an der Existenz einer „Aktion Brandt". Er berücksichtigt aber auch den Umstand, daß beide Mordanstalten nicht von Ärzten sondern von Verwaltungsbeamten geleitet wurden, die jeweils eng in regionales Verwaltungshandeln eingebunden waren und über besondere Beziehungen zu den lokalen Machthabern – Bernotat zu Gauleiter Sprenger in Hessen-Nassau und Grabowski zu Schwede-Coburg in Pommern – verfügten, was eindeutig

680 Kaminsky 1995b, 425.
681 Walter 1996, 684.

auf einen erheblichen regionalen Anteil am Mordgeschehen in den beiden Provinzen hinweist.
Bayern wäre als viertes Land zu den Regionen mit einer eigenständigen „Euthanasie"-Politik zu zählen, allerdings nicht wegen des Hungererlasses, sondern wegen der Weisung, in allen Anstalten Hungerabteilungen einzurichten. Außerdem ist von Bedeutung, daß Bayern zu den wichtigen Aufnahmeländern der großen Deportationen von 1943 zählt.
Was Walters Konzept der „regionalen" im Gegensatz zur „wilden Euthanasie" für mich so überzeugend werden ließ, war der Umstand, daß ich durch meine Untersuchungen neben Pommern, Sachsen, Bayern und Hessen-Nassau noch eine fünfte, bisher als solche noch nicht bekannte Tötungsregion feststellen konnte, nämlich die preußische Provinz Sachsen, das heutige Sachsen-Anhalt. Dort starben in den Anstalten Uchtspringe, Pfafferode und Altscherbitz zahllose, im Rahmen der Evakuierungen antransportierte Menschen, was wiederum nur mit einem besonderen regionalen Engagement erklärt werden kann.
Im Zusammenhang mit dem Konzept der „regionalen Euthanasie" sollten aber auch die Entwicklungen des Jahres 1942 noch einmal einer genaueren Betrachtung unterzogen werden, da sie in jenen Zeitraum fallen, in welchem nach Schmuhl und Kaminsky angeblich nur „wilde Euthanasie" betrieben wurde.
Wenn man in der Übersicht über die Sterberaten in deutschen Anstalten nach denjenigen Einrichtungen sucht, die bereits 1942 durch hohe Sterberaten auffallen, dann ergibt sich ein überraschender Befund: Zwölf von insgesamt 61 Anstalten weisen Sterberaten auf, die zum Teil weit über 20 Prozent liegen, während die durchschnittliche Sterberate aller anderen Anstalten noch bei 13,0 Prozent verharrt.

Tab. 161: Tötungs- und Sterbeanstalten 1942

Anstalt	Land/Provinz	Sterberate	Tötungsmethode
1. Hadamar	Nassau	59,9	Hunger, Medikamente
2. Eichberg	Nassau	35,2	Hunger, Medikamente
3. Weilmünster	Nassau	34,6	Aushungern
4. Uchtspringe	Prov.Sachs.	30,4	wahrscheinlich Hunger und Medikamente
5. Altscherbitz	Prov.Sachs.	28,3	wahrscheinlich Hunger und Medikamente
6. Pfafferode	Prov.Sachs.	28,1	wahrscheinlich Hunger und Medikamente
7. Großschweidnitz	Sachsen	42,4	Hunger, Medikamente
8. Leipzig-Dösen	Sachsen	21,9	Hunger, Medikamente
9. Untergöltzsch	Sachsen	20,6	Hunger, Medikamente
10. Ueckermünde	Pommern	20,1	Hunger, Medikamente
11. Wehnen	Oldenbg.	24,0	Aushungern
12. Galkhausen	Rheinprov.	21,2	??

Weitaus die meisten der auffälligen Anstalten konzentrieren sich auf vier der soeben beschriebenen Regionen. Drei liegen in der Provinz Hessen Nassau, weitere drei in der preußischen Provinz Sachsen, weitere drei im Land Sachsen und – zählt man Meseritz-Obrawalde hinzu, dessen hohe Sterberaten nur zu ahnen sind – zwei in Pommern.[682] Bayern trat bekanntlich erst ab 1943 mit seinen Hungerabteilungen in Erscheinung.
Die Aufzählung der Anstalten mit auffallend hoher Sterblichkeit zu diesem frühen Zeitpunkt ist vermutlich unvollständig, da sie sich nur auf die rund 60 Anstalten beziehen kann, über die genaue Zahlen vorliegen. Mit großer Wahrscheinlichkeit hat es 1942 noch mehr Einrichtungen gegeben, in denen vorwiegend oder ausschließlich durch Nahrungsentzug zahlreiche Todesfälle und entsprechend hohe Sterberaten auftraten. Ich denke hierbei vor allem an Anstalten in Mecklenburg (Sachsenberg!), Brandenburg, Schlesien und in Österreich, über die noch zu wenig bekannt ist. Wahrscheinlich würde die „Ostmark" als sechste „Euthanasie"-Region hinzukommen.

Die Aufstellung bedarf in einigen Punkten noch der genauere Analyse: So fällt zum Beispiel auf, daß sich unter den aufgeführten Anstalten *viele Zwischenanstalten* der „Aktion T4" befinden, – in Hessen beispielsweise Weilmünster und Eichberg, in Sachsen Großschweidnitz, in der Provinz Sachsen Altscherbitz und Uchtspringe. In ihnen befanden sich viele Patienten, die wegen des Abbruchs der Aktion nicht mehr in die Tötungsanstalten der „Aktion T4" weitergeleitet werden konnten. Wie mehrfach erwähnt, begann unter ihnen bereits in den letzten Monaten des Jahres 1941, besonders aber im Jahr 1942 ein großes Sterben. Das nährt den Verdacht, daß in Regionen mit vielen Zwischenanstalten wie beispielsweise Hessen-Nassau, die regionalen Machthaber nach dem Abbruch der „Aktion T4" sozusagen das Heft selbst in die Hand nahmen und diese Menschen, die quasi schon zum Tode verurteilt waren, in eigener Regie und mit „unauffälligeren Methoden" in Massen sterben ließen. Das wäre zugleich eine mögliche Erklärung für die Entstehung und Entwicklung der „regionalen Euthanasie" nach dem Abbruch der Aktion.

Man kann sich gut vorstellen, was in den Köpfen mancher Gauleiter nach dem 24. August 1941 vor sich ging, die schon lange aufgrund ihrer sozialdarwinistischen Überzeugungen und ihres eiskalten „Kosten-Nutzen-Kalküls" für die Beseitigung der „minderwertigen Ballastexistenzen" eingetreten waren: Ähnlich wie die Protagonisten der

---

[682] In den beiden am Schluß aufgeführten Anstalten Wehnen und Galkhausen liegen besondere Verhältnisse vor, die in den jeweiligen Länderkapiteln ausführlich beschrieben werden. Bei Wehnen könnte man aber ebenfalls Einflüsse im Sinne der „regionalen Euthanasie" vermuten.

Gasmordaktion waren sie mit der entstandenen Situation unzufrieden und suchten, nachdem die Geisteskranken in der „Aktion T4" von Hitler offiziell für „lebensunwert" und vogelfrei erklärt worden waren, nach Mitteln und Wegen, deren Beseitigung unbedingt fortzusetzen. In vielen Gauen, so in Sachsen, Hessen-Nassau und Pommern waren Vernichtungsphantasien und -wünsche offenbar schon lange virulent und mit dem Abbruch der „Aktion T4" zweifellos nicht erloschen.

Hinsichtlich unauffälligerer Tötungsmethoden lagen 1942 schon einige Erfahrungen vor. Vor allem Nitsche, seit Herbst 1941 ärztlicher Leiter der „T4"-Zentraldienststelle, hatte sich von Anfang an für den Einsatz von Medikamenten zur Tötung der Patienten eingesetzt, in Leipzig-Dösen sein Luminalschema entwickelt und der „Niederführung" der Patienten durch Nahrungsentzug in der Tötungsprozedur von vornherein eine wesentliche Rolle beigemessen. In Sachsen verfuhr man mit den Patienten schon lange in dieser Weise, sogar während der laufenden Vergasungsaktion, und man kann auch mit Sicherheit davon ausgehen, daß diese Erfahrungen, sei es über Nitsche oder regionale Machthaber, an „interessierte" Regionen weitergegeben wurden. In den hessischen Anstalten ist die Anwendung der tödliche Kombination von Hunger und Medikamenten bereits ab 1942 für Hadamar und Eichberg weitgehend gesichert, während Weilmünster sich auf das Aushungern der Patienten spezialisiert zu haben scheint. Unklarheit bestehen noch bezüglich der in der preußischen Provinz Sachsen angewendeten Tötungsmethoden. Hier fällt aber auf, daß die Sterberaten der drei Anstalten fast die gleiche Höhe aufweisen, was auf einheitliche Anordnungen hinzuweisen scheint, etwa in der Art wie seinerzeit in Sachsen geschehen, als die Hälfte der Patienten durch Anordnung des Innenministeriums auf „Breikost" gesetzt wurde.

Auch das Ziel der Einsparung von Lebensmitteln durch Aushungern der Patienten war um die Jahreswende 1941/42 ein wichtiges Handlungsmotiv: Ein Ergebnis der nachfolgenden eingehenden Analyse des Hungersterbens vorwegnehmend, soll hier schon darauf hingewiesen werden, daß sich wegen der allgemeinen Ernährungskrise mit ihren drastischen Kürzungen der Rationen viele Anstalten um diese Zeit gezwungen sahen, arbeitende Patienten auf Kosten der anderen besser zu ernähren. Für fanatische Gesundheitsverwaltungen muß dies ein zusätzlicher Grund gewesen sein, „unnütze Esser" zu beseitigen.

Ab Sommer 1942 schuf der eskalierende Luftkrieg und die zunächst vorwiegend von den Gauleitern betriebene Katastrophenschutzpolitik neue Gründe für die Deportierung und dann auch Ermordung von Patienten. Es ist sicher kein Zufall, daß ausgerechnet zu dieser Zeit die großen Tötungsanstalten der zweiten Phase der „Euthanasie" eröffnet wurden und daß sie in Pommern und Hessen lagen. Hier stellt sich in besonderem Maße die Frage nach dem Zusammenspiel zwischen den regionalen Initiativen und den zentralen „Euthanasie"-Instanzen. Walter schreibt dazu:

> „Die zentrale Frage, welche Rolle übergeordnete Instanzen bei der Entwicklung der regionalen ‚Euthanasie'-Initiativen spielten, ob sie unter Ausnutzung der Parteiräson die Bereitschaft zu regionalen Lösungen gefördert, vielleicht sogar erzwungen oder lediglich die Regionalinitiativen toleriert und dann als willkommenes Angebot angenommen haben, kann aufgrund der bisherigen Forschungsergebnisse nicht beantwortet werden."[683]

Zwar wurden bis heute noch keine Dokumente aus der Berliner Zentrale gefunden, welche die Funktion von Meseritz-Obrawalde und Hadamar als Tötungsanstalten bereits bei ihrer Eröffnung im zweiten Halbjahr 1942 festgelegt hätten. Walter geht davon aus, daß beide Anstalten „zunächst als regionale Tötungszentren der „Entlastung" innerhalb des eigenen Zuständigkeitsbereiches" gedient hätten. Für Hadamar läßt sich aber nachweisen, daß die ersten Patienten, die dort im August 1942 eintrafen, nicht etwa Überlebende der „Aktion T4" aus den umgebenden Zwischenanstalten waren – diese kamen erst später –, sondern Patienten aus dem luftgefährdeten Bremen und der Rheinprovinz. Auch scheint für diese Menschen von Anfang an ein klarer Tötungsauftrag vorgelegen zu haben. Wenn man Dr. Wahlmanns Aussage nach dem Krieg glauben darf, waren „alle Kranken, die nach Hadamar kamen, von den Anstalten und Berlin zur Euthanasie bestimmt".[684] Wie in den Ausführungen zu Hadamar erwähnt, ist es unvorstellbar, daß ein solch gigantisches Tötungsprogramm, wie es sich dann in beiden Anstalten entwickelte, ohne Wissen und Billigung der Berliner Zentrale abgelaufen sein sollte, zumal der Hinweis auf Hadamar als einer Anstalt mit „freien Plätzen" ebenfalls aus Berlin gekommen war.

Festzuhalten bleibt jedenfalls, daß spätestens ab Herbst 1942, also nur ein Jahr nach dem Abbruch der „Aktion T4", zwei auf die Tötung von Patienten spezialisierte Anstalten, die eine im Westen, die andere im Osten des Reichsgebietes, zur Verfügung standen, die, wie das Beispiel von Hadamar zeigt, sofort vom Reichsbeauftragten im Rahmen seiner „planwirtschaftlichen" Befugnisse in Anspruch genommen wurden.

---

[683] Walter 1996, 682; dort auch die Ausführungen über die Anfangsfunktion von Hadamar.

[684] Zit. n. Schmidt v. Blittersdorf 1986, 113

Walters Konzept der „regionalen Euthanasie“ als einer Aktion besonders fanatisierter Führungskräfte auf der Ebene regionaler Gesundheitsverwaltungen und Gauleitungen ist jedenfalls in der Lage, wichtige, noch bestehende Lücken im Verständnis der Zeit nach dem Abbruch der „Aktion T4“ zu schließen. Fügt man die im vorangegangenen zusätzlich erschlossenen neuen Erkenntnisse seinem Konzept hinzu, dann entsteht das folgende, erweiterte Bild der „regionalen Euthanasie“: Mit ihrem Beginn als „Nachholaktion“ zur abgebrochenen „Aktion T4“, der Forcierung des Hungersterbens als Reaktion auf die allgemeinen Ernährungsprobleme und ihrem allmählichen Hineinwachsen in die katastrophenmedizinischen Realitäten entwickelt sich die „regionale Euthanasie“ zur Brücke zwischen „Aktion T4“ und der Hauptphase der „Aktion Brandt“.

Die Hauptphase der „Aktion Brandt“

Über die allmähliche Entwicklung des Konzepts der massenhaften Verlegung von Patienten aus luftgefährdeten Regionen in andere Provinzen wurde bereits im Zusammenhang der „Erlaßgeschichte der Aktion Brandt“ berichtet. In dem Abschnitt über die Rheinprovinz sind auf der Grundlage der Recherchen von Kaminsky die einzelnen, dort sehr früh einsetzenden Initiativen breiter dargestellt, in denen es zunächst um Unterkünfte für „Ausgebombte“[685], später – nach dem Großangriff auf Köln Ende Mai 1942 – um riesige Platzreserven für befürchtete weitere Katastrophenfälle und schließlich konkreter um die Einrichtung von Ausweichkrankenhäusern in bestimmter Größe ging.[686] Walter hat die entsprechenden Vorgänge in Westfalen eingehend beschrieben, bei denen die Provinzialverwaltung noch 1942 versuchte, das Eingreifen dritter Stellen zu verhindern und das Versorgungssystem zu erhalten, später mit der Räumung von Anstalten erst im Katastrophenfall einverstanden war und schließlich – nachdem sich Linden im Juni 1943 „als Vollzugsorgan Brandts“ gemeldet und Vertreter der Gekrat am 21. Juni 1943 im Auftrag des letzteren die Einzelheiten der Räumung besprochen hatten – unter dem Druck der Bomberoffensive und des zuständigen Reichsverteidigungskommissars mit der massenhaften Verlegung von Anstaltsinsassen einverstanden sein mußte.[687]

---

[685] Zeitgenössischer Ausdruck für Menschen, deren Wohnungen durch Bomben zerstört worden waren und die keine andere Unterkunft finden konnten.
[686] Zu den Räumungstransporten aus dem Rheinland vgl. neben Kaminsky (1995b, 419–445) auch Werner (1991, 135 ff.) sowie Schaffer (1955, 157 ff.).
[687] Vgl. Walter 1996, 756 ff.

In dieser allmählichen Anpassung an den Ernst der Lage spiegelte sich auch das Verhalten von Conti wider, der zögerte, von seiner Gesundheitsabteilung am Reichsinnenministeriums eine konkrete Katastrophenplanung entwickeln zu lassen und statt dessen „zur Vereinfachung des Verfahrens" den Reichsverteidigungskommissaren die Organisation der Verlegungen überlassen wollte.[688] In dieser Situation trat Karl Brandt auf den Plan, der offenbar im Frühjahr 1943 von Hitler wieder an die „Heimatfront" beordert worden war.

> Der schon lange schwelende „Kompetenzkonflikt zwischen Brandt und Conti erreichte im April 1943 seinen Höhepunkt, da ersterer nun das Heft an sich riß, nachdem den Bombenangriffen im März schon mehr Menschen zum Opfer gefallen waren als in den Spitzenmonaten des vorausgegangenen Jahres. Nach einer Reise durch Nordwestdeutschland und mehreren Besprechungen mit einzelnen Gauleitern sei er zu der Überzeugung gekommen – so seine briefliche Mitteilung an Conti –, daß eine großzügige Planung für die Bereitstellung von Krankenbetten notwendig sei. Er habe daher nach der Rücksprache mit dem Führer eine entsprechende Zentralplanung in die Wege geleitet."[689]

Wohl als Resultat der Zentralplanung ordnete Brandt im Juni Kraft seines Amtes als Generalkommissar die Räumung der rheinischen und westfälischen Anstalten an, wobei an die Deportation von 23.000 Geisteskranken aus diesen beiden Provinzen gedacht war. Wenig später sollte dann auch die Provinz Brandenburg geräumt werden.[690]
Die Dringlichkeit dieser Maßnahmen ergab sich u.a. daraus, daß auch im zivilen Bereich ab 1943 der Bedarf an Krankenhausbetten für Verwundete der Bombenangriffe dramatisch zugenommen hatte: Während der Luftkrieg 1940 erst 3.509, 1941 schon 11.872, und 1942 bereits 24.350 Verwundete gefordert hatte, stieg die Zahl im Jahr 1943 allein bis Oktober auf 134.728 Verwundete an.[691]
Mit der eigentlichen Durchführung der „Sonderaktion Brandt", so die verwaltungsinterne Chiffre für die Räumung der Heil- und Pflegeanstalten in luftgefährdeten Gebieten, beauftragte Generalkommissar Brandt die Reichsarbeitsgemeinschaft Heil- und Pflegeanstalten. Sie

---

[688] Ebd., 751.
[689] Ebd. Der Konflikt zwischen den beiden wird von Kaminsky (1995, 430ff.) noch ausführlicher als bei Walter dargestellt und gipfelt in der Feststellung, daß Conti im September 1943 sogar seinen Rücktritt anbot. (S. 435).
[690] In seinem Lebenslauf spricht Brandt davon, daß er auch für Berlin einen Krankenhaus-Evakuierungsplan ausgearbeitet habe. Ob hier ein Zusammenhang mit den Brandenburger Plänen besteht, ist unklar, aber gut möglich. Vg. Bayle 1950.
[691] Zit. n. Walter 1996, 748.

verfügte über die notwendige Infrastruktur und Informationsbasis, um diese Steuerungsfunktion übernehmen zu können."[692] Dabei dürfte die enge Zusammenarbeit der RAG mit dem Reichsbeauftragten von besonderem Wert gewesen sein, da sich dieser ab August 1942 durch die Umfrage über die in den Anstalten zusätzlich vorhandenen „Katastrophenbetten" und ab 1. Februar 1943 durch differenzierte monatliche Belegungsmeldungen den erforderlichen Überblick verschaffen konnte.

Aufgrund der angestellten Überlegungen und der in den einzelnen Ländern und Provinzen erhobenen Befunde läßt sich *der Ablauf der „Aktion Brandt"* in groben Zügen wie folgt umreißen:

An ihrem Beginn stand die schon mehrfach erwähnte Sofortaktion nach dem Abbruch der „T4" mit der Räumung von norddeutschen Anstalten.

Mit großer Wahrscheinlichkeit besteht ein Zusammenhang zwischen der Beschlagnahmung zahlreicher, durch die „Aktion T4" „freigemachter" Anstaltsbetten für die Verwundeten des Rußlandfeldzuges und der Tätigkeit Karl Brandts als Koordinator zwischen dem militärischen und dem zivilen Sektor. Patientendeportationen scheinen bis auf wenige Ausnahmen (Arnsdorf!) in diesem Zusammenhang noch keine große Rolle gespielt zu haben.

Nachdem 1942 und in den ersten Monaten des Jahres 1943 für einige Zeit die Gauleiter in ihrer Eigenschaft als Reichsverteidigungskommissare mit den Anstaltsräumungen in luftgefährdeten Gebieten begonnen hatten, verfügte im Juni 1943 Karl Brandt aufgrund einer von Hitler genehmigten „Zentralplanung" die Deportation von 23.000 Patienten aus rheinischen und westfälischen Anstalten.

In teilweiser Überlappung der Aktion der Gauleiter und der „Aktion Brandt" wurden zwischen Februar und November 1943 rund 7.000 Patienten aus den *rheinischen Anstalten* abtransportiert.

In *Westfalen* erfolgte die Deportation von etwa 2.800 Patienten von Juni bis November 1943

Trotz zahlreicher vorangegangener Abtransporte lösten die schweren Angriffe auf *Hamburg* ab August 1943 noch einmal eine Verlegungswelle aus, die über eintausend Patienten betraf.

---

[692] Ebd., 641. In dem zuvor geschilderten Konflikt zwischen Brand und Conti, dessen Untergebener Linden war, muß dieser eine schwierige Position gehabt haben. Mit der zunehmenden Resignation bzw. Entmachtung Contis konnte sich Linden nun offen an die Seite Brandts stellen und entwickelte sich nach Walter zu dessen „Vollzugsorgan, während Kaminsky (1995b, 436) sogar von einem „symbiotischen Verhältnis" spricht.

Die letzte große Verlegungsaktion erfaßte die *brandenburgischen Anstalten* und setzte im Spätjahr 1943 ein. Über sie ist noch am wenigsten bekannt.
Die Bedeutung der einzelnen Regionen als Evakuierungs-, bzw. Aufnahmegebiet geht aus den nachfolgenden Tabellen hervor.

Tab. 162: Rangliste der Evakuierungsgebiete mit den bisher bekannten Zahlen der abtransportierten Patienten, aufgeteilt auf die Jahre 1941 bis 1944[693]

Land/Provinz	1941	1942	1943	1944	Summe[694]
Rheinprovinz		384	6500	1350	8230
Brandenburg		181	2000 **	2000 **	4200 *
Hamburg	1045	555	1801	353	3750
Schleswig-Holstein	1553	671		697	2920
Westfalen			2846	?	2850
Berlin		350	500	1100	1950
Hannover	476		425	150	1050
Ostpreußen			714		710
Sachsen	480		200	?	680
Baden				550	550
Bremen		166	307		470
Prov. Sachsen				260	260
VS Hessen			243		240
Oldenburg	210				210
Summen	3.760	2.270	15.540	6.460	28.030

Die Tabelle weist aus verschiedenen Gründen noch große Lücken auf. Zum einen sind viele Transporte noch nicht bekannt. In der an sich schon unvollständigen „Kölner Liste" sind bei mehreren Transporten keine Patientenzahlen angegeben. Für Brandenburg ist zwar der Gesamtumfang der Evakuierungen ungefähr zu rekonstruieren, aber nicht genau auf die Jahre 43 und 44 aufteilbar, weshalb hierzu Schätzzahlen angegeben werden. Daß die Gesamtzahl von 6460 Deportierten für 1944 zu niedrig sein muß, geht schon daraus hervor, daß in diesem Jahr allein in Meseritz 3984 und in Hadamar 2048, zusammen also 6071 Menschen aufgenommen und zum größten Teil ermordet worden sind. Nichtsdestoweniger läßt die Tabelle einige Sachverhalte erkennen:

(1) 1943 war das Jahr mit den meisten Evakuierungen.
(2) Die errechnete Gesamtzahl von rund 28.000 Deportierten erfaßt wahrscheinlich nur etwa 70–80 Prozent der Verschleppten, sodaß mit etwa 30–35.000 Deportierten zu rechnen ist.

[693] Die Zahlen sind den einzelnen Länderkapiteln entnommen und können hier aus Platzgründen nicht im einzelnen nachgewiesen werden.
[694] Um keine Exaktheit, die nur eine Pseudoexaktheit wäre, vorzutäuschen, sind die Summen auf-, bzw. abgerundet.

(3) Daß in der Tabelle die Länder Bayern, Württemberg, Mecklenburg-Schwerin, Anhalt und Thüringen, sowie die preußischen Provinzen Pommern, Schlesien und Hessen-Nassau nicht aufgeführt sind, bedeutet, daß von dort keine Evakuierungstransporte abgingen.

Tab. 163: Rangliste der Aufnahmegebiete der „Aktion Brandt" mit den bisher bekannten Zahlen der aufgenommenen Patienten von 1941–1944

Land/Provinz	1941	1942	1943	1944	Summe
Pommern		350	3252	2314	5920
Hessen-Nassau	605	675	2377	642	4300
Provinz Sachsen	235	1029	2418	80	3760
Bayern	556		1915	299	3015
Brandenburg	856		210		1060
Protektorat	450		280	448	1180
Warthegau			699		700
Schlesien	200		485		690
Generalgouvt.			515		520
Ostmark			431		430
Thüringen			239		239
Anhalt			200		200
VS Hessen			199		200
Braunschweig		153	20		170
Hannover	147				150
Mecklenburg				100	100
Summe	3050	2210	13.280	3880	22.630

Daß die Summen der einzelnen Jahre – ebenso wie die Gesamtsumme – in der zweiten Tabelle durchwegs niedriger sind als in der ersten hängt vor allem damit zusammen, daß die Zielanstalten der Evakuierungstransporte aus Brandenburg nicht bekannt sind und deshalb keinen bestimmten Regionen zugeordnet werden konnten. Die Reihenfolge der Provinzen und Länder, welche die meisten Patienten aufgenommen haben, ist bemerkenswert, zumal sie beinahe mit den Regionen übereinstimmt, in denen die meisten NS-Opfer festzustellen waren.
Manche Provinzen, wie beispielsweise Hannover und Brandenburg, haben im Lauf des Krieges ihre Rolle geändert: Sie waren zunächst Aufnahme-, später Evakuierungsgaue, weshalb sie in beiden Tabellen aufgeführt sind. Die Länder Anhalt und Thüringen hatten vergleichsweise wenige Aufnahmen, was mit der geringen Größe dieser Länder und ihrer Anstalten zusammenhängen könnte. Bis auf einen Transport mit Hamburger „Siechen", der bereits 1941 stattfand und nichts mit der frühen „Aktion Brandt" zu tun hat, wurden in Württemberg keine evakuierten Patienten aufgenommen und auch keine deportiert. Aus Baden gingen hingegen 1944 im Zuge von Anstaltsräumungen mehrere Transporte nach Hessen-Nassau und Kaufbeuren ab.

Bereits im Zusammenhang mit der Beschreibung von Hadamar wurden erhebliche Zweifel an der von Debus und Schmidt- v. Blittersdorf vertretenen Auffassung geäußert, daß die Deportierten aufgrund der wieder obligatorisch gewordenen Meldebogen von der Zentraldiensstelle selektiert und zur Abholung bestimmt worden seien. Aus drei großen Evakuierungsgebieten, der Rheinprovinz, Westfalen und Brandenburg läßt sich heute eindeutig nachweisen, daß es für die Auswahl der Abzutransportierenden zentrale Vorgaben durch die Provinzialverwaltungen gab:
Im *Rheinland* bestellte Creutz auf den 19. April 1943 alle Anstaltsleiter zu sich ins Landeshaus, um mit ihnen die Details der Verlegungen zu besprechen. Unter anderem sollten sie Aufstellungen über die Anzahl der Betten, die zur „Versorgung von solchen heilbaren und besserungsfähigen Kranken, mit deren Besserung in absehbarer Zeit (in einigen Wochen bis Monaten) gerechnet werden kann" notwendig sind und über die Zahl der unentbehrlichen Arbeitskräfte mitbringen.[695] Creutz hatte ein Konzept entwickelt, nach dem nur noch „Auffangstationen für neuanfallende Frischerkrankte und rasch heilbare Kranke" und „Abteilungen für arbeitsfähige Kranke zur Versorgung der zum Teil recht umfangreichen landwirtschaftlichen und sonstigen Betriebe" in den Anstalten verbleiben sollten, „ da andere Arbeitskräfte hierfür nicht zur Verfügung stehen".[696] Dieses Konzept, welches gleichzeitig den zunehmenden Mangel an Arbeitskräften berücksichtigte, wurde in vielen Anstalten umgesetzt, die in der „Aktion Brandt" bis auf ein Arbeitskommando geräumt wurden. Konkret bedeutete dies die Verlegung aller chronisch Kranken und Arbeitsunfähigen.
Auch die konfessionellen Einrichtungen hatten sich danach zu richten. Die Selektion wurde hier von den Anstaltsleitern zusammen mit den Ärzten durchgeführt. Während man anfänglich noch recht großzügig in der Bemessung der Zahl der „Arbeitskranken" war und deshalb zuviele Kranke in den Anstalten zurückblieben, mußte das Kontingent später auf das unbedingt erforderlich Ausmaß reduziert werden, sodaß auch „überzählige" Arbeitsfähige abzutransportieren waren.
Wie Walter aus *Westfalen* berichtet, hatte der Landeshauptmann Kolbow zur Vorbereitung auf die Verlegungskonferenz vom 21. Juni 1943 die Anstaltsleiter aufgefordert, ihre Patienten in drei Kategorien einzuteilen und ihm das Ergebnis bis zum 20. Juni mitzuteilen. Die erste

---

[695] Vgl. Kaminsky 1995b, 457.
[696] Ebd., 440.

Kategorie umfaßte „ständig pflegebedürftige, insbesondere bettlägerige, sieche, altersschwache und ähnliche Kranke", die zweite „aus sonstigen Gründen ständig arbeitsunfähige Kranke".[697] Nach Kolbows Auffassung sollten zunächst die pflegebedürftigen Kranken abtransportiert werden, während den Arbeitsfähigen im Hinblick auf ihre Verwertbarkeit im Anstaltsbetrieb ein Bleiberecht zugestanden wurde. Durch eingehende Analysen anhand der Krankengeschichten konnte Walter feststellen:

> „Diese Konzentration auf das Selektionskriterium „Arbeitsfähigkeit" und der Wegfall einiger bei den 1941er Verlegungen wirksamer Selektionskriterien wie die Diagnose, die Aufenthaltsdauer oder die Therapierbarkeit bestimmten das Persönlichkeitsprofil der dann tatsächlich verlegten Patienten."

Auch in *Brandenburg* heißt es im Protokoll der vom Landeshauptmann am 13. August 1943 in Potsdam durchgeführten Verlegungsbesprechung ausdrücklich: „Bei der Auswahl der zurückbleibenden Kranken sei ein strenger Maßstab bezüglich der Arbeitsleistung anzulegen."

Zur Zeit der großen Anstaltsevakuierungen war die Mobilisierung aller Arbeitskräfte für die Kriegswirtschaft – und auch für den Kriegseinsatz – schon seit längerem im Gange. Die arbeitsfähigen Patienten hatten dadurch für die Aufrechterhaltung des Betriebes der Versorgungseinrichtungen in den Anstalten unschätzbaren Wert, wie auch der Passus in dem Protokoll aus dem Rheinland, daß andere Arbeitskräfte nicht zu Verfügung stünden, ausweist. Lindens Erlaß vom 18. März 1943 über die vermehrte „Ausschöpfung" der Arbeitskraft der Patienten, in welchem sogar der externe Einsatz unter Aufsicht von Pflegern vorgesehen war, hat denselben Hintergrund. Möglicherweise hat also die angespannte Situation auf dem Arbeitsmarkt einigen Patienten das Leben gerettet.

Die eigentliche Selektion der zu Deportierenden mußte natürlich in den Anstalten selbst durchgeführt werden. Sie erfolgte nach den Kriterien der Arbeitsfähigkeit und des Pflegeaufwandes. Beides konnten die Anstaltsleiter und ihre Abteilungsärzte aus eigenem Augenschein ohnehin am besten beurteilen. Wie die Selektion vor Ort vonstatten ging und welche Kriterien dabei den Ausschlag gaben, ist für keine Region so gut und detailreich beschrieben wie für Hamburg.[698] Durch die ständigen, schon mit Kriegsbeginn einsetzenden Verlegungen in die Umlandanstalten hatten die dort zum Teil namentlich bekannten Ärzte

---

697 Vgl. Walter 1996, 758f.

698 Vgl. das Kapitel über Hamburg in diesem Buch, insbesondere das Zitat über die Selektionskriterien, S. 438.

„Routine" in der Beurteilung von Patienten nach ihrer Leistungsfähigkeit, ihren Therapiechancen, ihrem Sozialverhalten und anderen Kriterien entwickelt. Als Sammel- und Verteilungsstelle für alle Hamburger Patienten war Langenhorn zu einer zentralen Selektionsanlage geworden.

Peter von Rönn, der die Untersuchungen über Hamburg-Langenhorn maßgeblich beeinflußt hat, konnte anhand der Vorgänge in Königslutter herausarbeiten, daß auch in dieser Aufnahmeanstalt nach der Ankunft der Deportierten noch einmal Selektionen stattgefunden haben müssen, die über die Dauer des Aufenthaltes der Betroffenen, d.h. konkret über deren Überlebenschancen entschieden.[699] Noch rascher – und damit beinahe den Vorgängen an den „Rampen" der Vernichtungslager gleichend – scheinen die Selektionen in Meseritz-Obrawalde und Hadamar abgelaufen zu sein, wo man unmittelbar nach dem Eintreffen der Transporte die arbeitsfähigen Patienten heraussuchte, um sie für einige Zeit noch durch Arbeit auszubeuten. Auch in Bayern scheinen unter den Antransportierten Selektionen dahingehend vorgenommen worden zu sein, wer sofort auf die „Hungerstationen" gehen mußte oder vorläufig noch weiterleben durfte.[700]

Die Radikalisierung der „Aktion Brandt"

Durch die in steigender Zahl rollenden Evakuierungstransporte waren die Anstalten der Aufnahmegebiete bald überfüllt. Dieser Zustand war offensichtlich um die Mitte des Jahres 1943 erreicht, wie aus mehreren schriftlichen Äußerungen des Reichsbeauftragten Linden hervorgeht: So begründet er den „Barackenerlaß" vom 7. Juli 1943 unter anderem damit, daß die Aufnahmefähigkeit der Anstalten in den Aufnahmegebieten „z.Zt erschöpft ist, bzw. in kürzester Zeit erschöpft sein wird". Und in seinem Brief vom 24. September 1943, in welchem er die Landesregierungen und Reichsstatthalter dringend darum bittet, von weiteren Verlegungsanträgen Abstand zu nehmen, stellt er noch einmal fest: „Infolge der Räumungsaktionen (...) sind die Anstalten aller Gaue so gefüllt, daß Verlegungen größeren Umfangs (...) nicht mehr möglich sind."[701]

In der wichtigen Aufnahmeregion Bayern läßt sich die zunehmende Überfüllung am Beispiel von drei Aufnahmeanstalten zahlenmäßig

---

[699] Von Rönn 1991, 8–13.

[700] Vgl. den auf S. 342 zitierten Brief Faltlhausers an Direktor Kuhn in Emmendingen.

[701] Der vollständige Text des „Barackenerlasses" ist auf S. 311, der des Briefes vom 24. September auf S. 313 wiedergegeben.

exakt nachweisen, da sie nur in geringem Umfang anderweitig, d.h. durch Lazarette und Ausweichkrankenhäuser in Anspruch genommen wurden.

Tab. 164: Belegung von *drei bayerischen Anstalten* von 1940–1945 (Bestand jeweils zu Jahresbeginn)

	1940	1941	1942	1943	1944	1945
Kaufbeuren	1314	1212	1222	1218	1717	1763
Eglfing-H.	2861	1993	2839	3023	3321	2997
Ansbach	1343	1005	1336	1452	1500 *	1500 *

Jede dieser Anstalten beherbergte zu Beginn des Jahres 1944 aufgrund der Transporte des vorangegangenen Jahres mehr Patienten als zu Kriegsbeginn.
Diese Situation führte auf verschiedenen Ebenen zu Überlegungen, wie das Problem des Platzmangels zu lösen sei und wurde allem Anschein nach auch Hitler vorgetragen. Dies geht jedenfalls aus einem Brief hervor, den Karl Brandt am 22. September 1943 an Linden richtete:

> „Ich bitte mich darüber zu unterrichten, wie sich die Anweisung des Führers, Heil und Pflegeanstalten usw. ihrer artfremden Verwendung zu entziehen, in der Praxis durchführen läßt. Sollten Ihnen irgend welche besonderen oder bestimmten Anworten von jetzigen Trägern der fraglichen Anstalten zugekommen sein, bitte ich mich hierüber zu informieren."[702]

Die „Anweisung des Führers", hinter der – ähnlich wie bei den frühen Anstaltsräumungen im Norden – eine Anregung von Brandt zu vermuten ist, wurde anscheinend über den Reichsbeauftragten Linden an die Landesregierungen weitergegeben, wann genau, – das ist nicht bekannt. Offensichtlich hatte sie keinen Erfolg. Einem Brief des Betriebsarztes Runckel von der Zentraldienststelle an Nitsche vom 24. Juli 1944 über ein Gespräch mit Brandt ist zu entnehmen, daß Brandt in dieser Sache resigniert hatte, nachdem er „hierbei (...) auf so viele Schwierigkeiten gestoßen" sei.[703] Konkret heißt das, daß die Gauleiter und andere Dienststellen die von ihnen in Besitz genommenen Anstalten nicht mehr herausrücken wollten.

[702] Sächs.HStA Dresden MdI. Nr. 16849 „Planwirtschaftl. Maßnahmen in den Heil- und Pflegeanstalten im Kriege 1939–1945" Bl. 86. Der Brief war abschriftlich einer diesbezüglichen Anfrage an das Sächsische Innenministerium beigefügt, in welcher es um die „Freigabe" von Colditz und Hubertusburg ging. Bei einer Besprechung der sächsischen Vertreter mit Linden am 25. Januar 1944 war das Problem der Freigabe immer noch ungelöst. Linden erkannte bei dieser Gelegenheit an, „daß Sachsen, vor allem durch die Abgabe verschiedener Anstalten, in einer äußerst schwierigen Lage" sei.
[703] BA- All. Proz. 7 Roll 12 Frame 378.

Ebenso wie in dieser Initiative Brandts kann man in Lindens Barackenerlaß und dem bald darauf folgende Doppelbettenerlaß letzte Versuche sehen, die Platznot wenigstens provisorisch zu lindern. Wegen der Besitzgier der Gauleiter und dem Mangel an Material und Arbeitskräften infolge der gewaltigen Bombenschäden war ihnen aber kein wesentlicher Erfolg beschieden.[704]
So gesehen ist es sicher kein Zufall, daß in dieser Situation Paul Nitsche als ärztlicher Leiter der Zentraldienststelle der Reichsarbeitsgemeinschaft die Initiative für eine „andere" Lösung des Problems ergriff: Zusammen mit dem Psychiater Max de Crinis suchte er „Ende Juni" 1943 Brandt auf und machte ihm „einen ganz konkreten Vorschlag in der E-Frage". („E" oder „Eu" war das im Schriftwechsel der Täter häufig verwendete Kürzel für „Euthanasie") Was dieser Vorschlag beinhaltete, ist nicht schriftlich festgehalten, aber man kann es sich angesichts von Nitsches früheren Aktivitäten denken: Tötung nach dem Luminal-Schema oder durch Injektionen nach vorausgegangener „Niederführung".
Brandt ging offenbar nicht sofort auf Nitsches Vorschlag ein, sondern ließ seine Entscheidung wahrscheinlich erst anfangs Juli 1943 über Blankenburg an Nitsche weiterleiten. Darin ermächtigte er Nitsche, im Sinne seines Vorschlags zu handeln. Von Schmuhl wird mit Recht hervorgehoben, daß die „Ermächtigung" für diese Phase der Krankentötungen nicht von Hitler kam – den Brandt darauf offenbar nicht mehr ansprechen konnte – sondern von Brandt selbst.[705] Obwohl eigentlich Nitsche der Initiator des Ganzen war – man könnte mit Fug und Recht auch von einer „Aktion Nitsche" sprechen – pflegte er in der Folgezeit die Sache genau umgekehrt darzustellen und von einem „E-Auftrag von Prof. Brandt" zu sprechen.
Er tat dies zum ersten Mal, als er „im Verfolg des E.-Auftrages von Prof. Br." zum 17. August 1943 eine Gruppe besonders ausgewählter praktischer Psychiater nach Berlin bestellte, um sie anzuweisen, im Zusammenhang mit den zahlreichen Evakuierungstransporten Krankentötungen durch überdosierte Verabreichung von Medikamenten durchzuführen. Da keine Einladungsliste überliefert ist, weiß man nicht genau, wer alles zu diesen besonders ausgewählten praktischen Psychiater gehörte und wieviele es insgesamt waren. Mit Sicherheit

[704] Insofern geht auch der Hinweis von Götz Aly auf die von ihm namentlich genannten Anstalten, die Baracken erhalten sollten und in denen sich möglicherweise noch unbekannte „Psychiatrieverbrechen" abgespielt haben könnten, ins Leere (vgl. Aly 1985a, 68). Ohnehin scheinen die geplanten Baracken nur zu einem geringen Teil geliefert worden zu sein.
[705] Vgl. Schmuhl 1987, 233.

war Dr. Wischer, Direktor von Waldheim, einer von ihnen, denn er berichtete in der Folgezeit seinem Gönner Nitsche mehrfach über die praktischen Erfahrungen in der Anwendung des vorgeschlagenenen Verfahrens.[706]

> „Sehr geehrter Herr Professor! Auf der Sitzung Mitte August dort in Berlin wurde u.a. davon gesprochen, daß die Anstalten die evtl. erforderlichen Medikamente von dort bekommen könnten. Ich möchte Sie daher um die Freundlichkeit bitten, für mich hier zunächst einmal 100 Ampullen Evipan zu je 1,0 g und 3000 Tabl. Luminal zu je 0,3 bestellen zu wollen. (...) Im übrigen geht die in Berlin besprochene Arbeit völlig reibungslos vor sich, ich rechne mit einem monatlichen Durchschnitt von 20–30 behandelten Patienten."[707] Wenige Wochen später berichtete Wischer erneut: „ Ich (...) habe reichlich zu tun, da fast alle Neuaufnahmen aus der Gegend zwischen Leipzig, Chemnitz und Meißen zu mir kommen. Ich könnte diese Aufnahmen natürlich niemals unterbringen, wenn ich nicht entsprechende Maßnahmen zum Freimachen von Plätzen durchführen würde, was ganz reibungslos geht. Es fehlt mir allerdings sehr an den erforderlichen Medikamenten."[708]

Im Gegensatz zu Götz Alys Beschreibung der neuen „lautlosen Tötungspraxis" durch Injektion von Überdosen wurde also zunächst wohl doch weiterhin mit Luminal-Tabletten getötet. Erst wenn der Tod nicht schnell genug eintrat, griff man zur Injektion mit Evipan.[709] Weiterhin ist auffällig, daß es Wischer offenbar zunächst nur darum ging, in seiner überfüllten Anstalt Platz für die aus dem größer gewordenen Einzugsgebiet ankommenden „Neuaufnahmen" zu schaffen. Wie er dann aber in wirklichen Katastrophenfällen arbeitete, darüber berichtete er zwei Tage vor dem Jahreswechsel 1943/44 erneut an Nitsche: „Terrorangriff auf Leipzig, der sehr viel Durcheinander mit sich gebracht hat. Desgleichen viele Abgänge, die ganz reibungslos sich erledigen."[710] Das Tötungsverfahren war in Waldheim inzwischen zur Routine geworden. Im Januar 1944 kündigte Nitsche seinem Freund Carl Schneider in Heidelberg brieflich an, daß er die Kollegen, die er im August „in

---

[706] Dr. Wischer hatte bereits 1933 über „Das Problem der Vernichtung lebensunwerten Lebens" promoviert und sich in der Folge als nationalsozialistischer Arzt und „T4"-Gutachter bewährt (vgl. Schröter 1994, 193–221).

[707] Ebd., 202. Sonja Schröter liefert dazu genaue Zahlen: „Im August 1943 starben 22 und September 1943 26 Patienten, d.h. in einem Monat mehr als im gesamten ersten Halbjahr 1943 (16 Tote)"

[708] Zit. n. Aly 1985a, 61.

[709] Evipan ist ein nach intravenöser Injektion rasch wirkendes Kurznarkotikum, das noch bis in die siebziger Jahre verwendet wurde. Bei vorangegangener Luminal-„Behandlung" führte es rasch den Tod herbei.

[710] Zit. n. ebd., 62.

Verfolg des E.-Auftrages von Prof. Br." nach Berlin bestellt hatte, noch einmal dorthin zusammenrufen wolle, um „die Angelegenheit weiter zu fördern und ihren gegenwärtigen Stand einmal zunächst festzustellen".[711] Diese Besprechung, auf der vermutlich Einzelheiten in der Anwendung der mörderischen Medikamente erörtert wurden, fand nach einer Verschiebung am 29. und 30. März 1944 an Nitsches neuem Dienstsitz in Schoberstein am Attersee statt. Der Teilnehmerkreis war offenbar erweitert worden, denn es nahmen jetzt nachweislich auch Vertreter von Baden und Württemberg und wahrscheinlich auch aus anderen Regionen teil.[712] Anscheinend war jetzt an eine „flächendeckende" Realisierung des „E-Auftrages" gedacht.

Anfang Juli 1944 kam es in Wien zu einer dritten Sitzung. Aussagen oder gar Protokolle liegen auch über diese Tagung nicht vor. Wahrscheinlich ging es jetzt aber darum, alles zu tun, um den Bestand an Geisteskranken zu verringern, wie Linden es am 2. Juni in seinem Brief an Allers offen gefordert hatte,. Brandt formulierte wenige Wochen später in dem Gespräch mit Dr. Runckel vom 18. Juli im Grunde das Gleiche, als er dazu aufforderte „eine Aktivierung unserer spezifischen Therapie unauffällig in die Wege zu leiten".

Offenbar war mit Nitsches Initiative auch der Plan für eine Reinstitutionalisierung, sprich Rezentralisierung der „Euthanasie" verbunden, wie sie besonders von Heinze immer wieder gefordert worden war. Der Versuch, wieder Meldebogen und damit eine zentrale Steuerung einzuführen, war aber im zunehmenden Bomben- und Verwaltungschaos, das ja auch zu Lindens Erlaß vom 3. August 1944 mit seinen Klagen über die verlorengegangene Übersicht führte, von vornherein zum Scheitern verurteilt.[713] Faltlhauser schickte zwar noch Ende September 1944 eine Liste mit den Namen von 421 Patienten, die er für „behandlungsbedürftig" hielt, nach Berlin. Ob er je eine Antwort erhielt und, wenn ja, ob das einen Einfluß auf die Entwicklungen in Kaufbeuren hatte, ist unbekannt. Aus Pfafferode wurde mir der Meldebogen über einen Patienten zugänglich, der im März 1944

---

[711] Zit.n. Aly 1985a, 63.

[712] Vgl. insbesondere den Abschnitt über Schussenried S. 353, Anm. Für Baden hatte Dr. Schneider teilgenommen, der anschließend im Beisein Sprauers den beiden Direktoren die neuen Möglichkeiten eröffnete, von denen sie aber keinen Gebrauch machten (vgl. Faulstich 1993a, 299). Bezüglich der Datierung bestehen Unsicherheiten.

[713] Das wird beispielsweise durch die zahlenmäßige Relation der Sterbefälle in der Wiener Anstalt Steinhof verdeutlicht: Der neue Direktor Bertha brachte zur Wiener Tagung 19 Meldebogen von pflegeintensiven Patienten mit, von denen die meisten dann auch kurz darauf starben. Zur gleichen Zeit gingen aber ohne Meldebogen Hunderte von anderen Patienten zugrunde.

dort starb. In dem Meldebogen, der vom Januar des gleichen Jahres stammt, sind in dem berüchtigten schwarzumrandeten Viereck links unten ein oder zwei Namenskürzel sichtbar: Es könnte durchaus sein, daß eines davon von Steinmeyer selbst eingetragen wurde. Die Entscheidung über Leben und Tod lag gegen Ende des Krieges ohnehin in erster Linie bei den Anstaltsleitern.

Zusammenfassung

Überblickt man abschließend die hier vorgetragenen Fakten und Vermutungen zu der bis in das Jahr 1941 zurückerweiterten „Aktion Brandt", so stellt sich diese als eine sowohl unter dem Einfluß des Luft- als auch des Landkrieges entstehende große Aktion zur Deportation von Geisteskranken aus ihren angestammten Anstalten dar, die wegen der ungeheuren Kriegsverluste und Zerstörungen für die Unterbringung von Lazaretten und Ausweichkrankenhäusern immer wichtiger wurden. Nach den ersten Deportationen aus den luftgefährdeten Gebieten im nordwestlichen Reichsgebiet, die eindeutig noch nicht mit Tötungsabsichten verknüpft waren, standen für eine gewisse Zeit anstalts- oder landesinterne Patientenverschiebungen zur Diskussion, bis ab der Jahreswende 1942/43 unter dem Eindruck der sich steigernden Luftoffensive der Alliierten und unter dem Druck der lokalen Machthaber die Evakuierung aller Anstalten der besonders gefährdeten Provinzen gefordert wurde. Schon vorher und fast unmittelbar an die „Aktion T4" anschließend hatten die Gesundheitsverwaltungen einiger Regionen – vermutlich mit Billigung oder sogar Unterstützung der fortbestehenden „Euthanasie"-Zentraldiensstelle und des Reichsbeauftragten – mit der „regionalen Euthanasie" begonnen und neue Tötungseinrichtungen geschaffen.
Nachdem im Sommer 1943 die Aufnahmekapazitäten der Anstalten in den Aufnahmegebieten erschöpft war, ermächtigte Karl Brandt den medizinischen Leiter der Zentraldiensstelle zur Wiederaufnahme der Tötungen in der von Nitsche vorgeschlagenen Form. Sie sollten durch ausgewählte Ärzte – oft ehemalige „T4"-Gutachter – in ihren Anstalten durchgeführt werden. Da die Zahl der auf diese Weise legitimierten Ärzte nicht bekannt ist, kann über die Ausdehnung dieser „Aktion Brandt im engeren Sinne" nichts gesagt werden. Einige preußische Provinzen wie Pommern, Sachsen und der Regierungsbezirk Wiesbaden in Hessen-Nassau, vorher schon zu Zentren der „regionalen Euthanasie" und gleichzeitig zu den wichtigsten Aufnahmegebieten der großen Evakuierungsaktionen geworden, schlossen sich der nun wieder legitimierten Tötungsaktion an, ebenso wie das Land Sachsen.

Auch Bayern, das über längere Zeit die Tötung durch Nahrungsentzug in besonderen Hungerabteilungen bevorzugt hatte, ging ab 1944 zur Kombination mit Medikamenten über.
Insgesamt zeigt also die „Aktion Brandt" unter dem Einfluß des Kriegsgeschehens eine zunehmende Radikalisierung im Umgang mit den Anstaltskranken, die über eine zunehmende Marginalisierung schließlich zur Tötung der meisten Deportierten führte.
Wie hoch die Sterbequoten unter den Deportierten waren, konnte mittlerweile für einige wichtige Evakuierungsgebiete ermittelt werden:
Bei den ab Kriegsbeginn aus *Hamburg* verlegten mehr als 4000 Patienten stellte Peter von Rönn eine Sterbequote bis Kriegsende von „über 70%" fest. Dabei fällt in der Aufstellung über die Hamburger Verlegungen auf, daß die Sterbequoten der Transporte ab Mai 1943, also ab der Hauptphase der „Aktion Brandt", deutlich ansteigen.[714]
Nach Werner und Kaminsky sind von den rund 8.000 aus dem *Rheinland* abtransportierten Patienten etwa 6.000 verstorben, was einem Prozentsatz von 75% entspricht.[715]
Für *Westfalen* kommt Walter zu der Feststellung: „Von den 2.846 Patienten, die „mit Rücksicht auf die zunehmende Luftgefahr" verlegt worden waren, lebten am Ende des Zweiten Weltkrieges noch etwa 15%".[716]
Die Sterbequote beträgt bei den westfälischen Patienten also 85%.
Wenn weiter oben die Gesamtzahl der im Rahmen der „Aktion Brandt" Deportierten auf etwa 30–35.000 Menschen geschätzt wurde, dann bedeutet dies bei einer Sterbequote von 75–80%, daß – vorsichtig geschätzt – über 25.000 Patienten ihre Deporation nicht überlebten. Mit Recht nannte Peter von Rönn deshalb das Buch mit den Untersuchungsergebnissen seiner Arbeitsgruppe „Wege in den Tod".

Das Hungersystem mit seinen mörderischen Varianten

Den Patienten in den psychiatrischen Anstalten war es in den Vorkriegsjahren als Folge der beinahe in allen Ländern und Provinzen durchgeführten Sparmaßnahmen auch hinsichtlich der Ernährung zunehmend schlechter ergangen, wobei jedoch die physische Vernichtung offenbar noch kein erklärtes Ziel war. Immerhin durften sie nicht an der allgemeinen Besserung der Lebensverhältnisse der deutschen Bevölkerung teilnehmen, sondern waren einem zunehmenden Pau-

714 Vergleiche die Aufstellung über die Verlegungen aus Hamburg mit der „Gesamtübersicht" in Böhme/Lohalm (Hg.) 1993, 490f.
715 Zu Einzelheiten und Quellen für diese Zahlen vgl. S. 386, 410, 441.
716 Walter 1996, 774.

perisierungsprozeß ausgesetzt. Dieser setzte sich während des Krieges fort. Auch jetzt erhielten die Patienten in den psychiatrischen Anstalten weniger zu essen als die Allgemeinbevölkerung. Die entsprechenden Anordnungen gingen von zentralen Reichsbehörden aus.
Die Stufen der im Lauf des Krieges durchgeführten Lebensmittelkürzungen bei den Anstaltspatienten sollen im folgenden anhand der in den Ländern gewonnenen Erkenntnisse in ihren Auswirkungen beschrieben werden, einschließlich einiger besonders fataler Abweichungen vom allgemeinen Hungersystem:

Stufe I: Reduzierte Kriegskost

Im Gegensatz zum Ersten Weltkrieg wurden die wichtigsten Lebensmittel 1939 vom ersten Kriegstag an rationiert. Während aber die genaue Regelung der Kranken- und Anstaltskost noch einige Zeit auf sich warten ließ, verlangte die im Zuge der allgemeinen „Kriegssparmaßnahmen" ergangene Kriegsanordnung des Reichsministers der Finanzen vom 14. September 1939 offenbar massive Einsparungen in den Haushalten der Länder und damit auch der Aufwendungen für die Geisteskrankenfürsorge.[717] In den meisten Anstalten wurden daraufhin offenbar sofort die Ausgaben für die Verköstigung der Kranken gesenkt, in Württemberg beispielsweise um vier bis neun Pfennige, also um etwa 10 Prozent, in Baden sogar um 10 bis 21 Pfennige.[718] Die finanziellen Einschränkungen ab September 1939 müssen in den psychiatrischen Anstalten zu einer spürbaren Verschlechterung der Krankenkost sowohl in quantitativer als auch qualitativer Hinsicht geführt zu haben.
Einige Monate später wurden dann alle, d.h. auch die körperlich Kranken in Bezug auf die Ernährung nach ihrem Wert für die Volksgemeinschaft beurteilt und eingeteilt: Der „Erlaß des Reichsernährungsministeriums betr. Lebensmittelversorgung der Krankenanstalten vom 15.2.40 – II/1b – 150 ordnete ausdrücklich an, daß die Patienten der Heil-und Pflegeanstalten keinen Anspruch auf Krankenhauszuschläge haben. Der entsprechende Absatz lautet:[719]

---

[717] Vgl. den Brief des Reichsrechnungshofes zu Beginn des Kapitels über Thüringen, S. 527.
[718] Vgl. den Schluß der ersten Länderbeschreibung von Baden S. 152.
[719] Die körperlich Kranken erhielten während stationärer Behandlung z.T. erhebliche Lebensmittelzuschläge, wobei noch einmal zwischen Allgemeinkrankenhäusern, Tuberkuloseanstalten und Kinderkrankenhäusern Unterschiede gemacht wurden. Zur Verdeutlichung seien die Zuschläge für Allgemeinkrankenhäuser für den 20. Zuteilungszeitraum vom 10.2.–9.3.1941 aufgeführt: Erwachsene erhielten für den genannten Zeitraum zusätzlich 560 g Fleisch, 280 g Mehl,

Abb. 15: „Sonderzuschläge kommen nicht in Betracht ..."

1. Erlaß des RGM. betr. Lebensmittelversorgung der Krankenanstalten vom 15. 2. 40 — II/1 b - 150 —.

I. Die Versorgung der Kranken-, Heil- und Pflegeanstalten mit kartenpflichtigen Lebensmitteln einschließlich des an der Anstaltsverpflegung teilnehmenden ärztlichen, Pflege- und sonstigen Personals erfolgt auf Grund von Sammelbezugscheinen.

II. Der Mengenberechnung sind zugrunde zu legen:

1. für alle Verpflegten (einschließlich des Personals): die jeweils allgemein festgesetzten Mengen;
2. für die Kranken: die folgenden pauschalen Höchstzuschläge:

a) bei allgemeinen Krankenhäusern:

	für 1 Krankenverpflegungstag	für 14 Krankenverpflegungstage
Fleisch und Fleischwaren	20 g	280 g
Butter	5 g	70 g
andere Fette (Margarine, Kunstspeisefett, Speiseöl, Schmalz)	10 g	140 g

III. Sonderzuschläge kommen nicht in Betracht für:

a) sonstige Fachanstalten (z. B. Trinkerheilstätten, Heilstätten für Süchtige und Geschlechtskranke), soweit sie nicht unter II. 2a fallen;
b) Krüppelheilanstalten; soweit diese als orthopädische Kliniken anzusehen sind, sind sie nach II. 2a zu behandeln;
c) Anstalten für chronisch Kranke und Sieche;
d) Heil- und Pflegeanstalten für Geisteskranke, Epileptiker usw.;
e) Anstalten für Schwachsinnige;
f) Krankenabteilungen in Gefangenenanstalten.

Die rund 51 Millionen deutschen Normalverbraucher erhielten in den ersten Kriegsmonaten Zuteilungen in Höhe von 2.570 und im Jahr 1940 von durchschnittlich 2.435 Kalorien. Zusammen mit den frei käuflichen Lebensmitteln kamen sie damit auf ca. 2.900 Kalorien, während die Anstaltsinsassen mit ihren offiziellen Rationen auszukommen hatten. Die entscheidende Frage ist allerdings, ob die zugestandenen Kalorien für ihre Ernährung ausreichten.

---

140 g Butter, 280 g Margarine oder Speiseöl, 560 g Käse, 5,6 l Vollmilch, 11 Eier, 280 g Zucker, 420 g Marmelade und 420 g Nährmittel. (Ztschr. f.d. gesamte Krankenhauswesen vom 5. Februar 1941).

Hermann Simon, der Direktor von Gütersloh, hatte in den zwanziger Jahren in seiner Anstalt „aufgrund jahrelanger Prüfungen" festgestellt, daß Heil-und Pflegeanstalten mit gemischter Belegung durchschnittlich 2.700 Kalorien pro Kopf und Tag benötigen. „Geht man unter diese Zahl herab, kommt es zu dauernden Gewichtsabnahmen."[720] Bei diesem von Simon festgestellten relativ hohen Kalorienbedarf, der sich offenbar auf den Durchschnitt für alle Patienten bezieht, ist zu berücksichtigen, daß im Zuge der „aktiveren Therapie" die meisten Gütersloher Patienten arbeiten mußten.

Die kurhessischen Anstaltsverwalter, die sich in der Vorkriegszeit besonders intensiv um die Senkung der Ernährungskosten bemüht hatten, nahmen noch weitere Differenzierungen vor: Danach benötigen „ruhig im Bett liegende Menschen" etwa 2000 Kalorien[721], „bei mäßiger Muskelarbeit (Schuhmacher, Buchbinder, Ärzte, Briefträger) werden etwa 3000 Kalorien benötigt, für Schwerstarbeiter sind 5000 Kalorien erforderlich und mehr."[722] Auf die Verhältnisse in den ersten Kriegsjahren angewendet, bedeutet dies, daß die arbeitenden Patienten nur schwerlich mit den ihnen zustehenden Rationen auskommen konnten und wahrscheinlich – entsprechend der nachfolgenden Tabelle – fortlaufend an Gewicht verloren.

Tab. 165: Gewichtsverluste in Prozenten in Abhängigkeit von Grad und Dauer der Nahrungsbeschränkung nach Keys[723]

	Kalorienzufuhr in Prozenten, bezogen auf Normalernährung							
	90	80	70	60	50	40	30	20
Gewichtsabnahme in Prozenten nach								
drei Monaten	5	8	10	12	15	20	25	30
sechs Monaten	8	12	15	20	25	30	35	45
zwölf und mehr Monaten	10	15	20	25	30	35	40	—

[720] Zit. n. „Niederschrift über die Besprechung der Anstaltsbeamten am 2.9.1938 in Breitenau", Archiv des LWV Hessen, Kassel, Nr. 17/133. Daraus auch das Folgende.

[721] Diese Zahl ist möglicherweise etwas zu hoch angesetzt. Nach der modernen Ernährungslehre werden für den sogenannten „Grundumsatz" in Abhängigkeit vom Körpergewicht zwischen 1.500 und 1.800 Kalorien angenommen, wobei allerdings „absolute Körperruhe" vorausgesetzt wird, die nicht als identisch mit „Bettruhe" angesehen werden kann. Vgl. auch die Ausführungen zu „Hungerkrankheit" und Hungerstoffwechsel, S. 48ff.

[722] Wie sich aus einer anderen Quelle ergibt, erhielten in dem offiziellen Rationierungssystem „Schwerarbeiter" im Oktober 1939 rund 3.800 und „Schwerstarbeiter" 4.600 Kalorien, was in etwa diesen Annahmen entspricht.

[723] Keys et al. (1950), zit.n. Arnold 1970, 177.

Aus der Tabelle des amerikanischen Ernährungsforschers ergibt sich beispielsweise in der ersten senkrechten Spalte, daß eine um 10 Prozent verminderte Ernährung nach drei Monaten zu einem Gewichtsverlust von 5%, nach sechs Monaten von 8% und nach zwölf Monaten von 10% führt.
Daß viele Patienten schon frühzeitig darben, andere sogar an Unterernährung und ihren Folgen sterben mußten, geht aus dem deutlichen Anstieg der Sterberaten von 1939 auf 1940 hervor: In rund 50 untersuchten Anstalten stieg der Durchschnitt der Sterberaten von 7,9% in 1939 auf 11% im Jahre 1940 an.
Bei genauerer Betrachtung der Tabelle 159 (S. 583f.) zeigt sich aber, daß der Anstieg der Sterberaten von 1939 auf 1940 nicht in allen Regionen gleichmäßig erfolgte. Vielmehr ist er in den Anstalten des Landes Sachsen und der Provinz Hessen-Nassau[724] besonders ausgeprägt und führte de facto zu einer Verdoppelung. Wie in den entsprechenden Länderkapiteln bereits ausführlich beschrieben, kam es dort tatsächlich zu besonderen Entwicklungen, die hier noch einmal kurz zusammengefaßt werden sollen.

Regionales Hungersterben zu Beginn des Krieges

In *Hessen-Nassau* war vermutlich der entscheidende Faktor für das Ansteigen der Sterblichkeit, daß die schlechtere Verköstigung nicht von einer vollwertigen, sondern von einer bereits stark reduzierten Ernährung ausging. Die Senkung der Tageskostsätze von 39 auf 31 Pfennige bei Kriegsbeginn mußte daher den Schritt in die sichere Unterernährung bedeuten, mit all ihren negativen, noch durch Überbelegung und reduzierte pflegerische Versorgung verstärkten Folgen. Die beiden kurhessischen Anstalten Haina und Merxhausen, die nicht in die Mordaktivititäten der Anstalten des Regierungsbezirks Wiesbaden verstrickt waren, wiesen bereits 1940 die höchste Sterberate während der gesamten Kriegszeit auf.
In *Sachsen* wurde der Kostsatz mit Kriegsbeginn innerhalb von zehn Wochen von 60 auf 35 Pfennige gesenkt. Man erreichte dies vor allem dadurch, daß etwa die Hälfte aller Patienten – es waren die nicht arbeitenden! – auf die 1936 von Nitsche in Sonnenstein eingeführte „Suppen- oder Breikost" gesetzt wurden. Diese *Hungerkost* forderte zahlreiche Todesopfer, so daß Pastor Braune in seiner Denkschrift einen

---

[724] Leider liegt für Weilmünster keine Sterberate aus dem Jahre 1939 vor, bei dem sehr hohen Wert für 1940 ist aber ebenfalls eine Verdoppelung zu vermuten. Hadamar wurde bei Kriegsbeginn zunächst in ein Lazarett umgewandelt.

Zusammenhang mit der „Aktion T4" vermutete. In seinem Bericht liefert Braune noch eine wichtige Einzelinformation: Nach Aussage vertrauenswürdiger Gewährsleute soll die Hungerkost nur 22–24 Pfennige pro Tag gekostet haben.
Ernährungsphysiologisch war hier vor allem die abrupte Senkung der Lebensmittelzuteilungen fatal. Nach den Erkenntnissen des NS- Ernährungsforschers Ernst-Günther Schenck, der selbst Ernährungsexperimente durchführte und die gesundheitlichen Reaktionen eingeschlossener Truppenteile bei Ausbleiben des Nachschubs beobachtet hatte, können solche drastischen Rationssenkungen in wenigen Wochen zum körperlichen Zusammenbruch führen.[725]
Erheblich, wenn auch nicht ganz so ausgeprägt, war der Anstieg der Sterberaten im ersten Kriegsjahr auch in der Rheinprovinz, der Provinz Sachsen, in Thüringen und im Volksstaat Hessen sowie in einzelnen Anstalten wie Marsberg, Göttingen und Bremen.
Hinzuweisen ist für den Zeitraum von 1940/41, also die Zeit der „Aktion T4", auf nicht wenige Todesfälle in den Zwischenanstalten, ohne daß sich dies immer in den Sterberaten dieser Anstalten erkennen ließe. Betroffen waren hier Patienten, die bei oft katastrophalen Unterbringungsbedingungen und miserabler Betreuung auf ihren Weitertransport in die Tötungsanstalt warten mußten. Aus den Fakten, wie sie aus nassauischen Zwischenanstalten, aber auch aus Königslutter und Großschweidnitz bekannt geworden sind, muß geschlossen werden, daß man diesen ohnehin zur Tötung vorgesehenen Menschen während ihrer „Wartezeit" selbst ein Minimum an adäquater Versorgung vorenthielt. *Nach* dem Abbruch der Aktion scheinen viele Überlebende weiter ausgehungert worden zu sein, so daß man schon zu diesem Zeitpunkt von einer „Fortsetzung der ‚Euthanasie' mit anderen Mitteln" sprechen kann. In manchen Anstalten wirkte sich das allerdings erst 1942 auf die Sterberate aus, während sich die durchschnittliche Sterberate aller untersuchten Anstalten 1941 mit 10,2% noch etwa auf der gleichen Höhe hielt wie 1940.

Stufe II: Geteilte Kost für Arbeitende und Nichtarbeitende ab 1942

Ab 1942 steigen die Sterberaten fast aller Anstalten so stark an, daß sich ein Durchnittswert von rund 15 Prozent ergibt und damit eine

[725] Vgl. Schencks Ernährungsberichte S. 303 u. 653 Danach scheint sich der Organismus in erheblichen Ausmaß an Hungerbedingungen anpassen zu können, wenn er dazu Zeit hat, d.h. die Kostreduktion langsam vor sich geht. Vgl. dazu auch den auf S. 34 zitierten Jahresbericht aus Pforzheim im Ersten Weltkrieg.

zweite deutliche Stufe im Ansteigen der Sterblichkeit, hinter der allgemeinere, übergeordnete Gründe vermutet werden müssen.

In diesem Zusammenhang muß ich einräumen, daß ich lange durch den bayerischen Hungererlaß, diesen einzigen und in der Forschungsliteratur stereotyp wiederholten Hinweis auf von höherer Stelle angeordnete Nahrungsbeschränkungen für bestimmte Patientengruppen, abgelenkt war und bei meinen Recherchen in vielen Archiven nach vergleichbaren Anordnungen suchte, allerdings vergeblich. Außer den in Sachsen zu Beginn des Krieges zentral angeordneten, den bayerischen Erlaß vorwegnehmenden Maßnahmen konnte ich nichts Vergleichbares finden, mit Ausnahme der Kostzettel in den badischen Anstalten mit ihrer Unterscheidung von Arbeiter- und Nichtarbeiterkost zu Beginn des Jahres 1942. Dazu kamen in der Literatur noch verstreute, meist auf eine Anstalt und einen bestimmten Zeitpunkt bezogene Angaben über die Reduzierung des Kostsatzes, die schlechtere Verköstigung der nichtarbeitenden Kranken, über Gewichtsabnahmen und Klagen über Hunger. Auch Klees Hinweis, daß der bayerische Hungererlaß nach Aussage einer Zeugin „auf eine Weisung von Berlin zurückgehen soll", führte nicht weiter.[726]

Zur Klärung der Frage, warum es im Jahr 1942 zu einer so deutlichen, in vielen Anstalten 4–5 Prozent betragenden Steigerung der Sterberate kam, führte die genauere Betrachtung des Kriegsgeschehens – hier speziell der Entwicklung der allgemeinen Ernährungslage: Die im Zusammenhang mit dem Abbruch der „Aktion T4" erwähnte Senkung der Fleischrationen vom 6. Juni 1941, welche sich so negativ auf die Stimmung im Volk ausgewirkt hatte, bildete erst den Anfang einer ganzen Serie von Lebensmittelkürzungen: Nacheinander wurden auch die Zuteilungen von Nährmitteln, Käse, Eiern und anderem herabgesetzt, so daß mit Beginn der 28. Zuteilungsperiode ab Ende September den Normalverbrauchern – und damit auch den Patienten in den Anstalten –, offiziell nur noch 1928 Kalorien pro Tag zur Verfügung standen, rund 500 Kalorien weniger als ein halbes Jahr zuvor.[727]
Die Ursachen für diese fatale Entwicklung sind bekannt: Die vor Kriegsbeginn angelegten Vorräte waren weitgehend erschöpft, und der Rußlandfeldzug erbrachte – zum Teil auch wegen des verspäteten Angriffs auf die Ukraine und der russischen Strategie der „verbrannten Erde" – nicht so rasch die erhoffte Beute,[728] obwohl man massenhaft

[726] Klee 1983, 430.
[727] Vgl. Müller 1988, 587.
[728] Aus diesem Grund wurden u.a. verstärkte Getreidelieferungen aus dem besetzten Frankreich herausgepreßt, was zum Hungersterben in den französischen Anstalten beitrug, das um diese Zeit seinen Höhepunkt erreichte.

Vieh abschlachtete und etwa eine Million russischer Kriegsgefangener in ihren Lagern verhungern ließ. Herbert Backe, der maßgebliche Beamte im Ernährungsministerium, bezeichnete später den Sommer 1941 als einen „der kritischsten Ernährungszeitpunkte des Krieges, da die Brotgetreidearten nicht nur in Deutschland, sondern in allen besetzten Gebieten stark ausgewintert waren, die Sommersaaten infolge der Trockenheit lückenhaft aufgingen, die Reserven fast restlos aufgebraucht waren, die Wehrmacht dagegen höhere Forderungen stellte und die vielen ins Reich verbrachten Ausländer zusätzlich ernährt werden mußten. *„Die Rationen wurden* (....) *entscheidend gesenkt, eine schwere Belastung für das Volk.*"[729] Der Militärhistoriker Rolf Dieter Müller schreibt über diese problematische Zeit: „ Die Rationen hatten in der Tat ihren niedrigsten Stand seit Kriegsbeginn erreicht, ein Niveau, das schon fast an das damals gültige Existenzminimum heranreichte, *eine Talsohle der Ernährung*, die erst 1942 verlassen werden konnte"[730] (Hervorhebungen H.F.). Diese Talsohle wird in der auf der folgenden Seite wiedergegebenen Kalorienkurve deutlich sichtbar.

Mit 1900 oder – wie die Kurve offenbart – gar nur 1600 Kalorien pro Tag war die schwere Arbeit in den Anstaltsgutshöfen nicht zu leisten. Psychiatrische Anstalten waren aus alter Tradition, speziell aber in dieser Situation besonders darauf angewiesen, daß die Patienten durch ihre Arbeit zur Aufrechterhaltung des Anstaltsbetriebes und der Eigenversorgung beitrugen:

> Die Einrichtung der „agrikolen Kolonien" etwa ab 1870 hatte vor allem dazu gedient, den Betrieb der immer zahlreicher und größer werdenden Anstalten zu verbilligen. In der Hungersnot des Ersten Weltkrieges wurden die den Anstalten angeschlossenen Gutshöfe jedoch erstmals unentbehrlich für das Überleben der Patienten. In der zweiten Hälfte der zwanziger Jahre strebten die Anstaltsleitungen, angespornt durch Simons „aktivere Therapie", quasi die Vollbeschäftigung ihrer Patienten in der Arbeitstherapie an, in manchen Anstalten waren bis zu 95% „in Arbeit".[731] In der NS-Zeit stand zunächst ausschließlich die Senkung der Anstaltskosten im Vordergrund, weshalb die personalintensive Arbeitstherapie zurückgeschraubt wurde. Später gewann im Rahmen des Vierjahresplans das Erreichen einer weitgehenden Versorgungsautonomie im

---

[729] Zit. n. Aly/Heim 1993, 371. Die zentrale Bedeutung der Getreideernte für die Ernährung ergibt sich daraus, daß über das Futtergetreide auch Fleisch, Fett, Milch und Eier erzeugt werden.

[730] Müller 1988, 586.

[731] Vgl. Faulstich 1993a, 127. Dazu Thumm 1927, 242 sowie Simon 1929 (Nachdruck 1969).

Abb. 16: Kaloriengehalt der 1941 bis 1945 verbrauchten Nahrungsmittel bei Normalverbrauchern (aus: Ziegelmayer 1947, 24[732])

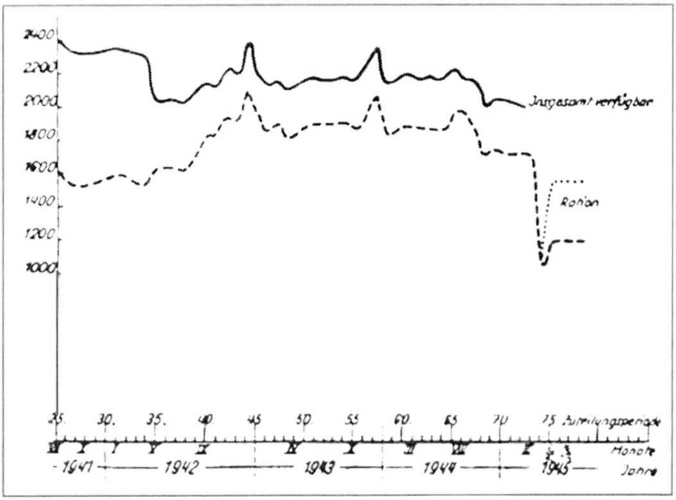

landwirtschaftlichen Bereich hohe Bedeutung, weshalb man diesen Bereich wieder ausbaute. Angesichts der drastischen Lebensmittelkürzungen ab Kriegsbeginn wurde die anstaltseigene Nahrungsmittelproduktion immer wichtiger, besonders ab der Senkung der Rationen im Jahr 1941. Hatten manche Anstalten schon im Frieden die landwirtschaftliche Nutz-

[732] Wilhelm Ziegelmayer war ein auch in der NS-Zeit bekannter und angesehener Ernährungsforscher, der sich – ganz im Sinne der Autarkiebestrebungen der NS-Wirtschaft – besonders um die Erschließung neuer Nahrungsquellen aus bis dahin ungenutzten einheimischen Rohstoffen bemühte. Unter dem Titel „Rohstoff-Fragen der deutschen Volksernährung" gab er 1936 in Leipzig ein Buch heraus, das in der NS-Zeit vier Auflagen erlebte und 1941 zusätzlich auf die aktuell gewordene „Großraumwirtschaft" einging. In der Ernährungskrise nach dem Krieg waren seine Erkenntnisse wieder gefragt, so daß er sein Buch unter dem neuen Titel „Die Ernährung des Deutschen Volkes" 1947 wieder auflegen konnte. Daraus stammt die vorgelegte Kurve, die in der unteren gestrichelten Linie den Kalorienwert der zugeteilten Rationen, in der oberen die „insgesamt verfügbaren", also durch Zukäufe ergänzten täglichen Rationen zeigt. Da Ziegelmayer während des Krieges auch ein „Institut für Kochwissenschaft" leitete, kann man davon ausgehen, daß die auffallend niedrigen, bis in den Sommer 1942 um 1.600 Kalorien schwankenden Normalverbraucher-Rationen der Realität entsprechen und somit noch unter den offiziellen Werten lagen. Interessant ist auch, daß die Möglichkeit, frei erhältliche Lebensmittel hinzuzukaufen, für die Bevölkerung ab 1942 stark zurückging.

fläche vergrößert, so gingen jetzt die meisten Anstalten dazu über, auch ihre gepflegten Rasenflächen und Blumenbeete umzugraben und für den Gemüseanbau zu nutzen (s. Abb. 8, S. 333).

Patientenarbeit war aber nicht nur auf dem Gutshof und in der Gärtnerei gefragt, sondern auch in der Küche, in Waschküchen und Nähstuben, in den Werkstätten und im Kesselhaus, schließlich auch im anstaltsinternen Transportwesen[733] und sogar auf der Verwaltung. Beispielsweise waren Ende 1939 in der Anstalt bei Konstanz von den 880 anwesenden Patienten 540 beschäftigt, ein großer Teil allerdings mit „Hausarbeit" (insgesamt 65), in der sogenannten „Hausindustrie" (103) und 183 Frauen mit Handarbeit.[734] Wenn man die Letztgenannten nicht berücksichtigt, dann bleiben immer noch 189 Patienten übrig, die in den besonders wichtigen „Gewerken" unentbehrlich waren. Die „Arbeitskolonnen", die man gelegentlich schon während der „Aktion T4", vor allem aber bei den später immer häufigeren Anstaltsräumungen zurückließ, hatten meistens in etwa diese Größe.

Da die zahlreichen schwer arbeitenden Patienten ab Ende 1941 unmöglich mit den gesenkten Lebensmittelzuteilungen auskommen konnten, hatte man zumindest in Bayern, wahrscheinlich aber auch andernorts beim Ernährungsministerium vergeblich Anträge auf Verpflegungszulagen für die arbeitenden Kranken gestellt. Wenn es im bayerischen Hungererlaß heißt, daß „im Hinblick auf die kriegsbedingten Ernährungsverhältnisse *und auf den Gesundheitszustand der arbeitenden Anstaltsinsassen*" (Hervorhebung H.F.) die Verpflegung in der bekannten Weise anders aufgeteilt werden müsse, ist zumindest dies eine exakte Beschreibung der Situation, wie sie nach den Lebensmittelkürzungen in den Anstalten entstanden sein muß. Ob in dem Erlaß allerdings erst die Situation von Ende 1942 beschrieben wird, ist eine andere Frage.

Vielmehr ist mit an Sicherheit grenzender Wahrscheinlichkeit anzunehmen, daß spätestens im Winter 1941/42 in allen deutschen Anstalten die bessere Ernährung der arbeitenden Kranken auf Kosten der Nichtarbeitenden in mehr oder weniger ausgeprägter Form eingeführt wurde. Nur so kann der generelle Anstieg der Sterblichkeit in den Anstalten ab 1942 erklärt werden.

---

[733] Noch bis in die siebziger Jahre hinein, bevor auch die Anstalten voll motorisiert wurden, gehörten die von Patienten gezogenen und oft schwer beladenen Handkarren zum typischen Anstaltsbild.

[734] Archiv des Zentrums für Psychiatrie Reichenau, Jahresbericht der Heil- und Pflegeanstalt bei Konstanz über das Jahr 1939, 24.

Konkret muß man sich das Vorgehen wahrscheinlich so vorstellen, daß die arbeitenden Patienten ab Herbst 1941 Rationen erhielten, die vermutlich zwischen 2.500 und 2.800 Kalorien lagen, die nicht arbeitenden solche von etwa 1.000–1.300 Kalorien oder auch weniger. (Falls diese Entscheidungen in der Kompetenz der Anstaltsdirektoren lag, hatten sie hier einen Spielraum, der je nach dem Ausmaß der Anhebung oder Verminderung der Kost für das Leben vieler Patienten von entscheidender Bedeutung sein konnte!) Die Kalorienwerte der reduzierten Kost sind leider nirgends festgehalten.[735] Sie lassen sich auch dann nicht errechnen, wenn – wie in Emmendingen – die Speisepläne bekannt sind, denn es fehlt das zweite Kriterium, nämlich die Größe der zugeteilten Portionen. Entscheidend dürfte überall gewesen sein, den Arbeitern so viel zu geben, daß ihre Leistungsfähigkeit erhalten blieb. Was übrig blieb, wurde an die Nichtarbeiter verteilt.

Mit ihrer Entscheidung, den Insassen von Heil- und Pflegeanstalten, Krüppelheilanstalten, Anstalten für chronisch Kranke und Sieche sowie von Krankenabteilungen in Gefängnissen keine Krankenzulagen zu gewähren, hatten die höchsten Ernährungsbehörden bereits bei Kriegsbeginn die Überlebenschancen dieser als „unwert" erachteten Menschen absichtlich geschmälert. Mit dem Festhalten an der nahe am Existenzminimum liegenden Normalverbraucherquote in der Zeit der Ernährungskrise von 1941/42 und in der Zeit danach verurteilten genau die gleichen Instanzen eine große Zahl der Betroffenen zu massiver Unterernährung und in einer zunehmenden Zahl von Fällen zum Tode. Im September 1944, als die Ernährungsressourcen im Osten nicht mehr zur Verfügung standen, mußten auch die Normalverbraucher-Rationen offiziell auf 1.671 Kalorien gesenkt werden. Ohne Zweifel wurden diese Kürzungen in vollem Ausmaß, ja vielleicht sogar noch verstärkt, an die Anstaltsbewohner weitergegeben. Auf letzteres scheinen die Verhältnisse in Pfafferode hinzuweisen, wo bereits zu Beginn des Jahres 1944 sogar die ausreichende Ernährung der arbeitenden Patienten gefährdet war. Direktor Steinmeyer berichtete darüber in einem Brief vom 20. März 1944 seinem Freund Mennecke:

> „Große Sorge macht jetzt die Verpflegungsfrage, nachdem die Kartoffelration auf 150 g (!) pro Tag herabgesetzt ist. Es ist kaum noch die genügende Ernährung der produktiv arbeitenden Kranken sicherzustellen. Die

[735] In der gesamten zeitgenössischen Literatur sind solche Zahlengaben nicht zu finden, auch nicht in der Zeitschrift für das gesamte Krankenhauswesen, die regelmäßig und genau über die Veränderungen bei den Krankenhauszulagen berichtete. Wahrscheinlich gab es eine Vorschrift, wonach die Zahl der Kalorien nicht genannt werden durfte.

Mortalität der anderen ist ohnehin phantastisch! Mit unserer ausgedehnten Landwirtschaft und Waldwirtschaft ist das alles sehr schwierig und unangenehm."[736]

Die genannte Tagesration an Kartoffeln würde einer Wochenration von 1.050 g entsprechen, also nur einem Bruchteil der offiziell zugeteilten 2,5 Kilogramm![737] Das Zitat zeigt darüber hinaus mit aller Deutlichkeit, daß bei der Ernährung zumindest in dieser Anstalt nur noch an die Arbeitsfähigen gedacht wurde, welche man für die Besorgung der großen Landwirtschaft benötigte und daß man den anderen Patienten keine Träne nachweinte, ja fast triumphierend ihr massenhaftes Sterben registrierte.

„Aktion Brandt" und Hungersterben

Die „Aktion Brandt" nimmt in diesem Buch auch deshalb einen breiten Raum ein, weil vielfältige Zusammenhänge mit dem Hungersterben bestehen. Eine große Gruppe von Patienten scheint nämlich in ganz besonderm Maß vom zunehmenden Hungersterben betroffen gewesen zu sein: die Deportierten der „Aktion Brandt".

Wie sich zuerst aus den Hamburger Arbeiten zum Schicksal der von dort deportierten Patienten ergab, dann aber auch aus Berichten über die Sterblichkeit der aus dem Rheinland, aus Westfalen, Berlin und anderen Regionen im Rahmen der „Aktion Brandt" evakuierten Menschen, – überall zeigt sich, soweit Vergleichsdaten zur Verfügung stehen, das gleiche Bild: daß sie in ihren Aufnahmeanstalten in ungleich höherer Zahl starben als die anwesenden „Stammpatienten". Diese Feststellung bezieht sich wohlgemerkt nicht auf die Mordanstalten Hadamar und Meseritz-Obrawalde, sondern auf Aufnahmeanstalten, die nicht als Tötungsanstalten im engeren Sinne bekannt sind, wie beispielsweise Altscherbitz oder Scheuern. Dort ließ sich in Zahlen exakt nachweisen, daß die Sterberate bei den Antransportierten erheblich höher lag als die der Gesamtanstalt. In den anderen Aufnahmeanstalten werden die Verhältnisse ähnlich gewesen sein. Wenn beispielsweise von den im August 1943 aus Hamburg nach Wien oder aus Andernach ins brandenburgische Landsberg deportierten Patienten bis Kriegsende bzw. Ende 1945 jeweils 88 % verstorben waren, dann ist genau dieses zu vermuten.

Um dies verstehen zu können, muß daran erinnert werden, daß in der „Aktion Brandt" in der Regel arbeitsunfähige und oft auch hinfällige

---

[736] Mennecke-Briefe in der Edition von Chroust 1987, Dok. 276, 1016.

[737] Nach englischen Flugblättern, welche die Ernährungssituation ziemlich genau beschrieben, wurden aufgrund der schlechten Kartoffelernte im Herbst 1943 die Kartoffelrationen kurz zuvor von 3,5 auf 2,5 kg reduziert.

Patienten abtransportiert wurden, die schon in den „Abgabeanstalten" schlechter ernährt worden waren. (Das würde auch die Tatsache erklären, daß sich, wie beispielsweise aus Großschweidnitz berichtet, das dortige Personal über den schlechten körperlichen Zustand der „angelieferten" Patienten beklagte.) Wie mit Sicherheit angenommen werden kann, erhielten die Deportierten in der Aufnahmeanstalt im besten Falle eine Kost, die jener der Nichtarbeiter entsprach, wahrscheinlich aber eine noch schlechtere.

Man muß wohl auch davon ausgehen, daß die in den Aufnahmeanstalten ankommenden Transporte in der Regel nicht willkommen waren. Schon der Empfang der oft über weite Strecken antransportierten und dadurch geschwächten Patienten war alles andere als freundlich, selbst dann, wenn Begleitpersonal aus der Heimatanstalt mitgekommen war. So berichteten badische Pfleger nach ihrer Rückkehr von einem Transport nach Eichberg im Sommer 1944, daß ihre Patienten „in unbeschreiblich herzloser und roher Weise in Empfang genommen wurden und wie früher in Grafeneck oder sonstwo erledigt wurden". Die Pfleger in Hoerdt erzählten 1944 tief erschüttert und entrüstet, wie hilflose und gebrechliche Kranke bei ihrer Ankunft in Hadamar „von rohen Menschen auf Wagen geworfen worden wären, als ob es sich schon um Leichen gehandelt hätte."[738] Ein Überlebender des Eichberg berichtete später, daß er sich dort „die schlechteste Verpflegung und die übelste Behandlung gefallen lassen mußte".

Eines der erschütterndsten Dokumente über die geradezu feindselige Haltung, die den Neuankömmlingen entgegenschlagen konnte, stammt aus einem Brief von Frieda F., einem behinderten Mädchen aus den Alsterdorfer Anstalten, an ihre ehemalige Pflegerin Schwester Alwine Wagener, die offenbar den Transport nach Wien begleitet hatte, aber nach Hamburg zurückgekehrt war. Ich nehme vorweg, was sie über die Ernährung der zu strenger Arbeit verpflichteten Frauen und Kinder schrieb:

„Wir bekommen nur eine Schnitte trockenes Brot, und mittags bekommen wir wenig zu essen, und nachmittags bekommen wir auch so wie morgens. Und abends bekommen wir etwas Warmes, aber nur ganz wenig. Wir möchten uns mal wieder sattessen. Wir nehmen jetzt sehr ab." In ihrer unverstellten Sprache schildert sie dann den Empfang in der neuen Umgebung:
„Als wir abends in Wien angekommen sind, sind wir denselben Abend verteilt worden. Wir sind nach Haus 21 gekommen, wo Du uns den nächsten Morgen gefunden hast. Da liegen wir noch heute. Wir sind sehr unfreundlich empfangen worden. Wir sind auf Erde gelegt. Die Erde war

---

[738] Vgl. Faulstich 1993a, 305. Dort auch der vollständige Brief, aus dem der folgende Satz zitiert wird.

sehr unrein. Die Schwestern haben unser Zeug von unserem Leib gerissen und am anderen Morgen sind unsere Haare auch abgekommen (...). Die Schwestern haben die erste Zeit so sehr auf uns Hamburger geschimpft. Wir sollten wieder hin, wo wir hergekommen sind usw. Daß die Hamburger uns sowas schicken, daß wir alle noch leben (...). Wir werden jetzt so lieblos behandelt, wir kennen keine Liebe mehr."[739]

Stufe III: Mord durch Nahrungsentzug und medikamentöse Vergiftung

Über die Methode als solche muß hier nichts mehr gesagt werden, nachdem sie in vielen Anstalten, wie beispielsweise Großschweidnitz und Hadamar anhand von Zeugenausssagen in ihren Auswirkungen deutlich genug dargestellt wurde. Auch ihre Entwicklung, die anhand der Person von Paul Nitsche und den Vorgängen in Sachsen eingehend erläutert wurde, kann als bekannt vorausgesetzt werden. Wichtig scheint mir der Hinweis, daß Nitsche die Methode entwickelt hat, als die „Aktion T4" gerade erst anlief, und daß sie von da an parallel zu dieser Aktion und auch in den folgenden Jahren in zunehmendem Maße zur Anwendung kam. Daß Nitsche seine Versuche in Leipzig-Dösen im Januar 1940 auf „Anregung" von Viktor Brack, dem „Ausführungsleiter" der „Aktion T4" durchführte, macht es wahrscheinlich, daß man schon damals an die „Zeit danach" dachte, d.h. sowohl an die Zeit nach Abschluß der Vergasungsaktion als auch nach dem „Endsieg". In der Zeit der großen Deportationen war die Tötung durch Nahrungsentzug und medikamentöse Vergiftung die wohl verbreiteste Mordmethode. Die von Faltlhauser in Bayern eingeführte Methode des Mordens ausschließlich durch Nahrungsentzug blieb eine Ausnahme, spätesten 1944 schloß man sich auch dort der „Standardmethode" an. Nachdem Brandt – wahrscheinlich wegen der zunehmenden Bettennot – Nitsche ermächtigt hatte, die Methode auf breiter Basis und nun auch mit Hilfe von injizierbaren Opiaten durchführen zu lassen, waren die Voraussetzungen dafür geschaffen, die von Linden gewünschte „Herabsetzung des Bestandes an Geisteskranken" auf schnellst mögliche Weise durchzuführen.

Die Grausamkeit des Hungersterbens

Um erfassen und beschreiben zu können, daß während des Krieges Menschen in den Anstalten massenhaft an Hunger und Mangelversorgung zugrundegingen, war die Anwendung statistischer Methoden

[739] Wunder/Genkel/Jenner 1987, 224.

der einzig gangbare Weg. Die Gefahr, daß ob der vielen Zahlen, Tabellen und Sterberaten das Schicksal des einzelnen Menschen in den Hintergrund tritt, ist groß. Ihr kann nur durch stetige Reflexion des Schrecklichen, das da Menschen angetan wurde, begegnet werden.[740] Dazu gehört auch, sich bewußt zu machen, *wie* diese Menschen starben.

Man kann sich schwerlich eine schlimmere Perversion medizinischen, d.h. ärztlichen und pflegerischen Denkens und Handelns vorstellen als die Vorgänge, wie sie sich beispielsweise bei der Eröffnung der Hungerstation in Kaufbeuren im Herbst 1942 abgespielt haben müssen. Auf Anordnung des Anstaltsleiters wurden zwanzig, dreißig oder noch mehr Menschen auf eine Station verbracht und eingeschlossen, letzteres aus keinem anderen Grund, als ihnen den Zugang zu anderen als den ihnen zugeteilten Nahrungsmitteln zu verwehren. Vom ersten Tag an wurden ihnen vom Pflegepersonal wässerige Gemüsesuppen hingestellt, die nicht einmal für kurze Zeit den Hunger stillten. So ging es dann Tag für Tag.

Da nur wenige Zeugenaussagen von Pflegepersonal und Geistlichen über die „Atmosphäre" auf solchen Hungerstationen überliefert sind – Überlebende gibt es ja kaum – fasse ich einige typische Aussagen aus verschiedenen Anstalten zusammen. Zumindest am Beginn ihres Martyriums scheinen sich einige, d.h. wahrscheinlich die noch kräftigeren Patienten gegen die Hungerkost gewehrt zu haben: Schon Pastor Braune wußte zu berichten, daß die sächsischen Patienten, die nach Kriegsbeginn nur noch mit Breikost ernährt wurden, immer wieder „Hunger, Hunger!" schrien. Dr. Schulz aus Großschweidnitz begründete die schon zu dieser Zeit aufgenommene Gabe von Beruhigungsmitteln mit der „erhöhten Erregung" der Patienten nach Herabsetzung der Kost. Im Rapportbuch der Sterbeanstalt Weilmünster vermerkte ein Pfleger gewissenhaft, daß an einem bestimmten Tag vier Patienten laut über das Essen und das Hungernmüssen geschimpft hätten. In Kaufbeuren konnte sich der Anstaltsgeistliche beim Betreten der Station kaum des Bettelns um Brot erwehren.

Die Energie, die zu solcher Auflehnung erforderlich ist, hielt aber aufgrund des zunehmenden Kräfteverfalls zweifellos nicht lange vor, so daß es auf den Stationen immer stiller geworden sein muß. Nach den Feststellungen des Pfarrers in Kaufbeuren waren die Kranken – „ausgemergelte, weißgelbliche Gestalten, (…) zum Teil nicht mehr im-

[740] Dazu kann auch die Lektüre der Berichte von KZ-Überlebenden hilfreich sein. Eine der erschütterndsten Darstellungen des Lebens mit dem ständigen Hunger stammt von dem französischen Schriftsteller Robert Antelme 1990.

stande, sich von ihrem Platz zu erheben". In diesem Zusammenhang muß an die Beobachtung Ilbergs während des Hungersterbens im Ersten Weltkrieg erinnert werden, wonach selbst auf den unruhigen Abteilungen „eine unheimliche Ruhe" geherrscht habe.

Bei dem plötzlichen Nahrungsentzug wird es nicht lange gedauert haben, bis sich die typischen Symptome der Hungerkrankheit einstellten, – Hungerödeme und andauernde Durchfälle, letztere mit schmerzhaften Koliken verbunden. Pfarrer Adlhoch hat Ernst Klee gegenüber beschrieben, wie das Ende mancher Patienten in Weilmünster aussah: „... hatten dauernd Durchfall. Die Wäsche reichte nicht mehr, die Betten waren durchgefault, die Matratzen. Da die Betten durchgefault waren, lagen die Sterbenden in der Badewanne im Wasser. Da habe ich ihnen da drin die Krankensalbung gespendet, das Wasser grün gefärbt mit Kot. Sie waren nur noch Haut und Knochen, Haut und Knochen."

Es ist nicht überliefert, was Faltlhauser dabei empfand, als er zum ersten Mal diese entsetzlichen Folgen der von ihm entwickelten und den anderen Anstalten vorgeschlagenen „Entzugskost" vor sich sah. War er gar befriedigt, diese armen Wesen, „die sonst unter die Euthanasie gefallen wären" auf diese Weise doch noch beseitigen zu können? Oder ersparte er sich den Anblick und ließ sich vom Pflegepersonal nur den geplanten „Exitus" melden, um ihn dann in seine Aufzeichnungen über die Wirksamkeit der Methode einzutragen? Es ist nur schwer verständlich, daß Ärzte wie Faltlhauser, Nitsche und auch Schreck, denen früher besondere Menschlichkeit und Güte nachgesagt worden war, sich an der Ermordung von Menschen beteiligten und dabei scheinbar ungerührt zusahen.

Während Ärzte das Privileg haben, sich dem langsamen Fortschreiten von tödlichen Krankheiten durch Abwesenheit vom Ort des Sterbens zu entziehen, ist dies dem Pflegepersonal nicht erlaubt. Für Schwestern und Pfleger, deren genuine Aufgabe es ist, den Leidenden unmittelbar beizustehen, ihnen zu helfen und ihre Schmerzen zu lindern, muß es entsetzlich gewesen sein, jetzt genau das Gegenteil zu tun. Jegliche Hilfe, die das Leben verlängern konnte, war ihnen untersagt. Vielen von ihnen muß es schwer gefallen sein, den Impuls zu helfen mit Gewalt zu unterdrücken und damit ihre neue, ins Gegenteil verkehrte Pflicht zu erfüllen. Es kommt nicht von ungefähr, daß es immer wieder Angehörige des Pflegepersonals waren, die den vom Hunger Gequälten noch etwas Nahrung zuzustecken versuchten und damit die „ärztlichen Anordnungen" unterliefen. Und fast wird es verständlich, wenn es die Großschweidnitzer Krankenschwester Elsa Sachse angesichts des „Elends unter den Kranken", die wegen des Mangels an

Personal „meist sich selbst überlassen blieben", für besser hielt, ihr Leiden mit Hilfe von Medikamenten zu verkürzen.
Eine Gruppe von Überlebenden der Hungerhäuser konnte 1945 von Gerhardt Schmidt, der die kommissarische Leitung von Pfannmüllers Anstalt Eglfing-Haar übernommen hatte, untersucht und mit Hilfe seiner Assistenten nach ihrem Erleben des Hungers befragt werden. In seinem Buch, „Selektion in der Heilanstalt 1939–1945" legte Schmidt ein erschütterndes Dokument vor, das er selbst als „Tatortbuch" und eine „Reportage nach der Nacht der Vernichtung" bezeichnete.[741]
Um die Mitte des Jahres 1945, also rund zwei Monate nach Kriegsende, waren in den beiden ehemaligen Hungerhäusern noch 95 Überlebende anzutreffen. Fast alle glaubten – auch wegen der anhaltend schlechten Versorgung – es sei immer noch Krieg. Schmidt schildert zunächst die Atmosphäre auf diesen Stationen:

> „Der erste Eindruck, den man als Besucher im Hungerhaus noch Juni/Juli 1945 erhielt, war der eines Siechenasyls. Kein Lärm, keine Bewegung. Alle Intentionen waren gedämpft. (...) Somatisch hatten alle Hungerhäusler im Grunde die gleichen Beschwerden und Klagen, die trotz objektiver Dringlichkeit asthenisch und selten spontan vorgebracht wurden. Alles drehte sich ohne Nachdruck, ohne Stoßkraft um Quantität und Qualität des Essens, um das erbärmliche Gewicht, um Mißempfindungen und Hungersensationen."
>
> Danach läßt Schmidt die „Hungerhäusler" selbst zu Wort kommen: „Dieses Bröckel Brei. Davon wird man nicht satt." sagte eine Patientien, eine andere: „Mit so einem Stück Brot, wie ein Kartenblatt so dünn. Das Wasser und das Brot ist nur, daß der Magen grad gefüllt ist." Das Thema wird vielfach variiert: „Ach matt, matt, matt. Eine Speise fehlt. Zu wenig Essen, zu wenig Essen." – „Ich hab einen Heißhunger, eine Scheibe Brot für den ganzen Tag." – „Ich hab immer Hunger ..., der Hunger plagt mich fürchterlich. Das ist so schwer ums Herz." – „Ich kann manchmal vor Hunger nicht in den Schlaf kommen."
>
> Die meisten Patienten machten sich, wenn sie danach gefragt wurden, keine Gedanken darüber, warum sie so wenig zu essen bekamen: „Kein Grund, warum es so wenig zu essen gibt ... Nicht weniger als die andern auch, ich habe 50 Pfund abgenommen."- „Dieses Warum kann ich nicht beurteilen. Man liegt hier, magert ab und weiß nicht warum. Ich mache mir keine Gedanken. Wenn man denkt, schon falsch." Andere hielten den Krieg für die Ursache des Mangels: „Jetzt ist ja Krieg. Da muß man zufrieden sein." „ Seit der Krieg ist und die Ernte zurück."- „Es wird wohl kriegsbedingt sein"- „Was wollen Sie von mir? Wo ich nur noch ein paar Tage lebe, wo wir nichts zu essen kriegen! 36 Kilogramm habe ich nur noch. Aber man kriegt nichts mehr, es ist zuviel Militär im Krankenhaus, und die brauchen alles."

[741] Schmidt 1983, 137f.

> Nur etwa zehn Prozent der befragten Kranken ahnten die wahren Gründe, weshalb man sie leiden ließ, einige hatte man offenbar direkt damit konfrontiert: „Mit 59 Kilogramm bin ich hierher gekommen, jetzt nur noch 44 Kilogramm, zumal in diesem Haus! Hier kriegt man nichts, weil man nicht schafft." – „Ich bin ein schlechter Arbeiter, ich habe Papierarbeit getan, bekomme immer nur schlechte Kartoffeln, die minderwertige Kost betreff des Geschmacks. Man sagt mir, ich arbeite nicht."- „... kein besseres Essen wert, hat man gesagt, seien Volksschädlinge." – „Ich will weg! Ich kann mir das nicht bieten lassen. Man will mich aushungern." Manche Patienten drückten aus, daß sie sich „nicht gleichwertig" fühlten, als „Mensch zweiter Klasse". Eine Patientin deutete die Tötungsmethode an: „Du brauchst nichts. Sie sagen, Du brauchst mehr Schlafmittel, da brauchst Du net soviel zu essen. Sie sagen, daß ich ein Zuchthausmensch bin."
> Nachhaltiger Protest entstand aus diesen Erkenntnissen nicht, was von Schmidt auf die allgemeine Schwäche zurückgeführt wird: „Mit Zunahme des Verfalls nimmt die Leidensfähigkeit ab – ein Selbstschutz der Natur."

Allem Anschein nach war die Ernährung der Patienten, wie man aus ihren Antworten schließen muß, auch im Sommer 1945 immer noch miserabel. Zwar soll man Hungerkranken nach ihrer Rettung nicht sofort vollwertige Nahrung zuführen, da sie diese nicht verdauen können und eher mit verstärkten Beschwerden darauf reagieren, aber was hier doch offenbar aus dem aktuellen Erleben heraus über kleine Portionen und dünne Brotscheiben gesagt wird, klingt nicht nach der zur Genesung erforderlichen schonenden Aufbaukost. In den Äußerungen scheint zum ersten Mal die anhaltende Not der Nachkriegszeit auf, über die noch genauer zu berichten sein wird.
Dem Versuch, das Erleben der Menschen in den Hungerhäusern annäherungsweise darzustellen, wäre vielleicht noch der Hinweis anzufügen, wie man sich das Sterben der Patienten in Anstalten vorstellen muß, die keinen vorsätzlichen Hungermord betrieben: Dort dauerte das Siechtum wesentlich länger, Monate bis Jahre, und das Sterben war in der Regel eher die Folge einer körperlichen Krankheit, die sich aus der geschwächten Abwehr des unterernährten Körpers gegenüber Infektionen ergab. Wie schon im Ersten Weltkrieg starben viele Patienten an Tuberkulose, andere an grippalen Infekten und Lungenentzündung. Wie Arnold in seiner machmal etwa theatralischen Sprache formuliert, näherte sich der Tod „dem Hungernden in der Regel unter der Maske einer Krankheit".[742]

[742] Arnold 1970, 201.

Der Runckel-Brief: Ein Porträt der deutschen Psychiatrie im Sommer 1944

Der Brief, den Runckel am 30. Juni 1944 aus Berlin an den in Weißenbach am Attersee residierenden Nitsche richtete, stellt ein bemerkenswertes Dokument über die Situation in der deutschen Psychiatrie im letzten Kriegsjahr dar. Detailliert geht er auf die Haltung der Anstaltsleiter zu den „notwendigen" Einschränkungen, zu „moderner" Therapie und vor allem zur „Euthanasie" ein:

> „Im großen und ganzen ist bei der Bereisung der Anstalten und bei der Planung betr. Doppelbetten und Baracken jedoch wenig Interessantes bisher herausgekommen, (...). Was die Doppelbetten- und Barackenaufstellung anbelangt, habe ich bisher überall bei den Anstaltsleitern mit Ausnahme des Leiters von Merxhausen in Hessen volles Verständnis gefunden. Man sieht überall ein, daß die Not der Zeit dem psychiatrischen Betrieb Einschränkungen auferlegen muß, und ist überall bereit, nicht nur räumliche Konzessionen zu machen, indem man die Abteilungen vollpfropft (...).
> Als bedauerlich finde ich immer wieder die Einstellung vieler Anstaltsleiter zur Therapie und zu den vom Reichsausschuß behandelten Problemen. So habe ich z.B. in der Anstalt Haina zwei Kinder gesehen, die außer schweren Mißbildungen völlige Idioten waren und die dort trotz schwerer räumlicher und pflegerischer Bedingungen aufgepäppelt werden, ebenso wie ich es in den verschiedensten Anstalten immer wieder erlebe, daß man schwer marantische geisteskranke Dauerinsassen durch alle möglichen Mittelchen am Leben zu halten versucht. Eine Einstellung, die im Kriege ganz besonders schwer einfühlbar ist! Ich frage überall in den Anstalten die leitenden Ärzte nach Therapie und auch, was das Problem der Euthanasie anbetrifft, und habe bisher außer in den Anstalten, mit denen wir zusammenarbeiten, für eine aktive Tätigkeit in dieser Richtung keine Liebe gefunden, weder in Haina noch in Merxhausen noch in Marburg, was den Gau Hessen betrifft. In Ostpreußen – Tapiau und Kortau – ist man ebenso gegen das Problem der Euthanasie wenn nicht ablehnend, so doch zumindest völlig inaktiv eingestellt. Die niederschlesischen und oberschlesischen Anstalten befassen sich außer in den Anstalten, die RA-Arbeit verrichten, in keiner Weise mit diesem Problem. Die bloße Erwähnung macht die Leute deutlich verschnupft. Ja, es geht sogar so weit, daß man eine deutliche Stimmungsänderung bemerkt, sobald die Leute auf den Verdacht kommen, daß wir mit der Reichsarbeitsgemeinschaft, die ja von den Verlegungen her überall bekannt ist, in irgendwelchem Zusammenhang stehen. Ich habe es mir daher angewöhnt, als Vertreter des Reichsbeauftragten für Heil- und Pflegeanstalten aufzutreten, was ich ja in diesem Falle auch bin und einen Kontakt mit diesen Instituten (Reichsarbeitsgemeinschaft, Gemeinnützige Krankentransport GmbH. usw.) nicht zu erwähnen.

Positiv dem Problem der Euthanasie gegenüber stehen eigentlich von den Anstaltsdirektoren, die ich bis jetzt besucht habe, nur der Leiter von Ansbach, Tiegenhof (Dr. Ratka) und betr. des Reichsausschusses die Anstalten, die bereits eine Reichsauschußabteilung haben. Nirgendwo ist es mir begegenet, daß sich ein Anstaltsdirektor darüber beklagte, ihm seien die Hände gebunden, um irgendwelche Eu.-Arbeiten zu verrichten.
Ebenso interessant ist es vielleicht, die Einstellung der einzelnen Ärzte der Therapie gegenüber kennenzulernen. Es ist auffallend für denjenigen, der viele Anstalten sieht, immer wieder beobachten zu können, daß eine Anstalt mit intensiver Therapie im Vergleich zu dem früheren Gesicht der Anstalten ein völlig neues Bild bietet. Es gibt kaum noch wirklich unruhige Abteilungen, und wenn man sie irgendwo antrifft, so ist meistens mit Sicherheit anzunehmen, daß hier keine Therapie getrieben wird. Dem Elektroschock-Apparat gegenüber wird an vielen Stellen noch ein gewisser Skeptizismus an den Tag gelegt. Besonders in Niederschlesien hält man offenbar von dieser Behandlungsmethode nicht viel; denn sonst wäre es, glaube ich, kaum möglich, daß eine größere Anstalt wie Lüben ihren einmal angeschafften Elektroschock-Apparat verkauft, (...). Ich versuche immer wieder, die Anstaltsdirektoren davon zu überzeugen, (...) daß die modernen Methoden doch, was das Pflegemäßige anbelangt, außerordentlich entlastend wirken, (...) denn es zeigt sich ja auch immer wieder, daß therapielose Anstalten viel weniger Patienten zur Arbeitstherapie heranziehen können als die Institute, bei denen laufend die unruhigen Fälle einer Schock-Kur unterzogen werden. Eine der aktivsten Anstalten, was die moderne Therapie anbelangt, ist die Anstalt Loben in Oberschlesien. (...) Ein weiteres nennenswertes und auch sehenswertes Institut ist die Anstalt Troppau. Hier ist zum ersten Mal vielleicht der Gedanke Heil- und Behandlungsanstalt verwirklicht worden. Dr. Girscheck, ein Prager Kliniker, hat die Gauheil- und Pflegeanstalt Troppau ausgesprochen als psychiatrisch neurologisches Krankenhaus aufgezogen und treibt mit Hilfe von offenbar ganz ausgezeichneten ärztlichen Hilfskräften eine sehr intensive Therapie mit seinen Angaben nach ausgezeichneten Erfolgen. Dauerpatienten hat er fast gar nicht. (...) Der Euthanasie steht er jedoch völlig ablehnend gegenüber. Ja, es geht so weit, daß er die Diskussion hierüber als unerwünscht ablehnt.
Was mich immer wieder erstaunt, ist die einerseits ablehnende Haltung vieler Direktoren gegenüber der Sterbehilfe, andererseits die selbstverständliche Billigung der verminderten Ernährung unheilbar Geisteskranker, die auf manchen Anstalten wirklich unschöne Formen zeigt. Man lehnt es ab, den Patienten die Leiden zu verkürzen durch Darreichung von Medikamenten und ist aber absolut damit einverstanden, daß der Patient wirklich hungert und unterernährt eines Tages den Weg geht, den man ihm durch eine kleine Hilfe hätte erleichten können. So in Haina, Merxhausen, Tapiau, Kortau, in sämtlichen niederschlesischen Anstalten und ebenfalls in Rybnik. (...)"

Runckel, so ergibt eine genauere Analyse seines Briefes, war von Nitsche offenbar beauftragt worden, in den Anstalten für dessen Konzeption des „Heilens und Vernichtens" zu werben oder zumindest die Einstellung der Anstaltsleiter zu diesen „modernen" Forderungen zu sondieren. Die Erfahrungen, die dieser Reisende in Sachen NS-Psychiatrie machte, mußten seinen Auftraggeber enttäuschen: Von „Euthanasie" wollten die meisten Direktoren offenbar nichts wissen und auch der Elektroschockbehandlung standen sie eher skeptisch gegenüber, – was, nebenbei bemerkt, das gerne gepflegte Klischee der allgemein „euthanasie"- und schockbegeisterten Psychiater in der NS-Zeit doch etwas relativieren sollte. Wenn ausgerechnet ein tschechischer Psychiater in Troppau vorführte, daß moderne Therapie auch ohne „Euthanasie" auskommt (Planungschef Becker war übrigens von dieser Klinik ebenfalls begeistert), so hätte dies Runckel und Nitsche eigentlich nachdenklich stimmen müssen.
Wichtig sind Runckels Hinweise auf die „kooperativen" Anstalten und auch darauf, daß diese in der Regel „Kindereuthanasie" betrieben. Wenn man Runckels Beschreibung der Haltung der meisten Anstaltsleiter genauer bedenkt, dann gleicht sie doch weitgehend derjenigen ihrer Kollegen im Ersten Weltkrieg. Wie diese war man bereit, das Hungersterben als kriegs- und schicksalsbedingt hinzunehmen, lehnte aber jegliche „aktive" Sterbehilfe ab. Wahrscheinlich wurde in den meisten Anstalten so gedacht.

Der allgemeine Zusammenbruch 1944/45

Bei Beginn des Winters 1944/45 unterschritten die Zuteilungen für den Normalverbraucher mit 1671 Kalorien erstmals in diesem Krieg „das langfristige Existenzminimum von 1800 Kalorien pro Tag".[743] Wie sich aus der Kalorienkurve der Normalverbraucherrationen ergibt, konnten aber selbst diese knappen Rationen bald nicht mehr vollständig zur Verfügung gestellt werden. Ernst-Günther Schenck, der im November 1944 noch geglaubt hatte, das deutsche Volk könne mit den zur Verfügung stehenden Rationen noch eineinhalb Jahre Krieg durchhalten, mußte in seinem Nachtrag vom Februar 1945 feststellen:

> „Seit November 1944 (...) hat sich die allgemeine Situation unseres Volkes ganz erheblich verschlechtert. Infolge der Gebietsverluste im Ostraum müssen die Rationssätze ganz erheblich und vor allem auch plötzlich gesenkt werden. Damit rückt die Gefahr näher, daß eine ganze Anzahl

[743] Burchardt 1974, 76.

von Menschen, die gleichbleibend körperlich belastet werden, innerhalb weniger Wochen zusammenbrechen und schwere Hungererscheinungen auftreten. Der Abfall der körperlichen Kräfte wird schnell erfolgen, weil die Senkung der Rationssätze ja ebenfalls innerhalb weniger Wochen durchgeführt werden muß. (...) Die Situation ist so, daß der Normalverbraucher mit den ihm auf Karten zugeteilten Verpflegungsmitteln um etwa 30 bis 50% unter dem Existenzminimum liegt."[744]

Es fehlte aber nicht nur an Lebensmitteln: Mit der Annäherung der feindlichen Armeen an die Reichsgrenzen und den ersten Besetzungen deutscher Gebiete wälzte sich besonders aus dem Osten ein riesiger Flüchtlingsstrom ins Reich. Auch im Westen wurde evakuiert. Die alliierten Bomberflotten steigerten 1945 ihre Angriffe noch einmal zu ungeheuren Dimensionen und zerstörten die wenigen noch unversehrten Städte. Jagdbomber beschossen alles, was sich bewegte, vor allem Eisenbahnzüge. Deswegen und auch wegen des Mangels an Treibstoff war das gesamte Transportsystem weitgehend lahmgelegt. Nach Besetzung der oberschlesischen und lothringischen Kohlenreviere brach dann auch noch die Kohleversorgung zusammen.[745] Für alle Deutschen hieß es jetzt hungern und frieren.

Was dies für die Patienten in den Anstalten – gleichgültig ob arbeitend oder nicht –, aber auch für die Insassen von Alten- und Siechenheimen, von Gefängnissen und Konzentrationslagern bedeuten mußte, liegt auf der Hand. Die Situation glich weitgehend der im „Steckrübenwinter" von 1916/17: Zwar war jetzt wieder die gesamte Bevölkerung von der aufkommenden Hungersnot betroffen, am stärksten aber doch wieder die „Eingeschlossenen" jedweder Art.

In der zusammenfassenden Übersicht über die Sterberaten (Tab 159, S. 583f.) wird nach dem weiteren Anstieg von 1944 angesichts der zahlreichen Anstalten mit Sterberaten jenseits der 20 Prozent die Katastrophe des Jahres 1945 deutlich sichtbar. Mit Ausnahme derjenigen Anstalten, die im Rahmen der „Aktion Brandt" bis auf ein zurückgelassenes Arbeitskommando geräumt worden waren, weisen praktisch alle Anstalten 1945 die höchsten Sterberaten auf. Sie erreichen dabei oft die Höhe der aus dem ersten Weltkrieg bekannten Zahlen. In der Historie einzelner Anstalten, wie beispielsweise Schussenried und Winnental in Württemberg, wird dabei auch ausdrücklich der Kohlemangel als Ursache der hohen Sterblichkeit genannt. Die beiden Faktoren – Hunger und Kälte – aber auch der in die Reichshauptstadt vorgedrungene Krieg werden in der Berliner Anstalt Wittenau dafür

[744] BA-K, NL 329 E.G.Schenck, Bd. 3. Nachtrag zum Bericht von November 1944 im Februar 1945.
[745] Vgl. Wagenführ 1963, 93ff.

verantwortlich gewesen sein, daß in der nur noch 1200 Betten aufweisenden Einrichtung allein bis zum Mai dieses Jahres 683 Menschen starben. Danach wurde das Sterben noch schlimmer: Nach Norbert Emmerich starben „allein 1608 Kranke" nach Kriegsende.
Zum Abschluß des Berichts über das Hungersterben in den Anstalten während der NS-Zeit soll noch kurz auf das bisher ausgeklammerte Problem möglicher Parallelen zur Sterblichkeit in der Zivilbevölkerung eingegangen werden. Nachdem diese bis Ende 1944 insgesamt ausreichend ernährt wurde, sind bis zu diesem Zeitpunkt keinerlei Übereinstimmungen zwischen Anstaltssterblichkeit und den Sterbeziffern[746] der Zivilbevölkerung zu erwarten. Tatsächlich stieg die nach Promille berechnete Sterbeziffer (unter Ausschluß von Opfern des Bombenkrieges) bis 1942 auch nur minimal an, nämlich von rund 11,0 auf etwa 12,5. (Diese ungefähre Zahl wird einer Grafik von Mackenroth entnommen.) Für die folgenden Jahre, insbesondere der kritischen Zeit um 1945 liegen nach meinem Wissen bisher keine exakten Zahlen vor.
Angesichts dieser ungünstigen Quellenlage gewinnt ein von Heike Bernhardt angestellter Vergleich an Bedeutung. In einer Graphik stellte sie die Entwicklung der Sterbefälle in der Anstalt Ueckermünde (mit durchschnittlich 1200 anwesenden Patienten) mit jener der 10.000 Seelen zählenden Gemeinde gleichen Namens vergleichend dar. Die Kurven reichen bis 1946, wobei allerdings für 1945 die Zahlen fehlten (vgl. Abb. 17 auf der folgenden Seite).
Während die Zahl der verstorbenen Patienten in der Vorkriegszeit in der Regel weniger als die Hälfte der verstorbenen Ueckermünder betrug, überstieg sie deren Zahl ab 1941 in zunehmendem Maße. 1944 standen den 567 Todesfällen in der Anstalt etwa 350 in der Stadt gegenüber. Dabei hatte die Zahl der Sterbefälle in der Gemeinde ungefähr auf das Doppelte, in der Anstalt aber auf mindestens das Fünffache zugenommen. Diese Umkehrung der Verhältnisse und das optisch besonders gut erfaßbare Auseinanderklaffen in den letzten Kriegsjah-

[746] Im Unterschied zu den in Prozenten der Gesamtpatientenzahl berechneten Sterberaten der psychiatrischen Anstalten wird in der Bevölkerungslehre und in Bevölkerungsstatistiken die Sterblichkeit in der Form dargestellt, daß man die Zahl der in einem Jahr Gestorbenen auf 1.000 der mittleren Bevölkerung benennt. Während diese Sterbeziffer im Jahr 1875 noch 40 Promille betrug, sank sie – mit Ausnahme des Ersten Weltkriegs – bis 1931 kontinuierlich auf 11,5 Promille ab, um danach bis 1942 wieder langsam und kontinuierlich auf Werte um 12,5 Promille anzusteigen. Es handelt sich dabei um den letzten, in der Statistik des Deutschen Reiches Bd. 495,1 veröffentlichten Wert. Vgl. Mackenroth 1953, 71 u. 93.

Abb. 17: Sterbezahlen der Stadt *Ueckermünde* im Vergleich zu jenen der Anstalt nach Bernhardt[745]

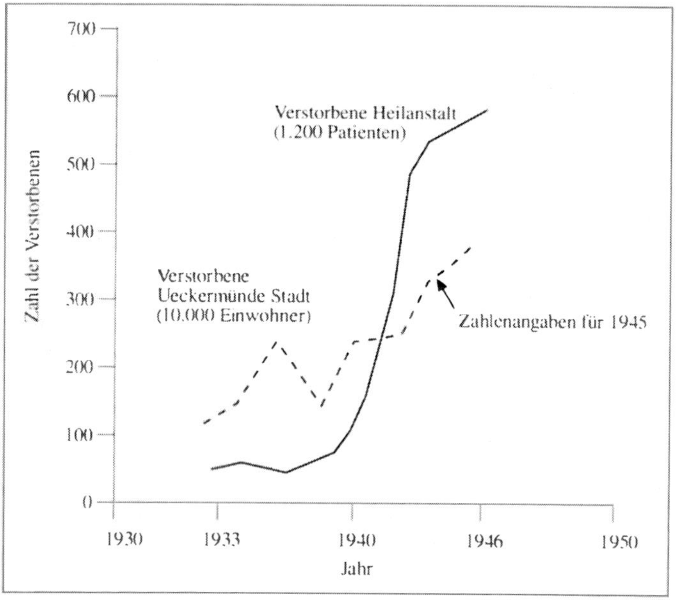

ren zeigen deutlicher als viele Worte das besondere Schicksal der Geisteskranken.

Der sich auf den ersten Blick aufdrängende Vergleich der Situation am Ende des Zweiten Weltkrieges mit der Hungerkatastrophe des Ersten erfaßt nur äußerliche Ähnlichkeiten: Gewiß waren damals wie 1945 Zivilbevölkerung und Insassen totaler Institutionen gemeinsam von den auftretenden Mängeln betroffen, aber schon damals waren die Auswirkungen durchaus unterschiedlich, indem beispielsweise die Patienten in den Anstalten von der allgemeinen Hungersnot ungleich härter getroffen wurden. Im Zweiten Weltkrieg ging es der deutschen Bevölkerung lange Zeit vergleichsweise gut und zwar auf Kosten der Bevölkerung der brutal ausgebeuteten besetzten Gebiete und auch – was nicht übersehen werden darf – auf Kosten der Patienten in den psychiatrischen Anstalten. Als dann am Ende des Krieges allgemeine

[747] Bernhardt 1994, 79.

Not ausbrach, waren die Anstaltspatienten durch jahrelange vorsätzliche Minderversorgung von vorneherein gesundheitlich so viel stärker geschädigt, daß sie den noch schlechter werdenden Bedingungen kaum etwas entgegenzusetzen hatten. In der allgemeinen Not, die jahrelang anhalten sollte, waren sie wieder die Letzten, um die man sich kümmerte. Die Zukunft erschien fast so düster, wie die schrecklichen Jahre der Verfolgung und Diskriminierung, die sie gerade überstanden hatten.
Der 8. Mai 1945 wurde für die Überlebenden in den Anstalten nicht zum Tag der Befreiung. Die einzigen, die – allerdings nur scheinbar – ihre Freiheit gewannen, waren die Patienten der Anstalten im Osten, aus denen beim Herannahen der Roten Armee das Personal unter Mitnahme der letzten Vorräte geflohen war. In dem harten Winter 1944/45 kam diese Art von „Befreiung" unmittelbar vor der Kampflinie einem Aussetzen unter Bedingungen gleich, in welchen ein Überleben beinahe unmöglich war.

Das Hungersterben in den Anstalten während der NS-Zeit – Versuch eines Resümees

(1) In der Vorkriegszeit wurde der Aufwand für die Versorgung der Geisteskranken entsprechend den rassenhygienischen Zielen des neuen Regimes sukzessive gesenkt. Neben der Reduzierung des Personals waren vor allem die absichtlich herbeigeführte Überbelegung der Anstalten und die Senkung der Kosten für die Ernährung der Patienten nachteilig für die Gesundheit der internierten Menschen. Der kontinuierliche Anstieg der Sterblichkeit ist wahrscheinlich vor allem auf vermehrte Erkrankungen an Tuberkulose zurückzuführen.
(2) Wie in der Durchführung des Zwangssterilisationsgesetzes zeigen sich auch in der Umsetzung der Zwangs-Sparmaßnahmen in der Psychiatrie erhebliche regionale Unterschiede, die sich auch an der Entwicklung der Sterberaten erkennen läßt. Diese liegen fast durchwegs in den nördlichen Teilen des Reiches höher als in Süddeutschland. Ein Zusammenhang mit den Wirtschaftlichkeitsprüfungen einer Kommission des Deutschen Gemeindetages, die vor allem in den preußischen Provinzen tätig wurde, ist anzunehmen. Unter den preußischen Provinzen ragen einige durch eine Politik heraus, welche die Existenzbedingungen der Anstaltspatienten in besonderem Maße beeinträchtigte. Wie in Hessen-Nassau sind auch in den anderen Regionen, die besonders hart vorgingen, rassenhygienisch besonders fanatisierte Gauleiter mit den ihnen hörigen Gesundheits- und Provinzialverwaltungen als treibende Kraft zu vermuten.

(3) Die bei Kriegsausbruch vom Reichsfinanzminister verfügten harten Einsparungen in den Länderhaushalten führten über die Verringerung der „Verköstigungssätze" zu einem allgemeinen Anstieg der Sterblichkeit in den Anstalten. Sachsen und die Provinz Hessen-Nassau setzten den verstärkten Sparzwang in besonders brutaler Weise um, so daß es in diesen Regionen im ersten Kriegsjahr und bereits vor der „Aktion T4" zu einem Hungersterben von beträchtlichen Dimensionen kam. Nimmt man die Sonderaktion des Gauleiters Schwede-Coburg in Pommern hinzu, so kann man in diesen Vorgängen die Anfänge einer „regionalen Euthanasie" erkennen.
(4) Da im Zweiten Weltkrieg die Anstaltspatienten in Bezug auf ihre Ernährung ab Januar 1940 den Normalverbrauchern gleichgestellt waren, sind in der allgemeinen Ernährungskrise des Jahres 1941 höchstwahrscheinlich die meisten Anstalten dazu übergegangen, die arbeitenden Patienten auf Kosten der Nichtarbeitenden besser zu ernähren. Dies führte ab 1942 zu einem zweiten allgemeinen Ansteigen der Sterberaten.
(5) Die Provinzen Hessen-Nassau und Sachsen, sowie das Land Sachsen fallen im Jahr 1942 dadurch auf, daß in jeweils drei Anstalten die Sterberaten 20% überschreiten. Diesen Regionen ist gemeinsam, daß sie während der „Aktion T4" Tötungsanstalten beherbergten, oder wie die Provinz Sachsen mit Bernburg in unmittelbarer Nähe hatten, und daß in den vorgelagerten Zwischenanstalten beim Abbruch der Aktion viele antransportierte Patienten zurückgeblieben waren. Anläßlich der Anstaltsräumungen in Norddeutschland im Rahmen der „frühen Aktion Brandt" im Herbst 1941 waren noch einmal zahlreiche Patienten nach Hessen-Nassau und in die Provinz Sachsen deportiert worden. Ab Herbst 1941 ist in diesen Regionen und auch in Sachsen eine Zunahme der Sterblichkeit festzustellen, die hauptsächlich die deportierten Patienten betraf und zunächst offenbar ausschließlich auf schlechtere Ernährung zurückzuführen war. Bereits ab 1942 sind dann aber vermutlich auch Medikamente im Sinne des von Nitsche 1940 entwickelten „Luminal-Schemas" eingesetzt worden, um bei den vorher ausgehungerten Patienten das Sterben zu beschleunigen.
(6) Die genannten Regionen, zu denen ab 1942 mit Meseritz-Obrawalde die Provinz Pommern und 1943 auch Bayern mit seinen Hungerabteilungen hinzutraten, entwickelten sich zu Zentren der „regionalen Euthanasie". Mit Ausnahme des Landes Sachsen, das während des Krieges einen „Sonderweg" einschlug, waren sie ab Herbst 1942 auch das Ziel der meisten der zahlreichen Transporte aus luftgefährdeten Gebieten, die zunächst auf Initiative der Gauleiter der betroffe-

nen Gebiete – aber immer unter der Regie des Reichsbeauftragten Herbert Linden – stattfanden.
(7) Aufgrund einer von Hitler genehmigten Zentralplanung übernahm ab Sommer 1943 Karl Brandt in Zusammenarbeit mit Linden und der RAG in der Hauptphase der „Aktion Brandt" die Evakuierung der rheinischen, westfälischen und brandenburgischen Anstalten, sowie in einem Katastropheneinsatz auch von Hamburger Anstalten. Abtransportiert wurden hauptsächlich arbeitsunfähige und pflegeintensive Patienten, die aller Wahrscheinlichkeit nach bereits unterernährt waren und in den Aufnahmeanstalten noch stärkerem Hunger ausgesetzt wurden. Die Sterblichkeit unter den Deportierten war nachweislich besonders hoch.
(8) Wohl in erster Linie wegen des zunehmenden Platzmangels in den Aufnahmeanstalten stimmte Karl Brandt im Spätsommer 1943 dem „E.-Vorschlag" von Nitsche zu und ermächtigte damit eine Gruppe ausgewählter Ärzte zur Anwendung von Medikamenten, das hieß jetzt auch von Opiaten, bei der Tötung von Patienten. Im Sommer 1944 sprach er sich für eine „unauffällige Aktivierung" dieses Vorgehens aus. Vermutlich war der ungeheuer angestiegene Bedarf an Krankenhausbetten für die Verwundeten des Luftkrieges und des Rußlandfeldzuges Anlaß für diese Radikalisierung der „Aktion Brandt".
(9) Schätzungsweise nahmen etwa 15 Anstalten mit ihren von Nitsche angeworbenen „euthanasie"-willigen Direktoren, zumeist ehemaligen „T4"-Gutachtern, an dieser „Aktion Brandt" im engsten Sinne[748] teil. Wesentlicher Bestandteil des Tötungsverfahrens war selbst in ausgesprochenen Mordanstalten wie Hadamar, Großschweidnitz und Meseritz-Obrawalde immer die vorausgehende „Niederführung" durch Nahrungsentzug. Insofern läßt sich diese zweite Phase der „Euthanasie" nicht vom Hungersterben trennen. In einer Reihe von anderen Anstalten, wie etwa Wehnen in Oldenburg und Weilmünster in Hessen-Nassau, die heute als „Sterbeanstalten" gelten, wurde hauptsächlich durch Nahrungsentzug getötet.
(10) In den meisten anderen Anstalten – 1944 dürften nach den zahlreichen Evakuierungen und Anstaltsauflösungen noch etwa vierzig übrig geblieben sein – lehnten nach den Mitteilungen von Runckel an Nitsche im Sommer 1944 die Direktoren jegliche Form von „Euthanasie" ab, waren aber gleichwohl damit einverstanden, daß ihre Patienten unter den immer schlechter werdenden Ernährungsbedingungen an Hunger und seinen Folgeerscheinungen zugrundegingen. Die Hal-

[748] In der Form, wie sie von Götz Aly (1985a, 56–74) ursprünglich beschrieben worden war.

tung dieser Anstaltsleiter erinnert an die ihrer Kollegen im 1. Weltkrieg.

(11) Im zunehmenden Zusammenbruch der Lebensmittelversorgung der gesamten Bevölkerung in den letzten Kriegsmonaten nahm die Sterblichkeit unter den durch jahrelanges Hungern vorgeschädigten Anstaltspatienten noch einmal sprunghaft zu.

(12) Die Zahl der Opfer des Hungersterbens mit seinen mörderischen Varianten muß allein in den staatlichen Anstalten der deutschen Länder und Provinzen mit mindestens 90.000 Menschen veranschlagt werden.

VI. Nachkriegszeit: „Euthanasie durch die Verhältnisse?"[1]

„Wir haben nicht genug für die Gesunden, da brauchen die Narren erst recht nichts!"[2]

In diesem Kapitel soll über das Schicksal der Patienten in den Hungerjahren nach dem Krieg berichtet werden, die, weil sie gesamte Bevölkerung betrafen, durchaus mit der Hungerkatastrophe des Jahres 1917 verglichen werden können. Angesichts der komplizierten Entwicklungen sind zur Einführung die wichtigsten Informationen über die allgemeine Ernährungslage in den ersten Nachkriegsjahren sowie über die unterschiedliche Versorgung in den vier Besatzungszonen unerläßlich.[3]

Besatzungspolitik und Ernährung

General Eisenhower, der bis Mitte Juli 1945 das Kommando über die drei westlichen Besatzungszonen innehatte, erließ am 26. April eine an die Besatzungstruppen gerichtete Direktive über die Ziele der Militärregierung, in der es unter anderem hieß, daß die Deutschen sich durch eigene Arbeit aus eigenen Quellen versorgen sollten und Zuschüsse nur in Frage kämen, „um Hungersnot, die Ausbreitung von Krankheiten und zivile Unruhen zu vermeiden".[4]
Diese Direktive bestimmte für die nächsten beiden Jahre die Besatzungspolitik. Ende 1945 wurde das Ernährungsziel auf 1550 Kalorien festgesetzt[5], aber nirgends und auch in den nächsten Jahren nicht erreicht. Bedingt durch den Verlust der Gebiete im Osten, den Zustrom von Millionen von Flüchtlingen und die darniederliegende Landwirt-

[1] Dieser Ausdruck wurde von Michael Wunder (1992b) in einem Aufsatz über die Verhältnisse in rumänischen Anstalten nach dem Umsturz geprägt.
[2] Antwort eines in der Pfalz für die Verteilung der Lebensmittel zuständigen Beamten auf die Bitten eines Anstaltsdirektors um höhere Zuteilungen. Zit. n. Arnold 1970, 193.
[3] Für die britische und amerikanische Zone ist das Buch des Leiters der bizonalen Ernährungsbehörde Schlange-Schöningen (Hg.) (1955) maßgeblich, speziell für Schleswig-Holstein die umfangreiche Untersuchung von Stüber (1984), für Hamburg Wildt (1986), für die französische Zone die Arbeiten von Rothenberger 1980; 1983.
[4] Schlange-Schöningen (Hg.) 1955, 17.
[5] Vgl. ebd., 65.

schaft, in der vor allem Düngemittel und Saatgut fehlten, ließ sich das Ziel der Versorgung aus eigenen Mitteln nicht erreichen. Erschwerend trat die anfänglich fast vollkommene Trennung der Besatzungszonen und die weitgehende Zerstörung des Transportsystems hinzu, welche einen Ausgleich zwischen Überschuß- und Mangelgebieten unmöglich machten.

Abb. 18: „Kalorienwert der festgesetzten Rationen je Tag" in der britischen und amerikanischen Zone[6]

Der Kalorienwert der festgesetzten Rationen je Tag[1]

Zuteilungs-Periode	Zeit	Schleswig-Holstein	Essen	Brit. Bes.-Gebiet	Amerik. Bes.-Gebiet	Zuteilungs-Periode	Zeit	Verein. Wirtschaftsgebiet
	1945						**1947**	
75	30. 4.-27. 5.	1607	927	1460	-	101	28. 4.-25. 5.	1120
76	28. 5.-24. 6.	1488	997	1470	850[2]	102	26. 5.-22. 6.	1192
77	25. 6.-22. 7.	1361	1126	1404	1079[3]	103	23. 6.-20. 7.	1218
78	23. 7.-19. 8.	1187	1127	1376	1048[2]	104	21. 7.-17. 8.	1388
79	20. 8.-16. 9.	1171	1463	1386	1385[3]	105	18. 8.-14. 9.	1426
80	17. 9.-14. 10.	1524	1496	1542	846	106	15. 9.-12. 10.	1432
81	15. 10.-11. 11.	1524	1631	1476	1384	107	13. 10.- 9. 11.	1426
82	12. 11.- 9. 12.	1585	1496	1701	1521	108	10. 11.- 7. 12.	1426
83	10. 12.- 6. 1.46	1590	1548	1699	1521	109	8. 12.- 4. 1.48	1400
	1946						**1948**	
84	7. 1.- 3. 2.	1592	1537	1675	1576	110	5. 1.- 1. 2.	1400
85	4. 2.- 3. 3.	1549	1613	1694	1576	111	2. 2.-29. 2.	1317
86	4. 3.-31. 3.	1080	1056	1103	1612	112	März	1298
87	1. 4.-28. 4.	1098	1066	1042	1270	113	April	1446
88	29. 4.-26. 5.	1028	1079	1155	1264	114	Mai	1493
89	27. 5.-23. 6.	983	1194	1137	1176	115	Juni	1542
90	24. 6.-21. 7.	1063	1002	1065	1286	116	Juli	1990
91	22. 7.-18. 8.	1205	1150	1239	1221	117	August	1827
92	19. 8.-15. 9.	1205	1378	1478	1314	118	September	1846
93	16. 9.-13. 10.	1257	1442	1530	1247	119	Oktober	1836
94	14. 10.-10. 11.	1589	1245	1542	1541	120	November[4]	1836
95	11. 11.- 8. 12.	1621	1396	1547	1554	121	Dezember	1883
96	9. 12.- 5. 1.47	1642	1334	1529	1534			
							1949	
	1947					122	Januar	1779
97	6. 1.- 2. 2.	1511	1085	1515	1534	123	Februar	1765
98	3. 2.- 2. 3.	1593	1272	1564	1556	124	März	1843
99	3. 3.-30. 3.	1611	1130	1555	1564	125	April	1815
100	31. 3.-27. 4.	1560	1324	1552	1552	126	Mai	1851

[1] Die Kalorienwerte der Rationen in den verschiedenen angegebenen Verbrauchsgebieten sind, vor allem in der ersten Zeit nach dem Zusammenbruch, nur bedingt vergleichbar. Teilweise sind örtliche Zulagen, z. B. Gemüse, Marmelade, Quark, Eier usw. einbegriff n, teilweise nicht. Andere Unterschiede ergeben sich aus der lokal verschiedenen Qualität der Nahrungsmittel. Diese Differenzen sind jedoch so gering, daß sie das Bild im ganzen nicht beeinträchtigen.
[2] Württemberg.
[3] Kurhessen.
[4] Vom November (120. Z.P.) ab Kalorienverbrauch teilweise geschätzt.

[6] Aus Schlange-Schöningen (Hg.) 1955, Anhang 10, 302.

Unter diesen Prämissen – unzureichende eigene Produktion und nur geringe Unterstützung durch die Besatzungsmächte – begannen in Deutschland jene Hungerjahre, die sich tief in das Gedächtnis der älteren Generation eingegraben haben. Der Begriff der „Kalorien" ging in die Umgangssprache der Nachkriegsdeutschen ein, und die Höhe der geplanten Kalorienzuteilungen entschied über Hoffnung oder Resignation und Verzweiflung. In allen Beschreibungen dieser Zeit werden anhand von Kalorien-Tabellen die geplanten monatlichen Lebensmittelzuteilungen dargestellt, einschließlich der durch Witterungseinflüsse mehrfach dramatisch verschärften Entwicklungen. Als Beispiel dafür kann die auf S. 662 abgebildete Tabelle aus dem Standardwerk von Schlange-Schöningen und Rohrbach dienen.
Selbst in der Reduktion auf Zahlen wird erkennbar, daß die geplanten Zuteilungen ständig schwankten und im Frühjahr 1946 und 1947 krisenhaft absanken, daß zum Teil erhebliche Unterschiede zwischen den beiden Besatzungszonen, aber auch innerhalb derselben bestanden und daß die Versorgung des Ruhrgebietes, wie am Beispiel von Essen sichtbar, besonders schwierig war. Was die Tabelle nicht zeigt, ist die Höhe der tatsächlichen Zuteilungen. Im Gegensatz zur Kriegszeit, in der die angekündigten Rationen in der Regel auch vollständig ausgeliefert wurden, war dies in der Nachkriegszeit eher die Ausnahme.
In einer von Karl-Heinz Rothenberger erstellten Tabelle (s. Tab. 166 auf der folgenden Seite) werden nicht nur die für französischen Zone geplanten offiziellen Rationen, sondern auch die in den Städten Trier und Landau tatsächlich verteilten Kalorien mitgeteilt.
Die Diskrepanz zwischen geplanten und tatsächlichen Rationen zeigt sich am deutlichsten in Trier, wo im Januar 1946 weniger als die Hälfte der vorgesehenen Kalorien zur Verteilung kamen. Ein Vergleich mit den offiziellen Zuteilungen in der britischen und amerikanischen Zone zeigt darüber hinaus, daß die französische Zone durchweg schlechter versorgt wurde.
In der Zusammensetzung der Nahrung setzte sich das in verstärktem Maße fort, was schon während des Krieges begonnen hatte, nämlich der Mangel an Fett und vor allem an Eiweiß (s. Tab. 167 auf der folgenden Seite).[7]
Wie in den Notzeiten des Ersten Weltkrieges enstand wieder eine Ernährungshierarchie: Nach Rothenberger war die Versorgung in den Städten schwieriger als auf dem Lande. Besonders vom Mangel betroffen waren Ausgebombte, Alte, Alleinstehende, Kranke, kinderreiche

[7] Rothenberger 1980, 170.

Tab. 166: Lebensmittelrationen für erwachsene Normalverbraucher in der *französischen Besatzungszone* (nach Rothenberger[8])

Jahr/Monat	Offizielle Kalorien in der franz. Zone	Tatsächlich ausgegebene Kalorien Trier	Landau
1945			
Oktober	1100	1200	757
November	1339	893	955
Dezember	1350	1000	1380
1946			
Januar	1330	616	1250
Februar	1330	790	1252
März	1151	725	1054
April	941	922	969
Mai	949	739	940
Juni	1045	764	1020
Juli	1054	806	953

Tab. 167: Durchschnittlicher Konsum an Eiweiß; Fett und Kohlehydraten in *Rheinland-Pfalz* in Gramm pro Tag (nach Rothenberger)

Jahr	Eiweiß	Fett	Kohlehydrate
1946	25	13	184
1947	31	13	213
1948	42	15	290
Völkerbundsnorm	65	55	?

Familien und alleinstehende Mütter mit kleinen Kindern, zum Teil auch deswegen, weil sie sich auf dem Schwarzen Markt oder durch Hamsterfahrten nicht die zum Überleben notwendigen zusätzlichen Kalorien besorgen konnten.[9]

Auch andere Faktoren erschwerten in den Hungerjahren das Leben: Der Winter 1945/46 war nicht nur durch zunehmende Ernährungsprobleme, sondern auch durch fehlende Heizungsmöglichkeiten infolge des Kohlemangels gekennzeichnet. In den zerbombten Städten und den Aufnahmegebieten für Flüchtlinge herrschte extreme Wohnungsnot.

Nachdem die Ernte des Vorjahres aufgebraucht war, verfügte die britische Militärregierung im März 1946 die erste scharfe Rationskürzung, u.a. wurde die Brotzuteilung von 10.000 g pro Monat auf 5.000 g redu-

[8] Rothenberger 1980, 114.

[9] Nach Burchardt (1995) schätzt man heute, „daß sich die Bevölkerung der französischen Zone pro Person und Tag durchschnittlich etwa 500 Kalorien ‚schwarz' besorgte".

ziert. Begründet wurde dieser Schritt mit einer „unerwartet ungünstigen Entwicklung in der Weltnahrungsmittelversorgung". Tatsächlich war durch jahrelanges Stagnieren des Getreideanbaus in Argentinien und Australien sowie in den USA und Kanada die Weltgetreideproduktion weit unter den Bedarf gesunken. „Gegenüber 1934/38 betrug die weltweite landwirtschaftliche Produktion 1945 bei Brotgetreide nur noch 70 Prozent, bei Reis 85 Prozent, bei Ölen und Fetten 77 Prozent und bei Zucker 74 Prozent."[10]

Im Ruhrgebiet gab es ab Januar, in der restlichen britischen Zone ab April kaum noch Kartoffeln. In weiten Teilen Norddeutschlands kam es zu ersten Demonstrationen und Streiks. Die Ernährungsverhältnisse trieben in der britischen Zone einer Krise zu. Schlange-Schöningen, seit Januar Leiter der deutschen Ernährungsverwaltung für die britische Zone warnte den britischen Oberkommandierenden Hollins vor einer drohenden Hungersnot, wenn nicht „nennenswerte Einfuhren" erfolgten. Überall setzten sich aus den Großstädten die „Kartoffeltrecks" in Marsch. Die Brotversorgung war im Sommer 1946 in der amerikanischen Zone mit 4.000 Gramm sogar noch schlechter als in der britischen, da die erwarteten Getreidetransporte in die Hungergebiete Südostasiens umgeleitet werden mußten.

Im Frühjahr 1946 hatte Herbert E. Hoover, der schon nach dem Ersten Weltkrieg den Deutschen geholfen hatte, mit einem Stab von Ernährungsexperten Europa und auch Deutschland besucht. Als Ergebnis seiner Rundreise kam er zu der Überzeugung, daß Deutschland am dringendsten Hilfe benötige, weshalb er bei Präsident Truman für eine Erhöhung der Lebensmittellieferungen eintrat. Nachdem sich die Versorgungslage durch Ernte und zunehmende Importe im Herbst etwas erholt hatte, führte der extrem kalte und lange Winter 1946/47 zu der zweiten und noch viel schwereren Krise, die beinahe nahtlos in die des folgenden Dürresommers überging.

Es würde zu weit führen, die Symptome der Dauerkrise und die sich daraus entwickelnden politischen Konsequenzen im einzelnen darzustellen.[11] Nur einige wenige Fakten seien herausgegriffen:

Im April 1947 kam es im Ruhrgebiet zu ausgedehnten Streiks und Hungerdemonstrationen.

Die steigende Zahl an Tuberkuloseerkrankungen nahmen den Charakter einer Seuche an.

---

[10] Rothenberger 1983, 186.

[11] Hierzu wird besonders auf die Darstellung Rohrbachs, in: Schlange-Schöningen (Hg.) (1955), verwiesen, der neben eigenen Erfahrungen auch die Akten seines Vorgesetzten Schlange-Schöningen verwerten konnte.

In einer im Sommer 1947 veröffentlichten Denkschrift der Deutschen Ärzteschaft heißt es aufgrund ausgedehnter Untersuchungen an Bewohnern des Ruhrgebiets, die seit Monaten mit 800 Kalorien auskommen mußten:

> „Die Normalverbraucherrationen des Frühjahrs 1947 sind so niedrig, daß sie nur ein Drittel des Bedarfs decken und in der Zeit von einigen Monaten zum Tode führen würden. Nur mit äußersten Anstrengungen und unter Einsatz aller Ersparnisse aus früheren Jahren, oft unter Preisgabe des mühsam geretteten Restes beweglicher Habe (...) sind die auf diese Rationen angewiesenen Menschen in der Lage, ihr Ernährung auf ein Niveau zu heben, das sie eben an der Grenze schwerer klinischer Unterernährungserscheinungen hält." (Die zusätzlich aufgebrachten Lebensmittel werden auf 200 bis 500 Kalorien täglich geschätzt.) „Diese Nahrungsmittel werden zum größten Teil durch Fahrten über Hunderte von Kilometern unter schwierigsten Beförderungsbedingungen und den größten körperlichen Anstrengungen erworben, wobei diese Fahrten nicht selten die Form von Bettel- oder gar Raubzügen annehmen." Die Schwerstarbeiterrationen würden kaum zur Deckung des Bedarfs ohne Arbeit reichen. „An die Stelle fleißiger Arbeit ist in den deutschen Betrieben ein stumpfes Herumsitzen getreten, unterbrochen von einer minimalen Arbeitsleistung, die unter normalen Verhältnissen in ein bis drei Stunden geleistet wird."[12]

Im Februar 1947 hatte Hoover zum zweiten Mal Deutschland besucht und durch seine Berichte dem amerikanischen Volk die Augen für das deutsche Elend geöffnet. Neben vermehrten Lebensmittellieferungen zur Verbesserung des Gesundheitszustandes der Bevölkerung schlug er erstmals auch eine Erhöhung des deutschen Industriepotentials zur Steigerung der Exportleistungen vor, um Deutschland in die Lage zu versetzen, die erforderlichen Lebensmittelimporte selbst zu bezahlen. Ähnliche Gedankengänge waren schon seit längerem von deutscher Seite, namentlich von Schlange-Schöningen und dem Chef des Ernährungsamtes der US-Zone, Dietrich, geäußert worden. Sowohl in den USA als auch in England stießen diese Vorstellungen aber auf Widerstand, da man die deutsche Industrie nicht wieder erstarken lassen wollte. Es sollte noch einige Zeit dauern, bis bei den westlichen Alliierten – auch unter dem Eindruck des zunehmenden Ost-Westkonfliktes – das erforderliche Umdenken einsetzte und über massive Getreideimporte, die Gründung der Bizone, die Währungsreform und den Marshall-Plan die Voraussetzungen für die wirtschaftliche Erholung geschaffen wurden. Die Selbsthilfe der deutschen Bevölkerung

[12] Zit. n. Schlange-Schöningen (Hg.) 1955, 126. Druck und Verbreitung der Denkschrift sollen von der Militärregierung verboten worden sein, da sich auch das Ausland dafür interessierte (vgl. Stüber, 1984, 720, Anm. 10).

in Form von Kleingartenbau, Hamsterfahrten und Schwarzem Markt, sowie eine Reihe von Hilfeaktionen des Auslandes wie die Hoover-Speisung für Schulkinder, die Care-Pakete und Spenden aus der Schweiz, Kanada und Dänemark halfen, die schwierigen Zeiten zu überbrücken und eine allgemeine Hungersnot zu vermeiden.
Die allmähliche Besserung läßt sich am besten an der Steigerung der zugeteilten Kalorien ablesen: Während in der britischen und amerikanischen Zone 1946 noch durchschnittlich 1380 Kalorien verteilt werden sollten, waren es 1947 in der (ab April vereinten) Bizone durchschnittlich 1410 und 1948 bereits 1516 Kalorien. Ab Juli 1948 kamen konstant mehr als 1800 Kalorien zur Verteilung. In großen Teilen der französischen Zone lagen die von Rothenberger errechneten Durchschnittswerte der tatsächlichen Zuteilungen mit 1047 Kalorien im Jahre 1946 und 1183 kal in 1947 deutlich niedriger, allerdings sollten ihnen noch 100 Kalorien pro Tag für „nicht genau erfaßbare" Lebensmittel hinzugerechnet werden.
Wie aber stand es um die sowjetisch besetzte Zone? Nach Liebe, dessen Arbeit aus dem Jahre 1947 in der Literatur über die Nachkriegszeit häufig zitiert wird[13], soll die französische Zone „weitaus am schlechtesten versorgt" gewesen sein. Zum Beweis legt er eine Tabelle der Ende 1946 in den Besatzungszonen pro Kopf und Tag zugeteilten Kalorienmengen vor, in welcher die französische Zone mit 1209 Kalorien noch unter der sowjetischen mit 1282 Kalorien rangierte, während britische und US-Zone mit jeweils über 1500 Kalorien geradezu gut versorgt erschienen. Gegenüber dieser Rangliste sind, was die Einordnung der russischen Zone betrifft, Zweifel geboten. Rohrbach wies später darauf hin, daß die Zuteilungen in der sowjetischen Zone „von Sachverständigen auf höchstens 1200 Kalorien veranschlagt" wurden und daß dort „der städtischen Bevölkerung eine zusätzliche Nahrungsbeschaffung nur in ganz geringem Maße möglich (war), weil dort die Produktion an der Quelle viel schärfer erfaßt und jeder illegale Handel viel rücksichtsloser unterbunden wurde."[14]
In der französischen wie der sowjetischen Zone mußten die Besatzungstruppen aus dem Land miternährt werden, was nach der Haager Landkriegsordnung zulässig war. (Dagegen ernährten die USA und Großbritannien ihre Truppen aus eigenen Vorräten.) Was den Vergleich zwischen den beiden schlechter gestellten Zonen aber sehr schwierig macht, ist die Tatsache, daß zur sowjetisch besetzten Zone im Gegensatz zu den westlichen Besatzungszonen offenbar keine fort-

[13] Liebe 1947, 72–103.
[14] Schlange-Schöningen (Hg.) 1955, 20.

laufenden Tabellen über die zugeteilten Rationen existieren, noch viel weniger solche mit einem Vergleich der geplanten mit den tatsächlichen Zuteilungen.[15]
Erschwert wird der Ernährungsvergleich zwischen der sowjetischen und den anderen Zonen durch die grundsätzlich verschiedenen Zuteilungssysteme: Während man im Westen die Zuteilungsberechtigten traditionsgemäß in Normalverbraucher, Schwer- und Schwerstarbeiter sowie einige Sondergruppen wie Säuglinge, werdende Mütter etc. aufteilte, hingen die Zuteilungen im Osten zunächst einmal von der Größe des Wohnortes ab, in dem der Betroffene lebte, erst danach wurde die Schwere der körperlichen Belastung in besonderen Kategorien berücksichtigt.[16] Berlin hatte in diesem System die höchsten Zuteilungen, danach kamen die beiden größten Städte der Sowjetzone, Dresden und Leipzig, eine dritte Katagorie bildeten die kleineren Städte und dann erst kam das flache Land.
Innerhalb der Zuteilungen, die sich nach der Größe der Wohnortes richteten, wurden sieben Unterkategorien gebildet. Für die Einwohner der Stadt Halle gab es beispielsweise im November 1945 nach dem Bericht eines Ernährungsexperten[17] folgende Rationen:

(1)	Schwerstarbeiter	1841	Kal.
(2)	Schwerarbeiter	1773	"
(3)	Arbeiter	1457	"
(4)	Angestellte	1165	"
(5)	Kinder bis zu 15 Jahren	1137	"
(6)	Hausfrauen und Sonstige	992	"
(7)	Kinderlose Hausfrauen oder mit Kindern über 8 Jahren	919	"

Der Berichterstatter beurteilte das Ergebnis seiner sorgfältigen und „mit internationalen Bestimmungen" verglichenen Untersuchungen mit aller Deutlichkeit: „Die gesamte Bevölkerung erhält also eine ausgesprochene Hungerkost. Die durchschnittliche Kalorienversor-

[15] Jedenfalls habe ich trotz intensiver Suche keine gefunden. Auch DDR-Historiker konnten dazu nichts sagen.
[16] Diese Einteilung, die angeblich auf Erfahrungen während der Hungersnöte in der Sowjetunion zurückging, ist insofern durchaus angebracht, als sie das typische Ernährungsgefälle zwischen Stadt und Land in Zeiten der Not berücksichtigt.
[17] Es handelt sich um die Ausführungen eines Dr. Busch von der Abteilung Gesundheitswesen beim Präsidenten der Provinz Sachsen in Halle, in denen er am 8. November 1945 praktisch ein wissenschaftliches Gutachten über „Nährstoffbedarf und Ernährungslage" abgab (Landeshauptarchiv Magdeburg Rp. K Mgw Nr. 1483, Bl. 9–18).

gung des Hauptteils der Bevölkerung, nämlich der Gruppen 4–7, beträgt 1050 Kalorien." Das war auf jeden Fall weniger als die 1339 Kalorien, die im November 1945 den Normalverbrauchern der französischen Zone zugestanden wurden. Nach einer Grafik von Ziegelmayer besserten sich die Verhältnisse bis April 1946 nicht.[18]
Wenn auch nicht ausschließlich durch die unzureichende Ernährung zu erklären, zeigt letztlich auch die außergewöhnliche Höhe der Sterblichkeit unter der Zivilbevölkerung in der sowjetisch besetzten Zone das Ausmaß der Unterversorgung. Wie bereits erwähnt, wird die Sterblichkeit der Zivilbevölkerung normalerweise in Form der „Sterbeziffer" beschrieben, welche die Zahl der Sterbefälle auf 1000, gelegentlich auch auf 10.000 Menschen in der angegebenen Zeiteinheit benennt. 1938 betrug die Sterbeziffer in Deutschland 11,6 Promille. Während des Krieges stieg sie auf Werte um 12,5 Promille an. In Bayern, das als einziges Land eine durchgehende Statistik vorweisen kann, lag der Ausgangswert 1938 bei 12,4 Promille, mit einem Anstieg auf 15,6 in 1944 und 19,6 Promille im Jahre 1945. Bereits 1947 ging die Sterbeziffer auf 11,9 zurück.[19] Für die Jahre 1946 bis 1950 liegt ein genauer Vergleich der auf 10.000 Menschen und für Männer und Frauen getrennt berechneten Sterbeziffern in der SBZ und den westlichen Zonen vor:

Tab. 168: Standardisierte Sterbeziffern auf 10.000 der Bevölkerung nach Seemann[20]

	Männer		Frauen	
Jahr	SBZ	Westzonen	SBZ	Westzonen
1946	249,8	143,5	183,4	103,1
1947	218,5	131,2	155,0	100,3
1948	171,7	115,2	128,6	92,3
1949	144,9	111,5	116,0	93,4
1950	129,0	111,9	109,6	96,1

Neben den enormen Unterschieden zwischen sowjetischer und den westlichen Zonen fällt in der Tabelle vor allem auch die starke Differenz zwischen der Sterblichkeit von Männern und Frauen auf.[21] Wenn

[18] Ziegelmayer 1947, 31.
[19] Vgl. Arnold 1970, 179.
[20] Seemann, zit. n. ebd., 181. Der Ausdruck „standardisiert" soll besagen, daß als Standardbevölkerung die Wohnbevölkerung in der Bundesrepublik in der entsprechenden Altersgliederung des jeweiligen Jahres diente. – Die Bezugsetzung auf 10.000 ist etwas ungewöhnlich.
[21] Die Tatsache, daß Frauen Notzeiten und Entbehrungen besser überstehen als Männer und Frauen wurde bereits mehrfach erwähnt. Als Ursache wird angenom-

man aus Seemanns Tabelle die nach Geschlecht getrennten Werte zusammmenzieht und auf Promille umrechnet, sieht der Vergleich mit dem am schlechtesten versorgten Teil der französisch besetzten Zone wie folgt aus:

Tab. 169: Sterbeziffern in Promille in der *sowjetischen Zone, in Rheinland-Pfalz* und den *drei Westzonen* bzw. der *Bundesrepublik*[22]

Jahr	SBZ	Rheinland-Pfalz	Westzonen/BRD
1946	21,6	12,2	12,3
1947	18,7	12,8	11,6
1948	15,0	11,8	10,3
1949	13,0	11,1	10,2
1950	11,9	10,8	10,3

Im Vergleich zur Sterbeziffer von 11,6 Promille im Jahre 1938 hatten die Westzonen diesen Wert bereits 1947 wieder erreicht, danach wurde er sogar unterschritten, – ein Phänomen, das in vielen europäischen Ländern in der Nachkriegszeit zu beobachten war.[23] Während in der französischen Zone die Normalisierung der Sterblichkeit etwas länger dauerte, hatte die sowjetische diesen Zustand auch 1950 noch nicht erreicht. Das läßt für die Patienten in den Anstalten das Schlimmste befürchten.

Die hohe Sterblichkeit der Zivilbevölkerung in der Sowjetzone wurde im Sommer 1946 auch von der sowjetischen Militäradministration bemerkt, weshalb sie durch das Statistische Zentralamt eine Rundfrage in den Provinzen durchführen ließ:

> „Die SMAD bemüht sich um Aufdeckung der Gründe für die auffallend hohe Sterblichkeit in den Ländern und Provinzen der sowjetischen Besatzungszone, insbesondere interessiert die Frage, warum die Sterbeziffern in der sowjetischen Zone größer sind als in Nordwestdeutschland, obgleich die englische Zone in stärkerem Maße mit Ernährungsschwierig-

---

men, daß Frauen ohnehin gegenüber dem Mann einen um 10% niedrigeren Grundumsatz haben und daß sie diesen unter Mangelernährung auch noch stärker senken können. (Grundumsatz ist, vereinfacht gesagt, der allein für die Aufrechterhaltung der Körperfunktionen erforderliche Energiebedarf bei völliger Ruhe.) Außerdem waren Frauen auch dadurch begünstigt, daß sie in Zeiten der Lebensmittelrationierung die gleichen Rationen bekamen wie die Männer.

[22] Die Zahlen für Rheinland-Pfalz und die BRD wurden aus Arnold (1970, 180, Tab. 6) entnommen.

[23] Vgl. Wirtschaft und Statistik NF 1 1949/1950, 270. Der Rückgang unter die Vorkriegswerte wird damit erklärt, daß vor allem viele ältere Menschen in den Notzeiten vorzeitig gestorben sind.

keiten zu kämpfen hat. Da eine Klärung sehr dringlich scheint, wird gebeten hierzu möglichst umgehend Stellung zu nehmen."[24]

Die Gesundheitsabteilung der Provinz Brandenburg führte in ihrer Antwort vom 29. August 1946 folgende Gründe an:

> „Die auffallend hohe Sterblichkeit in der Provinz Brandenburg ist wohl auf mehrere Gründe zurückzuführen." Als erstes wird die Überalterung der Bevölkerung in Brandenburg angeführt. „Die Zahl der alten Leute war in der Provinz Brandenburg noch dadurch erhöht worden, daß die von Januar 1945 ab aus dem Osten zurückflutenden Menschenmassen ihre alten und gebrechlichen Menschen in der Provinz Brandenburg zurückließen, da sie den weiteren Anstrengungen der Reise ins Innere Deutschlands nicht gewachsen waren. (…) Die Sterblichkeit wurde auch dadurch noch größer, daß sehr viele von diesen alten Leuten sich ihren Unterhalt durch körperliche Arbeit erwerben mußten, weil Renten usw. nicht gezahlt wurden." (…) Durch den Mangel an Milch seien auch sehr viele Säuglinge und Kleinstkinder verstorben. Ferner waren die an sich ausreichenden hygienischen Einrichtungen durch den Krieg „auf das empfindlichste geschädigt", sodaß es zu „ziemlich umfangreichen Seuchen (kam), die eine sehr große Sterblichkeit mit sich brachten, weil sie auf eine stark unterernährte und geschwächte Bevölkerung trafen. Ein weiteres Moment der erhöhten Sterblichkeit war die hohe Selbstmordzahl, besonders in der ersten Zeit der russischen Besetzung."

Nach Kohler betrug die Sterbeziffer in der Provinz Brandenburg 1945 56,6 Promille, lag 1946 mit 27,5 immer noch deutlich über dem Durchschnittswert der SBZ von 21,6 und glich sich erst 1947 mit 18,5 Promille der durchschnittlichen Sterbeziffer von 18,6 an.[25]

Das Hungersterben in den Anstalten nach dem Kriege

Die Entwicklung der Sterblichkeit in den psychiatrischen Anstalten war in starkem Maße von den Gegebenheiten in der jeweiligen Besatzungszone abhängig. Anstelle der Beschreibung der einzelnen Länder und Provinzen folgt der nachfolgende ersten Versuch einer zusammenfassenden Beschreibung der Psychiatrie in den Nachkriegsjahren der Aufteilung nach Besatzungszonen. Wenn möglich soll dabei auch versucht werden, Unterschiede zwischen den einzelnen Regionen in den einzelnen Zonen herauszuarbeiten.

---

[24] Schreiben des Statistischen Amtes Potsdam an die im gleichen Hause befindliche Gesundheitsabteilung vom 2.8.1946 (Brandenburgisches Landeshauptarchiv Rep 211–107, Blatt 120. Antwort auf Bl. 121).

[25] Kohler 1986, 45.

Brandenburg

Durch die verdienstvolle Arbeit von Luise M. Kohler über die Nachkriegszeit in den psychiatrischen Anstalten in Brandenburg sind wichtige Fakten aus diesem Land bekannt:

Als die Patienten der brandenburgschen Anstalt *Teupitz* nach dem Abflauen der tagelangen Kämpfe – in unmittelbarer Nähe hatte sich die letzte Kesselschlacht des Krieges abgespielt – wieder aus den Kellern herauskamen, bot sich ihnen ein entsetzliches Bild:

„Die Wälder waren mit Zehntausenden von Leichen, Tierkadavern und verwundeten Soldaten und Zivilpersonen übersät. Die Luft war süßlich vom Geruch verwesender Körper, die feuchtwarmen Tage des April sorgten für schnelle Fäulnis ...“[26]

In der Anstalt, die zu diesem Zeitpunkt noch rund 600 Patienten und ein großes Lazarett beherbergte, richteten die sowjetischen Truppen ebenfalls ein Lazarett ein, indem sie die deutschen Verwundeten in wenigen Krankengebäuden zusammendrängten und die männlichen Patienten im letzten verfügbaren Gebäude und in einer Baracke, die weiblichen in das ca. 5 km entfernte, nicht heizbare ehemaliges Landschulheim Eggsdorf verbrachten.

> „Die folgenden Monate waren die schlimmsten Zeiten in der Geschichte der Anstalt Teupitz. (...) Erst langsam konnte wenigstens eine regelmäßige Brotversorgung durchgeführt werden. Die Rationen blieben gering genug. Die Vorräte der Anstalt waren von den deutschen Lazaretten und von der Besatzung beschlagnahmt. Dazu kam noch die restlose Beschlagnahme der Landwirtschaft und Gärtnerei. Für Kranke und Personal blieben nur die Abfälle an Gemüse übrig. Die Hauptnahrung wurden Suppen von Melde und Brennesseln und Gerichte von Pilzen, die glücklicherweise im Sommer und Herbst 1945 massenhaft wuchsen.“[27]

Aus einem „Rechenschaftsbericht“, den der Gutsverwalter am 21. September 1945 der wieder tätig gewordenen Provinzialverwaltung erstattete, geht im einzelnen noch hervor, daß die russischen Truppen die auf Vorrat gehaltenen Saatkartoffeln an Flüchtlinge verschenkten, das Saatgetreide als Viehfutter verwendeten und das reichlich angebaute Frühgemüse herausrissen und zertraten. An letzterem waren auch deutsche Soldaten beteiligt. Im Juni wurde sämtliche Ländereien

[26] Ebd., 16.

[27] Die Ausführungen über Teupitz stützen sich auf die Akte Rep 211–327 f. des Brandenburgischen Landeshauptarchivs Potsdam und den in Rep 211–659 enthaltenen Bericht des Anstaltarztes Sitzler.

von der Besatzungsmacht beschlagnahmt und „die Entnahme jeglicher Gartenerzeugnisse untersagt". Nachdem die Felder abgeerntet waren, wollte sie der Bezirkskommandant an die Teupitzer Bauern verteilen, was im letzten Moment verhindert werden konnte. Sie gingen dann in den Besitz des Lazaretts über. Durch willkürlich anmutende Entscheidungen und mutwillige Zerstörungen war die Anstalt ihrer Subsistenzgrundlage beraubt.

Die Folgen hatten die Patienten zu tragen. Bald kam es infolge der unzureichenden Kost massenhaft zu Durchfallerkrankungen. Von den 600 Patienten, die Ende Mai noch lebten, starben bis Ende September, also in nur vier Monaten 172 Frauen und 139 Männer, zusammen also 311 Menschen. Die hohe Sterblichkeit der Frauen war auf die miserablen Unterbringungsbedingungen und die offenbar noch schlechtere Ernährung in Eggsdorf zurückzuführen. Von den 283 dorthin verlegten Frauen starben bis Ende Oktober nicht weniger als 229, d.h. 81 Prozent! Diese Sterbequoten erinnern an die Hungerabteilungen der verflossenen Zeit.

In *Brandenburg-Görden*, das am 27.4.1945 besetzt wurde, verliefen die Entwicklungen ähnlich wie in Teupitz.[28] Wieder war innerhalb weniger Stunden das große Lazarett von deutschen Verwundeten zu räumen, dazu auch zahlreiche Wohn- und Krankengebäude:

> „Auch die Anstaltsküche mußte plötzlich den Russen übergeben werden, sodaß die Anstalt gezwungen ist, für ca. 2.500 Verpflegungsteilnehmer unter freiem Himmel in Notkesseln zu kochen." Lebensmittelvorräte, die für vier Wochen ausgereicht hätten, wurden requiriert, so daß „sehr bald ernsthafte Ernährungsschwierigkeiten auftraten", die zu einer hohen Mortalität führten. Gutshof und Gärtnerei wurden „wiederholt besetzt", der Bestand von 180 Schweinen restlos abgeschlachtet, der „Rindviehbestand von rund 100 buchstäblich dezimiert, die Pferde abgetrieben, die Futter- und Getreideflächen abgeweidet". Anstatt 300 Litern Milch gab es bald nur noch 15 Liter pro Tag.

Die Ernährungsmängel wirkten sich hier vor allem auf ältere Patienten aus, die unter „fieberhaften Magen-Darmstörungen überraschend schnell" dahinsiechten. Bei Kindern und Jugendlichen waren Gewichtsabnahmen bis zu 10 kg innerhalb von drei Monaten keine Seltenheit. Über die Zahl der Sterbefälle wird in dem Bericht nichts mitgeteilt.

[28] Das folgende nach dem Bericht des Anstaltsleiters vom 21. Juli 1945 in Brandenburg. Hauptarchiv Potsdam, Rep. 211–656, und ergänzenden Angaben bei Kohler 1986, 19f.

In *Neuruppin* hißte am Tag der Besetzung während der noch laufenden Kämpfe ein Patient die weiße Fahne auf dem Turm der Verwaltung. Viele Angestellte und Beamte waren nach dem Westen geflüchtet. In der auf die Besetzung folgenden Nacht kam es zu zahlreichen Vergewaltigungen, ob auch Patientinnen betroffen waren, wird nicht mitgeteilt. Mehrere Frauen, darunter auch die Frau des Direktors nahmen sich das Leben. In der ersten Zeit fehlte es vor allem an Kohle, wegen defekter Leitungen aber auch an Wasser, das deshalb aus dem See geschöpft werden mußte. Die Ernährungslage war „dauernd sehr gespannt". Zeitweise grassierte eine Typhusepidemie. Immerhin scheinen die Besatzungstruppen nicht so rigoros vorgegangen zu sein, wie in Teupitz und Görden. So konnten Küche und Waschküche gemeinsam mit ihnen benutzt werden, der landwirtschaftliche Betrieb war zwar gestört, aber es gelang die Bestellung der Felder und Gärten. „Durch ständige Verhandlungen mit der Besatzungsmacht konnte erreicht werden, daß bereits Anfang des Jahres die letzte russische Einheit unser Gelände verließ."
Gerade die letzten Sätze klingen anders als die Berichte von Teupitz und Görden. Wie es scheint, hing das Los der Anstalten in starkem Maße von den örtlich zuständigen Kommandanturen ab. Victor Klemperer, der die unmittelbare Nachkriegszeit in Dresden verbrachte, hielt am 8. November 1945 im Zusammenhang mit den großen Revolutionsfeiern des Vortages und seinen dazu kontrastierenden Erfahrungen in seinem Tagebuch fest:

> „Vieles, vielleicht das meiste, was Gutes über die Russen gesagt wird, mag wahr sein: die Humanität, das Recht, der Erfolg der bolschew. Grundgesinnung. Aber uns hier wird doch durch Not, Verwaltungschaos, tägliche Ausschreitungen, Willkürakte einzelner Kommandanten, amtliche Plünderungen andauernd demonstriert, daß faktisch die Dinge ganz anders als im Radio beschaffen sind."[29]

Über die den Patienten in psychiatrischen Anstalten zugestandenen Kalorien fand ich weder in der Literatur noch in Quellen konkrete Angaben. Wahrscheinlich gab es dazu in der ersten Zeit auch keine einheitlichen Richtlinien und deshalb erhebliche Unterschiede von Ort zu Ort.
Aus einem Schreiben der „Deutschen Zentralverwaltung für das Gesundheitswesen im sowjetischen Okkupationsgebiet" vom 9. November 1945 geht dann aber hervor, daß laut Befehl Nr. 96 des Obersten Chefs der SMA (Sowjetische Militär-Administration, H.F.) Kranke in

---

[29] Klemperer 1995, 175.

Krankenanstalten mit den Rationen für die Arbeiter in der jeweiligen Stadt versorgt werden sollten.[30] Der Befehl trat am 1. November 1945 in Kraft und sollte offenbar die „Versorgung der Krankenanstalten" vereinheitlichen. Während er für die Allgemeinkrankenhäuser eine Kürzung der Rationen bedeutete, brachte er, wie aus dem Sitzler-Bericht über Teupitz[31] hervorgeht, für die psychiatrischen Anstalten eine erhebliche Verbesserung. Nach der oben wiedergegebenen Hallenser Tabelle stellte die „Arbeiterkost" die drittbeste Kategorie dar; die Rationen lagen mit 1457 Kalorien weit über den 1050 Kalorien der „Normalverbraucher" in den vier untersten Versorgungsgruppen. Die Patienten in den psychiatrischen Anstalten waren damit erstmals den körperlich Kranken gleichgestellt.
Alle brandenburgischen Anstalten, mit Ausnahme des verkehrsgünstig gelegenen Neuruppin, erhielten aber bis Ende 1947 keine Kohle, was besonders im vorangegangen harten Winter fatale Auswirkungen hatte. Man behalf sich mit Holzsammlungen im Walde und mit der Aufstellung großer eiserner Öfen in den Tagsälen. Den Patienten wurde trotz drei bis vier Decken nicht warm. Die Krankensäle beheizte man erst, wenn die Temperatur unter 2° sank. Nach Aussage eines Zeitzeugen aus Görden waren die Betten der Bettnässer morgens gefroren.[32] Am 20. Februar 1947 forderte eine Rundverfügung zur Erfassung der Kälteopfer (Sterbefälle, Amputationen, Erfrierungen) auf. 1947 wurde aus Teupitz berichtet, daß die Patienten wieder über Hunger klagten und daß ihr Körpergewicht erneut zurückging. Da die Patienten mit der „Karte 2" besser ernährt waren als das Personal, wurden von diesem in offenbar erheblichem Ausmaß Nahrungsmittel abgezweigt.[33] Wegen größerer Schiebereien wurden „demokratische Kontrollen in der Krankenhausküche" gefordert. Hierauf ordnete das Ministerium für Arbeit und Sozialwesen eine regelmäßige Überprüfung der Ernährung an. Die Beschwerden, die bis zu SED-Chef Wilhelm Pieck gelangten, führten zu umfangreichen Untersuchungen, bei

---

[30] Landeshauptarchiv Magdeburg Rep. K MGw Nr. 1483, Bl. 35. Der Brief ist an die Abt. Gesundheitswesen der Provinz Sachsen gerichtet.
[31] STA Potsdam Rep 211–659.
[32] Kohler 1986, 52 f.
[33] Ebd., 48. Das entspricht den Erfahrungen, die Paul-Otto Schmidt-Michel, Weissenau, in den letzten Jahren bei einer Hilfsaktion für ein psychiatrisches Krankenhaus in Rumänien machte. Wenn man den Patienten mehr Lebensmittel zukommen lassen wollte, mußte man auch dem notleidenden Personal etwas abgeben, weil es sonst zuviel für sich „abzweigt" (Persönliche Mitteilung).

denen man noch zahlreiche Patienten mit Eiweißmangelödemen fand. Daraufhin wurde die Leiterin der Küche entlassen.[34]
In Neuruppin verlief die Entwicklung von den drei beschriebenen Anstalten wahrscheinlich am günstigsten: Die Verpflegung wurde allmählich besser, was unter anderem daran abgelesen werden, daß die Ausgaben für die tägliche Verköstigung von rund 35 Pfennigen am Ende des Jahres 1945 über 47 Pfg. in 1946 und 60 Pfg. 1947 auf durchschnittlich 75 Pfennige im Jahre 1948 gesteigert werden konnten.[35] Mit diesem Verköstigungssatz, der 1947 angeblich die Ausgabe von 1507 Kalorien pro Kopf und Tag ermöglichte, schnitt Neuruppin laut einer „Verfügung" der Landesregierung am günstigsten ab.
Alle Anstalten hatten große Schwierigkeiten, die immer wieder auftretenden Seuchen wie Typhus und Ruhr, aber auch die zunehmende Tuberkulose zu bekämpfen.
Die Schwierigkeiten in der Beschaffung der Basisdaten zur Berechnung der Sterberaten in der Nachkriegszeit wurde bereits angedeutet. So standen in Brandenburg nur für Neuruppin hinreichend genaue Anhaltspunkte für eine Sterblichkeitsberechnung zur Verfügung, wobei allerdings auch hier nicht ohne Schätzungen auszukommen war. So mußte ich, allerdings nur für ein einziges Jahr, die Gesamtzahl der Todesfälle schätzen. Wenn aber aus einer ansonsten exakten Statistik hervorgeht, daß dort 1945 allein in den fünf Monaten von August bis Jahresende 239 Patienten starben, dann ist die Annahme von 400 Todesfällen für das gesamte Jahr sicher nicht zu hoch angesetzt.

Tab. 170: Basisdaten, Sterbefälle und Sterberaten in der Heil-und Pflegeanstalt *Neuruppin* für die Jahre 1945–1948[36]

Jahr	Patientenstand am 1. Januar	Zugänge	Gesamtpatientenzahl	Sterbefälle	Sterberate
1945	512	543	1055	400 *	40.0
1946	558	800 *	1358	305	22.5
1947	905	250	1155	276	23.9
1948	754	325	1079	120	11.1

[34] Ebd., 115.
[35] STAP Rep 211 Nr. 658. Ob die Preise mit denen während des Krieges verglichen werden können und wieviel an den Sätzen auf Kostensteigerungen in der Nachkriegszeit zurückzuführen ist, muß offenbleiben.
[36] Die Zahlen stützen sich vor allem auf den „Wirtschaftsbericht der Landesanstalt Neuruppin" in STAP Rep. 211–657. Dort sind die Todesfälle genau angegeben. Für 1948 fanden sich vollständige Zahlen in Rep 211–658, Bl. 4.

Obwohl es sich um die erste Tabelle aus der Nachkriegszeit handelt und vorerst Vergleichsmöglichkeit fehlen, kann jetzt schon von einer erstaunlich hohen Sterblichkeit gesprochen werden, die erst 1948 deutlich rückläufig wird. Laut Kohler „stabilisierte" sich die Ernährungssituation der Brandenburger Patienten ab 1950, was u.a. an deutlichen Gewichtszunahmen festzustellen war.[37]

Pommern
Eine ähnliche Entwicklung ergibt sich aus der folgenden Tabelle auch für *Ueckermünde*, die einzige Anstalt in Pommern, die den Krieg überstanden hatte und nun zu Mecklenburg gehörte. Nach Bernhardt, von der ich auch die meisten Zahlen übernahm[38], wurde die Anstalt im April 1945 von ihrem Personal verlassen, so daß die Patienten ihrem Schicksal überlassen blieben. „Zeitzeugen vermuteten, daß damals viele Patienten auf der Straße oder in den Wäldern umkamen." Die Ernährungssituation wird durch die Mitteilung schlaglichtartig beleuchtet, daß nach einem Bericht der Mecklenburger Zeitung vom 31.7.1948 im Frühjahr 1946 pro Kopf „täglich nur 750 Kalorien" zur Verfügung standen. 1947 sind bezüglich der Todesursachen im Hauptbuch überwiegend „Erschöpfung, Entkräftung, allgemeiner Kräfteverfall und Ernährungsstörungen" vermerkt, in den folgenden Jahren traten Diagnosen wie „Altersschwäche, Kreislaufinsuffizienz, Tuberkulose" hinzu.
Heike Bernhardt widmet in ihrem Buch auch der Nachkriegszeit ein kleines Kapitel, in welchem sie sich anhand der Person des Dr. Bender besonders mit den personellen Kontinuitäten zur NS-Zeit auseinan-

Tab. 171: Basisdaten, Sterbefälle und Sterberaten in der Heil- und Pflegeanstalt *Ueckermünde* in den Jahren 1945–1949

Jahr	Patientenstand am 1. Januar	Zugänge	Gesamtpatientenzahl	Sterbefälle	Sterberate
1945	1230	713	1943	1069	55,0
1946	874	881	1755	605	34,5
1947	1000 **	484	1484	411	27,7
1948	1000 **	497	1497	175	11,7
1949	1000 **	430	1430	126	8,8

[37] Kohler 1986, 114.
[38] Bernhardt 1994, 20ff. Die Zugangszahlen für die Jahre 1947–49 und auch die folgenden Angaben über die vorherrschenden Todesursachen in diesen Jahren wurden mir freundlicherweise von Chefarzt Kliewe, Ueckermünde, zur Verfügung gestellt, wofür ich mich herzlich bedanke.

dersetzt. Der an den Vorbereitungen zur „Aktion T4" beteiligte frühere Direktor von Berlin-Buch übernahm im Mai 1946 die gleiche Position in Ueckermünde und veröffentlichte noch 1950 einen Aufsatz mit eindeutig nationalsozialistischem Gedankengut.[39] Bernhardt streift hier einen wichtigen Aspekt der deutschen Nachkriegspsychiatrie.

Sachsen

Achim Thom war nicht nur einer der ersten, der die psychiatrischen Entwicklungen in einer Region während der NS-Zeit zusammenfassend beschrieb, er tat dies auch für die Nachkriegszeit mit seinem verdienstvollen Aufsatz über „Die Nachkriegslage der Psychiatrie in Sachsen 1945–1948"[40] Auf diese Arbeit möchte ich ausdrücklich verweisen, zumal sie auch die „Rückeroberung" der zu großen Teilen fremdgenutzten Anstalten durch die Psychiatrie, den mühsamen Wiederaufbau therapeutischen Handelns, die geringe Resonanz des „Nitsche-Prozesses" in der Bevölkerung und die fehlende Reflexion der Psychiatrie-Verbrechen in der NS-Zeit eindrücklich beschreibt. Thom geht auch auf die lange anhaltende hohe Sterblichkeit in den sächsischen Anstalten ein, die u.a. zu einem Rückgang der Gesamtbelegung aller erfaßten Einrichtungen von 3.252 Patienten am 1.1.1945 auf nur noch 1.887 zu Beginn des folgenden Jahres führte. Aus einer Gesamtstatistik für 1946 ergibt sich, daß in diesem Jahr 1.405, d.h. 23,8 Prozent aller behandelten Patienten verstarben.

Thom geht davon aus, daß für die Versorgung der Anstaltspatienten „in der Regel weniger an Nahrungsmitteln zur Verfügung (stand) als für die in dieser Zeit und besonders ab dem Herbst 1945 chronisch hungernde Bevölkerung", und fährt dann fort: „daneben scheinen in manchen Einrichtungen harte Konkurrenzkämpfe zwischen den verschiedenen Gruppen von Anstaltsinsassen und Anstaltsuntergebrachten stattgefunden zu haben, bei denen die psychisch Kranken wohl zumeist die schwächste Gruppe blieben". Heißt dies, daß Patienten der immer noch bestehenden Ausweichkrankenhäuser oder der häufig neu eingerichteten Tuberkulosen- und Geschlechtskrankenabteilungen sich dementsprechend verhielten? Oder war auch hier – wie in Teupitz – das Personal involviert?

Wenn Thom bereits das Jahr 1947 als Zeitpunkt der allmählich beginnenden Besserung bezeichnet, so gilt dies nur für Anstalten wie Arnsdorf und Untergöltzsch. In Dösen, und Zschadraß, die in den letzten Kriegsjahren bis auf Arbeitskommandos geräumt worden waren und dann erst allmählich wieder Patienten aufnahmen, war gerade 1947

[39] Vgl. ebd., 141f.

[40] Thom 1994, 8–12.

Tab. 172: Entwicklung der Sterberaten in *sieben sächsischen Anstalten* von 1945 bis 1948[41]

Anstalt	1945	1946	1947	1948
Arnsdorf	32,5	32,4	25,2	8,8
Großschweidnitz[42]			26,2	11,2
Untergöltzsch[43]	37,5	27,4	22,0	11,5
Leipzig-Dösen	8,0	9,2	19,8	15,2
Hochweitzschen	10,2	17,3	11,9	
Zschadraß	18,8	7,0	14,0	11,7
Waldheim		41,7	28,8	11,2
Durchschnitt	24,2 (4)	21,3 (6)	21,9 (7)	11,6 (7)

das Jahr mit der höchsten Nachkriegssterblichkeit. Das weist meines Erachtens eher auf eine krisenhafte Zuspitzung der Ernährungslage in diesem ohnehin sehr schwierigen Jahr hin. Der allgemeine Rückgang der Sterberaten in 1948 ist dann aber eindrucksvoll und signalisiert die eingetretene Wende zum Besseren.

Nach Greta Kuckhoff wurden sämtliche Insassen des Zuchthauses *Waldheim*, einschließlich der Psychiatriepatienten, von der Roten Armee befreit. Ein sofort nach Öffnung der Zellentüren gegründetes „revolutionäres Gefangenenkommitee" habe kurzzeitig auch die Versorgung der wenigen, noch im Hause verbliebenen Kranken organisiert.[44] Nach Schröter wurde danach „die bisherige psychiatrische Anstalt mit körperlich Kranken (meist Lungen-Tbc) bzw. einfach erschöpften vormaligen Zuchthausgefangenen, bzw. Zwangsarbeiterinnen belegt." Es ist deshalb nicht sicher,

[41] Die Sterberaten von 1945 sind aus den Tabellen über die Kriegszeit übertragen (Quellen siehe dort), die von 1946 bis 1948 der Akte „Ministerium für Arbeit und Sozialfürsorge" Nr. 1902 des Sächsischen Hauptstaatsarchivs Dresden. Hinter der Berechnung des Durchschnitts der Sterberaten in der unteren Zeile ist in Klammern die Zahl der zugrunde gelegten Anstalten angegeben. Mit Großschweidnitz wäre der Durchschnitt für 1945 und 1946 höher.

[42] Obwohl bekannt ist, daß vor der Besetzung durch die Rote Armee noch über 1.000 Patienten in Großschweidnitz umgebracht wurden, hatte ich auf die Berechnung einer Sterberate für 1945 wegen der zuletzt chaotischen Verhältnisse in diesem Krankenhaus verzichtet. Bei der handschriftlichen Übertragung der Akte im Dresdner Archiv war mir für 1946 ein Fehler unterlaufen, den ich nicht mehr korrigieren konnte. Vorsichtshalber verzichte ich auf die Angabe eines nicht gesicherten Wertes, der aber sicher über dem von 1947 gelegen wäre.

[43] Thom (1994, 9) gibt in seinem Aufsatz für Untergöltzsch, das heutige Rodewisch, eine Sterberate von 51 % für das Jahr 1945 an. Hierzu existieren offenbar verschiedene Zahlen. Ich habe mich auf eine sehr genau erscheinende, bei den Todesfällen auch zwischen „Geisteskranken" und „anderen Kranken" unterscheidende Aufstellung in Bd. II der Akten des Nitsche-Prozesses (BAP – DP 3) gestützt.

[44] Kuckhoff 1972, zit. n. Schröter 1994, 192.

ob es sich bei den 230 Sterbefällen des Jahres 1946 ausschließlich um psychisch Kranke handelt.

Aus den sächsischen Anstalten stehen nur über *Arnsdorf* genauere Informationen über die Nachkriegszeit zur Verfügung, und zwar aus der dort geführten „Chronik". In den ersten Jahren legte sie den Hauptakzent auf Sachverhalte, die in den bisher zitierten Quellen kaum erwähnt wurden:

In Arnsdorf wurden noch viele Patienten vor der Besetzung entlassen. Die zurückbleibenden rund 400 Patienten waren 1945 zeitweise in einem einzigen Kankengebäude „zusammengepfercht". Am 7. Juni meldete sich erstmals die Landesverwaltung wieder und zwar wegen der Zahlung der Bezüge. Kurz darauf kam von einer anderen Dienststelle die Verfügung, daß ehemalige Angehörige von SA und SS , sowie aktive Mitglieder der NSDAP nicht mehr weiterbeschäftigt werden dürften. „Es mußte deshalb eine ganze Anzahl Entlassungen ausgesprochen werden." (Nach Thom wurden „um die 20 % des Personalbestandes" entlassen, vorwiegend Pflege- und Verwaltungspersonal, wegen des großen Ärztemangels aber kaum Ärzte.) Offenbar hatten verschiedene Truppenteile die Anstalt nacheinander besetzt, bevor sie im November endgültig abzogen. Bereits nach dem Abzug der ersten Einheiten im Juli „fehlten" unter anderem 500 Bettstellen, 600 Schränke, 1000 Matratzen, 900 Tische, 300 Sofas, 2000 Stühle, 3000 Bettücher, 2500 Bettbezüge, 4000 Wolldecken, 4000 Handtücher, 12 Nähmaschinen, 5 Klaviere und ein Flügel. Auch in der Küche war einiges abhanden gekommen. Ferner waren die Kinoanlage im Festsaal, sämtliche Musikinstrumente der Anstaltskapelle und die Röntgenanlage zerstört.

Nach nur wenigen Sätzen über 1946 berichtet die Chronik über das Jahr 1947 ausführlicher und weniger sachwert-, als patientenbezogen: Die hohe Zahl der Todesfälle sei auf den schlechten Allgemeinzustand der Patienten, ungünstige Alterstruktur und mangelhafte Beheizung zurückzuführen. „Das Durchschnittsgewicht lag bei Männern um 49 kg, bei Frauen bei 44 kg. Es traten 73 Tuberkulose-Erkrankungen auf, davon 7 beim Personal. Der Kampf gegen die besonders auf den unruhigen Stationen verbreitete Krätze blieb fast erfolglos. Zeitweise waren bis zu 60 % der Patienten damit infiziert. (...) Die Bekleidung der Patienten (...) befand sich in äußerst schlechtem Zustand, sodaß die Patienten eher wie Landstreicher denn wie Insassen einer Landesanstalt anzusehen waren. (...) Das schwierigste Problem der Anstalt war nach wie vor die Kohleversorgung." Nachdem erstmals auch von Lichtblicken im Anstaltsleben berichtet werden konnte, darunter zwei von den Patienten mit großem Beifall bedachten Tanzveranstaltungen, schließt die Chronik 1947 kommentarlos mit der Mitteilung, daß der Anstaltsdirektor Dr. Ernst Leonhardt am 17. Juli 1947 in Dresden zum Tode verurteilt worden und in der Untersuchungshaft verstorben sei.

In der Frage, ab wann in den Anstalten der sowjetischen Besatzungszone erkennbare Besserungen eintraten, gibt die Chronik über das Jahr 1948 eindeutig Auskunft: „Sehr erfreulich war der Rückgang der Zahl der Todesfälle. Bei der Bekämpfung der Krätze konnten endlich Erfolge erzielt werden. Der erheblichen Verbesserung der Kranken-Beköstigung stand eine Verschlechterung der Versorgung mit Medikamenten gegenüber. (...) Ab 1.10. wurde die Lebensmittelzuteilung erhöht."

Sachsen-Anhalt

Nur von einer einzigen Anstalt dieser Region, *Altscherbitz*, kann aufgrund eigener Recherchen eine durchgehende Reihe von Sterberaten vorgelegt werden:

Tab. 173: Basisdaten, Sterbefälle und Sterberaten der Anstalt *Altscherbitz* von 1945–1949

Jahr	Patientenstand am 1. Januar	Zugänge	Gesamtpatientenzahl	Sterbefälle	Sterberate
1945	1200**	1097	2297	838	36,5
1946	1350**	1421	2771	860	31,0
1947	1156	1176	2332	887	38,0
1948	1192	826	2018	447	22,1
1949	1192	774	1966	299	15,2

Die Tabelle enthüllt das erschütternde Faktum, daß diese schon während des Naziregimes schwer geprüfte Anstalt erst in der Nachkriegszeit den über drei Jahre anhaltenden Höhepunkt der Sterblichkeit erreichte. In jedem der drei Jahre von 1945 bis 1948 starben über 800 Menschen, das sind mehr als 1943, dem schlimmsten Jahr während des Krieges. Die Sterberate von 38 Prozent im Jahre 1947 ist die höchste Sterberate der Anstalt im gesamten beschriebenen Zeitraum, die Sterblichkeit – abgesehen von 1945 – insgesamt die höchste, die ich in der Nachkriegszeit in irgendeiner Anstalt feststellen konnte.
Die speziellen Gründe für diese besondere Entwicklung sind weitgehend unklar, es sei denn, man gibt sich mit außergewöhnlich schlechten Ernährungsverhältnissen als Ursache zufrieden. In der Festschrift zum hundertjährigen Bestehen der Anstalt im Jahre 1976 wird von einer „Überflutung der Anstalt mit Flüchtlingen und unversorgten, oft pflegebedürftigen Alleinstehenden" gesprochen, auch von „Fleckfieber, Typhus, Ruhr und Tuberkulose", welche die Anstalt heimgesucht hätten und von einer Verpflegung, die „unter dem Existenzminimum" lag. Das sind aber Bedingungen, die in fast allen Anstalten herrschten, besonders in der sowjetischen Zone. Das Massensterben, das 1976

noch vielen in Erinnerung gewesen sein müßte, wird mit keinem Wort erwähnt. Um etwas Licht ins Dunkel zu bringen, habe ich zunächst die monatlichen Sterbefälle ausgezählt:

Tab. 174: Sterbefälle pro Monat von 1945–1948 in *Altscherbitz*[45]

Monat	1945	1946	1947	1948
Januar	50	126	86	37
Februar	39	107	80	44
März	67	70	100	46
April	70	64	61	38
Mai	56	62	71	53
Juni	45	52	57	33
Juli	74	51	48	39
August	77	59	87	33
September	64	58	81	35
Oktober	84	65	94	31
November	93	58	63	24
Dezember	119	88	59	34
Summe	838	860	887	447

Fast in allen Krankenhäusern und psychiatrischen Anstalten ist die Sterblichkeit im Winter am höchsten. Zumindest in der zweiten Hälfte des Winters 1944/45 war dies merkwürdigerweise nicht der Fall, dafür aber in den beiden folgenden Wintern. Daß die Steigerung im Winter 1947/48 wieder ausblieb, könnte Folge der ab dieser Zeit eintretenden Besserung der allgemeinen Verhältnisse, insbesondere der Verköstigung sein, die auch in den niedrigeren monatlichen Sterbezahlen des Jahres 1948 zum Ausdruck kommt. Besonders auffällig ist die unmittelbar vorangegangene Steigerung im Herbst 1947, die aller Wahrscheinlichkeit nach mit der Dürreperiode des Sommers, vielleicht auch mit einer krankenhausinternen Epidemie zusammenhängt. Nachzutragen wäre noch, daß unter den zahlreichen Todesfällen des Jahres 1945 vierzehn auf der „Siechenabteilung" auftraten, die es zu dieser Zeit gab. Diese Patienten litten nicht an psychiatrischen Störungen.
Nach dieser ersten Analyse habe ich als Stichprobe das Alter, die Aufenthaltsdauer und die Todesursachen der im Dezember 1945 und im gleichen Monat des Jahres 1948 Verstorbenen untersucht. Ich beschränke mich auf die Erwähnung einiger Auffälligkeiten, deren systematische Überprüfung sich wahrscheinlich lohnen würde:

Sterbealter: Die größte Zahl der 119 im Dezember 1945 verstorbenen Patienten gehörte der Altersgruppe von 41–50 Jahren an (30 Fälle), die

[45] Benutzt wurde die „Totenliste 1945–1947" und „1947–1950" aus dem Archiv des Fachkrankenhauses.

zweitgrößte der Altersgruppe von 51–60 Jahren (24). Nur 11 Verstorbene waren älter als 70 Jahre. – Bei den Todesfällen des Dezember 1947 waren die meisten der 59 Patienten in der Altersgruppe 51–60 anzutreffen, und zwar insgesamt 14 =24%. Über 70 Jahre alt waren 16 = 27%. Das könnte auf eine Verschiebung ins höhere Alter hinweisen.
Aufenthaltsdauer: 1945 waren 40 der Verstorbenen (= 33%) erst in den letzten zwei Monaten aufgenommen worden, 14 (= 12%) schon vor mehr als fünf Jahren. – 1947 gab es mit 20 innerhalb der ersten beiden Monate Verstorbenen (= 34%) ebenfalls viele Frühtodesfälle, dagegen keinen einzigen Todesfall von Langzeitpatienten. 15 verstorbene Patienten (26%) waren im Vorjahr aufgenommen worden.
Die *Todesursache* war den Vorschriften entsprechend (fast) immer dreiteilig angegeben:
a) das Grundleiden betreffend (hier war zumeist die psychiatrische Diagnose genannt), b) Begleitkrankheiten, c) besondere Umstände. Vor allem unter c) fanden sich Hinweise auf den Hungerfolgen, weshalb ich mich in erster Linie darauf konzentrierte.
1945 wurde unter c) bei 37 Patienten „Erschöpfung" als Teilursache genannt, bei 12 „Siechtum", in 7 Fällen „Entkräftung", in 5 Fällen „Darmkatarrh". Bei den Patienten der Siechenabteilung war „Altersschwäche" oft die einzige Todesursache. Auffällig ist, daß unter b) nur 3 Fälle von Tuberkulose aufgeführt wurden.
1947 ist – wohl als Folge der um diese Zeit intensivierten Hungerforschung – die Diagnose von Ernährungsstörungen deutlich präziser, oder zumindest darum bemüht. Zwar kommen auch noch Diagnosen wie Altersschwäche (15), Siechtum (10) und Erschöpfung (6) häufig vor, aber bei 5 Patienten wird ausdrücklich von „Nährstoffmangelschaden", bei 3 von „Eiweißmangel" und bei einem von Pellagra, einer Vitamin B-Mangelkrankheit, gesprochen. Kritisch ist gegenüber diesen pseudoexakten Diagnosen einzuwenden, daß die Patienten der psychiatrischen Anstalten schon seit den Kriegsjahren an chronischem Eiweiß- und auch Fettmangel litten.

Hunger scheint also tatsächlich die Ursache des anhaltenden Massensterbens in Altscherbitz gewesen zu sein. In den beiden speziell untersuchten Zeiträumen war in keinem einzigen Fall von einer Typhus – oder ähnlich schweren Infektionserkrankung die Rede.
Von den drei anderen Anstalten des Landes Sachsen-Anhalt – Bernburg, Haldensleben und Uchtspringe – sind keine zusammenhängenden Daten zur Sterblichkeit in der Nachkriegszeit bekannt. Nur von Bernburg war zu erfahren, daß sich dort 1945 die Zahl der Sterbefälle mehr als verdoppelte.[46]

---

[46] Persönliche Mitteilung von Dietmar Schulze: Von durchschnittlich 70–80 Sterbefällen während des Krieges stieg sie 1945 auf 188 an und blieb im Jahr darauf mit 156 Todesfällen immer noch hoch.

Drei Dokumente aus Magdeburger Akten beleuchten schlaglichtartig die auch 1949 noch bestehenden Probleme. Am 22. Juli dieses Jahres berichtete Direktor Vieten aus Haldensleben an den Minister, daß die Leichen schon seit dem Krieg in „einfacher Zellstoffumhüllung" bestattet würden, „da einmal der Anfall der Leichen bis Mitte 1948 außerordentlich groß war und zum anderen bis heute das Beschaffen des erforderlichen Holzes und besonders der erforderlichen Nägel nicht möglich war".[47] Am 26. Juli fordert der Finanzminister alle Anstaltsdirektoren dringend auf, den Haushalt nicht zu überschreiten, wegen der „zur Zeit gespannten Finanzlage des Landes".
Am 25.10.1949 fand in Altscherbitz eine Direktorenkonferenz statt. Der angefertige „Vermerk" ist in mancherlei Hinsicht aufschlußreich: So wird von „wirtschaftlichen Nöten" gesprochen, „die überall in den Anstalten noch bestehen". Als mögliche Mitursache der offenbar allgemein hohen Sterblichkeit brachte eine von Altscherbitz durchgeführte Umfrage in anderen Anstalten „der Zone" zutage, daß überall Tagessätze von 3,00 bis 4,40 RM erhoben würden, in Sachsen-Anhalt aber nur von 1,70. Makaber, aber logisch klingt die Verknüpfung der zunehmenden Aufnahmeschwierigkeiten der Anstalten mit der abnehmenden Sterblichkeit: „Durch die Verbesserung der Verpflegung in den Anstalten ist ein erhebliches Absinken der Sterblichkeit zu verzeichnen, was sich natürlich auch auf die Belegung der Anstalten in räumlicher Hinsicht auswirkt." Als „besonders schmerzlich" empfand es Dr. Rahnenführer, daß ihm kürzlich bei der Führung einer Gruppe von Lehrern „die Frage nach der Euthanasie gestellt wurde" und zwar offenbar nicht nach der vergangenen, sondern nach der gegenwärtigen. Ein Dr. Nobbe, der anscheinend dem Ministerium angehörte, ging in seinem abschließenden Referat darauf ein: „Es muß aufklärend dahin gewirkt werden, daß in der Öffentlichkeit nicht die Meinung vertreten ist, daß die Aufgabe der LHAen in der Vernichtung des unwerten Lebens – diese Ideologie stammt aus der Nazizeit – besteht." Das wirft die Frage auf, wieweit sich die anhaltend hohe Sterblichkeit in den Anstalten in der Öffentlichkeit herumgesprochen hat und ob man sie vielleicht in genau diesem Sinne interpretierte.

Thüringen

Bekanntlich wurde Thüringen im Juli 1945 von den Amerikanern, die es erobert hatten, im Austausch gegen einen Sektor in Berlin an die sowjetische Armee übergeben. Wie überall in der SBZ wurde die Ent-

[47] Landesarchiv Magdeburg, Mgw 2941, Blatt 99. Das folgende Schreiben des Finanzministers ist als Bl. 84 abgeheftet, der Vermerk über die Direktorenkonferenz als Bl. 146.

nazifizierung besonders gründlich durchgeführt, – allerdings nicht bei den Ärzten. Da sich viele von ihnen, darunter auch der Direktor von Stadtroda Dr. Kloos in den Westen abgesetzt hatten, herrschte außerordentlicher Ärztemangel. „In Anbetracht der sich bereits im Herbst 1945 ausbreitenden Seuchen" mußte man „in der Entnazifizierung der Ärzteschaft Kompromisse schließen und Risikobereitschaft zeigen".[48] Tatsächlich „gab es Ende 1945 in Thüringen 6.000 Typhuskranke, 8.000 Diphtheriekranke und 18.000 Tuberkulöse. Lawinenartig stieg die Zahl der Geschlechtskranken."

> Aus dem „Jahresbericht für 1945" des Gesundheitsamtes Mühlhausen gehen einige Details zur Lage der Bevölkerung hervor. So habe sich bei den Säuglingen in den Sommermonaten eine „höhere Sterblichkeit durch Verdauungsstörungen" bemerkbar gemacht, während die älteren Leute „hochgradig abmagerten" und bei allen Erwachsenen „eine erhöhte Sterblichkeit" auftrat. „Durch Rückgeführte wurde Typhus eingeschleppt und fand im Kreise reichliche Verbreitung. (...) Die Sterblichkeit bei Typhus betrug etwa 10 Prozent." Eine Typhusschutzimpfung der Gesamtbevölkerung werde vorbereitet. Auch die Geschlechtskrankheiten zeigten eine starke Zunahme.[49]

Von diesen Entwicklungen wurden auch die psychiatrischen Anstalten beeinflußt: Die schon seit langem bestehende kleine Geschlechtskrankenabteilung in Stadtroda hatte 1946 insgesamt 1457 Geschlechtskranke aufzunehmen und mußte deshalb vergrößert werden.[50] In Pfafferode, das nun zu Thüringen gehörte, mußte man für diese Zwecke 1946 bis zu 700 Betten bereit halten, ferner eine Infektionsabteilung für Tuberkulose-, Ruhr-, Typhus-, und Scharlachfälle.
Für das vorliegende Thema sind es gerade die zahlreichen Zugänge der anderen Fachabteilungen, welche sowohl in Stadtroda, als auch in Pfafferode eingerichtet worden sind, die es praktisch sehr schwierig bis unmöglich machen, die Gruppe der psychisch Kranken isoliert zu betrachten und ihre Sterblichkeit zu untersuchen. Für Pfafferode ist beispielsweise bekannt, daß 1945 genau 960 und in den beiden folgenden Jahren je rund 500 Sterbefälle auftraten, bei Zugangszahlen allerdings von 2–3.000 pro Jahr. Da in der Vorkriegszeit im Durchschnitt etwa 500 psychiatrische Aufnahmen im Jahr getätigt wurden, müssen in den enormen Zugangszahlen auch andere Kranke enthalten sein. Aus diesem Grund kann sowohl über Pfafferode als auch über

---

[48] Domeinski 1985, 250.
[49] Staatsarchiv Weimar, Außenstelle Gotha, Bestand „Gesundheitsamt Mühlhausen" Nr. 24.
[50] Buchda 1948, 49.

Stadtroda, wo die Verhältnisse ähnlich liegen, keine Sterblichkeitstabelle aus der Nachkriegszeit erstellt werden.

Amerikanische Besatzungszone

Diese Zone umfaßte Bayern, die nördlich der Autobahn München-Karlsruhe gelegenen Teile von Baden und Württemberg, sowie Hessen in der heutigen Form. Ernährungswirtschaftlich war Hessen der schwächste Teil der Zone, während Bayern und Württemberg über relativ günstige Voraussetzungen zur Selbstversorgung verfügten.[51] Nichtsdestoweniger bewegten sich auch hier gemäß den besatzungspolitischen Vorgaben die Lebensmittelzuteilungen am unteren Rande des Existenzminimums. Bis Mitte September 1945 schwankten die bekanntgegebenen Normalrationen in der amerikanischen Zone etwa zwischen 900 und 1400 Tageskalorien. Von da an wurden die vorher regional festgelegten Zuteilungen vereinheitlicht. Da im September noch keine Kartoffeln zur Verfügung standen und nur 7000 g Brot in vier Wochen ausgegeben werden konnten, betrug der Kaloriensatz in der ersten Einheitsperiode nur 850 Kalorien, in der nächsten allerdings bereits rund 1400. General Clay hatte in der Hoffnung auf größere Getreideimporte im Januar die Brotration auf 12.000 g erhöht und für die Zukunft Normalrationen von 1550 Kalorien zugesagt. Aus verschiedenen Gründen trafen die Transporte aber nicht ein, dafür kamen 1946 vermehrt Flüchtlinge ins Land. Im Frühjahr 1946 kam es zu der bereits erwähnten ersten schweren Versorgungskrise, die mit der Hamburger Ernährungskonferenz vom Juni 1946 den mühseligen Prozeß der Schaffung größerer Wirtschaftsräume in Gang setzte.

Tab. 175: Sterberaten einiger *bayrischer Anstalten* von 1945–1949

Anstalt	1945	1946	1947	1948	1949
Lohr	16,1	12,1	11,2		
Erlangen	23,0	9,5	6,6	4,5	4,5
Regensburg	24,1	11,6	7,6		
Eglfing-Haar	19,2	9,0	8,7	8,2	7,3
Kaufbeuren	24,5	6,9	4,8	5,7	4,9
Durchschnitt	21,4	9,8	7,8	6,1	5,6

Der Vergleich der durchschnittlichen Sterberaten dieser Anstalten mit jenen in Sachsen zeigt, daß die Erholung vom Hungersterben erstaunlich rasch erfolgte. Das fällt besonders bei Kaufbeuren ins Auge, wo man geradezu an eine Aktion zur Wiedergutmachung des Vorangegangenen denken könnte. Leider stehen weder über diese, noch über

[51] Schlange-Schöningen 1955, 71. Daraus auch die folgenden Informationen.

die anderen Anstalten genauere Informationen zur Verfügung, auch nicht darüber, warum in Lohr die Sterblichkeit noch länger erhöht blieb.

Nordwürttemberg und Nordbaden

In diesem Bereich lagen die württembergische Anstalten Weinsberg und Winnenden, sowie das nordbadische Wiesloch mit den beiden Großstädten Mannheim und Heidelberg in unmittelbarer Nähe. In der Arbeit von Seitz über die Entwicklung von *Weinsberg* bis 1975 heißt es über die ersten Nachkriegsjahre:

„Das zentrale Problem der ersten Nachkriegszeit war die Sorge um die tägliche Nahrung. Durch die Unterernährung war der allgemeine Gesundheitszustand beeinträchtigt und gab bis 1947 Anlaß zu genauerer Beobachtung und ständiger Gewichtskontrollen der Patienten."[52] Dabei stellte man fest, daß das Durchschnittsgewicht der Männer von 60,37 kg im Januar auf 62,11 kg im Dezember 1946 anstieg, das der Frauen im gleichen Zeitraum von 49,16 auf 53,64 Kilogramm. „Es hat allerdings auch gelegentliche Mißstimmung darüber gegeben, daß durch Zulagen (z.B. an Fett) die Lebensmittelversorgung der Kranken z.T. erheblich besser war als die des Pflegepersonals."[53]

Diese wichtige Mitteilung scheint zu bestätigen, was schon aufgrund der bayerischen Nachkriegssterberaten zu vermuten war, daß in der amerikanischen Besatzungszone die Psychiatriepatienten offenbar besser verpflegt wurden als die „Normalverbraucher".

Das andere große Problem war in Weinsberg der Raummangel, da noch über Jahre hinweg das Städtische Krankenhaus Heilbronn und eine Lungenheilstätte über die Hälfte aller Anstaltsgebäude beanspruchte. Bei der drangvollen Enge breiteten sich Typhus und Tuberkuloseerkrankungen leichter aus.

Wiesloch, das so gut über den Krieg hinweggekommen war (höchste Sterberate 1941 mit 8,1 %!) wurde nun doch von der allgemeinen Not eingeholt. Die Sterberate stieg erstmals über 9 % an. Da nur noch vier Krankengebäude zur Verfügung standen, war auch hier der Platzman-

Tab. 176: Sterberaten in *Weinsberg* und *Wiesloch* in der Nachkriegszeit

	1945	1946	1947	1948	1949
Weinsberg	26,4	8,4	7,0	7,4	4,4
Wiesloch	9,0	9,7	7,2	6,4	6,4

[52] Seitz 1993, 40.

[53] Willis 1978, 25.

gel das Hauptproblem. Nachdem ein Teil der untergebrachten Kliniken endlich ausgezogen war, mußte die Anstalt ab 1946 rund 1000 aus Osteuropa zwangsverschleppte und später geisteskrank gewordene Patienten aus den westlichen Besatzungszonen aufnehmen und unter Aufsicht der UNNRA behandeln.[54]
Im zuständigen Innenministerium machte man sich allem Anschein nach mehr Sorgen um den Gesundheitszustand der Anstaltsinsassen als früher. Mit Erlaß vom 26. August 1946 wurden die Anstalten aufgefordert, sämtliche Fälle von Hungerödem und Avitaminosen zu melden. Dem Erlaß war eine „Kurze Beschreibung allgemeiner Zeichen von Unterernährung der Bevölkerung" beigegeben. Darin heißt es u.a., daß die Feststellung eines Untergewichts die einfachste Maßnahme sei, um „die Kalorieneinnahme eines Individuums abzuschätzen". Als Referenzsystem sollten die Standardgewichte nach dem US-Army Training Manual 8–500 herangezogen werden. Eiweißmangel könne man aufgrund ausgedehnter Atrophien großer Muskeln, wie beispielsweise dem Sichtbarwerden der zweiten und dritten Rippe in der Medioclavicularlinie feststellen. Noch subtiler werden in dem Papier die Symptome von Mangelerscheinungen an den verschiedenen Vitamine beschrieben.
Sehr wahrscheinlich wollte oder konnte die Anstalt ihre Patienten nicht so genau untersuchen, wie es verlangt wurde, denn sie meldete am 14. September bezüglich Avitaminosen und Hungerödemen pauschal „Fehlanzeige". Die Wiegungen hat man aber genau durchgeführt. So konnte gemeldet werden, daß 84% der 380 Männer untergewichtig waren, gegenüber 53% der 439 Frauen.[55] Diese Verhältnisse dürften sich nicht wesentlich von denen in der Bevölkerung unterschieden haben.

Hessen

In „Großhessen", wie sich das neue Staatsgebilde nannte, waren „durch einen autoritären Akt der amerikanischen Militärregierung"[56] die ehemalige Provinz Hessen-Nassau mit dem früheren Volksstaat Hessen vereint worden. Hinsichtlich der Selbstversorgungsmöglichkeiten blieb dieser Teil der amerikanischen Besatzungszone hinter den anderen zurück.
Im Mai 1946 stellte der Frankfurter Oberbürgermeister Blaum nach einer durch Rundfunk bekanntgegebenen Herabsetzung der Brotration von 1500 auf 1000 g pro Woche fest, daß „die an sich schon

[54] Middelhoff 1986, 13.
[55] GLA Karlsruhe Abt. 463, Zugang 1983/9 Nr. 183.
[56] Kropat 1979, 19.

bestehende außerordentliche Depression der Stimmung der Bevölkerung noch weiterhin gesteigert wird. (...) Da die nächsten Monate infolge des Zuströmens der Flüchtlinge eine scharfe Anspannung in der Lebensmittellage ergeben und gleichzeitig die Kartoffelbestände des Winters zur Neige gehen, sehen die Familien nur mit allergrößter Sorge auf die nächste Zeit bis zum Beginn der neuen Ernte. Es wirkt dies erneut in schwer schädigender Weise auf die Arbeitslust ebenso wie auf die Arbeitskraft. Es ist ständig festzustellen, daß jegliche Initiative bei der Bevölkerung erloschen ist ..."[57] Blaum befürchtet eine Radikalisierung der Bevölkerung, insbesondere eine Verstärkung der kommunistischen Tendenzen, die „während des Winters sehr stark zurückgedrängt werden konnten".
Wie sich die Schwierigkeiten in der Versorgung auf die Anstalten auswirkten, zeigt der folgende, allerdings unvollständige Überblick:

Tab. 177: Sterberaten von *drei hessischen Anstalten* in den Jahren 1945–1946

Anstalt	1945	1946	1947	1948	1949
Herborn	3,5	4,7	6,4	8,3	5,5
Merxhausen		12,1	7,3	6,4	7,9
Goddelau	30,0	15,1	13,2	7,5	8,5

Das uneinheitliche Bild bedarf der Interpretation. Bei Herborn ist daran zu erinnern, daß die Anstalt 1941 bis auf ein Arbeitskommando von zuletzt rund 300 Patienten geräumt worden war. Die arbeitenden Patienten wurden in den Kriegsjahren bekanntlich relativ gut ernährt. Vielleicht haben die sicher vorhandenen umfangreichen Lebensmittelvorräte des Lazaretts auch ausgereicht, das Jahr 1945 noch gut zu überstehen. Danach stieg die Sterblichkeit unter den schlechteren Versorgungsbedingungen allmählich an.
Da es in Merxhausen trotz relativ guter Aufzeichnungen nie gelungen ist, exakte Basisdaten für 1945 zu finden, setzt die Tabelle erst 1946 ein und zwar mit einer im Vergleich zu anderen Anstalten der US-Zone relativ hohen Sterberate. Merkwürdigerweise tritt hier ebenso wie in Goddelau 1949 noch einmal ein Anstieg der Sterblichkeit auf. Eine Erklärung habe ich dafür nicht. In Goddelau erfolgt der Rückgang der Sterblichkeit insgesamt langsamer als in den anderen Anstalten.
Zu Hadamar ließen sich keine Zahlen aus der Nachkriegszeit finden. Von einer anderen Tötungsanstalt, dem *Eichberg*, ließen sich zwar ebenfalls keine genauen Belegungs- und Sterbezahlen ermitteln, da-

[57] Ebd., 205.

für aber fanden sich in dem umfangreichen Bestand des Hessischen Hauptstaatsarchivs Wiesbaden aussagekräftige Dokumente aus der Nachkriegszeit.
Eine „Chronik" berichtet über die ersten Monate nach dem Krieg:

> „Bewaffnete ehemalige Kriegsgefangene hatten kurz nach dem Einrücken der Amerikaner die Anstaltsmagazine geplündert. Im Waschhaus fiel der schon lange erneuerungsbedürftige Dampfkessel aus. (...) Am schlimmsten aber war der Hunger. Durch die sogenannten „Hoechster Beschlüsse" war festgelegt worden, daß den Geisteskranken dieselben Verpflegungssätze zuzuteilen seien wie den Normalverbrauchern. (...) Direktor i.R. Dr. Henkel, der nach dem Zusammenbruch etwa 4 Monate die Anstalt leitete, gelang es, (...) den Kranken eine geringe Zusatzernährung zu verschaffen mit der Begründung, daß sie in der NS-Zeit verfolgt gewesen seien. Die Ernährungsämter strichen aber nach einigen Wochen die Zulage."[58]

In allen mir zugänglichen Quellen aus der Nachkriegszeit ist Dr. Henkels Begründung, die Kranken seien Verfolgte des NS-Regimes gewesen, für diese Zeit einzigartig. Niemand hat auch nur einen Gedanken daran verschwendet. Die Tatsache, daß die mit diesem Argument erreichten Vergünstigungen bereits nach wenigen Wochen wieder gestrichen wurden, kann nur so interpretiert werden, daß man von einer Wiedergutmachung nichts wissen wollte.
Am 21.11.1945 wurde Dr. Hinsen, der 1938 Mennecke weichen mußte, wieder in sein Amt als Direktor eingesetzt. Eine seiner ersten Anordnungen muß gewesen sein, alle Patienten zu wiegen. Außerdem ließ er sich die Sterbebücher bringen und unterzog sie einer gründlichen Analyse. Mit einem siebenseitigen Schriftsatz an den Landeshauptmann des Regierungsbezirks Wiesbaden begann er am 21. Dezember einen in solcher Ausführlichkeit nirgends dokumentierten und wohl auch einmaligen Kampf um die bessere Ernährung seiner Patienten.[59] Da Hinsen etwas erreichen wollte, schilderte er das Leiden seiner Patienten in aller Ausführlichkeit und bis ins letzte Detail. Es ist dadurch ein einmaliges Dokument über eine Anstalt im Hungerzustand entstanden, das genau so gut für die Kriegszeit Gültigkeit hat, aber eben doch die Zustände im „Frieden" schildert.

> In seinem Schriftsatz legt er als erstes die monatlich und nach Alterstufen gegliederten Sterblichkeitstabellen der Monate Juni bis November aus

---

[58] Chronik des Psychiatrischen Krankenhauses Eichberg (o.J.), Bibliothek des Hauptstaatsarchivs Wiesbaden, Zug. 64/81 VII, 329, 81f.
[59] Die folgenden Informationen und Zitate entstammen HPA Eichberg, HStA Wiesbaden, Bestand 430/1, Nr. 12638 „Verpflegung von Patienten und Personal 1945–1949".

den Jahren 1944 und 1945 vor, in denen sich u.a. zeigt, daß sich „die Zahl der Toten des November 1945 erheblich den Spitzenzahlen aus 1944 nähert“. Mit 266 Todesfällen in 1945 lag die Sterbequote nur um 27% niedriger als bei den 366 Todesfällen im gleichen Zeitraum des Jahres 1944. Durch subtile Analyse kann Hinsen zeigen, daß es sich 1945 vor allem um ältere Patienten handelt, die in großer Zahl verstarben, gegenüber den jüngeren Jahrgängen, die 1944 dem „Mord durch Einspritzung“ zum Opfer fielen. Als „wesentliche Teilursache“ des Nachkriegssterbens bezeichnet er „die heutige Ernährungslage“. „Wenn diese Vermutung etwas richtiges an sich hat, dann muß eine Prüfung der gesamten Anstaltspatienten auf ihr Körpergewicht Aufschluß geben, da ja alle dieselbe Kost in den gleichen Mengen genießen.“ Sie ergab, daß 96% der 224 Männer untergewichtig waren, davon 24 um 30–39%, 12 um 40–49% und einer um mehr als 50 Prozent. Bei den Frauen war der Prozentsatz der Untergewichtigen mit 84% etwas geringer, was von Hinsen darauf zurückgeführt wird, daß sie die gleichen Nahrungsmittelmengen erhalten wie die Männer, obwohl sie im Durchschnitt „von geringerer Körpergröße“ sind. Hinsen erwähnt auch die 198 Patienten des auf dem Anstaltsgelände untergebrachten Altersheims „Rheinhöhe“, denen es insgesamt etwas besser ging, die sich aber auch frei bewegen könnten und durch Betteln um Lebensmittel in den Nachbardörfern „vielfach lästig fallen“.

Auch der darauf folgende Abschnitt über die klinischen Erscheinungsformen und Folgen des Hungers verdient ob seiner Einmaligkeit in der gesamten Literatur ein ausführliches Zitat:

„In Fällen stärkerer Abmagerung sind auch klinische Zeichen des Verhungerns festzustellen. Viele Patienten, die 30% und mehr untergewichtig sind, haben leichte Ödeme, die über 40% alle und zwar zuweilen in eindrucksvoller Ausprägung. Auch Blutarmut, Kälte der Haut, auch der Hände und Füße, leichte Ermüdbarkeit und Pulsverlangsamungen finden sich häufig. Die Anfälligkeit gegen Infektionskrankheiten und die Sterblichkeit an Infektionskrankheiten, insbesondere an Tuberkulose, erscheint erhöht. Beachtlich groß ist die Zahl der entzündlichen Hauterkrankungen, hervorgerufen zum großen Teil durch die Krätze. (...) Die Hautentzündungen neigen in weit stärkerem Maße, als aus Friedenszeiten bekannt, zu einer schnelleren Ausbreitung, zu nekrotischen Einschmelzungen und zu tropiden (trophischen? H.F.) Geschwüren mit lang eiternden Einschmelzungsherden und später schlaffen Granulationen. Diese schnelle Ausbreitung der Entzündungen und die geringe Abwehreaktion des Körpers sind Hungerfolgen.
Die psychischen Reaktionen auf den Hunger sind verschieden. Patienten mit akuten Psychosen oder mit tiefen Verblödungen endogener und exogener Herkunft zeigen sich genau so wie in Friedenszeit. Dagegen klagen alle Kranken, die noch seelische Beziehungen zu ihrer Umgebung besitzen, über Hunger. Man hört zu Herzen gehende Klagen und Bitten, man begegnet Drohungen und Aufsässigkeit. Jeder versucht an Essen zu be-

kommen, was er kann. Einbrüche in Küche und Keller, oft mit Zuhilfenahme sinnvoller Instrumente, sind häufig. So hatten Kranke an eine lange Stange einen Nagel befestigt, mit der sie durch ein offenstehendes Kellerfenster die Kartoffeln anspießten und heraus holten. (...) Es ist unmöglich, Pellkartoffeln in der Schälküche schälen zu lassen, da sonst die Hälfte weggegessen wird oder in Taschen, die sich die Frauen unter die Röcke genäht haben, verschwinden. Selbst das Personal ist nicht zuverlässig mehr."

Die folgende Passage läßt an den Sommer 1941 denken, als die Zuteilungen drastisch reduziert worden waren:

„Die Anstalt ist darauf angewiesen, daß die Kranken in Gärtnerei und Landwirtschaft mithelfen. (...) Es zeigt sich nun, daß die Kranken diese Arbeit zwar wochenlang willig leisten, dann aber so an Gewicht abnehmen und so schwach werden, daß sie im Hause bleiben und oft im Bett behandelt werden müssen. Bei Fehlen von Zulagen kommen diese Kranken nie mehr zu Kräften und sind die Anwärter auf den Hungertod. Die Zahl der arbeitenden Kranken wird immer geringer und es kommt die Zeit, da nicht einmal mehr die nötigen Arbeitskräfte vorhanden sind, um die Gräber zu schaufeln. Am schlechtesten vertragen die Männer über 50 Jahre das Hungern; Frauen und junge Männer dagegen weit besser. Oft haben die abgemagerten älteren Männer Oberschenkel, die nur wenig dikker sind als der Knochen. Unter der welken Haut sieht man die Muskulatur nur noch wie Stränge verlaufen. Wegen des Kältegefühls ziehen die (bettlägerigen H.F.) Patienten die Beine an und es bilden sich Beugekontrakturen heraus. Bald treten Ödeme auf. Hinzu gesellt sich ein Dekubitus und dann kommt das Ende. Als Arzt fühlt man sich gedrängt zu helfen und Zulagen zu verordnen. Aber das würde nur die Ration der anderen Patienten kürzen und diese noch mehr gefährden. So reiht sich Tod an Tod.
Die Anstalt erhält für ihre Kranken nur die auf Karten zustehenden Lebensmittel. Die Belieferung der Anstalt mit manchen Lebensmitteln ist schlechter als die der Zivilbevölkerung der umliegenden Orte. So müßte z.B. die Anstalt an Magermilch (...) im Monat 1625 Liter erhalten, sie erhielt aber im November nur 785 Ltr. und die bisherigen Dezemberlieferungen sind noch schlechter. (...) Bis vor kurzem war ein solcher Mangel an Heizmitteln, daß erst im letzten Drittel November je 2 Tage in der Woche und erst ab Mitte Dezember jeden Tag mäßig durchgeheizt werden konnte. Gebadet werden konnte wegen Mangels an warmem Wasser nur alle 4–5 Wochen; jetzt wird alle 14 Tage gebadet.- Die mangelnde Heizung bedeutet erhöhte Kalorienentziehung und das Anschwellen der Todesfälle im November ist ein deutliches Zeichen dafür, daß Unterernährung mit Kälte zu den denselben Folgen führen, wie sie aus Gefangenenlagern und Strafbataillonen im Kriege beschrieben sind. Die mangelnde Körperpflege durch Unmöglichkeit zu baden hat zu einer bislang kaum gekannten Ausbreitung von Hautkrankheiten geführt, (...) besonders durch Einschleppung der Krätze (...). 2/3 der Anstaltspatienten und 1/3

der Rheinhöhenkranken leiden an Krätze, Furunkulose, Ekzemen usw., von denen nicht selten Phlegmonen, Panaritien, Rose und ähnliche schwerere Erkrankungen ihren Ausgang nehmen. Auch diese Schmutzkrankheiten zehren an den Kräften der unterernährten Patienten."

Seiner flehentlichen Bitte um Gewährung von Zulagen hatte Hinsen noch eine Liste von Patienten mit einem Untergewicht von mehr als 30% und von anderen körperlich Kranken hinzugefügt. Letztere liest sich so: „Wilhelm N. 45 J. starke Pyodermie nach Skabies; Heinrich S. 44 J., starke Dermatitis, Hungerödeme bei Untergewicht über 30%; Christoph S. 58 J. Unterernährung, Untergewicht über 30%; Georg R. 31 J.,. Hungerödeme bei mehr als 30% Untergewicht" usw. usw. Insgesamt sind es mit der Rheinhöhe 46 Namen.

Wie aus einer hausinternen „Anordnung" von 12. Januar 1946 hervorgeht, hatte der Antrag insofern Erfolg, als man als Sofortmaßnahme ab 14. Januar mit Zustimmung des zuständigen Ernährungsamtes erst einmal Zulagen für Kranke – womit offenbar die namentlich aufgeführten Schwerkranken gemeint waren – Tuberkulosekranke, Schwerarbeiter und Arbeiter erhielt.

Der Landeshauptmann hatte Hinsens Schreiben aber auch an den hessischen Minister für Ernährung und Landwirtschaft weitergeleitet, der – unter Zustimmung und Zusammenfassung der wichtigsten Punkte – am 19. Januar bei der amerikanischen Militärregierung in Höchst „Antrag auf Rationserhöhung für die Patienten der Landesheilanstalten von Großhessen" stellte. In der Begründung weist er darauf hin, daß die „Verpflegung in den Heilanstalten (...) von der Militärregierung (...) wiederholt als unzureichend beanstandet" wurde. Der Minister beantragte über die 1550 Kalorien des Normalverbrauchers hinausgehend, täglich 240 Kalorien zusätzlich für sämtliche Insassen und 432 Kalorien für die Arbeitenden. Die Antwort der Militärregierung ist in den Akten leider nicht enthalten.

Hinsen meldete sich am 25. Februar noch einmal zu Wort, um dem Landeshauptmann „über die getroffenen Maßnahmen und deren Auswirkungen" zu berichten: „Die Sterblichkeit ist stark herabgemindert" stellt er einleitend fest und berichtet dann über einen Rückgang der Sterbefälle von November bis Januar auf die Hälfte. „Die Gründe dafür liegen daran, daß es gelang, ab Dezember regelmäßig zu heizen, ab Ende Dezember die Krätzebehandlung im Großen anzugreifen und damit der Entstehung vieler Vereiterungen vorzubeugen und ab 12.1.46 die Beköstigung zu verbessern." Da nur relativ wenige Patienten von der besseren Ernährung profitierten, gab es in den Gewichtsklassen nur eine „geringe Verschiebung". Daß die Gruppe der um 40–49% Untergewichtigen „absolut und relativ kleiner" geworden sei, hänge damit zusammen, daß „die am schwersten geschädigten Patienten durch den Tod ausgeschieden sind. Das bestätigt auch ein Blick auf die Namen der Toten." Hinsen sieht auch die 30-prozentig untergewichtigen Patienten noch als gefährdet an und wünscht sich – ganz auf der Höhe moderner Erkenntnisse – Aminosäuren-Infusionen zu deren Behandlung. Derartige Infusionslösungen seien aber in deutschen Apotheken nicht erhältlich und auch die amerikanische Militärregierung in Wiesbaden habe sie nicht beschaffen können. Abschließend berichtet er von dem anhaltenden Hunger bei vielen Patienten. „Tägliche Beschwerden bis zu Hungerrevolten sind an der Tagesordnung."

Am 30. Juni 1946, also auf der Höhe der allgemeinen Ernährungskrise dieses Jahres, berichtet Hinsen über die Folgen der allgemeinen Kalorienreduktion, die auch in seiner Anstalt durchgeführt werden mußte. Die Durchschnittsgewichte seien wieder rückläufig, bei gleichzeitiger Zunahme der Zahl von hochgradig Untergewichtigen. „... die Sterblichkeit wird zwangsläufig steigen. Der erste Fall von reinem Hungertod ist bereits im Juni eingetreten."
Laut „Chronik" kam dann die entscheidende Wende: „Mitte 1946 hatten die ständigen und drängenden Vorstellungen bei den deutschen und amerikanischen Dienststellen den Erfolg, daß die Geisteskranken unserer Anstalt dieselben Zulagen erhielten wie die Kranken aller anderen Krankenhäuser. (...) Mitte 1947 erfolgten neue Festsetzungen der Verpflegungssätze für Kranke, die weitere Verbesserungen brachten."[60]
In der Krise des Sommers 1946 hatten die Kranken nur 1.155 Kalorien erhalten, im Dezember waren es dann 1.659 und ein Jahr später 2.390 Kalorien. In der Zahl der Sterbefälle auf dem Eichberg wirkten sich diese Verbesserungen der Ernährung allerdings erst 1948 aus: Nach den 646 Todesfällen des Jahres 1945, blieben sie 1946 mit 212 und 1947 mit 211 praktisch konstant, gingen dann aber 1948 auf 117 zurück. Das würde bei einer geschätzten Anfangsbelegung von 800 und 490 bekannten Zugängen aber immer noch einer Sterberate von 9,1 Prozent entsprechen.
Kaum standen nach der Währungsreform und anderen günstigen Entwicklungen wieder ausreichende Lebensmittelmengen zur Verfügung, fehlte – genauso wie nach dem Ersten Weltkrieg – das Geld, um die teurer gewordenen hochwertigen Lebensmittel wie beispielsweise Fleisch und Eier zu bezahlen. Der Landeshauptmann monierte am 1. November 1949: „Im Vergleich mit den anderen Anstalten des Kommunalverbandes liegen die Verpflegungskosten in der dortigen

---

[60] Chronik des Psychiatrischen Krankenhauses Eichberg (o.J.), Bibliothek des Hauptstaatsarchivs Wiesbaden, Zug. 64/81 VII, 329, 83. Die zuletzt erwähnten Verbesserungen gingen auf die Weisung Nr. 30 des bizonalen Wirtschaftsamtes unter Schlange-Schöningen vom 20.5.1947 zurück, die drei verschiedene und von den Normalsätzen unabhängige Verpflegungssätze für Kranke schuf.

Anstalt zu hoch. (...) Zu hoch erscheint insbesondere der Verpflegungssatz B mit 2,10 DM täglich." Hinsen erwiderte am 17.11., daß es sich bei letzterem um den Verpflegungssatz für Tbc-Kranke handele, der seines Wissens in Spezialkliniken noch viel höher liege. Bei genauer Berechnung der verteilten Kost auch nach ihren wesentlichen Nährstoffanteilen zeige sich, daß „in der Normalkost immer noch ein Eiweiß- und Fettdefizit" bestehe. Bereits im August hatte er in der gleichen Sache festgestellt, daß die erforderlichen 2.700 Kalorien der Normalkost immer noch nicht erreicht seien. Deshalb „halten wir es für richtig, die vorgesehenen Mengen sämtlich zu kaufen und zu verabfolgen. Wir werden zwar versuchen, durch Einsparungen an nichtrationierten Lebensmittel die Mehrausgaben auszugleichen, müssen jedoch damit rechnen, daß gleichwohl Überschreitungen der für die Beköstigung eingesetzten Summe stattfinden." Auch dieses vorsätzliche Überschreiten der Haushaltmittel hatte es zwanzig Jahre zuvor schon einmal gegeben.

Französische Besatzungszone

Diese Zone umfaßte Südwürttemberg-Hohenzollern, Südbaden und das heutige Land Rheinland-Pfalz, welches sich aus der bayerischen Pfalz und den südlichen Teilen der Rheinprovinz zusammensetzte. In der Zone lebten 5 Millionen Menschen. Für die französische Besatzungspolitik war wesentlich, daß man sich nicht an die ohne französische Beteiligung gefaßten Potsdamer Beschlüsse zu halten gedachte, die eine wirtschaftliche Einheit und den Austausch von Gütern zwischen den Zonen proklamierten. Auch politisch war man an einer deutschen Einheit nicht interessiert, sondern favorisierte eine dezentrale Struktur wenn nicht sogar eine Aufteilung Deutschlands. „An die Stelle wirtschaftlicher Einheit wünschten Koenig und fast alle maßgeblichen französischen Politiker eine Besatzungspolitik zu setzen, die aus der französischen Zone möglichst viel herauswirtschaftete, ohne Frankreich Kosten zu verursachen. Letztlich sollte die Zone ersetzen, was Frankreich während der Kriegsjahre verloren hatte."[61] Zu diesem Konzept gehörten auch umfangreiche Reparationen in Form von Kohle aus dem Saarland, Holz aus dem Schwarzwald und Firmenausrüstungen und Maschinen aus der gesamten Zone. Die Besatzungskosten sollten aus der Zone erwirtschaftet werden.
Die regionalen, lokalen und auch sozialen Unterschiede in der Lebensmittelversorgung unmittelbar nach dem Krieg werden von Rothenberger

[61] Vgl. Burchardt 1996, 51. General Koenig war nach der Abberufung des Generals Lattre de Tassigny der zweite französische Oberkommandierende.

sehr plastisch und wahrscheinlich auch auf andere Regionen anwendbar dargestellt:

„Die Versorgung der Bevölkerung in den ersten Monaten nach Kriegsende war regional sehr unterschiedlich und hing von dem örtlichen Zerstörungsgrad, bzw. der persönlichen Lage des einzelnen ab. Die Verhältnisse in den Städten waren sehr viel schwieriger als auf dem platten Land, in der Roten Zone entlang der deutsch-französisch/luxemburgisch/belgischen Grenze, wo heftige Kämpfe stattgefunden hatten, schwieriger als im Inneren der Zone, im Nordteil der Französischen Besatzungszone schwieriger als im Südteil. (...) Die ersten Rationen in den Wochen des Übergangs rekrutierten sich aus den Restbeständen des Großhandels, bäuerlichen Anlieferungen und oft genug aus beschlagnahmten Heeresbeständen. Insgesamt war jedoch die Versorgungslage bis in den Herbst 1945 hinein nicht ernstlich bedroht. Jedenfalls sah die Wirklichkeit besser aus, als die geringen Rationen vermuten lassen."[62]

Wie die anderen Zonen war auch die französische Besatzungzone den drei großen, durch anfänglich fehlende Auslandshilfe und extreme klimatische Schwankungen ausgelösten Ernährungskrisen unterworfen. Auch hier konnten die Menschen nur durch Hamsterfahrten oder Zukäufe auf dem Schwarzen Markt überleben, die ihnen bis zu 500 Kalorien pro Tag zusätzlich eingebracht haben sollen. Trotzdem kam es zu Unruhen: Nachdem die Brotration von 300 auf 200 g pro Tag gesenkt worden war gingen am 21. November 1946 in Ludwigshafen 30.000 Arbeiter auf die Straße.
Die Versorgung der Besatzungsarmee mit Lebensmitteln erfolgte bis Herbst 1945 durch direkte und oft brutal durchgeführte Beschlagnahmungen, danach durch Lieferauflagen. Die „Entnahmen" aus der Lebensmittelproduktion waren nach Rothenberger so erheblich, daß sie „(einschließlich Wein und Bier) die Rationen der Normalverbraucher durchschnittlich um 176 Tageskalorien schmälerten". Der Autor spricht in diesem Zusammenhang von einer „überzogenen und nicht völkerrechtskonformen Inanspruchnahme der Zone".[63] Was die Menschen aber am meisten empörte, war die Tatsache, daß die „Besatzer" sich nur vom Besten nahmen:

„Die Besatzungsmacht hat besonders hochwertige Lebensmittel wie Butter, Eier, Käse, Milch, Rahm (!) und vor allem Fleisch beansprucht, also eiweißreiche Nahrung, die besonders knapp war. Vor allem erregte böses Blut, daß sie unbeirrt vom desolaten Zustand des Viehbestandes Ansprüche auf beste Fleischqualitäten erhob und diese gegebenenfalls unter Einsatz von Gendarmerie durchsetzte. Selbst in Frankreich war man neidisch

[62] Rothenberger 1983, 193.
[63] Ebd., 192.

auf den Lebenssstandard der Besatzungsarmee; Baden-Baden galt in Paris als Mekka des Luxus, der Name der Stadt war Inbegriff für Wohlleben."[64]

Zur Klärung der Frage, welche Auswirkungen diese speziellen – hier keineswegs vollständig dargestellten – Entwicklungen auf das Leben der Patienten in den Anstalten hatten, sollen die Sterberaten von fünf Anstalten in der französischen Zone vorangestellt werden.

Tab. 178: Sterberaten in *fünf Anstalten der französischen Besatzungszone* 1945–1949[66]

Anstalt	1945	1946	1947	1948	1949
Schussenried	17,5	10,7	4,9	3,9	3,2
Zwiefalten	46,5	11,2	8,4	5,1	4,5
Emmendingen	4,8	12,4	9,3	6,2	5,1
Klingenmünster	36,0	28,0	14,6	10,1	5,8
Andernach	16,3	13,1	11,9	7,3	6,7
Durchschnitt	24,2	15,1	9,8	6,5	5,1

Auf den ersten Blick fallen drei unterschiedliche Verläufe auf: In Schussenried und Andernach liegen 1945 die Sterberaten etwa gleich hoch, der Rückgang vollzieht sich aber unterschiedlich rasch. Die beiden „Sterbeanstalten" der NS-Zeit, Zwiefalten und Klingenmünster, weisen 1945 extrem hohe Sterberaten auf, und auch hier verläuft die „Erholung" in unterschiedlichem Tempo. Emmendingen schließlich zeigt die typische Verlaufskurve von Anstalten, die bis auf ein Arbeitskommando geräumt worden waren: Nach niedrigem Beginn steigt die Sterberate erst noch einmal an, um dann wieder abzusinken. Für die meisten dieser vorgestellten Anstalten liegen genauere Informationen vor:

Über die Besetzung von *Schussenried* gibt es eine beinahe vergnügliche Anekdote: Ein englischer und ein französischer Patient – wahrscheinlich ehemalige Gefangene oder Zwangsarbeiter – hatten sich bewaffnet und die Leitung der Anstalt übernommen. „Sie entließen Kranke und setzten einige ihnen mißliebige Pfleger in Haft. Französische Soldaten beendeten die Episode, und der graue Alltag kehrte in die mit 1200 Patienten überfüllte Anstalt ein."[65] Unter den 244 Todesfällen des Jahres 1945 waren zahlreiche Emmendinger Patienten, die noch im Dezember 1944 nach

[64] Rothenberger 1980, 202.
[65] May 1975.
[66] Die Zahlen der baden-württembergischen Anstalten beruhen auf eigenen, durch die Anstalten unterstützten Erhebungen, die von Klingenmünster und Andernach sind einer Tab. von Arnold (1970, 191) entnommen.

Schussenried gekommen waren. Der französische Armee-Psychiater Kapitän Poitrot hatte als „Chefarzt der neurologischen Kliniken in der französischen Besatzungszone"[67] für einige Zeit in Schussenried seinen Sitz, was die Anstalt wahrscheinlich vor Übergriffen der Besatzungsmacht bewahrte. Da die Anstalt durch die Zonengrenze vom größten Teil ihres Einzugsgebietes abgeschnitten war, sank die Belegung in wenigen Jahren durch Todesfälle und Entlassungen auf 700. Erst 1948 wurde die Grenze wieder offener, was zu vermehrten Zugängen und Verlegungen aus anderen Anstalten, aber auch zu einer besseren Verpflegung führte, da jetzt die amerikanischen Rationen galten. Die geschilderten Vorgänge trugen zweifellos zur raschen Normalisierung der Sterberaten bei.

In der Tötungsanstalt *Zwiefalten* waren die Nachwirkungen des brutalen Regimes der Anstaltsdirektorin Dr. Fauser noch länger zu spüren. Dr. Bischoff aus Weißenau, der die Anstalt im September 1945 kommissarisch leitete, berichtete darüber an Poitrot:

„Die Anstalt stand, als ich die Leitung übernahm, im Ganzen unter dem Zeichen der Tatsache, daß sie jahrelang überbelegt und ärztlich unzureichend versorgt war. Eine Anstalt von ursprünglich 600 bis 700 Betten war auf mehr als 1000 bis 1200 Betten gebracht worden. Da wo früher zumindest 4 Ärzte wirkten, sorgte nur noch eine Ärztin für die fast doppelte Anzahl von Kranken. (...) Die Folge war ein sehr erhebliches Abinken der allgemeinen ärztlichen Hygiene und vor allem der persönlichen Betreuung der Kranken (...). Nach außen hin zeigte sich dies in einem erschreckenden Ansteigen der Todesfälle, in einem starken Aufflackern der Tuberkulose und vor allem im Aufflackern des in Zwiefalten endemischen Typhus, nach innen (...) in einem Verebben der therapeutischen Maßnahmen, in einer Gefährdung der ethischen Berufsauffassung der Pflegepersonals und in einem Verebben von allem, was die allgemeine menschliche Betreuung der Kranken in verschiedenster Hinsicht betrifft. (...) Der Friedhof reichte für das Massensterben nicht mehr aus, und es entwickelte sich allmählich ein Art von Massengräbern, sogar ohne Särge, da zudem Holzmangel bestand."[68] Poitrot soll auch hier interveniert haben. Vielleicht ist darauf die relativ günstige Entwicklung ab 1947 zurückzuführen.

Die Nachkriegsgeschichte von *Emmendingen* ist gut dokumentiert[69], außerdem ist fast der komplette Aktenbestand der Anstalt erhalten, so daß sich manches genauer beschreiben läßt als andernorts. Die Reihe der Sterblichkeitsraten beginnt 1945 mit dem auffallend niedrigen Wert von 4,5 %, der natürlich mit der weitgehenden Räumung der An-

---

[67] So wurde Poitrots Amt in dem von ihm herausgegebenen Buch 1947 angegeben.
[68] Poitrot 1947, 46.
[69] Vgl. Birlinger-Tögel 1986; Kohl 1989.

stalt um die Jahreswende 1944/45 zusammenhängt. Wie in Herborn stiegen aber auch in Emmendingen die Sterberaten in den folgenden „Friedensjahren" an.

Auch im Westen hatten manche Anstalten bei der Besetzung einiges auszuhalten, vor allem diejenigen, die weitgehend geräumt worden waren. Da nach Abzug des deutschen Lazaretts – bis auf drei – praktisch alle Gebäude leerstanden, nutzte sie die Besatzungsmacht für eigene Zwecke. Als erstes zog ein französisches Lazarett mit 300 Personen ein, das bis 1952 in der Anstalt blieb und sich erheblich ausweitete. Anfänglich waren darin auch „einige Hundert ehemaliger Dachauer Häftlinge" untergebracht.[70] Die restlichen Krankengebäude dienten ab Mai 1945 zur Unterbringung von bis zu 1100 russischen Zwangsarbeitern, die im August repatriiert wurden. Der von den Franzosen rehabilitierte ehemalige Konstanzer und jetzt Emmendinger Direktor Maximilian Thumm beschreibt in seinem Tagebuch dieses erste Jahr mit allen Zeichen des Entsetzens – und des Ressentiments: „Für uns in der Anstalt ist das Schlimmste, daß wir ein Russenlager (...) beherbergen müssen. (...) Die Anstalt wurde bewacht von bewaffneten Bolschwiken, sie kontrollieren unser Kommen und Gehen. Meist farbige Truppen (Franzosen)."

Wie der Verwaltungsleiter im Februar 1946 dem Ministerium mitteilte, gehörte zu den Schäden des Jahres 1945 , daß im Sommer „mindestens 2.000 Zentner Obst, 3/4 des Ertrages an Körnermais, gegen 300 Zentner Kartoffeln und Gemüse aller Art gestohlen wurden."[71] Wer gestohlen hat, wird diskret verschwiegen. Klar ist aber, daß darunter in erster Linie die Patienten zu leiden hatten. Wie die Krankenkost 1945 aussah, ist nicht bekannt. Auf eine Anfrage der Kreispflegeanstalt Wiechs vom März 1946 betonte der Emmendinger Direktor ausdrücklich, daß es seit jeher nur Normalverbraucherzuteilungen ohne Krankenhauszulagen gegeben habe.[72] Das scheint in der französischen Zone die Norm gewesen zu sein.

Das heißt aber, daß für die Patienten nur die niedrigen Rationen der französischen Besatzungszone zur Verfügung standen. Nach einer für die Besatzungsmacht in französisch aufgestellten Berechnung waren dies im Juni 1946 nur 920 Kalorien pro Kopf und Tag, im November

---

[70] Aus den Tagebuchaufzeichnungen von Direktor Thumm, zit. n. Birlinger-Tögel 1986, 171. Die Dachau-Häftlinge wurden, bevor sie in ihre französische Heimat zurückkehren konnten, einige Monate in Deutschland in Quarantäne gehalten. Ähnliches geschah auf den Bodensee-Inseln Reichenau und Mainau sowie in der von den Franzosen besetzten ehemaligen Anstalt bei Konstanz.

[71] Archiv PLK Emmendingen, Fach 52 „Aufstellung des Haushaltsplans für 1942 (handschriftlich zugefügt 1937–1948)".

[72] Archiv PLK Emmendingen, Fach 20, „Beköstigung der Kranken" 1921/1946, letztes Blatt.

des gleichen Jahres 1275. Diese Angaben fanden sich in einem unter dem Betreff „Kalorien" eigens angelegten Aktenfaszikel, das mit einer Kalorien-Tabelle der „Freiburger Nachrichten" von Juni 1946 eröffnet wird und danach noch weitere Tabellen enthält, die zum Teil erheblich voneinander abweichen.[73] Der Aktenband enthält auch eine Ausschnitt aus der Badischen Zeitung vom 21. März 1947, der das Durcheinander in der Lebensmittelzuteilung gut erkennen läßt, unter anderem auch daran, daß der „Weihnachtswein" von 1946 erst im Februar zur Verteilung kam, – selbstverständlich unter Anrechnung der Kalorien.

Klingenmünster hatte in der Nachkriegszeit die höchsten Sterberaten aller Anstalten in der französischen Besatzungszone. Das mag mit der in Rheinland-Pfalz noch ungünstigeren Versorgungssitiuation zusammenhängen, sicher aber auch mit überkommenen unseligen Traditionen aus der NS-Zeit. „Ach was, Geisteskranke" soll ein maßgeblicher Funktionär in der Ernährungsverwaltung dem Anstaltsleiter gesagt haben, als dieser um Zulagen für seine Patienten bat. „Wir haben nicht genug für die Gesunden, da brauchen die Narren erst recht nichts."[74] Sicher dachten auch andere deutsche Beamte und Funktionäre, die mit der Verteilung von Lebensmitteln befaßt waren, ähnlich.

> Nach Arnold hat der Direktor von Landeck, wie die Klinik im Volksmund genannt wird, wiederholt bei den Behörden vorgesprochen und auch Hamsterfahrten organisiert: „Ein Holzgas-Lastwagen fuhr reihum zu den bäuerlichen Verwandten der Kranken, um Lebensmittel zu erbitten. Von der Militärregierung erhielt er zu Weihnachten 1945 nicht etwa Lebensmittel, sondern einen Freigabeschein über Holz für 100 Särge. Mitte 1946 war die Lage so trostlos, daß der zuständige Amtsarzt dem Leiter der Militärregierung für die Pfalz, nachdem er ihn über das Massensterben unterrichtet hatte, erklärte, es sei humaner, die Kranken zu vergasen als sie so elend verhungern zu lassen. Diese verzweifelte Äußerung nahm der General wortlos hin. – Bald danach sind den Kranken wenigstens einige kleine Lebensmittelspenden der karitativen Organisationen zugewiesen worden. Schließlich wurden auch (ab Weihnachten 1946) den psychiatrischen Anstalten die gleiche Verpflegung zugestanden wie den Allgemeinkrankenhäusern. Daraufhin ging im Jahre 1947 die Sterblichkeit wenigstens auf den Stand von 1943 zurück, war damit aber immer noch mehr als dreimal so hoch wie vor dem Krieg."[75]

---

[73] A-PLK Emm., Fach 20, „Kalorien" 1946–1951.
[74] Zit. n. Arnold 1970, 193.
[75] Ebd., 194. Arnold war in der Nachkriegszeit Amtsarzt in Landau. Es ist also durchaus möglich, daß er selbst das Gespräch mit dem französischen General führte.

Prof. Gregor, zu dieser Zeit Direktor von Wiesloch, fragte am 9. Mai 1946 in Landeck an, ob man die 1945 aus dem Elsaß dorthin überführten Wieslocher Patienten abholen solle, da Gerüchte über große Ernährungsprobleme in der dortigen Anstalt im Umlauf seien. In der Antwort von Dr. Schmidt, dem Direktor von Landeck, sahen die Dinge jedoch nicht so dramatisch aus, wie von Arnold dargestellt. „Dank dem Entgegenkommen des Ernährungsamtes" könne man noch einigermaßen zufrieden sein. „Unsere Kranken erhalten täglich noch über 1300 Kalorien." Im Interesse der Patienten beanspruche er für viele körperlich Kranke Zulagen, bei 29.000 Verpflegungstagen im letzten Monat sei dies für fast 7.000 Verpflegungstage möglich gewesen. Die noch über Jahre anhaltende hohe Sterblichkeit scheint eher Arnold zu bestätigen.[76]

Über die Nachkriegsverhältnisse in der Anstalt *Andernach* liegen keine Informationen vor, nur die von Arnold – aufgrund der in sechziger Jahren offenbar noch vorhandenen Unterlagen! – ermittelten Sterberaten. Auch er war auf Vermutungen angewiesen, als er aus den gegenüber Landeck deutlich niedrigeren Sterberaten den Schluß zog: „Die Ernährungsverhältnisse dürften also zu dieser Zeit in Andernach (...) besser gewesen sein."

Zusammenfassend kann man zum Schicksal der Patienten in der französischen Besatzungszone feststellen, daß sie von den nach Rothenberger noch ausreichenden Lebensbedingungen in der unmittelbaren Nachkriegszeit nicht profitieren konnten, sondern gerade 1945 massenhaft dahinstarben. Ihnen standen offenbar nicht oder nicht in gleichem Ausmaß die beschriebenen Nahrungsquellen wie beschlagnahmte Heeresbestände, bäuerliche Anlieferungen etc. zur Verfügung, mit denen sich die Bevölkerung trotz knapper Zuteilungen über Wasser hielt. Wenn im nahegelegenen Landau im Juli 1945 effektiv nur 502 Kalorien offiziell verteilt wurden, dann entsprach dies ver-

---

[76] Ähnlich wie Schenck (1965), neigt auch Arnold (1970) dazu, die Härte der Siegermächte zu brandmarken und damit gleichzeitig die Untaten der Nationalsozialisten zu relativieren. So bezweifelt er in seiner Darstellung der Kriegssterblichkeit in Klingenmünster, daß diese durch Verabreichung von Hungerkost entstanden sei. Der auch für Klingenmünster gültige bayerische Hungererlaß wäre, wie ihm Schenck als ehemaliger Sachbearbeiter für Ernährungsfragen der Reichsärztekammer brieflich versichert habe, sofort unterbunden worden, wenn man in Berlin davon Kenntnis gehabt hätte. Die „schiefe Optik" der beiden Autoren ist dadurch zu erklären, daß sie beide aktive Nationalsozialisten waren, Schenck in hoher Position. Beide machten nach dem Krieg Karriere. Arnold baute als Schüler von Ritter nach dem Krieg dessen rassenhygienische Thesen weiter aus und avancierte als „größter Tziganologe Deutschlands" auch zum Berater des Bundesinnenministeriums (vgl. Winter 1988).

mutlich auch den Zuteilungen für Klingenmünster. Daß sich die Patienten aufgrund jahrelanger Unterernährung ohnehin in wesentlich schlechterem Zustand befanden als die Zivilbevölkerung tat ein übriges. Die von der Besatzungsmacht beanspruchten 170 Kalorien pro Kopf der Bevölkerung dürften sich mangels Kompensationsmöglichkeiten stärker auf die Anstaltspatienten ausgewirkt haben als auf die nicht internierten Normalverbraucher. Das gilt vor allem für die rheinland-pfälzischen Anstalten, wo die Sterberaten deutlich langsamer zurückgingen.

Britische Besatzungszone

Wegen der in ihr verteilten Hungerrationen sorgte die Düsseldorfer Anstalt *Grafenberg* im Herbst 1946 für einige publizistische Aufregung und auch staatsanwaltschaftliche Ermittlungen. Als Beispiel für die Folgen, welche die alleinige Ernährung mit den zu dieser Zeit üblichen Rationen für „Normalverbraucher" haben mußte, gingen die Vorkommnisse auch in die Literatur ein. Ein Korrespondent des „Manchester Guardian", der offenbar Mitleid mit den hungernden Deutschen empfand, hatte in Begleitung eines englischen Offiziers die Anstalt besucht und seiner Zeitung darüber ausführlich berichtet. Seine von großer Menschlichkeit, aber auch genauer Beobachtungsgabe geprägten Ausführungen verdienen es, ausführlicher zitiert zu werden.[77]

> Einleitend stellt der (in den deutschen Wiedergaben seines Artikels nie namentlich genannte) Autor die „Beweggründe" dar, die ihn veranlassten, „gerade eine Irrenanstalt zum Gegenstand meiner Untersuchung zu machen": (...) „Die normale Verbraucherration in der britischen Zone Deutschlands beträgt 1014 Kalorien pro Tag. Der in Freiheit befindliche Deutsche kennt (wie jeder andere in derselben Lage) Mittel u. Wege, um diese Zuteilung zu ergänzen. (...) Es ist nicht leicht, eine bestimmte Gruppe von Menschen zu isolieren, bei der man ganz sicher gehen kann, dass sie die Normalzuteilung verbraucht und über keine anderen Quellen ver-

[77] Den Text entnehme ich einer Abschrift der dt. Übersetzung „Versuche am lebenden Objekt" (in: Berliner Tageszeitung „Der Kurier" v. 12. August 1946). Diese Übersetzung fand sich in einer Mappe mit Materialien zur Geschichte der Nachkriegszeit in der Wissenschaftlichen Bibliothek des Rheinischen Landeskrankenhauses. Die Materialien dienten offenbar als Unterlagen für die 1955 verfaßte „Chronik". Darin befand sich auch eine gekürzte Fassung des Artikels „Isolierte Kranke als Normalverbraucher" (in einer Düsseldorfer Zeitung v. 30.8.1946 – aus dem Zeitungsausschnitt ließ sich der Name der Zeitung nicht ersehen).

fügt. Krankenhauspatienten bekommen gewöhnlich mehr. (...) In der Irrenanstalt Grafenberg bei Düsseldorf wurden dagegen siebenhundert Menschen vom 1. März bis 30. Juni auf 1014 Kalorien pro Tag gesetzt. Das zuständige deutsche Ernährungsamt hatte entschieden, dass eine Irrenanstalt nicht als Krankenhaus, sondern als „Einrichtung" zu betrachten sei und infolgedessen keine Krankenhausverpflegung ausgeben dürfe.
Schon allein die Nahrungsknappheit hatte die Patienten auf eine so grauenhafte körperliche Verfassung heruntergebracht, dass ein erheblicher Willensaufwand dazu gehörte, um nicht einfach vor dem schrecklichen Anblick davonzulaufen. Von den siebenhundert Patienten des Krankenhauses starben im vorigen Monat zwanzig bis fünfundzwanzig an Unterernährung. Der leitende Nervenarzt beschrieb mir, wie die Nahrungsverhältnisse sich Mitte 1945 verschlimmerten, wie sie im Februar/März dieses Jahres einen Punkt erreichten, der (...) zahlreiche Hungerödeme auslöste. Im Mai wurde die Lage noch ernster. Im Juni litten schon einhundertfünfzig Patienten an Hungerkrankheiten. (...)
In dieser Anstalt griff also ein langsames Hungersiechtum um sich, das sich in den letzten Monaten stark beschleunigte. Was hier geschieht, ist nur ein Beispiel für die Krise, welche alle Deutschen durchmachen. (...) Die verschiedenen Stadien dieses grausamen und abstossenden Naturprozesses waren in die Gesichter und Körper eingegraben, die ich bei meinem Rundgang erblickte. Ich stellte nur zwei wohlgenährte Menschen an diesem Orte fest, die waren ich und der mich begleitende britische Offizier. Eine Ausnahme machten auch die Ärzte und Schwestern, (...) aber auch sie waren dünn und hatten eine durchscheinende, gelbliche und stumpfe Haut, wie sie gegenwärtig zwei von drei Deutschen selbst im Hochsommer aufweisen.
Wenn der durch Hunger verursachte Gewichtsverlust eine gewisse Grenze überschreitet, dann treten Apathie, Lustlosigkeit, dauernde Müdigkeit und Stumpfsinn ein. (...) In einer Abteilung lagen fünfzig kranke Frauen (...). Fünfzehn unter ihnen hatten ausschließlich Hungerkrankheiten. Einer dieser Fälle, eine 58-jährige Frau mit einem Normalgewicht von 132 Pfund, wog Anfang dieses Jahres 108 und jetzt nur noch 72,5 Pfund. (...) Alle Patienten lagen apathisch da, bis auf ein gelegentliches Stöhnen od. Seufzen gaben sie kein Zeichen einer Bewußtseinsreaktion von sich. (...) Überall dasselbe Bild; auch in der Männerabteilung zerstörte Körper, schuppige, lose an den Knochen hängende Haut (...).
Ähnliche Fälle wie die erwähnten können heutzutage überall in Deutschland beobachtet werden, sie beschränken sich nicht nur auf Geisteskranke. Hier wurde der Hungertod lediglich durch einen bürokratischen Irrtum auf eine geschlossene Gruppe konzentriert."

Vor allem der letzte Satz erregte Aufsehen: Nachdem das Wirtschaftsamt bei einer Überprüfung zu dem Ergebnis gekommen war, die aufgetretenen Erkrankungen und die hohe Sterblichkeit seien in erster Linie „auf eine mißbräuchliche Verwendung der Nahrungsmittel zurückzuführen"[78], nahm die Staatsanwaltschaft Ermittlungen auf. Vorübergehend wurde sogar der Anstaltsdirektor Prof. Sioli vom Dienst beurlaubt, nach kurzer Zeit aber, da sich keine Beanstandungen „rechtlicher Art" fanden, wieder zurückgeholt. Wahrscheinlich ist jedoch, daß das Wirtschaftsamt mit seinem Vorwurf der Veruntreuung von Lebensmittel recht hatte. Wenn die Patienten tatsächlich 1000 Kalorien erhalten hätten, wären die Folgen sicher nicht so gravierend gewesen.[79] Trotzdem hatte die Affäre ihr Gutes: Durch Entscheidung der Militärregierung erhielten die Patienten von da an 1850 Kalorien, Patienten mit mehr als 20% Untergewicht eine sogenannte „Ödemzulage". In den folgenden Monaten verschwanden die Ödeme fast vollständig.

Dafür, daß die Anstalt aus ihrer Landwirtschaft kaum etwas zur Verbesserung der Versorgung beitragen konnte, daß sie sich also offenbar in einer sehr viel schlechteren Lage befand als etwa die westfälischen Anstalten, gab es triftige Gründe: Bei Kriegsende waren „die Äcker von Bombentrichtern übersät", beinahe alle landwirtschaftlichen Gebäude und Geräte beschädigt und das Treibhaus der Gärtnerei zerstört. Am schlimmsten waren aber die Felddiebstähle, denen 1946 große Teile – bei einzelnen Fruchtarten bis zu 75% – des Ertrags zum Opfer fielen. „In manchen Nächten befanden sich bis zu 100 fremde Personen auf den Anbauflächen und plünderten die Äcker." Nach einem Ausspruch des Kölner Kardinals Frings, daß derartiger Mundraub zur Sicherung des eigenen Überlebens von der Kirche nicht verdammt werden könne, nannte man solche Aktivitäten im Rheinland „fringsen". Als kurioser Höhepunkt dieser räuberischen Unternehmungen, die hier aber alle zu Lasten der Patienten gingen, imponiert der Diebstahl eines veritablen Ochsen, „neben dem ein Patient mit Hund schlief".[80] Erst nachdem Feldwachen eingerichtet und zwei Wachhunde angeschafft waren, die Polizei endlich auch nächtliche Streifen durchführte, ließen die Diebstähle nach. Wegen des allgemeinen Brennstoffmangels war auch die Kohleversorgung von Diebstählen betroffen. Die Eisenbahntransporte von der Zeche wurden unterwegs beraubt. Aus diesen und anderen Gründen war es in den beiden Nach-

[78] Rheinische Landesheilanstalt und Nervenklinik Düsseldorf – Grafenberg 1943–1955, unveröffentlichte „Chronik", o.J., 12. Daraus auch das Folgende.

[79] Darauf könnte auch die Bemerkung von Kettlitz (1985, 5) hinweisen, daß anstelle der fehlenden Kartoffeln täglich nur 35g Nährmittel und 55g Mehl ausgegeben wurden, woraus die Küche zwei warme Mahlzeiten herzurichten hatte. Die angegebene Menge würde etwa 340 Kalorien entsprechen. Die Frage ist allerdings, wieviel Brot und Fett zusätzlich zur Verteilung kam.

[80] Ebd., 11.

kriegswintern nicht möglich, „die Krankenhausbauten auch nur annähernd zu erwärmen."

Leider läßt sich die Sterblichkeit in Grafenberg nicht in der üblichen standardisierten Form berechnen, da keine Zugangszahlen bekannt sind. Bezogen auf die Durchschnittsbelegung ergeben sich vor allem im Wirtschaftsjahr 1946/47 mit seinen 420 Sterbefällen horrende Sterberaten:

Tab. 179: Sterberaten in *Düsseldorf-Grafenberg* 1946–1948 berechnet nach Durchschnittsbelegung[81]

Wirtschaftsjahr	Durchschnittsbelegung	Sterbefälle	Sterberate
1946/47	763	420	55,0
1947/48	883	277	31,4
1948/49	919	276	30,0

Um diese Sterberate in vergleichbare Dimensionen zu den anderen zu bringen, würde man 1946 bei einer angenommenen Anfangsbelegung von 700 Patienten und rund 1000 Zugängen – mindestens soviele waren es in allen Kriegsjahren – auf eine Sterberate von 24,7 Prozent kommen, was wahrscheinlich der Wirklichkeit entspricht und für das zweite Nachkriegsjahr im Vergleich zu anderen Anstalten noch immer sehr hoch ist. In seiner Dissertation erwähnt Kettlitz zu der in Grafenberg noch lange anhaltenden hohen Sterblichkeit, daß diese auf einen „hohen Anteil von gerontopsychiatrischen Patienten zurückzuführen" sei.

Zur weiteren Entwicklung der Rationen für psychiatrische Patienten weiß Kettlitz noch ein interessantes Detail zu berichten. Als am 20. Mai 1947 vom Ernährungs- und Landwirtschaftsrat für die gesamte „Bi-Zone" neue Krankenhausverpflegungsrichtlinien herausgegeben wurde, enthielten diese eine Unterscheidung zwischen Behandlungs- und Pflegefällen. Erstere erhielten in der Verpflegungsklasse „A" mehr Fleisch, Butter und Käse, letztere dafür mehr Kartoffeln. 1949/50 wurden durchschnittlich 3118 Kalorien pro Tag ausgegeben. Die Hungerjahre waren beendet.

Über die in der folgenden Tabelle vorgestellten rheinischen Anstalten Süchteln und den Tannenhof in Remscheid verfüge ich über keinerlei zusätzliche Informationen.

In der staatlichen Anstalt Süchteln gingen die Sterberaten im Gegensatz zur evangelischen Klinik Tannenhof nur langsam zurück, wahr-

[81] Belegungszahlen aus: Rheinische Landesheilanstalt und Nervenklinik Düsseldorf – Grafenberg 1943–1955, unveröffentlichte „Chronik", o.J., 60; Zahl der Sterbefälle aus Kettlitz 1985, 71.

Tab. 180: Sterberaten in *zwei rheinischen Anstalten* 1945–1949

Anstalt	1945	1946	1947	1948	1949
Süchteln	31,1	17,5	11,3		
Tannenhof	18,1	10,8	5,7	4,5	6,0

scheinlich wird dies auch in den anderen, dem Rhein-Ruhrgebiet nahegelegen Anstalten so gewesen sein. Deutlich günstiger stellen sich dagegen die Verhältnisse in den *westfälischen Anstalten* dar:

Tab. 181: Sterberaten in *sieben westfälischen Anstalten* von 1945–1949 (Wirtschaftsjahre!)[82]

Anstalt	1945	1946	1947	1948	1949
Münster[83]	3,3	5,0	2,5	1,5	3,8
Lengerich	10,3	9,1	5,4	5,2	3,8
Dortm.-Aplerbeck	15,4	7,7	5,4	4,9	6,5
Warstein	17,2	11,6	9,5	9,6	8,4
Eickelborn	10,5	4,9	7,4	5,8	5,5
Marsberg	13,9	8,6	4,7	4,9	4,0
Gütersloh	15,1	7,3	6,1	6,3	5,4
Durchschnitt (ohne Münster)	13,7	8,2	6,4	6,1	5,6

In den meisten westfälischen Anstalten ging die Sterblichkeit bis 1948 praktisch auf „Friedenswerte" zurück. Im Vergleich etwa zu Grafenberg dürften geringere Zerstörungen, große funktionsfähige Gutshöfe und auch weniger Diebstähle für diese günstige Entwicklung verantwortlich sein.

In Warstein ist vermutlich die Belegung des ehemaligen Reservelazaretts mit schwerkranken, hauptsächlich aus Rußland stammenden Kriegsgefangenen für die hohe Sterblichkeit in 1945 verantwortlich. Durch dieses Kriegsgefangenenlazarett, die Übernahme der Landesblindenschule Soest und zahlreiche Zugänge sollen in der ohnehin schon stark belegten Anstalt erhebliche räumliche Schwierigkeiten aufgetreten sein, die zur Einrichtung besonders großer und unübersichtlicher Stationen führten: „Damit einher gingen leider sehr unliebsame und medizinisch-hygienisch wenig vertretbare Zustände und Verhältnisse: Es gab Fälle, wo für 46 Patienten nur 2 Klosetts zur

[82] Zahlen aus: Provinzialverband Westfalen (Hg.) 1951, 16–29.

[83] Die Sterberaten von Münster sind atypisch und auf den geringen Patientenbestand (z.B. 1945 nur 101 Patienten am 1.1.) der früheren 900-Bettenanstalt zurückzuführen. Sie werden deshalb bei der Berechnung des Durchschnitts der Sterberaten nicht berücksichtigt.

Verfügung standen ..."[84] Ob dies zur Erklärung der anhaltend hohen Sterblichkeit ausreicht, muß offenbleiben, zumal ja Schlimmeres angedeutet wird. Die mangelhafte Ernährung wird zumindest in den ersten Nachkriegsjahren von Bedeutung gewesen sein. Die Festschrift geht darauf leider nicht ein.

Über die *niedersächsischen Anstalten* sind durch das besondere Interesse der Staatsanwaltschaft Hannover an der Entwicklung der Sterblichkeit wenigstens von einigen Anstalten die Sterberaten der ersten Nachkriegsjahre bekannt.

Tab. 182: Sterberaten von *fünf niedersächsischen Anstalten* 1945–1948[85]

Anstalt	1945	1946	1947	1948
Osnabrück	15,0	9,2	8,0	5,2
Lüneburg	26,7	15,4	8,8	
Wehnen	30,7	16,9	8,0	
Ilten	23,2	9,9	6,8	
Wunstorf	17,7	10,0	5,6	
Durchschnitt	22,7	12,3	7,4	

Der Oberstaatsanwalt des Verfahrens 2 Js 201/48 beim Landgericht Hannover hatte seine Anfrage an die Anstalten im April 1948 versandt, weshalb komplette Daten nur bis einschließlich 1947 vorliegen. Leider wurde in dem begleitenden und sehr ausführlichen Fragenkatolog der Ermittlungsbehörde nur nach den „Gründen für eine Erhöhung der Sterblichkeit während des Krieges" gefragt, nicht aber bezüglich der Nachkriegszeit, weshalb die Sterberaten nicht weiter erläutert werden können.

Nur bezüglich Ilten geht aus der Antwort hervor, daß dort mit einem Transport im Dezember 1944 Flecktyphus eingeschleppt worden war, was zu vielen Sterbefällen führte. Dadurch könnte sich auch die für eine Privatanstalt recht hohe Sterberate des Jahres 1945 erklären. Gegenüber dem Kapitel über die Kriegzeit fehlen einige Anstalten, was bei Königslutter und Göttingen damit zusammenhängt, daß nur bis 1945 Daten geliefert wurden. Wunstorf, das 1941 geschlossen worden war, übernahm 1945 zahlreiche Kranke aus Hildesheim, das zum 1.

[84] Von den russischen Kriegsgefangenen berichtet Tröster (1980, 14), von den räumlichen Problemen Kröger (1980, 22).

[85] Die Daten wurden aus den Haupt- und Sonderheften des angegebenen Strafverfahrens entnommen, die im Staatsarchiv Hannover unter Hann. 155 Acc. 58/83, bzw. Nds. 721 Acc 61/81 aufbewahrt werden. Da Osnabrück nur Daten in fünfjährigen Abständen mitgeteilt hatte, habe ich dort mit freundlicher Unterstützung von Chefarzt Weig selbst die erforderlichen Zahlen ermittelt, unter Einbeziehung von 1948.

Januar 1946 aufgelöst wurde. Da sich unter den Hildesheimer Patienten wahrscheinlich viele Hungergeschädigte befanden, ist die Sterblichkeit in Wunstorf von Anfang an hoch.
Zwei Fakten fallen in der Zusammenstellung auf: Erstens liegen die Sterberaten insgesamt höher als in Westfalen. Zweitens weisen „vorbelastete" Anstalten wie Lüneburg und Wehnen auch in der Nachkriegszeit noch lange erhöhte Sterberaten auf. Dies könnte wie in Klingenmünster darauf hinweisen, daß – bei der weitgehenden Kontinuität der betreuenden Personen – ein bestimmtes, von Vernachlässigung geprägtes Verhalten gegenüber den Patienten nicht leicht zu überwinden war.

Tab. 183: Sterberaten in der *Bremer Nervenklinik* und in *Hamburg-Langenhorn* 1945–1949[86]

	1945	1946	1947	1948	1949
Bremen	13,5	9,2	9,7		
Langenhorn	21,2	14,1	8,4	7,9	7,1

Zu Bremen wäre anzumerken, daß die Anfangsbelegung des 800-Bettenhauses 1945 auf 179 Patienten abgesunken war. Die 123 Sterbefälle dieses Jahres müssen also auch viele der Neuzugänge betroffen haben. Hamburg hatte es als zerstörte Großstadt besonders schwer, seine Bewohner einigermaßen zu versorgen.[87] Im Februar 1946 setzte die erste schwere Ernährungskrise ein, in der über Monate nur rund 1000 Kalorien an die Normalverbraucher verteilt wurden. In den Krankenhäusern wurden viele Ödemkranke aufgenommen. Der „Schreckenswinter 1946/47" übertraf alles Vorangegangene, 85 Hamburger erfroren. Am 9. Mai 1947 kam es zu einer Großdemonstration der Gewerkschaften mit 200.000 Teilnehmern. Kurz darauf wurde Hamburg zum Notstandsgebiet erklärt. Wie sich dies auf die Patienten in Langenhorn auswirkte ist bis auf die Tatsache, daß 1945 dort 664 und 1949 immer noch 324 Patienten verstarben, in den mir zugänglichen Quellen nicht überliefert.
Schleswig-Holstein hatte nach dem Krieg eine besondere Last zu tragen. Nicht nur daß viele Flüchtlinge über die Ostsee dorthin gerettet

[86] Die Basisdaten für Bremen hat mir freundlicherweise Gerda Engelbracht zur Verfügung gestellt, diejenigen für Hamburg-Langenhorn sind Kreßin (1950) entnommen. Da dort in der Tabelle auf S. 41 nur die Bettenbestände angegeben sind, habe ich jeweils 10 % abgezogen, um eine realistische Anfangsbelegung zu erhalten. Zugänge und Sterbefälle der Nachkriegszeit ergaben sich aus der Aufstellung auf S. 42.
[87] Vgl. Wildt 1986.

worden waren, auch die letzten kämpfenden Truppen mitsamt der Reichsregierung unter Dönitz und vielen Nazis hatten sich dorthin durchgeschlagen, um den Russen zu entgehen. Schleswig Holstein war bei Kriegsende „ein überfülltes Land".[88]

Gegenüber Hessen mit einem Flüchtlingsanteil von 15,3%, Bayern mit 20,7% und Niedersachsen mit 26,4% hatte Schleswig Holstein einen Anteil von 35,2 Prozent an Flüchtlingen unter der Bevölkerung aufzuweisen. Die Ernährung der von 1,589 Millionen im Jahre 1939 auf 2,435 Millionen Menschen im Juni 1945 angestiegenen Bevölkerung war selbst für dieses vorwiegend agrarische Land außerordentlich schwierig. So kann es nicht verwundern, daß die Rationen zeitweise sogar unter den insgesamt für die britische Zone vorgesehenen lagen.[89] Die Folgen waren u.a. ein Ansteigen der Säuglingssterblichkeit auf das Dreifache und der Tuberkulose auf das Vierfache der Vorkriegszeit. 1947 wiesen 42% der schulpflichtigen Kinder einen „ausgesprochen schlechten Ernährungszustand" auf, 1949 waren es immer noch 14 Prozent.

Als erster „Euthanasie"-Forscher hat Harald Jenner sich speziell der Frage der Nachkriegssterblichkeit zugewandt und sie anhand der Einrichtungen der Inneren Mission in Schleswig-Holstein untersucht.[90] Hier interessieren zunächst die Sterberaten in der evangelischen Einrichtung Rickling und die von Jenner in einer anderen Publikation mitgeteilten Zahlen über die Landesheilanstalt Schleswig-Stadtfeld.[91] *Schleswig-Stadtfeld* hatte in der unmittelbaren Nachkriegszeit sehr viele Aufnahmen (Neustadt und Lübeck-Strecknitz standen nicht mehr zur Verfügung!) und war bald wieder so überfüllt, daß Patienten

Tab. 184: Sterberaten in der Nachkriegszeit in *Rickling* und *Schleswig-Stadtfeld* (nach Jenner[92])

Einrichtung	1945	1946	1947	1948
Rickling	30	28	14	5
Schleswig-Stadtfeld	21,5	19,2		

[88] Landesarchiv Schleswig Holstein LS 761/9315 „Tätigkeit des Landeswohlfahrtsverbandes". Über die Nachkriegsverhältnisse in Schleswig-Holstein informiert ausführlich Stüber 1984. Darin auch zahlreiche Tabellen, u.a. mit sämtlichen Normalverbraucherrationen von 1939 bis 1949.

[89] Vgl. Stüber 1984, 810, Tab. IIIa/1 und IIIa/2 u. 813, Tab. IVa.

[90] Jenner 1994. Ich danke Harald Jenner für die Überlassung des Vortragsmanuskripts.

[91] Jenner 1995, 125.

[92] Jenner (1993, 7) gibt für Rickling die Sterberaten in abgerundeten Zahlen an, die er vermutlich in der gleichen Weise berechnet hat wie die Sterberaten von Stadtfeld, wo er den korrekten Berechnungsmodus angibt (1995, 84).

auf Bodenmatratzen schlafen mußten. In einem Bericht der Anstalt vom Frühjahr 1946 werden die zahlreichen Todesfälle des vergangenen „langen und strengen Winters (...) mit der mangelhaften Ernährung und der unzureichenden Heizung" in Verbindung gebracht, der namentlich viele alte Leute erlegen seien. Auch traten zahlreiche Tbc- und Typhuserkrankungen auf.
Auch in *Rickling* trat die höchste Zahl an Sterbefällen im Winter 1945/46 auf, zu dieser Zeit herrschte eine Typhus-Epidemie. Zu den anderen Faktoren, welche die Sterblichkeit hoch trieben, gehörte neben der Unterernährung die Tatsache, daß für 1000 Patienten praktisch nur ein Arzt zur Verfügung stand, daß die Pfleger/Patientenrelation 1:10 betrug und daß weiterhin in großem Umfang aus Hamburg Patienten zuverlegt wurden. „Die Überbelegung blieb bestehen und führte zu neuen Todesfällen. Ein Kreislauf, der bis weit in die Nachkriegszeit weiterlief ..." Die bis in die 50er Jahre betriebene Politik der Überbelegung hatte finanzielle Hintergründe: Nach einem Bericht vom Januar 1953 konnte die Anstalt „nur bei starker Belegung wirtschaftlich bestehen".[93] Zumindest in den ersten Nachkriegsjahren war die Sterblichkeit der Hamburger Patienten überproportional hoch.
Jenner kann in Rickling, besonders aber in der bei Schleswig gelegenen Diakonissenanstalt *Kropp* nachweisen, daß die Patienten genauso wie während des Krieges unterschiedlich ernährt wurden. Nach erhaltenen Berichten wurden in Kropp arbeitende Schwachsinnige in der Ernährung „auf Kosten der übrigen Insassen etwas besser gestellt". Die Früchte des anstaltseigenen Gartenbaus wurden „zum größten Teil für die Ernährung der Angestellten genutzt". Das Hamburger Wohlfahrtsamt, die für das Hamburger Versorgungsheim Kropp immer noch zuständige Behörde, hatte an dieser Praxis nichts zu beanstanden: die Angestellten würden „ja auch arbeiten". Dazu Jenner treffend: „Die Vorstellung von Kranken als ‚unnützen Essern' verschwand nicht in der Nacht vom 8. auf den 9. Mai 1945."
Die Kontinuität der für die Psychiatrie zuständigen Personen über das Kriegsende hinaus ist in der „Euthanasie"-Literatur vielfach belegt. Es ist auch bekannt, daß die Entnazifizierung in der britischen Zone am wenigsten streng durchgeführt wurde, zum Teil in der erklärten Absicht, funktionierende Verwaltungen – auch im Sozial- und Ernährungsbereich – möglichst zu erhalten. Hamburg gilt dafür als eklatantes Beispiel.
In Schleswig-Holstein, das schon vor 1933 als „Hochburg des Nationalsozialismus" galt und nun auch noch zum Refugium vieler Nazis

[93] LS 761/10664 Bericht Dr. Heigl an Dr. Krumwiede vom 31.1.1953.

geworden war, ist im Bereich der Psychiatrie das Fortwirken der alten Gedankengänge nicht nur in Kropp nachweisbar, sondern auch in den an höchster Stelle geführten Diskussionen über die zukünftige Entwicklung der Anstaltsfürsorge. Dabei wurden viele Rezepte der Sparpsychiatrie vom Ende der zwanziger Jahre hervorgeholt, die ja seinerzeit nahtlos in die Sparmaßnahmen der NS-Psychiatrie übergegangen waren. Zum Teil wurden auch Standards aus der NS-Zeit unbesehen übernommen.

Die Spardiskussionen begannen bereits 1947, nachdem den staatlichen Anstalten Stadtfeld, Heiligenhafen und Neustadt (wo wieder eine kleine psychiatrische Abteilung entstanden war) eine Pflegesatzerhöhung von 2,– auf 3,– RM zugestanden werden mußte. Von der irrigen Annahme ausgehend, Schleswig-Holstein habe aufgrund der Flüchtlinge die meisten Geisteskranken,[94] wurde darauf gedrängt, Kosten zu sparen, wo es nur ging. Wieder erwog man die Trennung der Heilbaren von den „Verwahrfällen" und forderte, die Pflegefälle in billigere Einrichtungen zu verlegen. In erster Linie war dabei an Kropp gedacht, das die Hamburger Patienten zurückverlegen und Kranke aus dem Land für höchstens 2,70 RM verpflegen sollte, was jährliche Einsparungen von rund 33.000 RM erbrächte. Auch Rickling kam als Verlegungsort in Frage, aber dort seien die Pflegesätze mit 2,80 RM teurer und vor allem die „Beerdigungskosten mit 125 RM unverhältnismäßig hoch"(!)[95]

In der Frage, welche Anstalt aufgegeben und welche ausgebaut werden sollte, holte man ein Gutachten des Rechnungshofes des Deutschen Reiches (Britische Zone) ein. Unter dem ominösen Titel „Planwirtschaftliche Untersuchung usw." wurde darin immerhin vorgeschlagen, Heiligenhafen aufzulösen und Neustadt nach Abzug der Kieler Kliniken wieder als Heil- und Pflegeanstalt zu verwenden. Den Anstaltsdirektoren machte man am 30. April 1948 zur Auflage, jede Aufnahme auf deren Notwendigkeit zu überprüfen, die Verweildauer zu kontrollieren und die Möglichkeit der Unterbringung in billigeren Heimen im Auge zu behalten. Gleichzeitig wurden die Kreise aufgefordert, die Aufnahmen zu überwachen.

---

[94] Diese Ansicht wurde auch noch aufrecht erhalten, nachdem der Direktor von Gütersloh Merguet auf Anfrage darüber aufgeklärt hatte, daß der durchschnittliche Prozentsatz von Geisteskranken nicht 0,5 sondern 2,0 Promille betrage und mithin in Schleswig-Holstein nicht erhöht sei.

[95] Die erstaunlichen Diskussionen sind in der Akte des Landeswohlfahrtsverbandes „Planung auf dem Gebiet der Geisteskrankenfürsorge" (LS 761/10644) gut zu verfolgen. Daraus auch die Einzelheiten.

Das alles waren Sparvorschriften im Stil der dreißiger Jahre. Richtlinien der NS-Psychiatrie wurden aber noch übertroffen, als im Oktober 1947 generell ein Pfleger/Patientenschlüssel von 1:10 eingeführt werden sollte. (Eine solch ungünstige Relation wurde selbst in den späten Kriegsjahren nur von wenigen Anstalten erreicht und nur in Tötungsanstalten überschritten.) Erst als sich der Betriebsrat von Stadtfeld über „die ungeheure Ausnutzung des Personals“ beschwerte, war man mit 1:8 einverstanden.[96]
1948 wurde die Psychiatrieverwaltung Schleswig-Holsteins direkt mit der Vergangenheit konfrontiert, als Ilten (unter Beifügung der Pflegekostenrechnung) meldete, am 18. Februar seien per Sammeltransport 256 Überlebende aus Meseritz-Obrawalde eingetroffen, darunter auch fünf Patienten aus Schleswig-Holstein. Offenbar alles andere als erfreut legte der zuständige Referent die Rechnung seiner vorgesetzten Dienststelle mit der Bemerkung vor: Seit dem Zusammenbruch sei aus Meseritz „nichts mehr laut geworden, jetzt plötzlich Eingänge dieser Art“.
Man muß der Sozialverwaltung des Landes sicher zugute halten, daß ihr Etat durch die zahlreichen Flüchtlinge sehr belastet war. Aber daß man schon wieder die psychisch Kranken zum Objekt härtester Sparmaßnahmen machte und keinerlei Rücksicht darauf nahm, was diese Menschen alles durchgemacht hatten, ist erschreckend und empörend zugleich. In keinem anderen Bundesland ist außerdem so gut wie in Schleswig-Holstein erkennbar, wie unter Beibehaltung überkommener Denkmuster die Grundlagen für die „brutalen Realitäten“ gelegt wurden, unter denen die Patienten in der bundesdeutschen Psychiatrie bis in die Siebziger Jahre hinein zu leiden hatten.

Zusammenfassung und Diskussion

Die während des Krieges durch rücksichtslose Ausbeutung der besetzten Gebiete auf einem gerade noch ausreichenden Niveau gehaltene Ernährung der deutschen Zivilbevölkerung brach in den letzten Kriegsmonaten völlig zusammen. Aus verschiedenen Gründen herrschte in den ersten Nachkriegsjahren eine allgemeine Hungersnot. Da in der französischen und der russischen Zone auch noch die Besatzungstruppen miternährt werden mußten, war hier die Versorgung mit Lebensmitteln besonders schlecht.

[96] Ebd., Protokoll einer Besprechung des Stellenplanes von Heiligenhafen am 7.10.1947.

Die bereits seit Jahren unterernährten Anstaltspatienten, die in fast allen Besatzungszonen den „Normalverbrauchern" gleichgestellt waren, hatten unter diesen allgemeinen Bedingungen besonders zu leiden, da sie sich als Internierte keine zusätzlichen Lebensmittel verschaffen konnten. Wie ein erster, aufgrund der Schwierigkeiten der Datenerhebung noch vorläufiger Vergleich der durchschnittlichen Sterberaten von Anstalten in den vier Besatzungszonen zeigt, wirkten sich die unterschiedlichen Versorgungsmöglichkeiten offenbar auch auf die Sterblichkeit aus:

Abb. 19: Der Durchschnitt der Sterberaten in den Anstalten der vier Besatzungszonen

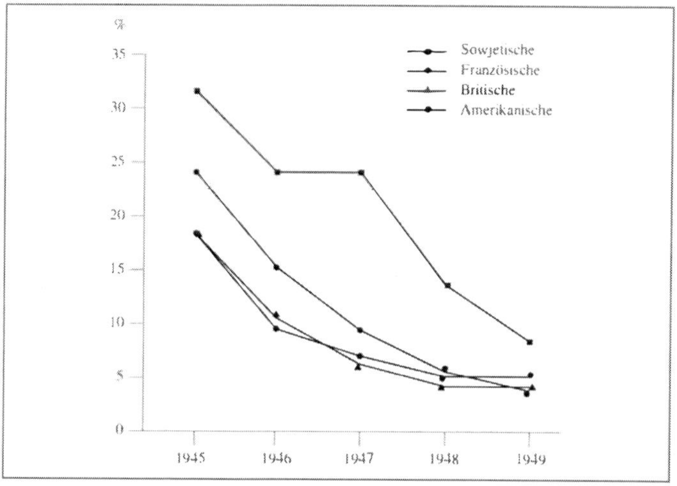

Der Durchschnitt der Sterberaten wurde aus der in Klammern beigefügten Zahl von Anstalten errechnet:

Tab. 185: Durchschnittliche Sterberaten in den Anstalten der vier Besatzungszonen

Zone	1945	1946	1947	1948	1949
Sowjetische	32,0 (7)	24,0 (9)	24,3 (10)	12,6 (10)	9,0 ?
Französische	24,2 (5)	15,1 (5)	9,8 (5)	6,5 (5)	5,1 (5)
Britische	19,6 (13)	12,0 (13)	7,9 (12)	6,1 (7)	6,2 (6)
Amerikanische	19,5 (9)	9,9 (10)	8,0 (10)	6,8 (8)	6,2 (8)

Nach Laehr bestanden 1936 auf dem Gebiet der amerikanischen Zone 26 staatliche Anstalten. Bei vier Anstalten, wie etwa Werneck oder Bayreuth ist unklar, ob sie unmittelbar nach dem Krieg wieder eröffnet wurden. Die Werte der Tabelle, bzw. Graphik repräsentieren also etwa ein Drittel der Anstalten. In der britischen Zone sind knapp die Hälfte der vor dem Krieg bestehenden staatlichen Anstalten erfaßt, dazu zwei private Einrichtungen. Auf dem Gebiet der französischen Zone existierten vor dem Krieg 11 staatliche Anstalten, von denen drei nach dem Krieg überhaupt nicht mehr und eine erst 1949 wieder eröffnet wurden. Der errechnete Durchschnitt der Sterberaten bezieht sich hier auf zwei Drittel der Anstalten. Von den 42 Vorkriegsanstalten auf dem Gebiet der SBZ liegen 14 jetzt auf polnischem Territorium, bei vier Anstalten ist unklar, ob sie in den ersten Nachkriegsjahren wieder in Betrieb waren. Die errechneten Durchschnittswerte repräsentieren also wieder nur etwa ein Drittel der nach dem Krieg bestehenden Anstalten. Für 1949 wurde bei nur zwei vorliegenden Werten der untere als vermutlicher Durchschnitt angenommen, da Altscherbitz offenbar einen Ausnahmefall darstellt. Die angeführten Durchschnittswerte werden durch eine 1949 in der DDR aufgestellte Statistik weitgehend bestätigt. Nach Redetzky und Preuß betrugen die Gesamtsterberate in den Anstalten der Ostzone 1946: 23,2 %, 1947: 18,8% und 1948: 11,4 %. Über 1945 wird keine Zahl genannt.[97]

Nachdem sich die französische Zone nach langem Sträuben 1948 dem gemeinsamen Wirtschaftsraum der Westzonen angeschlossen hatte, profitierten nun auch die Anstaltspatienten von den in Gang kommenden Hilfslieferungen, so daß die Sterberaten sanken. Die sowjetische Zone nahm nicht am Marshallplan und anderen Hilfsprogrammen teil. Hier besserte sich die Lebensmittelversorgung nur allmählich und dementsprechend ging auch die Sterblichkeit in den Anstalten langsamer zurück.[98]

Vor einer ersten Abklärung der Frage, wieviele Menschenleben sich hinter den Sterberaten verbergen, muß die zeitliche Abgrenzung vorgenommen werden, ob das Jahr 1945 noch in seiner Gänze zur Kriegszeit oder eher zur Nachkriegszeit gerechnet werden soll. Ich neige dazu, es noch der NS-Zeit zuzurechnen und zwar aus folgenden Gründen: Als erstes lassen es die Quellen nur in wenigen Fällen zu, die Zahl der vor Kriegsende in den Anstalten verstorbenen Menschen exakt festzustellen und von den danach verstorbenen abzugrenzen. Methodisch wäre es, ganz abgesehen von der Quellenlage, auch problematisch, für ein und dasselbe Jahr zwei Sterberaten zu berechnen, denn der Zeitraum für deren Berechnung ist eben das volle Jahr. Ne-

[97] Redetzky/Preuß 1949. Für die Überlassung der Statistik bin ich Heike Bernhardt sehr zu Dank verpflichtet.

[98] So berichtet Kohler (1986), daß sich die Ernährungslage in den brandenburgischen Anstalten erst ab 1950 stabilisierte.

ben den methodischen gibt es aber auch inhaltliche Gründe: Man kann davon ausgehen, daß mindestens die Hälfte der Sterbefälle des Jahres 1945 noch in die NS-Zeit mit ihrer sich gegen Ende ständig steigernden Tötungsintensität fallen. Kaufbeuren ist dafür das klassische Beispiel und darüber hinaus auch der einzige gesicherte Fall, daß Tötungsaktivitäten über die Kriegszeit hinaus anhielten. Außerdem waren viele Patienten durch zunehmenden Hunger und extreme Vernachlässigung so geschwächt, daß sie nach Kriegsende massenhaft dahinstarben. Harald Jenner bringt das Beispiel einer Frau, die wenige Tage nach dem 8. Mai starb und stellt mit Recht die Frage, ob sie deshalb nicht mehr zu den NS-Opfern gezählt werden darf.
Schließlich ist nach allem, was über die Entwicklungen in der Nachkriegszeit mitgeteilt wurde, davon auszugehen, daß die neuen, von den Besatzungsmächten und deutschen Ernährungsbehörden geschaffenen Versorgungsstrukturen erst ab Herbst 1945 wirksam zu werden begannen. Für längere Zeit bestanden als Hinterlassenschaft der NS-Zeit in der Ernährungswirtschaft noch weitgehend chaotische Verhältnisse, die sich vor allem zu Ungunsten der überlebenden Anstaltspatienten auswirkten. Alles zusammengenommen war für mich Anlaß genug, die Opfer des Jahres 1945 direkt den „Kriegs"- und damit den NS-Opfern zuzurechnen.
Die Zahl der Opfer des Hungersterbens in der Nachkriegszeit, also der Zeit ab 1946, läßt sich wegen der unzureichenden Daten vorerst nur grob schätzen. Wenn man, wie bei der Ermittlung der „NS-Opfer" durchgängig praktiziert, in den Anstalten mit bekannter Sterblichkeit die Zahl der über die Friedenssterblichkeit hinaus Verstorbenen feststellt und auf die wahrscheinliche Gesamtzahl aller Anstalten hochrechnet, dann ergibt sich eine Mindestzahl von 20.000 Opfern des Nachkriegssterbens in den Anstalten. Wahrscheinlich waren es erheblich mehr.
Wer aber trägt Schuld an dem fortdauernden Massensterben in den psychiatrischen Anstalten? Wenn man argumentierte, dies seien alles noch Folgen des vom Hitler-Regime angezettelten Aggressionskrieges, dann trifft man zwar einen wesentlichen Grund, aber völlig zufriedenstellend ist die Antwort dennoch nicht. Die vorgelegte Graphik scheint andererseits zu suggerieren, daß es die jeweilige Besatzungspolitik war, die über Wohl und Wehe der Anstaltspatienten entschied. Auch eine solche Interpretation würde zu kurz greifen. Zwar hatte die Besatzungspolitik in den ersten Nachkriegsjahren durchaus auch strafende Intentionen, sie war aber auch von der Tatsache beeinflußt, daß viele Länder Kontinentaleuropas noch über lange Zeit ebenfalls unter Hunger litten.

Vor allem aber waren die Besatzungsmächte lediglich für die Gesamtmengen der zur Verfügung gestellten Lebensmittel verantwortlich, die Verteilung derselben lag weitgehend in den Händen der deutschen Ernährungsbehörden.[99] Wie mehrfach erwähnt, hielten diese in den westlichen Zonen in der Regel an der gefährlichen Gleichstellung der Anstaltsinsassen mit den Normalverbrauchern fest. Erst nach dem öffentlich gemachten Skandal von Grafenberg erhielten zumindest die Düsseldorfer Patienten nach Intervention der Besatzungsmacht Krankenhauszulagen, deren sie von Anfang an dringend bedurft hätten. In der US-Zone wiesen die Militärbehörden immer wieder auf die „unzureichende Verpflegung" in den Anstalten hin. Eichberg und die anderen hessischen Anstalten erhielten aber erst nach den hartnäckigen Eingaben von Direktor Hinsen höhere Zuteilungen. Die Sowjetische Militäradministration gestand den psychiatrischen Anstaltspatienten ab November 1945 die gegenüber den Normalrationen kalorienreichere „Arbeiterkost" zu. Diese war aber wegen des allgemeinen Mangels so gering bemessen, daß sie den Patienten keine große Hilfe war, zumal von dem niedriger eingestuften Personal offenbar ziemlich viel „abgezweigt" wurde. Bis zu einem gewissen Grad scheinen also die Besatzungsmächte sogar als Beschützer der Anstaltspatienten aufgetreten zu sein.

Bei genauerer Analyse der Verhältnisse führen die Spuren also wieder zu einer wesentlichen, vermutlich sogar überwiegenden Verantwortung der deutschen Seite. Dabei spielten zweifellos die vielfach beschriebenen personellen Kontinuitäten eine wichtige Rolle, die es nicht nur in den Ernährungsbehörden, sondern auch und vor allem in den Anstalten gab. Nur die wenigsten Direktoren waren ja aus ihren Ämtern entfernt worden. Sofern sie nicht ohnehin vom alten Geist durchdrungen waren, werden sie in der gleichen Haltung wie die Direktoren während des Ersten Weltkrieges das Sterben ihrer Patienten hingenommen haben, weil es für die Erhaltung des Lebens der „Gesunden" unvermeidlich schien. Männer wie die Eichberger Direktoren Henkel und Hinsen waren offenbar die Ausnahmen.[100] Schließlich

---

[99] Nach Schlange-Schöningen (Hg.) (1955, 3) hatten die Besatzungsmächte zwar eine den deutschen Behörden parallel geschaltete und von „Ernährungsoffizieren" geleitete Ernährungsverwaltung, „sachliche und politische Erwägungen" ließen es aber geraten erscheinen, die Verantwortung für die Bewirtschaftung in deutsche Hände zu legen.

[100] Bezeichnend für das Verhalten der Psychiater in der Nachkriegszeit scheint mir auch die Tatsache zu sein, daß in den allmählich wieder erscheinenden Fachzeitschriften das anhaltende Hungersterben kein Thema war. Sowohl im „Zentralblatt für die gesamte Neurologie und Psychiatrie" als auch im Referatenteil

scheint auch die Rolle des „Personals“, dessen zunehmende Verrohung schon während des Krieges vereinzelt beklagt worden war, nicht über jeden Zweifel erhaben gewesen zu sein, vor allem dann, wenn die Patienten besser ernährt wurden als sie selbst. Daß sich, wie in Grafenberg am besten dokumentiert, auch die Bevölkerung daran beteiligte, den Kranken Nahrung wegzunehmen, rundet das Bild ab. Im Grunde heißt das alles nichts anderes, als daß das Leben eines Geisteskranken in den Köpfen vieler weiterhin als „unwert“ galt.
Hinzu kommt, daß in Zeiten allgemeiner Not jeder sich selbst der nächste ist. Rohrbach beschreibt, wie der fehlende Wille, mit anderen zu teilen, einer der wichtigsten Gründe dafür war, daß nach Kriegsende lange Zeit keine gerechte Verteilung der knappen Lebensmittel erreicht werden konnte. „Am liebsten hätte jeder agrarische Kreis eine Autarkiepolitik betrieben, und es wurde ungeheuer schwer, gegenüber diesem Ernährungsseparatismus die Interessen des Ganzen (...) durchzusetzen.“[101] Nicht nur die Interessen des „Ganzen“ litten unter diesem Egoismus, sondern vor allem die Interessen der Schwachen. Was seit einigen Jahren in den zusammengebrochenen kommunistischen Staaten Osteuropas geschieht, wo psychisch Kranke und geistig Behinderte in ihren Anstalten einfach sich selbst überlassen werden und in Massen verhungern, geht in die gleiche Richtung. Michael Wunder hat dafür den Ausdruck „Euthanasie durch die Verhältnisse“ geprägt.
Im Deutschland der Nachkriegszeit hat offenbar kaum jemand das Schicksal der Geisteskranken gekümmert, geschweige denn bedauert. Von Wiedergutmachung des begangenen Unrechts war keine Rede, im Gegenteil: Im Kampf ums tägliche Brot machte man sich aus überkommenen Überzeugungen kein Gewissen daraus, sie in den Anstalten weiter sterben zu lassen. Als die einzige Gruppe von Verfolgten des Naziregimes mußten sie auch noch für dessen Niederlage büßen.

---

des „Nervenarzt“, beide mit Rubriken über das „Anstaltswesen“ ausgestattet, gibt es keine Hinweise auf diesbezügliche Publikationen. In der letztgenannten Zeitschrift wird das Thema der Unterernährung nur gelegentlich gestreift, etwa in Zusammenhang mit den heimkehrenden Kriegsgefangenen oder der Frage, ob es bei Mangelernährung auch Veränderungen am Nervensystem gebe.

[101] Schlange-Schöningen (Hg.) 1955, 30.

Quellen- und Literaturverzeichnis

I. Archive

Für die Bearbeitung dieser Studie wurden die nachfolgend aufgeführten Archive in Anspruch genommen. Hinweise auf einzelne Akten und Materialien erfolgen in den Textanmerkungen.

Staatsarchive
Bundesarchiv Koblenz
Bundesarchiv Potsdam
Generallandesarchiv Karlsruhe
Hessisches Hauptstaatsarchiv Wiesbaden
Niedersächsisches Hauptstaatsarchiv Hannover
Landesarchiv Schleswig-Holstein, Schleswig
Brandenburgisches Landeshauptarchiv Potsdam
Sächsisches Hauptstaatsarchiv Dresden
Landeshauptarchiv Magdeburg
Thüringisches Hauptstaatsarchiv Weimar
Thüringisches Hauptstaatsarchiv, Außenstelle Gotha
Archives de Bas-Rhin, Strasbourg
Archiv des Westfälischen Instituts für Regionalgeschichte Münster
Archiv des Landschaftsverbandes Rheinland, Pulheim-Brauweiler
Archiv des Landeswohlfahrtsverbandes Hessen, Kassel
Zentralstelle der Länderjustizverwaltungen Ludwigsburg
Stadtarchiv Leipzig
Standesamt Schleswig
Standesamt Geisingen

Archive psychiatrischer Einrichtungen
Bezirkskrankenhaus Lohr
Bezirkskrankenhaus Kaufbeuren
Zentrum für Psychiatrie Weißenau, Ravensburg
Zentrum für Psychiatrie Zwiefalten
Zentrum für Psychiatrie Emmendingen
Zentrum für Psychiatrie Wiesloch
Centre hospitalier Hoerdt
Psychiatrisches Krankenhaus Goddelau
Psychiatrisches Krankenhaus Merxhausen
Psychiatrisches Krankenhaus Haina
Heilerziehungs- und Pflegeheime Scheuern
Landesnervenklinik Andernach
Rheinische Landesklinik Langenfeld

Rheinische Landesklinik Düsseldorf- Grafenberg
Evangelische Nervenklinik Remscheid, Stiftung Tannenhof
Niedersächsisches Landeskrankenhaus Osnabrück
Karl-Bonhoeffer-Nervenklinik Berlin
Sächsisches Krankenhaus f. Psychiatrie u. Neurologie Großschweidnitz
Sächsisches Krankenhaus f. Psychiatrie u. Neurologie Arnsdorf
Sächsisches Krankenhaus f. Psychiatrie u. Neurologie Zschadraß
Sächsisches Krankenhaus f. Psychiatrie u. Neurologie Altscherbitz
Landesfachkrankenhaus für Psychiatrie u. Neurologie Stadtroda

II. Literatur

Aly, Götz (1985a): Medizin gegen Unbrauchbare, in: Aly et al. (1985a), 9–74

Aly, Götz (1985b): Der saubere und der schmutzige Fortschritt, in: Aly et al. (1985b), 9–78

Aly, Götz (1988): Die „Aktion T4" und die Stadt Berlin, in: Arbeitsgruppe zur Erforschung der Geschichte der Karl-Bonhoeffer-Nervenklinik (Hg.), S. 137–150

Aly, Götz (1993): Offene Fragen: Erste Antwort an Heinz Faulstich, in: Jungfer/Heim/Meyer/Kahrs, 202–204

Aly, Götz (1995): „Endlösung". Völkerverschiebung und der Mord an den europäischen Juden, Frankfurt a.M.

Aly, Götz et al. (1985a): Aussonderung und Tod. Die klinische Hinrichtung der Unbrauchbaren. Beiträge zur nationalsozialistischen Gesundheits- und Sozialpolitik, Berlin, Bd. 1

Aly, Götz et al. (1985b): Reform und Gewissen. Beiträge zur nationalsozialistischen Gesundheits- und Sozialpolitik, Berlin, Bd. 2

Aly, Götz et al. (1988): Feinderklärung und Prävention. Beiträge zur nationalsozialistischen Gesundheits- und Sozialpolitik, Berlin, Bd. 6

Aly, Götz/Heim, Susanne (1993): Vordenker der Vernichtung – Auschwitz und die deutschen Pläne für eine neue europäische Ordnung, Frankfurt a.M.

Ankerstein, Hilmar S. et al. (Hg.) (1985) Heilen und Vernichten im Nationalsozialismus (Ausstellungskatalog), Köln

Antelme, Robert (1990): Das Menschengeschlecht. Als Deportierter in Deutschland, München

Arbeitsgruppe zur Erforschung der Geschichte der Karl-Bonhoeffer-Nervenklinik (Hg.) (1988): Totgeschwiegen 1933–1945. Die Geschichte der Karl-Bonhoeffer-Nervenklinik, Berlin

Arbeitskreis zur Geschichte der „Euthanasie" und Zwangssterilisation (Hg.): Tagungsbände: Frühjahrstagung 1995 in Schleswig, zusammengestellt von Harald Jenner (Hg.) (1996); Herbsttagung 1995 in Grafeneck, zusammengestellt von Matthias Hamann (Hg.) (1996); Frühjahrstagung in Bedburg-Hau (1996); Herbsttagung 1997 in Stadtroda, bearb. von Renate Renner

Archivberatungsstelle des Landschaftsverbands Rheinland (= ALVR) (Hg.) (1987ff.): Dokumente und Darstellungen zur Geschichte der Rheinischen Provinzialverwaltung; Bd. 1 (1987): Matthias Leipert, Rudolf Styrnal, Winfried Schwarzer: Verlegt nach unbekannt. Sterilisation und Euthanasie in Galkhausen 1933–1945, Köln; Bd. 3 (1989): Linda Orth: Die Transportkinder aus Bonn. „Kindereuthanasie", Köln; Bd. 6 (1991): Ralf Seidel, Wolfgang Franz Werner: Psychiatrie im Abgrund, Köln; Bd. 10 (1995): Wolfgang Schaffer: Folgen der Ausgrenzung. Studien zur Geschichte der NS-Psychiatrie in der Rheinprovinz, Köln

Arnold, Hermann (1970): „Hunger", in: Annales Universitatis Saraviensis, Medizin XVII, Saarbrücken, 169–269

Ärztekammer Berlin (Hg.) (1989): Der Wert des Menschen – Medizin in Deutschland 1918–1945, Berlin (Redaktion: Christian Proß, Götz Aly)

Auert, Günter (1991): Von der Anstalt zur Klinik – Zur Geschichte der Landesnervenklinik in Hildburghausen., Hildburghausen

Baader, Gerhard/Schulz Ulrich (Hg.) (1980): Medizin und Nationalsozialismus. Tabuisierte Vergangenheit – Ungebrochene Tradition?, Berlin

Bayle, Francois (1950): Croix Gamée contre Caducée, Les Experiments humaines en Allemagne pendant la deuxieme Guerre mondiale, Paris

Beck, Christoph (1995): Sozialdarwinismus. Rassenhygiene, Zwangssterilisation und Vernichtung „lebensunwerten" Lebens – Eine Bibliographie zum Umgang mit behinderten Menschen im „Dritten Reich" – und heute, Bonn

Becker, Eduard (1949): Achtzig Jahre kommunale Selbstverwaltung im Regierungsbezirk Kassel 1867–1947, Kassel

Becker, Werner H. (1917): Unsere Pflichten während des Krieges, in: Die Irrenpflege 21 (1917), 171

Becker, Werner H. (1920): Die Wirkung des Krieges auf unsere Geisteskranken, in: Archiv für Psychiatrie, Bd. 61, 1–11

Berg, Christa/Ellger-Rüttgardt, Sieglind (Hg.) (1991): „Du bist nichts, Dein Volk ist alles". Forschungen zum Verhältnis von Pädagogik und Nationalsozialismus, Weinheim

Berger, Andrea/Oelschläger, Thomas (1988): „Ich habe sie eines natürlichen Todes sterben lassen" Das Krankenhaus im Kalmenhof und die Praxis der nationalsozialistischen Vernichtungsprogramme, in: Schrapper/Sengling (Hg.), 269–336

Bernhardt, Heike (1992): Die Anstaltspsychiatrie in Pommern 1939 bis 1946. Ein Beitrag zur Aufhellung nationalsozialistischer Tötungsaktionen unter besonderer Berücksichtigung der Landesheilanstalt Ueckermünde. Med. Diss. Leipzig.

Bernhardt, Heike (1994): Anstaltspsychiatrie und „Euthanasie" in Pommern 1933–1945 – Die Krankenmorde an Kindern und Erwachsenen am Beispiel der Landesheilanstalt Ueckermünde, Frankfurt/M.

Bezirkskrankenhaus Kaufbeuren (Hg.) (1976): Hundert Jahre Kaufbeuren, Kaufbeuren

Billmaier, Klaus (1992): Selektion der „Unbrauchbaren". Psychiatrie und Euthanasie in der NS-Zeit am Beispiel der Heil- und Pflegeanstalt Wies-

loch/Baden, in: Schriftenreihe des Arbeitskreises „Die Heil- und Pflegeanstalt Wiesloch in der Zeit des Nationalsozialismus", H. 1, 10–65
Birlinger-Tögel, Martina (1986): Die Heil- und Pflegeanstalt Emmendingen. Die Geschichte ihrer Planung, ihres Baues und ihrer Entwicklung. Med. Diss. Freiburg
Blasius, Dirk (1994): „Einfache Seelenstörung". Geschichte der deutschen Psychiatrie 1800–1945, Frankfurt/M.
Boberach, Heinz (1991): Die strafrechtliche Verfolgung der Ermordung von Patienten in nassauischen Heil- und Pflegeanstalten nach 1945, in: LWV Hessen (Hg.), 165–173
Boberach, Heinz (Hg.) (1984): Meldungen aus dem Reich. Die geheimen Lageberichte des Sicherheitsdienstes der SS 1938–1945, Herrsching
Bock, Gisela (1986): Zwangssterilisation im Nationalsozialismus, Opladen
Bock, Otto (1942): Organisations- und Wirtschaftlichkeitsprüfungen von Heil- und Pflegeanstalten. Methoden und Ergebnisse. Ein Beispiel für Reihenprüfungen in den Jahren 1934–1937, in: Zeitschrift für das gesamte Krankenhauswesen, H. 19–21
Boehringer, Robert (1945): Zur Versorgungslage des europäischen Kontinents im Herbst 1945, Zürich
Boelcke, Willi A. (1988): Wirtschaft und Sozialsituationen, in: Borst (Hg.), 29–45
Böhm, Boris/Schilter, Thomas (1993): Pirna-Sonnenstein. Von der Reformpsychiatrie zur Tötung psychisch Kranker, in: Kuratorium Gedenkstätte Sonnenstein e.V. und Sächsische Landeszentrale für politische Bildung (Hg.), 11–51
Böhme, Klaus/Lohalm, Uwe (Hg.) (1993): Wege in den Tod. Hamburgs Anstalt Langenhorn und die Euthanasie in der Zeit des Nationalsozialismus. Mit Beiträgen von Peter von Rönn, Regina Marien-Lunderup, Michael Wunder, Eveline Sonn, Renate Otto, Marc Billhard und Georg Dahmen. Forum Zeitgeschichte, Bd. 2, hg. von der Forschungsstelle für die Geschichte des Nationalsozialismus in Hamburg, Hamburg
Bonnet, Olivier/Quétel, Claude (1991): La surmortalité asilaire en France pendant l'Occupation, in: NERVURE, Journal de Psychiatrie, Tome IV – Mars 1991, 22–32
Boog, Horst (1990): Der angloamerikanische strategische Luftkrieg über Europa und die deutsche Luftverteidigung, in: Militärgeschichtliches Forschungsamt (Hg.), 429–568
Borst, Otto (Hg.) (1988): Das dritte Reich in Baden und Württemberg, Stuttgart
Borowski, Tadeusz (1993): Choroszcz, in: Polnische Gesellschaft für Psychiatrie (Hg.), 146–150
Bratz, E. (1932): Kann die Versorgung der Geisteskranken billiger gestaltet werden und wie?, in: AZP 98, 1–40
Bresler, Johannes (1935): Die zehn wichtigsten Kulturaufgaben der Anstalten für Geisteskranke, in: PNW 37, 417
Brubacher, Georg (1994): Kurze Geschichte des Hungerns, in: Ärztezeitschrift für Naturheilverfahren 35, 286–290

Buchda, Gerhard (1948): Das Landeskrankenhaus in Stadtroda 1848–1948. Festschrift zur Erinnerung an das hundertjährige Bestehen der Anstalt, Stadtroda

Bumke, Oswald/Kolb, Gustav/Römer, Hans/Kahn, Eugen (1931): Handwörterbuch der psychischen Hygiene und der psychiatrischen Fürsorge, Berlin

Bumm, F. (1928): Deutschlands Gesundheitsverhältnisse unter dem Einfluß des Weltkriegs, 2 Halbbände, Stuttgart

Burchardt, Lothar (1968): Friedenswissenschaft und Kriegsvorsorge – Deutschlands wirtschaftliche Rüstungsbestrebungen vor 1914, Boppard

Burchardt, Lothar (1974): Die Auswirkungen der Kriegswirtschaft auf die deutsche Zivilbevölkerung im Ersten und Zweiten Weltkrieg, in: Militärgeschichtliche Mitteilungen, 1/74, 65–97

Burchardt, Lothar (1990): Konstanz im ersten Weltkrieg, in: Burchardt/Schott/Trapp (Hg.), 11–66

Burchardt, Lothar (1995): „Man sah sich in einer Opferrolle", in: Südkurier, 5.4.1995

Burchardt, Lothar (1996): Konstanz zwischen Kriegsende und Universitätsgründung. Geschichte der Stadt Konstanz, Bd. 6, Konstanz

Burchardt, Lothar/Schott, Dieter/Trapp, Werner (Hg.) (1990): Konstanz im 20. Jahrhundert. Die Jahre 1914–1945, Konstanz

Chroust, Peter (Bearb.) (1987): Friedrich Mennecke. Innenansichten eines medizinischen Täters im Nationalsozialismus. Briefe 1935–1947, Hamburg

Cranach, Michael von/Kuhlmann, Robert/Schmidt, Martin (1995): Die Psychiatrie in der Heil- und Pflegeanstalt Kaufbeuren 1933–1945, Kaufbeuren

Cranach, Michael von/Siemen, Hans Ludwig (Hg.) (1998): Die bayerischen psychiatrischen Krankenhäuser in der Zeit des Nationalsozialismus, München (im Druck)

Cranach, Michael von (1984): Die Ermordung psychisch Kranker in Kaufbeuren-Irsee. Vortrag im Max-Planck-Institut für Psychiatrie, München, 28.6.1984 (unveröffentl. Manuskript)

Damm, Sabine/Emmerich, Norbert (1988): Die Irrenanstalt Dalldorf-Wittenau bis 1933, in: Arbeitsgruppe zur Erforschung der Geschichte der Karl-Bonhoeffer-Nervenklinik (Hg.), 11–48

Daub, Ute (1992): „Krankenhaus-Sonderanlage Aktion Brandt in Köppern im Taunus". Die letzte Phase der „Euthanasie" in Frankfurt am Main. Zur politischen und historiographischen Rezeption der „Aktion Brandt", in: Psychologie und Gesellschaftskritik 16, H. 2, 39–68

Daum, Monika (1986): Arbeit und Zwang, das Leben der Hadamarer Patienten im Schatten des Todes, in: Roer/Henkel (Hg.), 173–213

Delius (1988): Das Ende von Strecknitz: die Lübecker Heilanstalt und ihre Auflösung 1941. Ein Beitrag zur Sozialgeschichte der Psychiatrie im Nationalsozialismus. Kiel

Dennig, Helmut (1957): Lehrbuch der inneren Medizin, Stuttgart, 4. Aufl.

Deutsches Institut für Wirtschaftsforschung (Hg.) (1947): Die deutsche Wirtschaft zwei Jahre nach dem Zusammenbruch -Tatsachen und Probleme, Berlin
Diakonisches Werk der evangelischen Kirchen in der DDR (Hg.) (1990): Eugenik und „Euthanasie" im sogenannten Dritten Reich. Stand der Forschung und Diskussion in den beiden deutschen Staaten, Berlin
Dickel, Horst (1988): „Die sind ja doch alle unheilbar." Zwangssterilisationen und Tötung der „Minderwertigen" im Rheingau 1934–1945, hg. v. Hessisches Institut für Bildungsplanung und Schulentwicklung in den Materialien zum Unterricht, Sekundarstufe I, Heft 77, Projekt „Hessen im Nationalsozialismus", Wiesbaden
Dickel, Horst (1991): Alltag in einer Landesheilanstalt im Nationalsozialismus – Das Beispiel Eichberg, in: LWV Hessen (Hg.), 105–114
Döblin, Alfred (1946): Die Fahrt ins Blaue, in: Badische Zeitung, 3.6.1946, wiederabgedruckt in: Aly et al. (Hg.) (1988), 208–211
Documenta Geigy (1960), Wissenschaftliche Tabellen, Basel, 6. Aufl.
Domeinski, Heinz (1985): Zur Entnazifizierung der Ärzteschaft im Lande Thüringen, in: Thom et al. (Hg.), 250–254
Dommaschk, Heinz (1941): Das Bezugscheinwesen der Ernährungswirtschaft, Berlin, 2. Aufl.
Dörner, Klaus (1967): Nationalsozialismus und Lebensvernichtung, in: Dörner/Haerlin/Schernus/Schwendy (Hg.), 74–111
Dörner, Klaus/Haerlin, Christiane/Schernus, Renate/Schwendy, Arnd (Hg.) (1980): Der Krieg gegen die psychisch Kranken. Nach „Holocaust": Erkennen – Trauern – Begegnen, Rehburg-Loccum
Dörner, Klaus (Hg.) (1984): Fortschritte der Pschiatrie im Umgang mit Menschen, 36. Gütersloher Fortbildungswoche 1984, Rehburg-Loccum
Dragon, Pawel/Marcol, Rufin (1991): Rybnik – Schlesische Psychiatrische Anstalt; in: Polnische Gesellschaft für Psychiatrie (Hg.), 176–178
Dreßen, Willy (1983): „Euthanasie", in: Kogon et al. (Hg.), 27–80
Durand, Pierre (1988): Le train de fous 1939–1945. Le génocide des malades mentaux en France, Paris
Düwell, Kurt (1983): Die regionale Geschichte des NS-Staates zwischen Mikro- und Makroanalyse, in: Jahrbuch für westdeutsche Landesgeschichte, Bd. 9, Koblenz
Ebbinghaus Angelika/Kaupen-Haas, Heidrun/Roth, Karl Heinz (Hg.) (1984): Heilen und Vernichten im Mustergau Hamburg. Bevölkerungs- und Gesundheitspolitik im Dritten Reich, Hamburg
Ebbinghaus, Angelika/Preissler, Gerd (1985): Die Ermordung psychisch kranker Menschen in der Sowjetunion, in : Aly et al. (Hg.) (1985a), 75–107
Egger, Gernot (1990): Ausgrenzen Erfassen Vernichten. Arme und „Irre" in Vorarlberg, Bregenz
Ehrhardt, Helmut (1963): Euthanasie und Vernichtung „lebensunwerten" Lebens, Stuttgart

Ellger-Rüttgardt, Sieglind (1991): Außerhalb der Norm. Behinderte Menschen in Deutschland und Frankreich während des Faschismus. Eine vergleichend-historische Studie, in: Berg/Ellger-Rüttgardt (Hg.), 88–103

Emmerich, Norbert (1988): Die Wittenauer Heilstätten, in: Arbeitsgruppe zur Erforschung der Geschichte der Karl-Bonhoeffer-Nervenklinik (Hg.), 77–92

Engelbracht, Gerda (1993): Die Bremer Nervenklinik im Nationalsozialismus. Vortrag anläßlich der Tagung des Arbeitskreises zu Erforschung der Geschichte der „Euthanasie" und Zwangssterilisation am 12.3.1993 im Zentralkrankenhaus Bremen-Ost (unveröffentl. Manuskript)

Engelbracht, Gerda (1997): Der tödliche Schatten der Psychiatrie. Die Bremer Nervenklinik 1933–1945, Bremen

Erbe, René (1958): Die nationalsozialistische Wirtschaftspolitik 1933–1939 im Lichte der modernen Theorie, Zürich

Fachklinik für Psychiatrie, Neurologie und Rehabilitation Neustadt in Holstein (Hg.) (1993): 100 Jahre Fachklinik Neustadt in Holstein. Neustadt

Faulstich, Heinz (1990a): Besonderheiten der „Euthanasie" im Südwesten, in: Diakonisches Werk der evangelischen Kirchen in der DDR (Hg.), 39–50

Faulstich, Heinz (1990b): Neben dem Morden noch ein geplantes Hungersterben ? – Ein Aufruf zum (Nach-) Forschen, in: spektrum der Psychiatrie und Nervenheilkunde 19 (1990), H. 4, 158–162

Faulstich, Heinz (1993a): Von der Irrenfürsorge zur „Euthanasie". Geschichte der badischen Psychiatrie bis 1945, Freiburg

Faulstich, Heinz (1993b): Unterernährung als Todesursache in den Heil- und Pflegeanstalten im Ersten und Zweiten Weltkrieg. Vorkriegsentwicklung, Hungererlaß und Hungerhäuser am Beispiel Bayern. Vortrag auf dem Symposion zum Stand der „Euthanasie"-Forschung am 2.10.1993 in Hadamar (unveröffentl. Manuskript)

Faulstich, Heinz (1995): NS-Psychiatrie in Baden unter besonderer Berücksichtigung der Heil-und Pflegeanstalt Wiesloch, in: Schriftenreihe des Arbeitskreises „Die Heil- und Pflegeanstalt Wiesloch in der Zeit des Nationalsozialismus", H. 3, 1–21

Faust, Anselm (Hg.) (1992): Verfolgung und Widerstand im Rheinland und in Westfalen, Köln/Stuttgart/Wien

Finzen, Asmus (1983): Auf dem Dienstweg. Die Verstrickung einer Anstalt in die Tötung psychisch Kranker, Rehburg-Loccum

Frei, Norbert (Hg.) (1991): Medizin und Gesundheitspolitik in der NS-Zeit, München

Friedländer, Erich (1932): Kann die Versorgung der Geisteskranken billiger gestaltet werden und wie?, in: PNW 34, 373–381

Fröhlich, Elke (Hg.) (1996): Die Tagebücher von Joseph Goebbels, Bd. 2, München

Gerber, Thomas K. (1988): Auch saarländische Psychiatrie-Patienten wurden von den Nazis vergast, in: arbeitnehmer, H. 2/88, 85–88

Gesamthochschule Kassel (Hg.) (1984): Nationalsozialismus in Nordhessen. Schriften zur regionalen Zeitgeschichte, Kassel, H. 4
Gleinig, W.R./Gabrysch, W. (1983): Der Weissenhof im 3. Reich, Weinsberg
Graf, Hendrik (1987): Die Situation der Patienten und des Pflegepersonals der rheinischen Heil- und Pflegeanstalten in der Zeit des Nationalsozialismus, in: ALVR (Hg.), Bd. 1, 39–52
Graf, Irma (1980): Die Entwicklung der Psychiatrie in Mecklenburg-Schwerin von den Anfängen bis zur Gegenwart in Abhängigkeit von den gesellschaftlichen Verhältnissen, Med. Diss. Berlin
Grode, Walter (1987): Die „Sonderbehandlung 14f13" in den Konzentrationslagern des Dritten Reiches. Ein Beitrag zur Dynamik der faschistischen Vernichtungspolitik, Frankfurt a.M.
Groehler, Olaf (1990): Bombenkrieg gegen Deutschland, Berlin
Groß, Adolf (1923): Zeitgemäße Betrachtungen zum wirtschaftlichen Betrieb der Irrenanstalten, in: AZP 79, 60–74
Guichard, Thierry (1991): Le malades mentaux du Bas-Rhin a Stephansfeld de 1939 à 1945, Med. Diss. Strasbourg
Güse Hans-Georg/Schmacke Norbert (1984): Zwangssterilisiert – Verleugnet – Vergessen. Zur Geschichte der nationalsozialistischen Rassenhygiene am Beispiel Bremen, Bremen
Guth, Ekkehart (1990): Sanitätswesen im Zweiten Weltkrieg, in: Militärgeschichtlichen Forschungsamt (Hg.) (1990b), 9–24
Habay, Murielle (o.J.): Les malades mentaux de Stephansfeld pendant la seconde guerre mondiale. Etude sociologie, Univ. Strasbourg
Haffner, Sebastian (1989): Von Bismarck zu Hitler. München
Hagen, F.W. (1876): Statistische Untersuchungen über Geisteskrankheiten, Erlangen
Hamann, Matthias (Hg.) (1996): Arbeitskreis zur Geschichte der „Euthanasie" und Zwangssterilisation, Herbsttagung 1995 in Grafeneck
Hanko, Gerhard (1941): Gedanken zum Problem der Reorganisation des deutschen Irrenwesens, auch im Hinblick auf die Heil- und Pflegeanstalten, in: Zeitschrift für das gesamte Krankenhauswesen 4, H. 8
Harlfinger, Hans-Peter/Frohoff, Walter (1997): Das Niedersächsische Landeskrankenhaus Wehnen, in: Niedersächsischer Sozialminister (Hg.), 7–17
Harms, Ingo (1996a): „Wat mööt wi hier smachten …". Hungertod und „Euthanasie" in der Heil- und Pflegeanstalt Wehnen im „Dritten Reich", Oldenburg
Harms, Ingo (1996b): Die „Aktion Brandt" im Lande Oldenburg 1941–1945, in: Jenner (Hg.), 61–70
Härtel, Christina (1988): Transporte in den Tod. Die Verlegungen von den Wittenauer Heilstätten nach Obrawalde bei Meseritz, in: Arbeitsgruppe zur Erforschung der Geschichte der Karl-Bonhoeffer-Nervenklinik (Hg.), 191–206
Härtel, Christina / Hühn, Marianne / Emmerich, Norbert (1988): Krankenmorde in den Wittenauer Heilstätten, in: Arbeitsgruppe zur Erforschung der Geschichte der Karl-Bonhoeffer-Nervenklinik (Hg.), 185–190

Hehl, Ulrich von (1996): Nationalsozialistische Herrschaft, Enzyklopädie Deutscher Geschichte, München, Bd. 39
Heilerziehungs- und Pflegeheime Scheuern (Hg.) (o.J.): Skizzen aus der Geschichte der Heilerziehungs- und Pflegeheime Scheuern 1850–1990, Montabaur
Heinemeyer, Walter/Pünder, Tilman (Hg.) (1983): 450 Jahre Psychiatrie in Hessen. Veröffentlichungen der Historischen Kommission für Hessen in Verbindung mit dem Landeswohlfahrtsverband Hessen, Marburg, Bd. 47
Hermeler, Ludwig/Schröter, Sonja (1995): Forensische Psychiatriepatienten aus dem Rheinland in der NS-Vernichtungsaktion, in: ALVR (Hg.), 135–156
Hessisches Jahrbuch für Landesgeschichte (1983), Marburg, Bd. 33
Hilberg, Raul (1990): Die Vernichtung der europäischen Juden, Frankfurt a.M.
Hohendorf, Gerrit/Magull-Seltenreich, Achim (Hg.) (1990): Von der Heilkunde zur Massentötung. Medizin im Nationalsozialismus, Heidelberg
Hohendorf, Gerrit/Roelcke, Volker/Rotzoll, Maike (1995): „Euthanasie" und psychiatrische Forschung am Beispiel Heidelberg, in: Schriftenreihe des Arbeitskreises „Die Heil- und Pflegeanstalt Wiesloch in der Zeit des Nationalsozialismus", H. 3, 22–34
Hottinger/Gsell/Uehlinger/Salzmann/Labhard (1948): Hungerkrankheit, Hungerödem, Hungertuberkulose – Historische, klinische, pathophysiologische und pathologisch-anatomische Studien und Beobachtungen an ehemaligen Insassen Insassen aus Konzentrationslagern, Basel
Hubenstorf, Michael (1980): „... und wurden von den Nazi ins Altreich verschleppt und dort aus dem Leben befördert" – eine österreichische Geschichtslüge, in: Baader (Hg.), 102–112
Hühn, Marianne (1988): Das Schicksal der jüdischen Patienten im Nationalsozialismus, in: Arbeitsgruppe zur Erforschung der Geschichte der Karl-Bonhoeffer-Nervenklinik (Hg.), 125–136
Hüttenberger, Peter (1969): Die Gauleiter – Studie zum Wandel des Machtgefüges in der NSDAP, Stuttgart
Ilberg, Georg (1922): Die Sterblichkeit der Geisteskranken in den sächsischen Anstalten während des Krieges, in: AZP 78, 62
Internationales Dachau Komitee (Hg.) (1978): Konzentrationslager Dachau 1933–1945, München
Jahresberichte der Badischen Irrenanstalten für die Jahre 1913 und 1914 (1915), Karlsruhe
Jahresberichte der Badischen Irrenanstalten für die Jahre 1915 und 1916 (1919), Karlsruhe
Jenner, Harald (1990): Ein langer Weg ... Kropper Anstalten, Diakonissenanstalt, Diakoniewerk Kropp. 111 Jahre helfen – heilen – trösten, Kropp
Jenner, Harald (1993): Sterben nach 1945. Die Jahre 1945 bis 1949 am Beispiel schleswig-holsteinischer Heime. Vortrag auf dem LWV-Symposion in Hadamar 1993 (unveröffentl. Manuskript)
Jenner, Harald (1995): Die Geschichte einer psychiatrischen Klinik, hg. von der Fachklinik für Psychiatrie Schleswig, Schleswig

Jenner, Harald (1996): „Euthanasie"verbrechen in Schleswig-Stadtfeld und Schleswig-Holstein, in: ders. (Hg.), 5–20

Jenner, Harald (Hg.) (1996): Frühjahrstagung des Arbeitskreises zur Geschichte der „Euthanasie" und Zwangssterilisation vom 12.–14. Mai 1995 in Schleswig. Tagungsband mit Beiträgen von R.-P. Beigel, M.v.Cranach, U.Daub, W.Dreßen, E. Feyerabend, I. Harms, H. Jenner, M. Kuhlmann, G. Mokry, D. Roer und R. Schmidt, Schleswig/Hamburg

Jungfer, Eberhard/Heim, Susanne/Meyer, Ahlrich/Kahrs, Horst (1993): Arbeitsmigration und Flucht. Beiträge zur nationalsozialistischen Gesundheits- und Sozialpolitik, Bd. 11, Berlin/Göttingen

Kaminer, Isidor J. (1994): Psychiatrie im Nationalsozialismus am Beispiel des „Philippshospitals", Med. Diss. Frankfurt/M.

Kaminsky, Uwe (1995a): Die Rheinische Provinzialverwaltung, die Einrichtungen der Inneren Mission und die „Euthanasie" – Zum Verhältnis staatlicher und konfessioneller Wohlfahrtspflege in der NS-Zeit, in: ALVR (Hg.), Bd. 10, 89–114

Kaminsky, Uwe (1995b): Zwangssterilisation und „Euthanasie" im Rheinland. Evangelische Erziehungsanstalten sowie Heil- und Pflegeanstalten 1933–1945, Köln

Kater, Michael H. (1983): Die „Gesundheitsführung" des Deutschen Volkes, in: Medizinhistorisches Journal 18, 349–375

Kater, Michael H. (1987) : Medizin und Mediziner im Dritten Reich Eine Bestandsaufnahme, in: Historische Zeitschrift 244, 299–352

Kater, Michael H. (1989): Doctors under Hitler, Chapel Hill

Kaufmann, Holker/Schulmeyer, Klaus (1986): Die polnischen und sowjetischen Zwangsarbeiter in Hadamar, in: Roer/Henkel (Hg.), 256–282

Kaul, Friedrich Karl (1979): Die Psychiatrie im Strudel der „Euthanasie", Frankfurt/M.

Kersting, Franz-Werner/Teppe, Karl/Walter, Bernd (Hg.) (1993): Nach Hadamar. Zum Verhältnis von Psychiatrie und Gesellschaft im 20. Jahrhundert, in: Forschungen zur Regionalgeschichte (hrsg. vom Westfälischen Institut für Regionalgeschichte Münster), Bd. 7, Paderborn

Kettlitz, Frank Roger (1985): Die Geschichte des Rheinischen Landeskrankenhauses – Psychiatrische Klinik der Universitätsklinik Düsseldorf von 1945–1976, Med. Diss. Düsseldorf

Klee, Ernst (1983): „Euthanasie" im NS-Staat. Die Vernichtung lebensunwerten Lebens, Frankfurt/M.

Klee, Ernst (Hg.) (1985): Dokumente zur „Euthanasie", Frankfurt/M.

Klee, Ernst (1986): Was sie taten – Was sie wurden. Ärzte, Juristen und andere Beteiligte am Kranken- oder Judenmord. Frankfurt a.M.

Klee, Ernst (1996): „Euthanasie" in Hessen, in: Knigge-Pesche/Ulrich (Hg.), 423–436

Klee, Ernst (1997): Auschwitz, die NS-Medizin und ihre Opfer, Frankfurt/M.

Klemperer, Victor (1995): Und so ist alles schwankend – Tagebücher Juni bis Dezember 1945, Berlin

Klüppel, Manfred (1983): „Euthanasie" und Lebensvernichtung 1933–1945 – Auswirkungen auf die Landesheilanstalten Haina und Merxhausen, in: Heinemeyer/Pünder (Hg.), 321–348
Klüppel, Manfred (1984): „Euthanasie" und Lebensvernichtung am Beispiel der Landesheilanstalten Haina und Merxhausen. Eine Chronik der Ereignisse 1933–1945, in: Gesamthochschule Kassel (Hg.), H. 4
Knaape, Hans-Hinrich (1990a): Kinderpsychiatrie und Euthanasie in der Landesanstalt Görden 1939–1945. Vortrag auf der Tagung des Arbeitskreises zur Aufarbeitung der „Euthanasie" und Zwangssterilisation in Lobetal vom 28.10.–1.11.1989, in: Diakonisches Werk der evangelischen Kirchen in der DDR (Hg.), 7–17
Knaape, Hans-Hinrich (1990b): Euthanasie – der faschistische Massenmord an psychisch Kranken in Brandenburg. Vortrag auf der Tagung des Arbeitskreises zur Aufarbeitung der „Euthanasie" in Lobetal vom 28.10.–1.11.1989, in: Diakonisches Werk der evangelischen Kirchen in der DDR (Hg.), 18–35
Knigge-Pesche, Renate/Ulrich, Axel (Hg.) (1996): Verfolgung und Widerstand in Hessen 1933–1945, Frankfurt/M.
Koch, Johannes Hugo (1993): Historischer Teil der Festschrift, in: Fachklinik für Psychiatrie, Neurologie und Rehabilitation Neustandt in Holstein (Hg.): 100 Jahre Fachklinik Neustadt in Holstein 1893–1993, Neustadt/Holstein, 9–74
Kogon, Eugen (1974): Der SS-Staat, München (zuerst: 1947)
Kogon, Eugen et al. (Hg.) (1983): Nationalsozialistische Massentötungen durch Giftgas, Frankfurt/M.
Kohl, Franz (1989): Landeskrankenhaus Emmendingen – Chronik 1889–1989, Emmendingen
Kohler, Luise M. (1986): Entwicklungsprobleme im Fachgebiet Neurologie/Psychiatrie im Lande Brandenburg Mai 1945–1952, Med. Diss. Leipzig
Kolb, Gustav (1920/21): Inwieweit sind Änderungen im Betriebe der Anstalt geboten?, in: PNW 22, 133–139, 149–154 u. 163–176
Körner, Peter (1962): Der erste Weltkrieg 1914–1918, Der Krieg zur See, München, Bd. IV
Kraepelin, Emil (1919): Psychiatrische Randbemerkungen zur Zeitgeschichte, in: Süddeutsche Monatshefte 16, 171–183
Kreßin, A. (1950): Das Allgemeine Krankenhaus Langenhorn in Hamburg 1950, Hamburg
Kroener, Bernhard R. (1988): Die personellen Ressourcen des dritten Reiches im Spannungsfeld zwischen Wehrmacht, Bürokratie und Kriegswirtschaft, in: Militärgeschichtliches Forschungsamt (Hg.), Bd. 5, 1. Teilbd., 693–1001
Kropat, Wolf-Arno (1979): Hessen in der Stunde Null. Politik, Wirtschaft und Bildungswesen in Dokumenten, Wiesbaden
Krumpolt, Holm (1993): „Die Landesheilanstalt Großschweidnitz als „T4"-Zwischenanstalt und Tötungsanstalt (1939–1945)" in: Kuratorium Son-

nenstein und Sächsische Landeszentrale für politische Bildung (Hg.), 91–100

Krumpolt, Holm (1995): Die Auswirkungen der nationalsozialistischen Kriegspolitik auf die sächsische Landesheilanstalt Großschweidnitz im Zeitraum 1939–45, Med. Diss. Leipzig

Krupka-Matusczyk, Irina/Bloch, Wlodimierz (1993): Lubliniec – Schlesisches Krankenhaus, in: Polnische Gesellschaft für Psychiatrie (Hg.), 171–176

Kufferath, Beate (1976): Die Geschichte der Landesnervenklinik Andernach, in: Schadewaldt, Hans (Hg.): Düsseldorfer Arbeiten zur Geschichte der Medizin, H. 43 (Med. Diss. Düsseldorf)

Kuhn, Peter (1977): Die Geschichte des Rheinischen Landeskrankenhauses Düsseldorf-Grafenberg von 1918–1945, Med. Diss. Düsseldorf

Kuratorium Gedenkstätte Sonnenstein e.V. und Sächsische Landeszentrale für politische Bildung (Hg.) (1993): Nationalsozialistische Euthanasie-Verbrechen in Sachsen. Beiträge zu ihrer Aufarbeitung, Dresden/Pirna (Redaktion: Boris Böhm, Werner Rellecke)

Kurowski, Franz (1977): Der Luftkrieg über Deutschland, Düsseldorf/Wien

Lafont, Max (1987): L'éxtermination douce. La mort de 40 000 Malades Mentaux dans les hopiteaux psychiatriques en France sous le regime de Vichy, Paris

Landeswohlfahrtsverband Hessen (Hg.) (1989): Psychiatrie im Nationalsozialismus. Ein Tagungsbericht, Kassel

Landeswohlfahrtsverband Hessen (Hg.) (1991a): Euthanasie in Hadamar. Die nationalsozialistische Vernichtungspolitik in hessischen Anstalten. Historische Schriftenreihe des Landeswohlfahrtsverbandes Hessen, Kassel. Kataloge Bd. 1

Landeswohlfahrtsverband Hessen (Hg.) (1991b): „Verlegt nach Hadamar" Die Geschichte einer NS-„Euthanasie"-Anstalt. Historische Schriftenreihe des Landeswohlfahrtsverbandes Hessen, Kassel, Kataloge Bd. 2

Landeswohlfahrtsverband Hessen (Hg.) (1993): Die Heil- und Pflegeanstalt Heppenheim, Kassel

Lang, Jochen von (1977): Der Sekretär. Martin Bormann: Der Mann, der Hitler beherrschte, Stuttgart

Leipert, Matthias/Styrnal, Rudolf/Schwarzer,Winfried: Verlegt nach unbekannt. Sterilisation und Euthanasie in Galkhausen 1933 – 1945, Köln, (Archivberatungsstelle des Landschaftsverbands Rheinland (Hg.): Dokumente und Darstellungen zur Geschichte der Rheinischen Provinzialverwaltung, Bd. 1)

Liebe, Hans (1947): Drei Grundprobleme der deutschen Wirtschaft, in: Deutsches Institut für Wirtschaftsforschung (Hg.), 72–103

Liebers (1920): Welchen Einfluß hatte die Kriegsernährung auf die Angehörigen der Heilanstalt Dösen?, in: PNW 22, 17–23 u. 67–72

Liere, Klaus-Peter (1980): Aus den Akten der Reichskanzlei: Über Krankenhäuser, Krankenanstalten und Bäderwesen im Deutschen Reich von 1921–1945 mit dem Versuch einer Darstellung der „Aktion Brandt" d.h.

der Errichtung von Ausweichkrankenhäusern durch das Reich im letzten Kriege, Med. Diss. Bochum
Linde, Otfried K. (Hg.) (1988): Pharmakopsychiatrie im Wandel der Zeit. Erlebnisse und Ergebnisse , Klingenmünster
Longerich, Peter (Hg.) (1992): Die erste Republik. Dokumente zur Geschichte des Weimarer Staates, München
Löw, H. (1922): Das Verhalten der Körpergewichte der Geisteskranken während der Kriegszeit, in: AZP 78, 1–57
Luciani (1889): Fisiologia del digiuno, Florenz (dt. Übers. Leipzig 1890)
Lundeberg/Otto/Rybeck (Eds.) (1990): Wartime Medical Services, Second International Conference Stockholm Juni 1990, Proceedings, Stockholm
Mäckel, Katrin (1993): Professor Dr. med. Hermann Paul Nitsche – sein Weg vom Reformpsychiater zum Mittäter an der Ermordung chronisch-psychisch Kranker zur Zeit des Nationalsozialismus in Deutschland, Med. Diss. Leipzig
Mackenroth, Gerhard (1953): Bevölkerungslehre – Theorie, Soziologie und Statistik der Bevölkerung. Berlin
Mader, Ernst T. (1982): Das erzwungene Sterben von Patienten der Heil- und Pflegeanstalt Kaufbeuren-Irsee zwischen 1940 und 1945 nach Dokumenten und Berichten von Augenzeugen, Blöcktach
Marien-Lunderup, Regina (1993): Die Verlegungen in die Lübecker Heilanstalt Strecknitz, in: Böhme/Lohalm (Hg.), 233–258
Masuhr, Karl Friedrich/Aly, Götz (1985): Der diagnostische Blick des Gerhard Kloos, in: Aly et al. (1985b), 81–106
May, Johannes (1975): Die Geschichte des Landeskrankenhauses, in: Psychiatrisches Landeskrankenhaus Bad Schussenried (Hg.)
May, Johannes (1991): Die staatliche Heilanstalt Schussenried in den Jahren 1933 bis 1945, in: May/Pretsch/Rexer/Rüdenberg, 46–57
May, Johannes/Pretsch Hermann Josef/Rexer, Martin/Rüdenberg, Bodo (1991): „Euthanasie" in den staatlichen Heilanstalten Zwiefalten und Schussenried, Zwiefalten
Middelhoff, Hans Dieter (1986): PLK Wiesloch – von der Heil-und Pflegeanstalt zum modernen Fachkrankenhaus, in: PLK Wiesloch (Hg.), 7–14
Militärgeschichtliches Forschungsamt (Hg.) (1986): Das Deutsche Reich und der Zweite Weltkrieg, Bd. 4: Der Angriff auf die Sowjetunion, Stuttgart
Militärgeschichtliches Forschungsamt (Hg.) (1988): Das Deutsche Reich und der Zweite Weltkrieg, Bd. 5., 1. Teilbd.: Kriegsverwaltung, Wirtschaft und personelle Ressourcen 1939–1941, Stuttgart
Militärgeschichtliches Forschungsamt (Hg.) (1990a): Das Deutsche Reich und der Zweite Weltkrieg, Bd. 6: Der Globale Krieg. Die Ausweitung zum Weltkrieg und der Wechsel der Initiative, Stuttgart
Militärgeschichtliches Forschungsamt (Hg.) (1990b): Vorträge zur Militärgeschichte, Herford/Bonn, Bd. 11
Mitscherlich, Alexander/Mielke, Fred (1960): Medizin ohne Menschlichkeit, Frankurt/M.

Moser, Arnulf (1995): Die andere Mainau – Paradies für befreite KZ-Häftlinge, Konstanz

Muehlon, Wilhelm (1992): Tagebuch der Kriegsjahre 1940–1944, Dornach

Müller, Rolf-Dieter (1988): Die Mobilisierung der deutschen Wirtschaft für Hitlers Kriegführung, in: Militärgeschichtliches Forschungsamt (Hg.), Bd. 5, 1. Teilbd., 349–689

Murken, Axel Hinrich (1988): Vom Armenhospital zum Großklinikum – Die Geschichte des Krankenhaus vom 18. Jahrhundert bis zur Gegenwart, Köln

Nausner, Peter (1986): Organisierte und „wilde" Euthanasie, in: LOS, Nr. 10, 27–32

Nervenklinik Teupitz (Hg.) (1987): 1987–75 Jahre Nervenklinik Teupitz – Festschrift anläßlich des 75jährigen Bestehens der Nervenklinik, Teupitz

Niedersächsischer Sozialminister (Hg.) (1997): Niedersächsisches Landeskrankenhaus Wehnen, Hannover

Nowak, Kurt (1980): „Euthanasie" und Sterilisierung im „Dritten Reich". Die Konfrontation der evangelischen und katholischen Kirche mit dem „Gesetz zur Verhütung erbkranken Nachwuchses" und der „Euthanasie"-Aktion, Göttingen

Nowak, Kurt (1984): Euthanasie und Sterilisierung im Dritten Reich, Göttingen

Orth, Linda (1989): Die Transportkinder aus Bonn. „Kindereuthanasie", Köln (ALVR [Hg.]: Dokumente und Darstellungen zur Geschichte der Rheinischen Provinzialverwaltung, Bd. 3)

Peschke, Franz (1992): Schreck's Anstalt. Eine Dokumentation zur Psychiatrie und „Euthanasie" im Nationalsozialismus am Beispiel der Pflegeanstalt Rastatt, Stadt Rastatt (Hg.), Rastatt

Peschke, Franz (1993a): SCHRECK's Abteilung. Die Wieslocher „Kinderfachabteilung"im Zweiten Weltkrieg, in: Schriftenreihe des Arbeitskreises „Die Heil- und Pflegeanstalt Wiesloch in der Zeit des Nationalsozialismus", H. 2, 19–41

Peschke, Franz (1993b): Die Heidelberg-Wieslocher Forschungsabteilung Carl SCHNEIDER's im Zweiten Weltkrieg, in: Arbeitskreis „Die Heil und Pflegeanstalt Wiesloch in der Zeit des Nationalsozialismus" (Hg.), H. 2, 42–77

Peschke, Franz (1995): Das Menetekel Nationalsozialistischer Sparwirtschaft am Beispiel der Pflegeanstalt Rastatt, in: Schriftenreihe des Arbeitskreises „Die Heil- und Pflegeanstalt Wiesloch in der Zeit des Nationalsozialismus", H. 3, 35–44

Peters, Uwe (1990): Wörterbuch der Psychiatrie und medizinischen Psychologie, München , 4. Aufl.

Petzina/Abelshauser/Faust (1975): Sozialgeschichtliches Arbeitsbuch, Bd. III, Materialien zur Statistik des Deutschen Reiches 1914–1945, München

Platen-Hallermund, Alice (1993): Die Tötung Geisteskranker in Deutschland, Bonn (zuerst: 1948)

PLK Emmendingen (Hg.) (1981): Graffelder Dokumentation über „planwirtschaftliche Maßnahmen" (sog. Euthanasie-Aktionen) im Bereich der Heil-

und Pflegeanstalt Emmendingen (anstaltsinterne, unveröffentlichte Dokumentation)
PLK Emmendingen (Hg.) (1992): Recht zur Auslese ...? Die Heil-und Pflegeanstalt Emmendingen und die „Euthanasie" im Dritten Reich, Emmendingen , 2. Aufl.
PLK Wiesloch (Hg.) (1986): Psychiatrisches Landeskrankenhaus Wiesloch, Wiesloch
PLK Winnenden (Hg.) (1984): 150 Jahre Psychiatrisches Landeskrankenhaus Winnenden 1834–1984, Winnenden
Poitrot, Robert (1947): Die Ermordeten waren schuldig. Amtliche Dokumente der Direction de la Santè Publique der französischen Militärregierung, Baden-Baden
Polnische Gesellschaft für Psychiatrie (Hg.) (1993): Die Ermordung der Geisteskranken in Polen 1939–1945, Warschau (Redaktion: Zdzistaw Jaroszewski)
Portmann, Heinrich (1946): Bischof Graf von Galen spricht! Ein apostolischer Kampf und sein Widerhall. Freiburg
Portmann, Heinrich (1948a): Dokumente um den Bischof von Münster, Münster
Portmann, Heinrich (1948b): Kardinal von Galen – Eine Gottesmann seiner Zeit, Münster
Posamentier (1994): Die Heil-und Pflegeanstalt Lohr am Main 1928–1948. Aspekte der Geschichte, Lohr (unveröffentl. Manuskript)
Pötzl, Ulrich: Dr. Valentin Faltlhauser – Reformpsychiatrie, Erbbiologie und Lebensvernichtung (unveröffentl. Vortragsmanuskript)
Pretsch, Hermann (1987): „Hinter den Türmen die Tötungsmaschinerie – Zwiefalten und die Vergangenheit: zuviel Geschichte für ein Albdorf", in: Stuttgarter Zeitung, 8.8.1987
Projektgruppe „Volk und Gesundheit" (Hg.) (1982): Heilen und Vernichten im Nationalsozialismus, Tübingen
Propping, Peter/Schott, Heinz (Hg.) (1992): Wissenschaft auf Irrwegen. Biologismus-Rassenhygiene-Eugenik. Bonn/Berlin
Provinzialverband Westfalen (Hg.) (1951): Anstaltsfürsorge des Provinzialverbandes Westfalen in 75 Jahren", bearb. vom Statistischen Amt der Provinzialverwaltung, Münster
Psychiatrisches Landeskrankenhaus Bad Schussenried (Hg.) (1975): 100 Jahre Psychiatrisches Landeskrankenhaus Bad Schussenried 1875–1975, Bad Schussenried
Quelle, Michael (1992): Die Verlegungen von Kindern und Jugendlichen nach Lüneburg, in: Rotenburger Anstalten (Hg.), 59–76
Rebentisch, Dieter (1983a): Nationalsozialistische Revolution, Parteiherrschaft und totaler Krieg in Hessen (1933–1945), in: Schultz (Hg.), 232–248
Rebentisch, Dieter (1983b): Persönlichkeitsprofil und Karriereverlauf der nationalsozialistischen Führungskader in Hessen 1928–1945, in: Hessisches Jahrbuch für Landesgeschichte, 33. Bd., 293–331

Rebentisch, Dieter (1989): Führerstaat und Verwaltung im Zweiten Weltkrieg. Verfassungsentwicklung und Verwaltungspolitik 1939–1945, Stuttgart
Rebentisch, Dieter/Teppe, Karl (Hg.) (1986): Verwaltung contra Menschenführung im Staat Hitlers. Studien zum politisch-administrativen System, Göttingen
Redetzky, H./Preuß, G. (1949): Medizinalstatistische und sozialpathologische Betrachtungen über den derzeitigen Stand der Geisteskranken in der Ostzone Deutschlands, in: Das öffentliche Gesundheitswesen, H. 15/16
Reimer, Fritz (Hg.) (1970): Der Weissenhof. Ein Beitrag zur Geschichte der Anstaltspsychiatrie, Weinsberg
Reimer, Fritz (Hg.) (1978): 75 Jahre Weissenhof, Weinsberg
Renner, Renate (1997): Das FKH Stadtroda während der Zeit des Nationalsozialismus, Vortrag anläßlich der Tagung des Arbeitskreises zur Erforschung der „Euthanasie" am 7.11.1997 in Stadtroda in: Tagungsband Stadtroda
Reuth, Ralf Georg (Hg.) (1992): Joseph Goebbels Tagebücher, Bd. 4, München
Richarz, Bernhard (1987): Heilen Pflegen Töten – Zur Alltagsgeschichte einer Heil- und Pflegeanstalt bis zum Ende des Nationalsozialismus, Göttingen
Richter, Gabriel (1993): Sie holten sie mit grauen Bussen. Die Heil- und Pflegeanstalt Emmendingen 1933–1945, Emmendingen
Richter (1919): Über die Ernährungsverhältnisse in der Irrenanstalt Buch während des Krieges 1914/18 und deren Folgen, in: AZP 75, 407–423
Rieß, Volker (1989): Auswirkungen der NS-Psychiatrie auf Einrichtungen im ehemaligen Gebiet Hessen-Darmstadt, in LWV Hessen (Hg.), 95–106
Rieß, Volker (1995): Die Anfänge der Vernichtung „lebensunwerten Lebens" in den Reichsgauen Danzig-Westpreußen und Wartheland 1939/1940, Frankfurt/M.
Roer, Dorothee (1992): Psychiatrie in Deutschland 1933–1945: ihr Beitrag zur Endlösung der sozialen Frage, am Beispiel der Heilanstalt Uchtspringe, in: Psychologie und Gesellschaftskritik 16, H. 2, 15–38
Roer, Dorothee/Henkel, Dieter (Hg.) (1986): Psychiatrie im Faschismus, Die Anstalt Hadamar 1933–1945, Bonn
Roesle (1928): Die Geburts- und Sterblichkeitsverhältnisse, in: Bumm, I. Halbbd. 3–62
Rönn, Peter von (1991): Zum indirekten Nachweis von Tötungsaktivitäten während der zweiten Phase der NS-„Euthanasie". Das Beispiel der Langenhorner Patienten in Königslutter, in: Recht und Psychiatrie 9, H. 1, 8–13
Rönn, Peter von (1993): Die Entwicklung der Anstalt Langenhorn in der Zeit des Nationalsozialismus, in: Böhme/Lohalm (Hg.), 27–232
Rotenburger Anstalten (Hg.) (1992): Zuflucht unter dem Schatten deiner Flügel. Die Rotenburger Anstalten der Inneren Mission in den Jahren von 1933 bis 1945, Rotenburg

Roth, Karl-Heinz (1984) „Ein Mustergau gegen die Armen, Leistungsschwachen und „Gemeinschaftsfremden", in: Ebbinghaus/Kaupen-Haas/Roth (Hg.), 7–24
Roth, Karl Heinz (1987): Die Modernisierung der Folter in den beiden Weltkriegen. Der Konflikt der Psychotherapeuten und Schulpsychiater um die deutschen „Kriegsneurotiker", in: 1999, 2, H. 3, 8–75
Roth, Karl Heinz (Hg.) (1984): Erfassung zur Vernichtung, Berlin
Rothenberger, Karl-Heinz (1980): Die Hungerjahre nach dem Zweiten Weltkrieg. Ernährungs- und Landwirtschaft in Rheinland-Pfalz, Boppard
Rothenberger, Karl-Heinz (1983): Ernährung und Landwirtschaft in der französischen Besatzungszone 1945–1950, in: Scharf (Hg.), 185–205
Rubner, Max (1928a): Der Gesundheitszustand im Allgemeinen, in: Bumm, 1. Halbbd., 63–87
Rubner, Max (1928b): Das Ernährungswesen im Allgemeinen, in: Bumm, 2. Halbbd., 1–42
Rüter, C.F./Rüter-Ehlermann, A.L. (Hg.) (1968ff.): Justiz und NS-Verbrechen. Sammlung deutscher Strafurteile wegen nationalsozialistischer Tötungsverbrechen 1945–1966, Amsterdam, 22 Bde.
Salm, Heinrich (1976): Von der Kreisirrenanstalt Irsee zum Nervenkrankenhaus Kaufbeuren – Aus der Geschichte der Psychiatrie in Schwaben, in: Bezirkskrankenhaus Kaufbeuren (Hg.), 26–70
Sandner, Peter (1996): Die Landesheilanstalt Weilmünster im Nationalsozialismus (unveröffentl. Manuskript)
Sauer, Paul (1988): Staat, Politik, Akteure, in: Borst (Hg.), 14–28
Schaffer, Wolfgang (1995): „Krankenhaus des Todes" – die rheinischen Verlegungstransporte und die Tötungsanstalt Meseritz-Obrawalde, in: ALVR (Hg.), Bd. 10, 157–172
Scharf, Claus (Hg.) (1983): Die Deutschlandpolitik Frankreichs und die französische Zone 1945–1949, Wiesbaden
Schenck, Ernst-Günther (1942): Grundlagen und Vorschriften für die Regelung der Krankenernährung im Kriege, Berlin/Wien, 4. Aufl.
Schenck, Ernst-Günther (1965): Das menschliche Elend im 20. Jahrhundert. Eine Pathographie der Kriegs-, Hunger- und politischen Katastrophen Europas, Herford
Scherer, K./Linde, O./Paul R. (1998): Die Heil- und Pflegeanstalt Klingenmünster von 1933–1945, ein Beitrag zur Psychiatrie im Nationalsozialismus (Arbeitstitel, erscheint 1998 in der Schriftenreihe zur Pfälzischen Geschichte in Kaiserslautern)
Scheuing, Hans Werner (1997): „... als Menschenleben gegen Sachwerte gewogen wurden". Die Geschichte der Erziehungs- und Pflegeanstalt für Geistesschwache Mosbach/Schwarzacher Hof und ihre Bewohner 1933–1945, Heidelberg
Schilter, Thomas (1996): Zur Aktion T4 am Beispiel der Tötungsanstalt Pirna-Sonnenstein, in: Arbeitskreis zur Geschichte der „Euthanasie" und Zwangssterilisation (Hg.), Tagungsband Bedburg-Hau, 31–44

Schittenhelm/Schlecht (1915): Die Ödemkrankheit, in: Zeitschrift für die gesamte experimentelle Medizin 9
Schittenhelm/Schlecht (1923): Die Ödemkrankheit, Avitaminose und verwandte Krankheiten, Berlin
Schlaich, Ludwig (1947): Lebensunwert? Kirche und innere Mission Württembergs im Kampf gegen die „Vernichtung lebensunwerten Lebens", Stuttgart
Schlange-Schöningen, Hans (Hg.) (1955): Im Schatten des Hungers 1945–1949, Hamburg (Bearb.: Justus Rohrbach)
Schmidt, Gerhard (1965): Selektion in der Heilanstalt, Stuttgart (Neudruck: Frankfurt/M. 1983)
Schmidt, Martin/Kuhlmann, Robert/Cranach, Michael von (1996): Die Psychiatrie in der Heil- und Pflegeanstalt Kaufbeuren 1933–1945, in: Jenner (Hg.), 21–60
Schmidt-v. Blittersdorf, Heidi/Debus, Dieter/Kalkowsky, Birgit (1986): Die Geschichte der Anstalt Hadamar von 1933 bis 1945 und ihre Funktion im Rahmen von T4, in: Roer/Henkel (Hg.), 58–120
Schmuhl, Hans-Walter (1992): Rassenhygiene, Nationalsozialismus, Euthanasie, Göttingen, 2. Aufl.
Schmuhl, Hans-Walter (1993): Kontinuität oder Diskontinuität? Zum epochalen Charakter der Psychiatrie im Nationalsozialismus, in: Kersting/Teppe/Walter (Hg.), 112–136
Schneider, Carl (1939): Behandlung und Verhütung von Geisteskrankheiten, Berlin
Schnierer, Sabine (1996): Verwahrt, verlegt, vergessen – Die Einbeziehung der Landes-Siechenanstalt Hoym in das „Euthanasie"-Programm des Nationalsozialismus. Med. Diss. FU Berlin
Scholz, Susanne/Singer, Reinhard (1986): Die Kinder in Hadamar, in: Roer/Henkel (Hg.), 214–236
Schrapper, Christian/Sengling, Dieter (1991): Sozialpädagogik im Nationalsozialismus – Die Heilerziehungsanstalt Kalmenhof/Idstein 1888–1988: Ein Beispiel, in: LWV Hessen (Hg.) (1991a), 115–122
Schrapper, Christian/Sengling, Dieter (Hg.) (1988): Die Idee der Bildbarkeit. 100 Jahre sozialpädagogische Praxis in der Heilerziehungsanstalt Kalmenhof, Weinheim/München
Schreiber, Elke/Heilek, Tatjana (1990) „Die Betreuung und Behandlung psychisch Kranker in der Landesheilanstalt Altscherbitz 1913–1945". Med. Diss. Leipzig
Schriftenreihe des Arbeitskreises „Die Heil- und Pflegeanstalt Wiesloch in der Zeit des Nationalsozialismus", H. 1 (1992), H. 2 (1993), H. 3 (1995), Wiesloch
Schröter, Sonja (1994): Psychiatrie in Waldheim/Sachsen (1716–1946). Ein Beitrag zur Geschichte der forensischen Psychiatrie in Deutschland. Frankfurt a.M.
Schubert, Ingo (1976): Die Geschichte des Fachkrankenhauses für Neurologie und Psychiatrie Altscherbitz, Schkeuditz

Schulte, Paul-Günter (1989): Die Euthanasie in der Provinzial Heil- und Pflegeanstalt Johannistal Abteilung Waldniel, insbesondere der dortigen Kinderfachabteilung, in: Orth, 98–110
Schultz, Uwe (Hg.) (1983): Die Geschichte Hessens, Stuttgart
Schultz-Naumann, Joachim (1989): Mecklenburg 1945, München
Schulze, Dietmar (1993): „Zur Geschichte der Landes-Heil-und Pflegeanstalt Bernburg/Anhaltischen Nervenklinik in der Zeit von 1934–1945". Magisterarbeit Univ. Halle-Wittenberg (unveröffentl. Manuskript)
Seidel, Ralf/Werner, Wolfgang Franz (1991): Psychiatrie im Abgrund, Köln (ALVR [Hg.]: Dokumente und Darstellungen zur Geschichte der Rheinischen Provinzialverwaltung, Bd. 6)
Seidler, Franz W. (1987): Die Organisation Todt – Bauen für Staat und Wehrmacht 1938–1945, Koblenz
Seitz, Paul-Gerhard (1993): Zur Geschichte und Entwicklung der Heilanstalt Weinsberg vom 3. Reich bis 1975, Heilbronn
Sereny, Gitta (1980): Am Abgrund – Eine Gewissenserforschung, Frankfurt
Siebert, A. (o.J.): Die badischen Heil- und Pflegeanstalten im ersten Drittel des Jahrhunderts, Karlsruhe
Siemen, Hans-Ludwig (1987): Menschen blieben auf der Strecke. Psychiatrie zwischen Reform und Nationalsozialismus, Gütersloh
Simon, Hermann (1929): Aktivere Krankenbehandlung in der Irrenanstalt, Berlin/Leipzig
Sitzler, K. (1948): „Beitrag zur Geschichte der Landesanstalt Teupitz", Teupitz
Skalweit, August (1927): Die Deutsche Kriegsernährungswirtschaft, Stuttgart
Sonn, Eveline (1993): Verlegungen in Umlandanstalten, in: Böhme/Lohalm (Hg.), 268–286
Sperling, K. (1926/27): Krise der öffentlichen Wohlfahrtspflege, in: Deutsche Zeitschrift für Wohlfahrtspflege 2 (1926/27), 1–7
Statistik des Deutschen Reiches, Bd. 360 (1930), darin: Heilanstaltsstatistik 1925 und 1926. Bearbeitet vom Statistischen Reichsamt in Verbindung mit dem Reichsgesundheitsamt. Berlin, S. 379 ff
Statistisches Amt der Provinzialverwaltung in Münster (Hg.) (1951): Anstaltsfürsorge des Provinzialverbandes Westfalen in 75 Jahren, Münster
Statistisches Handbuch für Württemberg (1923), 23. Ausgabe, Stuttgart
Statistisches Jahrbuch für das Königreich (ab 14. Jg. den Freistaat) Bayern (1924 ff.), 13., 14., 15. Jg. München
Statistisches Jahrbuch für das Land Baden (1925), 42. Jg., Karlsruhe
Statistisches Jahrbuch für den preußischen Staat (1918 ff.), Bd. 15–23, Berlin
Steinert, Tilman (1985): Die Geschichte des Psychiatrischen Landeskrankenhauses Weissenau, Darstellung der Anstaltsgeschichte von 1888 bis 1945 im ideengeschichtlichen und sozioökonomischen Kontext, Weinsberg
Stöckle, Thomas (1993): Die „Aktion T4" am Beispiel Grafenecks, Magisterarbeit Univ. Stuttgart (unveröffentl. Manuskript)

Stüber, Gabriele (1984): Der Kampf gegen den Hunger 1945–1950, Neumünster
Sueße Thorsten/Meyer Heinrich (1984): Die Konfrontation Niedersächsischer Heil- und Pflegeanstalten mit den „Euthanasiemaßnahmen" des Nationalsozialismus. Schicksal der Patienten und Verhalten der Therapeuten und zuständigen Verwaltungsbeamten, Med.Diss. Hannover
Sueße Thorsten/Meyer Heinrich (1988): Abtransport der „Lebensunwerten". Die Konfrontation niedersächsischer Anstalten mit der NS-„Euthanasie", Hannover
Taipale, Illka/Blomberg; Ari-Pekka (1990): The fate of Mentally Ill in War. Statistics of Finnish Mental Hospitals in World War II, in: Lundeberg/Otto/Rybeck (Eds.)
Taylor, Telford (1950): Die Nürnberger Prozesse, Zürich
Teller, Christine (1984): Die „aktivere Heilbehandlung" der 20er und 30er Jahre: z.B. Hermann Simon und Carl Schneider, in: Dörner, Klaus (Hg.), 77–87
Teppe, Karl (1989): Massenmord auf dem Dienstweg. Hitlers „Euthanasie"-Erlaß und seine Durchführung in den westfälischen Provinzialanstalten, Münster
Teppe, Karl (Hg.) (1987): Selbstverwaltung und Herrschaftsordnung – Bilanz und Perspektiven landschaftlicher Selbstverwaltung in Westfalen, Münster
Thom, Achim (1991): Kriegsopfer der Psychiatrie. Das Beispiel der Heil- und Pflegeanstalten Sachsens, in: Frei (Hg.), 201–216
Thom, Achim (1994): Die Nachkriegslage der Psychiatrie in Sachsen 1945–1948, in: Sozialpsychiatrische Informationen, H. 1, 8–11
Thom, Achim/Caregorodcev, Gennadij (Hg.) (1989): Medizin unterm Hakenkreuz, Berlin
Thom, Achim/Spaar, Horst (Hg.) (1985): Medizin im Faschismus, Berlin
Troelenberg, H. (1969): Die Entwicklung des Bezirkskrankenhauses Uchtspringe, zugleich ein Beitrag zur Psychiatriegeschichte. Med.Diss. Leipzig
Tröster, Werner (1980): Zur Geschichte des Westfälischen Landeskrankenhauses Warstein, Warstein
Veltin, Alexander (1986): Geschichte des Krankenhauses, in: Vereinigung von Freunden der Geschichte Zwiefaltens, seines Münsters und Klosters e.V. (Hg.), 94–144
Verband der Bayerischen Bezirke (Hg.) (1988): 150 Jahre Psychiatrie in Bayern, München
Vereinigung von Freunden der Geschichte Zwiefaltens, seines Münsters und Klosters e.V. (Hg.) (1986): Kloster Zwiefalten, Ulm
Verrier, Anthony (1970): Bomberoffensive gegen Deutschland, Frankfurt/M.
Wagenführ, Rolf (1963, 2. Aufl.): Die deutsche Industrie im Kriege 1939–1945, Berlin

Wagner-Jauregg, Julius (1920/21): Die Krankenbewegung in den deutsch-österreichischen Irrenanstalten seit Kriegsbeginn und die Abnahme des Alkoholismus, in: PNW 22, 357–360 u. 373–376

Walter, Bernd (1987): Psychiatrie in Westfalen 1918–1945 – Soziale Fürsorge-Volksgesundheit -Totaler Krieg, in: Teppe (Hg.), 115–133

Walter, Bernd (1996): Psychiatrie und Gesellschaft in der Moderne – Geisteskrankenfürsorge in der Provinz Westfalen zwischen Kaiserreich und NS-Regime, Paderborn

Walz, Wolfgang (1991): Mortalität und Todesursachen bei psychiatrisch hospitalisierten schizophrenen Patienten, Med. Diss. Univ. Zürich

Weisenseel, Rainer (1990): Euthanasie im NS-Staat. Die Beteiligung der Heil- und Pflegeanstalt Ansbach an den Euthanasie-maßnahmen des NS-Staates, Med. Diss. Erlangen

Werner (1919/20): Krieg und Krankenbestand, in: PNW 21, 312

Werner, Wolfgang Franz (1991): Die Rheinprovinz und die Tötungsanstalt Hadamar, in: LWV Hessen (Hg.) (1991a), 135–144

Werner, Wolfgang Franz (1992): „Euthanasie und Widerstand in der Rheinprovinz", in: Faust (Hg.), 224–233

Werner, Wolfgang Franz (1995): Walter Creutz – Widerstandskämpfer?, in: ALVR (Hg.), Bd. 10, 173–196

Westfälische Klinik für Psychiatrie (Hg.) (1992): Euthanasie. Dokumentation einer Fortbildungsreihe in der Westfälischen Klinik für Psychiatrie Warstein, Warstein

Westfälisches Landeskrankenhaus Warstein (Hg.) (1980): 75 Jahre Westfälisches Landeskrankenhaus Warstein, Warstein

Whitney/Cataldo/Rolfes (1987): Understanding normal and clinical Nutrition, New York , 2. Aufl.

Wildt, Michael (1986): Der Traum vom Sattwerden – Hunger und Protest, Schwarzmarkt und Selbsthilfe, Hamburg

Willis, E. (1978): Geschichte des Psychiatrischen Landeskrankenhauses Weinsberg, in: PLK Weinsberg (Hg.), 7–29

Winter, Bettina (1989): Die Ereignisse in der Heil- und Pflegeanstalt Haina in der Zeit des Nationalsozialismus. Vortrag am 10.Mai 1989 in Haina anläßlich der Einweihung einer Gedenktafel (unveröffentl. Manuskript)

Winter, Bettina (1991a): Hadamar als T4-Anstalt 1941–1945, in: LWV Hessen (Hg.) (1991a), 91–104

Winter, Bettina (1991b): Die Geschichte der NS-„Euthanasie"-Anstalt Hadamar, in: LWV Hessen (Hg.) (1991b), 29–189

Winter, Bettina (1991c): Zwischenanstalt und Sterbeanstalt Weilmünster – Die Rolle der Anstalt Weilmünster in der NS-Zeit. Vortrag am 12.September 1991 anläßlich der Einweihung einer Gedenkstätte in Weilmünster (unveröffentl. Manuskript)

Winter, Bettina (1993), Die Heil- und Pflegeanstalt Heppenheim von 1914–1945 – Von der Krise in die Katastrophe, in: LWV Hessen (Hg.) (1991b), 63–96

Winter, Mathias (1988): Kontinuitäten in der deutschen Zigeunerforschung und Zigeunerpolitik, in: Aly et al. (Hg.) (1988), 135–152
Wistrich, Robert (1983): Wer war wer im Dritten Reich, München
Wunder, Michael (1992a): Euthanasie in den letzten Kriegsjahren. Die Jahre 1944 und 1945 in der Heil- und Pflegeanstalt Hamburg-Langenhorn, Husum
Wunder, Michael (1992b): Rumänienhilfe- von der Mühsal der Ebene, in: Umbruch 3/1992, Beilage
Wunder, Michael (1993a): Die Transporte in die Heil-und Pflegeanstalt Meseritz-Obrawalde, in: Böhme/Lohalm (Hg.), 377–396
Wunder, Michael (1993b): Die Transporte in die Ricklinger Anstalten, in: Böhme/Lohalm (Hg.), 256–267
Wunder, Michael (1993c): Vergleich der Selektionskriterien am Beispiel von Transporten in die Umlandanstalt Rickling und in die Tötungsanstalt Meseritz-Obrawalde, in: Böhme/Lohalm (Hg.), 402–407
Wunder, Michael/Genkel, Ingrid/Jenner, Harald (1987): Auf dieser schiefen Ebene gibt es kein Halten mehr. Die Alsterdorfer Anstalten im Nationalsozialismus, Hamburg
Wuttke, Walter (1996): „Euthanasie" in Ulm, Bemerkungen zur Landesfürsorgeanstalt „Oberer Riedhof", in: Freidenker-Blätter, Nr. 2, Neu-Ulm
Wuttke-Groneberg, Walter (1980): Medizin im Nationalsozialismus, Tübingen
Wuttke-Groneberg, Walter (1988): Medizin, Ärzte, Gesundheitspolitik, in: Borst (Hg.), 211–321
Zenk, Alfred (1995): Die Betreuung hospitalisierter Menschen in der oberfränkischen Heil- und Pflegeanstalt Kutzenberg 1905–1946, Würzburg (unveröffentl. Zulassungsarbeit)
Ziegelmayer, Wilhelm (1947): Die Ernährung des deutschen Volkes – Ein Beitrag zur Erhöhung der deutschen Nahrungsmittelproduktion, Dresden, 5. Aufl.
Zuelzer, G. (1919): Über die herrschende Grippeepidemie, in: Die Irrenpflege, 23, 245

Personenverzeichnis

Länder-, Orts- und Anstaltsverzeichnis

Besetzte Gebiete

Deutsches Reich

Preußische Provinzen

Glossar

Statistische und andere wichtige Begriffe zum Hungersterben

Sterberate:	Prozentsatz der Verstorbenen zur Gesamtzahl der in einem Jahr behandelten Patienten (Aufnahmebestand plus Zugänge). Wird in der Regel auf ein kalendarisches Jahr berechnet, manchmal auch auf das Wirtschaftsjahr vom 1. April bis 31. März des folgenden Jahres (zur exakten Berechnung, siehe S. 61).
Sterbequote:	Prozentsatz der Verstorbenen eines zahlenmäßig bekannten Patientenkollektivs (beispielsweise bei einem der Deportations-Transporte) in einem zeitlich nicht festgelegten Zeitraum (oft bis Kriegsende). Vgl. Anm. 42, S. 328.
Sterbeziffer:	Maß der Sterblichkeit in der Bevölkerungsstatistik. In der Sterbeziffer wird die Zahl der Gestorbenen eines Jahres (ohne Totgeborene) auf 1000 der mittleren Bevölkerung des gleichen Jahres bezogen. Diese allgemeine Sterbeziffer ist vom Altersaufbau der Bevölkerung abhängig. Vgl. S. 655 u. 669.
Pflegesatz:	Entgelt der Kostenträger für die Behandlung, Verpflegung und Unterbringung eines Krankenhauspatienten pro Tag (entsprach früher häufig nicht dem tatsächlichen Aufwand). Vgl. S. 234.
Verköstigungssatz:	Aufwendungen für die Ernährung eines Patienten pro Kopf und Tag. Vgl. S. 235.

Medizinische Fachbegriffe

Apoplexie:	Schlaganfall
Atrophie:	Gewebsschwund
Dysenterie:	Entzündliche Erkrankung des Dickdarms
Dyspepsie:	Verdauungsstörungen
Enteritis:	Entzündung der Darmwand des Dünndarms
Enterocolitis:	Schleimhautentzündung des Dünn- und Dickdarms
Furunkulose:	Wiederholtes Auftreten von Furunkeln
Hungerödem:	Wasseransammlungen in den Beinen und im Leib aufgrund von Eiweißmangel
Hypoglykämie:	Absinken des Blutzuckers unter Normalwerte
Hypoproteinämie:	Verminderte Plasmaeiweißwerte im Blut

Ileus:	Darmverschluß
Inanition:	Hungerzustand, Entkräftung
Kachexie:	„Auszehrung", allgemeine Atrophie des Organismus
Katatonie:	psychisches Krankheitsbild (meist Schizophrenie) mit Störung der Willkürmotorik
Kolitis:	Schleimhautentzündung des Dickdarms
Marasmus:	Auszehrungs- und Entkräftungsprozeß
Miliartuberkulose:	Generalisierte Tuberkulose mit Bildung vieler Miliartuberkel durch Erregeraussaat
Morbidität:	Erkrankungsrate
moribund:	sterbenskrank, sterbend
Osteoporose:	Knochenerkrankung mit Verminderung der Knochensubstanz
Postencephalitis:	Folgezustand nach Hirnentzündung
Progressive Paralyse:	Psychiatrisch-neurologische Späterkrankung nach Syphilisinfektion
Ruhr:	Bakteriell hervorgerufene Durchfallerkrankung
Skabies:	Krätze, Übertragung durch befruchtete Weibchen der Krätzmilbe
Typhus:	Infektiöse Durchfallerkrankung, übertragen durch direkten Kontakt oder kontaminierte Nahrung

Abbildungsnachweis

Autor

Dr. Heinz Faulstich, Psychiater und Psychotherapeut, 17 Jahre stellvertretender Leiter des Psychiatrischen Krankenhauses Reichenau, forscht seit vielen Jahren zur Geschichte der Psychiatrie.